眼底病鉴别诊断学

第 2 版

U0291900

主　　编　魏文斌　陈积中

副 主 编　史雪辉　杜葵芳

主　　审　黄叔仁

编　　委　（以姓氏笔画为序）

文　峰	田　蓓	史雪辉	朱瑞琳	刘　伦	刘丽娟	池　滢	许　宇
孙旭芳	杜葵芳	李　芸	李　骏	李寿玲	李家凯	杨　柳	杨　琼
杨丽红	肖　林	佘海澄	宋汝庸	张　风	张　婧	张　琦	张　婷
张世杰	张军军	张伯科	张美霞	张晓君	张晓峰	陆　方	陈有信
陈建斌	陈积中	范媛媛	周　丹	周金琼	周海英	赵　萌	赵明威
赵培泉	柯根杰	姜利斌	项晓琳	夏卫东	徐格致	郭译远	郭春英
唐罗生	容维宁	黄　瑶	黄厚斌	盛迅伦	常　青	崔世磊	康媚霞
彭晓燕	惠延年	焦　璇	曾仁攀	雷　博	戴　虹	魏文斌	

人民卫生出版社

·北　京·

版权所有，侵权必究！

图书在版编目（CIP）数据

眼底病鉴别诊断学 / 魏文斌，陈积中主编 . — 2 版
—北京：人民卫生出版社，2023.8
ISBN 978-7-117-35164-5

Ⅰ. ①眼⋯　Ⅱ. ①魏⋯②陈⋯　Ⅲ. ①眼底疾病– 诊
断　Ⅳ. ①R773.404

中国国家版本馆 CIP 数据核字（2023）第 151195 号

| 人卫智网 | www.ipmph.com | 医学教育、学术、考试、健康，购书智慧智能综合服务平台 |
| 人卫官网 | www.pmph.com | 人卫官方资讯发布平台 |

眼底病鉴别诊断学
Yandibing Jianbie Zhenduanxue
第 2 版

主　　编：魏文斌　陈积中
出版发行：人民卫生出版社（中继线 010-59780011）
地　　址：北京市朝阳区潘家园南里 19 号
邮　　编：100021
E - mail：pmph @ pmph.com
购书热线：010-59787592　010-59787584　010-65264830
印　　刷：人卫印务（北京）有限公司
经　　销：新华书店
开　　本：889×1194　1/16　　印张：49
字　　数：1449 千字
版　　次：2012 年 11 月第 1 版　　2023 年 8 月第 2 版
印　　次：2023 年 9 月第 1 次印刷
标准书号：ISBN 978-7-117-35164-5
定　　价：398.00 元

打击盗版举报电话：**010-59787491**　**E-mail: WQ @ pmph.com**
质量问题联系电话：**010-59787234**　**E-mail: zhiliang @ pmph.com**
数字融合服务电话：**4001118166**　**E-mail: zengzhi @ pmph.com**

参编人员

（以姓氏笔画为序）

文　峰（中山大学中山眼科中心）

田　蓓（首都医科大学附属北京同仁医院）

史雪辉（首都医科大学附属北京同仁医院）

朱瑞琳（北京大学第一医院）

刘　伦（安徽医科大学第一附属医院）

刘丽娟（首都医科大学附属北京同仁医院，北京市眼科研究所）

池　滢（北京大学第一医院）

许　宇（上海交通大学医学院附属新华医院）

孙旭芳（华中科技大学同济医学院附属同济医院）

杜葵芳（首都医科大学附属北京佑安医院）

李　芸（中南大学湘雅二医院）

李　骏（北京大学第一医院）

李寿玲（安徽医科大学第一附属医院）

李家凯（上海交通大学医学院附属新华医院）

杨　柳（北京大学第一医院）

杨　琼（首都医科大学附属北京同仁医院）

杨丽红（首都医科大学附属北京同仁医院）

肖　林（北京世纪坛医院）

佘海澄（首都医科大学附属北京同仁医院）

宋汝庸（安徽省立医院）

张　风（首都医科大学附属北京同仁医院）

张　婧（北京大学第一医院）

张　琦（上海交通大学医学院附属新华医院）

张　婷（复旦大学附属眼耳鼻喉科医院）

张世杰（北京大学第一医院）

张军军（四川大学华西医院）

张伯科（安徽医科大学第一附属医院）

张美霞（四川大学华西医院）

张晓君（首都医科大学附属北京同仁医院）

张晓峰（安徽医科大学第一附属医院）

陆　方（四川大学华西医院）

陈有信（北京协和医院）

陈建斌（华中科技大学同济医学院附属同济医院）

陈积中（安徽医科大学第一附属医院）

范媛媛（温州医科大学附属眼视光医院杭州院区）

周　丹（首都医科大学附属北京同仁医院）

周金琼（首都医科大学附属北京同仁医院）

周海英（首都医科大学附属北京同仁医院）

赵　萌（首都医科大学附属北京同仁医院）

赵明威（北京大学人民医院）

赵培泉（上海交通大学医学院附属新华医院）

柯根杰（安徽省立医院）

姜利斌（首都医科大学附属北京同仁医院）

项晓琳（首都医科大学附属北京同仁医院）

夏卫东（安徽医科大学第一附属医院）

徐格致（复旦大学附属眼耳鼻喉科医院）

郭译远（哈尔滨医科大学附属第一医院）

郭春英（北京大学第一医院）

唐罗生（中南大学湘雅二医院）

容维宁（宁夏眼科医院）

黄　瑶（首都医科大学附属北京同仁医院）

黄厚斌（中国人民解放军总医院海南医院）

盛迅伦（宁夏眼科医院）

常　青（复旦大学附属眼耳鼻喉科医院）

崔世磊（首都医科大学附属北京同仁医院）

康媚霞（首都儿科研究所附属儿童医院）

彭晓燕（首都医科大学附属北京同仁医院）

惠延年（空军军医大学西京医院）

焦　璇（首都医科大学附属北京同仁医院）

曾仁攀（中山大学中山眼科中心）

雷　博（河南省立眼科医院/河南省人民医院）

戴　虹（北京医院）

魏文斌（首都医科大学附属北京同仁医院）

3

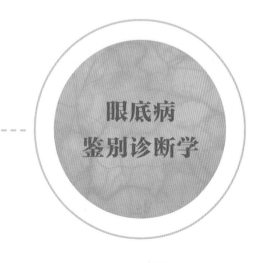

眼底病
鉴别诊断学

再版前言

《眼底病鉴别诊断学》自出版以来颇受眼科医生青睐,被众多年轻医生奉为案头书,初版不久就售罄,随后多次加印。该书于2012年出版发行,至今已有十多年,这些年,眼科尤其是眼底病领域发展迅猛,无论是包括诸多影像技术的诊断方法还是治疗方法,均取得了长足进步和新成就,尤其是眼底影像技术,在广度、深度和精密度方面不断有创新。频域OCT及OCTA,扫频OCT及OCTA,无论是扫描范围、深度还是分辨率,数据处理和分析软件迭代更新频繁,已经成为眼底病临床与研究的重要工具。炫彩眼底照相、超广角眼底照相与造影技术的应用,改变或更新了对不少眼底病的认知。在眼底病治疗方面,主要有抗血管内皮生长因子制剂玻璃体腔内注射的推广与普及,其已经成为眼底病领域最重要的治疗方法,适应证范围不断拓宽,也改变了很多眼底疾病的诊疗模式。鉴于眼底病诊疗技术的快速发展,确有必要对本书进行再版,以感谢读者们的厚爱。

历经1年的修订,第2版编写秉承了第1版的编写模式,在原作者的基础上,又邀请了一部分年轻专家,作者队伍均是长期致力于眼底病医疗、教学、科研工作且具有丰富经验的全国各地的眼底病学专家,他们各自的临床经验与见解,再结合国内外大量近期文献,确保了新版《眼底病鉴别诊断学》的权威性、科学性、先进性和实用性。

秉承第1版的特点,新版内容仍以临床实用为主,突出诊断与鉴别诊断两个中心,旨在帮助临床医生作出及时、正确的诊断,避开容易导致误诊和误治的陷阱,重点突出眼底病的鉴别诊断,并涉及与眼底病相关的其他眼病以及相关的全身性疾病的最新知识;力争全面系统,病种齐全,多而有序,重点突出,条理清晰,简洁精练,图随文印,帮助理解;理论紧密结合临床实践;附有大量的"眼底病误诊、误治原因分析与防范"的病例介绍,重在思辨,旨在总结经验,吸取教训,提高眼底病诊疗水平;普及与提高相结合,面向广大基层医院的眼科医师及各级医院年轻的眼底病学医师,强调实用性。本书对于眼底病学同仁以及相关科室同道从事临床和研究工作也具有重要的参考价值。

新版新增了眼底病领域近10年的新的检查及治疗方法,篇幅超过8万字,增加了遗传性视网膜病、白点综合征等疾病的鉴别诊断要点,对原版1 500幅图片进行部分替换,并新增了约400幅图片。

本书得以顺利再版,有赖于全体编著者的精诚合作、尽心竭力、增删多次、反复校改、精益求精,更离不开人民卫生出版社诸位编辑的辛勤付出,在此一并致以诚挚的谢意。

限于编著者水平,书中难免有疏漏与错误,敬请读者赐正。

魏文斌 陈和中

2023年8月10日

首版前言

随着科学技术的迅猛发展，眼底病的研究取得了长足进步。目前已有较多眼底病方面的专著及图谱出版。但是，查阅近期文献，目前国内外尚无专门系统介绍眼底病鉴别诊断的专著。

眼底病与全身许多疾病，尤其是中枢神经系统、血管系统以及肾脏等疾病关系密切。由于眼底组织自身结构特点，眼底血管是活的人体中唯一能观察到的人体终末血管，视盘部分的视神经是十二对脑神经中唯一能用肉眼观察到的神经段。因此，眼底有"肾之门""脑之窗""机体橱窗"之称。对眼底情况的观察对于某些全身性疾病的诊治和预后具有重要价值。

眼底组织结构精细、功能复杂、病变繁多，又必须借助各种精密的仪器方可帮助检查和诊断眼底疾病，这给眼底病的诊断、治疗、研究等方面带来许多困难，所以在临床上眼底病误诊、误治的病例时有发生。眼底病及其并发症往往因为未得到及时、正确的诊断和治疗而导致视功能严重损害甚至致盲，给患者及其家庭带来痛苦，给社会增加负担。

鉴于此等情况，我们组织长期致力于眼底病医疗、教学、科研工作且具有丰富经验的眼底病学专家，参阅国内外大量近期文献，共同编著这本《眼底病鉴别诊断学》，力争本书具有科学性、先进性和实用性。希望能对我国眼底病学的发展有所裨益。为此，全体编著同仁唯有努力、努力、再努力，才不致愧对本书读者。

本书特点：①广集国内外近期文献资料，吸取最新研究成果，重点突出眼底病的鉴别诊断，并涉及与眼底病相关的其他眼病以及相关的全身性疾病的最新知识；②力争全面系统，病种齐全，内容丰富，多而有序，重点突出，条理清晰，简洁精练，图随文印，帮助理解；③理论紧密结合临床实践：附有大量的"眼底病误诊、误治原因分析与防范"的病例介绍，重在思辨，旨在总结经验，吸取教训，提高眼底病诊疗水平；④介绍眼底病新的检查及治疗方法；⑤普及与提高相结合，面向广大基层医院的眼科医师及各级医院年轻的眼底病学医师，具有广泛的实用性。本书对于眼底病学同仁以及相关科室同道从事临床和研究工作也具有重要的参考价值。

全书分17章，144节，100余万字，220多病种，精选图片约1 500幅，图文并茂。主要参考文献附后，可供读者查阅。本书得以完成，有赖于全体编著者的精诚合作、尽心竭力、增删多次、反复校改、力争精益求精。本书得到每位编著者所在医院眼科的积极支持，一并致以诚挚的谢意。

限于编著者水平，书中难免有疏漏与错误，敬请读者赐正。

魏文斌　陈积中

2012 年 5 月

目　录

上篇　总　论

第一章　概述 ……………………………… 2

第一节　医学认识论 ……………………… 2

第二节　关于疾病诊断的认识 …………… 3

第三节　关于眼底病的认识 ……………… 4

第二章　眼底病的基础知识 ……………… 6

第一节　眼底病相关的解剖与胚胎发育 …… 6

第二节　眼底病相关的生理生化与代谢 …… 18

第三节　正常眼底所见 …………………… 24

第四节　眼底病相关检查 ………………… 31

第三章　眼底病常见症状鉴别诊断 ……… 58

第一节　视力下降 ………………………… 58

第二节　视物显小、视物显大与视物
　　　　变形 …………………………… 62

第三节　色觉异常 ………………………… 63

第四节　视野异常 ………………………… 63

第五节　眼前黑点和黑影飘动 …………… 64

第六节　闪光感 …………………………… 64

第七节　夜盲 ……………………………… 65

第八节　昼盲 ……………………………… 65

第九节　眼痛 ……………………………… 65

第十节　幻视症与失视症 ………………… 66

第十一节　其他 …………………………… 66

第四章　眼底病常见体征鉴别诊断 ……… 67

第一节　眼底色调异常 …………………… 67

第二节　眼底血管异常改变 ……………… 70

第三节　眼底结构异常 …………………… 82

第四节　玻璃体改变 ……………………… 85

第五节　眼底图绘制 ……………………… 86

第五章　以逻辑思维学研究眼底病误诊与
　　　　防范 …………………………… 88

第一节　逻辑思维的概念 ………………… 88

第二节　逻辑思维在眼底疾病诊断和鉴别
　　　　诊断中的应用 ………………… 92

第三节　眼底病的特点及诊断的难点 …… 95

下篇　各　论

第六章　眼底先天异常性疾病 …………… 98

第一节　先天性视神经和视盘异常 ……… 98

第二节　先天性眼底血管系统异常 ……… 112

第三节　视网膜先天异常 ………………… 115

第四节　黄斑缺损 ………………………… 117

第五节　先天性脉络膜缺损 ……………… 119

第七章　玻璃体疾病 ……………………… 122

第一节　玻璃体先天性异常和
　　　　遗传病 ………………………… 122

第二节　原发性玻璃体变性 ……………… 140

第三节　玻璃体积血 ……………………… 145

第四节　玻璃体炎症 ……………………… 148

第五节　玻璃体寄生虫病 ………………… 149

第六节　增生性玻璃体视网膜病变 ……… 152

第八章　视神经疾病…………………160

第一节　视神经炎…………………160
第二节　视盘肿胀…………………164
第三节　遗传性视神经病变…………168
第四节　缺血性视神经病变…………185
第五节　视神经视网膜炎…………194
第六节　视神经萎缩………………198
第七节　原发性青光眼的视神经损害…205

第九章　视网膜及脉络膜血管性疾病………216

第一节　视网膜中央动脉阻塞………216
第二节　视网膜半侧中央动脉阻塞…222
第三节　视网膜分支动脉阻塞………224
第四节　视网膜多分支动脉阻塞……225
第五节　黄斑分支动脉阻塞…………227
第六节　视网膜毛细血管前小动脉
　　　　阻塞…………………229
第七节　眼动脉阻塞………………230
第八节　眼缺血综合征……………232
第九节　节段状视网膜动脉周围炎…235
第十节　视网膜大动脉瘤…………238
第十一节　视网膜中央动脉阻塞合并
　　　　　中央静脉阻塞…………240
第十二节　视网膜分支动脉阻塞合并
　　　　　分支静脉阻塞…………242
第十三节　睫状视网膜动脉阻塞……244
第十四节　视网膜中央静脉阻塞……246
第十五节　视网膜半侧中央静脉阻塞…253
第十六节　视网膜分支静脉阻塞……256
第十七节　视网膜多分支静脉阻塞…261
第十八节　黄斑分支静脉阻塞………263
第十九节　视网膜血管炎…………266
第二十节　视网膜静脉周围炎………267
第二十一节　霜样树枝状视网膜
　　　　　　血管炎………………275
第二十二节　特发性黄斑毛细血管
　　　　　　扩张症………………277
第二十三节　伊凡综合征…………282
第二十四节　外层渗出性视网膜病变…285
第二十五节　早产儿视网膜病变……287
第二十六节　家族性渗出性玻璃体
　　　　　　视网膜病变…………294
第二十七节　脉络膜缺血…………294

第二十八节　急性旁中心中层黄斑
　　　　　　病变………………303
第二十九节　急性黄斑区神经视网膜
　　　　　　病变………………306

第十章　变性与营养障碍类眼底病…………310

第一节　原发性视网膜色素变性……310
第二节　结晶样视网膜色素变性……313
第三节　白点状视网膜变性与白点状
　　　　眼底……………………315
第四节　玻璃疣…………………316
第五节　先天性视网膜劈裂…………317
第六节　周边视网膜变性…………317
第七节　视锥视杆细胞营养障碍……318
第八节　遗传性黄斑营养障碍………323
第九节　小口病…………………335
第十节　先天性静止性夜盲…………336
第十一节　先天性黑矇……………338
第十二节　色素性静脉旁视网膜脉络膜
　　　　　萎缩…………………339
第十三节　年龄相关性黄斑变性……342
第十四节　特发性息肉样脉络膜血管
　　　　　病变…………………367
第十五节　眼底血管样条纹…………382
第十六节　病理性近视眼底损害……386
第十七节　特发性黄斑裂孔…………393
第十八节　特发性黄斑视网膜前膜…397
第十九节　原发性脉络膜萎缩………400

第十一章　脉络膜视网膜炎性疾病…………409

第一节　化脓性脉络膜视网膜炎……409
第二节　结核性脉络膜视网膜炎……420
第三节　梅毒性脉络膜视网膜炎……427
第四节　麻风性脉络膜视网膜炎……433
第五节　真菌性脉络膜视网膜炎……433
第六节　急性视网膜坏死…………437
第七节　巨细胞病毒性视网膜炎及其他
　　　　病毒感染相关的后葡萄膜炎…444
第八节　弓形虫病脉络膜视网膜炎…452
第九节　弓首蛔蚴移行症眼内炎……455
第十节　特发性脉络膜新生血管……457
第十一节　类肉瘤病脉络膜视网膜
　　　　　病变…………………465
第十二节　Vogt-小柳-原田综合征…466

目
录

第十三节　交感性眼炎⋯⋯⋯⋯⋯⋯ 475
第十四节　Behçet 病 ⋯⋯⋯⋯⋯⋯⋯ 475
第十五节　中间葡萄膜炎 ⋯⋯⋯⋯⋯ 477
第十六节　视盘旁脉络膜视网膜炎 ⋯ 479
第十七节　鸟枪弹样脉络膜视网膜
　　　　　病变 ⋯⋯⋯⋯⋯⋯⋯⋯⋯ 480
第十八节　视网膜色素上皮层炎症 ⋯ 481
第十九节　多发性一过性白点综合征 ⋯ 484
第二十节　多灶性脉络膜炎伴全葡萄膜
　　　　　炎、复发性多灶性脉络膜炎与
　　　　　点状内层脉络膜病变 ⋯⋯⋯ 487
第二十一节　急性区域性隐匿性外层视
　　　　　　网膜病变 ⋯⋯⋯⋯⋯⋯ 495
第二十二节　后巩膜炎 ⋯⋯⋯⋯⋯⋯ 497

第十二章　视网膜与脉络膜脱离 ⋯⋯⋯ 508
第一节　视网膜脱离 ⋯⋯⋯⋯⋯⋯⋯ 508
第二节　视网膜劈裂症 ⋯⋯⋯⋯⋯⋯ 517
第三节　脉络膜脱离 ⋯⋯⋯⋯⋯⋯⋯ 521
第四节　葡萄膜渗漏综合征 ⋯⋯⋯⋯ 524
第五节　中心性浆液性脉络膜视网膜
　　　　病变 ⋯⋯⋯⋯⋯⋯⋯⋯⋯⋯ 530
第六节　大泡状中心性浆液性脉络膜视
　　　　网膜病变 ⋯⋯⋯⋯⋯⋯⋯⋯ 535

第十三章　眼底肿瘤 ⋯⋯⋯⋯⋯⋯⋯⋯ 540
第一节　视网膜与视盘肿瘤 ⋯⋯⋯⋯ 540
第二节　脉络膜肿瘤 ⋯⋯⋯⋯⋯⋯⋯ 555
第三节　错构瘤 ⋯⋯⋯⋯⋯⋯⋯⋯⋯ 575

第十四章　全身性疾病与中毒引起的眼底
　　　　　改变 ⋯⋯⋯⋯⋯⋯⋯⋯⋯ 590
第一节　内科病的眼底病变 ⋯⋯⋯⋯ 590
第二节　外科病的眼底改变 ⋯⋯⋯⋯ 626
第三节　儿科病及传染病的眼底改变 ⋯ 627
第四节　妇产科病的眼底改变 ⋯⋯⋯ 629
第五节　皮肤病及性病的眼底改变 ⋯ 629
第六节　神经科病的眼底改变 ⋯⋯⋯ 630

第七节　精神科病的眼底改变 ⋯⋯⋯ 634
第八节　口腔科病的眼底改变 ⋯⋯⋯ 632
第九节　耳鼻喉-头颈外科病的眼底
　　　　改变 ⋯⋯⋯⋯⋯⋯⋯⋯⋯⋯ 635
第十节　药源性眼底改变 ⋯⋯⋯⋯⋯ 637
第十一节　化学物质中毒性眼底损害 ⋯ 642

第十五章　外伤性眼底改变 ⋯⋯⋯⋯⋯ 653
第一节　视神经损伤 ⋯⋯⋯⋯⋯⋯⋯ 653
第二节　视网膜脉络膜冲击伤 ⋯⋯⋯ 654
第三节　眼内异物 ⋯⋯⋯⋯⋯⋯⋯⋯ 658
第四节　交感性眼炎 ⋯⋯⋯⋯⋯⋯⋯ 660
第五节　远达性外伤性视网膜病变 ⋯ 664
第六节　辐射性眼底损伤 ⋯⋯⋯⋯⋯ 667
第七节　应激性损伤 ⋯⋯⋯⋯⋯⋯⋯ 669

第十六章　疑难眼底病误诊的思辨与
　　　　　防范 ⋯⋯⋯⋯⋯⋯⋯⋯⋯ 672
第一节　疑难视神经疾病与黄斑疾病
　　　　交叉误诊的思辨与防范 ⋯⋯ 672
第二节　视网膜脱离的鉴别诊断要点、
　　　　误诊原因分析与防范 ⋯⋯⋯ 678
第三节　白瞳症的鉴别诊断要点、误诊
　　　　原因剖析与防范 ⋯⋯⋯⋯⋯ 694
第四节　葡萄膜炎误诊原因的分析与
　　　　防范 ⋯⋯⋯⋯⋯⋯⋯⋯⋯⋯ 697
第五节　原发性玻璃体视网膜淋巴瘤
　　　　误诊原因的分析与防范 ⋯⋯ 705
第六节　副肿瘤性视网膜视神经病变 ⋯ 707
第七节　眼底遗传性疾病的误诊分析与
　　　　防范 ⋯⋯⋯⋯⋯⋯⋯⋯⋯⋯ 721
第八节　玻璃体积血的鉴别诊断要点、
　　　　误诊原因分析与防范 ⋯⋯⋯ 732
第九节　白点综合征的鉴别诊断要点 ⋯ 739

第十七章　与眼底病相关的常见综合征 ⋯ 745

索引 ⋯⋯⋯⋯⋯⋯⋯⋯⋯⋯⋯⋯⋯⋯⋯ 768

眼底病
鉴别诊断学

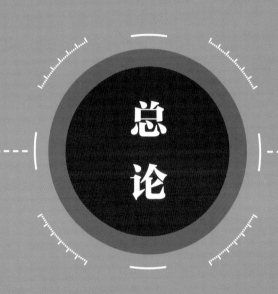

总论

上篇

第一章

概　　述

医学与眼底病诊断的认识论

医学是与人类进化伴生的学问。有了人类就有了医药。医药知识的起源是人类集体经验的积累，是人类在长期与疾病作斗争的实践中产生和发展起来的，反映了人类对生命、健康和疾病的认识。其漫长的发展过程大致经历了原始医学、古代经验医学、近代实验医学和现代医学的过程。

古代东方是人类文化的摇篮。我国《山海经》中记载的"巫彭""巫阳"等都是"神医"。中医对疾病的诊断方法始于春秋战国（前770—前221）时期。名医扁鹊，被称为"中国的希波克拉底"，最早用望、闻、问、切四诊合参诊断疾病。秦汉时期的《黄帝内经》，被称为中医药圣经，是我国最早的医学典籍，系统总结了人的生理、病理、疾病，以及"治未病"和疾病治疗的治则治法，确立了中医学的思维模式和中医药理论的体系框架。张仲景的《伤寒杂病论》论述了内伤杂病的病因、病证、诊法、治疗、预防等辨证规律和原则，确立了"辨证论治"的理论和方法体系，是世界范围内的临床诊疗学名著。

朴素的医药经验发展为医学和药学知识，无不与时代和地域的哲学思想密切关联。如我国的医学受阴阳五行思想的影响，希腊的医学受四元素（土、气、水、火）思想的影响等。人类医学初期发展阶段，是生物自我本能的医学，整个人类完全仰仗自身的天然抵抗力抗病，承前启后地生存、生活下去。随之是经验医学和理性的"被动医学"，后者以西医、抗生素为主。现代医学，尤其是我国中西医结合的现代医药学，应是理性的"主动医学"，是挖掘、调动、提高和利用人类机体防御与修复双重功能抗病的医学，也是维护人类机体内外环境平衡的方法，为医学的发展开创更广阔的空间。

本章从哲学认识论的角度浅谈医学与眼底病诊断学的一些观点。

第一节　医学认识论

关于疾病的正确诊断，说到底，是一个医学认识论的问题，属于认识论（epistemology）的范畴，亦是哲学的一个命题。

医学是关于人的科学。具体而言，医学是研究、保持和增强人类健康，预防和治疗疾病，促使机体康复的科学知识体系和实践活动。而人，是宇宙中物质演化的一种最高级形式。按照宇宙大爆炸的理论，宇宙的起源开始于约150亿年前的大爆炸。到约50亿年前，太阳系起源；约45亿年前，地球起源。在大约37亿年前，地球上生命开始起源。地球生命体系是目前已知的宇宙中唯一的生命体系，也是已知的宇宙中最复杂的、最完美的分子体系。在宇宙中，地球上生命起源的过程是如此复杂，也是如此偶然，是罕见的小概率事件。不过，偶然中存在必然，生命的花朵也可能在未知的别的星球上开放。

人是地球演变过程中出现的一种物质形态，是自然界演变的产物，也是历史的产物。凡是历史上出现的，都要随历史的发展而消失。作为物质形式的人脑，反过来具有了认识物质世界的有限的能力。人因此具有了"物质+意识"的特征。物质因具有客观存在的属性，是可知的，可以认识的。不过，人类自身存在的属性表明，其认识能力尽管可以随着人类社会的发展和科学技术的进步而不断提高，但是，受地球生存条件的限制，这种认识能力的提高是有终点的。在人类的视野面前,总会存在着人类无法感知到和认识到的客观存在。

所谓认识,是人脑对客观世界的反映。所谓认识论,又称知识论,是探讨人类认识的本质、结构、认识与客观存在的关系、认识的前提和基础、认识发生发展的过程及其规律、认识的真理标准等问题的哲学。在数千年人类的文明进化中,人对客观世界的认识从没有停止过。历史上由此出现过诸多唯心的与唯物的、机械的或辩证的认识论或哲学的流派。

一切唯物主义的认识论都属于反映论。辩证唯物主义认为,人的认识是人脑这一特殊物质对外部现实世界的反映,是物质最高级的反映形式。物质世界在意识之外并且不依赖于意识而客观存在,物质世界具有可知性,人具有认识世界的可能性。人的意识或思维能够认识客观的现实世界。人关于现实世界的表象、概念,能够正确地反映现实。

认识从哪里来? 毛泽东在《人的正确思想是从哪里来的? 》一文中说:"一个正确的认识,往往需要经过由物质到精神,由精神到物质,即由实践到认识,由认识到实践这样多次的反复,才能够完成。"实践和认识又是辩证统一的。一方面,实践决定认识,即,实践是认识的来源,是认识发展的动力,也是检验认识真理性的唯一标准,是认识的最终目的。另一方面,认识反作用于实践,指导实践。认识,特别是反映客观事物本质和规律性的理性认识,对实践起着巨大的指导作用。理论是认识的高级形式,随着实践的发展和水平的提高,认识在广度和深度上也扩大加深,逐步趋向客观真理,而理论对实践活动的指导作用也愈益明显。不过,在认识上升到理论的过程中,有正确和错误之分,正确的理论对实践活动起促进作用,错误的理论的作用则相反。

医学认识论是在医学领域的认识论。近代医学经历了17世纪的奠基、18世纪的系统分类、19世纪的大发展,到20世纪以来与现代科学技术紧密结合,形成现代医学。由于人具有自然和社会的双重属性,现代医学必定是自然科学和社会科学相结合的产物。一方面,现代医学的发展已经使人类在分子生物学等基础理论上以及对各种疾病的临床认识上积累了很多知识;但在另一方面,由于人的复杂性和认识过程的艰难,医学上还存

在许多的无知。宇宙起源、基本粒子与人脑,是人类求知探索路上的三大困惑。而对人自身及其疾病的认识,也是一个漫长的历史过程。

中医的诊断方法是"辨证",是"施治"的先决条件。运用中医的诊断方法,结合现代的一些客观检查手段,对患者复杂的症状与体征表现(表现型)进行分析综合,辨别判断为某种性质的证(证候),这是"辨证";根据中医的治疗原则,确定适当的疗法,这是"施治"。中医的"病"是总称,"证"是"病"所表现的主客观症状,是疾病的病因、病位、性质和患者身体强弱等互相联系的一系列特征。一种病可以出现两种或两种以上的不同的"证";而同一种"证"可以在许多互不相同的疾病中出现,也可以出现于病症不同的时期。以中医的整体观认识疾病、以表现型确定诊断(证候),这种认识方法是值得肯定的。

作为现代人和临床医生,自觉遵循认识论的规律,根据现代医学积累的知识,在医学实践中对每位患者实施正确的诊断和治疗,是实现自我价值和社会职责的一种体现。与此同时,也可能对医学认识的发展作出个人的点滴贡献。

第二节　关于疾病诊断的认识

人只有认识到事物的本质属性,才能对该事物做出命名与分类。因此,事物的名称或定义,以及各种事物的分类,就是事物本质的反映,是所谓的科学知识的精华。本质是决定事物特征的性质,是区别事物的要素;抓住本质,是认识或处理任何事物的关键。对疾病的认识也不例外。每种独立的疾病,是由其本质所决定、由其特征性的症状和体征所表现。所谓疾病的诊断,即根据其本质的表现,确定为某一疾病,而非其他。所谓鉴别诊断,是在具有相似表现的多种疾病中,抓住本质,鉴别出该疾病,而非其他。有些疾病,可能只有一种独特性的表现,凭此就可以定性;而多数疾病,其相对的特征性表现可能是多个,或一组征象,需要捕捉到这组征象,才能判断其属于何种疾病。

人类疾病的本质是人体对内外环境中致病因素的防御和自我修复反应。这类反应具有两面性。防御免疫反应是清除致病因子及其损害,并同时启动自身修复过程。防御带来机体功能的激活,例如红、肿、热、痛,功能障碍或丧失。而自身修复或代偿过程促使机体形态和功能不同程度地

恢复,建立新的内外环境的稳态平衡。疾病过程的每种临床表现,都是由生理与病理过程决定的。诊断某种疾病,就是从临床表现中认识并揭示其生理病理过程。而作为一种过程,其表现型是动态的,随病程进展显现并发生变化;其也具有共性(普遍性)和个性(特殊性),不同患者会有不同的临床表现。需要透过现象看到本质。

疾病诊断的重要性不言而喻。疾病的正确诊断是治疗的前提,是取得疗效的基本条件。多数疾病的表现可能不典型,或表现不单一。通过鉴别找出本质属性,得出正确的诊断,是作一个"明白"医生的基本功底。

诊断,从字面看,包括了诊察和判断两个方面。诊察是"取证"的实践过程。通过医生的全面观察,并借助多种现代检查技术,获得患者的有关病因、发病过程、症状及体征等临床表象,以及对原有治疗的反应等多种信息。所谓判断,是指医生对病因、病情和疾病的辩证思考与判断过程。在这个过程中,医生需要具备关于疾病的全面的现代知识,以及实践经验的锤炼,学会抓住疾病的本质或特征性表现,通过与已知疾病的认识比对,得出疾病的诊断。

从认识论的角度看,对疾病的诊断步骤可以包括收集信息,分析综合,提出假设(拟诊),必要时再次获取证据,加以鉴别,修正并得出判断。医生要对收集到的信息整理、分析、归纳,分清主次,去伪存真,由表及里,由此及彼,由浅入深。其关键是透过现象,找准特征性表现,看到其本质。在收集信息时,既重视阳性体征,也不忽略重要的阴性结果;既不孤立地看待每项异常表现,也不放过任何细微的异常。因为只有全面客观地观察并掌握疾病的表现,才能认识疾病的实质。

在长期的医学实践中,已经积累了不少"诊断原则"。这些所谓的原则,大致符合事物或疾病发生的一些规律,也因此符合认识论。例如,"一元论"原则:疾病可有多种表现,用一种病能解释的,不考虑两种以上疾病。"概率"原则:概率是事物出现的频度。在诊断疾病时,先考虑常见病,后考虑少见病。"排除法"的原则:先考虑继发性病,后考虑原发病;先考虑原发病,后考虑特发性;先考虑良性病,后考虑恶性病;先考虑器质性病,后考虑功能性病。"动态"原则:疾病是逐步发生和发展的。发病的不同阶段会表现不同的症状与体征。在疾病发生发展的不同时间内,有些症状

或体征可能还没有表现出来,或者有些表现已经消退。"整体性"原则:应该从整体的,包括生物的、社会的、心理的各方面看待人的疾病,从人与自然环境一致的关系看待疾病,而不能见"病"不见"人",也不要只看到一个专科的"病"而不顾全身。一个正确的诊断,应该能解释疾病的全貌与各种表现;根据正确诊断的治疗措施,应该对可治性疾病表现出良好的治疗效果。

既然人是宇宙间物质存在和运动的最复杂形式,那么,在人的疾病发生发展过程中,会在分子、细胞、组织、器官和系统等多个层面上发生变化。这些变化,反映到人的整体,表达为各种临床症状和体征。现代医学中关于从分子到人体的各个层面上的病理变化,是临床医生认识每种疾病的临床表现的基础,因而也是诊断和鉴别诊断重要的基础知识。感染、炎症、免疫反应异常、血液循环障碍、变性、肿瘤和先天性异常等,是各种疾病中常见的病理过程。临床医生应该熟知,并应追踪这些知识的最新进展。

总之,正确的疾病诊断离不开三个要素,即客观全面地观察收集疾病的临床表现,具有现代疾病知识的"资料库",以及抓住疾病特征的科学的思维路线。这三个方面都是不可或缺的。全面诊察才能获得包括疾病特征性表现的信息。对该病认识的最新"资料库",是人类认识该病的理性总结,是通过比对、判断疾病的基础。有了正确的思维路线,才能方向正确,去伪存真,抓住本质,不误入歧途。医生作为认识和诊断疾病的主体,对患者高度的责任感、敬业精神、"以人为本"的理念,以及有准备的头脑,也是得出正确诊断的前提条件。

第三节　关于眼底病的认识

什么是眼底?这是一个来自近代医学的称谓。底(fundus,英语 bottom 的拉丁词),在医学上,是一个解剖术语,指一个有开口的器官的底或基底,相对于其开口的部分。眼球没有真正的"开口",但可以把瞳孔当作一个开口。因此,眼底(ocular fundus),是指用检眼镜通过瞳孔能看到的眼内部分,即眼球的内部衬里,包括视网膜、视盘和黄斑。由于视网膜的透明性,这个术语也可包括 Bruch 膜和脉络膜。眼底是人体唯一能直接看到血液循环的微循环的部分。由于视网膜是其最

主要的结构和功能部位,又是直接看到的部分,因此,在许多场合,视网膜的含义相当于眼底。有的提法称"在眼后节的底部都称之为眼底""通常是指视网膜后部的内面",在概念上是不准确的。观察眼底可检测的医学体征包括出血、渗出、棉绒斑、血管异常(迂曲、搏动和新生血管)与色素沉着等。

什么是眼底病?眼底的疾病,包括视网膜、视盘和脉络膜的疾病,通称为眼底病。许多眼底病与玻璃体的改变关系密切,因此,玻璃体的病变也包括在内。

眼是人体的最特化的一个感觉器官。视网膜是一片分层次的具有复杂内环境的脑组织。人的视觉进化达到如此完美复杂的程度,令人感叹造化之工的神奇莫测。大千世界尽收眼底。在人获得的外界信息中,约90%是通过视觉。视网膜是视器的关键部分。眼底病是损害视功能的重要眼病。视觉的重要性,以及眼底病准确诊断的重要性,怎么强调都不算过分。

眼底病的临床表现来自其结构和功能的损害。因此,有关其解剖、生理和病理改变的知识,是认识眼底病的理论基础。已知视网膜在结构上具有多种特殊性。例如,类似于脑组织,视网膜具有白质(丛状层及神经纤维层)、灰质(光感受器细胞及神经节细胞)和神经胶质(Müller 细胞等)。其神经元分为 3 层,包括 2 类光感受器细胞,4 类中间神经元和 16~20 种神经节细胞,总计约 65 种神经元之多。加上 3 类辅助的神经胶质细胞,形成了复杂的网络系统,能够将入射的光转换为带有空间信息的电信号,传至大脑视中枢。很多先天性、遗传性以及退变性疾病可引起视网膜神经成分的改变,造成不可逆的损害。

视网膜的血液循环也别具特征。视网膜具有血-视网膜内屏障和外屏障,以维护内外环境的稳定和物质交换。人视网膜的内 2/3 有直接的血供,属于动脉直接供应(holangiotic)血管类型。视网膜中央动脉颞侧支围绕黄斑,形成中心凹无血管区。动脉和小动脉围绕着无毛细血管区。在各个分支动脉产生的毛细血管床之间并没有连接,称为功能性分水区。这种特点会在缺血时带来较大的危险,这是黄斑缺血水肿比较常见的原因。

再如,眼底结构中的色素上皮-玻璃膜-脉络膜毛细血管复合体,三者组成一个统一的功能整体,对维持光感受器微环境有重要作用。其病变尤其与年龄相关性黄斑变性等黄斑疾病有关。有多种眼底病伴有色素上皮的异常。

1851 年,德国人 Helmholtz 的检眼镜发明,开创了对眼底病诊断和认识的新纪元,标志着眼底病领域乃至眼科学的划时代进步。随着现代科学技术的发展,尤其是近半个世纪以来计算机、光学、激光、电子、影像等技术的综合应用,眼底病的检查记录仪器焕然一新,例如,相干光断层扫描仪、荧光素眼底血管造影、视觉电生理检查仪等,为眼底病专科提供了更详细、更清晰的结构和功能信息,成为眼底病诊断的重要设备,也因而快速地增长了眼底病的知识。

根据目前对眼底病的认识,一些专家提出,眼底病可作以下分类:①视网膜血管病;②获得性黄斑病与相关病;③炎症性病,包括非感染性系统性疾病与感染性(病毒、细菌、真菌)疾病,以及其他疾病;④眼底营养障碍,包括视网膜营养障碍、玻璃体视网膜病变,以及脉络膜营养障碍等;⑤视网膜脱离;⑥肿瘤,包括脉络膜、视网膜和视网膜色素上皮的肿瘤;⑦获得性视神经疾病;⑧先天性异常等。这种分类法,提示了已知眼底病的几个大类及其主要的共同特征,在诊断过程中,首先要划分大的疾病性质范围;进一步根据疾病的特征表现,可以缩小诊断范围,直到确定为何种特定的疾病。

近十年来,相干光断层扫描成像(OCT)及 OCT 血管成像(OCTA)、超广角眼底成像等多模影像技术的发展和推广,极大地丰富了眼底及其疾病的知识,成为精确诊断眼底病不可或缺的工具。原先所谓的"隐匿性"病变,如视网膜色素上皮下新生血管,在新的多模影像下细微毕现。多种疾病如外层视网膜病变,被揭示出特征的病理性改变。先进的设备是重要的,但掌握辨证的临床思维方法更为重要。

一些年轻的医生常常会觉得眼底病很神秘。其实,只要用现代眼底病的知识库和正确的认识论武装自己的头脑,理论联系临床实践,认真负责地对待患者,细心采集疾病的各种临床征象,学以致用,勤于思考,悉心钻研,科学地分析综合,抓住各种眼底病的本质、即特征性表现,对多种可能的疾病加以鉴别,就可以准确地做出眼底病的诊断。

(惠延年)

第二章

眼底病的基础知识

眼底病是以眼解剖结构为基础,从解剖结构的角度组合起来的多种疾病的集合体。临床上,眼底(ocular fundus)是一个习惯名称,指用肉眼无法窥见的眼球后段眼球内组织,一般包括玻璃体、视网膜、中间葡萄膜、后葡萄膜(脉络膜)与视神经眼内段(称为视盘)。眼底病涉及的组织最多,病因和发病机制也随之变得复杂,临床表现变化多端。因此,要求我们对眼底的正常结构及功能有更充分的了解,从而更有利于眼底病的诊断与治疗。

第一节 眼底病相关的
解剖与胚胎发育

一、玻璃体

(一)解剖

玻璃体(vitreous body)为无色透明的胶质体,位于晶状体后面的球内空间(玻璃体腔)内,约占球内空间的 4/5,成人玻璃体的体积约为 4.5ml。玻璃体前邻晶状体和晶状体悬韧带,形成后房的后界,侧面和后面依次为睫状体、视网膜和视神经。玻璃体前有一皿状浅凹,与晶状体后表面相吻合,称玻璃体凹(hyaloid fossa),亦称膝状窝(fossa patellaris)。玻璃体与近晶状体后极部之间有一潜在间隙,为 Cloquet 透明管的前端开阔部分,称 Berger 间隙。其临床意义在于出血或渗出液易于积聚于此。

玻璃体属于结缔组织,主要由水、胶原纤维(主要为Ⅱ型纤维)和透明质酸组成,其中 99% 以上都是水(99.691 3%,Duke-Elder,1961),此外还有微量蛋白多糖、白蛋白、球蛋白、维生素 C、氨基酸等。玻璃体内偶见少量的玻璃体细胞和成纤维细胞,仅见于玻璃体皮质部。

鉴于玻璃体不同部位的组成和密度不同,临床上为了方便描述,常将玻璃体大致划分为三个区:玻璃体皮质、中央玻璃体和中央管(图 2-1-1)。

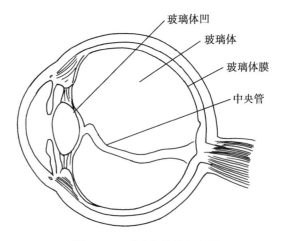

图 2-1-1 玻璃体结构示意图

1. **玻璃体皮质** 主要由胶原纤维紧密排列组成,密度较大,是玻璃体与周围组织相邻的部分。玻璃体皮质仅占玻璃体全部体积的 2%。玻璃体皮质以锯齿缘为界又可分为玻璃体前皮质和玻璃体后皮质。前皮质与晶状体、晶状体悬韧带和睫状体平坦部相邻;后皮质与视网膜内界膜相邻,在视盘边缘终止,未达视盘前。玻璃体前皮质在膝状窝周围与晶状体形成环形的附着,形成 Wieger 玻璃体晶状体囊膜韧带或称 Egger 线,其附着作用在青年时紧密,老年时变疏松。环形的 Egger 线中央即为 Berger 间隙,直径约为 9mm。玻璃体在视盘周围和锯齿缘附近与视网膜内界膜和睫状体上皮紧密粘连,而其余部位与视网膜的连接较疏松,是临床上发生玻璃体后脱离(posterior vitreous detachment,PVD)的解剖基础。另外在黄斑部中心凹周围约2~3mm处也与视网膜相连。玻璃体在锯齿缘附近的附着区又称为玻璃体基底部(vitreous base),睫状体平坦部中央及其稍后处,相当于锯齿缘前约1.5~2mm、锯齿缘后3mm的环形带状,胶原纤维在此处最厚。

2. 中央玻璃体 又称为玻璃体主质,是玻璃体的主要部分。是除玻璃体皮质和中央管以外的玻璃体空间,与玻璃体皮质间并无明显界限。玻璃体中央部分密度较低,呈液状,是玻璃体液化最先出现的地方。

3. 中央管 又称 Cloquet 管,并非真正的管腔结构,是在胚胎发育过程中原始玻璃体被挤压、浓缩形成的残留,与周围组织的密度亦不同。位于玻璃体中央,宽约2mm,因重力作用而略呈弓形下沉。视盘前无内界膜,也无玻璃体皮质,为 Cloquet 管的漏斗状开口,又称 Martegiani 区,该区与视盘直接接触,故玻璃体的病变可影响到视盘,表现为视盘充血或水肿。Cloquet 管向前延伸至晶状体后的玻璃体凹,并在该处变宽阔形成盘状,使 Cloquet 管表现为前宽后窄的漏斗状。

(二)胚胎发育

玻璃体大部分来源于中胚层(mesoderm),部分源于神经外胚层(neuroectoderm)和表皮外胚层(surface ectoderm)的原纤维。玻璃体的发育可分为以下三步,且成年后仍可见到这三级玻璃体的相应结构。

1. 原始玻璃体(primary vitreous) 胚胎发育的第1个月形成,位于视杯和晶状体之间,主要包含有细胞间质成分和血管组织。细胞间质同时由神经外胚层的视杯上皮细胞和表皮外胚层的晶状体上皮细胞分泌。血管组织则来自从胚裂进入视杯的中胚层组织。胚胎第3周始的眼动脉沿视杯腹侧生长,并分出玻璃体动脉经胚裂进入视杯内。玻璃体动脉及其分支在晶状体后形成血管膜,并包围晶状体,为晶状体的发育供应所需营养,同时也为玻璃体供血。此血管组织在胚胎第2个月末退化。

2. 第二玻璃体(secondary vitreous) 胚胎发育的第2个月形成,由视杯的内层发育形成,此时晶状体囊膜形成,晶状体与玻璃体也因此分开,但在晶状体赤道部后方约2mm处,仍与第二玻璃体环形连接,称为 Egger 线。由于第二玻璃体的

向心性增长将原始玻璃体挤向中央部,玻璃体血管系统也开始萎缩。退化的原始玻璃体变成一条窄的漏斗状管腔,称 Cloquet 透明管,成年后仍可见到。Cloquet 透明管中有玻璃体动脉通过,继续为晶状体供血,直到玻璃体动脉萎缩消失。

第二玻璃体为无血管的细胞外基质,主要成分为玻璃体细胞和Ⅱ型胶原纤维。一般认为玻璃体细胞在胚胎早期主要来源于玻璃体动脉周围的间充质细胞,后期则主要由血液中的单核细胞衍化而来。胚胎12周时玻璃体细胞开始慢慢移行,至胚胎5个月时停留在玻璃体皮质,并发育完全。胶原纤维主要由视网膜细胞分泌也可能由玻璃体动脉血管外层的成纤维细胞分泌,主要是波浪形的Ⅱ型纤维。

3. 第三玻璃体(tertiary vitreous) 胚胎发育的第4个月形成,即晶状体悬韧带。由玻璃体和睫状体的神经上皮细胞分泌形成,主要成分是胶原纤维,位于睫状体上皮至晶状体赤道部和其前后的晶状体囊之间。

二、视网膜

(一)解剖

视网膜(retina)是眼球最内层的一层透明膜,有文献把视网膜分为视网膜盲部和视网膜视部,即衬在虹膜和睫状体的部分称视网膜盲部或非感受部,无感光细胞;衬在脉络膜内面的部分可感受光线,称视网膜视部或感受部。而我们临床常说的视网膜即指视网膜视部,其前界为锯齿缘,向后止于视盘,内侧为玻璃体,外侧为脉络膜。视网膜厚度为 0.1~0.5mm,由内层的神经上皮和外层的色素上皮组成,该两层平时是贴附的,但实际上神经上皮层仅在锯齿缘处和视盘边缘紧密黏在眼球壁上,故两者之间存在一潜在的空隙,称作视网膜下腔(subretinal space)。视网膜上重要的标志有视盘和黄斑。

1. 视网膜神经上皮层(neurosensory retina) 除中心凹、视盘、锯齿缘以外,视网膜神经上皮层根据光学显微镜下所见分为9层,自外(近神经上皮层一侧)向内(近脉络膜一侧)结构如图 2-1-2 所示。

(1) 视锥与视杆层(cone and rod):该层的视锥与视杆解剖分为外节(outer segment)、连接部和内节(inner segment)三部分,外节细、靠近视网膜色素上皮侧;内节较粗,呈圆柱形;连接部是内外节细长的连接处,又称为收缩部,其细胞质中间有

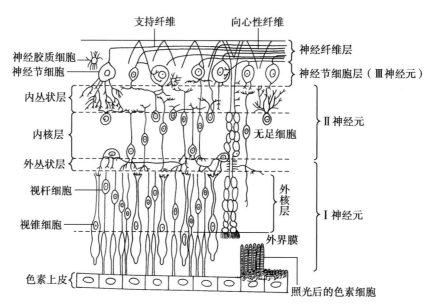

图 2-1-2　视网膜结构示意图

"9+1 排列"结构的连接纤毛,是营养物质从内节供应到外节的通道。视锥、视杆外节的形状分别为圆锥形和圆柱形(表 2-1-1)。外节由大量的膜盘堆积起来,每一视杆外节有 600~1 000 个膜盘,每一视锥外节有 1 000~2 000 个膜盘。膜盘由细胞膜不断向内凹陷、折叠形成片层或圆盘状的双分子膜。视锥细胞的膜盘仍与细胞膜相连续,而视杆的膜盘绝大部分与细胞膜分离。每个膜盘为一单位膜包绕而形成的腔隙。膜盘周围由细胞膜包裹,但膜盘与细胞膜不连接,与外节纵轴垂直。内节含有丰富的细胞器,如高尔基复合体、线粒体、内质网等,由椭圆体部(ellipsoid)和肌样体部(myoid)两部分构成。椭圆体部位于内节靠近连接部侧,其内含大量的线粒体;肌样体部位于内节

靠近外核层处,胞浆内主要有排列不规则的内质网(图 2-1-3)。

成人每只眼约有 1.1 亿~1.25 亿个视杆细胞,630 万~650 万个视锥细胞。在黄斑中心凹处仅有视锥细胞,也是视锥细胞密度最高处,约 14.7 万/mm²,在距离中心凹 10°以后,视锥细胞明显减少;视杆细胞在距离中心凹 130μm 处开始出现,在 8°~15°范围内最密集,达 16 万个/mm²,向视网膜周边部逐渐减少。

(2) 外界膜(the outer limiting membrane):外界膜并非一层膜,其本质是由粘连小带构成,存在于光感受器之间、邻近的光感受器和 Müller 细胞结合处以及 Müller 细胞之间。其栅栏样结构将光感受器约束在一起,起到固定作用。

表 2-1-1　视杆、视锥细胞区别

	视杆细胞	视锥细胞
细胞长度	100~120μm	65~75μm
数目	约 1.1 亿~1.25 亿个	约 650 万个
膜盘	600~1 000 个,被胞膜包绕,与胞膜分离	1 000~2 000 个,不被胞膜包绕,与胞膜相连续
外节	圆柱形,较长	圆锥形,较短
分布	周边部为主(约 3 万个/mm²)	黄斑部为主(中央凹处约 15 万个/mm²)
终球	视杆小球	视锥小足
敏感光	对蓝-绿光敏感	对蓝、绿、红光敏感
功能	感知对比度、暗视觉、光强度和运动	感知精细分辨率、明视觉、空间分辨率和色觉
膜盘寿命	10 天左右	较视杆细胞膜盘稍长
脱落规律	有昼夜规律性,主要在清晨	有昼夜规律性,主要在傍晚

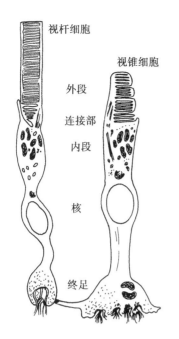

视杆细胞

视锥细胞

外段

连接部

内段

核

终足

图 2-1-3　视锥、视杆细胞示意图

（3）外核层（outer nuclear layer）：又称外颗粒层，由光感受器细胞体组成。外核层为多层细胞核结构，靠近外界膜的一层为视锥细胞核。外核层在黄斑中心凹处最厚，有10层细胞核、约50μm厚，近视盘鼻侧有8~9层、约45μm厚，近视盘颞侧较薄，仅4层、约22μm厚，越向周边部，细胞核层数逐渐减少，在锯齿缘处与睫状体无色素睫状上皮相延续。并且在黄斑部偶可见视锥细胞移位到外界膜以外，属一种正常变异。

（4）外丛状层（outer plexiform layer）：是疏松的网状结构，由视锥、视杆细胞的轴突与双极细胞（bipolar cell）的树突及水平细胞（horizontal cell）的突起相连接的突触部位。这三种细胞间的突触联系的视觉信息处理和传递的基本结构。该层视杆细胞轴突末端呈梨形小球，称为视杆小球（rod spherule）；视锥细胞轴突末端呈梭锥形，称为视锥小足（cone pedicle）。外丛状层是视网膜内的主要间隙。与光感受器分布于后极部多而周边部少相关，外丛状层也表现为后极部厚而周边部薄，尤其是在黄斑部最厚。由于黄斑部光感受器发出的轴突最长，且呈纤维样外观倾斜分布，几乎与外界膜平行，故黄斑部的外丛状层称为 Henle 纤维层。临床上视网膜水肿时，液体在此层聚集，尤其是在黄斑部水肿时，表现为黄斑 Henle 囊样水肿。

（5）内核层（inner nuclear layer）：又称内颗粒层，主要由双极细胞（bipolar cell）、水平细胞（horizontal cell）、无长突细胞（amacrine cell）、Müller

细胞（Müller cell）的细胞核组成。双极细胞与光感受器细胞平行排列，水平细胞与视网膜平行排列。水平细胞和无长突细胞又称为连接神经元。水平细胞与外丛状层毗邻，有多个突起，包括一支长突起和数支短突起；无长突细胞与内丛状层毗邻，无突起。

（6）内丛状层（internal plexiform layer）：厚约18~36μm，由内核层与神经节细胞的许多突起组成，是双极细胞、无长突细胞与神经节细胞相互接触形成突触的部位。该层有丰富的毛细血管网，与内核层的毛细血管网相连接。

（7）神经节细胞层（ganglion cell layer）：由神经节细胞体组成，厚约10~20μm，此外还有填充在神经节细胞间的 Müller 细胞、神经胶质细胞和视网膜血管分支。每个视网膜大约有100万~120万个神经节细胞，其轴突形成神经纤维层，树突则与双极细胞和无长突细胞的轴突形成突触。在黄斑周围附近最厚，可有7~10层神经节细胞胞体，向中央逐渐减少，至黄斑中心小凹处已没有神经节细胞，而眼底大部分区域只有1层，在锯齿缘附近与神经纤维层合为一层，并于锯齿缘后约0.5~1mm处消失。

神经节细胞体大小不等，可大致分为多数的小型神经节细胞（直径约12μm）和少数的大型神经节细胞（直径约20~30μm），它们发出的轴突也有大小之分。小型神经节细胞主要分布在视网膜后极部，通过与双极细胞的单突触连接传递视锥细胞的冲动，故又称为视锥神经节细胞，这三种神经元的联系为一一对应关系；大型神经节细胞数目较少，但树突形态多样复杂，形成多个突触，故有作者将其另分出多个亚类，如弥散型、分层弥散型、伞型等，目前尚无统一的命名。

（8）神经纤维层（nerve fiber layer）：主要由神经节细胞轴突构成，此外还有丰富的视网膜血管、传出纤维、Müller 细胞的纤维和神经胶质细胞。神经纤维被胶质细胞分隔并包绕成束，汇入视盘时在其周围形成最厚的神经纤维层，约20~30μm，向周边逐渐变薄。视神经纤维可按其直径分为两类：直径在1.0μm以下者约占90%，称为小型神经纤维；直径为2~10μm者约占10%，称大型神经纤维；它们均分别来源于相应的小型、大型神经节细胞。

视神经纤维沿视网膜表面平行走行，无分支，向视盘汇集，最终在该处形成视神经，延伸至外侧膝状体处终止,并通过突触换元。换元后的神经细胞构成第四级神经元,其轴突终止于视皮质。在视网膜的走行途中神经纤维排列有规律,并非杂乱无章。黄斑的视神经纤维自其鼻侧直接到达视盘的颞侧,组成重要的卵圆形的视盘-黄斑纤维束(papillomacular bundle)。视盘-黄斑纤维束的神经纤维排列密集,其数量占全部视神经纤维的1/3,但其面积只占全部视网膜的1/20。视盘颞侧其余的视神经纤维以水平子午线为界,向上、下呈弧形绕过黄斑,从视盘颞上、上方、颞下和下方边缘进入视盘。视网膜鼻侧神经纤维则呈直线直接进入视盘鼻侧。位于视盘和黄斑之间的视神经纤维则从视盘-黄斑纤维束深部呈弧形从视盘鼻侧进入。以上这种排列规律与临床上视神经纤维病变导致的视野缺损相一致:颞侧视神经纤维病变时视野呈弧形缺损;病变发生在鼻侧时则视野呈三角形缺损(图2-1-4)。

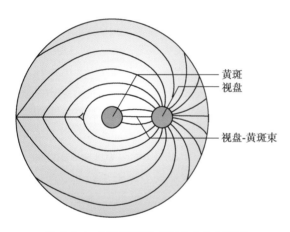

图 2-1-4　视网膜视神经纤维分布示意图

此外,来自不同部位视神经纤维在该层的深浅分布也有一定的规律:越靠近视网膜周边部的纤维排列在视网膜视神经纤维层的越深层,同时在进入视盘时越靠近边缘;越靠近视盘的纤维排列在越浅层,同时在进入视盘时越靠近中央。

视神经纤维相当于传入神经纤维,将视觉冲动传入大脑,同时该层也有来自大脑神经核的传出神经纤维,将大脑发出的神经冲动传到视网膜,主要作用可能是调节视网膜的微循环。

神经胶质细胞(retinal glia)包括有:Müller细胞、星形细胞、血管周围神经胶质细胞和网织内皮组织的微小胶质细胞。它们和Müller细胞的纤维一起将神经节细胞的轴突包绕,起着支撑、营养和隔离的作用。

(9)内界膜(inner limiting membrane):主要由Müller细胞的基底膜(主要含Ⅳ型胶原纤维)和胶质细胞构成。厚约0.5μm,其厚度与视网膜其他层相似,即周边部薄,后极部厚。内界膜在黄斑中心凹处最薄,并且在覆盖视网膜血管的地方也变薄。内界膜靠近玻璃体侧平滑,靠近视网膜面则因为Müller细胞轴突的走行而凹凸不平。临床对视网膜或黄斑前膜病变行撕膜手术时易破坏到内界膜。

2. 视网膜色素上皮层(retinal pigment epithelium,RPE)　为排列整齐的含有黑色素的单层六角形细胞,如马赛克图形。位于视网膜视锥、视杆细胞层与脉络膜的Bruch膜之间。视网膜色素上皮层在后极部起始于视盘边缘,向前终止于锯齿缘,并在该处与睫状体的色素上皮层相延续。视网膜色素上皮细胞的形态和数量在眼底不同部位有差异:黄斑部视网膜色素上皮细胞高长,排列紧凑,高约10~40μm,直径约14μm,细胞含有黑色素多;在视网膜周边部尤其是锯齿缘处,视网膜色素上皮细胞数量较少,细胞变矮,呈扁平,直径约60μm。

正常成年人RPE细胞数量大约是350万。尽管视网膜感觉细胞和RPE细胞在眼底各区域分布密度不均,但两者的数量比例基本维持在45:1。

视网膜色素上皮细胞可大致分为三个部分:顶部、体部和基底部。基底部的细胞膜向内凹陷,形成褶皱,贴附于Bruch膜的视网膜色素上皮基底膜上。视网膜色素上皮细胞顶端向神经上皮方向有很多突起,称为微绒毛(microvilli),按形态和部位可分为两种:一种细长,可延伸至光感受器之间;一种粗短,包绕在光感受器外节的外1/3。

3. 视盘(optic disc)　又称视乳头(optic papilla),为视神经纤维汇集成视神经并从巩膜筛板处穿出眼球处,其表面无内界膜。位于黄斑鼻侧约3mm、视轴线内侧约15°处,其中央距颞侧角膜缘35mm,距鼻侧角膜缘约27mm。视盘直径(PD)为1.2~1.7mm,平均1.5mm,常作为计量单位,用来描述眼底其他解剖结构或病灶的大小或位置。视盘一般为略呈垂直的、橙红色的椭圆形,边缘稍隆起,境界清晰。正常情况下,双眼视盘的大小、形状对称。视盘上有视网膜中央动脉和静脉通过,并分支行走在视网膜上(图2-1-5)。该区仅有神经纤维层,视网膜其他各层组织以及脉络膜各层

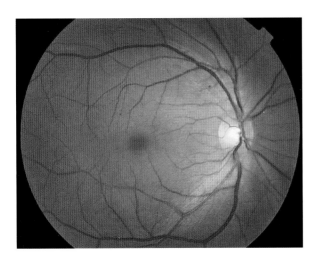

图 2-1-5　正常彩色眼底像

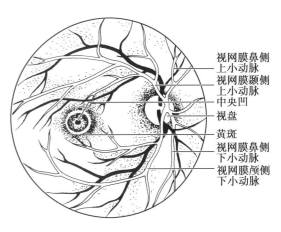

图 2-1-6　黄斑分区示意图

视网膜鼻侧上小动脉
视网膜颞侧上小动脉
中央凹
视盘
黄斑
视网膜鼻侧下小动脉
视网膜颞侧下小动脉

也均在视盘边缘即终止,故不能感知光线,在视野检查时是一个盲点,称为生理性盲点。

视神经纤维向视盘聚集时在边缘形成隆起,而中央为一小凹陷区称视杯(optic cup),又称视盘生理凹陷,为视神经纤维汇集从巩膜筛板处穿出形成的中央凹陷,一般呈皿状,其大小多以视盘直径与凹陷直径的比值(C/D)表示,正常时约为0.3~0.5,当发现视杯较正常者明显增大、变深,应注意要考虑到青光眼的可能。

4. 黄斑部(macula area)　简称黄斑,为视网膜后极部中央一呈横椭圆形或近似圆形的凹陷区,该区富含叶黄素而外观呈黄色。黄斑在巩膜外相对应的位置是下斜肌鼻侧端附着处的鼻上2.2mm处,是临床上常用的黄斑定位标志。黄斑边界与颞侧血管弓相吻合,中央450~500μm范围为视网膜无血管区(capillary free area),相当于中心凹范围。整个黄斑水平直径约为1~3mm,中央有中心凹和中心小凹(图2-1-6)。

中心小凹(foveola)是眼底视力最敏锐处。离视盘颞侧缘约3mm,在视盘中心水平线下0.8mm处,与视盘下缘相当,直径约350μm,为视轴线终端的小凹陷区。中心小凹处视网膜菲薄,仅0.13mm,无神经节细胞。此外该处的内界膜薄,仅10~20nm,且与玻璃体粘连牢固,故中心小凹在外伤时容易发生黄斑裂孔。

中心凹(fovea)距离角膜缘31~32mm,直径约1.5mm,相当于视盘大小,此处视网膜平均厚度约0.37mm,包括1个薄薄的底、1个22°的斜坡和1个厚的边缘,其斜坡由第二、三级神经元以及Müller神经胶质细胞核发生侧移位形成。该区视细胞仅有视锥细胞而无视杆细胞,故也称无杆状体区(rod free area)(图2-1-7)。

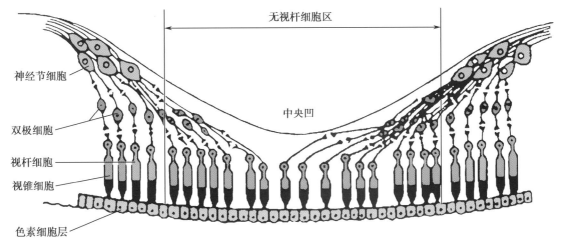

无视杆细胞区

神经节细胞

双极细胞

视杆细胞

视锥细胞

色素细胞层

中央凹

图 2-1-7　黄斑中心凹视细胞分布

5. 周边视网膜(peripheral retina) 一般以涡静脉的巩膜开口处,相当于涡静脉壶腹后缘的环形连线作为后极部和周边眼底的分界。周边视网膜又可被分为近周边部和远周边部视网膜。近周边部视网膜即为赤道部,是赤道线(距离角膜缘约 14.5mm)前后各约 3mm 的区域,是各涡静脉及其壶腹部的分布区,因此对于视网膜脱离手术是一个需要密切注意的部分;远周边部是赤道部延伸至锯齿缘附近的部分,为锯齿缘两侧各 3.5PD 宽的区域,该区域包含有锯齿缘(ora serrata)和睫状体平坦部。

锯齿缘位于眼底周边部,在颞侧与视盘的平均距离为 32.5mm,在鼻侧为 27mm,在上、下方各为 31mm。外形呈波浪状,成年人的颞侧锯齿短浅,波纹起伏平缓,鼻侧锯齿则凹凸明显,呈扇贝状。由于眼球的不对称发育,锯齿缘鼻侧较颞侧更靠近角巩膜缘,约有 1mm 差别,锯齿缘离角巩膜缘的平均距离为 8.5mm,近视眼距离增长,远视眼距离变小。锯齿缘解剖位置比较特殊:是视网膜盲部和视网膜视部的交界处;是视网膜下腔的终止处;视网膜各层组织在此终止,与睫状体的单层的无色素上皮层及色素上皮层相延续;视网膜色素上皮层和神经色素上皮层在该处连接紧密;是睫状体平坦部与脉络膜的交界处。

周边部视网膜比后极部菲薄(锯齿缘处厚度仅 0.11mm),在锯齿缘附近,散在的神经节细胞和神经纤维合并为一层。此处常伴有发育异常,如锯齿突与缘间凹的变异、辐射状视网膜实性皱褶(又称子午线褶皱)、颗粒状组织等。

(二)胚胎发育

视网膜的发育来源于神经外胚层的视杯。胚胎第 4 周(相当于胚胎约 4.5mm 长时)开始时,不断膨大的视泡(optic vesicle)与表皮外胚层接触后,其远端逐渐变平、内陷,形成双层杯状结构,称为视杯(optic cup),内外两层间是视泡腔。视杯的内层发育为神经上皮层,外层发育为色素上皮层。视杯的内陷从两侧和远端开始,其下方停止生长同时内陷,形成胚裂(fetal cleft)或称脉络膜裂(choroidal cleft),并与视茎的凹陷相延续。在胚胎长 10mm 时,胚裂两侧从中央开始融合,包绕向视茎走向的视神经纤维,形成视神经,并将部分中胚层组织包裹入视杯内,最终形成透明血管系统。

1. 视网膜色素上皮层 视杯外层主要分化为视网膜色素上皮层,此外还有虹膜的前上皮层、瞳孔括约肌和开大肌。色素上皮细胞在胚胎发育时始终保持单层细胞,并表现出不一致性:视网膜后极部的细胞高度分化增厚,其增生活性明显高于周边部。胚胎第 4 周起,视网膜色素上皮层开始产生黑色素,是体内最早产生黑色素的细胞。

2. 视网膜神经上皮层 视杯内层前端约 1/5 的部分分化为睫状体的非色素上皮和虹膜的后上皮,相对视网膜是非感觉部;后 4/5 部分分化为视网膜神经上皮层,两者之间形成一波浪状的界线,称锯齿缘。视网膜神经上皮层分层多、细胞种类多,其胚胎发育过程也较复杂。

首先,在胚胎发育至 12mm 长时,视杯内层分为两层:外层神经带和内层边缘带。随着细胞的不断分裂增生和迁移,在胚胎长 21mm 时,视杯内层分化成三层,从内到外分别为:内成神经细胞层、无核层和外成神经细胞层。中间的无核层又称为 Chievitz 过渡纤维层,在发育过程中逐渐消失。

在胚胎第 3~7 个月期间是视网膜发育的特化节段,视网膜的各种功能细胞及分层开始形成。内成神经细胞层发育较早,形成三种细胞:①神经节细胞(占该层的绝大部分);②Müller 细胞;③无长突细胞。外成神经细胞层发育相对较晚,也形成三种细胞:①双极细胞;②水平细胞;③视杆细胞和视锥细胞。视杆、视锥细胞的内节来源于其胞体近视泡腔的胞浆向外突出、穿过外界膜形成;外节则来自视泡腔内侧面的纤毛结构;而外节的膜盘结构则要到胚胎 7 个月时才出现。视网膜的整个胚胎发育过程中表现出一定的方向性:从内到外:神经节细胞出现最早,视锥和视杆细胞出现最晚;从后到前:胚胎第 2 个月末,视网膜神经上皮层发育到赤道部附近,胚胎 3 个月后达锯齿缘。视杯两层间的视泡腔逐渐变窄、消失,但仍存在一潜在腔隙,临床上视网膜脱离即发生于此处。

在胚胎第 8 个月时,视网膜各层已基本形成,可以辨认,甚至已有血管形成。

3. 黄斑 在胚胎 3 个月前,后极部视网膜各部分发育同步,但在胚胎 3 个月之后,视轴末端处的发育明显变缓,落后于周围视网膜,此时标志着黄斑开始出现。由于细胞移行缓慢、细胞核分散变薄的速度较周围视网膜慢,使得 Chievitz 过渡纤维层持续存在,并导致黄斑部较周围视网膜隆起,无凹陷。到胚胎 7~8 个月时,黄斑的发育开始迅速起来:此处的神经节细胞层逐渐变薄、向四周后退,开始形成黄斑中心凹;外丛状层增宽、纤维增长;视锥细胞变细、外节增长。

出生时 Chievitz 过渡纤维层大部分消失,中心凹仍残存内核层和一层视神经细胞,视锥细胞也尚未发育完全,故新生儿不能固视。

出生后黄斑部仍在继续发育。视锥细胞核增多、变长;神经节细胞继续后退,在黄斑周围形成 6~7 层的神经节细胞层;视网膜其余各层也沿着中心凹斜坡周围重新定位。直到第 4 个月时,Chievitz 过渡纤维层和神经节细胞层完全消失,黄斑的发育才完成。故出生后任何原因剥夺了黄斑部接受正常光觉和形觉刺激的机会,都会影响黄斑功能的发育而造成弱视。

三、脉络膜

(一)解剖

脉络膜(choroid)是葡萄膜(uvea)的最后面部分,位于视网膜和巩膜之间,前端以锯齿缘为界,向后止于视神经周围,并在该处与软脑膜和蛛网膜相延续。脉络膜内面借一光滑的 Bruch 膜与视网膜色素上皮层相联系,外侧通过一潜在的腔隙(脉络膜上腔)与巩膜的棕色层相邻。脉络膜是一层主要由血管组成的棕色膜,故其厚度随血管的充盈程度而有很大变异。根据 Salzmann 的测量,脉络膜在黄斑部最厚,大约 0.22mm,自赤道部至周边部逐渐变薄为 0.10~0.15mm。临床上脉络膜厚度常受多种因素的影响,如年龄、近视程度、疾病(如中心性浆液性脉络膜视网膜病变、Vogt-小柳-原田综合征、年龄相关性黄斑变性等)。脉络膜的血管可分为 3 层密集的血管网:大血管层,靠近巩膜内表面;向内是中血管层;最内层是毛细血管层,靠近视网膜的色素上皮层。实际上三者之间并无明显界线。

脉络膜在组织结构由外(近巩膜侧)向内(近视网膜侧)分为四层:脉络膜上腔、大血管层和中血管层、脉络膜毛细血管层、玻璃膜(Bruch membrane)。

1. 脉络膜上腔(suprachoroidal space) 同视网膜下腔一样为一潜在腔隙,正常情况下并不显现。位于脉络膜和巩膜之间,由起源于脉络膜与巩膜的胶原纤维组成。睫状后长动脉、睫状后短动脉及来自颈内神经丛的睫状神经均由该区穿过。经过这里的血管无分支,但由此经过的睫状长、短神经则有许多纤细分支,形成无髓鞘的神经

纤维丛,具有调控脉络膜血管的功能。脉络膜上腔与睫状体上腔在前方相连续。在病理状态下,如驱逐性出血或视网膜脱离合并脉络膜脱离,由于大量出血或渗出液积聚于此,故此时可显现脉络膜上腔。

2. 大血管层和中血管层(layer of large vessels and layer of medium-sized vessels) 是脉络膜的主要部分。最外层为大动脉和大静脉,又名 Haller 血管层,中层为前小动脉和后小静脉,又名 Sattler 血管层。动、静脉的组织结构不同:动脉壁较厚,外有平滑肌;静脉壁较薄,管腔较大,肌层不发达,并且缺少静脉瓣膜。大血管层和中血管层富含色素细胞,除血管外还包括胶原纤维、平滑肌纤维和内皮细胞等。脉络膜内血管面积广,血流的入口和出口又比较小,血液流入脉络膜后流速即刻减缓,身体内的病原微生物和毒素随血流进入其内,易于在此沉积,造成转移性脉络膜炎症等。

3. 脉络膜毛细血管层(choriocapillaris) 借玻璃膜(Bruch 膜)与色素上皮层紧密结合,此三者的紧密结合临床上称为脉络膜毛细血管-玻璃膜-视网膜色素上皮复合体(choriocapillario-Bruch's membrane-retinal pigment epithelium complex,CBRC),这些结构中的一个出现病变时,常常会引起其他结构相应的病理改变。脉络膜毛细血管层的毛细血管在同一平面呈小叶(lobules)状分布,并且彼此嵌合,排列致密。每一小叶单位相互独立,由小叶中心的前毛细血管小动脉(末梢脉络膜小动脉)、毛细血管网和引流的后毛细血管小静脉构成。脉络膜毛细血管不仅密度高,而且血流量大,可能与它们的管腔直径较大有关,可达 10~30μm,较其他部位的毛细血管粗大。红细胞通过脉络膜毛细血管的管腔时可以 2~3 个并行。脉络膜毛细血管管壁薄,内皮细胞有许多"孔窗"(fenestration),尤其在朝向视网膜的一面更多,为外层的视网膜(尤其是光感受器)提供营养支持。

4. Bruch 膜 位于脉络膜的最内层,紧贴视网膜色素上皮层。后极视神经周围较厚,其厚度约 2μm,向周边部渐变薄,厚度随着年龄的增大而增厚。电子显微镜下可分为:视网膜色素上皮基底膜、内胶原带、中弹力层(不完整的编织带或孔状弹性纤维区)、外胶原层(与脉络膜毛细血管层基质成分混杂在一起)和脉络膜毛细血管基底膜五层结构,该膜为 PAS 阳性,对荧光素钠有较

强的渗透性。

脉络膜除血管外,还有血管周围的脉络膜基质,为疏松结缔组织。基质中含有大量色素细胞、纤维细胞、胶原纤维和弹性纤维。此外还可见免疫相关细胞,如浆细胞、淋巴细胞和大量的血管周围肥大细胞。

(二)胚胎发育

疏松的脉络膜基质来源于神经嵴细胞,其他脉络膜部分均由中胚层发育而来。围绕视杯的中胚层间质组成的一层栅栏样的血管层紧贴于 RPE 外面,在胚胎 5mm 长时形成脉络膜毛细血管网。内皮筛孔在发育早期即非常明显。Bruch 膜在胚胎 5 周时出现,逐渐增厚,将脉络膜与视杯外层隔开,于胚胎 8 周时已形成。第二层血管形成于第 3 个月时,为静脉血管,位于脉络膜毛细血管的外侧;第 4 个月时,睫状体后动脉从后极部插入以上两层血管中间,形成脉络膜动脉。各血管间随后形成相应的连接。基质中的黑色素细胞在 7~8 个月时出现,首先出现在后极部,然后范围逐渐向四周扩大。

四、眼底血管系统

眼底血管系统和神经系统是眼底组织的重要组成部分,其病变复杂多变。血管和神经系统与全身许多组织器官和系统的病症相关联,例如视网膜血管是人体中唯一可以看见的血管,故我们常把它当作了解周身其他脏器血管情况的窗口。因此,我们常根据视网膜血管或神经系统的异常改变来观察、了解和认识某些周身重要疾病发生和发展变化。

(一)解剖

眼底组织有两套血管系统:视网膜中央血管系统和睫状血管系统。

1. 视网膜中央动脉(central retinal artery,CRA) 为眼动脉眶内段的分支,在眼动脉接近视神经管眶内口处出发,贴着视神经下方向前走行,周围是脂肪蜂窝组织;眼动脉在距眼球后 10~12mm 处向上几乎垂直穿入视神经的硬脑膜及蛛网膜,到达蛛网膜下腔,行走一段距离,约 0.9~2.5mm;然后呈垂直角穿到视神经中央,与视网膜中央静脉及交感神经纤维伴行。中央动脉并不穿过软脑膜,而是被软脑膜包绕,形成一层支撑保护膜;之后穿过筛板从视盘处进入眼内。故从视网膜中央动脉的发源到锯齿缘后终止处,可将其分为四个部分:眶内段、鞘内段、神经内段和眼

内段。值得注意的是:在全部行程中,视网膜中央动脉在前后两个节段间形成几乎直角的弯曲,这些弯曲会对视网膜的血流产生影响,可从解剖上解释为什么视网膜中央动脉阻塞易发生在这些部位。

视网膜中央动脉在视盘面的分支在不同人表现不同形态,但两眼大致对称,最常见的表现为视网膜中央动脉在眼底视盘表面先分出两条基本支:视盘上动脉(superior papillary artery)和视盘下动脉(inferior papillary artery),然后每支又再分出两条分支:鼻侧支和颞侧支,形成鼻上支、鼻下支、颞上支、颞下支。也有视网膜中央动脉在出视盘前已分支,甚至第二次分支也在出视盘前形成的情况。视网膜中央动脉的各个分支供应的视网膜区域相互独立,无重叠区域,且供应区域内的血管亦无吻合支。视网膜鼻侧的血管比颞侧的血管丰富,但可能由于管径大小关系,颞侧的血流量却比鼻侧大。

视网膜中央动静脉较大的分支位于视网膜神经纤维层靠近内界膜。视网膜毛细血管网呈板层状分布,后极部毛细血管网最厚,共有三至四层:①最表层的视盘周围放射状毛细血管网(radial peripapillary capillaries,RPC),是视网膜位置最浅表的血管,位于神经纤维层内,向内可与内层毛细血管网联结,向外可跨过大动脉或静脉。在视盘周围放射状向周围延伸,行程较长,尤其是在颞上和颞下侧,但不能分布到黄斑部。RPC 来源于视网膜动脉主干或分支,而不是来自视盘的血管;②内层(或浅层)毛细血管网,有时此层又分为两层,分布于神经纤维层和神经节细胞层;③外层(或深层)毛细血管网,位于内核层和外丛状层。赤道部无 RPC,故仅有两层毛细血管网;而周边部仅一层毛细血管网。此外,视网膜还有两处无毛细血管的区域:一个是黄斑中心凹 450~500μm 范围的无血管区,随着年龄增大,无血管区的面积也增大;另一个是锯齿缘后约 1~1.5mm 范围的区域。

虽然黄斑区无视网膜血管分布,但其边缘有来源于视网膜中央动脉颞上和颞下支的血管分支,分支从上、下方呈放射状向黄斑区走行,相互吻合形成单层的毛细血管网,毛细血管网内有网孔,且越靠近黄斑中心凹网孔越大,既满足了黄斑部的高营养要求,又避免了对光线的干扰。毛细血管网最终在无血管区周围连接,呈拱形环。

视网膜血管末梢在到达周边部时,已经变得

非常细窄,动静脉不能分辨,并且仅有一层毛细血管网。在锯齿缘后 2mm 的范围内无毛细血管,营养由脉络膜供应。由于视网膜周边部血液供应较差,易于发生一些退行性变:如格子样视网膜变性(lattice-like degeneration)、囊样变性(cystoid degeneration)、铺路石样变性、压迫白(white with pressure)和非压迫白(white without pressure)、获得性视网膜劈裂及血管白线化等。

在视神经内的视网膜中央动脉管壁有内膜、中膜和外膜三层结构,弹力纤维及肌层发育完整。在视网膜中央动脉第一分支以后,血管管径减小,管壁中层失去完整的肌层,弹力纤维消失,故视网膜动脉在组织学上属于小动脉(arteriole)。进一步分支为毛细血管前小动脉、毛细血管,而后汇入毛细血管后小静脉、小静脉和视网膜静脉。

2. 视网膜中央静脉(central retinal vein, CRV) 与同名动脉伴行,动脉与静脉的管径之比约为 2:3(a:v=2:3),且视网膜颞上动静脉一般略比颞下动静脉粗。视网膜中央静脉穿过筛板后在视神经内的走行与中央动脉相似,同样有四个拐弯处,使得视网膜中央静脉阻塞也易发生于此。与视网膜中央动脉不同,视网膜中央静脉可部分与脉络膜静脉在视盘周围形成交通支,这些交通支在发生中央静脉阻塞时被膨大,形成睫状视网膜静脉侧支。视网膜中央静脉一般在进入视神经巩膜筛板后合成一根主干,位于动脉外侧,行走于视神经中央。然而也有在球后一段距离后再合成总干,视网膜中央静脉半侧阻塞常由这一解剖因素引起。CRV 先后穿出视神经、蛛网膜及硬脑膜,经眼上静脉或直接回流到海绵窦。

3. 睫状动脉 睫状动脉同样来自眼动脉:在眼动脉跨过视神经处分出两至三支睫状后动脉;睫状前动脉来自眼动脉的肌支。睫状后动脉在眼球后进一步分为大量睫状后短动脉和两条睫状后长动脉。睫状后短动脉(short posterior ciliary artery)一般在眶内分为鼻侧和颞侧两主干,各分为多支小动脉后在黄斑附近和视神经周围经巩膜进入脉络膜内,逐级分支,由大到小向周边作放射状逐级呈片状分布。睫状后长动脉在巩膜层内前行 3~7mm,然后从脉络膜上腔走行至睫状体,其返回支到达赤道部与睫状前动脉分支及睫状后短动脉末梢形成吻合,并供应赤道部附近的脉络膜。后部眼底脉络膜血供则仅来自睫状后短动脉,但血流量仍较赤道部及周边部大。

睫状后短动脉在进入眼球内部之前,通过各支之间的吻合支组成巩膜内环绕视神经的血管环,称为 Zinn-Haller 动脉环(arterial circle Zinn-Haller),其分支向内到达靠近筛板部的视神经,向前达到脉络膜,向后到视神经的软脑膜。部分人的该动脉环可发出睫状视网膜动脉,通常为一支,偶可见多支,长短、粗细不一。睫状视网膜动脉从视盘颞侧出发,走向在视盘与黄斑之间,为黄斑区供血。该动脉环与视网膜中央动脉返回支、软鞘膜血管共同营养视神经球内段;视盘表面神经纤维层由 CRA 的毛细血管供应;筛板及筛板前的血供主要来源于 Zinn-Haller 动脉环,而此环与 CRA 也有沟通,是视网膜中央血管系统与睫状血管系统有血管沟通的唯一部位;筛板后部视神经主要由软鞘膜血管和睫状后动脉分支供应。

睫状后短动脉在脉络膜内分为三层密集的血管网:大血管层,靠近巩膜内表面;向内是中血管层;最内层是毛细血管层,靠近视网膜的色素上皮层。进入视盘周围和黄斑及其附近的睫状后短动脉管径细、行程短,直接插入毛细血管层,使这一区域的脉络膜毛细血管不仅密度高,且血流量大,流速亦相当快。

4. 脉络膜静脉回流 脉络膜每一小叶的毛细血管周围由小静脉形成的静脉环,通过涡静脉(vortex vein)系统出眼球,再经眼上静脉、眼下静脉回流至海绵窦。涡静脉常有 4~7 支主要的血管(通常有 6 条),每个象限 1~2 条,位于赤道部靠后:颞上支在赤道后 8mm,颞下支在赤道后 5.5mm,鼻下支在赤道后 6mm,鼻上支在赤道后 7mm。来自赤道后方的分支静脉多呈涡旋状汇入涡静脉主干,而来源于赤道前方的分支静脉多直行汇入主干。涡静脉根部常朝向眼底中央部,根据其形态的多样性,一般可归纳为以下几型:①主干壶腹型,主干静脉在穿出巩膜前有一段管腔膨大,形如壶腹;②主干无壶腹型,各分支静脉汇入主干后,未见形成壶腹;③无主干型,或称无涡状静脉型,各静脉分支不共同汇成主干,各自单独经同一巩膜内口出眼球;④主干融合型,2 支以上的涡静脉主干汇合在一起。临床上以前两者常见,约占 75.5%。在病理情况下,可能见到后涡静脉从视盘边引流。涡静脉在赤道线后方斜行穿出眼球,其位置在巩膜外相当于上、下直肌两侧,手术时应注意避免伤及涡静脉,否则会引起眼内大出血。涡静脉除引流脉络膜血液外,还收集睫状体、虹膜和角膜缘的静脉血。

脉络膜毛细血管层借玻璃膜（Bruch 膜）与色素上皮层紧密结合，此三者的紧密结合临床上称为脉络膜毛细血管-玻璃膜-视网膜色素上皮复合体（choriocapillario-Bruch's membrane-retinal pigment epithelium complex，CBRC），其病变与临床上不少眼底病的发生有关。

综上所述，视网膜有两套血管供血系统——视网膜中央血管系统供应视网膜内层（即内核层至内界膜层），睫状后短动脉的毛细血管层供应视网膜外层（即外丛状层至色素上皮层）和黄斑部。但是，视网膜内无淋巴管。视网膜中央动脉系统不仅和脉络膜系统在视网膜内无吻合，而且自己属于终末动脉，各分支动脉相互之间没有毛细血管前的吻合支。但在视盘 Zinn-Haller 动脉环部位可有睫状后短动脉与视网膜中央血管系统的毛细血管吻合，是目前已知唯一的两套供血系统间的吻合支。约 15% 的人眼底可见来源于睫状后短动脉的睫状视网膜动脉（cilioretinal artery），可达视盘颞侧，也供应视网膜内层组织，甚至参与黄斑部分的血液供应，在视网膜中央动脉阻塞时，该动脉血供不受影响，为黄斑部保持血供，从而保护中心视力。

（二）胚胎发育

眼的视网膜中央血管及脉络膜血管均由中胚层发育而来。视网膜中央血管系统发育较晚，在胚胎第 3 个月，玻璃体动脉及晶状体血管开始退化和萎缩；胚胎第 3 个月末，视盘处的玻璃体动脉分出视网膜血管芽，并随着血流的灌注，逐渐向四周及各层生长、分支，形成视网膜中央血管系统。在玻璃体血管开始不断萎缩的同时，视网膜中央血管系统开始发育，至第 8 个月时，视网膜血管到达周边部。在玻璃体血管系统萎缩消失后，视网膜血管系统开始发挥供血作用。在视网膜中央血管系统出现前，眼内已形成玻璃体血管系统和脉络膜血管系统，为眼的发育供血。

也有作者认为视网膜血管来自进入视网膜的中胚层组织，中胚层组织先分化出毛细血管网，然后由于血液的流通逐渐形成视网膜的动脉和静脉。

五、眼底神经系统

（一）解剖

眼底神经系统主要涉及视神经。视神经（optic nerve）为第 Ⅱ 对脑神经，是中枢神经系统的一部分，由视网膜神经节细胞的轴索（axon）即视神经纤维汇集而成。视神经纤维在穿过巩膜时形成一管道，称巩膜管，长约 0.5mm。管道中间是由神经胶质细胞和不规则的纤维结缔组织构成的筛状板层结构，称筛板（cribra），是巩膜的相对薄弱区域。筛板约有 400~500 个大小不同的筛孔，上、下侧周边筛孔相对较大，而鼻、颞侧者较小。筛板面积略大于视盘。

视神经从视盘起至视交叉前脚，全长约 42~50mm，分为以下四个部分：

1. 球内段（通常称视神经乳头） 由 100 万~120 万个神经节细胞的轴突组成的神经纤维，长约 1.0mm，成束从视盘开始穿过巩膜筛板的筛孔出眼球。球内段按照与筛板的关系又可细分为四部分：神经纤维层、筛板前区（prelaminar portion）、筛板区（laminar portion）和筛板后区（postlaminar portion）。在视盘的神经纤维由于其周围缺乏 Müller 细胞，故视盘前无内界膜结构。同时因失去了 Müller 细胞将神经纤维束缚在一起的作用，临床视盘水肿时主要表现在视盘边缘水肿明显，却无周围视网膜的水肿。视神经在通过巩膜管筛板处极为拥挤。筛板前的神经纤维无髓鞘，直径约 1.5mm。眼内段视神经每个部分有其各自的血液来源：①视盘表面神经纤维层由 CRA 的毛细血管供应；②筛板及筛板前区的血供主要来源于 Zinn-Haller 动脉环；③筛板后区视神经主要由软鞘膜血管和睫状后动脉分支供应（图 2-1-8）。

2. 眶内段 视神经穿出眼球进入球后至视神经管的眶内口部分。眶内段的视神经呈 S 状弯曲，长 25~30mm，而眼球后部至视神经孔的距离仅为 18mm，以利于眼球的活动。眶内段视神经位于肌锥内，周围填充有眶脂肪组织，并有相应的血管和神经走行，在眶尖处被直肌起点的环形总腱环包围，并且有神经鞘与上直肌和内直肌紧密相连，故球后视神经炎的患者常诉伴随眼球转动时有球后疼痛感。视神经处筛板后开始有髓鞘包裹，直径增粗至 3.0~4.0mm。同时开始有来自颅内的三层鞘膜包绕视神经，即软脑膜、蛛网膜和硬脑膜，其中软脑膜插入视神经内，将其分割成束，大约分成 1 000 个神经纤维束。此段视神经血液供应主要来自两处：①软脑膜血管丛，而该血管丛的血液又来自眼动脉的分支；②视神经外的视网膜中央动脉分支。

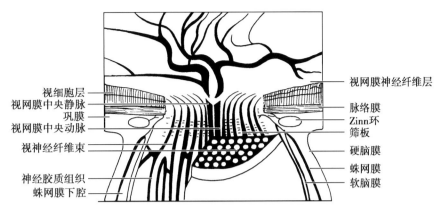

视细胞层
视网膜中央静脉
巩膜
视网膜中央动脉
视神经纤维束
神经胶质组织
蛛网膜下腔

视网膜神经纤维层
脉络膜
Zinn环
筛板
硬脑膜
蛛网膜
软脑膜

图 2-1-8　视神经球内段示意图

3. **管内段**　为视神经通过颅骨视神经管的部分,长 4~9mm。此处视神经的硬鞘膜与骨膜紧密相连,起固定视神经的作用。视神经管由蝶骨小翼的两根部构成,与蝶窦、筛窦、上颌窦甚至额窦之间的解剖关系密切,尤其是与蝶窦和筛窦相邻,彼此间的骨质间隔很薄,甚至可缺无,因此鼻窦疾病可累及视神经,引起球后视神经炎。在鼻窦手术时应注意该特殊的解剖关系,避免误伤视神经。眼动脉在此与视神经伴行,位于视神经下外侧,并发出分支到软脑膜血管丛,为视神经供血。

4. **颅内段**　为视神经出神经骨管后进入颅内到达第三脑室视交叉前脚的部分,呈向上、向后、向内走行,长约 10mm,直径 4~7mm。颅内段视神经的周围结构复杂:上方有大脑前动脉跨过,并与大脑额叶底面和嗅束相邻,下方与蝶窦相邻,外下方有颈内动脉。这些邻近组织的病变可影响到该段视神经,从而可引起相应的视野改变。该段由同时来源于颈内动脉和眼动脉分支的软脑膜血管丛供血。

视网膜神经纤维穿出筛板后在视神经中的大致排列是:视盘水平线以上的纤维走行在视神经上部,水平线以下的纤维走行在视神经下部;视盘垂直线颞侧半的纤维走行在视神经外部,鼻侧半的纤维走行在视神经内部。而视盘-黄斑纤维束的走行较复杂:在视网膜中央大血管出视神经前,占据了视神经的中心部分,此时视盘-黄斑纤维束位于视神经最外侧;在眼球后约 15mm 处,视神经中央轴心已无视网膜中央血管,视盘-黄斑纤维束逐渐移至视神经轴心部位,原外侧部被其余颞侧神经纤维替代。对其分布规律的了解有助于我们对临床疾病的定位,例如中心视力受损时可能与视网膜中央部视盘-黄斑纤维束病变有关;周边视野损害可能与视神经周围病变有关。

视神经出筛板后变为有髓神经纤维,与周围神经系统不同的是其髓鞘为少突神经胶质细胞,而不是 Schwann 细胞,这与视神经丧失再生能力有关。视神经的这些特点与脊髓的白质很相似。视神经在眶内段时已有鞘膜包裹,是三层脑膜(即硬脑膜、蛛网膜和软脑膜)的直接延续,其中硬脑膜在视神经管眼眶口处分为两层,即覆盖于眶骨的骨膜和视神经周围的硬脑膜。视神经的硬脑膜下隙(硬脑膜与蛛网膜间的腔隙)和蛛网膜下隙(蛛网膜和软脑膜间的腔隙)也与颅内同名间隙沟通,脑脊液填充其中,直到巩膜后软脑膜与脉络膜或巩膜融合、蛛网膜和硬脑膜与巩膜融合,两腔隙增宽,同时形成盲端。颅内压增高时,压力传至视盘,阻止神经纤维内轴浆的流动,导致视盘水肿;并且视网膜中央动脉在蛛网膜下腔行走一段距离,颅高压时易受影响,而视网膜中央静脉在蛛网膜下腔行程更长,且其管壁更薄,故颅高压时更易出现视网膜静脉瘀滞及视网膜水肿。此外,由于蛛网膜下腔从颅内一直延续到巩膜后,使得眶内和颅内的感染或肿瘤易于相互扩散影响。软鞘膜除直接从外面将视神经包裹外,还深入视神经基质内,使视神经纤维分隔成许多丛束,形成间隔膜。

视神经眼内段的血供按不同节段有四种来源:视盘表面的视网膜中央动脉的毛细血管、筛板附近的 Zinn-Haller 动脉环、来自颈内动脉及其分支的软鞘膜血管。

(二)胚胎发育

视神经(包括神经细胞、神经胶质细胞和软脑膜)的发育起源于神经外胚层,由视柄和神经节细胞的轴突形成。视泡近端与前脑连接处缩窄变细、

17

变长,形成视柄(optic stalk),又称视茎,是视泡与前脑的连接通路,也是视神经的始基。在形成胚裂时,与视杯相邻的视柄也向内折叠,呈新月形;而靠近前脑附近的视柄无内折叠,仍为环形。胚胎第6周时视网膜神经节细胞的轴突形成,并随着视网膜的分化而进一步发育,逐渐增多的神经节细胞轴突通过胚裂向视柄汇集,从腹侧面进入大脑。视神经纤维在视柄内层聚集,同时视柄也发生改变:视柄细胞逐渐消失,残留部分细胞形成神经胶质,成行排列于神经纤维束之间。在胚胎长25mm时,视柄内层与外层融合,视柄腔消失,并将视泡腔与前脑隔离。胚裂融合时,将附近的中胚层组织包裹入神经纤维内,形成视神经纤维周围的结缔组织和血管。视神经纤维的髓鞘是由脑部的髓鞘顺神经纤维向眼部生长蔓延而来,出生前到达巩膜筛板后。

第二节　眼底病相关的生理生化与代谢

一、玻璃体

(一) 玻璃体的组成

尽管玻璃体是眼球的主要组成部分,但关于它的研究远不及眼的其他组织。20世纪70年代后,玻璃体切除手术的兴起,可将玻璃体大部分或全部切除,更使玻璃体处于无关紧要的地位。但近年玻璃体手术的发展,以及人工玻璃体的研究,使得玻璃体的结构及生理功能引起了人们的重新认识。

胶样玻璃体主要的大分子成分为胶原纤维和透明质酸。在成年后,胶原纤维不能再生;透明质酸由玻璃体细胞合成,出生后开始出现,成人期达到高峰。胶原纤维在玻璃体基底部后部最密集,是玻璃体与视网膜连接最紧密的地方之一,故当玻璃体后脱离时,其牵引力可在玻璃体基底部后缘撕破视网膜产生裂孔。另一附着区在视盘周围。玻璃体皮质与周围视网膜内界膜的连接机制不同于细胞之间的特殊连接结构,主要是通过大分子物质(如层粘连蛋白、纤维连接蛋白和硫酸软骨素等)间的相互粘连。玻璃体皮质的纤维细丝可直接穿过内界膜,缠绕视网膜血管,与视网膜血管间形成紧密连接,故在玻璃体后脱离后,可通过以上连接导致牵拉性视网膜脱离,甚至可导致视网膜内界膜层间的分离,牵拉视网膜血管,使血管破裂出血。基底部后缘随着年龄增长而逐渐后移,最后可达赤道部,这可能是牵引性视网膜裂孔好发于周边部锯齿缘与赤道部之间的原因。玻璃体主质部分的胶原和透明质酸的浓度最低,因此,玻璃体液化常从中央开始,而基底部不出现液化。

玻璃体皮质中含有玻璃体细胞和少量的成纤维细胞,因而成为玻璃体的代谢中心。玻璃体细胞在基底部皮质含量最多,其次是后极部皮质,赤道部最少。玻璃体细胞内含有合成透明质酸相关的酶,合成透明质酸,故基底部皮质的透明质酸浓度最高。此外,玻璃体细胞还有吞噬作用。成纤维细胞亦主要分布在基底部皮质,可能与合成胶原有关,病理情况下在玻璃体内形成增生膜,参与增生性玻璃体视网膜病变。

玻璃体内无血液循环、细胞成分少,故新陈代谢缓慢,不能再生。营养供应及代谢废物的排除主要通过邻近的房水和视网膜来完成。儿童时期玻璃体增长较快,并决定着眼球的大小。在4~5岁时,眼内玻璃体已出现液化,青年时凝胶样的玻璃体与液化玻璃体两者含量基本稳定,大约80%为凝胶状,20%为液化玻璃体,随着年龄增长(大概中年以后),以及物理、化学或炎症等因素的影响,玻璃体胶原纤维与透明质酸的结构和相互关系改变,析出水分,凝胶样玻璃体渐变为液化玻璃体,即玻璃体的液化现象。玻璃体液化后可导致一系列后续病理改变:玻璃体内出现漂浮物、玻璃体凝缩,玻璃体后脱离并进一步导致牵拉性视网膜脱离,并可能撕破视网膜血管导致玻璃体积血。

(二) 玻璃体的功能

玻璃体具有三大物理特性,即黏弹性、渗透性和透明性。

1. 透明的屈光间质　玻璃体是眼屈光间质的组成部分,其屈光指数为1.334 9,与房水及角膜相当。波长在300~1 400nm的光线90%可通过玻璃体。并能最大限度地减小对光的散射。

2. 填充和减震作用　眼球的大小主要取决于玻璃体的大小,玻璃体发育不良可能导致小眼球。由于玻璃体的黏弹性具有吸收震荡冲力的作用,生活中不停的眼球运动、生理活动、血管搏动以及外界暴力产生的震荡可被玻璃体吸收,从而减少了对眼内重要结构的损伤,特别是晶状体和视网膜。

3. **营养作用** 玻璃体内含有葡萄糖和氨基酸。当视网膜紧急缺血时,这些必要的营养物质可供视网膜或晶状体的短时需求。玻璃体内有不断向后移动的液体,可将睫状体分泌的物质输送给视网膜提供营养。此外,玻璃体还可储存代谢废物,避免视网膜代谢产物的过量堆积。

4. **保护和支撑作用** 玻璃体中维生素 C 含量特别高,与血浆中维生素 C 含量比为 9∶1,主要通过睫状上皮对维生素 C 的主动转运机制。高浓度的维生素 C 可吸收紫外线,并清除视网膜代谢与光化学作用产生的自由基,从而起到保护晶状体和视网膜的作用。玻璃体对晶状体、视网膜等周围组织有支撑作用。当视网膜发生裂孔,若玻璃体可通过其支撑作用把裂孔封闭,使液体难以进入视网膜下腔而避免发生视网膜脱离;但若玻璃体液化,液化的玻璃体从裂孔进入视网膜下腔,产生视网膜脱离。玻璃体内向后移动的液体还可促使视网膜与色素上皮的黏附。玻璃体切除术后的孔源性视网膜脱离发展极其迅速,其原因除与玻璃体液化有关外,还可能与丧失了玻璃体内定向的液体流动有关。

5. **抑制新生血管生成作用** 原始玻璃体退化消失后,不能像角膜或其他组织一样有再生现象。这提示第二玻璃体内具有抑制细胞侵入或抑制新生血管的物质,这种物质可能为玻璃体内固有的蛋白成分。

二、视网膜

视网膜是人眼实现视觉感受的关键部位,它对光谱大约在 400~700nm 的可见光作初级处理,通过一系列电生理反应,转化成大脑皮质可识别的信号。整个过程非常复杂,甚至有些机制至今未完全明了,但可以确定的是,正常视觉信息的形成、传导与视网膜各层结构的生理功能密切相关。

(一)视网膜色素上皮层

1. **视网膜色素上皮的主要功能** 视网膜色素上皮对维持光感受器的正常生理代谢及功能非常重要。但视网膜色素上皮细胞对来自眼底局部和全身的各种刺激反应敏锐,如炎症、肿瘤、机械、光线等刺激均可导致视网膜色素上皮细胞的各种变性。实际上,临床上许多视网膜疾病的发生发展都与视网膜色素上皮层有关。

(1)调节物质的转运:色素上皮的基底膜迂曲,形成很多褶皱(infolding),以及细胞顶部的绒毛结构,大大增加了细胞的表面积,从而有利于更充分进行物质交换。视网膜外层的营养主要来自脉络膜血液循环的供给,来自脉络膜毛细血管的营养物质和氧等通过色素上皮到达光感受器,而代谢废物和二氧化碳等经色素上皮进入脉络膜毛细血管。

色素上皮细胞膜含有大量选择性的离子通道,还有大量主动和易化的离子和代谢物(如糖和氨基酸)的转运系统。细胞的顶部和底部膜上有不同的转运系统和离子通道。例如:钠-钾泵只存在于顶部的膜上,使 Na^+、K^+ 按一定方向转移,Na^+ 从脉络膜毛细血管向视网膜下腔,而 K^+ 则相反;氯-重碳酸盐转运系统只存在于底部的膜上。这种转运蛋白的极化分布使水从顶端到底端的方向跨过视网膜色素上皮运输,并产生跨视网膜色素上皮的电位差。除 Na^+、K^+ 外,某些代谢物(谷氨酸、天门冬氨酸和牛磺酸等)的转运也都是依赖 Na^+/K^+-ATP 酶,从视网膜向脉络膜方向转运。水的转运并不受 Na^+/K^+-ATP 酶的影响。因此,视网膜色素上皮起到了物质交换中转站的作用。

(2)血-视网膜屏障:视网膜色素上皮形成解剖学上的血-视网膜外屏障,控制着液体及某些分子在外层视网膜和脉络膜间的交换。RPE 的屏障作用主要有两种重要的解剖结构基础:视网膜色素上皮细胞之间的复合连接和细胞膜表面呈极化分布的特殊蛋白。视网膜色素上皮细胞间的连接主要有:裂隙连接、粘连小带和紧密连接,其中紧密连接是某些物质穿过细胞的最大阻力。

(3)参与维生素 A 的代谢:维生素 A 即视黄醇(retinol),是视觉物质代谢循环过程中的重要成分。视网膜色素上皮细胞内、细胞膜上含有大量与维生素 A 转运和代谢相关的结合蛋白(如细胞视黄醛结合蛋白、细胞视黄醇结合蛋白等)和转化酶(如维生素 A 异构酶),通过摄入、转运、代谢、储存维生素 A 而直接参与了视紫红质的代谢过程。RPE 细胞内含有丰富的维生素 A,其含量仅次于肝脏,主要通过三个途径获取维生素 A:①血液循环,血液中维生素 A 与血清维生素 A 结合蛋白结合,通过色素上皮细胞膜的转运蛋白受体介导进入色素上皮;②消化感受器外段物质;③视色素在光感受器漂白时。人体内不能合成维生素 A,维生素 A 只能通过饮食来获得,储存在肝脏和视网膜色素上皮层,故在营养不良早期,某些肝脏疾病时,可由于维生素 A 缺乏导致夜盲症。

过多的维生素 A 则被酯化并储存在色素上皮。酯化后的维生素 A 可以防止被氧化或酶的降解,并能避免高浓度下的维生素 A 对 RPE 细胞膜及细胞器的毒性作用。所以,RPE 既是维生素 A 的储存部位也是代谢所在地。

(4) 吞噬作用:视网膜色素上皮的重要作用就是能对光感受器外段脱离的膜盘具有吞噬作用。RPE 细胞顶部表面有很多微绒毛突起,这些微绒毛包绕视锥、视杆细胞外节的 1/3 部分,呈犬牙交错状紧密接触。RPE 对感光细胞的吞噬主要通过受体介导,类似于巨噬细胞的吞噬过程,包括对脱落物质的识别、黏附(受体介导)、摄入和溶噬体对物质的消化。RPE 细胞除对感光细胞外节段有特异性吞噬作用外,在病理情况下还能吞噬细胞外基质,例如在增生性玻璃体视网膜病变时。

每一光感受器约每 10 天更新全部外节,每一视网膜色素上皮细胞每天吞噬 2 000~4 000 个膜盘。视网膜色素上皮细胞对视杆的吞噬作用有昼夜节律性,主要在凌晨时吞噬。被细胞内溶酶体系统(lysosome system)消化后的物质可能再用于感光细胞,另一些经玻璃膜运出,有些不能消化或消化很慢的物质则存积在细胞内基底部,形成细小的荧光性色素颗粒,即脂褐质(lipofuscin)。随着年龄增长,视网膜色素上皮细胞吞噬体的功能逐渐下降,故老年人的脂褐质明显增多。

(5) 吸收光线:视网膜色素上皮含有丰富的黑色素颗粒,多位于细胞顶端。黑色素具有多种生理功能,并通过多种方式发挥对视网膜的保护作用。黑色素的主要作用是吸收不能被光感受器捕获的光子,减少光的散射和反射,既能防止光线散射对感光细胞的损伤,同时也有助于提高图像分辨率。有体外试验证明黑色素能吸收紫外线,降低紫外线对 DNA 的损伤而防止细胞的死亡。但随着年龄增长,RPE 细胞衰老,黑色素减少,其生物学功能亦减退,与年龄相关性黄斑变性有关。

此外,RPE 细胞的黑色素还具有强大的化学结合特性,是有效的药物解毒物质,但黑色素与众多化学物质结合的生理意义还在进一步的探讨中。黑色素连同 RPE 细胞内其他抗氧化物质(如过氧化物歧化酶、维生素 E、过氧化氢酶等),清除自由基,保护视网膜细胞。

(6) 维持视网膜的黏附:由于视网膜色素上皮层和神经上皮层在胚胎发育过程的不同,两者间存在一潜在的腔隙,称为视网膜下腔。生理情况下,两者通过复杂的生理机制保持黏附,但在视锥或视杆细胞与视网膜色素上皮细胞之间填充有细胞间质,无其他细胞间的特殊的直接连接结构,如桥粒连接或闭锁小带,仅有两细胞间彼此的镶嵌交错。维持视网膜的黏附方式可归纳为两种:视网膜下腔的黏附作用和视网膜下腔外的黏附作用。

位于视网膜下腔的感光细胞外基质(interphonoreceptor matrix,IPM)是视网膜黏附的生物学胶体。IPM 构成复杂,含有大量蛋白多糖,其中的重要成分是透明质酸。透明质酸可能通过与其他糖蛋白物质结合,形成一种网络结构。

正常情况下,在眼压、脉络膜的高渗透压和 RPE 细胞对液体的主动转运作用下,眼内液体流动的主体方向是从视网膜向脉络膜,而视网膜对这种液体流动形成阻力,从而使得视网膜与色素上皮层保存黏附。此外,玻璃体的物理支撑及视网膜自身的重力作用也是维持视网膜黏附的重要作用因素。

(7) 分泌功能:视网膜色素上皮可分泌细胞外基质成分,主要是蛋白多糖基质。对于产生光感受器细胞间质和维持视网膜的黏附起重要作用。

此外,RPE 细胞是眼后节细胞因子的主要来源,这些细胞因子参与调节细胞生长分化、调节免疫功能和创伤愈合。当受到适当刺激时,RPE 细胞能合成并分泌生长因子,如成纤维细胞生长因子(FGF)、胰岛素样生长因子(IGF)和白介素-1(interleukin 1,IL-1),这些因子可能在视网膜的正常生理活动中也发挥作用。RPE 细胞还能产生一种可诱导的血管内皮生长因子(vascular endothelial growth factor,VEGF),以及色素上皮衍生因子(PEGF),是一种特异性的抗新生血管蛋白。某些病理过程,如糖尿病性视网膜病变和视网膜下新生血管,可能与以上两因子的平衡被打破有关。

(8) 免疫调节作用:RPE 细胞除能分泌多种细胞因子外,在炎症中常作为细胞因子的靶目标,参与眼后节免疫防御系统的精确调节。

首先,RPE 通过其血-视网膜外屏障作用防止血液中的免疫活性细胞进入视网膜下腔;此外,RPE 细胞还能分泌免疫抑制细胞因子参与视网膜下腔免疫豁免,预防或下调免疫反应;同时也分泌炎症因子,促进免疫活性细胞的增生、分化和激活,参与眼后节免疫炎性反应。

2. 视网膜色素上皮的代谢 视网膜色素上皮细胞在生理条件下和内皮细胞相似,不能有丝分裂,其细胞的更新非常缓慢或没有,通过自我消化和成分再合成过程修复各种细胞成分和细胞器。在某些病理情况刺激下,伴随着基因表达的异常,视网膜色素上皮细胞可出现增生、移行、种植和分化。例如分化为巨噬细胞并向视网膜内移行,或分化为成纤维细胞向视网膜下移行,形成视网膜固定皱襞;或移行至视网膜前,形成玻璃体内的机化膜,造成增生性玻璃体视网膜病变。

视网膜色素上皮细胞中有许多线粒体,并积极地参与氧化代谢。酶合成用来进行膜的转运、视色素代谢和废物的消化。胞浆内抗氧化的过氧化物歧化酶和催化酶,可清除高氧和富光环境产生的大量的自由基和脂质氧化物,减少对脂质膜的破坏。随着年龄增长,视网膜色素上皮细胞会出现老年化改变:细胞排列、大小及形状改变,黑色素减少,脂褐质增多,抗氧化能力下降。目前认为这些改变与年龄相关性黄斑变性密切相关。

(二) 视网膜神经上皮层

光感受器、双极细胞和神经节细胞是视网膜传导系统三组神经元,分别是第一级、第二级和第三级神经元。其中双极细胞和神经节细胞又分别是神经传导系统的一级和二级神经元。外界光线经过眼球屈光系统后成像于视网膜,视网膜捕捉外界的光,并对光所引起的刺激进行处理。光感受器是接受光线的主要部分,捕捉光子,并在光感受器内发生一系列物理、化学变化,产生感受器电位(receptor potential),这个过程称为光的转换。感受器电位经过双极细胞等的传递,可使神经节细胞产生脉冲信号,此信号通过神经送到视觉中枢,经分析综合而产生视觉。视锥细胞、视杆细胞的外节是光电转换完成的场所,而位于外节膜盘上的视色素分子是光电转换的生化基础。

1. 光感受器 光感受器是能感知光刺激的专有细胞,也是机体内代谢最活跃的细胞之一。视网膜光感受器分两种:视杆细胞和视锥细胞。由于很难获得适合的视锥细胞,目前对光感受器的研究主要集中在视杆细胞。因此,对视锥细胞的了解不如视杆细胞清楚,以下主要围绕视杆细胞的相关知识进行阐述。

(1) 生理基础:光感受器外形狭长,其组织结构从外向内包括五个部分:外节、连接纤毛、内节、

体部和突触。光感受器间由光感受器间基质将彼此分隔,基质中有各种特殊功能蛋白,在光感受器间及光感受器与视网膜色素上皮细胞间的物质转运起到了重要作用;此外,对视网膜色素上皮层与神经上皮层的黏附也发挥了作用。因此,光感受器间基质的病变可导致视网膜的脱离。

光感受器的外节膜盘为双层膜结构,其基本组成成分与一般生物膜相似,为蛋白质和脂类,各占一半。蛋白质主要是固有蛋白,另外还有周围蛋白和可溶性蛋白。其中固有蛋白主要是视蛋白,横穿整个脂质层 7 次,其 N 末端位于盘内,C 末端位于盘间,即暴露在细胞质。视蛋白与生色团结合形成视色素,是感受光刺激的生化基础。其中生色团与膜盘平行排列,与入射光子垂直,有利于最大限度地吸收光子。另外在两层生物膜边缘的连接处,有一种 290kDa 的蛋白分子,称为盘周蛋白,将两生物膜紧密连接起来。脂类形成两层的框架结构,称为双分子膜,其中 90% 为磷脂,其余还有卵磷脂、乙醇胺磷脂、丝氨酸磷脂等。由于所含胆固醇量较少,膜盘的流动性较大,使膜盘上的分子处于不断的运动之中,为视色素充分发挥其功能提供了条件。视杆细胞与视锥细胞不同,前者膜盘堆叠在外节的细胞质内,周围有细胞膜包围,胞膜中含有大量胆固醇及离子通道(如 Na^+ 通道蛋白、Na^+ 泵和 Ca^{2+}-Na^+ 泵),这些离子通道在光的转换中起关键作用。光感受器的内节含有丰富的细胞器,代谢活跃,为外节自我更新提供所需要的蛋白质、脂类及能量。

(2) 光感受器的更新:光感受器并不能进行有丝分裂,其更新主要指外节膜盘的新老更替,使光感受器的外节一直处于动态的更新状态,涉及膜盘及相关蛋白的合成、外节顶端膜盘的脱落和膜盘被吞噬。

各种蛋白质(包括视蛋白)和脂类成分在内节合成,并从高尔基体以囊泡形式转运到外节底部,并在此处融入原生质膜,随着视蛋白出现在胞膜上,11-顺式视黄醛立即与其结合,形成视色素。原生质膜继续弯曲内陷,逐渐生长成熟,同时向外节顶端移动,替代已脱离膜盘,直到脱落。

每天光感受器远端约有 80~90 个膜盘脱离,约每 10 天外节完全更新 1 次。视杆细胞的更新过程是有生理节律的。视杆细胞膜盘的脱落在早晨刚接受光线时最多。对于视锥细胞更新的节律性尚存在争议,有人认为视锥细胞的更新无昼夜

节律性,也有人认为视锥细胞膜盘的脱落在傍晚时最多,而这一发现仅仅在动物实验中证实。脱离的膜盘被视网膜色素上皮摄取并吞噬。在视网膜色素上皮内吞噬的膜盘被包裹在吞噬泡内,吞噬体与溶酶体融合,然后被消化。平均每个视网膜色素上皮细胞每天要消化 2 000~4 000 个膜盘。被消化后许多物质被保留下来,重新用于外节合成的循环;废物或被破坏的膜组织经视网膜色素上皮的基底膜排泄出去;有些物质可能在视网膜色素上皮细胞中持续存在,并参与形成脂褐素。脂褐素的形成与视网膜色素上皮的吞噬功能下降有关,可能引起视网膜色素上皮的衰老和老年黄斑变性。

总之,光感受器外节膜盘的更新、脱离、被吞噬,三个环节密切配合,保持平衡,其中任何一环节的异常都会打破平衡,导致视网膜的病变。

2. 内核层细胞　双极细胞作为神经传导的一级神经元,主要作用是将来自光感受器的信号传递给神经节细胞。在眼底不同区域,视网膜三级神经元的分配比例不同:黄斑中心凹区视锥细胞:双极细胞:神经节细胞为 1:1:1;而在周边部视网膜,一个双极细胞可同时与 50~100 个视杆细胞形成突触,这与周边部视网膜视敏度降低相关。双极细胞向外侧以单个或多个树突的形式与光感受器或水平细胞形成突触;向内侧以单个轴突形式与神经节细胞和无长突细胞形成突触。

水平细胞和无长突细胞连接在神经元之间,通过释放神经递质的方式对神经元的活动起协调作用。水平细胞对增加视物图像的对比敏感度和立体视锐度起重要作用。主要与一种抑制性神经递质——γ-氨基丁酸(GABA)有关,水平细胞在接受光感受器的刺激后释放 GABA,从而抑制一段距离的双极细胞的活动。同时水平细胞还可以释放兴奋性递质,如谷氨酸。

Müller 细胞是视网膜的一种神经胶质细胞,其他胶质细胞有星形胶质细胞和小神经胶质细胞。Müller 细胞向内靠近内界膜,贯穿视网膜全层达外界膜。其突起环绕着大部分神经细胞,甚至毛细血管、动脉和静脉血管,是视网膜的支架,起到支持作用。填充于整个视网膜神经上皮层无神经元的空间,把不同的轴突彼此隔离,在光感受器和神经元之间起到电子绝缘作用,还可吸收神经递质,并能为神经元的代谢提供能源物质,起到

营养作用。

3. 视色素(visual pigment)

(1) 生理基础:视色素镶嵌在光感受器外节膜盘上,是眼睛接受光刺激开始的地方。视色素由生色团和视蛋白两部分组成。维生素 A 是视色素生色团的前体,在酶的作用下氧化转变为醛型,形成视黄醛,根据不同类型的视黄醛将视色素分成四种:视紫红质、视紫质、视紫蓝质和视蓝质。每个视杆细胞、视锥细胞的外节只含有一种视色素,且不同视色素的吸收光谱不同。视杆细胞外段视色素有视紫红质和视紫质(rhodopsin),以视紫红质为主,是暗光视觉状态下引起视觉兴奋的视色素。视锥细胞外段视色素有视紫蓝质色和视蓝质,对红光(570nm)、蓝光(440nm)、绿光(540nm)均敏感。

(2) 光化学反应:视黄醛有不同的异构体,其中只有顺式的视黄醛才能与视蛋白结合。光照后,在光子的作用下视紫红质的 11-顺式视黄醛空间结构发生异构化,变成全反式视黄醛,与视蛋白分离,失去颜色,即光漂白(photobleaching);全反式视黄醛在转运蛋白的协助下进入视网膜色素上皮细胞内,在异构酶的作用下转换成 11-顺式视黄醛,然后再转运回外节;在暗环境下,11-顺式视黄醛与游离的视蛋白重新组合形成视紫红质,完成视紫红质的循环再生。颜色视觉的缺陷是由于缺少一种或多种视色素,很可能由于变异导致视色素前体蛋白合成时没有与视黄醛结合。

(3) 光电转换:外节膜盘捕捉光子,产生电生理活动,将光能转化为电刺激,此过程称为光电转化。接受光刺激后发生了视色素的化学反应和光感受器电生理活动,两者之间的联系目前仍是视觉机制的研究热点。

根据 Bitensky 等人提出的环鸟苷酸(cGMP)信使假说,我们了解到视紫红质分子以 cGMP 作为信使,影响细胞膜的离子通道的通透性,产生电活动。在无光刺激时,cGMP 使细胞膜的离子通道保持开放,表现对钠离子的高通透性,钠离子内流,产生暗电流(dark current),光感受器去极化,突触末端处释放出神经递质,使视紫红质吸收光子后,在极短的时间内影响 cGMP 的代谢,使 cGMP 浓度下降,离子通道关闭,对 Na^+ 通透性降低,导致超极化,引起释放的神经递质减少。同时,双极细胞和水平细胞与光感受器通过交换化学神经递质进行信息传导,并进行第二次信息处理。

（三）黄斑

黄斑部的解剖结构较其他处特殊，归纳起来有以下几点：①视网膜在黄斑部中心凹处最薄，神经上皮层内层自黄斑中心凹处每一个视神经节边缘起逐渐向中央变薄，至中心凹处光感受器直接暴露于内界膜下，使易于接受光刺激；②中心凹处视锥细胞更加细长，Müller 细胞在此处将视锥细胞包绕，一方面使视锥细胞排列更紧凑，另一方面也填充了视锥细胞间的间隙，从而将光学障碍减少到最小；③神经节细胞、双极细胞、视锥细胞之间以 1∶1∶1 的比例相连接，视盘-黄斑纤维束（papillomacular bundle）几乎占全部视神经纤维的一半，并迅速将信号传导，直接到达视盘颞侧部；④中心凹为无毛细血管区，保证高度透明，不会导致因血管存在而影响成像；⑤中心凹的浅漏斗状倾斜面可以避免光线的吸收和弥散；⑥黄斑部视锥细胞及神经节细胞中含有一种高浓度的黄色物质，为叶黄素类胡萝卜素（叶黄素和玉米黄素），此外，该处的色素上皮的色素浓度也较其他部位高，可吸收光线，并可以避免紫外线的损伤，保护视细胞。

上述结构基础为黄斑成为眼底视功能最明锐的部分创造了有利条件。黄斑部的特殊功能主要体现在其高密度的视锥细胞，主司色觉、精细分辨率、明亮程度、空间分辨率和追随物体的运动等。

（四）视网膜血管

视网膜毛细血管由于其内皮细胞间连接为紧密连接，又有多数周细胞和厚的基底膜，为非通透性毛细血管。许多物质可以通过全身其他血管而不能通过视网膜毛细血管，如静脉注射荧光素钠可以从脉络膜血管渗漏而不能从健康的视网膜毛细血管渗漏。如有炎症、血管阻塞、缺氧、代谢紊乱或膜形成牵拉血管，使视网膜毛细血管内皮细胞连接受损，或内皮细胞胞饮活性增强，或内皮细胞胞浆变薄，甚至坏死，最终导致视网膜血管渗透性增强，大分子可从血管病变处渗漏出。视网膜毛细血管的管径细，仅 3.5~6.0μm，比脉络膜毛细血管管径小，故红细胞通过视网膜毛细血管时流速较慢，细胞只能单行排列且需变形，而通过脉络膜毛细血管时流速较快，可两三个细胞并行。红细胞变形后表面积增加，从而提高与视网膜组织氧气交换率。由此可以解释视网膜循环的流速低（约 25mm/s），氧交换率高，而脉络膜循环的流速高（约 150mm/s），氧交换率低。

视网膜血流量明显少于脉络膜，仅占眼血流量的 4% 或更少。视网膜颞侧血流量比鼻侧大 3 倍，可能与大血管的管径大小有关。视网膜循环时间（RCT）即从视网膜动脉到静脉的时间，临床通过荧光素眼底血管造影照片得出 RCT 为 4.7 秒 ±1.1 秒，并且不同区域视网膜循环时间不同，黄斑区最快为 1.2 秒，鼻侧为 2.4 秒，颞侧为 2.9 秒。

眼球灌注压指眼动脉压与眼压之差。当灌注压为负值时，即眼压高于眼动脉收缩压时，视网膜和脉络膜血管不充盈。当眼压增高血流停滞时，其顺序依次为：①前葡萄膜；②脉络膜；③视网膜。视盘及其周围脉络膜血管最易受眼压增高的影响。

视盘表面的毛细血管分布比较特别，共有三至四层，即最表层的视盘周围放射状毛细血管网、内层毛细血管网（有时此层又分为两层）及外层毛细血管网。内层毛细血管网靠近动脉，故在动脉性疾病涉及眼底时（如动脉炎、高血压性视网膜病变等），浅层毛细血管网最先受损，临床上表现为视网膜浅层病理改变；外层毛细血管网靠近静脉，故在静脉性病变（如静脉炎、静脉阻塞等）时易被累及，临床上表现为视网膜深层病理改变；视盘周围放射状毛细血管行程长、无吻合支、供血动脉较少，高眼压时最易受损，临床上表现为青光眼患者的 Bjerrum 暗点。

（五）血-视网膜屏障

血-视网膜屏障（blood-retina barrier，BRB）由视网膜血管和视网膜色素上皮共同组成。视网膜毛细血管内皮形成血-视网膜内屏障（blood-retina inner barrier），视网膜色素上皮形成血-视网膜外屏障（blood-retina outer barrier）。屏障功能依赖于紧密连接，限制细胞间水溶性分子的运动，防止这些分子进入视网膜。

电子显微镜显示视网膜毛细血管内皮细胞间有大量粘连小带（zonula adherens）和封闭小带（zonula occluden），大分子和离子不能从血液循环中被动地扩散进入视网膜，但可选择性地主动运输。视网膜色素上皮细胞之间为复合连接，基底部为裂隙连接（gal junction），中间为粘连小带，顶部为封闭小带。封闭小带又称紧密连接（tight junction），是内、外屏障的重要组成部分。来自脉络膜的大分子如荧光素钠仅能到达缝隙连接和桥粒连接，而不能经过封闭小带的紧密连接进入视网膜。脉络膜毛细血管有大量的窗、胞饮泡，且缺少紧密连接,大量分子可以通过,对于血-视网膜屏障并没有多少意义。位于毛细血管和视网膜色素上皮之间的 Bruch 膜只对大分子有扩散屏障的作用。多种物理因素(如缺氧)、化学因素(如组织胺、腺苷等)均可引起 BRB 的功能改变。临床上多种疾病的发生发展亦与 BRB 的功能异常有关,如糖尿病性视网膜病变、中心性浆液性脉络膜视网膜病变、激光损伤及视网膜色素变性。

血-视网膜屏障的通透性分为内向通透性和外向通透性,前者是物质经过 BRB 透入视网膜神经上皮层,后者指物质由视网膜神经上皮层到达视网膜毛细血管或脉络膜。正常情况下,内向通透性明显低于外向通透性,这与视网膜毛细血管内皮细胞的单向主动运输、视网膜色素上皮泵及脉络膜的高膨胀压有关,是维持视网膜神经上皮层内环境稳定的必要条件。

三、脉络膜

动物实验表明脉络膜血流量是肝脏血流量的 2 倍,比脑血流量高 3~4 倍。脉络膜血流量在眼球内最大,约占 90%,其中 70% 在脉络膜毛细血管层。脉络膜毛细血管层营养视网膜神经上皮层的外层(自视细胞层至外丛状层)、视神经的一部分,是黄斑中心凹唯一的营养来源,并且在 15% 的人群中同时有来自脉络膜的睫状视网膜动脉为中心凹供血,其临床意义是在视网膜中央动脉阻塞时能观察到黄斑区呈樱桃红色。

脉络膜内血管丰富,毛细血管管径较一般者粗大,但血液循环的入口和出口狭小,其动脉血管属于终末血管,这些特点使得血流在脉络膜血管内流速相对减慢,并由此导致脉络膜易受全身其他系统疾病的影响,体内病灶的病原微生物、毒素甚至肿瘤细胞可随血液循环进入,并沉积于此,形成转移性眼内炎或脉络膜转移癌。

脉络膜血管分布和视网膜血管分布相似,都存在明显的区域性差别:后极部毛细血管嵌合紧密、密度高,小叶界线不清,血流丰富,血管管径粗大;赤道部和周边部毛细血管分布稀疏、管径变细,血流变慢,动脉血减少,而静脉血增加,故周边部易发生退行性变。黄斑部血供全部来自脉络膜,无视网膜供血系统,故黄斑部脉络膜毛细血管小叶结构稍不同于其他部位:该区域的脉络膜毛细血管网密度最高;管径最粗(20~40μm);内皮细胞的窗孔最大(75~85nm);且每一小叶毛细血管有两

支或多支相互吻合的前小动脉供应,而其他区域的小叶仅有一条前小动脉供应。脉络膜这种血供丰富、血流迅速的特征可通过与视网膜的热量交换调节温度,使视网膜(尤其是黄斑区)免受因光线聚集照射而引起的热损伤。根据脉络膜血管呈扇形小叶形状的特征,在临床上脉络膜大血管阻塞时,常表现出与血管分布形态相一致的扇形或三角形,尖端指向后极部,称为三角综合征。

脉络膜毛细血管为窗孔型,血管内皮细胞外为其基膜,但比视网膜毛细血管的基膜薄,周细胞亦较少,甚至在面向视网膜色素上皮侧没有周细胞。与近巩膜侧比较,近视网膜色素上皮侧的胞浆最薄,窗孔多,可见吞饮小泡,这种现象称为脉络膜毛细血管的极化性。由于脉络膜毛细血管对于直径 2 000nm 或更大的微粒、蛋白质的高通透性,致脉络膜渗透压高于视网膜,这种渗透压差有益于从视网膜细胞外间隙吸收液体进入脉络膜,从而利于视网膜贴附在脉络膜上。

脉络膜血管周围是丰富的疏松结缔组织,内含有大量的色素细胞,它可以吸收穿透视网膜的光线,防止不必要的光线反射,起到了暗室作用。此外,脉络膜的血流可通过影响睫状突的血流灌注而间接对眼压起到调节作用。

随着年龄的增长,脉络膜血管壁硬化、血管变细及脉络膜间质变硬,故脉络膜厚度亦变薄,Bruch 膜逐渐增厚,并可出现坚固的局部增厚突起,称为玻璃疣(drusen)。

第三节　正常眼底所见

德国物理学家、生理学家 Hermann von Helmholtz 于 1851 年发明了检眼镜(ophthalmoscope),成为眼科学界划时代的进展,已被公认为现代眼科学的里程碑。有了检眼镜,医生才能在活的人体上观察到眼底正常结构及其异常改变。随着科学技术的飞跃进展,眼底检查的方法获得不断改进和创新,目前临床常用的眼底检查手段有:检眼镜、特殊光线眼底检查、裂隙灯显微镜加前置镜或接触镜、眼底血管造影(荧光素钠及吲哚青绿等)、激光扫描检眼镜、彩色眼底照相、立体摄影、红外线摄影、录像、计算机断层扫描、磁共振成像、相干光断层成像及各种超声波检查等,使人们对眼底正常组织结构和病理改变有了进一步认识。

对于眼底的分区,不同学者的划分不完全一

致。为了方便临床描述和记录,我们在此将眼底划分为后部眼底、周边眼底及玻璃体三个部分。后部眼底与周边眼底一般以涡静脉的巩膜开口处为界,相当于赤道后2PD处壶腹后缘的环形连线。①后部眼底分为后极部、黄斑部、中心凹和中心小凹,彼此呈同心圆关系。②周边部(peripheral zone)前界为锯齿缘,又可分为中周边部、远周边部。中周边部也称赤道部(equatorial part),为赤道附近宽约4PD的环形带状区域;赤道部与锯齿缘间为远周边部,为宽约2PD的环形带状区域。另外,我们以黄斑中心小凹为中心做水平和垂直子午线,将眼底分为颞上、颞下、鼻上和鼻下四个象限。

一、后部眼底

后部眼底是以黄斑中心小凹为中心至赤道距离的1/2为半径的区域。其内包括有视盘、黄斑、视网膜血管等。是眼底重要的结构和功能区。在直接检眼镜、间接检眼镜及裂隙灯显微镜联合前置镜或三面镜检查眼底时均可见到。

(一) 眼底所见

眼底颜色主要来源于脉络膜血管内血液、视网膜色素上皮和脉络膜色素。我国大多数人眼底颜色呈橘红色。眼底颜色亦受受检者年龄、种族和肤色等的影响。婴儿眼底色素少,眼底色红,儿童时期眼底最亮,2岁后逐渐接近成年人。黑色人种或肤色较深的人视网膜的颜色亦比白色人种的深。

根据检眼镜所见,可将眼底分为以下三型:

(1) 视网膜型(均匀型):为均一橘红色眼底,视网膜色素上皮的色素厚,脉络膜形态不易见。增强照明度时,能看清眼底无数均匀分布的细小颗粒,像鲨鱼皮样,一般认为是由视网膜色素上皮色素颗粒形成,在黄斑部及其周围不明显,视网膜周边部及锯齿缘附近这种颗粒状态明显可见(图2-3-1)。

(2) 脉络膜型(豹纹型):由于视网膜色素上皮色素较少,脉络膜毛细血管间隙组织和色素相对较多,可见脉络膜大中血管及血管间隙的色素,呈豹皮纹样,称为豹纹状眼底(tigroid fundus)或纹理状眼底(tessellated fundus)。此型在老年人或高度近视眼常见(图2-3-2)。

(3) 巩膜型(白化病型):此型眼底见于白化病患者,视网膜色素上皮和脉络膜几乎全无色素,可在血管间隙透见白色巩膜(图2-3-3)。

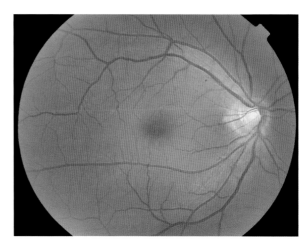

图 2-3-1 视网膜型眼底

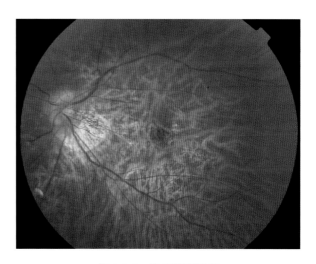

图 2-3-2 脉络膜型眼底

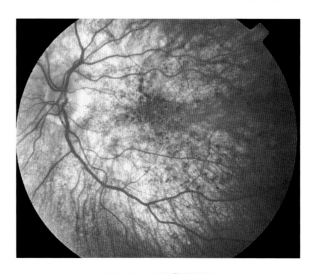

图 2-3-3 巩膜型眼底

用直接检眼镜强光源检查正常眼底时,可见视网膜内界膜有湿丝绸样较强的反光,位于血管中心反光前,称为湿丝绸样反光(watered silk reflex),可随光源移动而改变其形状和大小。主要见于儿童和青少年眼底，形态上易与视网膜水肿相混淆，注意予以鉴别。视网膜湿丝绸样反光自中年以后逐渐减弱或消失。由于内界膜表面稍有隆起，并非完全平坦，对检眼镜光线反射更明显，尤其在视盘周围、黄斑边缘和沿着血管旁的区域，按反射光的位置和形状可分五种：①斑片状反光：呈圆形、类圆形或不规则状，有移动性和闪光性；②黄斑反光：有边缘处的轮状反光和中央的中心凹反光；③线状反光：在视盘和黄斑中间的区域，在黄斑周围环绕黄斑走行，在视盘周围则环绕视盘走行，而在两者之间则呈垂直走行的反光；④弧状反光：位于视盘鼻侧，与视盘边缘呈同心状；⑤点状反光：在视盘视神经纤维走行方向，可见若隐若现的点状强反光。以上反光与湿丝绸样反光均属一种生理性反光，由入射光线在内界膜表面反射形成。

(二)视盘

眼底检查应首先从视盘开始，观察时应重点检查其颜色、大小、深度、边缘情况及神经血管走行，并注意双眼对比。视盘无色素层，不吸收光线，投射于其表面的光线完全或大部分被反射出来，因此，视盘为眼底检查中最明显的标志，是整个正常眼底中最明亮和色泽最淡处。

正常视盘直径(PD)平均为1.5mm，临床上常以PD作为粗略的自身测距标准。视盘直径受巩膜后孔直径的大小和视神经出眼球的角度以及眼球屈光状态的影响，检眼镜下近视眼的视盘显大，远视眼的显小。视盘多呈竖椭圆形，双眼视盘的大小及形状应大致相同，单眼高度近视或先天发育不良者除外。视盘深度可借助直接检眼镜在看清视盘凹陷底部与黄斑部小血管时，旋转检眼镜屈光调节镜片的屈光度(diopter,D)差数做一般估计，屈光度数相差3D约相当于1mm，即$1.00D \approx 0.333mm$。在无晶状体眼中，相差2D相当于1mm。视盘深度正常时小于1.00D，当凹陷垂直直径大于0.5、深于1.00D时应警惕视盘病理性凹陷。

视盘处的神经纤维透明，其颜色主要由该处深、浅层毛细血管网色调决定，还受多种因素影响，如受检者的肤色、血红蛋白的多少、年龄，以及受检者眼的屈光状态，一般为橘红色。此外，受检查时使用光线色调的影响，强光检查时，视盘颜色变淡；用无赤光线时，视盘色暗呈黄白色。眼底颞侧血管网往往比鼻侧更密集，而正常情况下视盘

鼻侧颜色较深，颞侧较浅，原因是视神经纤维在视盘周围分布不均，鼻侧和上下侧的视神经纤维较颞侧浓密。正常情况下视盘表面的神经纤维无髓鞘，是无色透明的。但在某些发育异常的情况下，眼底的视神经纤维仍可有残留的有鞘视神经纤维或有残留膜，此时在视盘及周围的视网膜上呈现羽毛状（火焰状）的白色不透明组织，并可将部分视网膜血管掩盖，这种情况不影响视力。

视盘中央凹陷处颜色浅淡，甚至呈白色，为视盘生理凹陷(physiological excavation)或生理杯(physiological cup)，是各象限神经纤维汇集，穿出巩膜筛板处。在裂隙灯显微镜的光学切面下，在生理凹陷的深部可以见到神经纤维通过筛板小孔爬升到视盘的高峰，然后再弯向视网膜。外露的巩膜筛板可在生理杯基底部呈灰白色小点。

生理杯大小与巩膜管管径成正比，但由于神经纤维排列疏密及神经胶质组织的影响，其大小及深度常有细微差别，临床多以视盘凹陷直径与视盘直径的比值(C/D)估计大小，正常时约为0.3~0.5。一般远视眼的生理凹陷较小，有时甚至不易认清，而近视眼者则较大。正常人双眼生理凹陷应等大，若两眼相差大于0.2，应注意有青光眼的可能。生理凹陷的位置及形态则取决于视神经纤维的走行方向，一般位于视盘中央，呈类圆形，或斜向箕形。

正常视盘边缘境界清晰，但其上下缘有较多视网膜血管进出，故相对比较模糊不清。在视盘颞侧边缘，也可于鼻侧、上侧或下侧，见到生理性色素沉着，呈新月形、弧状甚至完整环形，称为视盘弧(图2-3-4)。视盘弧按形成部位可分为以下三种：

(1)色素弧：如脉络膜止于视盘沿外，不能达到视盘边界，而视网膜色素上皮层正常前伸且色素增生，形成棕黑色的色素弧(图2-3-5)。

(2)脉络膜弧：如视网膜色素上皮层不能到达视盘沿，脉络膜正常到位者，则形成脉络膜弧，能透见脉络膜和其间色素。多见于近视眼和老年人，偶见于远视眼和正常眼(图2-3-6)。

(3)巩膜弧：脉络膜及视网膜色素上皮层结构未到达视盘边缘，透过神经上皮层暴露出巩膜组织所致。多见于视神经斜入或老年人眼底(图2-3-7)。

视盘弧在正常眼者比较狭窄。近视眼者视盘边界常不清晰，视盘弧亦较宽阔，其程度与近视程

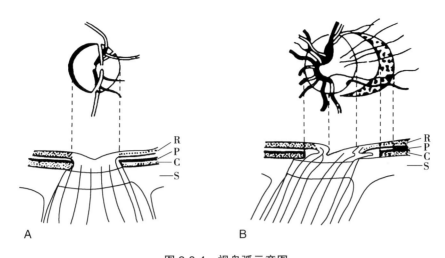

图 2-3-4 视盘弧示意图
A.正常眼视盘;B.近视眼视盘。R:视网膜;P:色素上皮;C:脉络膜;S:巩膜

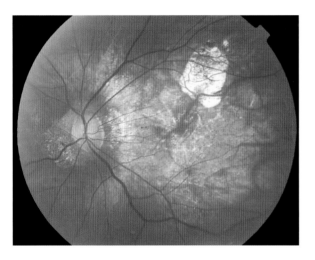

图 2-3-5 彩色眼底像
视盘色素弧

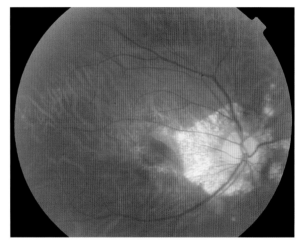

图 2-3-7 彩色眼底像
视盘巩膜弧

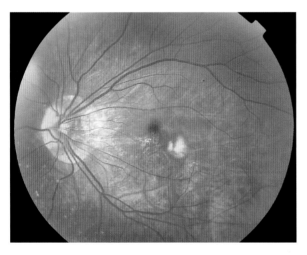

图 2-3-6 彩色眼底像
视盘脉络膜弧

度基本一致。老年人常有视盘周围环形色素上皮和脉络膜萎缩,称为老年性萎缩轮(senille halo),无病理意义。

视神经的眼内段是目前唯一可被直接观察到的中枢神经系统纤维束,故临床上常通过对视盘颜色、边界等的观察,协助眼底及颅内相关疾病的诊断。例如颜色过红,为视盘充血的表现;颜色过淡甚至苍白,为视神经萎缩的标志;边界模糊不清且隆起时为视盘水肿的重要表现,常与颅内病变有关。

(三) 黄斑

黄斑位于眼底后极部中央,呈横椭圆形或近似圆形,临床所指的黄斑部较解剖术语中的黄斑部范围小,水平直径约 1.5PD(约 2.25mm),垂直径约 1.0PD（约 1.5mm）。在检眼镜下,除外黄斑部的轮状反射和中央凹反射,黄斑为后极部颜色最暗处,呈暗红或暗褐色。主要因为此区特殊的解剖结构:脉络膜毛细血管稠密;黄斑部视网膜色素上皮细长且排列紧密;该区有丰富的黑色素和脂褐质;外丛状层视网膜组织内含有视黄素;射入的光线在浅漏斗状斜面处反射后不能完全到达检眼者眼内。

直接检眼镜光线正对着中心凹时,中心凹内界膜将射入光线反射到视网膜玻璃体内,形成一针头大小的明亮反光,称为中央凹反射(central reflex),是眼底检查时除视盘之外的又一重要标志。由于出生时黄斑部尚未发育完全,故中央凹反射在婴儿出生 4 个月后才开始出现。在青年人和眼底色泽较深者反光强,在老年人明显减弱或消失,主要与中心凹的深度相关,中心凹越浅、反光越弱,而年老时,中心凹逐渐变浅。临床上可通过对中央凹反射的观察来发现或协助诊断某些疾病,如将检眼镜偏移,则反光可呈新月形,正常中央凹反射向检眼镜偏相反的方向移动,即逆动。若黄斑水肿或因浆液性神经上皮脱离,中心凹隆起,用同样方法检查时,可见中央凹反射随检眼镜偏移方向而移动,即顺动。

黄斑边缘处因神经节细胞及纤维增多,略呈崤状隆起,在检眼镜照射下有白色椭圆形反光圈,称为轮状反射(ring reflex)或黄斑反射轮(macular reflex),为黄斑边界所在。但仅在青少年明显,30 岁以后便逐渐减弱或消失。在反射轮消失后,黄斑外缘与其周围视网膜的界线变得模糊。

黄斑周围可见有视盘颞侧上、下血管弓的血管末梢区,在中心凹无血管区周围形成毛细血管网,该血管网间距均匀,其最近中心凹的一环称为拱环。

(四) 视网膜血管

视网膜中央动脉在自视盘中心或稍偏鼻侧进入眼内,逐级分支,呈放射状走行。鼻侧上、下动脉行径较平直,分布于视网膜鼻侧上、下象限,颞侧上、下支呈弧形分布于颞上、颞下视网膜,并沿途向黄斑分出小分支,上下血管弓之间形成一水平缝。偶可见视盘上的血管先朝向鼻侧分出大主干,然后反向分支转向颞侧视网膜,属先天发育异常。

1. 视网膜血管分支 视网膜中央动静脉均为二分叉(dichotomy),即动脉一分为二,静脉合二

为一,相互间无吻合。而中央血管分支以外的血管有三分支者。分支在眼底后极部与主干成钝角或直角,周边部则多呈 Y 形。视网膜中央动脉在视盘处分支状态在不同人的眼底有明显差异,可有以下表现:①常见表现为中央动脉主干进入视盘后可见一小段,然后分为二支;②中央动脉主干在进入视盘时分出上下两支;③视盘面见上下两个无连接的分支,即中央动脉主干在进入视盘前已经分出上下两支;④中央动脉在进入视盘前已分支,并分过两次,在视盘面上呈现四支小分支;⑤中央动脉在进入视盘前已分过三次。在视盘面上直接呈现八支小分支。

2. 视网膜动、静脉 除老年人外,正常视网膜血管管壁透明,检眼镜下不能见到。检眼镜下目测或仪器测量或照相所得管径宽度实际上是血柱的宽度。临床上对于眼底较小的病灶,常用视盘面较大的血管管径作为粗略的测量标准。动脉血柱较细,呈鲜红色,静脉血柱相对较粗,为暗红色,动静脉边界均清晰。同一眼不同象限的动、静脉管径比值也不一样,一般选择在视盘周围,动静脉第一分支后动静脉管径比例约为 2∶3,并作为管径变化的依据。

视网膜动静脉在检眼镜光照下,均可呈现一黄白色的线性反光带(light streak),两侧仍可见红色血柱。反光带产生原因可能为血管壁与血柱呈圆柱形,光照在其凸面被血管壁中层反射所致。由于动脉血管壁较厚,有中层组织,动脉反光带均匀而较宽,约占管径的 1/4 到 1/3;静脉血管缺乏中层结构,故其反光带很窄,只约占管径的 1/20。

3. 视网膜动静脉交叉 视网膜动脉与静脉相伴行,动静脉分支间常彼此交叉,主要在小分支处交叉较多,大分支处交叉较少。在视网膜四个象限中,又以颞上象限的动静脉交叉多见。在交叉处的动、静脉血管解剖关系密切,有一共同纤维外膜,有时甚至在相邻管壁处仅有一薄层内皮细胞和基膜将它们分开,在解剖上解释了视网膜分支静脉阻塞的原因。

在交叉处的两端,视网膜动静脉血管的管径应无变化,或仅静脉略有凹陷。在近视盘 1PD 范围内,由于正常神经纤维致密,使得交叉处的视网膜血管显得管径狭窄,在交叉处两侧的静脉似被隐蔽。因此,为了避免误将这种生理现象判断为动静脉交叉压迫征,一般选择据视盘 1PD 以外的范围观察。在交叉处,动脉多位于静脉上方,称为

动脉前位交叉;也有少数静脉位于动脉前,称为静脉前位交叉或反转交叉。动脉位于静脉之前时,静脉稍有凹陷,由于管壁透明,仍可透过动脉血柱看到其下的静脉血柱。随着年龄增大,到老年时,因管壁透明度降低,静脉血柱常不能透见,但交叉两侧血管管径不变,行径亦无改变,称为单纯性隐匿,注意与病理情况下的 Gunn 征和 Salus 征区别。反转交叉处,静脉仅有轻微拱起,注意与病理时的静脉驼背不同(图 2-3-8)。

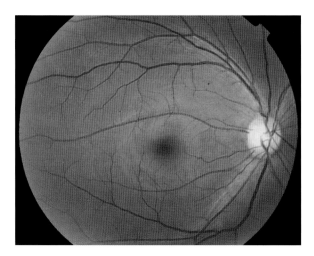

图 2-3-8 彩色眼底像
正常视网膜动静脉交叉

4. 视网膜血管搏动 正常情况下,在直接检眼镜下不能见到视网膜动脉搏动,因为在舒张期动脉管内的血压高于眼压,血管已被充盈膨胀;收缩期时,视网膜动脉血压更高于眼压,由于血管壁弹性有一定的限度,不能进一步膨胀,故血管壁不能产生明显的搏动。只有在周身或眼部病变使眼动脉血压下降,或眼压增高时,才能使管壁变动幅度大,表现出明显的动脉搏动。按搏动产生原因可分为两型:

(1)膨胀性搏动:当眼动脉血压下降接近眼压,或眼压增高接近眼动脉压时,使血管壁可膨胀幅度增加,而舒张期时由于管壁的坚硬度,未被压扁而保存原来管径大小。在收缩期时,眼动脉高于眼压,此时用一般直接检眼镜即可见到动脉管壁的搏动。

(2)塌陷性搏动:若眼压继续增高,并高于舒张压及管壁的坚硬度时,舒张期的血管被完全压扁,无血流通过,在收缩期血管仍可膨胀,称为塌陷性搏动,此搏动的幅度最大。

若眼压继续增高,则舒张期和收缩期均无血

流通过,血流暂停,血管搏动停止。我们在忽略血管壁坚硬度时,可利用这种生理病理现象制成眼动脉压计。

与视网膜动脉相反,正常情况下可见到视网膜静脉搏动。在心脏收缩期,眼压增高,稍高于视网膜静脉压,在静脉压力最小的视盘处压扁静脉血管,并将血液挤出眼球外。在舒张期时,眼压减低,稍低于视网膜静脉压,静脉血管便被充盈。如此周而复始,称为被动性搏动,视网膜静脉搏动一般属于生理现象。无论是视网膜动脉搏动还是静脉搏动,常出现在视盘面,或其附近的主干及第一、二级分支上。

二、周边部眼底

由于近年来眼科检查技术的不断创新,大家对眼底疾病的认识有了进一步加深,并开始关注到眼底周边部的形态和功能,对眼底周边部疾病的早期诊断和治疗产生积极作用。

临床检查周边眼底时,常采用双目间接检眼镜和裂隙灯显微镜联合各型前置镜和三面镜,对于更远处的锯齿缘和玻璃体基底部则需同时借助巩膜压迫器,称巩膜压迫法(scleral indentation)。眼底周边部最明显的标志是锯齿缘,此外还有涡静脉及其壶腹部、相关的神经和血管。

(一)锯齿缘

锯齿缘(ora serrata)位于角巩膜缘后平均约8.5mm。锯齿缘前后各约 3.5PD 的范围称为锯齿缘区,包括视网膜部分前缘、睫状体部分平坦部和玻璃体基底部。间接检眼镜下该区稍发灰。一般情况下,颞侧齿突较平滑,仅呈轻度起伏波浪状,而鼻侧锯齿突明显,呈扇贝状。青少年的锯齿缘界线清晰,波状明显,而年龄较大者往往界线不明显。锯齿缘是发育上分化的一个移行带,因此常表现各种不规则形态或变性。锯齿缘的形态变异主要集中在水平子午线,特别在睫状血管附近,考虑可能与血管的发育有关。

1. 锯齿缘形态差异 锯齿缘齿突(teeth)的长短、分支情况不定,齿突间缘凹(bays)的深度和宽度也是各式各样,可归纳为以下几种:①深缘凹,有的深缘凹可见睫状长神经通过;②巨大齿突,常与深缘凹同时存在。巨大齿突为普通齿突的 2~3 倍。齿突亦较宽,出现个数较少,见于鼻侧锯齿缘;③环形齿突,由相邻两个较大齿突组成,根据两齿尖是否相连可呈现开环状或闭环状;④叉形齿突,较大的齿突尖端呈分支状,多见于鼻侧的锯齿缘;⑤长形齿突,表现为齿身细长,可伸至睫状体间,长形齿突出现个数较巨大齿突多;⑥短齿突,鼻侧锯齿缘的齿突短小稀疏,与同眼颞侧相近似,无明显差别;⑦在少数变异情况下,颞侧齿突可见明显齿突,与同眼鼻侧齿突无差别。

2. 锯齿缘组织变异 我国人群中以子午线视网膜褶皱及颗粒状组织常见。

子午线视网膜褶皱(meridional retinal fold)是视网膜上皮异位的一种,该皱褶是永久性的。表现为齿突上长的视网膜隆起,呈灰白色半透明的嵴状,凸起高度约 1PD,多位于视网膜囊样变性之中,表面为小囊肿遮盖。长轴沿子午线方向走行,常位于鼻侧水平位置。

与视网膜局部隆起相关的变异还有颗粒状组织(granular tissue)。颗粒状组织为灰白色圆形、柱状或棒状,或被牵引到玻璃体中的不透明体,凸起在视网膜的表面,位于锯齿缘附近。有人从组织学上发现颗粒状组织内含有上皮样细胞,故考虑为神经上皮细胞的增生,由于视网膜发育不规则或视网膜胶质组织的退行性变而形成。颗粒状组织常与玻璃体有牢固的粘连,在锯齿缘,颗粒状组织被玻璃体牵拉而导致视网膜裂孔。

以上两种变异常并存,与年龄大小及屈光状态无明显关系。

(二)脉络膜

除老年人或豹纹状眼底的脉络膜比较清晰外,由于后极部脉络膜毛细血管丰富,视网膜色素上皮细胞细长、排列紧密,且细胞内含色素多,使脉络膜的可见度均较差。而眼底周边部的脉络膜毛细血管间隙较宽,视网膜色素上皮层变薄,细胞内色素亦较少,故在强光照射下,可在周边部较清晰地看见脉络膜结构,常采用双目间接检眼镜结合巩膜压迫法观察。

1. 睫状神经 眼底周边部可见睫状长神经和睫状短神经。睫状长神经呈黄白色或杏黄色,如面条状。位于鼻侧和颞侧眼底水平子午线附近,平直走行至锯齿缘。睫状短神经的颜色、走行与睫状长神经相似。分布在除水平子午线以外的其他各子午线。大多数在后极部即可分辨。

2. 涡静脉 涡静脉是脉络膜赤道部标志性结构,常有 4~7 支主要的血管(通常有 6 条),分布在四个象限,位于赤道部靠后。其赤道附近的分支静脉较粗、分布稀疏,较后极部的静脉血管清

晰。来自赤道后方的分支静脉多呈涡旋状汇入涡静脉主干,而来源于赤道前方的分支静脉多直行汇入主干,涡静脉进入巩膜处形成巩膜内口,其后缘表现为一黑色的月牙形。涡静脉根部常朝向眼底后极,根据其形态的多样性,一般可分为以下四型:①主干壶腹型,主干静脉在穿出巩膜前有一段管腔膨大,形如壶腹;②主干无壶腹型,各分支静脉汇入主干后,未见形成壶腹;③无主干型,或称无涡状静脉型,各静脉分支不共同汇成主干,各自单独经同一巩膜内口出眼球;④主干融合型,2 支以上的涡静脉主干汇合在一起。临床上以前两者常见,无主干型最少见。

3. 睫状动脉 可见睫状后长动脉和睫状后短动脉。睫状后长动脉色较红,在眼底周边部行径与睫状长神经相同,常平行排列。睫状后短动脉颜色与睫状后长动脉相近,其行径与睫状短神经相仿。在眼底周边部注意睫状后短动脉与该区域的分支静脉相区别(表 2-3-1)。

表 2-3-1 眼底周边部睫状后短动脉与分支静脉区别

	血柱	颜色	管径	走行	分支情况
睫状后短动脉	均匀	鲜明	较细	平直	少
分支静脉	不均	晦暗	较粗	迂曲	多,彼此吻合

(三)视网膜血管

当光带照射在被顶压隆起的周边部组织,可清楚地见到被顶压的周边部视网膜血管。眼底周边部视网膜血管变细,变稀疏,无法根据其大小、颜色来区别动静脉,但可通过从周边部向后极部追查来区分。约在锯齿缘后 0.5PD 处,小动脉终止消失,在小动脉消失后的区域由脉络膜血管供给营养。小静脉继续前行,可达锯齿缘。由于在视网膜周边部的血液供应较差,因而在此区域发生多种退行性变或营养不良性变性。

(四)正常眼底周边部变性

检查眼底周边锯齿缘时常利用间接检眼镜结合巩膜压陷器进行,此时可在部分受检者眼锯齿缘后 1/4~1/2PD 内发现有轻度变性,但受检者无自觉视力或视野改变,属于正常眼底所见。其产生原因可能与眼底周边血管营养供应不良、眼的屈光调节作用有关。常见的周边部变性有:视网膜囊样变性、睫状体平坦部囊肿、压迫变白和非压迫变白。

1. **视网膜囊样变性** 是眼底周边部常见的退行性变。在锯齿缘后视网膜向睫状体形成陡坡，在光学切面上呈一个阶梯。此处的视网膜常有沿锯齿缘排列的囊样变性，囊泡大小不一，呈边界清晰的圆形或椭圆形红色小点。40岁以上者多见，且颞侧多于鼻侧。

2. **睫状体平坦部囊肿** 卵圆形水泡样突起，边界清晰，囊壁透明，腔内液体清亮，移动压迫器时其大小和形状不变。原因不明。

3. **压迫白和非压迫白** 正常周边眼底在间接检眼镜下压迫巩膜时，压陷处视网膜的透明度没有改变。若在压陷处视网膜变为半透明或呈现如水泡丝绸样的外观，形状不一，称为压迫白（white with pressure）；若不压迫时也表现为灰色混浊，则称为非压迫白（white without pressure），多见于近视眼（图2-3-9）。

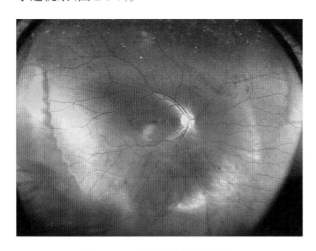

图 2-3-9 眼底周边非压迫白

此外，周边部正常的变性还有：获得性视网膜劈裂，为小囊样间隙内小柱萎缩的结果，原因不明；视网膜格子样变性，可导致裂孔，在儿童和青年即可看到，有重要临床意义；视网膜裂孔，这种裂孔小，单个出现，非进行性，引起视网膜脱离的可能性小。

三、玻璃体

用裂隙灯显微镜检查玻璃体前1/3时不需使用任何附件，检查玻璃体后2/3时则需加前置镜或接触镜。在裂隙灯显微镜宽光带照射时，通过晶状体和虹膜晶状体间隙可以见到部分前玻璃体膜呈弥散的反光面。仔细观察，在前玻璃体漂浮时还可以见到玻璃体前间隙，为一狭窄的无结构光学空间。

由于Cloquet管管壁密度较高，管内密度较周围低，与周围组织形成明显的光学密度差，故在裂隙灯显微镜联合非接触前置镜或三面镜下，可在年轻人玻璃体中央见到Cloquet管，随着眼球的转动而漂动。老年人玻璃体的Cloquet管则变得不明显或明显下沉，可能与Cloquet管的老年性变性和周围玻璃体液化有关。一般情况下，玻璃体内各部分组成成分间光学密度相近，故裂隙灯显微镜下应表现均匀一致，分不清玻璃体皮质和中央部。但随着年龄的增长，玻璃体并非均匀清澈透明，中央部开始出现液化腔，表现为光学暗区，腔内无闪光，有时可在玻璃体后部观察到囊样的液袋，光学密度很低；此外，在中央部还出现浓缩的玻璃体纤维束（成年人玻璃体内就可见到）。玻璃体束的临床意义不大，这些玻璃体束没有分支、彼此平行、由玻璃体基底部向后延伸，在宽光带照射时呈纤细而有褶皱的反光膜或疏松的绒毛纤维状；光学切面上呈纤维状。玻璃体束从前向后可分为四束：①玻璃体束附着在晶状体边缘附近的前玻璃体膜上；②冠状束附着在睫状突的后1/3；③中间束附着在中线处。以上三种玻璃体束在走向眼球中央部时逐渐消失，且极为活动，眼球轻微活动或光束移动时就会发生波浪式漂动；④视网膜前束是不活动的，比较明显。

在裂隙灯显微镜光学切面检查时，玻璃体周边可见光学密度较大的"膜"，尤以在有玻璃体脱离处，但实际上玻璃体并不存在真正的包膜结构，可作为玻璃体与其周围组织的临界面或界面。

在结合巩膜压迫法检查时，可见到玻璃体基底部，为锯齿缘前后约2mm、共4mm宽的环状带区域，其后界以后的玻璃体与视网膜黏附较松，常形成玻璃体后脱离。

（杜葵芳　魏文斌　陈积中）

第四节 眼底病相关检查

一、眼科常规检查

（一）视力、视野与色觉检查

1. **视力** 视力即视锐度（visual acuity），主要反映黄斑区的视功能，分远视力和近视力。通常视力测定借助于视力表进行。我国目前常用的远视力表有国际视力表、对数视力表（图2-4-1）和早期糖尿病性视网膜病变治疗研究（earlytreatment

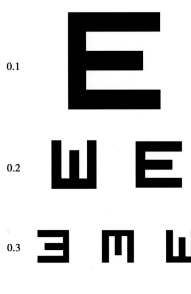

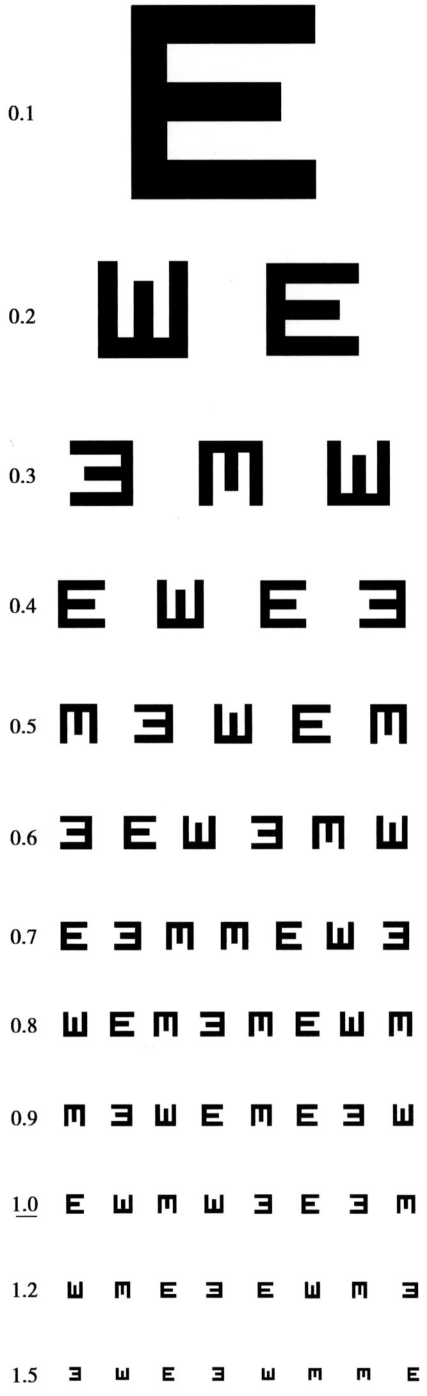

0.1

0.2

0.3

0.4

0.5

0.6

0.7

0.8

0.9

1.0

1.2

1.5

图 2-4-1　Snellen 视力表

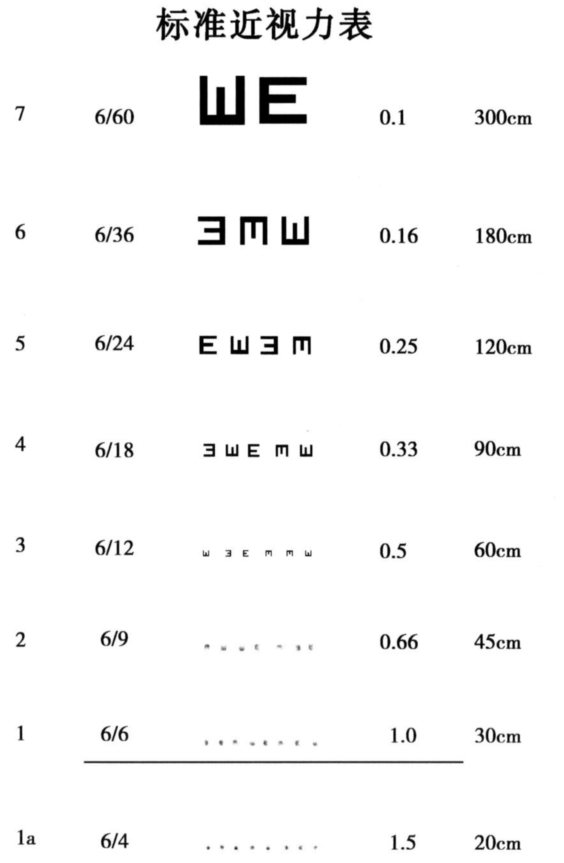

标准近视力表

7	6/60		0.1	300cm
6	6/36		0.16	180cm
5	6/24		0.25	120cm
4	6/18		0.33	90cm
3	6/12		0.5	60cm
2	6/9		0.66	45cm
1	6/6		1.0	30cm
1a	6/4		1.5	20cm

图 2-4-2　Jaeger 近视力表

diabetic retinopathy study，ETDRS）视力表，近视力表有 Jaeger 近视力表（图 2-4-2）等。

（1）远视力检查：按所选视力表规定的距离要求，光线充足稳定。受检者取坐位，眼与标准视力等高，检查先右眼后左眼，视标由上而下在 3 秒内辨认。戴镜者先查裸眼视力后查矫正视力。如不能辨认最大视标（0.1 行），嘱受检者向前走至刚能辨认 0.1 视标处，其视力（V）为实际距离（d）与标准距离（D）的比值（$V= d/D$）。

如在离视力表 1m 处不能辨认最大视标，改查指数，记录为"指数/能辨认指数的最远距离"；如指数在 5cm 处仍不能辨认，改查手动，能辨认检查者在前方摆动的手记录为手动。如不能辨认手动则查光感和光定位，在暗室中进行，测试能否感觉光亮和光定位。

光感和光定位检查法有烛光检查和视功能仪检查两种方法：

1）烛光光感检查法：将点燃的蜡烛放于受检眼等高水平，由远及近测单眼 1~6m 不同距离的感光能力。烛光光定位检查法：受检眼平视前方，烛光源距受检眼 1m，移动烛光至鼻、颞及中央的上、中、下共九个方位，令患者指认（图 2-4-3）。

2）视功能仪光感检查法：受检眼距光源 1m，改变光源的亮度，由弱渐强，其强度分别等于 1~6m 烛光，记录能见的最低亮度即几米光感。视功能仪光定位检查法：受检眼平视前方，按动视功能仪面板上的九个方向光源的开关，令患者指认（图 2-4-4）。

（2）近视力检查：检查距离为 30cm，用 J1~J7 记录最佳近视力。

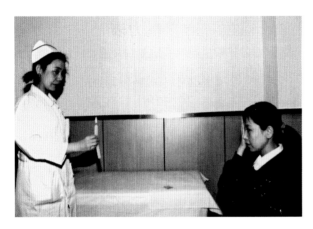

图 2-4-3 烛光检查法检查视功能

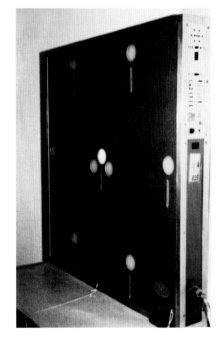

图 2-4-4 视功能仪光感、光定位检查法

2. **视野** 视野(visual field)是当一只眼向前注视某一点时能同时看到的空间范围。在注视点上所具有的视力为中心视力,占整个视野的5°,中心视力以外的视力称周边视力。距注视点30°以内的范围为中心视野,30°以外的范围为周边视野。许多眼病尤其是累及视神经以及颅内病变者都可以引起视野改变。

正常动态视野的平均值为:上方56°,下方74°,鼻侧65°,颞侧90°。生理盲点的中心在注视点颞侧15.5°,水平中线下1.5°,垂直径7.5°,横径5.5°。

(1)视野检查方法

1)对比法:对比法以检查者自身与受试者的视野作比较,以确定受检者的视野是否正常。方法为:检查者与受检者面对面相距1m等高而坐。检查右眼时,受检者遮盖左眼,右眼注视检查者的左眼,而检查者遮盖右眼,左眼注视受检者的右眼。检查者手指置于两者的中间等距离处,由外向内移动,分别检查上、下、左、右方位,嘱受检者看到手指即告知;检查左眼时方法亦然。这样比较检查者的右/左眼与受试者的左/右眼的视野范围是否大致相同。对比法的优点在于简单灵活,方便而快速,不需仪器。但是不能定量,较为粗略,前提是检查者的视野必须正常。

2)平面视野计:是一种检查中心30°视野的动态视野计(图2-4-5)。黑屏上标记6个相隔5°的同心圆和4条经线,中心为注视点,生理盲点中心位于固视点颞侧15.5°水平线以下1.5°。受试者距屏1m,用白色视标检查,用不同大小的视标绘出各自的等视线。

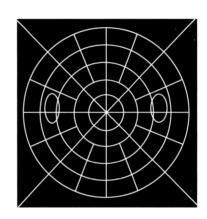

图 2-4-5 平面视野计

3)弧形视野计:是一种动态周边视野计,为半径33cm的弧形半圆板(图2-4-6)。依次旋转半圆板检查12~16个经线,将各条经线上开始看见视标的角度连接起来就可显示视野范围,将各条经线上看不见视标的点相连即可显示视野缺损区。

4)Amsler方格表:Amsler方格表(Amsler grid)(图2-4-7)由线和网格图组成,检查时置于眼前33cm,要求用一眼盯住表格中央的小黑点,指出表格中变形,消失或不清楚的区域。可检查10°内的中央视野,每个小方格代表1°视角,方便确定缺损的位置。此方法可以用于定性分析黄斑病变及其进展随访,另外还可以发现视神经病的中心暗点及旁中心暗点。

5)Goldmann视野计:Goldmann视野计(Goldmann perimeter)为照明均匀、半球形的投射式视

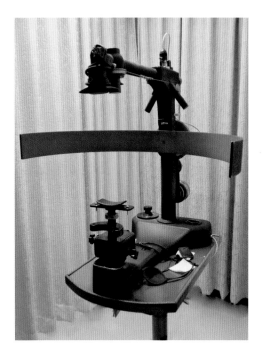

图 2-4-6　弧形视野计

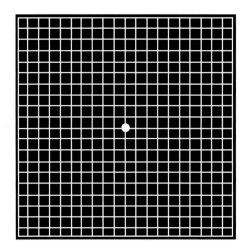

图 2-4-7　Amsler 方格表

野计,半球屏半径为 30cm,背景光可以矫正,视标的大小、亮度都可以改变,可以用与平面视野计一样的方法绘出等视线及暗点。

6)自动视野计:自动视野计(computerized automated perimeters)是由计算机程序控制的静态定量视野计(图 2-4-8)。根据受试者对光的敏感度检测视野缺损,检查方法分阈上值定性检查、阈值定量检查以及快速阈值检查。检查者根据受试者的具体病情选择所需程序,计算机自动记录、分析结果,并可以进行随访。

(2)病理性视野:在视野范围内,除生理盲点外,出现其他任何盲点均为病理性暗点。

1)生理盲点扩大:见于视盘水肿、视盘玻璃

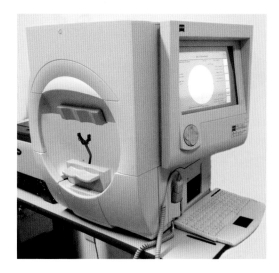

图 2-4-8　自动视野计

疣、视神经炎等原因引起的视神经病变,一过性白点综合征等视网膜病变以及高度近视眼(图 2-4-9)。

2)暗点:中心暗点见于黄斑病变以及各种类型的视神经病变;弓形暗点多为视神经纤维束的损伤,如青光眼、先天性视盘缺损、缺血性视神经病变等。环形暗点见于视网膜色素变性以及青光眼等(图 2-4-10)。

3)双颞侧缺损:为视交叉病变所致。双颞侧上方缺损多见于垂体瘤,双颞侧下方缺损多见于颅咽管肿瘤以及下丘脑肿瘤。

4)同侧偏盲:完全性同侧偏盲见于视交叉后损害;舌状同侧损害见于外侧膝状体损害;不一致的同侧偏盲见于视束、颞叶以及顶叶的损害;高度一致的同侧偏盲见于枕叶损害(图 2-4-11)。

3. 色觉　色觉(color vision)反映黄斑部的功能,与黄斑部视锥细胞中视色素代谢密切相关。临床最常使用假同色图检查。假同色图又称色盲本(图 2-4-12)。检查在自然光线下进行,距离为 0.5m,应在 5 秒内读出。正常人以颜色来辨认色彩图,色盲者以明暗来判断。能辨认出,但是辨认困难或辨认时间延长为色弱。

(二)眼前段与眼压检查

1. 眼附属器检查　观察两侧眼睑是否对称,形态是否正常,上睑提起及闭合是否正常。睫毛形态颜色是否正常;观察上下泪小点及泪囊区形态是否正常,挤压泪囊区是否有分泌物溢出,是否有溢泪现象,泪道冲洗可判定泪道梗阻部位;观察睑结膜以及球结膜的形态及颜色,是否有充血、乳头及滤泡增生、瘢痕、粘连等;观察眼球位置双侧是否对称,位置是否正常,有无突出及凹陷,运动

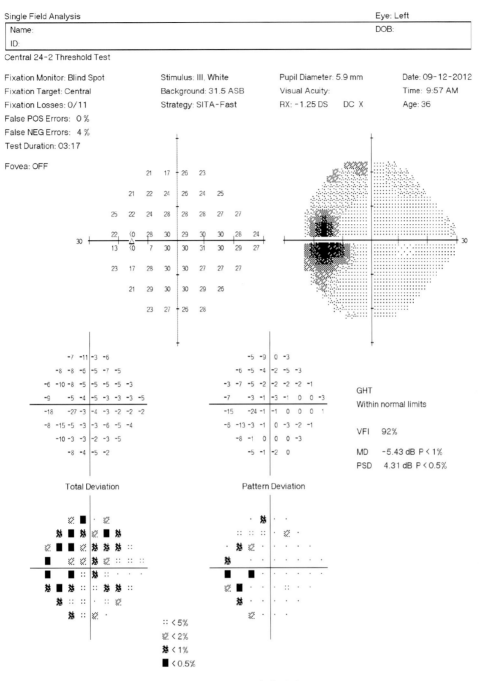

图 2-4-9　生理盲点扩大

是否自如;观察眼眶是否对称,触诊是否有缺损、压痛及肿物。

2. **眼球前段检查** 眼前段检查有两种方法:一种为斜照法,即一手持手电筒聚焦照明,另一手持13D 放大镜观察;另一种方法为裂隙灯显微镜检查法,临床常用后者检查。

裂隙灯生物显微镜由光源投射系统以及显微镜成像系统组成,可在强光下将眼前段结构放大 10~16 倍而便于观察。通过裂隙灯显微镜可以观察眼前段的形态是否正常,是否有充血、出血及新生物;角膜、晶状体是否透明,角膜后是否有 KP(角膜后沉着物)及其形态;前房是否有闪辉及细胞(图 2-4-13);虹膜纹理以及基质是否萎缩;瞳孔形态及是否粘连;前段玻璃体是否有液化、炎症及积血。另外在附加前置镜、前房角镜、三面镜后可以进行房角、玻璃体和眼底的检查。

3. **瞳孔检查** 正常情况下,瞳孔是一个位于虹膜中央、直径约 2~4mm 且双侧等大边缘整齐的圆形孔。检查双侧瞳孔是否等大等圆,位置是否居中,边缘是否整齐,直接以及间接对光反射是否

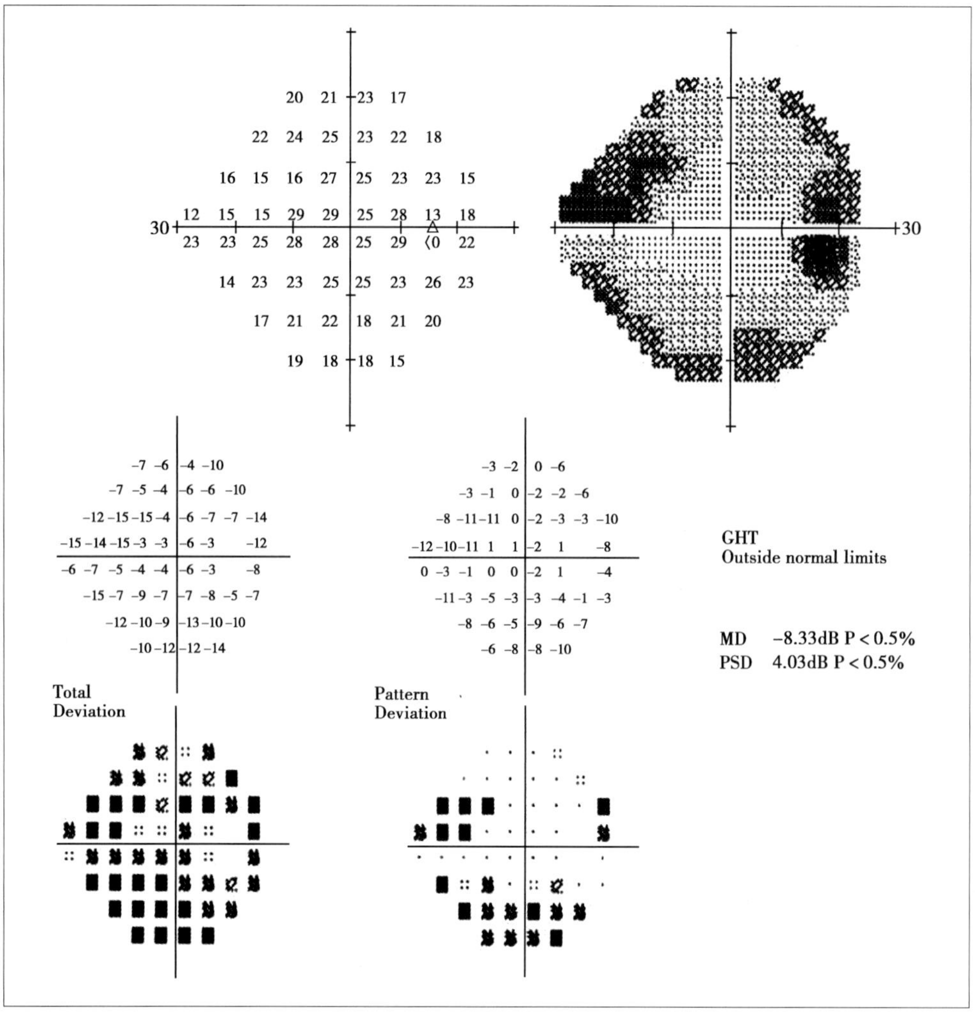

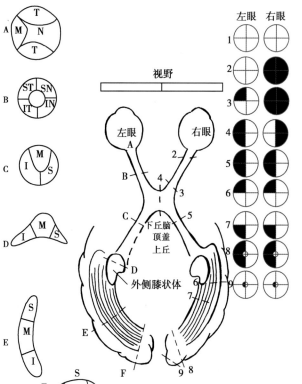

```
              20 21  23 17
           22 24 25  23 22 18
        16 15 16 27  25 23 23 15
30  12 15 15 29 29  25 28 13 18  +30
    23 23 25 28 28  25 29 (0  22
        14 23 23 25  25 23 26 23
           17 21 22  18 21 20
              19 18  18 15
```

```
      -7 -6  -4 -10                    -3 -2   0 -6
   -7 -5 -4  -6 -6 -10              -3 -1  0  -2 -2 -6
-12 -15 -15 -4  -6 -7 -7 -14      -8 -11 -11  0  -2 -3 -3 -10
-15 -14 -15 -3  -6 -3   -12      -12 -10 -11  1   1 -2  1  -8
  -6 -7 -5 -7  -6 -3    -8         0 -3 -1  0   0 -2  1  -4
 -15 -7 -9 -7  -8 -5  -7          -11 -3 -5 -3  -4 -1 -3
  -12 -10 -9  -13 -10 -10          -8 -6 -5  -9 -6 -7
    -10 -12  -12 -14                 -6 -8  -8 -10
```

GHT
Outside normal limits

MD   −8.33dB P < 0.5%
PSD   4.03dB P < 0.5%

Total
Deviation

Pattern
Deviation

图 2-4-10　下方弓形暗点

图 2-4-11　视路全程行径中视神经
纤维分布及视野损害图
1~9:视路上不同部位的损害与相应的
视野改变;M:黄斑;I:下方;S:上方;T:
颞侧;N:鼻侧

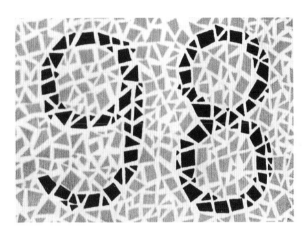

图 2-4-12 色盲检查图

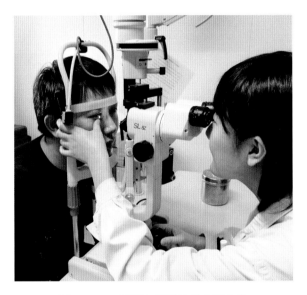

图 2-4-13 裂隙灯显微镜检查眼前节

灵敏,对于发现眼局部异常或光反射路径的异常都具有很大的临床意义。

(1) 瞳孔反射路径

1) 光反射:传入纤维开始与视神经纤维伴行,至视交叉时分交叉和不交叉纤维进入视束,在接近外侧膝状体时从视束分离出来进入中脑顶盖前核,交换神经元后一部分与同侧 E-W 核联系,另一部分交叉到对侧 E-W 核。双侧的传出纤维由 E-W 核发出随动眼神经入眶,进入睫状神经节,换元后支配瞳孔括约肌。

2) 集合反射:传入路与视路伴行到达视皮质,传出路由视皮质发出的纤维经枕叶—中脑束到达 E-W 核和动眼神经的内直肌核,再随动眼神经到达瞳孔括约肌、睫状肌和内直肌,完成瞳孔缩小、调节和辐辏作用。

(2) 正常瞳孔反射

1) 直接对光反射:在暗室内用手电筒照射受

检眼,其瞳孔迅速缩小。正常时双眼瞳孔的收缩与散大反应相等。

2) 间接对光反射:在暗室内用手电筒照射另一眼,受检眼瞳孔迅速缩小。

3) 瞳孔集合反射:嘱受检者注视远处目标,立即改为注视前方 15cm 处目标,这时双侧瞳孔缩小。

(3) 异常瞳孔反射

1) 与光反射传入障碍有关的瞳孔异常:①黑朦性瞳孔强直:一眼失明后该眼的直接对光反射以及另一眼的间接对光反射消失。②Marcus Gunn 瞳孔:即相对性瞳孔传入障碍,指轮流遮盖双眼瞳孔时,当遮盖患眼时健眼瞳孔无变化,当遮盖健眼时患眼瞳孔明显散大。此征可以用于鉴别球后视神经炎和伪盲。③Argyll Robertson 瞳孔:由中脑顶盖前区病变引起的病变导致瞳孔光反射消失而集合反射正常。一般为双侧,也有单侧发病者。

2) 与光反射传出障碍有关的瞳孔异常:①动眼神经麻痹:常为单侧性。除了患眼瞳孔散大,还有其他动眼神经所支配的眼外肌的麻痹。②强直性瞳孔:常见于女性,单侧发病。患眼直接与间接光反射消失,集合反应消失,健眼光反射正常。有时伴膝反射或踝反射消失。

3) Horner 综合征:交感神经的损伤导致瞳孔开大肌以及 Müller 肌麻痹,引起瞳孔缩小,上睑下垂,同侧面部无汗(损伤部位在颈上节之前)。

4. **眼压检查** 眼压检查可采用指测法以及眼压计测量法。

(1) 指测法:对眼压进行简单估计的方法。测量时嘱被检者双眼向下注视,检查者的两手示指尖置于上睑交替轻压眼球来感觉眼球的硬度。记录时 T_n 表示眼压正常,$T_{+1} \sim T_{+3}$ 分别表示眼压偏高、很高、极高,$T_{-1} \sim T_{-3}$ 分别表示眼压偏低、很低、极低。

(2) 眼压计测量法:包括压陷式眼压计(Schiötz tonometry)(图 2-4-14),压平式眼压计(如 Goldmann applanation tonometry)(图 2-4-15)和非接触眼压计(noncontact tonometry)。术后眼压的测量应选用压平式眼压计,以减少因眼球壁硬度改变而产生的误差。

(三)眼底检查

检眼镜是临床医生用来观察眼底的最常用、最基础的检查手段。分为直接检眼镜(direct

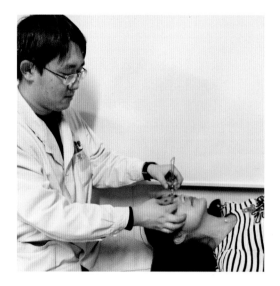

图 2-4-14　Schiötz 眼压计

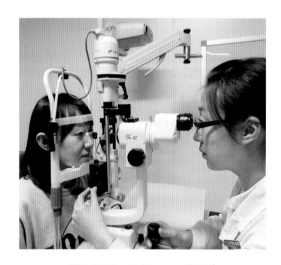

图 2-4-15　Goldmann 眼压计

ophthalmoscope) 和双目间接检眼镜 (binocular indirect ophthalmoscope)。以上两种检眼镜各有其优势 (表 2-4-1),为了提高检查的准确率、避免遗漏,临床上两种方法常联合使用,甚至同时借助裂隙灯显微镜联合前置镜或接触镜进一步观察。

表 2-4-1　直接、间接检眼镜优缺点

	直接检眼镜	间接检眼镜
成像	正像	倒像
范围	较小,眼底后部约 50% 范围	宽,可见到周边部
简易程度	方便,易操作	较复杂,初学者难操作
立体感	较差	较好
放大倍数	约 16 倍,易于观察细微改变	约 3~4 倍,不易看清细微改变
照明	较弱	较强

1. **直接检眼镜检查**　直接检眼镜 (direct ophthalmoscope) 下所见眼底为正像,放大约 16 倍,但成像范围小,单眼观察,缺乏立体感,受屈光间质影响大。多用于眼后极部病变的观察,如视神经及黄斑病变 (图 2-4-16)。

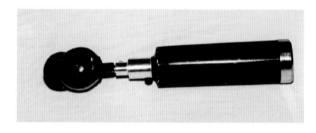

图 2-4-16　直接检眼镜

2. **双目间接检眼镜检查**　通过双目间接检眼镜 (indirect ophthalmoscope) (图 2-4-17) 和手持物镜观察眼底 (图 2-4-18),所见眼底为倒像,具有立体感,观察范围较大,但放大倍数小。辅以巩膜压迫器 (图 2-4-19) 可以观察整个眼底的病变。

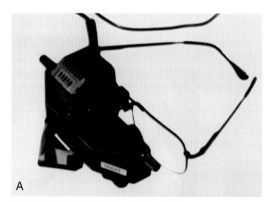

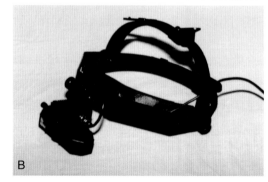

图 2-4-17　双目间接检眼镜
A. 眼镜式间接检眼镜;B. 头戴式间接检眼镜

使用方法:充分散瞳,患者取平卧位及坐位。调整好检眼镜的目镜和光源后左手持物镜置于患者眼前 45~50mm 处,先后极部再周边部,顺序检查全周眼底。

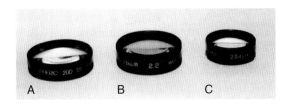

图 2-4-18　非球面物镜
A 为+20D，B 为+22D，C 为+28D

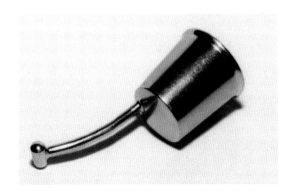

图 2-4-19　巩膜压迫器

3. 眼底裂隙灯显微镜检查　在间接检眼镜检查中发现可疑病变，需进一步放大详细检查时可应用此方法。裂隙灯显微镜联合三面镜（three-mirror lens）或前置镜可以进行眼底检查，检查周边眼底需要散瞳。

三面镜检查时中央部分接触角膜，观察后极部眼底，另三个倾斜角度分别为 75°、67°、59° 的反光镜（图 2-4-20）分别观察赤道后、赤道部以及远周边部眼底，所见全为倒像。

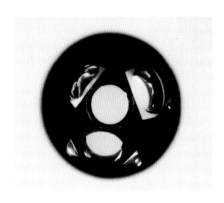

图 2-4-20　三面镜

裂隙灯显微镜联合 90D/78D/全视网膜镜等前置镜（图 2-4-21）检查时镜面不接触眼球，左手持镜固定于眼前（图 2-4-22），配合裂隙灯显微光线以及焦点的移动，可以观察大部分眼底。检查周边眼底时，可嘱患者注视该方向，前置镜向反方向倾斜，所见全为倒像。

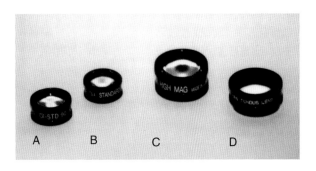

图 2-4-21　非球面前置镜
A，B. +90D 前置镜，C. +78D 前置镜，D. 全视网膜镜

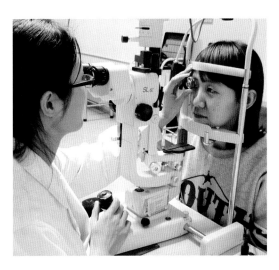

图 2-4-22　裂隙灯显微镜下非球面前置镜查眼底

二、眼科特殊检查

（一）对比敏感度检查

对比敏感度检查（contrast sensitivity testing）是辨认平均亮度下两个可见区域差别的能力。通过能显示各种类型的调制光栅的对比敏感度测量仪或条栅图来检测（图 2-4-23）。对比敏感度比常规视力检查能更全面地反映视觉功能改变，对一些眼底疾病具有早期诊断意义，临床可应用于弱视、年龄相关性黄斑变性、视神经疾病、青光眼，以及颅脑疾病的诊断。

（二）立体视觉检查

立体视觉（stereoscopic vision）也称深度觉，是感知三维视觉空间，感知深度的能力。双眼单视是立体视觉的基础。许多行业如驾驶、绘画雕塑、精密器械制造加工、电子等都要求良好的立体视。立体视觉检查可通过同视机（图 2-4-24）、立体视觉检查图等进行检查。

（三）暗适应检查

当进入暗处时对周围物体无法辨认，随时间

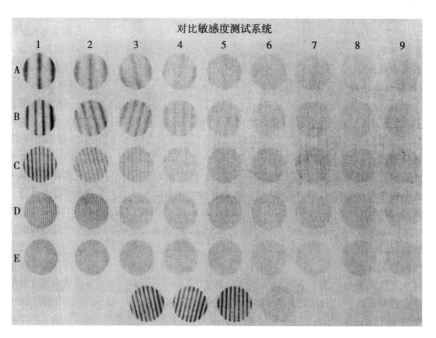

图 2-4-23　Vistech 对比敏感度表

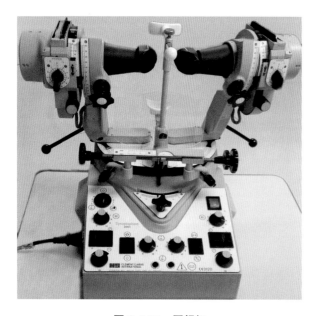

图 2-4-24　同视机

延长对暗处逐渐适应,可以辨出很弱的光线,其变化呈现为暗适应曲线。在最初 3 分钟内对光敏感度提高很快,以后 4~8 分钟稍减慢并平稳,此为视锥细胞的暗适应过程。在 8~10 分钟起又增快升高,到 15~20 分钟后变慢,此段增高是由于视杆细胞暗适应引起。整个过程 30 分钟接近高峰,50~60 分钟完成。

(四) 微视野

微视野检查一方面可在直视条件下,定量、定性地检测中心 40°范围局部视网膜功能;另一方面可对注视点的位置、稳定性、集中性等进行检查。

可对黄斑和后极部等特定部位的视网膜功能进行定位、定量分析。在临床上用于观察患者的固视点以及黄斑区视敏度的变化。其可以同时结合相应部位的结构分析,为眼底疾病的诊断、治疗、随访和预后判断提供更全面的信息。

(五) 视觉电生理检查

常用的视觉电生理检查有:视网膜电图(electroretinogram,ERG),眼电图(electrooculogram,EOG),视觉诱发电位(visual evoked potential,VEP)。

1. 视网膜电图　是指视网膜受光刺激时,从角膜电极记录到视网膜的总和电反应,反映从光感受器细胞到无长突细胞的视网膜各层细胞的电活动。

(1) 闪光 ERG:正常的波形包括负相 a 波,正相 b 波以及震荡电位 OPs 波。其中,a 波起源于视网膜光感受器细胞层,b 波起源于视网膜双极细胞或 Müller 细胞,OPs 波起源于视网膜无长突细胞等细胞。各波改变的临床意义如下:a 波、b 波均下降表明视网膜内层及外层均受累,如脉络膜视网膜炎、视网膜脱离、铁质沉着、药物中毒等。视网膜脱离面积小于 20% 时 ERG 可能没有明显改变,视网膜脱离面积超过 50% 时明视反应明显延迟,视网膜脱离面积超过 75% 时暗视反应明显延迟(图 2-4-25)。ERG 振幅与脱离时间有关,脱离时间越长,熄灭波形比例越多。a 波正常、b 波下降表明视网膜内层功能障碍,见于视网膜中央动脉阻塞,视网膜静脉阻塞,青少年视网膜劈裂等

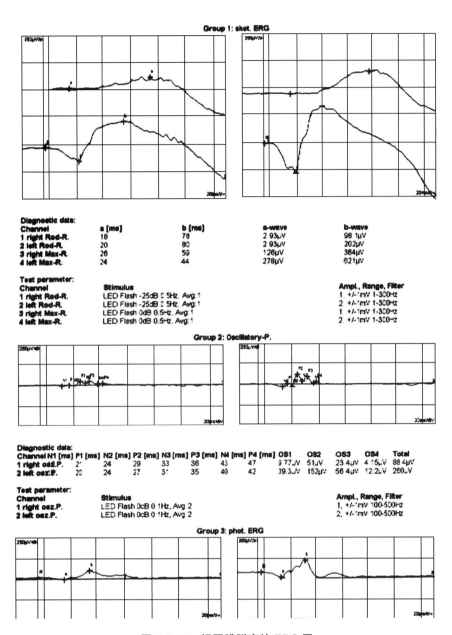

图 2-4-25　视网膜脱离的 ERG 图

疾病。OPs 波下降或消失见于视网膜缺血状态，如糖尿病性视网膜病变等。

（2）图形 ERG：起源与神经节细胞的活动密切相关，临床应用于黄斑病变以及开角型青光眼的诊断。

（3）多焦 ERG：记录中央 30°视野内 100 多个位点的电位反应，可以应用于黄斑病变的诊断和随访以及视网膜手术的术前评估。

2. 眼电图　是测量视网膜色素上皮和光感受器之间的静息电位的方法。暗适应后眼的静息电位下降达到暗谷，明适应后眼的静息电位达到光峰。EOG 反映色素上皮和光感受器细胞复合体的功能。

3. 视觉诱发电位（VEP）　是视皮质对视觉刺激的一个汇总反应，从视网膜到视皮层任何部位神经纤维病变都可以产生异常的 VEP。VEP 分为闪光视觉诱发电位（flash-VEP）和图形视觉诱发电位（pattern-VEP）。

检查时将头皮电极放置于头部两侧枕叶区域（图 2-4-26），参考电极放于耳垂上，通过产生闪光或图形的刺激来记录由此产生的 VEP 波的振幅和潜伏期。闪光 VEP 刺激通常用于图形刺激无反应时，见于视力较差或无注视能力的患者。对大多数患者使用图形刺激更有临床价值。

（六）眼底照相

眼底照相是眼科，尤其是眼底病专科最基本、

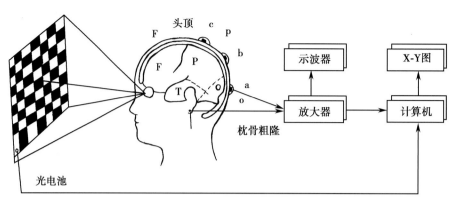

图 2-4-26　产生和记录视觉诱发电位的方法

最常见的眼底影像检查手段,广泛用于各种眼底疾病的筛查或随访。传统的眼底照相技术一次成像范围是45°,聚焦在后极部。随着近些年影像技术的进展,眼底照相技术也取得了突破。

1. **超广角眼底照相**　近些年新兴的超广角眼底照相技术具有"看得广、免散瞳、成像快"的优势。一次成像范围最高可达200°,几乎包含了全部视网膜,还可通过转动眼位进行多方位成像,成像范围进一步扩大。临床上用于检出周边部视网膜病变和对全视网膜的客观记录。根据成像原理,有超广角激光眼底彩照(图2-4-27)和超广角光学眼底彩照(图2-4-28)两类:前者最小瞳孔直径的要求为2mm或1.5mm,是合成的伪彩色图像,存在色彩失真,细节的观察仍有欠缺;后者最小瞳孔直径的要求为2.5mm,获取真彩、更高清的照片,扫描角度较前者略小。

2. **多波长激光炫彩眼底成像**(multicolor imaging)　简称炫彩成像,是一种全新的激光眼

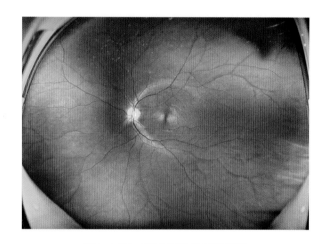

图 2-4-27　超广角激光眼底彩照

底成像技术,采用三束不同波长的激光(红、绿、蓝)同时扫描眼底,根据不同波长激光的组织穿透力不同,可以分别获取到不同深度、不同层次的组织结构反射信号,反射图像经计算机处理整合,根据信号强弱自动显示不同颜色,合成一幅炫彩的

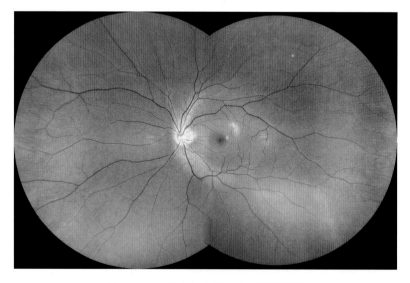

图 2-4-28　超广角光学眼底彩照(拼图)

图像。图像的颜色显示除了与激光波长有关，还与光的吸收和反射有关：吸收呈低信号，反射呈高信号；与眼底病灶的凸起和凹陷有关：凸起的病灶蓝绿反射增强，凹陷的病灶红外反射增强。炫彩成像采集完后会生成四幅图像，分别是炫彩图像、蓝光反射图像、绿光反射图像和红外光反射图像；还可实时联合频域 OCT 进行多模式拍摄（图2-4-29），实时点对点对比炫彩图像和 OCT 图像的结构改变。与传统光学眼底彩照相比，炫彩成像可以呈现出更多的病灶细节，提供更多的诊断信息。

（七）眼底血管造影检查

眼底血管造影检查是眼底病诊断不可缺少的重要手段之一。目前最常用的有荧光素眼底血管造影（fundus fluorescein angiography，FFA）和吲哚青绿血管造影（indocyanine green angiography，ICGA）检查。

正常视网膜由于眼底组织的三个屏障（即血-视网膜屏障、血-视盘屏障、脉络膜-视网膜屏障）存在，通过肘前静脉注射的荧光素钠到达视网膜血管后不能外渗进入视网膜组织。通过荧光素眼底血管造影可以动态而深层次观察视网膜脉络膜的血液循环状态，是否有充盈的迟缓以及缺损；可以观察视网膜以及脉络膜毛细血管的细微结构改变，比如微血管瘤，新生血管，血管侧支循环，动静脉短路等；还可以观察到血管功能上的改变。

1. 荧光素眼底血管造影

（1）分期：荧光素经肘前静脉注入，随静脉血回流到右心，再通过肺循环至左心，经主动脉、颈动脉、眼动脉达眼底。这段时间称为臂-视网膜循环时间，约10~15 秒。根据荧光在眼底出现的顺序分为如下四期：

1）动脉前期：比视网膜中央动脉的充盈提前0.5~1.5 秒，为睫状后短动脉的充盈。表现为视盘较淡的早期荧光，脉络膜斑驳样荧光。如果有睫状视网膜动脉，会在此期显影。

2）动脉期：从动脉充盈开始至静脉充盈之前，一般为 1~1.5 秒（图2-4-30）。

3）静脉期：视网膜静脉开始出现层流到静脉荧光减弱（图2-4-31）。

4）晚期：一般在静脉注入荧光素后10 分钟，视网膜血管内的荧光明显减弱甚至消失，只能看到微弱的脉络膜背景荧光。此期，脉络膜大血管呈现相对弱荧光。

（2）黄斑区荧光：正常眼底脉络膜荧光以及视网膜毛细血管荧光形成均匀的背景荧光，但是在黄斑区背景荧光比较暗弱，越靠黄斑中心越暗，称为黄斑暗区。这是由于黄斑区色素上皮层所含的色素颗粒浓密并且生理状态下中心凹处叶黄素密度高遮蔽了背景荧光造成。

（3）异常荧光：眼底组织的三个屏障对荧光素有阻挡作用，当眼底组织病变时三个屏障出现障碍因而导致异常荧光的出现。根据异常荧光的强度分为强荧光（图2-4-32）及弱荧光（图2-4-33）。

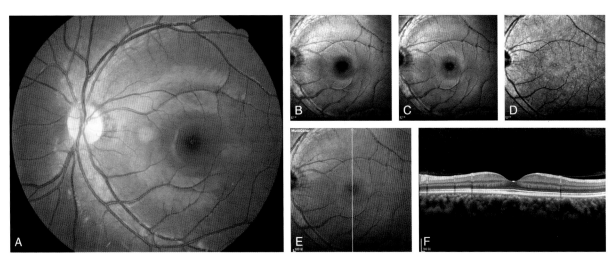

图 2-4-29　正常眼底的炫彩成像

A. 彩色眼底像；B. 蓝光反射图像：黄斑呈黑色（叶黄素吸收蓝光），其余视网膜呈均匀暗灰色，视盘颜色较黑，视盘颞上和颞下方的 RNFL 呈灰白色强反射；C. 绿光反射图像：黄斑呈灰色，其余特征和蓝光反射图像相似；D. 红外光反射图像：黄斑呈灰白色，其余视网膜均匀的浅灰色，视盘颜色较黑；E. 炫彩图像：黄斑呈橘红色，中心凹色暗，黄斑周围可呈浅黄绿色，其余视网膜呈均匀暗红色，视盘颜色较黑；F. OCT 图像

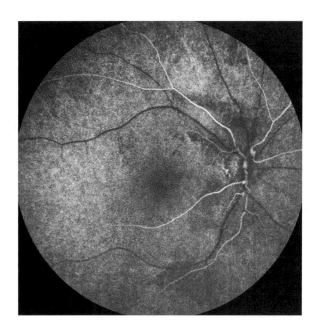

图 2-4-30　荧光素眼底血管造影动脉期

图 2-4-31　荧光素眼底血管造影静脉期

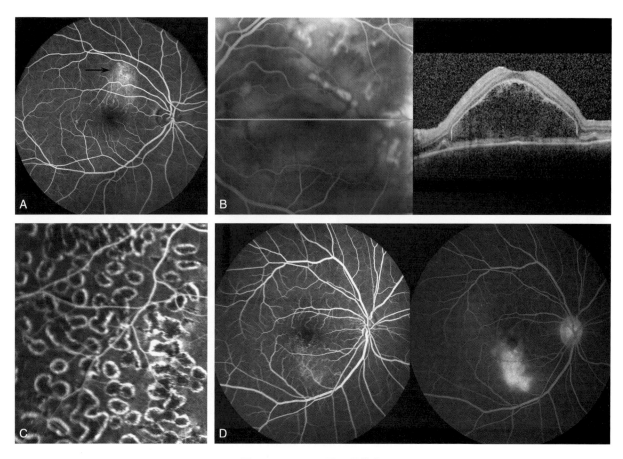

图 2-4-32　FFA 显示强荧光

A. 透见荧光；B. 荧光池染，OCT 示神经上皮脱离；C. 激光斑荧光着染；D. 造影早期和晚期显示荧光渗漏

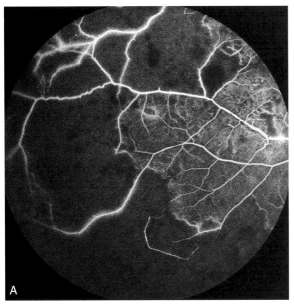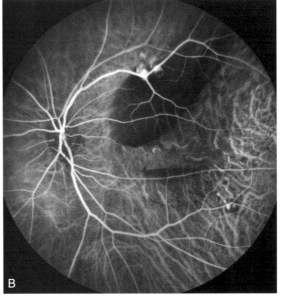

图 2-4-33　FFA 示弱荧光
A. 充盈缺损；B. 荧光遮蔽

1）强荧光

A. 透见荧光：又称窗样缺损（window defect，WD），当视网膜色素上皮色素脱失、黄斑区叶黄素密度降低时，可见到该处的背景荧光增强，它的特点为随脉络膜荧光同步出现，随背景荧光增强而增强，随背景荧光减弱而减弱。整个造影过程中其范围和大小均无改变。

B. 荧光池染：如果荧光素渗漏到了某个空间，叫池染。池染特点：早期荧光素缺损，晚期随着池染不断积累，荧光在尺寸、形状、浓度上有所增加。即使在荧光素离开脉络膜和视网膜循环后，池染可持续存在。

C. 荧光着染：当荧光素渗漏到组织中而不是解剖空间里，称为着染。脉络膜视网膜瘢痕引起RPE 屏障破坏，瘢痕中央的脉络膜毛细血管闭锁，边缘开放，荧光素从此渗漏使瘢痕边缘着染。其荧光特点：随着时间的延长强度增加，至造影晚期强度及范围不变。

D. 荧光渗漏：由于眼底的内外屏障功能损害，荧光素从血管内逸出进入组织内或由外进入RPE 层内的过程称为渗漏。其特点为：强荧光局限于病灶区，随着时间的延长强度增加，强荧光改变的边界不清。

2）弱荧光

A. 充盈迟缓：由于病理原因使视网膜、脉络膜和视神经的血管或其供应区域血液灌注不良，晚于正常循环所需时间称为充盈迟缓。

B. 充盈缺损：由于病理原因使视网膜、脉络膜和视神经血管的供应区域血液无灌注导致的弱荧光。视网膜毛细血管的闭塞，即形成 FFA 常提到的无灌注区。

C. 荧光遮蔽：有荧光充盈的区域表面有组织成分或液体对正常荧光产生遮挡而出现弱荧光。血色素和色素上皮是遮挡的主要成分，还可有致密渗出、瘢痕组织、肿瘤、异物以及屈光间质混浊等原因。荧光表现根据遮蔽物质的层次不同而不同。

3）视网膜血管结构异常

A. 血管形态改变：血管形态改变可包括视网膜中央及分支静脉、动脉以及毛细血管的形态改变，如视网膜中央及分支静脉的迂曲、扩张，视网膜中央及分支动脉的硬化及狭窄，视网膜毛细血管的扩张等。视网膜中央及分支静脉的迂曲常见于视网膜静脉阻塞，视网膜中央及分支静脉的扩张见于眼缺血综合征。视网膜中央及分支动脉的硬化、反光增强及狭窄可见于高血压视网膜病变，眼缺血综合征也可见视网膜动脉的狭窄。视网膜毛细血管扩张一般继发于各种眼底病变如糖尿病性视网膜病变、炎症、Coats 病（图 2-4-34）等。中心凹旁毛细血管扩张症可引起特发性的毛细血管

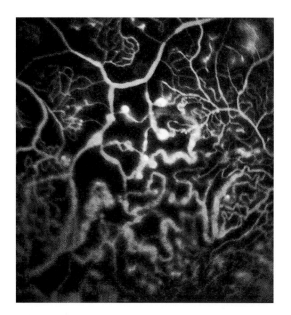

图 2-4-34　FFA 示 Coats 病视网膜毛细血管扩张

扩张。眼底造影可见毛细血管网状结构异常清晰,晚期往往有渗漏。

B. 侧支循环以及动静脉异常吻合:此种情况多见于血液循环障碍晚期,如视网膜中央或分支静脉阻塞时可形成侧支管道与阻塞区域两端相连,与新生血管不同的是没有荧光渗漏。动静脉异常吻合常见于无灌注区内或一些先天异常(图 2-4-35)。

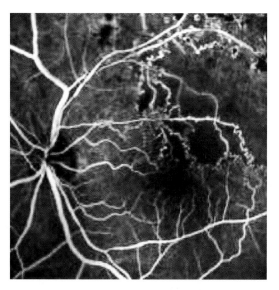

图 2-4-35　FFA 示动静脉异常吻合

C. 新生血管:当视网膜出现大片毛细血管无灌注区时,在缺血缺氧的视网膜组织释放大量促新生血管生长因子的作用下,视网膜可以在缺血区静脉侧出现新生血管,从发生新生血管芽进一

步成为新生血管叶(图 2-4-36),最后演变为纤维血管膜。在荧光造影时,新生血管可以大量渗漏而呈现强荧光。

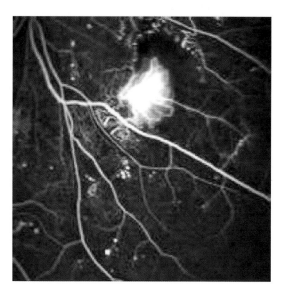

图 2-4-36　FFA 示新生血管叶

D. 血管闭塞:荧光素眼底血管造影可以清晰显示闭塞点以远的区域荧光素无灌注,呈现相应的弱荧光区,视网膜毛细血管的背景荧光消失,而脉络膜的背景荧光仍存在。

E. 动脉瘤与微动脉瘤:动脉瘤是动脉局部管壁膨胀而形成,发生于视网膜中央动脉时称为大动脉瘤,发生于视网膜分支动脉的称视网膜动脉瘤。微动脉瘤出现在毛细血管壁,常见于视网膜中央或分支静脉阻塞以及糖尿病性视网膜病变。微动脉瘤(图 2-4-37)表现为圆形强荧光,无渗漏。

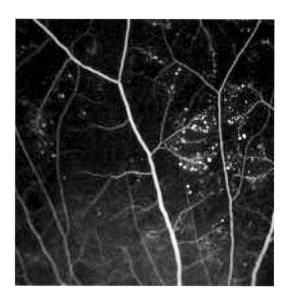

图 2-4-37　FFA 示微动脉瘤

4）三种特殊荧光

A. 自发荧光：一些病理改变如视盘玻璃疣、RPE 上的大玻璃疣及视网膜上的星状细胞错构瘤、一些黄斑营养不良疾病中脂褐质的沉积，在荧光素注射前就可发出相当强烈的荧光而使胶片感光称为自发荧光。

B. 反射荧光：当激发滤光片与栅滤光片匹配较好时，渗到眼部屈光间质内的染料在受到激发后，发出黄绿色荧光，晚期通过浅色、非荧光的病灶会反射形成荧光病灶。反射荧光的强度取决于眼内屈光间质中的荧光素浓度和反射区的白色程度。

C. 假荧光：由于滤光片匹配欠理想致有些光谱未被滤除或眼底一些白色组织对荧光的反射均造成实际上不存在的荧光像在胶片上显影称为假荧光。

2. **吲哚青绿眼底血管造影**　吲哚青绿（ICG）又名靛青绿，可以和血浆蛋白很好结合，对近红外光有特殊的感光性。ICGA 采用近红外光作为激发光，而 ICG 的发射光也是红外光，能穿透眼底色素上皮层显示脉络膜血管。ICG 也能穿透黄斑区叶黄素，使黄斑区的定位不明显。ICG 由于与血浆蛋白很好结合，渗漏轻于荧光素，可以很好显示脉络膜及视网膜异常血管。所以，ICGA 与 FFA 相互补充，两者结合能更好地反映眼底的病变程度及范围。

ICGA 的臂-视网膜循环时间与 FFA 时间大致相同，约 10~15 秒。由于脉络膜血管充盈时间很快，所以分期不如 FFA 明确。

ICGA 可以很好地显示脉络膜以及视网膜循环的异常血管，尤其是脉络膜异常血管。如脉络膜血管先天异常，由于炎症而增粗、边界模糊的脉络膜血管，脉络膜新生血管（图 2-4-38），脉络膜血管的息肉状病变（图 2-4-39），脉络膜动脉瘤，脉络膜肿瘤内的循环血管（如脉络膜黑色素瘤的双循环征）（图 2-4-40），以及视网膜异常血管。

对 ICGA 弱荧光的分析也很重要。结合患者检眼镜检查结果以及 ICGA 造影，综合分析 ICGA 出现的弱荧光是阻挡荧光还是遮蔽荧光，确定是存在阻挡正常荧光的原因还是血管充盈缺损。色素、出血、渗出及瘢痕等都可以引起遮蔽性弱荧光。充盈性弱荧光反映了脉络膜缺血，以此评估脉络膜的循环障碍情况。

3. **眼底自发荧光成像（FAF）**　这是一种快速、非侵入性、检测视网膜色素上皮层功能的成像技术。不同的眼底影像仪器（如超广角眼底照相或眼底血管造影仪）可同时具备眼底自发荧光模式，选择的激发光波长略有不同，但根本原理均是：视网膜色素上皮细胞摄取并消化光感受器外节，产生脂褐素（lipofuscin）；脂褐素中的色素在被特定波长的激发光激发并通过滤光片滤过时，会产生可见的固有荧光。因此，眼底自发荧光成像可以监测视网膜色素上皮层的整体代谢状态和健康状况，并间接监测光感受器层。

视盘和视网膜血管无荧光物质、黄斑中心凹脂褐质含量少，故视盘、视网膜血管和黄斑中心凹呈暗黑色；当病变区感光细胞外节膜盘脱离加速或视网膜色素上皮细胞（RPE）降解代谢产物能力

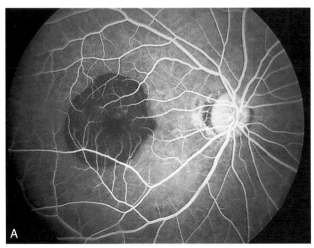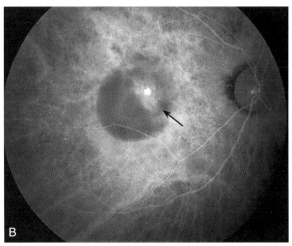

图 2-4-38　脉络膜新生血管眼底血管造影
A. FFA 见出血性荧光遮蔽；B. ICGA 可见脉络膜新生血管渗漏（箭头）

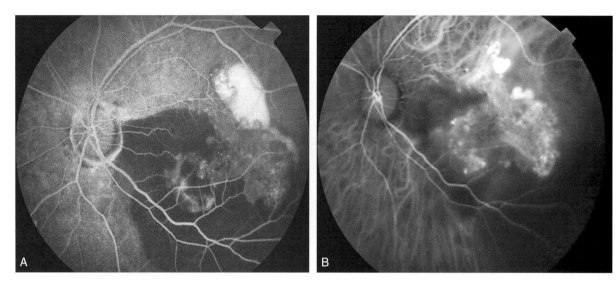

图 2-4-39　息肉状脉络膜血管病变眼底血管造影
A. FFA 见后极部及颞下方出血性荧光遮蔽,黄斑区及颞上方荧光渗漏;B.ICGA 可见后极部及颞上方脉络膜血管息肉样膨大

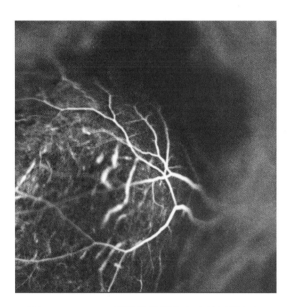

图 2-4-40　FFA 示脉络膜黑色素瘤的双循环征

下降,可导致脂褐质过多蓄积,相应病灶区表现为自发荧光增强。

　　AF 目前主要辅助用于黄斑疾病诊断,尤其对累及 RPE 细胞和/或视细胞的病变,AF 能更早期显影黄斑微小病灶,明确病灶范围。

　　(八)眼超声检查

　　医学超声成像利用超声波在人体组织交界面处发生声反射的特性成像。眼科常用的超声扫描模式有显示一维图像的 A 型超声,显示二维图像的 B 型超声、超声生物显微镜(UBM)以及彩色多普勒超声。各种超声成像的特点如下:

　　1. A 型超声　A 型超声可以探测自探头到回声源的距离,且回声的波峰高度由反射面的性质决定。A 型超声轴向分辨率强,显示一维图像。检查时使用 8MHz 的笔式探头,声束垂直于检测面进行探测(图 2-4-41)。与眼球接触时需表面麻醉。

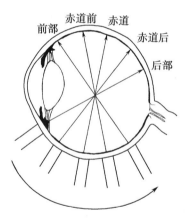

图 2-4-41　A 型超声扫描示意图
探头从角膜缘向穹窿部滑动以探测对侧球壁

　　2. B 型超声　B 型超声通过扇形或线阵扫描两种模式进行扫描,显示回声光点强弱的二维图像。B 超探头为 8 MHz 的聚焦探头,探测深度为 40~60mm,轴向分辨率为 0.12mm。扫描时,探头接触眼睑(需用耦合剂)或结膜(需表面麻醉)垂直于检测平面扫描,有轴位扫描、横向扫描、纵向扫描三种方式(图 2-4-42)。

　　3. 超声生物显微镜　超声生物显微镜(ultrasound biomicroscopy,UBM)亦是 B 型超声的一种,是 1990 年问世的高频超声诊断系统,可

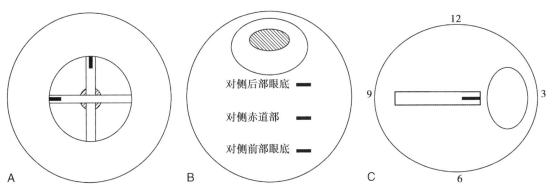

图 2-4-42　B 型超声扫描模式图

A. 水平及垂直轴位扫描；B. 横向扫描（右侧为探头位置，左侧为所扫描的对侧眼底）；C. 纵向扫描（探头置眼球颞侧，标志指向角膜缘）

以对眼前节进行探测。临床上应用的 UBM 为 50MHz 的换能器，可以同时提供较高的分辨率及合理的穿透性。可在非侵入条件下获得任意子午线的眼前段二维图像，使后房结构对于眼科医生不再是"盲区"，可以定量测量虹膜、房角尤其是后房的解剖参数，检查时需采用水浴法。

UBM 可以应用于检查前房角、虹膜、睫状体以及后房的结构及病变，有无睫状体脱离、水肿、虹膜睫状体囊肿及肿瘤，周边玻璃体及视网膜病变，如前 PVR、中间葡萄膜炎等（图 2-4-43）。

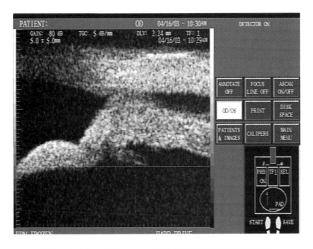

图 2-4-43　UBM 示虹膜后凹以及睫状体脱离

4. 彩色多普勒超声成像　彩色多普勒超声成像（color doppler imaging，CDI）是在二维 B 型超声显像基础上，将经过处理的血流的信号以彩色方式实时叠加于黑白图像上，以便于观察血流的分布。红色表示血流流向探头，蓝色表示血流方向背向探头。彩色多普勒超声成像以多普勒频谱进行血流参数的测定（图 2-4-44），临床应用于眼球、眼眶血管血流参数的测定、眼球内组织血流的

显示以及眼的附属器、眼眶的血流测定。

5. 眼超声造影　超声造影检查是一种新的超声诊断方法。检查时将超声造影剂经静脉注入患者体内，利用造影剂内的微泡气体运动速度快的特点，应用超声诊断仪实时记录造影剂在眼局部病变内的充盈以及消退过程，不受屈光间质清晰程度的影响。目前主要用于眼内占位性病变的诊断。通过对病变的超声造影进行时间—强度曲线分析，初步判断眼内良、恶性肿瘤：恶性肿瘤病变内的造影剂浓度低于良性肿瘤，恶性肿瘤病变内造影剂的平均渡越时间短于良性肿瘤。即恶性肿瘤为快进快出，良性肿瘤为快进慢出。

6. 超声弹性成像（ultrasonicelastosonography，UE）　这是一种通过计算病灶区对正常组织的应变率比值来量化病变组织的硬度情况，无须注射造影剂，具有无创性，在临床中多用于鉴别器官良恶性病变，近些年逐渐用于眼内肿瘤的诊断。目前的研究提示恶性肿瘤硬度高于良性肿瘤，可作为鉴别眼内肿瘤的手段之一。

（九）相干光断层扫描成像

相干光断层扫描成像（optical coherence tomography，OCT）是近十几年来广泛应用于眼科临床的医学影像新技术，因为其具有非接触性、非侵入性、高分辨等优点成为眼底病尤其是眼底后极部疾病诊断的重要工具。

OCT 是运用干涉度量学的原理，探测被光纤偶联器重新整合的来自两个光路的两束低相干光，并将不同深度组织所产生的不同反向散射强度对数值所对应的灰阶值转换为伪彩色，经计算机处理后以二维图像显示。1996 年，第一代 OCT 商业化产品问世（100A 扫描/s，16μm 分辨率）；2001 年，第二代 OCT 问世；2002 年，第三代 OCT

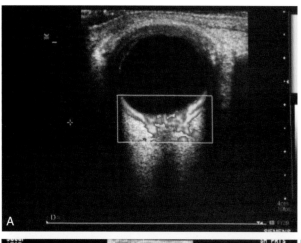

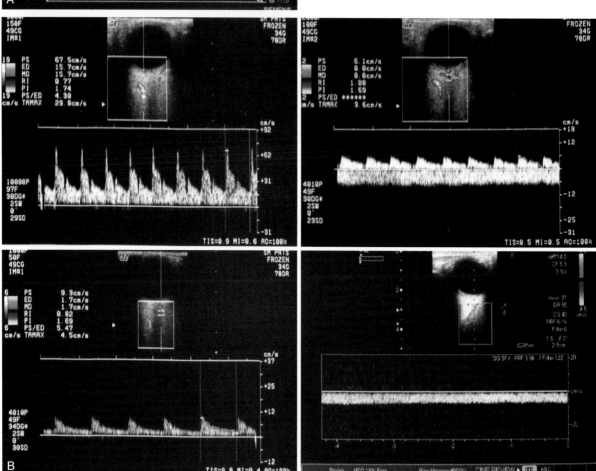

图 2-4-44　彩色多普勒血管超声成像

A. 眼球彩色多普勒血管超声成像。B. 眼部血管的正常频谱图像。左上:眼动脉,右上:视网膜中央动脉,左下:睫状后短动脉,右下:眼上静脉

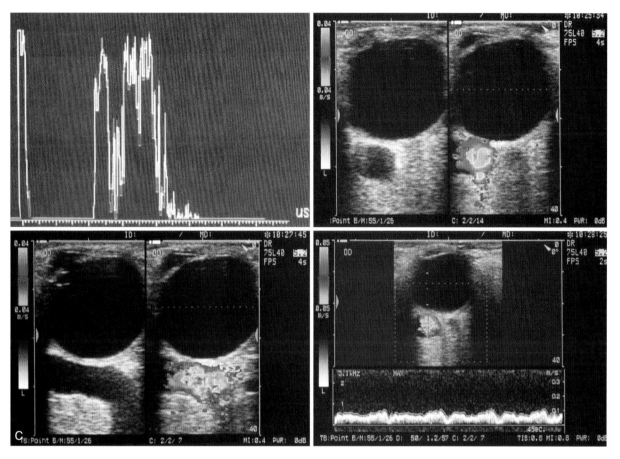

图 2-4-44（续）

C.颈动脉海绵窦瘘：左上：A 型超声显示眼上静脉扩张，右上：CDFI 显示扩张的眼上静脉垂直切面，左下：CDFI 显示扩张的眼上静脉水平切面，右下：频谱为动脉化的静脉频谱

生产（400A 扫描/s，10μm 分辨率），并广泛应用于临床。2004 年以后傅立叶 OCT 等陆续问世。目前，第四代 OCT 如傅立叶 3D-OCT 的轴向分辨率可以达到 5μm。OCT 的发展朝着分辨率更高，波长更长的方向发展，如波长为 1 050nm 的脉络膜 OCT，扫描速度更快（160 000A 扫描/s）的视网膜 OCT，自适应光学 OCT（adaptive optics OCT），细胞分辨率 OCT（clinical cellular resolution OCT），多重扫描方式多重分辨率 OCT（clinical multi-scale multi-resolution OCT）都即将问世。另外与其他眼底影像学检查方式相结合，如将谱域 OCT 技术与 HRA 眼底造影技术相结合的 HRA-OCT（40 000A 扫描/s，5μm 分辨率）（图 2-4-45）及自发荧光 OCT 等，既能显示视网膜屏障功能的改变、脉络膜血管功能的改变，又能从横断面观察病变的层次，拓宽了 OCT 的应用范围。

正常眼黄斑区典型的 OCT 图像上，神经纤维层与色素上皮层呈现高反射，内、外丛状层呈现中等反射，光感受器呈现低反射（图 2-4-46）。在 OCT 图像上引起低反射改变的病变有视网膜水肿、视网膜劈裂、浆液性神经/色素上皮脱离等，引起高反射改变的病变有硬性渗出、出血、视网膜/脉络膜新生血管、色素、玻璃疣、有髓神经纤维、纤维膜、瘢痕等。OCT 图像还可以显示由于眼底病变而导致的眼底后极部组织的形态改变。如视网膜色素变性时神经上皮和色素上皮的薄变（图 2-4-47），黄斑水肿时黄斑区视网膜的增厚（图 2-4-48），脉络膜肿物生长时引起表面的视网膜组织局部隆起及增厚，先天性疾病时组织缺损如黄斑缺损、视盘小凹，组织的缺损，以及牵拉如黄斑裂孔和玻璃体黄斑牵引（图 2-4-49）等。

另外，OCT 还可以对视网膜厚度进行测量。由于 OCT 具有高分辨率、无损伤的优点，采用 4 线或 6 线扫描的方式，进行活体黄斑区视网膜厚度的测量，对一些视网膜色素上皮薄变和视网膜水肿增厚患者的定期随访都具有重要意义。另外，近来随着分辨率和穿透力的增高，逐渐出现了脉络膜 OCT（EDI 模式）（图 2-4-50）和超广角模式（图 2-4-51）。

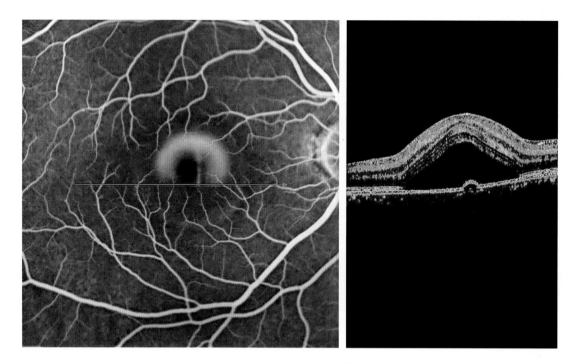

图 2-4-45　HRA-OCT 图像

FFA 图像示黄斑中心凹下方烟囱样渗漏(左),OCT 示神经上皮脱离区内一个小的色素上皮脱离

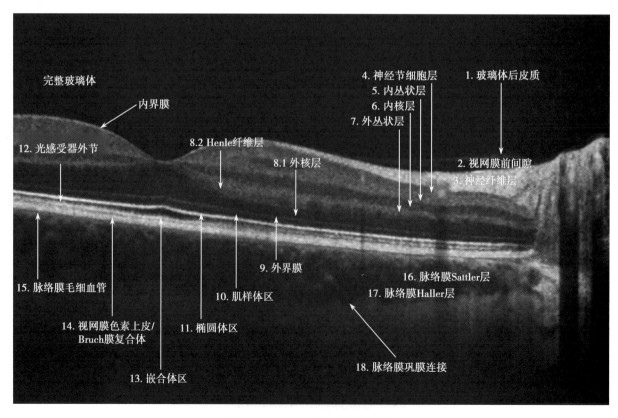

图 2-4-46　OCT 分层及反射性质

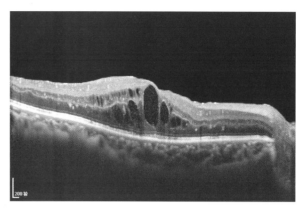

图 2-4-48　OCT 示黄斑水肿增厚

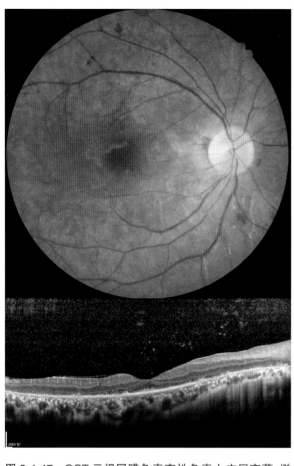

图 2-4-47　OCT 示视网膜色素变性色素上皮层变薄,椭圆体带消失

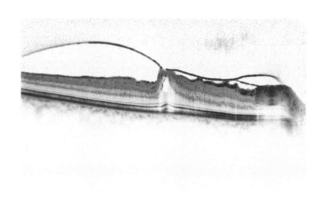

图 2-4-49　玻璃体黄斑牵引 OCT 图像

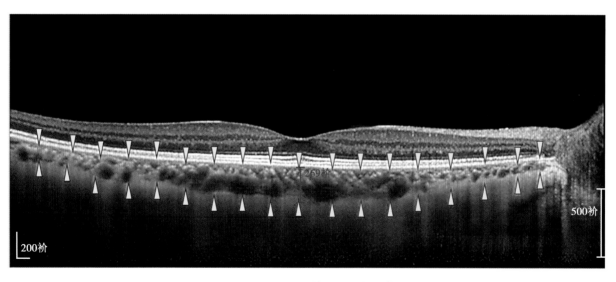

图 2-4-50　OCT EDI 模式测量脉络膜厚度

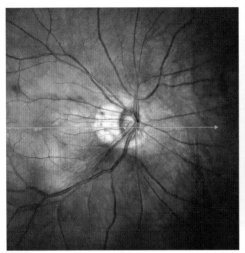
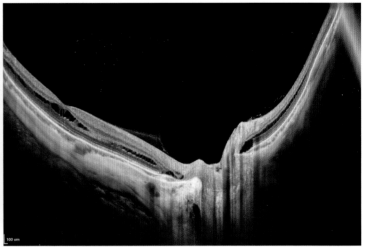

图 2-4-51　超广角 OCT 扫描

右眼视网膜劈裂

OCT 血管成像（OCT angiography，OCTA）是近些年 OCT 领域的突破性进展，是一种高分辨率、重复性好、非接触、无创伤性的活体视网膜脉络膜血管成像技术，分辨率超过传统的眼底血管造影，可分层显示眼底微血管的形态；还可对眼底血管网进行定量分析，精确定位。临床上主要用于眼底后极部或病灶区的血流观察，随着软件的不断更新，OCTA 的扫描范围逐渐扩大，从刚开始的 3mm×3mm 和 6mm×6mm 扫描模式，逐渐发展到 50°广角扫描，甚至 200°拼接或无拼接的超广角扫描（图 2-4-52 和图 2-4-53）。不同扫描模式除扫描范围不同外，扫描线的密度和每个位置重复扫描数量也有不同。

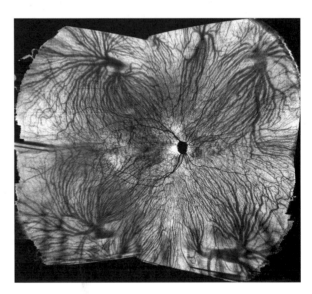

图 2-4-53　横断面（En face）OCTA 示脉络膜层

（十）电子计算机体层扫描检查

计算机体层摄影（computed tomography，CT）的临床应用是医学影像史上的重大突破。CT 检查简便、安全、无痛苦；空间分辨率高，病变显示良好。

CT 平片即不使用增强剂的情况下检查，扫描平面分水平、冠状和矢状。扫描层面厚 3~5mm，视神经病变采用 1.5mm 层厚。另外现代 CT 机有三维重建功能，便于临床应用。增强 CT 指在静脉注射含碘溶液造影剂使病变密度增强后行 CT 扫描。

CT 扫描适应证有：眼内异物及眼眶异物、眼内占位病变、眼及眼眶软组织损伤及骨折，眼附属器病变、眼眶邻近组织病变如鼻窦及颅内病变、眶内占位性病变及血管性病变等（图 2-4-54）。

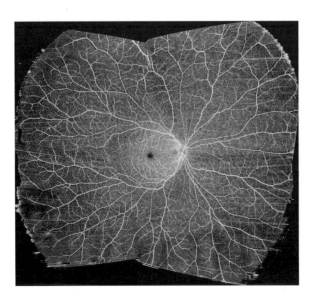

图 2-4-52　横断面（En face）OCTA 示视网膜层

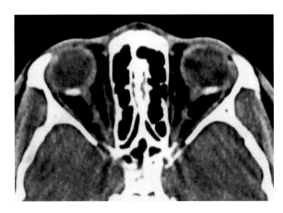

图 2-4-54 双眼脉络膜骨瘤 CT 图像
双眼底后极部高密度影像

视网膜母细胞瘤的 CT 典型表现为眼球内含有钙化的肿块。肿瘤初期眼环呈局限性增厚,以后呈肿块样改变,后期整个玻璃体腔内密度增高,病灶内常见钙化,呈密集点状或斑块状,发生率高达 90% 以上。钙化的机制是肿瘤内供血不足引起细胞坏死而产生钙化组织。肿块内有钙化是诊断视网膜母细胞瘤的最主要证据。当肿瘤生长进入临床青光眼期时,CT 表现为眼球体积增大;当肿瘤侵犯球外时可沿视神经蔓延侵入颅内,表现为视神经增粗及眶内或颅内肿块。

正电子发射断层成像-计算机体层摄影(positron emission tomography-computed tomography, PET-CT)是将 PET(可以检测生理代谢变化)和 CT(可以检测解剖结构变化)两种体内成像技术合二为一的医学影像技术。基本原理是将放射性核素 ^{18} 氟-氟代脱氧葡萄糖(fluorine-18-labeled fluorodeoxyglucose, ^{18}F-FDG)注入患者体内,FDG 便会在代谢旺盛的癌细胞内聚集,产生 γ 射线,并通过 PET 检测出来。

由于 PET-CT 检查费用昂贵、辐射较大,临床上主要用于常规检查手段很难分辨的肿瘤疾病。PET-CT 在眼科主要用于眼内或眼眶恶性肿瘤的诊断,以及判断其有无转移。

(十一)磁共振成像检查

磁共振成像(magnetic resonance imaging, MRI)有四个成像参数:氢核密度、T_1、T_2 和流动效应。由于眼眶内各组织氢原子含量多少不同,T_1、T_2 也各不相同。MRI 对软组织病变显示很敏感,但是对于骨性变化如骨折不敏感。因此,眼软组织病变包括眼内肿瘤、眶内容、视神经及视交叉等病变多采用 MRI 检查。

MRI 检查包括 T_1 加权像、T_2 加权像和质子密度加权成像,根据水平面、矢状面或冠状面三个不同平面的图像进行诊断。眼眶 MRI 常用成像平面为水平面,其次为冠状面。MRI 检查使用造影剂可以提高眼眶病变的检出率。另外抑制脂肪高信号提高其他组织信号的脂肪抑制技术的应用也日益广泛。

MRI 适应证包括眼内以及眶内肿瘤,尤其是眶尖部小肿瘤、眶内炎症、Graves 病、颅内病变等。另外体内如有金属异物如起搏器、骨钉等禁行 MRI 检查,因为这些磁性物质在磁场内可以发生移位而伤害身体带。

葡萄膜黑色素瘤 T_1 加权像为高信号,T_2 加权像为低信号(图 2-4-55);含液肿瘤 T_1 加权像为低信号,T_2 加权像为高信号,而钙化性肿瘤 T_1 加权像为低信号,T_2 加权像为低信号;陈旧血肿均为高信号;Graves 病 MRI 表现为眼外肌肿大,T_1 加权像为低信号,T_2 加权像为高信号;颈动脉海绵窦瘘时因海绵窦和眼上静脉内血液流动较快,T_1 加权像和 T_2 加权像均为无信号。

三、辅助检查

(一)实验室检查

视网膜血管阻塞类疾病如视网膜分支/中央动脉阻塞,除进行相应的眼科辅助检查、颈动脉多普勒超声检查、超声心动图检查外,还应该检测空腹血糖、糖化血红蛋白、全血细胞计数分类、凝血全项、血脂谱、抗核抗体(ANA)(与自身免疫性疾病相关)、类风湿因子(RF)、螺旋体抗体吸附荧光测定(FTA-ABS)、血清蛋白电泳、血红蛋白电泳、抗磷脂抗体。此外,还应该进行排除巨细胞病毒性动脉炎的实验室检查等。而视网膜中央静脉阻塞血液检查空腹血糖、糖化血红蛋白、全血细胞计数分类、血小板、凝血全项、血沉、血脂谱、同型半胱氨酸、抗核抗体(ANA)、螺旋体抗体吸附荧光测定(FTA-ABS)、血红蛋白电泳,性病实验室检查、冷球蛋白、抗磷脂抗体、狼疮抗凝血因子、血清蛋白电泳等。

视网膜血管炎类疾病如巨细胞病毒性动脉炎,应查血沉、C 反应蛋白、血小板。

对于反复发作的前葡萄膜炎,应进行下列检查:性病实验室试验(VDRL)或快速血浆反应素试验(RPR);螺旋体抗体吸附荧光测定(FTA-ABS);结核菌素试验(PPD)和无变应性反应板;胸部 X 线片排除结节病和结核,受累关节 X 线

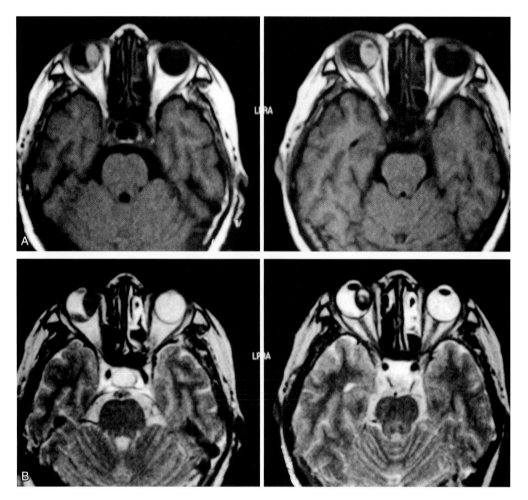

图 2-4-55 脉络膜黑色素瘤 MRI 图像
A. 瘤体 T_1WI 为高信号;B. 瘤体 T_2WI 为低信号

片;血管紧张素转化酶(ACE);莱姆免疫荧光测定;HLA-B27(与人类白细胞抗原 B27 相关葡萄膜炎相关);抗核抗体(ANA)检查等。

对于中间葡萄膜炎,应进行下列检查:快速血浆反应素试验(RPR)、螺旋体抗体吸附荧光测定(FTA-ABS)、结核菌素试验(PPD)、血管紧张素转化酶(ACE)(可能与结节病有关)等。

对于后葡萄膜炎,应进行下列检查:HLA-B27、HLA-A29(用于鸟枪弹样脉络膜视网膜病变)、弓形虫滴度、血管紧张素转化酶(ACE)、螺旋体抗体吸附荧光测定(FTA-ABS)、快速血浆反应素试验(RPR)、血沉、抗核抗体(ANA)、弓蛔虫滴度,怀疑病毒感染查巨细胞、单纯疱疹病毒、风疹病毒、水痘-带状疱疹病毒滴度,怀疑感染性疾病行血培养、结核菌素试验(PPD)和 γ 干扰素释放试验(T-SPOT),结膜、尿道、前列腺分泌物培养查衣原体(Reiter 综合征)等。

对于感染性眼内炎,对血液、分泌物或眼内液的病原微生物检测很重要。传统的方法有涂片染色培养,但培养周期长,培养结果受术前用药影响,且涂片检查常无法确定其具体类型和种属,多联合其他检测手段应用于细菌或真菌感染病例。基于病原体核酸检测的聚合酶链反应(polymerase chain reaction,PCR)是近些年热门的检测手段,有荧光定量 PCR 或多重 PCR 等。PCR 检测阳性率高、快捷,在临床中最常用于眼内病毒感染病例。

另外,可通过酶联免疫吸附试验或免疫印迹技术检测病原微生物抗体,适用于眼弓形虫病感染,眼弓蛔虫病感染,将眼内液与血液中的抗体进行比较(Goldmann-Witmer 系数)。

(二)病理学检查

正确的组织病理学诊断对于指导临床医师确定治疗方法以及评估患者的临床组织病理学预后等具有重要的指导意义。组织病理学诊断对于肿瘤术后复发的可能性也具有重要的提示作用,可为临床医生提供进一步的治疗意见。

1. 对标本的要求 要求所取的标本新鲜,取材过程中避免对组织挤压,所取的标本足够大、深,并明确标本的方位。在活组织检查时注意取病变组织与正常组织交界处组织。

2. 在填写申请单时,字迹清楚,提供病史以及检查所见,包括有意义的阴性结果。关于肿瘤,应详细提供肿瘤的部位、大小、形状、形态、颜色、质地以及与邻近组织的关系等详细信息。另外应提供术中所见。

3. 眼科病理常用检查方法

(1) 石蜡切片:石蜡切片的优点在于组织结构保存良好,染色后的细胞形态清晰,制片过程简单,但在石蜡切片制作过程中,甲醛和有机溶剂等会不同程度地破坏细胞表面抗原或封闭部分抗原决定簇,故有些免疫组化抗体仅适用于冰冻切片。

(2) 细胞学涂片:细胞学涂片在眼科病理检查中主要用于检查房水/玻璃体切除液、针吸活检液、囊腔内容物等的检查。涂片后应尽快检查。

(3) 冰冻切片:冰冻切片是手术过程中对切取的活体组织进行快速病理诊断的一种方法,但是对于某些难以确诊的病变仍应以石蜡切片诊断为主。此外,冰冻切片亦是免疫组织化学和细胞生物化学的研究方法之一。

（三）其他

1. 对于反复发作和/或原因不明的葡萄膜炎的患者应进行 X 线胸片检查排除结节病和结核,或进行疑似受累关节如骶髂关节的 X 线检查。

2. 如果怀疑为视网膜血管栓塞性疾病,应行颈动脉多普勒超声检查以及超声心动图检查。

怀疑全身肿瘤眼部转移又不能明确原发病灶的患者可以进行同位素扫描或PET-CT扫描。

（杜葵芳　魏文斌　陈积中）

参考文献

1. 张承芬.眼底病学.2 版.北京:人民卫生出版社,2010.
2. 李凤鸣.中华眼科学.2 版.北京:人民卫生出版社,2005.
3. 魏文斌.双目间接检眼镜的临床应用.石家庄:河北科学技术出版社,1999.
4. 葛坚.眼科学.北京:人民卫生出版社,2010.
5. 倪卓.眼的病理解剖基础与临床.上海:上海科学普及出版社,2002.
6. 黄叔仁,张晓峰.眼底病诊断与治疗.2 版.北京:人民卫生出版社,2008.
7. 魏文斌.视网膜脱离诊断与鉴别诊断图谱.北京:科学技术出版社,2006.
8. 王光璐,魏文斌.相干光断层成像眼底病诊断图谱.北京:科学技术出版社,2009.
9. 周文金.视网膜母细胞瘤的 CT、MRI 诊断.中国医学影像杂志,2005,13(5):395-396.
10. 俞素勤,史雪辉.微视野+血流 OCT 病例图谱:基于 NIDEK OVERLAY 功能性多模影像平台.上海:上海交通大学出版社,2018.
11. 杨文利.超声造影在眼内肿瘤诊断的应用.中国医疗器械信息,2012,18(06):6-8.
12. 陈伟,杨文利,李栋军,等.超声弹性成像对眼内肿瘤的鉴别诊断价值.肿瘤影像学,2016,25(04):303-307.
13. 魏文斌.OCT 血流成像图谱.北京:人民卫生出版社,2016.
14. 中华医学会眼科学分会眼底病学组,中国医师协会眼科医师分会眼底病专业委员会.我国超广角眼底成像术的操作和阅片规范(2018 年).中华眼科杂志,2018,54(8):5.
15. 张蕾,宋国祥.PET/CT 在眼部肿瘤诊断中的应用.中华实验眼科杂志,2015,33(4):5.

第三章

眼底病常见症状鉴别诊断

随着科技的迅猛发展,近年来,各种实验室、器械以及影像学检查有了惊人的发展,医学已从经验医学向实验医学和循证医学过渡,但是,通过详细的病史询问和细致的体格检查,透过临床的各种症状和体征,结合所学过的医学知识和临床实践,进行综合分析判断,仍然是临床医务工作者诊断疾病的最基本手段和主要依据。

作为人体摄取外界 90% 以上信息的眼睛,在感知因功能异常或器质性病变所导致症状上的敏感程度是可想而知的,患者的主诉往往能为医生的诊断及鉴别诊断提供重要的线索。因此,眼科医生了解并通晓眼部疾病的常见症状对正确诊断及治疗尤为重要。本章主要介绍眼底病的常见症状及相应的鉴别要点。

第一节 视力下降

视力下降是眼部疾病尤其是眼底病变最为常见也是最易察觉的症状,是判断疾病严重程度的重要依据,同时也是疾病鉴别诊断的重要线索。导致视力下降的原因众多,从前节到后节乃至视神经通路上几乎所有结构改变及病变都可能导致视力下降。根据视力下降的速度,可分为慢性视力下降和急性视力下降两大类型。本节主要介绍导致慢性和急性视力下降眼底疾病的鉴别要点。

一、慢性进行性视力下降

慢性进行性视力下降多为眼部慢性疾病或功能异常所致,包括眼前节疾病,如屈光不正、角膜病变、除外伤性以外的各种类型白内障、原发性开角型青光眼等,以及眼后节疾病,如多种类型的黄斑病变、炎症性疾病、与全身系统性疾病相关的眼

部异常、先天性眼底病变,以及因药物、其他部位病变所致的眼底及视觉通路异常等。以下主要介绍导致慢性进行性视力下降的眼后节疾病及视觉通路疾病。

(一)黄斑部疾病

作为视觉最为敏锐的区域,黄斑部疾病所致的慢性视力损伤多以无痛性、缓慢发展的中心视力下降为主要特征,常伴视物变形、色觉异常及中心暗点。因病变累及中心视力,较易为患者察觉,视觉症状常为就诊时的最常见主诉。

1. 年龄相关性黄斑变性 患者最常见的症状即为慢性进行性中心视力下降。多发生于 50 岁以上老年人,多双眼先后或同时发病,病情严重程度也可各有差异。病变的类型不同,视力下降症状以及受损程度也各有差异。

若为萎缩型,患者早期常无任何症状,少数患者自觉视物模糊、视物变形、阅读困难。随病程进展,可自觉中心视力减退,甚至严重降低,而周边视力尚可。

若为渗出型,早期即可表现为突发一眼明显的中心视力下降、视物扭曲变形伴中心暗点,阅读困难,另一眼可在较长时间后才出现症状。有的患者存在色觉异常,亦有的患者自觉眼前黑影、闪光感,Amsler 方格表检查呈阳性。

2. 黄斑裂孔 黄斑裂孔是指黄斑中心全层神经上皮的断裂,最常见于老年女性,发病原因不明,也可因眼钝挫伤、黄斑囊样变性等继发,患者视力的好坏主要取决于视网膜组织损伤和缺损的程度。如仅为较早期的板层孔,视力可无明显减退;如已形成全层裂孔,则中心视力锐减,常伴视物变形以及中心暗点;如裂孔偏离黄斑中心凹,则视力可能稍好,可达 0.2~0.4,但高于 0.5 者较为罕见。

3. **黄斑前膜** 根据黄斑前膜的增生程度及前膜对视网膜的牵拉而导致黄斑水肿的程度不同,患者的视力症状表现不一。轻者可无症状,重者则可有中心视力逐渐减低伴视物变形的主诉。

4. **玻璃体黄斑牵拉综合征** 玻璃体黄斑牵拉综合征对视力的影响与牵拉的程度、部位以及有无黄斑水肿、黄斑裂孔的发生有关。患者可无明显自觉症状,但若出现黄斑中心凹扁平、水肿或移位,则可出现视力下降、视物变形、复视等症状。

5. **特发性息肉状脉络膜血管病变** 息肉状脉络膜血管病变是一种以眼后部脉络膜血管息肉状局限性膨隆伴反复出血及浆液性渗出性色素上皮脱离为特征的疾病,多单眼受累,以老年人为多见。患者可无明显的症状,有的患者是眼底检查时偶然发现,如病变位于黄斑中心或附近,则可有轻度或中度视力下降、视物变形的主诉,同时可伴有眼前黑影、中心暗点。有的患者因突发黄斑区大面积出血,甚至玻璃体积血,视力可突然急剧下降。

6. **中心性浆液性脉络膜视网膜病变** 中心性浆液性脉络膜视网膜病变以后极部类圆形区视网膜神经上皮下透明液体积聚为特征,多发生于健康中青年人,男性多见。患者常有单眼程度不等的视力下降或视物模糊,视物变形、变小等症状,常伴色觉异常。中心凹或旁中心凹相对或绝对暗点,对强光刺激不耐受。有的患者早期有远视性屈光改变。

7. **特发性脉络膜新生血管** 特发性脉络膜新生血管多发生于眼底后极部,多单眼发病,多中年起病。位于黄斑的渗出性病灶,中心视力早期即明显减退,位于黄斑中心以外者,不一定引起自觉症状,但当渗出影响中心凹时,可有视力减退、视物变小、变形等,可伴有绝对性或相对性中心暗点。

（二）视网膜血管性疾病

视网膜血管性疾病导致慢性进行性视力下降的病理机制多为血管壁功能异常致血管内液体成分由血管内渗出或漏出至组织中,导致视网膜、脉络膜结构或功能障碍。患眼早期常无明显症状,当病变累及黄斑区时,则可有不同程度的视力减退。

1. **糖尿病性视网膜病变** 糖尿病性视网膜病变是临床上最为常见的视网膜血管性疾病,也是导致慢性进行性视力下降乃至盲的最常见疾病之一。患者常有明确的糖尿病史,可多年无任何症状,部分患者经常因视网膜水肿引起光散射而自觉闪光感。若病变累及黄斑区导致黄斑囊样水肿或出血,则可明显影响患眼视力。病变进一步进展出现增生性糖尿病性视网膜病变,则可因玻璃体积血、牵拉性视网膜脱离、新生血管性青光眼等并发症导致严重视力减退甚至盲。

2. **视网膜静脉周围炎** 视网膜静脉周围炎以周边部视网膜血管阻塞尤其是静脉阻塞为主,表现为视网膜静脉血管白鞘、视网膜出血,晚期因继发新生血管形成导致反复玻璃体积血。本病好发于青年男性,90% 为双眼发生,可同时发病,亦可一先一后发生。患病早期往往无任何自觉症状,部分患者表现为眼前黑影飘动,视力可有轻度下降。若突发玻璃体积血,则可出现急剧无痛性视力减退,甚至仅见光感或数指。但数日后大部分积血吸收,视力可明显恢复甚至达到正常。

3. **外层渗出性视网膜病变（Coats 病）** Coats 病以视网膜血管异常扩张和视网膜内外层渗出为特征,好发于健康男童,2/3 患者于 10 岁前发病,单眼发病。因早期病变位于眼底周边部,故无自觉症状,当病变波及黄斑时才有视力减退。且因患儿年幼不能及时自诉,多在家长发现患儿看电视时头位不正或眯眼而就诊,也有因出现斜视或白瞳征甚至眼球萎缩而就诊。

4. **视网膜大动脉瘤** 又称获得性视网膜大动脉瘤。患眼早期多无症状,随病程进展,瘤壁渗透性增加继发出血、渗出、黄斑水肿,则常出现中心视力降低,若突发瘤体破裂,可引起玻璃体积血,视力可急剧下降至光感。

（三）视网膜脱离

无论是原发性孔源性视网膜脱离还是继发性视网膜脱离,在脱离范围未累及眼底后极部时,患眼可无明显自觉症状,或表现为某一视野方位持续闪光感以及眼前突然黑影飘动及烟雾感,当脱离继续进展累及黄斑区,则出现明显的视力下降,伴脱离视网膜对侧视物发暗、水波遮挡感。

（四）视网膜退行性病变

多种视网膜退行性疾病也可导致慢性视力下降,多为双眼对称性遗传性疾病,主要表现为慢性进行性视力下降,可伴有夜盲或昼盲、色素异常、视野缩小等其他视功能异常表现。

1. **视网膜色素变性** 视网膜色素变性为一种累及视细胞的进行性遗传性眼病,临床上主要以夜盲、视野缩小以及视网膜骨细胞样色素沉着为特征。因遗传类型不同,患眼的临床表现也各有差异,多数患眼以夜盲为首发症状,随病情进展视野进行性缩小,但中心视力可长期保持;若患眼为中心性或旁中心性视网膜色素变性,则病变早期即有明显的中心视力减退和色觉障碍,但并不表现出夜盲的症状。

2. 视锥细胞营养不良 视锥细胞营养不良为常染色体显性或隐性遗传性眼病,主要累及视锥细胞,也可伴有不同程度的视杆细胞受损。患者出生时往往眼部正常,一定年龄后出现进行性中心视力下降,伴有畏光、色盲、昼盲等症状。

3. Stargardt病 Stargardt病为常染色体隐性遗传性疾病,发病年龄多在6~20岁,双眼对称,视力下降为最早期的症状,常表现为缓慢进行性中心视力减退,伴相对或绝对性中心暗点。

4. 家族性渗出性玻璃体视网膜病变 为常染色体显性遗传性玻璃体视网膜异常,双眼发病,缓慢进展。有家族史,无早产及吸氧史。

5. 急性后部鳞状色素上皮病变 急性后部鳞状色素上皮病变患者多为30岁以上成年人,为双眼病变,偶尔单眼出现症状。急性期视力变化程度不同,可仅轻度减退或严重降低。

6. 点状内层脉络膜病变 是一种综合征,多侵犯青年并有中度近视的女性。表现为视物模糊、畏光、中心及周边暗点。

7. 鸟枪弹样视网膜脉络膜病变 主要症状为视力下降、夜盲及色盲,也有一些患者主诉畏光及视野缩小。

(五) 中毒性视网膜病变

外来物如烟、酒、药物等中毒也能影响眼部导致急性或慢性视力下降,因上述毒素常侵及视网膜神经节细胞和视神经,故常伴有双眼对称或轻重不等的色觉障碍、中心暗点或视野缩小,毒物接触史明确,可资鉴别。

1. 烟酒中毒性弱视 具有长期大量吸烟史的患者可表现为双眼视力逐渐减退伴早期色觉障碍,尤其对红色辨别力差,常伴特征性视野改变,呈与中心注视点和生理盲点相连的呈哑铃形或椭圆形视野缺损。

2. 铅中毒 急性铅中毒者有腹痛、腹泻、肌痉挛以及脑水肿、颅内压增高的表现,慢性者有轻度消化系统症状,伴腹痛、便秘、舌炎、血压增高等。视力可有不同程度的下降但很少完全失

明,双眼视野可有中心暗点,部分患者可有眼外肌麻痹。

3. 一氧化碳中毒 一氧化碳中毒者视力下降主要为眼底细胞缺氧死亡所致,急性中毒时可表现为一过性黑矇,慢性中毒者则表现为缓慢进行性视力减退伴有中心暗点及向心性视野缩小。

4. 乙胺丁醇中毒 乙胺丁醇中毒者可出现双眼缓慢进行性视物模糊、中心暗点或向心性视野缩小,伴色觉障碍。停药后往往视野先开始恢复,停药数月后视力、色觉也逐渐恢复,半年至1年恢复至正常,也有少数患者视功能不能恢复。

(六) 其他

除上述较为常见的几大类疾病外,视网膜脉络膜慢性炎症性或感染性病变如多灶性脉络膜炎及全葡萄膜炎、结核性脉络膜视网膜炎等均可导致患眼视力的缓慢或急剧下降,常伴有畏光、眼前黑影、闪光感等症状。

二、突发视力下降

导致突发急性视力下降的疾病多具有起病急骤或快速进展的特点,其中以血管硬化、血栓形成致眼底动脉或静脉阻塞最为常见。而急性炎症侵扰视网膜或葡萄膜组织以及供血系统导致组织、血管细胞功能受损也较为多见。另外,外伤、急性毒物入侵等应激性事件也可引起患眼不同程度的视力受损。对于上述这些急性病变,早期诊断、及时正确的处理往往能起到立竿见影的效果,对视力预后影响巨大,因此,快速而明确的鉴别诊断显得尤为重要。

(一) 血管阻塞性疾病

眼部血管系统任何部位的阻塞都有可能造成患眼视力及视功能的损伤。受累血管部位不同,对视力的影响也各有差异。阻塞部位若位于视网膜周边部,患者往往无自觉症状,常因并发症累及眼底后极部出现视力下降而就诊。若阻塞部位位于眼动静脉、视网膜中央动静脉等大血管分支或供应黄斑区的睫状视网膜动脉,则多表现为单眼突发无痛性严重视力下降,发病前多有一过性视力下降或黑矇等前兆,伴有相应区域视野缺损。

1. 动脉系统阻塞

(1) 眼部缺血综合征:为颈内动脉狭窄或阻塞所致的眼前后节缺血综合征,因颈内动脉同时供应大脑和眼部,故常伴有反复发作性暂时性或永久性对侧肢体偏瘫。典型的早期眼部症状是暂

时性同侧黑矇,可合并暂时性对侧偏瘫或先出现黑矇,可突然发作,持续1分钟或更短时间后视力恢复,也有逐渐恢复者。一旦发作或几次后,常于数周或数月内视力缓慢下降,也有永不复明者。发病时视力下降程度不一,但一般不至于无光感。40%的患者主诉伴有眼部疼痛或眉部钝痛,可放射至颞部,眼压不高。若颈内动脉阻塞或狭窄不能及时解除,晚期可因继发视盘和视网膜新生血管形成,出现玻璃体积血、新生血管性青光眼,导致视力严重下降甚至盲。

(2)眼动脉阻塞:从颈内动脉分支后供应眼眶及眼球的唯一动脉系统是眼动脉,眼动脉阻塞后患眼主要表现为突发视力丧失,光感全无。与上述眼部缺血综合征相似,眼动脉的阻塞患者多有无痛性一过性失明或黑矇等前兆症状,数分钟后自行缓解,反复发作数次后忽然视力急骤而严重下降,可伴有眼部疼痛或眉部钝痛。

(3)视网膜中央动脉阻塞:视网膜中央动脉完全阻塞时,视力可即刻或于几分钟内完全消失,视野颞侧常保留一窄区域有光感,存在睫状视网膜动脉的患者,常保存较好的中心视力。若不能得到及时有效的处理,患眼视力预后较差,多数眼的视力降至眼前手动或数指,约4%的患眼无光感,瞳孔散大,直接对光反射消失。此类患眼除视网膜中央动脉阻塞外,可能还合并有睫状循环阻滞与视神经的血供障碍。部分患者可有无痛性一过性失明或黑矇等先兆症状,数分钟后自行缓解,反复发作数次后忽然视力急骤而严重下降。

(4)视网膜分支动脉阻塞:视力受损程度与眼底表现取决于阻塞的部位和程度。临床上以视网膜大血管分支尤其是颞上视网膜动脉阻塞最为常见,若不累及黄斑区,患眼可无明显自觉症状,待视网膜因缺血缺氧继发新生血管形成、黄斑水肿,则可出现明显的视力下降。

供给黄斑及其附近视网膜的睫状视网膜动脉单独发生阻塞,而视网膜中央动脉循环保持健全时,中心视力突然丧失,中心注视点的大暗点,周边视野正常。预后较好,90%有0.5或更好的视力。

若阻塞位于毛细血管前小动脉,在急性期视野有相符的小暗点,由于受损区很小,不易查出并可能完全恢复,对视力影响不大。

2. 静脉系统阻塞

(1)视网膜中央静脉阻塞:视网膜中央静脉阻塞发生后,患眼主要表现为突发视力障碍,视力多降到数指或眼前手动,也有于几天之内逐渐下降者,之前可有一过性视力减退的病史。周边视野正常或呈不规则向心性缩小,中心视野有中心或旁中心暗点。

(2)视网膜分支静脉阻塞:对视功能的影响因阻塞支的大小及所在部位而异。鼻侧支一般不影响视力,而黄斑区一小分支阻塞,则早期视力即受影响,可有视力减退与视物变形。颞上或颞下分支静脉阻塞常可因黄斑区静脉回流不畅继发黄斑水肿而导致视力减退。视野可有中心暗点或旁中心暗点,周边视野向心性缩小。若合并视网膜动脉分支阻塞,则产生边界鲜明的扇形视野缺损。

(二)炎症或感染性疾病

1. 血管系统炎症性疾病 目前,累及视网膜血管系统致急性视力下降的炎症性疾病发病原因多不甚明了,多发生于年轻人,认为是非特异性炎症累及血管内皮细胞,导致血管壁屏障功能受损及局部阻塞,组织缺血缺氧坏死,从而出现相应的病变。

(1)视网膜静脉周围炎:好发于青年男性,双眼发病,但双眼发病时间不一,严重程度不等。患眼自觉症状为视力突然减退至数指、手动甚至光感。有的患者在发病前数日先有轻度视物模糊或飞蚊症,而后突然视力下降。多一只眼有症状,检查时发现另一只眼相应的临床改变。

(2)节段状视网膜动脉周围炎:好发于青年人,男性略多于女性,绝大多数单眼发病,通常伴有活动性葡萄膜炎。患者主诉突发轻度或中度视物模糊、眼前暗点、视物闪光感,合并黄斑损害者视力受损严重并伴有视物变形。

(3)巨细胞动脉炎:又称颞动脉炎,为一种不明原因的全身动脉系统炎症性疾病,常累及颞动脉和颈内动脉,存在相应的全身症状。此病好发于老年女性,具有自限性。常表现为单眼或双眼突然视力下降或逐渐减退,部分患者可在视力丧失数小时甚至数天后逐渐自行恢复,患眼有一过性黑矇的前驱症状。

(4)大动脉炎:又称无脉症或高安病(Takayasu病),是一种累及主动脉及其主要分支的慢性非特异性炎症。单侧或双侧不同程度的视力障碍是本病最常见的症状之一,视力可轻度减退甚至完全失明。可伴有闪光感,有时有一过性黑矇,发作时限从几秒到几分钟不等,有时一次发作后即完全失明。有的患者伴有眼部疼痛感。

2. 视网膜、葡萄膜炎症性疾病

（1）急性视网膜坏死综合征：一般起病较急，急性期症状包括眼部不适、眼红、畏光、眼痛及视力模糊，伴有眼前黑点飘动或眼眶周围疼痛，轻者视力正常或轻度下降，重症者视力严重下降。若得不到及时有效的治疗，继发多个裂孔致视网膜脱离、虹膜红变、新生血管性青光眼，视力预后较差，仅28%的患者视力达0.1或0.1以上，1/3患眼完全失明。

（2）Vogt-小柳-原田综合征：为累及双眼的全葡萄膜炎，常伴有皮肤及神经系统表现，包括白发、白化病及听力障碍。前驱期主要为全身系统性刺激症状，主要表现为恶心、头痛、眩晕、发热及脑膜刺激症状等，伴有神经系统体征。眼部表现包括眼眶疼痛，畏光、流泪。至葡萄膜炎期，则出现双眼视力急剧减退。至恢复期，眼部炎症逐渐减轻，畏光、流泪等刺激症状消失，但视力受损往往不能恢复。若未能及时治疗则可能引起各种并发症或导致病程反复迁延不愈，视力预后较差，甚至失明。

（三）毒性视网膜病变

1. 奎宁中毒 奎宁为有效的抗疟疾药物，中毒剂量因个体而异。服药数小时或数日内可出现视力症状，轻者仅有暂时性视力模糊，重者则视力急剧下降，甚至黑矇。可同时伴有上睑下垂、眼肌麻痹、头晕及耳鸣、耳聋等症状。视野周边呈向心性缩小，边界清晰峻峭，严重缩小者可仅留中央几度，多数患者以上下方缩小更多，呈椭圆形管状视野。

2. 甲醇中毒 甲醇主要损伤视网膜神经节细胞，出现双眼视力突然减退伴眼球痛，很快至失明，视力预后极差。

3. 氨基糖苷类抗生素 氨基糖苷类抗生素的视网膜不良反应大多发生在：眼内误用大剂量注射剂、细菌性眼内炎的玻璃体注射、玻璃体切除术后预防性的玻璃体腔注射、常规眼部手术后的预防性结膜下注射和白内障术中灌注液中小剂量的应用。庆大霉素是氨基糖苷类家族中毒性最大的抗生素，然后是妥布霉素和阿米卡星。氨基糖苷类抗生素视网膜毒性表现为视力明显下降，眼底出现微循环阻塞表现，如视网膜动脉狭窄、静脉串珠样改变、视网膜出血、水肿和棉绒斑。晚期虹膜红变、新生血管性青光眼、视网膜色素变性和视神经萎缩。眼底荧光血管造影表现为急性期严重

的视网膜无灌注区。庆大霉素或妥布霉素玻璃体腔注射的安全剂量为100~400μg，但该剂量仍可引起轻度的视网膜毒性改变。庆大霉素注射剂中的主要防腐剂尼泊金甲、丙对苯等可能在眼部毒性中起辅助作用。

（四）其他

除上述多种疾病外，各种出血性疾病或外伤所致的玻璃体积血、黄斑出血等均可导致急性视力下降，根据出血量的多少，视力障碍的程度可各有差异。

此外，多种原因所致的视盘病变如缺血性视神经病变、视神经炎、颅内压增高所致的视盘水肿等均可导致患眼出现严重急性的视力下降，同时可伴有相应的视野缺损。

三、一过性视力下降或黑矇

一过性视力下降或黑矇常见于存在眼部供血系统血管管径狭窄或阻塞的患者，表现为突发无痛性视力下降甚至无光感，持续数分钟或更短时间视力自行恢复，多为血管阻塞性病变的前兆，反复发作几次后可出现视力突发急骤下降而不再自行恢复。

多数学者认为可能是因本身存在狭窄的动静脉发生痉挛收缩或血栓栓子活动导致血管暂时性阻塞，组织缺血缺氧所致，待阻塞解除，视力自行恢复至正常。

因颈内动脉狭窄所致的大动脉炎、眼部缺血综合征、眼动脉阻塞、视网膜中央动脉阻塞以及视网膜中央静脉阻塞患者在发病前多可追溯到一过性视力下降或黑矇等病史。另外，急性一氧化碳中毒者也可表现为一过性黑矇，为中毒后视网膜组织细胞缺血缺氧所致，待缺氧因素解除，即可完全恢复视力，否则，则可能出现永久性视力损伤。

第二节 视物显小、视物
显大与视物变形

视锥视杆细胞致密而有序的排列是正确辨别外界物体形状、大小的前提。因此，任何累及视网膜光感受器细胞导致其排列紊乱的病变尤其是黄斑区病变都可能引起患眼视物变大、变小及变形表现，如视物扭曲、直物变弯曲、物体中间不连续、平面呈波浪状等。

在黄斑区疾病中，最常见的是因各种原因导

致的黄斑囊样水肿,如年龄相关性黄斑变性、糖尿病性视网膜病变、视网膜静脉阻塞、视网膜下新生血管膜等,除引起视物变形外,患眼还常表现为视物变小,即视物显小(小视症)。中心性浆液性脉络膜视网膜病变、特发性脉络膜新生血管以及各种原因的视网膜脱离累及黄斑区等也可表现为视物变形、变小、平面物或直物呈波浪状等的特点。而黄斑裂孔、黄斑前膜、玻璃体黄斑牵拉综合征等病变也常因组织缺失、机械牵拉等因素导致黄斑区视锥细胞排列异常,从而导致视物变形的症状。黄斑裂孔往往表现为目标物中间缺损,缺损边缘可有扭曲表现,黄斑前膜、玻璃体黄斑牵拉综合征等对黄斑区的收缩牵拉也可能导致视物变大的出现,即视物显大。

第三节 色觉异常

色觉的形成是一个涉及物理、生理以及心理的复杂过程,由视网膜视锥细胞感受器外节段的视色素吸收相应波长的光波,并通过视黄醛以及视蛋白的转化以及视路的传导形成特定的颜色觉。视锥细胞、视觉传导通路上的病变均可能导致色觉的异常。

色觉异常可分为先天性和后天获得性两大类,先天性色觉异常又分为色盲和色弱两大类。先天性色盲患者多为性连锁隐性遗传,为视蛋白编码基因异常所致,以红绿色盲最为常见,患者表现为不能在红、棕、橄榄以及金黄色之间区分,而不能辨别淡粉、橘红、黄和绿色。先天性色弱患者则能辨别颜色但较为困难,分别表现为红色弱、绿色弱和蓝色弱。

后天获得性色觉异常患者常主诉近期内有色觉变化,在相应的特征性症状中常伴色觉异常,表现为辨色困难、视物异色等。疾病累及部位及发病机制不同,所表现出来的色觉异常也多有差异。如视网膜脱离、年龄相关性黄斑变性以蓝色觉异常为主;少量视网膜前出血、玻璃体积血、雪盲患眼往往表现为红视症;脉络膜视网膜炎、中心性浆液性脉络膜视网膜病变患眼可主诉绿视症;视神经萎缩常表现为红色觉异常,白内障术后早期部分患者往往主诉视物发白。

此外,药物或毒物中毒也可导致色觉异常,其中,烟酒中毒性弱视患眼首先表现出辨色困难,尤其是对红色辨别能力差;一氧化碳中毒时则表现

为蓝视症,贫血、黄疸患者以及山道年、链霉素、磺胺类药物中毒时可表现为黄视症;洋地黄中毒可表现为白视症。

第四节 视野异常

视野异常一般可分为两大类,一类是视野范围内出现看不见的盲区,称为暗点或盲点;另一类是视野的范围缩小,缺损区域与视野的周界相连,临床上称为视野缩小。

1. 暗点或盲点 以黄斑区病变为主的疾病视野缺损存在着共同的特点,即相对性或绝对性的中心暗点,如黄斑裂孔、各种原因所致的黄斑囊样水肿、年龄相关性黄斑变性、息肉状脉络膜血管病变、中心性浆液性脉络膜视网膜病变、特发性脉络膜新生血管、视网膜下新生血管膜等;广泛累及视网膜或脉络膜的病变则可出现视野相应区域的暗点,如多灶性脉络膜炎及全葡萄膜炎、点状内层脉络膜病变、多发性一过性白点综合征等。

视神经疾病往往呈现出特征性的视野缺损,如缺血性视神经病变,表现为视野缺损约占半个或一个象限,并不以水平正中线或垂直正中线为界,生理盲点有一弧状缺损与上面的缺损相连接,视野缺损常绕过注视区,中心视力不受影响;而视神经炎患者则表现为生理盲点扩大,伴中心暗点或旁中心暗点。

2. 视野缩小 视野缩小又分为向心性视野缩小和局限性视野缩小两类,前者指视野的周界呈均等或不均等的向心性收缩,严重者可缩小至中心注视区10°以内,称管状视野。后者则表现为周围视野的某一区域缺损,根据缺损的形态,可分为扇形视野缺损、象限性视野缺损及偏盲型视野缺损等。

导致向心性视野缩小的眼底病变可有视网膜色素变性、糖尿病性视网膜病变、视网膜动脉阻塞、静脉阻塞性疾病激光光凝后、鸟枪弹样视网膜脉络膜病变、急性区域性隐匿性外层视网膜病变等。

导致局限性视野缩小的疾病,除扇形视野缺损多见于视网膜血管性疾病如视网膜分支动脉或静脉阻塞、局限性视网膜脱离等病变外,多为视神经视路疾患。象限性视野缺损,表现为通过注视点中心位于垂直或水平线之间的1/4视野缺损,常为视放射的某一部分受到损害所致。偏盲型

视野缺损主要是指通过注视点中心的半侧视野缺损，为视交叉或视交叉以上视路受损的特征；视交叉本身及其邻近的病变常出现双眼程度相近的颞侧视野缺损；视交叉前角病变往往表现为首先一眼颞侧偏盲型视野缺损，继而该眼失明，另眼也发生不全或完全的颞侧偏盲视野；若为视交叉后角病变，则表现为双眼同侧偏盲，若另一半视野中也有缺损，可定位在视束起端，若病变在后角正中部位，可发生双颞侧半中心暗点；若病变位于视交叉侧面，则表现为双鼻侧偏盲。视放射后以及枕叶皮质的病变可出现黄斑回避，即视野缺损绕过中心注视点，使中心视野保持完整（见图 2-4-11）。

此外，中毒性眼底病变患者也常表现为视野异常。如烟中毒性弱视所致的视野异常常涉及中心注视点和生理盲点，呈哑铃形或椭圆形；乙胺丁醇中毒也可表现为中心暗点及旁中心暗点及周边视野缩小；奎宁中毒后周边视野缩小，边界清晰峻峭，严重缩小者可仅留中央几度，上下方缩小更多，呈椭圆形管状视野；铅中毒者双眼视野也可有中心暗点。

第五节　眼前黑点和黑影飘动

任何原因所致的玻璃体混浊都可导致眼前黑点或黑影飘动的症状，混浊物的大小、形态和部位不同，患者自觉症状、对视力的影响也不一致。眼前黑点或黑影飘动的原因有生理性的，也有病理性的，前者为因年龄、近视性改变等所导致的玻璃体退行性改变，后者常见于孔源性视网膜脱离、玻璃体积血、葡萄膜炎等眼部疾病。

1. **玻璃体变性**　随年龄增长，原为凝胶状的玻璃体出现液化，透明质酸逐渐消耗溶解，胶原纤维稳定性被破坏，水与胶原分离致玻璃体内胶原网状结构塌陷，同时，玻璃体腔内液体通过皮层孔进入玻璃体后腔，导致玻璃体与视网膜内界膜分离，此即玻璃体后脱离。发生玻璃体后脱离时，患眼常主诉眼前飘浮物似飞蚊，可自行飘动，此外患眼无其他不适，部分患者可同时伴有闪光感，此为玻璃体牵拉视网膜所致。

2. **孔源性视网膜脱离**　在视网膜裂孔发生的过程中常因玻璃体后脱离撕破血管或致色素移位，致使血细胞、血浆成分及色素细胞进入玻璃体，常表现为眼前突然黑影飘动及烟雾感，患眼可伴有某一象限的闪光感。

3. **葡萄膜炎或视网膜炎**　各种葡萄膜炎如Vogt-小柳-原田综合征、白塞病、多灶性脉络膜炎以及视网膜脉络膜炎等疾病发作时，炎性渗出物和炎性细胞等可进入玻璃体形成灰白色尘埃状、絮状或团块状混浊，患眼主诉眼前黑点或黑影飘动，形态各异，活动度较大。

4. **玻璃体积血**　视网膜静脉周围炎、静脉阻塞、糖尿病、眼外伤等多种疾病均可导致视网膜出血进入玻璃体，少量新鲜出血患者主诉有突发红色飞蚊或红色阴影飘动。出血量较大者眼前有红色幕布遮挡感，玻璃体形成红色、黄色或灰白色片状或团块状混浊。

5. **其他**　眼外伤后玻璃体内异物存留或因眼外伤、葡萄膜炎等导致色素颗粒进入玻璃体内可出现眼前黑点及黑影飘动的症状，而因异物存留、色素增生以及出血机化等因素也可导致玻璃体内纤维组织增生，出现眼前黑影飘动的症状。

第六节　闪光感

闪光感的出现是由于玻璃体脱离、视网膜脱离等过程中对视网膜的机械牵拉刺激视网膜光感受器，产生闪光的幻觉所致，也可因视网膜脉络膜炎性渗出或出血导致视网膜组织细胞水肿视细胞受刺激所致。

1. **孔源性视网膜脱离**　中老年人、高度近视眼若突然某一视野方位出现持续闪光感，则多为液化玻璃体的流动及玻璃体后脱离的牵拉，刺激视网膜感光器产生闪光幻觉所致，此种闪光感可能是孔源性视网膜脱离的前兆，应提高警惕，充分散大瞳孔检查眼底及玻璃体。若随后出现眼前突然黑影飘动及烟雾感以及相应区域视物发暗、眼前水纹感，则多为孔源性视网膜脱离的特征性表现。

2. **急性区域性隐匿性外层视网膜病变**　常见于女性患者，表现为单眼或双眼急性视力减退，闪光感是其最具特征性的主诉，多数患者诉眼前闪光如彩色微发亮似变形虫的微移动，趋向于持久性，可因亮光、压力或疲劳加强。患眼常伴有受累区域的视野缺损，起病后缺损范围逐渐扩大，在几天或几周后稳定。视野缺损不具特征性，几乎全部视野的任何部位均可累及，且常有生理盲点扩大，最常见的视野缺损位于上方和颞侧象限，多不对称，其次为环形暗点、偏盲性暗点、360°向心性视野缩小、弓形暗点和多发性孤立性暗点。

3. 多发性一过性白点综合征 好发于青壮年，单眼发病，发病初可有眼前黑点、暗点或闪光感(颞侧多)，随后视力突然下降，进展快。眼底后极部、中周边部出现多发性散在分布的小白点状病灶，位于视网膜色素上皮层(RPE)或视网膜深层，黄斑中心凹有颗粒状病灶，伴有玻璃体混浊。随病变消退，视力可恢复或接近正常。有自限性倾向，病程一般为4~6周，也可达数月。病因不明，因部分患者先有感冒症状，认为可能与病毒感染有关。

4. 其他 正如前述，任何牵拉刺激视网膜光感受器或导致视细胞水肿的病变都可能导致闪光感的发生。如陈旧性玻璃体积血机化后形成纤维条索、增生性玻璃体视网膜病变、增生性糖尿病性视网膜病变等患者即可在眼球运动过程中因机化膜牵拉导致患眼闪光感的发生；而糖尿病性视网膜病变、视网膜中央或分支动脉阻塞等疾病也可因视细胞水肿引起光散射而使患者自觉闪光感。

第七节 夜盲

可见光到达人眼时，激发了视网膜上视锥细胞和视杆细胞两种感光细胞，使其产生兴奋，经过光化学和电生理作用经视神经把光觉传达到大脑皮层，从而产生了光感知。视网膜感光细胞中，视锥细胞对亮光起作用，能辨别各种颜色，而视杆细胞则对暗光起作用。夜盲的患者主要为暗适应障碍，表现为从明处进入暗处，在超过正常暗适应时间范围后仍不能正确分辨暗处物体。

表现为夜盲症状的疾病可分为先天性和获得性两种类型。其中，先天性夜盲有出生即表现为静止性夜盲的，如小口病，眼底视网膜呈金属样灰白色，视网膜血管与这种背景视网膜形成鲜明对比，黄斑区比周围暗。暗适应足够长时间后(2~4小时)，患者的视网膜转变为正常颜色，此种变化称为水尾现象；也有存在先天因素但出生后才出现夜盲的，如白点状视网膜病变，除静止性夜盲外，患者无其他自觉症状，视力、视野、色觉都始终正常；此外，视网膜色素变性、先天性梅毒性视网膜脉络膜炎、高度近视眼等，均存在先天性因素，但出生后才出现夜盲，且夜盲症状随病情进展逐渐恶化，常伴有向心性视野逐渐缩小。

后天获得性夜盲性病变包括特发性夜盲(维生素A缺乏症)、糖尿病性视网膜病变激光术后、肝功能障碍等，夜盲症状严重程度因原发病情而异。

第八节 昼盲

在两种视网膜感光细胞中，视锥细胞主要对亮光起作用，能辨别精细物体及各种颜色，各种导致视锥细胞病变或功能障碍的疾病都可能导致昼盲的发生，表现为视力低下，明光下视物模糊、畏光、色觉障碍，暗处因视杆细胞功能存留反而不适症状减轻，视物较为清楚。

表现为昼盲的疾病可分为先天性和后天获得性两大类，前者以视锥细胞营养不良较为常见。视锥细胞营养不良是遗传性黄斑变性类疾病之一，主要损害视锥细胞，也可伴有不同程度的视杆细胞损害，患者出生时眼部正常，一定年龄后出现进行性视力下降、畏光，强光下更为明显以致不肯睁眼，常伴有后天性色觉异常。病变进一步发展至晚期，视力常低至0.1以下，色觉丧失呈全色盲，视杆细胞受损后可昼盲和夜盲同时存在。其他导致先天性昼盲的疾病还有视杆细胞单色视、Stargardt病等，前者为先天性视锥细胞缺乏，出生即昼盲、畏光、眼球震颤，后者为常染色体隐性遗传性疾病，为出生后至一定年龄出现缓慢进行性视力下降，最终达0.1~0.05水平，具有特征性黄斑区萎缩的表现。

后天获得性昼盲可由眼外伤伤及黄斑区、氯喹中毒等所致，除昼盲表现外，明确的病史以及特征性眼底表现有助于鉴别。

第九节 眼痛

眼底疾病导致眼部疼痛症状者并不多见，多为缺血或炎症刺激所致，如眼部缺血综合征、大动脉炎等，部分患者主诉眼痛或眉部钝痛，可放射至颞部；急性视网膜坏死综合征、Vogt-小柳-原田综合征等则主要因炎症刺激导致眼部刺痛及眼眶疼痛，多不具有特异性；视神经炎患者在发病同时或发病之前，常有前额部疼痛，眼球及眼球深部痛，系因视神经鞘膜与眼肌肌腱有密切联系，当眼球转动时，由于邻近的三叉神经末梢受刺激而导致眼球疼痛；球后视神经炎患者因视神经肿胀而影响了肌圆锥内眼肌的肌肉鞘,从而产生眼球运动时牵引痛和眶后痛;另外,巩膜炎患者因炎症刺激可导致严重的眼部不适及疼痛,伴同侧头痛及面部疼痛,其疼痛程度与炎症程度不成比例,患者常因夜间疼痛加重而难以入眠,检查时可见到因疼痛所致的眼球运动受限。眼痛还可见于眼内转移瘤等。

第十节　幻视症与失视症

幻视症是指没有视觉刺激时出现视觉形象的体验,多发生于有意识障碍时。幻视症可发生于偏头痛患者或大脑枕叶或顶部病变患者,表现为不成形的视觉如光感、色彩闪动等,此时需行详细的眼底检查,以排除视网膜脱离、急性区域性隐匿性外层视网膜病变等眼底疾患;若幻视所见影像为成形的人物场景,或伴有视物变大、变近或变小、变远,则多为精神分裂症患者,为大脑功能紊乱所致,常伴幻听、猜疑、思维混乱等精神症状。部分颞叶或颞顶部疾病的患者也可出现成形幻视。

失视症又称视觉失认症,即丧失视觉认知功能,是指在无视觉缺陷、无失语、无明显智障的情况下对所视物体视而不见、见而不识的症状,为视觉中枢的整合功能障碍所致,属皮质盲的一种精神盲。因大脑器质性病变的区域不同,失视症的临床表现也各有差异,临床上常见的有对文字、数字、音符、面孔、颜色及物体等的失认。

第十一节　其他

除上述症状外,部分眼底疾病还常有畏光、流泪的主诉,多因炎症刺激角膜浅表神经或睫状神经所致,如多灶性脉络膜炎及全葡萄膜炎、鸟枪弹样视网膜脉络膜病变、急性视网膜坏死综合征、Vogt-小柳-原田综合征等。此外,与全身系统性因素相关的眼底病变除眼部症状外,多伴有相应的系统性症状,如糖尿病性视网膜病变患者可伴有糖尿病肾病,因颅内高压所致的视盘水肿常有头痛、恶心、呕吐等症状。因此,在对眼底病进行鉴别诊断时,详细询问患者基本信息以及相关的系统性疾病症状及病史也十分必要。

(周全琼　魏文斌　陈积中)

参考文献

1. KHAW P T,SHAH P,ELKINGTOM A R. ABC of eyes. 4th ed. London:BMJ,2006:33-37.
2. 葛坚.眼科学.北京:人民卫生出版社,2005:274-317.
3. 张承芬.眼底病学.2版.北京:人民卫生出版社,2010:178-493.
4. 刘家琦,李凤鸣.实用眼科学.3版.北京:人民卫生出版社,2010:459-537.
5. 黄叔仁,张晓峰.眼底病诊断与治疗.2版.北京:人民卫生出版社,2008:39-50.
6. 文峰.眼底病临床诊治精要.人民军医出版社,2011:1-317.
7. 赵堪兴,杨培增.眼科学.7版.北京:人民卫生出版社,2011:171-212.

第四章

眼底病常见体征鉴别诊断

第一节　眼底色调异常

一、正常人眼底色调及影响因素

1. **正常人眼底色调**　正常眼底呈均匀分布的橘红色或棕红色。眼底色调的深浅取决于脉络膜血管内血液、视网膜色素上皮层和脉络膜色素的颜色。

2. **影响眼底色调的因素**　眼底的色调与种族、年龄、屈光度,以及检查时使用的光线的色调有关。①种族:黄色人种眼底一般呈橘红色,黑色人种的眼底色素最多,为暗红色,而白色人种眼底呈较亮的红色;②年龄也是影响眼底色调的因素之一,婴幼儿眼底色素少,眼底颜色红且富有光泽,随着年龄的增长,色素增加,光泽度减低,成年后呈均匀一致的棕红色,老年人脉络膜血管壁色素增加,脉络膜血管壁透明度减低,眼底常呈暗红色(图 4-1-1);③屈光度:低、中度近视患眼,眼底色调常无明显改变,但高度近视的患者,由于眼轴的延长,导致脉络膜毛细血管层、视网膜色素上皮层薄变、色素脱失等,眼底色素不同程度脱失,而脉络膜血管壁色素沉积较多,可以透见脉络膜血管结构及血管间隙的色素区,状似豹皮样的纹路,即豹纹状眼底(图 4-1-2)。豹纹状眼底也可见于无高度近视的老年人(图 4-1-3);④光线:检查时使用的光线波长及亮度不同,检查者所见的眼底色调也不尽一致。若视网膜色素上皮层的色素较多,在后部眼底不易辨别脉络膜的形态,在强光下仔细检查可见无数均匀分布的细小颗粒。

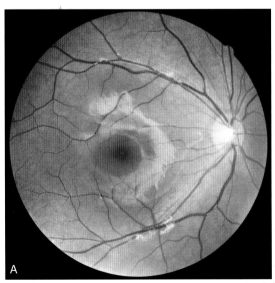
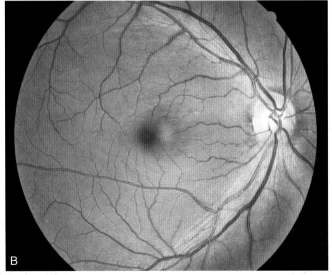

图 4-1-1　正常眼底色调

A.7 岁黄种人,呈均匀一致的橘红色,富有光泽;B.40 岁黄种人,呈均匀一致的棕红色,光泽度较儿童减低

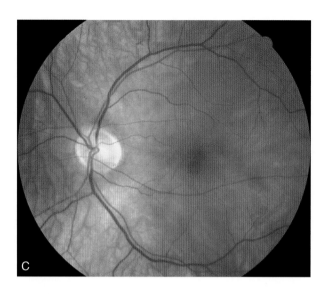

图 4-1-1（续）
C.48 岁白种人，眼底色调较黄种人浅，呈较亮的红色

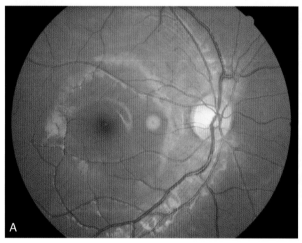 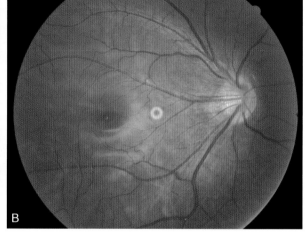

图 4-1-2　20 岁成人不同屈光度眼底色调对比
A. 正视眼底；B. 高度近视眼底（-8D），均存在一定的光泽度，可透见脉络膜大血管纹理

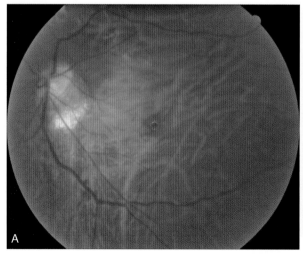 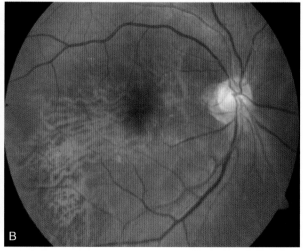

图 4-1-3　豹纹状眼底
A. 高度近视；B.70 岁老人正视眼眼底

二、病理性眼底色调

1. 白化病眼底　白化病患者的眼底由于视网膜色素上皮和脉络膜色素的缺失，脉络膜血管清晰可见，眼底呈橙红色(图4-1-4)，患者常伴有皮肤和毛发的色素缺失，也可单独表现为眼底异常，称为"眼型白化病"。

2. 色素改变　眼底色素改变包括色素增生和色素脱失两大类，常伴随存在。前者表现为黑色乃至棕黑色的斑块，后者表现为点片状色素灰白色病灶，形态多样，出现于眼底的位置也有所不同。

(1) 骨细胞样色素：骨细胞样色素来自视网膜色素上皮细胞破裂后游离色素的堆积。色素沉着位于视网膜神经纤维层，分布于视网膜血管附近，多见于静脉血管，尤其在血管分支处更为密集，可遮盖部分血管。呈大小不一的骨细胞样，有时呈不规则形状。此种色素开始见于赤道部，然后向后极部和周边部扩散，最后可布满整个眼底。多发生在原发性或继发性视网膜色素变性，如先天性梅毒和风疹病毒感染(图4-1-5)。

(2) 不规则色素斑：在脉络膜和视网膜炎症损伤后，色素游离堆积的结果，其形态、大小各不相同。在色素斑附近常伴有灰白色或灰黄色的脱色斑或结缔组织、神经胶质组织增生，称为脉络膜视网膜萎缩病灶。荧光素眼底血管造影(FFA)在色素斑处则为荧光遮蔽；在组织增生处可见荧光着染；脱色斑处为透见荧光(窗样缺损)(图4-1-6~图4-1-8)。

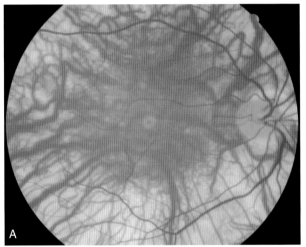
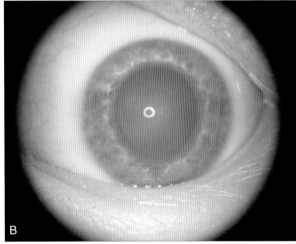

图4-1-4　白化病眼底(A)及眼表图(B)

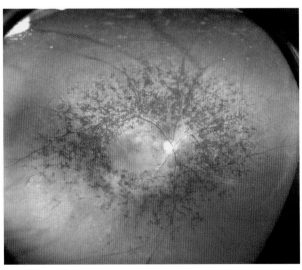
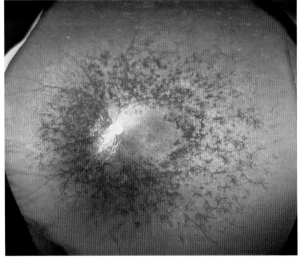

图4-1-5　骨细胞样色素

视网膜色素变性患者，表现为双眼对称分布的骨细胞样色素沉积

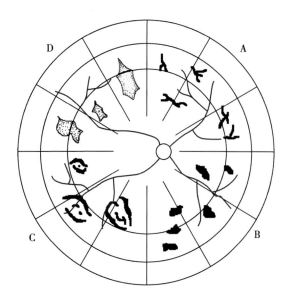

图 4-1-6　眼底色素斑

A. 骨细胞样色素斑,常见于原发性或继发性视网膜色素变性;B. 形态不规则色素斑,常见于各种原因引起的脉络膜视网膜炎症晚期;C. 环状脉络膜视网膜萎缩病灶,常见于播散性脉络膜炎炎症消退后;D. 叶片状色素斑,常见于交感性眼炎、原田病等治愈后

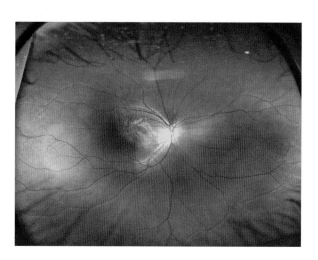

图 4-1-7　眼底色素斑,视盘鼻侧大小不一斑片状色素沉着,俗称"北极熊脚印"

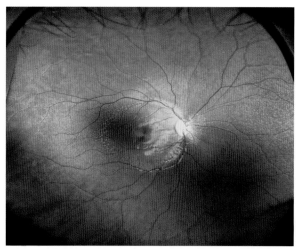

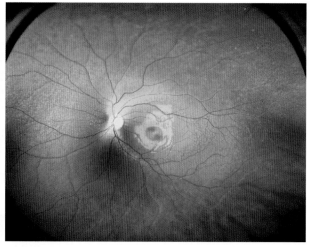

图 4-1-8　白点状眼底

先天性静止性夜盲患者,双眼对称的白点状眼底改变,表现为黄斑区外大小一致的白色无反光的圆形和类圆形小点

第二节　眼底血管异常改变

一、视网膜血管通透性异常

(一)出血

1. 玻璃体积血　多来自视网膜、脉络膜血管出血,或由于视网膜新生血管长入玻璃体腔内,并且破裂出血。血液流出并聚积于玻璃体腔内,即可形成玻璃体积血。出血活动期于玻璃体可见血细胞悬浮或血液流动,新鲜出血可见条状或絮块状,大量出血仅见红光反射,陈旧出血由于红细胞的分解吸收可呈现棕黄色混浊或灰白色混浊,早期可随眼球转动而活动,晚期由于纤维组织增生机化而固定不动,机化物收缩牵拉可致视网膜脱离。主要由于视网膜血管病引起,如糖尿病性视网膜病变(图 4-2-1)、视网膜静脉阻塞、Eales 病、视网膜大动脉瘤、玻璃体后脱离或视网膜裂孔形成、湿性年龄相关性黄斑变,以及视网膜、脉络膜的炎症、变性或肿瘤。

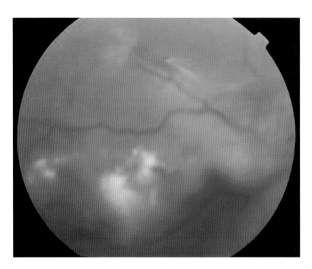

图 4-2-1　增生性糖尿病性视网膜病变
眼底新生血管形成,玻璃体积血

2. **视网膜前出血**　由于浅层毛细血管网或视盘周围毛细血管网的血管破裂导致,出血积聚于神经纤维层与内界膜或内界膜与玻璃体后界膜之间,多发生于后极部(图 4-2-2)。出血因为重力作用,形成上方较薄而下方较厚,呈暗红色舟状样。而吸收时由上方开始,所以最上方常呈现黄色,完全吸收后可不留痕迹,或于下方边缘处留下白色机化条。Roth 斑,即白心出血,为一种特殊形态的视网膜浅层出血,其中央的白心为视网膜出血后,由细菌性栓塞、白血病细胞浸润或毛细血管破裂时产生的血小板-纤维蛋白血栓所形成的中心白点(图 4-2-3)。常见于感染性心内膜炎的免疫复合物堵塞,也可见于白血病、系统性红斑狼疮、亚急性细菌性心内膜炎或恶性贫血。

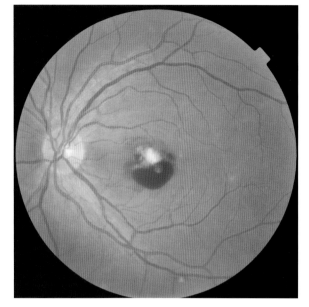

图 4-2-3　视网膜前出血伴 Roth 斑
真菌感染早期眼底表现,可见黄斑中心白色菌栓,周边伴视网膜出血

3. **视网膜浅层火焰状出血**　视网膜神经纤维层的毛细血管网出血后,沿着神经纤维走行呈放射状分布,似火焰状或条状的鲜红出血(图 4-2-4)。出血吸收时,由鲜红色变为暗红色,一般吸收较快,不留痕迹。可见于视网膜静脉阻塞、高血压眼病、HIV 视网膜病变等。

4. **视网膜深层出血**　可发生在视网膜的任何部位,出血位于外丛状层、内核层和内丛状层,外观呈现深红色的点状或圆形,吸收较慢。常见于视网膜静脉阻塞、糖尿病性视网膜病变、高血压眼病、Coats 病、白血病视网膜病变等。小的点状出血应

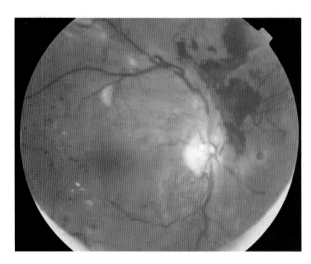

图 4-2-2　增生性糖尿病性视网膜病变
视盘上方视网膜前出血

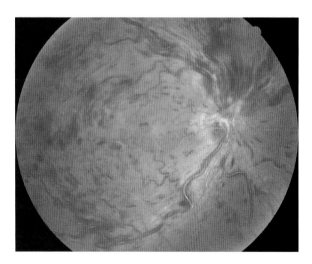

图 4-2-4　视网膜中央静脉阻塞彩色眼底像
视网膜静脉迂曲,周围大量放射状分布的火焰状出血

与微血管瘤鉴别,出血点边界不清楚,而微血管瘤边界清楚、表面光滑,可孤立或成串(图 4-2-5)。

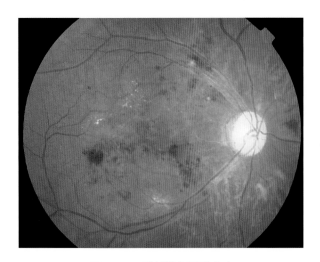

图 4-2-5 放射性视网膜病变
眼底可见多发类圆形深层出血灶

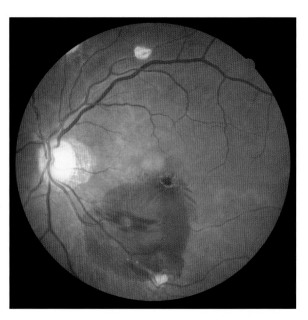

图 4-2-6 视网膜深层出血
视网膜大动脉瘤患眼,大动脉瘤破裂,致视网膜深层出血

5. **视网膜下出血** 多因视网膜或脉络膜的新生血管出血所致,位于视网膜色素上皮与视细胞之间。视网膜下薄层出血常呈深红色圆形、分叶形,多发生于后极部。出血常与脂状渗出物、色素混合,呈现淡黄色,吸收缓慢,吸收后多遗留色素沉着。可见于湿性年龄相关性黄斑变性、脉络膜骨瘤、Coats 病、视网膜大动脉瘤等(图 4-2-6)。视网膜下大量出血应与脉络膜黑色素瘤相鉴别,

大量出血时可使视网膜内层隆起,致视网膜脱离,色呈暗紫色,但其表面光滑,形态不呈现蘑菇样。

6. **视网膜色素上皮下出血** 多由于脉络膜毛细血管或新生血管破裂,出血通过破裂的 Bruch 膜积聚于色素上皮下,多发生于后极部。常见于年龄相关性黄斑变性、眼底血管样条纹、高血压眼病等。色素上皮下出血多时亦使视网膜隆起(图 4-2-7),色呈暗红色,也需要与脉络膜黑色素瘤鉴

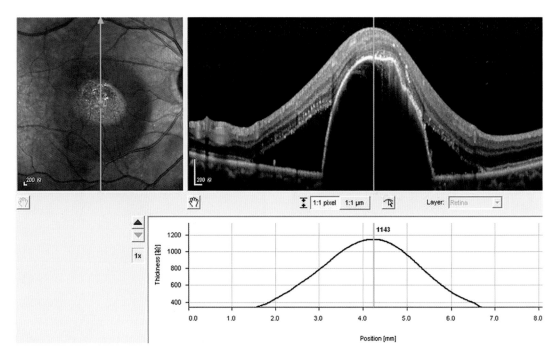

图 4-2-7 息肉状脉络膜病变
黄斑区 OCT 显示视网膜局部隆起,视网膜色素上皮下出血

别,但前者隆起度通常不高,基底较宽,表面光滑,形态不呈现蘑菇样。

(二) 视网膜渗出

视网膜渗出按其性质、部位及形状,常见以下两种:

1. 硬性渗出 由于视网膜毛细血管的病变、慢性水肿、渗出吸收后遗留下的脂质沉着,位于视网膜外丛状层。眼底表现为视网膜内可见边界清晰的圆形或不规则形的黄白色小点或斑块,可散在或聚积成堆,量多时可融合成片状,亦可围绕毛细血管渗漏病灶呈环状或弧形排列。位于黄斑者,以黄斑中心凹为中心,顺着 Henle 纤维排列呈星芒状或扇形,严重者可在黄斑区形成较厚的斑块(图4-2-8)。硬性渗出吸收缓慢,可存在数月至数年。硬性渗出常见于糖尿病性视网膜病变、高血压眼病、年龄相关性黄斑变性等。

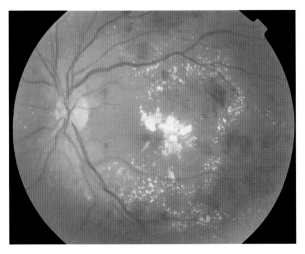

图4-2-8 彩色眼底像显示糖尿病性视网膜病变
眼底后极部散在视网膜浅层及深层出血,黄斑区硬性渗出斑块形成

2. 棉绒斑 又称软性渗出,是毛细血管前微动脉梗塞及毛细血管床缺血而致视网膜神经纤维层局部缺血性坏死。大多出现于后极部和视盘部附近,越到周边越少见。形态呈灰白色绒毛样外观,其边界不清、形状不规则,可单一出现或互相融合。在 FFA 呈现无灌注区。一般在5~7周内逐渐消失,完全吸收后于眼底检查时不留痕迹(图4-2-9)。棉绒状斑常见于糖尿病性视网膜病变、高血压眼病、年龄相关性黄斑变性,以及血管性视网膜病变。

(三) 视网膜水肿、混浊

视网膜水肿、混浊的发生可分为细胞外和细胞内水肿两种类型。

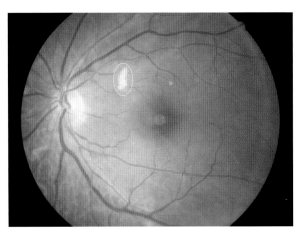

图4-2-9 棉绒斑
高血压患者,左眼黄斑区内孤立棉绒斑

1. 细胞外水肿 即血-视网膜屏障破坏,毛细血管通透性改变,其中包括了视网膜浅层或深层毛细血管网的渗漏,使细胞外间质积液增加所致,常伴有出血斑。

(1) 浅层视网膜水肿:临床表现为视网膜弥漫性雾状混浊,常发生于高血压性视网膜病变,水肿开始位于视盘颞侧呈雾样灰白色,然后扩展至整个后极部视网膜,变细的动脉和肿胀的静脉隐没于水肿的视网膜之中。水肿消退后的脂质可形成硬性渗出斑,黄斑区的渗出可沿着 Henle 纤维排列呈星芒状或扇形,可完全吸收不留痕迹。

(2) 深层视网膜水肿:主要源于视网膜深层毛细血管网,液体主要积聚在外丛状层。表现为眼底后极部增厚,视网膜皱褶,黄斑中心凹反光消失。它与浅层水肿不同,以水肿为主,混浊并不严重。主要于黄斑区多见,形成黄斑囊样水肿(图4-2-10),呈蜂窝状或囊肿样,影响中心视力,在荧光素眼底血管造影中可显示花瓣样水肿形态。囊肿破裂可形成黄斑裂孔。

2. 细胞内水肿 由于突然的循环阻断、细胞缺氧或中毒,导致细胞膜渗透性改变,胞体吸水,使视网膜呈灰白色混浊,称迷雾样水肿(cloudy swelling)。视网膜动脉阻塞是导致视网膜内水肿最常见的原因,其水肿范围取决于阻塞的血管的供应范围。如果视网膜中央动脉阻塞,则全视网膜水肿(图4-2-11),部分患者存在睫状视网膜动脉,发生视网膜中央动脉阻塞时,可呈现"黄斑回避"(图4-2-12);或单独出现睫状视网膜动脉阻塞,该分支动脉供应的范围视网膜水肿(图4-2-13);毛细血管前小动脉阻塞时,水肿范围更小,呈不规则的棉絮状水肿,称为棉绒斑(图4-2-14)。

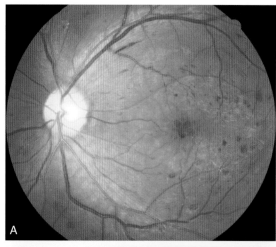

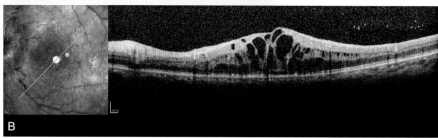

图 4-2-10　黄斑囊样水肿
A. 彩色眼底像示糖尿病患眼黄斑区花瓣样囊腔;B. OCT 示CRVO 患眼中心凹大小不一囊性低反射。

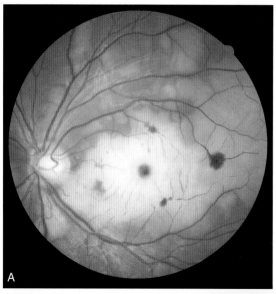

图 4-2-11　全视网膜水肿
A. 彩色眼底像示视网膜中央动脉阻塞,全视网膜水肿,黄斑区可见樱桃红斑;B. OCT 为同一患者,视网膜内层水肿,层次不清

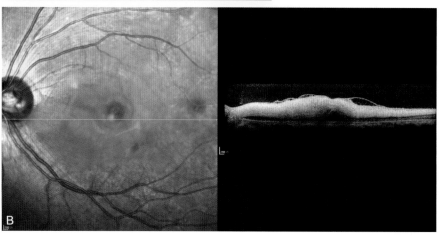

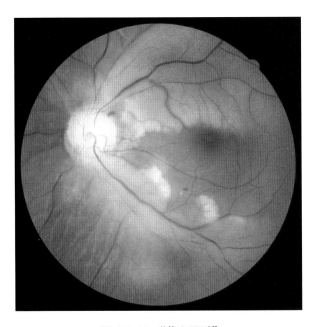

图 4-2-12 "黄斑回避"
发生视网膜中央动脉阻塞时,因存在睫状视网膜动脉,黄斑区
外视网膜水肿。

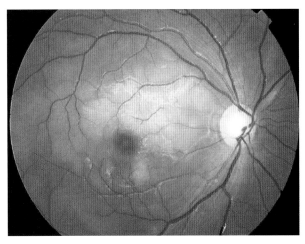

图 4-2-13 彩色眼底像示右眼后睫状动脉阻塞,相应供应区视网膜水肿

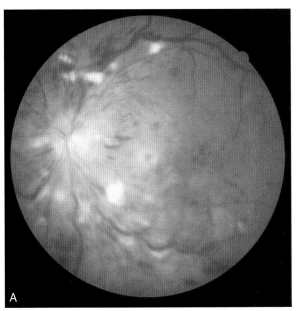

A

图 4-2-14 棉绒斑所在区域局部视网膜细胞内水肿
A. 彩色眼底像示 CRVO 患者,黄斑区鼻下棉绒斑;B. OCT 示相应区域视网膜内层中高反射,层次结构不清

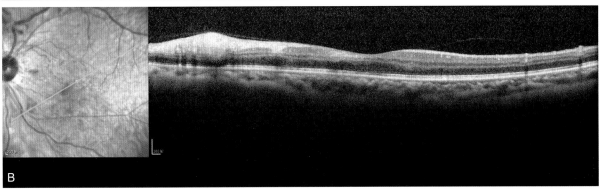

B

二、视网膜血管形态异常

正常视网膜血管是透明的,检查眼底时看到的是血柱的反射光,动脉血呈鲜红色,静脉血呈暗红色,动静脉管径比值约为2:3。病变时可以看见血管壁或血管中央反光带形态的改变,如血柱变细或粗细不均、血柱宽度增加、走行迂曲等。

(一)视网膜动脉形态改变

视网膜动脉在一定程度上反映了脑血管和全身其他血管系统的情况。

1. 视网膜动脉硬化 轻度视网膜动脉硬化时,管壁弥漫性变细、弯曲度增加、颜色变淡,管壁的透明度降低,反光增宽,可遮挡动静脉交汇处位于视网膜动脉下方的静脉血柱,使该处静脉表现为鼻尖样外观,称为动静脉交叉压迫征(图4-2-15)。动脉硬化进一步发展,可出现动脉管径的不均,称为动脉的局限缩窄(图4-2-16)。重度动脉硬化首先表现在较大动脉分叉处,管壁中层增厚和玻璃样变性,使动脉的反光增强、增宽,血管透明度降低,管壁呈现亮铜色,称为铜丝样动脉(图4-2-17)。硬化进一步发展,动脉管腔弥漫缩窄,失去弹性而走行僵直,呈带有光泽的银白色,称银丝样动脉(图4-2-18)。轻度动脉病变时,视网膜动脉管壁中央尚透明,而两侧管壁呈现白色线条样,称为平行白鞘,重度时,管壁完全变成白色,称为

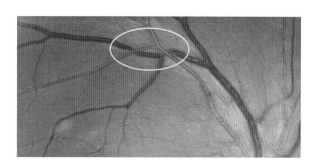

图4-2-15　动静脉交叉压迫征
动静脉交汇处静脉位于动脉下方,呈笔尖样外观

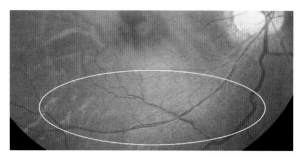

图4-2-16　视网膜动脉局限缩窄(黄色椭圆形内)

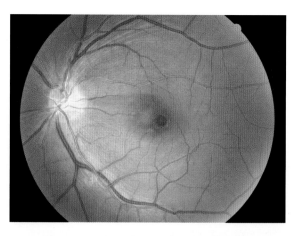

图4-2-17　视网膜动脉硬化(铜丝状动脉)

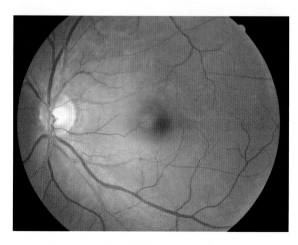

图4-2-18　视网膜动脉硬化(银丝状动脉)

管状白鞘,可见于视网膜动脉炎、动脉周围炎。

2. 视网膜大动脉瘤 表现为眼底单个或多个视网膜动脉管壁局限性扩张,呈囊状、憩室状或梭形,可伴有玻璃体积血、视网膜出血、瘤体周围环形硬性渗出(图4-2-19)。

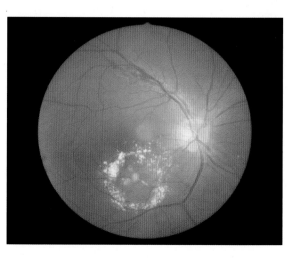

图4-2-19　视网膜大动脉瘤
颞下视网膜大动脉瘤激光后,其周可见环形渗出。

(二) 视网膜静脉病变

各种原因所致的视网膜静脉部分阻塞,使管腔内血液回流障碍,导致阻塞以上静脉过度充盈,行走迂曲、扩张(图4-2-20),多节段阻塞可呈腊肠状。动静脉交叉处的远端,静脉充盈扩张更明显。静脉炎症、回流障碍可使静脉壁增厚,透明度降低,血柱部分或全部被遮挡,形成静脉鞘(图4-2-21)。阻塞后的视网膜静脉闭锁,可呈白线状外观(见图4-2-22)。视网膜静脉旁不规则且边界模糊的斑块状白色鞘是炎症性静脉鞘的特点。

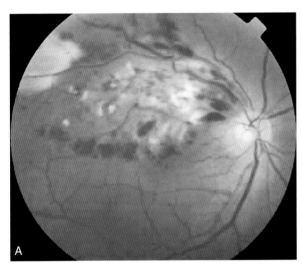

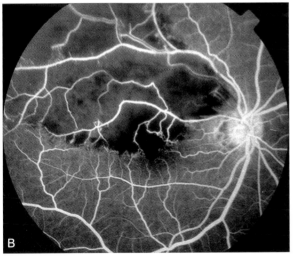

图 4-2-20 右眼颞上分支静脉阻塞
A. 彩色眼底像显示右眼颞上分支静脉阻塞,阻塞部位以远的颞上分支静脉迂曲,周围散在棉绒斑以及火焰状出血;B. FFA示颞上大片弱荧光区域,无灌注区形成,黄斑拱环破坏

(三) 侧支循环与新生血管

视网膜侧支循环有三种类型:动脉连接到动脉、静脉连接到静脉或动脉连接到静脉的侧支。视网膜侧支循环可见于视网膜分支静脉阻塞、视网

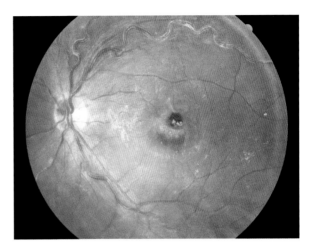

图 4-2-21 陈旧性视网膜中央静脉阻塞,静脉迂曲扩张,管壁可见白鞘,黄斑中央瘢痕,色素沉着

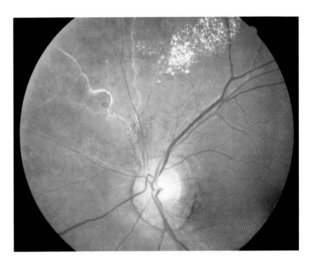

图 4-2-22 鼻上陈旧性视网膜分支静脉阻塞,视盘上方可见吻合血管,静脉血管白线

膜中央静脉阻塞、视网膜分支动脉阻塞、糖尿病性视网膜病变、视网膜血管炎、早产儿视网膜病变、高眼压性青光眼、Coats病、视网膜血管瘤等疾病。在毛细血管无灌注区的边缘,从毛细血管或直接从视网膜小静脉上萌发新生血管(图4-2-23),最初位于视网膜平面内呈红色点状或环状,以后穿破内界膜长入到玻璃体腔内,大的新生血管扩张可呈车轮状或网状,亦可在视盘表面形成(图4-2-24,图4-2-25)。可能同时伴有纤维组织增生,形成纤维血管膜。视网膜侧支循环的血管和新生血管的鉴别主要是靠荧光素眼底血管造影,侧支循环是毛细血管吻合增粗,有灌注功能血管,在FFA下为完整的血管,血管周围无出血、渗出、微血管瘤。而新生血管区域内则可见到渗出、出血、微血管瘤。

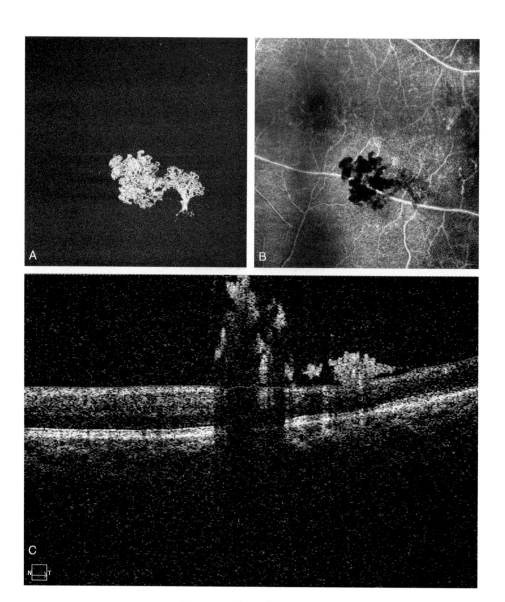

图 4-2-23　视网膜新生血管
A. OCTA：玻璃体腔内可见新生血管网状高血流信号；B. En face 图像：可见新生血管网状遮蔽区；
C. B-scan 图像：视网膜新生血管穿破内界膜长入玻璃体腔内

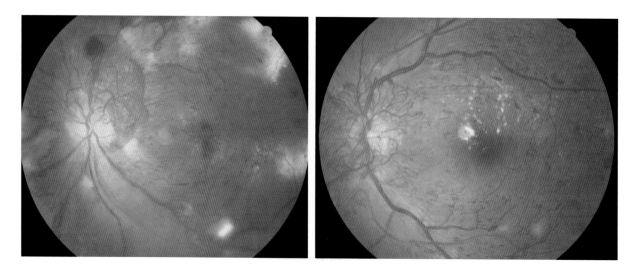

图 4-2-24　视盘表面新生血管，呈轮辐状或网状

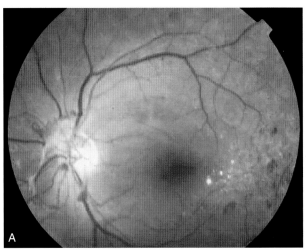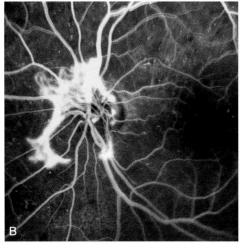

图 4-2-25　视盘新生血管

A.彩色眼底像显示糖尿病性视网膜病变眼底,视盘新生血管形成;B.FFA 显示视盘新生血管渗漏

三、脉络膜血管异常

在临床上,脉络膜血管异常通常表现为脉络膜新生血管和高灌注两大类。

1. **脉络膜新生血管**　脉络膜新生血管形成,长入 RPE 层下或突破 RPE 进入神经上皮层下,常出现于老年人或高度近视人群,表现为后极部病变区可轻度隆起灰色或黄白色病灶,部分患者可表现为后极部一个或多个橘红色病灶,可出现视网膜多层次出血,呈暗红甚至暗黑色出血灶,边缘可伴有黄白色硬性渗出或玻璃疣。根据神经上皮下或 RPE 下积液或积血量的不同,病变区隆起度不一,大量出血可突破视网膜进入玻璃体,产生玻璃体积血。病程久者反复出血机化,可形成盘状瘢痕,病灶呈灰白色类圆形盘状外观,其内可见色素增生(图 4-2-26)。

2. **脉络膜高灌注**　脉络膜高灌注是近年来学者们提出的新概念"脉络膜肥厚型谱系性疾病"中的一种,以中心性浆液性脉络膜视网膜病变最为常见。表现为后极部圆形或类圆形神经上皮脱离,部分患者可伴有局灶性 RPE 脱离,表现为边界清晰的圆形病灶,其周可见边界清晰的浆液性视网膜隆起,FFA 上可见炊烟样或墨渍样渗漏,相应区域脉络膜高灌注(图 4-2-27,图 4-2-28)。病程久者可见局灶的色素脱失和增生,严重者甚至可继发病变区下方色素变性样改变,俗称"水道"(图 4-2-29)。

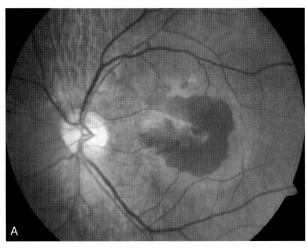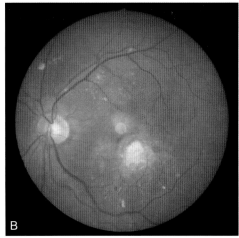

图 4-2-26　脉络膜新生血管

年龄相关性黄斑变性患者。A.黄斑区视网膜多层次出血;B.病程晚期脉络膜新生血管病灶机化,呈黄白色近瘢痕期病变

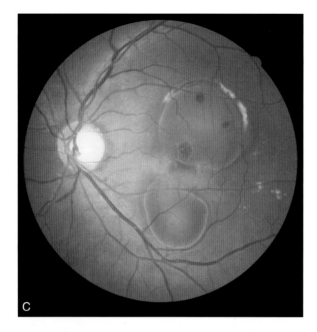

图 4-2-26（续）
C. 息肉样脉络膜视网膜病变,黄斑偏中央橘红色病灶,其颞上及下方血性神经上皮脱离

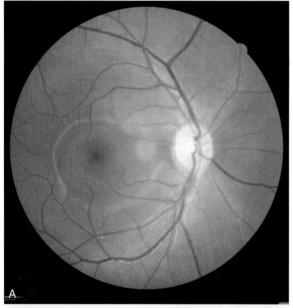

图 4-2-27　中心性浆液性脉络膜视网膜病变
A. 彩色眼底像示黄斑中央 2PD 大小类圆形浆液性隆起;B. FFA 可见病灶中央炊烟样渗漏,ICGA 示相应区域黄斑中央脉络膜强荧光

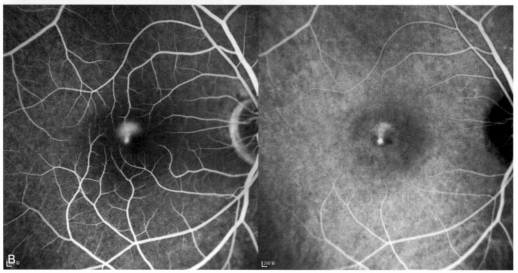

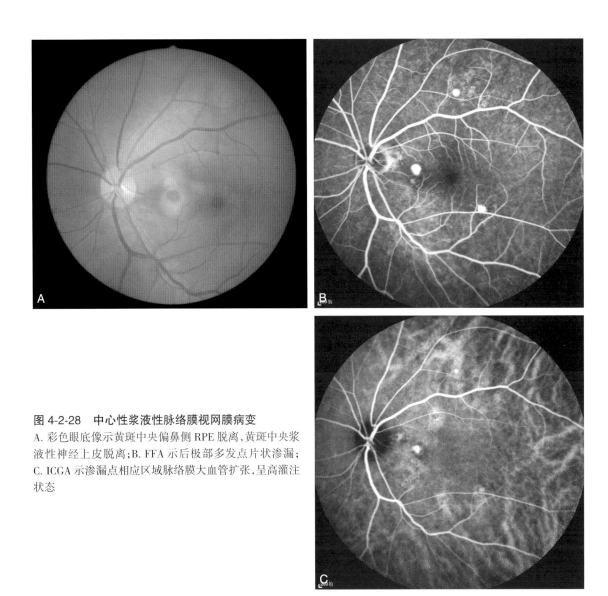

图 4-2-28　中心性浆液性脉络膜视网膜病变
A. 彩色眼底像示黄斑中央偏鼻侧 RPE 脱离,黄斑中央浆液性神经上皮脱离;B. FFA 示后极部多发点片状渗漏;C. ICGA 示渗漏点相应区域脉络膜大血管扩张,呈高灌注状态

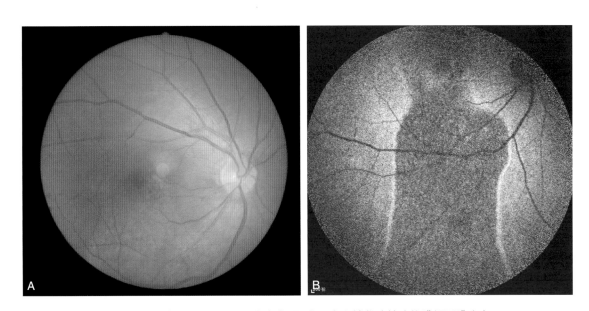

图 4-2-29　与图 4-2-28 同一患者右眼,陈旧中心性浆液性脉络膜视网膜病变
A. 彩色眼底像示黄斑中央色素增生,下方可见灰白色颗粒样色素改变;B. 自发荧光像显示相应区域低自发荧光,其两侧呈条形高自发荧光

第三节 眼底结构异常

一、视网膜脱离

视网膜脱离是指视网膜神经上皮层与色素上皮层的分离,按病因可分为孔源性视网膜脱离、牵拉性视网膜脱离、渗出性视网膜脱离。

1. **孔源性视网膜脱离** 脱离区域的视网膜呈灰白色欠透明外观,表面平滑伴波浪样微皱褶,随着眼球运动,可轻微运动呈漂浮感,部分患眼可见视网膜白色点状,详查眼底常可查见视网膜裂孔(图4-3-1)。当孔源性视网膜脱离进一步发展,玻璃体增生牵拉,可形成视网膜星状皱褶或环形皱褶,甚至以视盘为顶点,呈漏斗样皱缩。

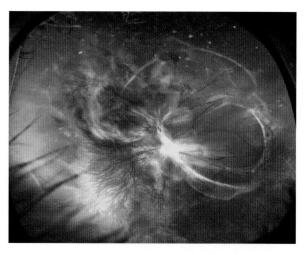

图 4-3-2 牵拉性视网膜脱离

广角眼底像显示视盘周围灰粗大新生血管膜,呈灰白色机化状态,皱缩牵拉致后极部视网膜脱离,可见上下血管弓及黄斑区颞侧环形皱缩的机化膜

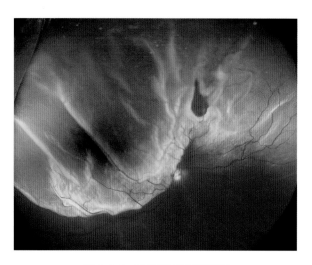

图 4-3-1 孔源性视网膜脱离

广角眼底像显示上方视网膜脱离,呈灰白色波浪样隆起,其内可见马蹄形裂孔

2. **牵拉性视网膜脱离** 可由多种原因引起,以血管性疾病最为常见。眼底表现为玻璃体内白色机化膜与视网膜前表面粘连紧密,皱缩的机化膜牵拉视网膜呈帐篷样隆起。视网膜脱离的形态与机化膜的附着位置、皱缩状态、牵拉力的方向有关。脱离的视网膜呈灰白色欠透明样外观,形态僵硬,无移动性(图4-3-2)。

3. **渗出性视网膜脱离** 继发于多种血管性、感染性或肿瘤性眼底疾病,如葡萄膜炎、葡萄膜渗漏综合征、视网膜脉络膜肿瘤等,因原发病变破坏了血-视网膜屏障功能,表现为视网膜脱离呈灰白色欠透明外观,表面平滑或伴波浪样微皱褶,随体位的改变,视网膜脱离形态可随之改变,典型表现

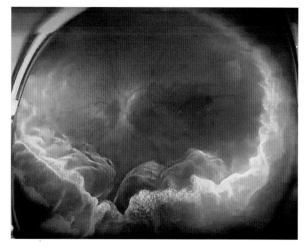

图 4-3-3 葡萄膜炎继发渗出性视网膜脱离,患者坐位眼底像,下方视网膜脱离隆起度最高

为坐位时下方视网膜脱离最高,而平卧位时液体积聚于后极部,且眼底缺乏视网膜的裂孔和机化膜的增生和牵拉等表现(图4-3-3)。

二、脉络膜脱离

脉络膜脱离是指巩膜与脉络膜或睫状体之前潜在腔隙内出现液体,导致脉络膜隆起,可为血性或浆液性,呈棕色球形隆起凸向玻璃体腔,呈实性感,表面圆滑,隆起度高者可直接观察到锯齿缘。可继发于孔源性视网膜脱离、葡萄膜炎、巩膜炎等多种疾病,也可表现为特发性脉络膜脱离,称葡萄膜渗漏综合征(图4-3-4)。

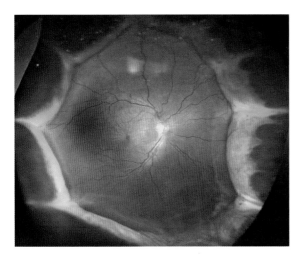

图 4-3-4 葡萄膜渗漏综合征患眼脉络膜脱离
表现为全周多处棕色球形隆起凸向玻璃体腔,面圆滑,可直接观察到锯齿缘

三、后极部皱褶

后极部皱褶可见于下列情况:

1. 脉络膜皱褶 脉络膜皱褶是指内侧脉络膜、Bruch 膜、视网膜色素上皮及内层视网膜形成的平行沟或线纹。可能的机制为脉络膜充血、巩膜受压迫隆起或 Bruch 膜收缩(图 4-3-5)。常见于球后占位病变、后巩膜炎、脉络膜肿瘤、高度近视、视网膜脱离巩膜扣带术后及抗青光眼滤过手术后低眼压。因为视网膜上的光感受器相邻关系发生改变,临床表现为视物变形。若脉络膜皱褶形成已久,则相应处的视网膜色素上皮层和神经上皮层将发生不可逆的损害,使患者的视力永久受损。眼底检查常为水平向的平行沟,少数为

垂直、斜向或不规则方向。皱褶隆起的部分因视网膜色素上皮变薄,看起来较为明亮,反之亦然。在 FFA 上强荧光为隆起部分,因为背景脉络膜荧光增加,自变薄的视网膜色素上皮透出荧光较强。而弱荧光则因为挤压聚积的视网膜色素而遮挡荧光。

2. 视网膜前膜 视网膜前膜是由于视网膜胶质细胞在内界膜破裂后移行到视网膜表面增生而形成。而内界膜撕裂大多是玻璃体自黄斑部后脱离的过程中产生。发生原因有老年特发性,也可继发于内眼手术、视网膜血管疾病、眼内炎及眼球钝挫伤术,如视网膜脱离、视网膜光凝、电凝、冷凝等,可导致视网膜胶质细胞的增生,因重力作用而最常沉积于黄斑区(图 4-3-6)。视网膜前膜在黄斑区因形成的轻重分为玻璃纸样黄斑病变和黄斑部皱褶。玻璃纸样黄斑病变是由于一层薄而透明的视网膜上细胞覆盖在黄斑部,呈现不规则光反射或光泽,临床以轻微的视物变形或视力下降为表现或常以无症状而在体检中发现。视网膜前膜本身是透明的,可用无红光的光来检查。黄斑部皱褶是前膜进一步变厚并收缩所致,在视网膜表面可见皱褶和白线,可能会遮挡其下明显弯曲的血管,并牵拉附近血管使其走行扭曲,荧光素眼底血管造影可有渗漏。临床常以较严重的视物变形及视物模糊就诊。

四、视网膜皱襞

多见于先天性发育异常,称为先天性视网膜皱襞,是一种少见的视网膜发育异常,病因尚不明

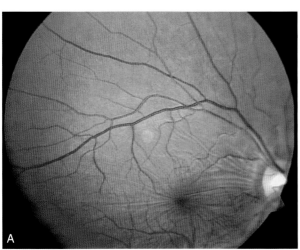
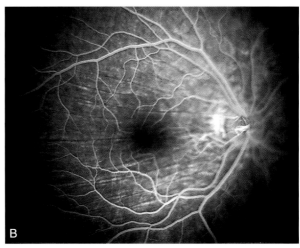

图 4-3-5 脉络膜皱褶
A. 彩色眼底像显示右眼后极部平行浅纹;B. FFA 显示脉络膜皱褶纹

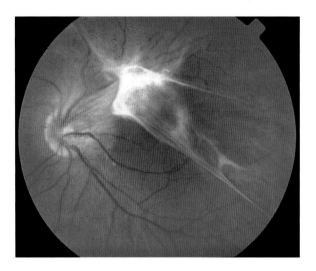

图 4-3-6　彩色眼底像显示左眼颞上血管弓处白色视网膜前膜形成

确。有家族发病倾向。视网膜皱襞主要表现为起自视盘,呈带状向周边延伸的视网膜的皱褶,上附有与之平行走行的视网膜血管,多位于颞侧多稍偏下,延伸至锯齿缘,甚或到达晶状体赤道部。也有终止于黄斑者,称为不完全型(图 4-3-7)。组织学上视网膜皱襞为神经上皮层重叠,呈菊花状排列,视网膜血管位于皱襞内。

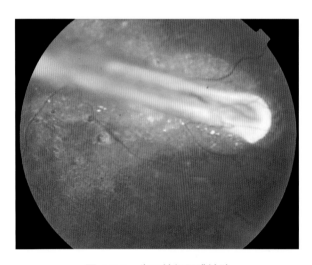

图 4-3-7　先天性视网膜皱襞

视网膜上有一束卷起的皱褶,起自视盘,呈带状向周边延伸至锯齿缘

患儿自幼视力差,单眼或双眼发病,常伴有斜视、眼球震颤。少数病例可伴有其他眼部异常,如小角膜、瞳孔残膜、先天性白内障、高度近视或原始、黄斑异位或视网膜脉络膜缺损等。病变常无明显进展。

先天性视网膜皱襞被认为是一种继发于视网膜血管发育异常类疾病的眼底体征,如家族性渗出性玻璃体视网膜病变、早产儿视网膜病变、Norrie 病、色素失禁症和先天性弓形虫病。在视网膜皱襞的患眼或对侧眼常伴有玻璃体新生血管、出血、周边视网膜无灌注区等。

五、黄斑异位

正常黄斑位于视盘颞侧偏下方,其中心凹距视盘颞侧缘约 2.0PD 处,若黄斑明显偏离正常位置,称为黄斑异位(macular ectopia)(图 4-3-8)。

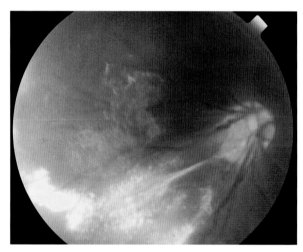

图 4-3-8　黄斑异位

家族性渗出性玻璃体视网膜病变黄斑向颞下方移位

黄斑异位程度差异很大,多向远离视盘方向偏移,即颞上、颞下或颞侧偏移,向鼻侧偏移靠近视盘方向者少见。中心凹反光可正常或稍模糊,视网膜血管可正常或随黄斑异位而异常分布。

黄斑异位原因尚不明确,可能与遗传相关,或胚胎期脉络膜视网膜炎症相关。可单侧,也可双侧。多表现为双眼单视功能消失,患者若仍通过中心注视(即用异位的中心小凹注视),视力可正常,若通过旁中心注视,则视力不良,亦不能矫正。黄斑异位有时可伴有眼部的其他先天异常,如视神经入口转位、脉络膜缺损、永存原始玻璃体动脉、先天性小眼球、先天性小角膜、圆锥角膜等。黄斑显著异位者,因明显异常的 Kappa 角,患者可表现为假性斜视,通过遮盖去遮盖试验可与真性斜视进行鉴别,假性斜视者去除遮盖后眼球不移动,或向斜视的相反方向移动。

第四节　玻璃体改变

一、玻璃体混浊

引起玻璃体混浊的原因有很多。如视网膜、脉络膜的出血,炎症反应,其他异物积存于玻璃体腔内,影响玻璃体屈光间质者,皆可称为玻璃体混浊。常见有以下原因:

1. **先天性胚胎组织残留**　如永存原始玻璃体综合征,由于玻璃体动脉残留或由视盘延伸出来的血管膜可造成玻璃体内混浊。

2. **出血性玻璃体混浊**　常见于高血压、糖尿病患者眼底表现。由于视网膜、脉络膜新生血管出血积存于玻璃体内形成(图 4-4-1)。

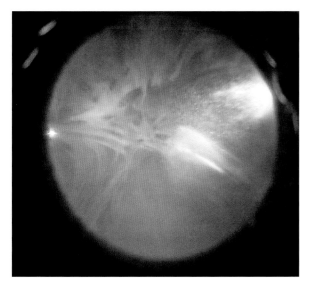

图 4-4-1　PCV 玻璃体积血,玻璃体切除术中所见
玻璃体内灰白尘状混浊,可见玻璃体纤维形态

3. **炎性玻璃体混浊**　如虹膜睫状体炎、葡萄膜炎,由于炎性细胞浸润组织产生的渗出,炎性细胞本身及坏死细胞和色素颗粒脱落至玻璃体内,或因为吞噬细胞附着于玻璃体纤维组织而产生不同类型的混浊表现。

4. **外伤性玻璃体混浊**　如眼球钝挫伤、穿通伤常伴有眼内出血或眼内异物,进而引起继发性眼内炎而引起混浊。

5. **闪辉性玻璃体液化(眼胆固醇沉着症)**　产生原因不明,为胆固醇结晶也可为磷酸盐或酪氨酸悬浮于玻璃体内,结晶可渐沉积于下方。眼底检查时,可见闪光的结晶随眼球漂动(图 4-4-2)。

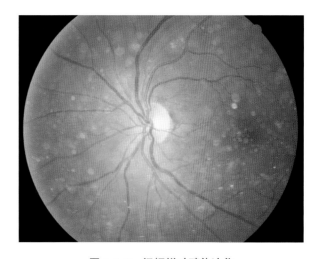

图 4-4-2　闪辉样玻璃体液化
玻璃体内闪光的灰白色结晶,眼球运动时漂浮于玻璃体腔内,而后逐渐下沉,活动度较大

6. **星状玻璃体变性**　多发生于糖尿病、高胆固醇血症患者,表现为雪花样玻璃体点状物漂浮,可局限于一个部位,也可散布在全玻璃体内,当眼球活动时,仅见些微漂动,静止时仍恢复原来位置而不下沉。其组成为脂肪酸、磷酸钙盐、钙皂等化学物质(图 4-4-3)。

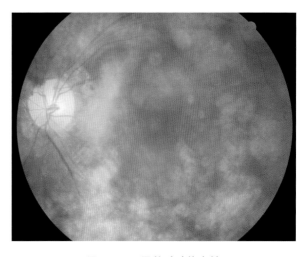

图 4-4-3　星状玻璃体变性
玻璃体内雪花样淡黄色结晶样混浊物,随眼球运动有些微漂动,静止时回复至原位而不下沉

7. **全身性疾病**　一些热性病常有玻璃体混浊的表现。如流感、伤寒、流脑、疟疾、回归热等可有玻璃体混浊。肾炎、妊娠毒血症、糖尿病也可出现玻璃体混浊。

8. **其他**　如眼肿瘤、寄生虫等也可造成玻璃体混浊。

二、玻璃体液化、后脱离、劈裂

玻璃体液化后脱离只是玻璃体退化的一个阶段,虽不会影响视力,但也不能复原。它是由于玻璃体皮质Ⅱ型胶原与视网膜内界膜Ⅳ型胶原的分离,常发生于老年人及高度近视的患者。玻璃体液化开始时,可形成多个局限散在的水泡,若水泡融合在一起,会使玻璃体的支撑变弱,导致贴在视网膜的玻璃体后界膜脱离视网膜,而向玻璃体腔的中央内缩,形成玻璃体脱离。因为玻璃体与视盘边缘粘连紧密,分离后在视网膜前出现一个如视盘大小的环形混浊物,称为Weiss环,此环可因为失去张力的玻璃体皮质而变形或移位。约有3%的病例可因为玻璃体皮质和视网膜内界膜分离过程中牵拉造成视网膜出血、视网膜裂孔甚至视网膜脱离。大部分玻璃体后脱离属于完全脱离,但有少数患者玻璃体后界膜仍有几处与视网膜较紧密粘连,出现不完全脱离。此时随着眼球转动,玻璃体后界膜会拉扯视网膜而产生闪光感。不完全玻璃体脱离通常在1个月内,不伴发任何并发症而成为完全脱离,闪光感即可自然消失。还有一种特殊形态的玻璃体后脱离,玻璃体后界膜和视网膜存在着广泛的病理性粘连,玻璃体脱离后,增厚的后皮质外层仍附着于视网膜上,实际上是玻璃体的层间分离,称为玻璃体劈裂。

第五节 眼底图绘制

眼底图是由3个同心圆及12条放射线组成。最里面的圆代表赤道部,中间的圆代表锯齿缘,最外面的圆代表睫状体及玻璃体的基底部。12条放射线为各时钟方位的子午线。

用钟点指示方位,黄斑中心凹位于眼底图的正中央,12:00表示被检查者的上方,6:00表示其下方,3:00为右眼的鼻侧,左眼的颞侧,而9:00则反之。

临床上用视盘直径(PD)亦称视盘直径(DD)作为测量单位,用它来估计病灶大小及病灶与某个解剖部位的距离。若换算成毫米,则一个视盘直径约为1.5mm。

初学者可以将纸笔放在手边,边看边画。注意前置镜和间接检眼镜所见与患者眼底是全反的。用前置镜或坐位用间接检眼镜检查时,可将图纸上下颠倒,检查者所见即可直接绘于图上。如果是卧位用间接检眼镜检查时,将图纸放在患者胸前,图纸的上端放在患者的脚侧,下端放在患者的头侧,亦是所见即所得。首先在眼底图上画出几个重要的解剖标志,如视盘、黄斑、视网膜血管分支等。可按检查者习惯,顺时针方向将眼底情况详查1周后,用彩色铅笔按国际统一规定记录在眼底图上。不同的病变使用不同的彩色铅笔描绘(图4-5-1)。

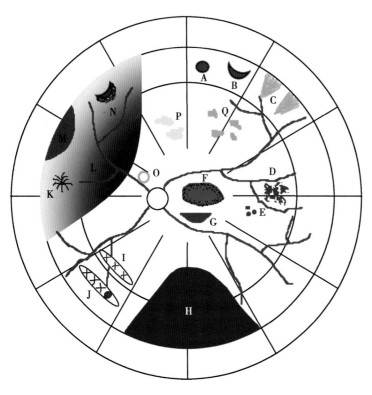

图 4-5-1 眼底图
A. 圆形裂孔;B. 马蹄形裂孔;C. 白内障;D. 新生血管;E. 视网膜出血;F. 黄斑囊样水肿;G. 视网膜前出血;H. 脉络膜占位;I. 视网膜变薄;J. 伴有萎缩性圆孔的格子样变性;K. 星状皱褶;L. 视网膜脱离;M. 锯齿缘离断;N. 卷边的马蹄形裂孔;O. Weiss环;P. 视网膜渗出;Q. 玻璃体混浊

- 正常视网膜 淡红色
- 视网膜静脉 蓝色
- 视网膜动脉、出血斑 红色
- 脱离的视网膜 淡蓝色
- 视网膜裂孔 蓝圈内涂红
- 视网膜变性区 蓝色范围内画蓝叉
- 视网膜变薄区 蓝色范围内画红叉
- 视网膜色素 黑色
- 脉络膜病变 棕色
- 脉络膜及视网膜的渗出 黄色
- 屈光间质及玻璃体混浊 绿色
- 锯齿缘 蓝色波浪线

(周金琼 陈积中 魏文斌)

参考文献

1. 黄叔仁,张晓峰.眼底病诊断与治疗.2版.北京:人民卫生出版社,2008:20-25.
2. 魏文斌.双目间接检眼镜的临床应用.石家庄:河北科学技术出版社,1999:72-77.
3. 于路珍.眼底病.济南:山东科学技术出版社,1995:65-73.
4. 张承芬.眼底病学.北京:人民卫生出版社,1997:175-187.
5. KANSKI J J. Clinical ophthalmology. 5th ed. Oxford: Butterworth-Heinemann,2003:349-381.
6. WEI W. Atlas of retina detachment. Singapore: Springer, 2018:105-156.

第五章

以逻辑思维学研究眼底病误诊与防范

在临床诊断过程中,误诊是不能完全避免的错误。实际上,每一例的误诊都各有其特殊的原因,防范误诊可以从每一例病例的具体情况分析开始,但更为重要的是寻找一些共性的根源特征,以求在更前沿的位置建立防范误诊屏障。通常情况下,除少数医师是因责任心不强而造成临床误诊外,多数病例被误诊的原因集中在以下三个方面:专业理论基础差、专业技术水平低、临床思维能力欠缺。为解决这些问题,专业理论的学习、专业技术的培训、临床实践的丰富是显而易见的重要方面,除此之外,鼓励医师适当地掌握一些逻辑思维方面的知识可以达到事半功倍的效果。本章简要介绍一些关于逻辑思维方面的基本知识,并尝试从这一角度分析在疾病诊治过程中,临床医师可能存在的思维方法方面的问题。

第一节 逻辑思维的概念

一、思维的概念及分类

(一)思维的概念

思维是人脑加工和处理各种信息的活动,它是人脑对客观现实进行的概括的和间接的反映,它反映事物的本质和事物间规律性的联系。通俗地说,思维就是我们人类在认识客观世界过程中不断思考的活动。

(二)思维的分类

人类思维活动主要有三种基本形式,即形象思维(直觉)、抽象思维(逻辑)和灵感思维(顿悟)。

1. **形象思维** 指以具体的形象或图像为思维内容的思维形态,是用直观形象和表象解决问题的思维。形象思维是人的一种本能思维,是原始、基础的思维。

2. **抽象思维** 又称逻辑思维,是指人们在认识过程中借助于概念、判断、推理等思维形式能动地反映客观现实的理性认识过程。它是人类认识的高级阶段,即理性认识阶段,也是人们最常用、最有效的思维活动形式。

3. **灵感思维** 是一种短暂的顿悟性思维,为高级复杂的创造性思维理性活动形式,也是目前我们尚不能清楚定义和认识的一种思维过程,可能为潜意识与显意识之间相互作用、相互贯通的结果。

现实生活中,思维作为人脑的一种基本活动并不是以人为控制的形式独立地进行某种思维类型的活动,实际上,上述的三种思维形式常常交叉存在、相互影响、共同作用。

在以上三类思维形式中,逻辑思维作为最常用的核心思维形式是我们最为关注的内容。我们期望能够通过了解逻辑思维的主要形式、常用方法、基本规律等知识,达到提高思想论证和表达能力的目的。

二、逻辑思维的主要形式、常用方法和基本规律

(一)逻辑思维的主要形式

逻辑思维的形式自然归属于一般意义的思维形式,其特征性在于从逻辑学的角度提出了明确的要求。逻辑思维的基本形式是概念、判断和推理,思维的过程就是运用概念、作出判断、进行推理的过程。

1. **概念** 概念是对同类事物共同的一般特征与本质属性的概括,它是思维中的最小单位,是构成判断和推理的基础。

概念的主要功用是指称对象,它通过反映对象所具有的特有属性来指称对象。

概念具有内涵和外延,这是概念重要的逻辑学特征。概念的内涵是概念所反映的对象的特有属性;概念的外延就是具有所反映概念的特有属性的对象所组成的类。我们通常用定义揭示概念的内涵,而用划分明确概念的外延。例如,眼科学在思维体系中是一个概念,我们在阐述这一概念时通常将定义和划分同时运用,以求完整表述概念的全部内容,如我们说"眼科学是研究人类视觉器官疾病的发生、发展及其防治的专门学科。眼科学研究范围包括眼的生理、生化、药理、病理、免疫、遗传,以及眼的各种特殊检查和眼显微手术技术等。"前一句话实质为眼科学的定义,强调这一概念的特有的属性,而后一句话则为划分的内容,说明了眼科学这一学科概念所包括的具体研究对象。

概念有很多分类方法,如根据概念反映的对象的数量和范围可分为普遍概念、单独概念、虚概念;根据概念反映的对象是否为集合体分为集合概念和非集合概念;根据概念反映的对象是否具有某种属性分为正概念和负概念;根据概念反映对象的内涵和外延是否模糊分为非模糊概念与模糊概念;根据概念所反映的内容分为实体概念、属性概念和关系概念。

2. **判断** 判断是对认识对象的情况有所判定的思维形式,它反映了认识对象所具有的属性或对象之间的关系。

判断有两个基本特征:其一,判断必须对思维对象有所断定;其二,判断一定有真假,真假是根据该判断是否与真实情况相符来决定。

判断需要借助语句来表达。并不是所有类型的语句都能表达判断,一般情况下,陈述句是最常用的表达判断的语句形式。需要注意的是不同的语句可以表达同一判断,而同一语句在不同的语言环境中可以表达不同的判断。

判断可根据不同的划分标准分为不同的类别。例如,根据判断中是否包含"必然""可能""应该""也许"等模态词分为模态判断和非模态判断;根据判断是否包含其他判断成分分为简单判断和复合判断;简单判断又根据是判断对象的性质还是关系分为性质判断和关系判断;复合判断还可因各判断之间的逻辑关系不同而分为联言判断、选言判断、假言判断等。

例如,"外伤性黄斑孔的诊断必然有外伤史的支持"这一判断属于模态判断;"永存玻璃体动脉是眼底的先天性发育异常"这一表述属于简单判断中的性质判断;而"脉络膜脱离型视网膜脱离属于特殊类型的孔源性视网膜脱离"则是简单判断中的关系判断;"疱疹病毒感染既是急性视网膜坏死综合征的病因,也是巨细胞病毒性视网膜炎的病因"这是复合判断中的联言判断;"黄斑裂孔或者是特发性,或者是外伤性,或者是继发性"这句话是符合判断中的选言判断。

3. **推理** 推理是根据一个或一些判断而得出另一个新的判断的思维形式,它是判断与判断之间的联结、过渡。

按照不同的分类标准,推理可进行不同的分类。根据推理的思维方向可以将推理的方法分为演绎推理、归纳推理和类比推理;根据前提对结论的蕴含程度,推理分为必然性推理和或然性推理;根据前提的数量,推理又分为直接推理和间接推理等。

(1) 演绎推理:是从一般现象推出个别现象的推理。演绎推理中的简单推理是经典的三段论推理形式,而复合推理是在复合判断的基础上发展而来,也可分为联言推理、选言推理、假言推理等。

三段论推理由两个前提和一个结论组成,大前提是一般原理,小前提是从一般到个别的推理,结论是个别对象的判断推理。例如,孔源性视网膜脱离都有视网膜裂孔存在,脉络膜脱离型视网膜脱离属于孔源性视网膜脱离,所以,脉络膜脱离型视网膜脱离也存在视网膜裂孔。又如,笔者刚学习眼底病时虽然很清楚孔源性和渗出性视网膜脱离的视网膜下有液体,因为液体的流动性可以被观察到,但困扰于牵拉性视网膜脱离的视网膜感觉层与色素上皮层之间是否有液,当从一本书上读到"视网膜脱离是视网膜神经上皮与视网膜色素上皮之间积聚着液体而发生的分离"这一表述时,疑惑迎刃而解。因为,视网膜脱离都有液体聚积在视网膜感觉层和色素上皮层间,而牵拉性视网膜脱离属于视网膜脱离,因此,牵拉性视网膜脱离的视网膜感觉层与色素上皮层之间一定有液。这是依据三段论推理得出的认识。

(2) 归纳推理:是对一个具有特殊性的前提进行推理论证,从而得出普遍性的结论。归纳推理法又可分为完全归纳法和不完全归纳法、简单枚举法和科学归纳法、求同法和求异法等重要类型。

归纳推理是将一些个别现象的规律推广至该类事物的全体，因此，其结论应该是或然性的。从这一角度认识，完全归纳推理因为考察了该类事物中的全体，其推理的结论具有必然性。所以，完全归纳推理在严格的意义上分析应该不属于归纳推理。不完全归纳推理是归纳推理的典型形式，它可分为简单枚举归纳推理和科学归纳推理。

1）简单枚举推理：是根据某种属性在部分同类对象中反复出现而没有遇到反例而推出的结论。例如，从"视网膜静脉阻塞可引起新生血管性青光眼，糖尿病性视网膜病变可引起新生血管性青光眼，视网膜血管炎可引起新生血管性青光眼"推理出"常见的视网膜血管性疾病都可引起新生血管性青光眼"。

2）科学归纳推理：是依据某种属性在某类对象中反复出现，且用科学分析的方法可发现这些属性与结果之间具有因果关系，在此基础上形成的推理。例如，视网膜静脉阻塞可引起新生血管性青光眼，糖尿病性视网膜病变可引起新生血管性青光眼，在发生新生血管性青光眼的视网膜静脉阻塞和糖尿病性视网膜病变的患者玻璃体内均可检测到血管内皮细胞生长因子的明显升高，而在无新生血管性青光眼并发症的这两种病例的玻璃体内则检测不到异常升高的血管内皮细胞生长因子，因此，血管内皮细胞生长因子的异常升高是视网膜血管性疾病引起新生血管性青光眼的根本原因。

（3）类比推理：是根据两个或两类相关对象的某些属性相似或相同，进而推出它们在其他属性方面也相似或相同的推理。

类比推理是从个别到个别或从一般到一般的推理，类比推理的结论不具必然性是或然性的。当我们对未知事物进行推测或探索时会采用类比推理，例如，我们想知道多灶性脉络膜炎合并全葡萄膜炎的患者能否发生脉络膜新生血管并发症，我们可以将这一疾病与特发性脉络膜新生血管相比，两种疾病主要病变层次都发生在脉络膜，两者均为炎症性病变，两者都可出现黄斑区的病灶，特发性脉络膜新生血管可引起脉络膜新生血管的并发症，所以推测多灶性脉络膜炎合并全葡萄膜炎的患者也能发生脉络膜新生血管并发症。

（二）逻辑思维的常用方法

逻辑思维的方法主要有比较与分类、分析与综合、归纳与演绎等，这些方法可仅用于分析整理思维内容，也可用于推理过程，当用于推理时，就演变为类比推理、归纳推理和演绎推理等。

逻辑思维的常用方法也是其基本方法，是进行推理和论证的基础。能够灵活掌握和运用这些方法是逻辑思维能力强的具体表现。

1. **比较法**　即比较事物内部之间的共同点和差异点的思维模式。比较的核心要素是比较状态、比较对象和比较标准。横向比较和纵向比较是指在同一时间状态或在不同时间状态下的比较。理想类型比较是将比较物与理想参照物进行比较。"脉络膜血管瘤颜色偏红，脉络膜骨瘤颜色偏白"，这是一种横向比较；"在荧光素眼底血管造影早期，黄斑中心凹的颞侧边缘出现一个点状强荧光，随时间推移荧光逐渐增强、渗漏"，这是纵向比较；"这例玻璃体手术做得非常好"，这是与理想参照物进行的比较。

2. **分类法**　是指将类或组按照相互间的关系，组成系统化的结构，并体现为许多类目按照一定的原则和关系组织起来的体系表，作为分类工作的依据和工具。例如，眼底病可按病变的原发或主要累及的解剖部位分为玻璃体疾病、视网膜疾病、脉络膜疾病、视神经疾病。

3. **分析法**　是把所要研究的内容分成较为简单的组成部分，再找出各部分的本质属性和彼此之间的相关关系的思维方法。例如，"视网膜中央动脉阻塞的眼底改变可分为阻塞的原发改变和阻塞引起的功能损害性表现，前者包括视网膜动脉变细、动脉内可见栓子，后者为视网膜感觉层的坏死等"。这是对视网膜中央动脉阻塞的眼底表现进行了分析的认识结果。

4. **综合法**　是将分析过的各个组成部分，依据其特定的属性或关系组合成新的统一整体的方法。例如，"视网膜血管性疾病中常见的表现如视网膜血管扩张、血管吻合支形成、出现视网膜新生血管均是视网膜组织对缺血产生的代偿性反应"。这是对各种视网膜血管性疾病的几种临床表现分析后又重新综合后的结论。

5. **归纳法**　是一种由细节到整体、由个别到一般的总结方法。如从"视网膜中央静脉阻塞可有视网膜出血的表现、视网膜中央动脉阻塞也可见到视网膜出血、视网膜血管炎有视网膜出血、特发性毛细血管扩张症有视网膜出血……"归纳出视网膜血管性疾病均可出现视网膜出血的体征。

6. **演绎法** 是从已有事实和结论的基础上，以一定的逻辑思维假设推断新的结论的方法。这一方法在演绎推理中已有阐述。

（三）逻辑思维的基本规律

逻辑思维的基本规律是人类长期思维经验的总结，是人们正确思维必须遵守的共同原则，主要内容包括同一律、矛盾律、排中律和充足理由率。

1. **同一律** 是指在同一思维过程中，必须在同一意义上使用概念和判断，不能混淆不相同的概念和判断。例如，眼内炎的概念实际上有广义和狭义之分，我们在临床实践中通常遇到的，也是非常重要的类型是感染性眼内炎，也是狭义的眼内炎，由于其具有常见性和重要性，所以临床医师习惯于将感染性眼内炎简称为眼内炎。在临床病历书写时，如果使用这一简称就会引起逻辑上的混乱，如一方面在诊断依据上强调病原体的检查是确诊眼内炎的重要依据。同时，又在鉴别诊断中提出无菌性眼内炎并无病原体的存在。这种表述错误的根本原因是在病历书写这一思维过程中没有保持同一律，即混淆了眼内炎广义和狭义的概念。

2. **矛盾律** 是表示两个互相矛盾的思想不能同时都是真的。因此，在思维过程中，对同一对象不能同时作出两个互相矛盾的判断。例如，如果一个医师判断某一疾病是急性视网膜坏死，另一医师认为该病不是视网膜坏死，上级医师在查房时就不能给出两个诊断都是正确的判断，这是犯了自相矛盾的错误。

3. **排中律** 是指在同一思维过程中，两个互相矛盾的思想不能都是假的，必有一真。例如，在上一个例子中，如果上级医师对两个下级医师的判断都不认可，即不认为诊断为视网膜坏死是对的，也不认为诊断为非视网膜坏死是对的，那他就违反了排中率，犯了"两不可"的错误。

4. **充足理由律** 是指在同一思维过程中，一个思维对象被确定为真，必须有充足的理由。充足理由律反映了正确的思维必须有论证性。充足理由律的具体要求是：任何论断都必须有理由，理由必须真实，理由必须充分，理由与论断之间有必然的推导关系，从该理由必然能推导出论断。

三、逻辑思维与临床思维

（一）社会实践是思维形成和发展的基础

由于思维是人脑对客观现实进行的概括的和间接的反映，所以，人所接触的客观现实就是形成思维的基础，换句话说就是社会实践是思维形成和发展的基础。

首先，社会实践的需要为思维确定了任务和方向，思维是有目的的思想活动并因目标不同运用的方法不同，因此，不同的社会实践必然影响思维形成的特征。

其次，社会实践过程为逻辑思维的发展提供了基本素材和独特视角。每一个人具有的思维特征是与其所经历的社会实践密不可分，具有相似社会实践经验的人必然在思维习惯和特性上有所联系。

作为医学工作者，医学实践也是促使我们形成特有职业思维的基础和动力。通常我们所说的临床思维就是临床实践过程中形成和发展的一种职业思维方式，它具有一般思维的基本特征，又具有职业目的和环境赋予它的特殊性，我们现在深入学习和认识有关思维方面的基本内容，最主要的目的还是提高我们临床思维的能力，更好地完成本职工作。

（二）逻辑思维与临床思维

临床思维，是指在临床实践中，一个合格医师所具备的理论联系工作实践，根据患者情况进行正确决策、解决临床问题的能力。临床思维因其明确的目的性和实践的特殊性而具有明显的职业特点。

在临床实践的过程中，各种思维形式并不是单一、孤立地起作用，它们常常同时或交叉参与活动，如我们初学眼科的医师观察各种眼底病变时会有明显的形象思维活动，同时我们也在观察过程中提取了某种疾病的重要特征，上升到抽象思维的层次，在思考一些疑难眼底病诊断时也偶有顿悟性的认识。

在各种思维形式中，与临床思维关系最密切的是逻辑思维。首先，这是因为医学实践中最主要的工作是推理和判断，诊断为何种疾病是医师根据获得的症状、体征和各种辅助检查结果进行合理的推理而后做出判断，而选择何种治疗也是医生在权衡各种信息资料后作出的决断。而从思维角度认识，进行判断与推理恰好属于逻辑学的范畴。例如，"病历是医务人员在医疗护理工作中的全面记录；病历是诊断、治疗和护理的科学依据，也是临床教学、科研和信息的重要资料；病历是具有法律效力的重要的医学文件。"此外，医疗活动作为一种社会工作有其特殊的职业要求，医学文书不仅有科学意义还是法律的证据。逻辑思维追求思维缜密性、原则性和表达的精确性，这与我们对医学文件书写要求具有一致性，也就是说，医学文件的形成也需要逻辑思维的指导，以保证其表达严谨、准确、符合逻辑。

第二节　逻辑思维在眼底疾病诊断和鉴别诊断中的应用

一、医学诊断中的逻辑思维基础

（一）疾病的名称与概念

每一种疾病的名称都是一个具有特定意义的名词，都符合逻辑思维学中概念的定义。既然是概念那么理论上关于概念的阐述就应当包括一些最核心的内容：用定义揭示其本质，用划分明确其外延。而且，为方便读者学习，在所有关于这一疾病内容的论述上都应该是首先明确概念的基本内容。但在实际工作中，如果我们翻开各种关于眼病的书籍后，我们就会发现能够被理想阐述的疾病概念并不多。例如，我们学习专业书中年龄相关性黄斑变性这一章节时，发现书中多开篇讲解这一疾病的别名、致盲的重要原因、发病率和患病率等，而我们最想认识的关于疾病本质的内容却没有论及；同样，在关于视网膜动脉阻塞的疾病描述中，我们读到的内容也多是这一疾病严重危害视力、发病可能相关的因素、主要临床表现等内容，没有真正符合本质定义的阐述。

在医学的专业书籍中，提出一个概念名词但不能清楚阐述这一概念定义的原因可能在于以下两个方面：其一，与其他专业领域不同，很多疾病我们在命名时尚未掌握其本质的内容，因此，在概念的陈述时也难以清楚表述其本质；其二，我们某些专业书籍的写作者缺乏基本的逻辑思维方式，没有认识到概念的清楚表述对于学习者理解其他后续内容的重要性，或者缺乏提炼疾病核心概念的能力。例如，上述视网膜动脉阻塞的概念我们可以将其概括为："由于各种原因引起的视网膜动脉的灌注量突然下降，进而导致其所供养的视网膜发生急性功能障碍的疾病"。

（二）定义与诊断标准

在通常的思维活动中，我们对 A 是否为 B 的判断主要依据两者是否具有同样的本质内容，即比对 A 是否为符合 B 的概念。由于如前所述有很多疾病到目前为止未掌握其本质的内容、缺乏清楚明确的定义，所以，关于疾病的诊断我们很难像其他概念的掌握一样主要比对概念的定义，而是通过另一种方法进行判断，即先建立诊断标准，然后通过比对 A 病是否符合 B 病的诊断标准，进而判断 A 是否为 B。

在医学上，诊断标准实际上是关于疾病的诠释性内容，它并不能完全替代疾病的本质概念，它只是更容易被应用和掌握的标尺。实际上，由于解释疾病本质的角度和目的不同，诊断标准是可以变动的。例如，同样针对一个疾病，临床诊断标准和流行病学诊断标准并不完全相同，因为两类工作侧重的内容不同，前者是为了发现需要治疗的患者，后者可能是为了发现潜在的具有危险因素的人群。当我们在进行一项前瞻性临床研究时，常常也需要首先明确患者的入选标准和排除标准，以达到选择这一疾病中特定人群而不是全部人群的目的。

（三）诊断、鉴别诊断与判断

诊断和鉴别诊断本质上都是一种判断。诊断是对患者主诉的问题进行是否为疾病以及是哪种疾病的判断，鉴别诊断是对两种或两种以上候选疾病进行选择性判断。所以，诊断的潜在思路是第一判断是否有病，第二判断为何种疾病。在进行第二步判断时，医生应当预先在头脑中有候选的疾病，待诊的疾病将分别与候选疾病逐一比对，如对两个或两个以上候选疾病进行分析比较，则就属于鉴别诊断的范畴，所以，鉴别诊断存在于诊断的过程中，属于诊断过程中的一个环节。

诊断和鉴别诊断属于判断，但是，这一判断是对一个未知的情况作出一个新的（是否有病？何种疾病？）判断。所以，产生这一判断结果的过程又属于推理的过程。临床诊断的本质从逻辑思维方面认识就是一个依据掌握的临床资料，比对疾病的概念和诊断标准，进行合理的推理，最后得出一个新的判断的过程。

二、眼底病诊断的主要方法

（一）临床上疾病的诊断主要为疾病可能性的推断

由于绝大多数情况下患者就诊时疾病已经发生，患者主诉的是疾病已经形成的症状和体征，医生见证的是疾病发生过程中的一个片段，所以，医生对疾病的诊断实际上是对疾病发生的推理诊断。又由于只有极少数疾病存在着极具特征性的临床表现或特异性超过95%的实验室检查手段，诊断可以依据是否符合上述的"金标准"而明确得出。大多数的疾病诊断实际上为或然性的诊断，即可能性的判断。

（二）眼底病诊断的主要步骤和结果

与其他学科其他疾病的诊断一样，眼底病的诊断首先是对"病"的诊断，即判断患者是否存在疾病，特别是与其主诉相关的疾病。这一过程一般相对简单，通过检查患者的视功能即可形成判断，判断的结果是患者是否存在眼病。

第二步为最核心的过程，将判定为有病患者的临床资料与我们已知的知识和经验进行比较衡量，根据可能性得出判断，判断的结果有两种：患者所患的疾病是已知的疾病或未知的疾病。如果，在疾病资料分析过程中，患者的改变与所有已知的疾病知识均不符合则判断为未知疾病，相反，如果与某一种疾病的符合率最高，则推测患者所患的是该种疾病。注意，此处所判断的未知疾病是针对判断者本人而言，受判断者知识和经验的限制。

第三步是对未知性疾病的进一步分析判断。根据患者的资料尽可能从大的类别向小的分类推断，结果为判断患者所患的疾病属于那一类别。例如，如果诊断医师并不认识特发性视网膜血管炎动脉瘤神经视网膜炎这一特殊的综合征疾病，他也可以根据患者的临床表现从眼底病类别推到特殊类型视网膜血管炎类别中。

（三）眼底病诊断推理的主要方法

眼底病的诊断如同眼科其他专业及其他学科疾病的诊断一样，同属于医学诊断学的范畴，他们共同遵守诊断学的一些基本原则，只是在专业方向上主要集中于眼底病方面。

医学中的诊断推理是一种有明确目标方向的推理，它要求推理的证据可靠，过程科学严谨，结论有现实的临床意义。医学诊断推理主要运用逻辑学的推理方法，眼底病的诊断推理属于一般的医学诊断，所以，逻辑思维也是最主要的思维方式，同时由于眼底病的直观性比较好，形象思维就不可避免地参与到诊断过程中。

在逻辑推理的三种主要方法中，归纳推理主要适用于临床经验的积累，而类比推理特别适用于提出假说进行科研论证，演绎推理才是临床诊断的核心方法。演绎推理的具体方法很多，在每一个病例的诊断过程中几乎都不可能只用一种演绎推理的方法，甚至可以混合使用其他推理方法。由于知识背景和临床经验的不同，同一疾病由不同人诊断也可能采用的推理方法不同而得出的结论相同。

根据笔者的经验，比较和判断是贯穿全部诊断推理过程中的不可或缺的核心步骤，而区分不同诊断推理方法的主要因素实际上是如何划分比较范围和如何选择比较对象，从这两点的角度看，眼底病诊断推理常用的方法主要有以下三种：

1. 直接比较法　该种方法是几乎没有明确划出比较的范围，或者说是全部疾病均在比较范围之内，但比较的对象是直接从该范围内挑出。当一种疾病具有非常明显的临床特征或诊断"金标准"时，我们往往不需要将它放在一大群疾病中逐一比较，可以比较直接地指向目标疾病。例如，当一个成年人突然单眼发生严重的无痛性视力障碍，眼底检查显示有典型的樱桃红征时，诊断可直接考虑视网膜中央动脉阻塞为候选疾病。实际上，直接比较法也并不是完全没有排除诊断的过程，只是这一过程相对简单。前面描述的明显包含逻辑思维中的逐步限制理念，突然发作的病史以及严重的视力下降使疾病局限在血管性病变的范畴，无痛是用于排除急性高眼压引起的眼底缺血，单眼病变排除了一些中枢性缺血病变，眼底视网膜的改变进一步限定了缺血的部位，也排除了缺血性视神经病变。

2. 排除比较法　这种方法的核心内容是首先划出一个明确的比较范围，然后将候选疾病逐一进行比较。这种方法比较适于候选疾病并不多的情况，它相当于演绎推理中的选言推理。例如，对一个眼部超声诊断为脉络膜包块的患者，在对疾病病因进行推理的过程中，首先是一个选言推理，即脉络膜的肿块或者由炎症引起，或者由肿瘤引起。随之进一步对选言推理的分解是：由炎症引起的脉络膜肿块最常见的原因是脉络膜结核和结节病;脉络膜的肿瘤主要包括脉络膜血管瘤、脉络膜黑色素瘤、脉络膜转移癌和脉络膜骨瘤。也就是说对脉络膜肿块进行推理诊断中,划定的候选疾病范围主要包括以上六种疾病,然后,我们可以根据患者的一般情况、临床症状和体征,特别是肿块的形状、颜色、边界、伴随的改变,结合辅助检查如吲哚青绿眼底血管造影和眼超声的检查结果,将待诊断的患者临床特征与这六种疾病逐一进行比较、排除,最后形成临床诊断。在眼底病的诊断中,因眼底病变形态改变突出并为主征的病变比较适于这种方法,如脉络膜肿块、视网膜脱离、黄斑前膜等。

3. **递进比较法** 该方法是连续、逐渐缩小比较范围,直至最终达到目标疾病的方法。该方法相当于多次使用演绎推理的过程,实际上也是不断排除的过程,适合于根据初步临床资料并不能明确划定比较范围的疾病。例如,一个青年女性因自觉单眼视野缺损而就诊,眼前节及眼底检查均未发现明显的异常。根据这一基本临床资料,我们很难划定比较疾病的范围,只能先将视网膜和视神经的疾病均包括在内,也就是,我们假定,该疾病或者由视网膜病变或者由视神经病变引起。进一步的检查可能包括 OCT 和多焦 ERG 的检查排除视网膜光感受器层的隐匿性病变,然后将疾病划定在视神经病变的范畴。由于几乎所有的视神经病变都可能引起视野损害,我们需要获得更多的信息作进一步的排除,例如,进行颅脑 MRI 检查排除颅内占位性病变,结合病史询问及单眼特征排除代谢、中毒性病变等,最后推出一种最可能疾病的诊断。该方法是初学者常用的诊断方法,在少见情况下,也是疑难眼底病诊断的主要方法。

三、在眼底病诊断中常见的与逻辑思维相关的问题

如前所述,眼底病诊断过程中眼科医师的思维虽然也有形象思维的成分,但最核心的思维方式还是逻辑思维。在运用逻辑思维方法进行疾病诊断的过程中,最常用的推理方法是演绎推理,所以,在眼底病诊断过程中,最常出现的问题也集中在与演绎推理相关的环节。

由于推理的有效性取决于两个方面:前提真实可靠和推理形式正确,所以,推理相关的问题也就主要集中在推理的前提和推理的形式出现错误。

(一)推理的前提出现问题影响了眼底病的正确诊断

以演绎推理最基础的三段论推理为例,推理的前提包括大前提和小前提。三段论中的大前提通常是一般规律和普遍真理,这一前提内容的来源可能是知识(例如教科书),也可能是临床经验(例如个人归纳形成),出现的问题多是由于对知识的认知有误或者临床经验的不全面。三段论中的小前提是待诊断病例的特殊表现,这一方面的问题主要在技术层面,通常为患者体征的检查或者是辅助检查结果不准确,这部分内容不在此赘述。

1. **对书本知识的理解和认识有误** 最简单的错误可能是对疾病名称的错误理解,如原田病又称葡萄膜大脑炎,有的医师就将有病毒性脑膜炎病史又有葡萄膜炎表现的病例诊断为原田病。

眼科很多疾病都缺乏明确的概念和定义,对疾病本质的把握很多是依赖于个人的认识和理解。例如,所有特发性疾病的概念中都包含了病因不清的意义,在疾病的诊断中都需排除其他明确的疾病病因。特发性黄斑裂孔和特发性黄斑前膜的诊断都应该是排除诊断。例如,对一个有视网膜激光治疗史的黄斑前膜病例,就不应该首先考虑诊断为特发性黄斑前膜。

2. **归纳的临床经验不准确** 我们知道很多临床经验是归纳推理形成的结论,其中简单枚举推理因为只根据所考察的部分对象具有某种属性、没有例外,进而推论该类对象均具有某种属性,因此,归纳推理的结论会因为观察对象少,而以偏概全。当我们采用这种不适当的临床经验做演绎推理的大前提时,就会出现逻辑思维方面的错误,也会导致诊断中出现误诊和漏诊的问题。例如,我们在临床上观察虹膜新生血管的病例,会发现常见的眼底病病因有糖尿病性视网膜病变、视网膜静脉阻塞、眼缺血综合征、视网膜血管炎,少见的疾病还有 Coats 病、早产儿视网膜病变、家族性渗出性玻璃体视网膜病变等,如果我们的经验积累只到此为止,则根据此经验我们归纳出的结论就会是"所有的虹膜新生血管性病例都是视网膜血管性疾病引起的视网膜缺血而产生的"。将该结论用于演绎推理的前提内容时,我们可能

就会发生漏诊和误诊，因为，陈旧的视网膜脱离也可引发虹膜新生血管。

（二）推理的形式出现问题影响了眼底病的正确诊断

正如前面的范例中所示，疾病的诊断推理中选言推理是非常实用的逻辑推理方式。但在选言推理中，我们必须明确错误的推理形式会导致无效的推理即得出错误的结论。例如，相容选言的推理形式可以简单理解为"或者 A，或者 B，或者 C，如果不是 A，不是 B，就是 C，但是从是 A，是 C，不能推理出不是 B。"以临床病例为例，临床资料显示为渗出性视网膜脱离的病例，在最初的推理时，我们会根据知识和经验提出一个选言命题，即该患者的渗出性视网膜脱离或者是脉络膜肿瘤引起，或者是脉络膜炎引起，或者是葡萄膜渗漏引起，或者是视网膜血管性疾病引起，或者是视网膜色素上皮病变引起，或者为视盘的先天异常引起。当对这六种候选病种进行分析时，如果能够排除五种类型，则可肯定为剩下的一种；如果能够排除四种，确定一种，却不能排除剩下的一种。当这一渗出性视网膜脱离的患者通过超声检查排除了脉络膜占位病变；眼底检查显示无视盘的形态结构异常，排除了视盘的先天异常；眼底检查和 FFA 检查均显示无视网膜血管性病变和脉络膜炎症表现，进而排除了视网膜血管性病变和脉络膜炎的原因；此时，如果该患者的 FFA 显示有豹斑改变，UBM 检查提示存在全周的脉络膜脱离，临床资料已经支持诊断为葡萄膜渗漏综合征，但我们仍然不能根据现有的资料排除第六类疾病，即视网膜色素上皮的病变，根据逻辑推理，此病仍有合并葡萄膜渗漏存在的可能。

第三节 眼底病的特点及诊断的难点

一、眼底病的特点

（一）眼底病的概念

眼底不是一个标准的解剖学分类结构，它既不是像眼前后节一样按位置关系分类，也不像角膜、巩膜等一样按解剖成分分类。

眼底（ocular fundus）是一个习惯名称，指在临床上用肉眼无法窥见的眼球后段眼球内组织，包括玻璃体、视网膜、脉络膜、中间葡萄膜、视神经球内段等。1851 年，Helmholtz 发明了检眼镜，才开始揭示眼底的奥秘。已被公认为现代眼科学的里程碑。眼底病即指上述组织的病变。

（二）眼底病的特点

眼底的组成复杂，包含有多种结构，且每一种结构又有多种成分，特别是视网膜不仅细胞成分多，而且组成精密，因此，眼底病的种类繁多。

眼底是人体中唯一能在直视下观察神经和血管结构变化的部分，也是能够通过视盘的水肿情况监测颅内压的部位。因此，眼底的病变与系统疾病的关系复杂。

眼底是视觉感受器中视觉神经元所在的部位，眼底病变可严重影响视觉功能。

二、眼底病诊断的难点

眼底病诊断之难存在于不同的层次。首先，眼底病的诊断如同其他任何疾病的诊断一样受到医学发展的限制。其次，眼底病作为一种特殊解剖部位的疾病存在与其他解剖部位（特别是眼部其他部位）不同的困难。

眼底的视网膜组织属于中枢神经组织，视网膜的神经元丰富，是遗传性营养不良性疾病的好发部位。目前，遗传性疾病的表型变化多端，不同的疾病表现时有交叉，而基因诊断技术尚未成熟，所以，遗传性的眼底病诊断还存在很多困难。

眼底组织位置深在、功能重要，因此，眼内组织的病理取材受到了限制，很多需要通过病理检查而确诊的疾病如肿瘤性疾病只能通过影像学等间接检查来提示诊断。

眼底组织精细，对透明性的要求高，即使是可以治愈的损伤也可能因修复性损害而影响视功能。因此，很多情况下不能等待检查结果，而应先期行干预性治疗，这也影响部分疾病难以获得明确的诊断。例如，一些感染性疾病就会因早期的药物治疗而使得病原体检查阳性率下降。

眼底病的种类繁多，与全身多种疾病关系复杂。而且，随着科学技术的发展及新的疾病认识不断涌现，这些都对临床医师的基础知识和技能提出了较高的要求。如果眼科医师不具备扎实的基础知识、缺乏应有的临床经验，那么眼底病的诊断将是非常困难的工作。

（彭晓燕）

参考文献

1. 王海传,岳丽艳,陈素,等.普通逻辑学.2版.北京:科学出版社,2011.
2. 陈扬建.逻辑学基础教程.北京:科学出版社,2011.
3. 刘江.逻辑学推理和论证.广州:华南理工大学出版社,2010.
4. 邵强进.逻辑与思维方式.上海:复旦大学出版社,2009.
5. 游程.奇妙的逻辑思维.北京:新世界出版社,2009.
6. 彭晓燕.眼底病诊断思辨.北京:人民卫生出版社,2009.

下篇

各论

第六章

眼底先天异常性疾病

第一节　先天性视神经和视盘异常

正常人类胚胎发育 15~17mm 时,先形成原始上皮乳头(Bergmeister 原始视盘)视神经,由围绕胚裂上端的视杯内壁细胞形成。此时视网膜神经节细胞出现,生长的神经纤维从胚裂处逐渐伸入视茎,穿过视茎的上皮细胞,进入其内层,视茎的细胞逐渐消失。胚胎达 25mm 时,视茎被视神经纤维充实填满,视泡腔不再与前脑相通。由原始视茎遗留下来的细胞,形成神经胶质,位于神经纤维之间。

正常发育过程中,原始乳头的胶质细胞增生形成鞘膜,由视茎裂进入视盘中心的玻璃体动脉和原始视盘在出生前萎缩而吸收。如果胚胎发育时期受到干扰,可以发生一系列视神经的先天性异常,包括视盘进入眼球的部位和角度的变异。

总之,在人类胚胎发育过程中,与视神经发育有关的神经上皮、多能细胞等发生异常和畸变可以导致一系列的视神经和视盘的先天异常。

诊断及治疗先天性视神经和视盘异常有以下注意点:

1. 先天性视神经和视盘异常可以有程度不同的色觉和视力损害,患者视力差异很大,无光感至视力正常,与大多数后天性视神经病变有明显区别;

2. 认识眼底特殊表现是诊断及鉴别诊断的主要依据;

3. 先天性视神经和视盘异常多伴有中枢神经系统畸形。如小视盘可伴有大脑、垂体漏斗和颅内中线结构(透明隔、胼胝体)等畸形;牛牛花综合征常与伴有经蝶骨的脑底部膨出相关;结构缺损常与全身的各种缺损综合征有关;如果同时伴有神经智力发育不良及可疑脑底部膨出异常,应进行脑部影像学检查;

4. 单侧视盘异常可导致婴儿时期视力不良和眼球震颤;单侧视盘异常的学龄前儿童常有内斜视。先天性视神经和视盘异常可导致视力低下,单眼异常者可以试用弱视治疗;

5. 最多见的鉴别诊断性疾病包括青光眼性视神经病变,视盘水肿和病理性近视。

一、视神经不发育和发育不全

(一) 概述

视神经不发育和发育不全可能发生在胚胎早期,中胚层尚未进入胚裂而胚裂已闭合。如果在神经节细胞发育分化期发生障碍,则视茎以内的神经轴突数量很少,造成视神经发育不全或者部分不发育,其程度可有较大差异,严重的包括胶质细胞和血管变异。真正的视神经不发育患者的视网膜血管及视盘均不存在,也无视网膜神经节细胞,多累及单眼。视神经发育不全因严重程度不同而差异很大,多见视盘明显变小,视网膜血管管径可以正常,有时表现双环征(见例 1),即外环在组织病理学上与巩膜和筛板结合处对应,相当于正常视盘大小,内环是中央视盘边界异常向后扩展并覆盖在视盘表面,由视网膜和视网膜色素上皮形成,表现视网膜色素上皮层在筛板上的延伸。病理组织学特点是正常中胚层组织和神经胶质组织构成的视神经轴突数目少于正常。

(二) 临床表现

1. 视神经不发育

(1) 视神经不发育罕见,常为单眼受累。

（2）患眼视力无光感，瞳孔直接对光反射阴性。

（3）眼底特点：无视盘，无视网膜血管，常伴有先天性小眼球，或者先天性白内障及视网膜脉络膜缺损等眼底先天异常。

（4）荧光素眼底血管造影：无视网膜血管充盈。

2. 视神经发育不全

（1）单眼或双眼患病，患眼视力因病变程度而异，可正常至仅有光感。

（2）眼底典型表现：异常小视盘，颜色正常或略显苍白。视盘周围常有双环征，即视盘周围有一灰白色狭窄环状区，并见鼻侧或颞侧有一黄色弧，视盘边缘的结构不清。神经纤维层菲薄但视网膜血管正常，有时见视网膜大静脉呈迂曲状。多年复查眼底表现无改变。

（3）患眼视野呈局限性缺损并且多伴有周边视野向心性缩小。

（4）有时伴全身神经系统的异常。大约13%患者有垂体功能低下的表现。

（三）鉴别诊断要点

1. 双眼视盘大小不等而无屈光参差等原因时，应注意视盘的特点。

2. 有斜视或弱视患者应仔细检查眼底。

3. 如果伴有生长障碍、尿崩症，及其他垂体异常的表现，应进行视交叉以上的影像学检查（磁共振扫描）等全面的神经及内分泌学检查。尤其双眼视力不良的视神经发育不全。

4. 母亲妊娠期有服用苯妥英钠、酒精等，或有糖尿病史的患儿要注意检查。

（四）诊疗原则及进展

无特殊治疗。单眼视神经发育不全者可以试用弱视治疗。

（五）典型病例

例1：患儿，女，16岁，自幼右眼视力差，因右眼外斜多年要求手术改善外观就诊。散瞳验光结果：右眼–6.00DS/–0.75DC=0.02，左眼–1.00DS/0.50DC×180°=1.0，眼外观及眼底检查见图6-1-1。

例2：一位母亲带着6个月大的初生子就诊，发现视力差。扩瞳检查发现视神经发育不全，追问病史该母亲有酗酒史。

（六）误诊原因分析

屈光不正性弱视及散光与视神经发育不全十分相关，应注意屈光不正的矫正。视神经发育不

全的视力取决于视盘黄斑束的完整性，与视盘大小并无必然关系。因此不应放弃治疗。

（七）经验教训及防范

视神经发育不全可能是大脑半球先天性病变的退行改变，也有人认为是因为视网膜节细胞发育异常所致，对这类患儿母亲妊娠期间用药的调查发现，有如下用药史：苯妥英钠、奎宁、麦角酰二乙胺、哌替丁、利尿剂、肾上腺皮质激素等；近几年母亲患糖尿病可能是一重要诱因。因此，完整认识视觉发育的孕期教育应得到重视。

二、视盘缺损

（一）概述

多为在胚裂过程的异常所致。发生率约为1/12 000。胚胎6周左右，胚胎生长15mm，眼裂面侧融合时胚裂上端的不完全或异常联合造成。通常绝大多数眼组织缺损发生在这个时期。由于胚裂正常走向是沿着眼的下方，所以典型视盘缺损应该包括视盘入口处缺损和牵牛花综合征，不典型表现为视盘小凹。

视盘入口处缺损并不少见，可见到完全性缺损，也有只限于胚裂近端合并较大范围的视网膜脉络膜缺损，其原因是胚胎裂端融合不能。缺损完全被包含在神经鞘内，常常为Bergmeister原始上皮性乳头发育不良和胚胎裂最上端关闭所致。这两种情况在检眼镜下难以明确视神经和神经鞘的结构。临床上将这些畸形统称为视盘入口处缺损。缺损常为单侧发生，部分患者对侧眼有轻度缺损性凹陷畸形。

（二）临床表现

临床表现各异。轻者眼底表现为一深的生理凹陷，重者为大凹陷，常伴有球后囊肿（图6-1-2）。

1. **眼底特点** 眼底后部白色巩膜区。缺损区比正常视盘大2~4倍，甚至大10倍以上。形状呈圆形或竖卵圆形，或不规则形，大多数在视盘区形成深达10mm（50D）的陷窝，颜色为视盘表面白色，扩张部分为灰色。底部靠后方最深；也可见到侧方或者部分性视盘凹陷缺损。缺损累及附近脉络膜时视盘在缺损凹陷区上方呈粉红色。如只累及视神经时，视盘区为深凹陷，凹陷内常见部分粉红色，这个区域应该是视神经纤维出眼内的部位，视网膜血管从该部位散开分布。如果凹陷区被玻璃体血管的残存组织所占据，严重时可见厚密的索条进入玻璃体内。

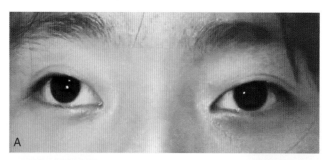

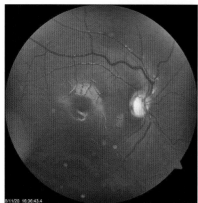

	OD	OS
Average RNFL Thickness	33 μm	127 μm
RNFL Symmetry	-30%	
Rim Area	1.30 mm²	1.54 mm²
Disc Area	1.69 mm²	1.53 mm²
Average C/D Ratio	0.46	0.07
Vertical C/D Ratio	0.44	0.05
Cup Volume	0.070 mm³	0.001 mm³

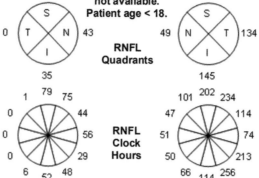

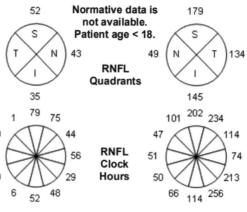

图 6-1-1　先天性视神经发育不全，双环征

A. 外眼像；B. 眼底检查

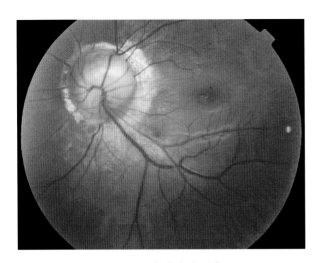

图 6-1-2　视盘发育异常

患有视神经缺损的眼球,眼的其余部分可以正常,也可以伴有其他异常。常见发生在小眼球,伴有视网膜、脉络膜、黄斑或虹膜的非典型性缺损,或永存玻璃体动脉,不透明视神经纤维,晶状体混浊,晶状体后圆锥;在独眼畸形,无脑畸形或伴有眼眶脑膨出者中亦有发生视盘缺损。可见伴有多种全身性异常,包括心血管系统、神经中枢、皮肤、胃肠、泌尿生殖系统、鼻咽及肌肉骨骼的疾病。

2. **视功能的影响**　视力较差或无明显影响,或伴有高度近视。视野改变常见是生理盲点扩大,或向心性视野缩小,如果神经入口缺损继发黄斑或者其他部位的视网膜脱离可导致失明。这种视网膜脱离可以是非孔源性,并从视盘向外扩展。常常发生在 20~30 岁。

3. **荧光素眼底血管造影**　视盘缺损处早期弱荧光,晚期呈现强荧光。而视盘周围病变区透见荧光增强。脉络膜血管无灌注,晚期强荧光,特殊的血管走行。

(三)诊断要点

主要根据视盘的改变进行诊断:

1. **眼底检查**　相当于视盘区域扩大,边界清楚。

2. 视盘部分或全部呈陷窝状,碗状,下方明显。

3. 表面有白色反光。

4. 视网膜血管自缺损的边缘进出。缺损的深度各异,可达 50 D。

5. 荧光素眼底血管造影辅助诊断。

6. 有时 CT 扫描可见眼球后部与视神经连接部呈火山口状。

(四)鉴别诊断

1. **青光眼视神经凹陷和萎缩与单纯视盘缺损的大而深的凹陷鉴别**　青光眼凹陷局限在视盘内,多发生在颞侧,常为进行性,其边缘鲜明,壁陡峭,凹陷底部可见筛板,有盘沿的切迹和缺失,视网膜中大血管向鼻侧移位,在凹陷边缘呈屈膝状。眼底其他部位正常。视力和视野有进行性损害。

2. **高度近视的视盘周围后葡萄肿与视盘周围脉络膜缺损的鉴别**　其后壁向后有明显膨出,但是位于其底部的视盘和视网膜中央血管均为正常,周围萎缩的巩膜环上可有色素沉着。

3. **牛牛花综合征与视盘缺损的鉴别**　见本节"十三、牵牛花综合征"。

(五)治疗

目前无有效治疗方法。

(六)典型病例

1. **视盘缺损**(图 6-1-3)　患者,男性,10 岁,自幼右眼视力差。

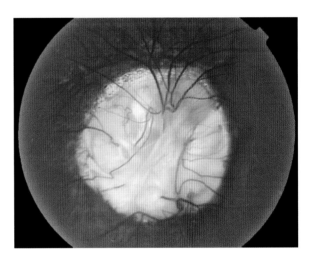

图 6-1-3　视盘缺损
下部视盘结构缺如,视网膜血管走行异常

2. **视盘部分缺损**　患者,男性,20 岁。入伍体检时发现右眼生理凹陷扩大、加深、变白,其边缘可见屈膝状爬行血管,怀疑青光眼性视神经萎缩,进一步检查,视力右眼 1.0。除眼底典型改变外,眼部其他检查未见异常。眼压和视野正常,诊断为右眼先天性视盘缺损。

(七)误诊原因分析

误诊往往是因为仅凭检眼镜所见轻易诊断青光眼等后天性疾病。在年龄小无法检查视功能情况下,需要注意有无伴有其他眼部异常,如小眼球、眼球震颤等,以及全面考虑视力、视野的改变。特别要询问母亲妊娠期间的用药史。

(八)经验教训与防范

孕期教育是十分重要的。早期筛查,必要时

增加荧光素眼底血管造影检查。对于视力正常的眼底典型病例，需要检查视野，结合病史等进行鉴别，不能盲目进行视神经萎缩的诊断和治疗。

三、先天性视盘沿弧形斑

（一）概述

由眼泡胚裂闭合不全所致。弧形斑上缺乏色素上皮和脉络膜血管层，脉络膜发育不全，或后者完全不发育，故在视盘边缘处出现一白色新月形斑，有时可见脉络膜大血管。

（二）临床表现

1. 多为双眼，眼底所见此斑多位于视盘下方，视盘常呈椭圆形，其长轴与弧形斑平行，常伴有视网膜血管的分布异常——自视盘上方出来的血管与正常相同，但下支血管则先向上方及鼻侧走行，到达视盘边缘，然后成弓形转向下方分布。

2. 常有远视和散光，视力不易矫正。

3. 静止而终身不变的眼底改变。

4. 有时下方先天性视盘半月弧与扁圆形盘在眼底的后极部视盘正常位置组成一个正圆形的圆盘形，易误为整个视盘。

（三）诊断要点

根据眼底检查，先天存在，随访中没有改变。

（四）鉴别诊断

1. **近视性弧形斑** 绝大多数位于视盘的颞侧，伴有较高程度的近视，随着近视增加而进行性扩大，先天性弧形斑可以发生在视盘周围任何部位（图6-1-4）。

2. **视盘下部分纤维萎缩** 多有诱因，与下方先天性半月弧鉴别点在于观察从视盘生理凹陷进

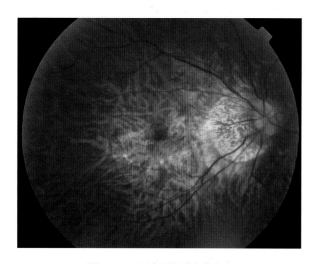

图6-1-4 近视眼颞侧弧形斑
近视性豹纹状眼底，视盘向颞侧逐渐倾斜，颞侧边缘模糊

出的血管位置。下方视神经萎缩的出入血管位于圆盘圆心附近，视盘苍白区在圆盘圆心下方，占据圆盘的一半；而下方先天性半月弧表现视盘扁圆形，血管偏上方，位于圆盘的上1/3处，其苍白区仅在圆盘的下1/3处。

（五）治疗

试矫正视力及弱视治疗。

（六）典型病例

患者，男，22岁。诉自幼两眼视物模糊，曾配镜不能矫正，他院诊断为双眼视神经萎缩。检查视力右0.4，左0.5，眼底见视盘下方有白色半月形斑，掩盖视盘下方，视盘呈上下倾斜扁圆形，弧形斑下可见巩膜。视野正常，眼压正常，散瞳验光：右眼+1.50DS/+1.50DC×180°=0.7；左眼+1.00DS/ +1.25DC×180°=0.8，确诊为先天性视盘下弧形斑，双眼复性远视散光。

（七）误诊原因分析

未进行正确矫正屈光不正，诊断前未详细了解病史应是误诊的主要原因。重点与视神经萎缩和近视性眼底改变相鉴别。

（八）经验教训与防范

了解视盘的胚胎发育特征及发生的障碍。鉴别近视性视盘周围弧形斑的进行性改变，及时给予验光鉴别。

四、视盘倾斜综合征

（一）概述

主要涉及前部视神经发育不全，是一种视盘先天异常伴有不同的眼底表现和视力障碍及并发症。发病率约1%~2%，无性别差异，没有遗传倾向。因为视盘倾斜综合征有不同的临床表现，常常被误诊为后天性疾病，从而给予不必要的治疗。视盘倾斜综合征可能由于胚胎6周时胚裂闭合不完全，视网膜发育上与巩膜神经孔不匹配而发生特有的视盘缺损——视盘倾斜，亦常有周边视网膜、视网膜色素上皮层、脉络膜的缺损。由于有各种不同的胚裂闭合不全，引起各种不同的眼底异常。视盘倾斜分纵向倾斜和横向倾斜，多见横向倾斜。多数病例可见视盘下方弧形斑，视盘下方及鼻侧眼底呈豹纹状。相应部位可有视野异常，眼B超检查可见局部巩膜隆起（鼻下）（图6-1-5）。

（二）临床表现

1. 视力不受影响或视力差，常有近视性散光。

2. 眼底检查 见表6-1-1。

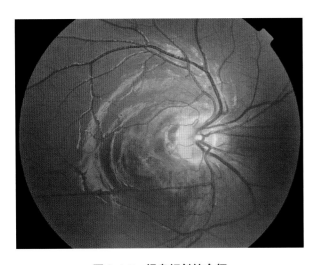

图 6-1-5 视盘倾斜综合征

视盘向鼻侧倾斜,视盘颞侧发育不全,伴颞侧异常色素沉着

表 6-1-1 视盘倾斜综合征眼底表现

视盘倾斜
视神经血管偏向走行(反向)
视网膜色素上皮层、视网膜和脉络膜缺损
视盘下方或鼻下方弧形斑
视盘下方或鼻下方及周围区域的巩膜后膨出和葡萄肿
有髓神经纤维
漆状裂隙样改变
视盘周围视网膜下出血和脉络膜新生血管
视网膜中央静脉阻塞
视网膜神经纤维层缺损变薄似青光眼性视神经损伤
神经纤维集中在视盘的上方或颞上方,疑似视盘水肿的改变

3. **视野** 见表 6-1-2。

表 6-1-2 视盘倾斜综合征视野改变

不限于垂直中线的颞上方视野象限性缺损
弓形暗点
生理盲点扩大
视野鼻侧向心性缩窄

4. 视盘倾斜综合征可能伴有的神经及内分泌异常 见表 6-1-3。

表 6-1-3 视盘倾斜综合征伴有的神经及内分泌异常

下丘脑及垂体功能障碍引起的激素分泌缺陷(生长激素、促甲状腺激素、抗利尿激素等)
透明隔部分或完全缺损
中脑畸形
脑水肿
糖尿病

(三) 诊断要点

1. **眼底表现**。

2. **多伴有近视散光**。

3. **视野** 视盘倾斜综合征的视野异常为超越垂直子午线的颞侧视野缺损,而垂体瘤引起的视野缺损不超越垂直子午线。

4. **MRI 检查** 排除蝶鞍部占位病变。

(四) 鉴别诊断

1. **青光眼视神经改变**。

2. **视盘水肿** 视盘倾斜综合征由于在视网膜发生上与巩膜神经孔不匹配,使其被牵向一侧,形成 D 形倾斜视盘,故易被误诊为视盘水肿,荧光素眼底血管造影可辅助鉴别诊断。

3. **视野异常** 蝶鞍部垂体瘤引起的视野缺损不超越垂直子午线。

4. **高度近视** 大多数视盘倾斜患者有中度近视伴有斜轴的散光屈光不正。

(五) 经验教训与防范

视盘倾斜综合征是一组合并先天性眼底异常的病变,有不同的临床表现,需要与后天性眼病进行仔细鉴别,荧光素眼底血管造影、视野、眼部 B 超、相干光断层扫描成像(OCT)及视觉诱发电位等辅助检查有助于诊断。

五、视盘大凹陷

(一) 概述

视盘凹陷是由胚胎发育时 Bergmeister 原始视盘组织萎缩的程度和巩膜上神经孔的大小所决定,一般视神经穿过筛板处,在中央形成小的生理凹陷。如果原始视盘内及其表面有大量的纤维组织,随着发育渐渐被充分吸收,而形成较大而深的先天性视盘凹陷,形如视盘缺损,视网膜血管从边缘呈屈膝状穿出。

(二) 临床表现

1. 可为单眼或双眼发生;有家族性。

2. 一般对视力没有影响,视野正常。

3. 视盘中心有一个大而深的凹陷,可占据视盘的 2/3,但不达到视盘的边缘。视盘边缘颜色正常,似一个大的生理凹陷,血管从凹陷边缘爬出,可谓假性青光眼性凹陷或缺损性凹陷。

(三) 鉴别诊断

1. **先天性视盘大凹陷与病理性凹陷的鉴别点** 见表 6-1-4。

表 6-1-4　先天性视盘大凹陷与病理性大凹陷的鉴别

	视盘大凹陷	病理性大凹陷
视神经盘沿	与正常眼一样遵循盘沿宽度 ISNT 规则	颞下方和颞上方盘沿变窄
视杯切迹	杯凹灰白色,规则圆形或竖椭圆形,边缘光滑,凹陷不达边缘区,血管正常	杯凹改变与盘沿相对应,即盘沿变窄处的杯凹扩大,杯的边缘不圆润呈切迹样外凸,切迹多见于颞下方和颞上方
视网膜神经纤维层损害	无	局部视网膜神经纤维层发生变性与视盘杯凹切迹和盘沿变窄相对应处形成楔形相对暗区
视功能	视野正常,无进行性改变	青光眼视野改变
眼压	正常	多不正常
遗传性	常染色体显性遗传	多因素遗传

注:ISNT 原则:盘沿下方(I)最宽,上方(S)次之,鼻侧(N)较窄,颞侧(T)最窄

2. 与小儿视神经萎缩鉴别　小儿视神经萎缩不是一种单独眼病,可能病因如下(表 6-1-5):

(1)眼局部病变:视盘水肿、视神经炎、Leber遗传性视神经萎缩、青光眼、眼外伤等。

(2)颅内病变:颅内肿瘤、脑炎、脑膜炎、脑脓肿等。

(3)全身病伴发:中毒、营养障碍、遗传性疾病、梅毒等。

表 6-1-5　伴有先天性视神经萎缩的先天异常

病名	病因	眼部表现	其他临床表现
同型胱氨酸尿症	酶缺陷,使同型胱氨酸蓄积体内而致病	晶状体脱位,青光眼和视网膜脱离,白内障,视神经萎缩	骨骼异常,四肢细长,脊柱侧弯,骨质疏松,神经系统症状,智力低下,脑、心、肺、肾及皮肤血栓形成
枫糖尿症	常染色体隐性遗传,支链酮酸脱羧酶活性缺陷	视神经萎缩,眼球震颤	喂养困难,呕吐,昏睡,尖叫,肌张力高,惊厥,严重智能障碍和运动障碍,枫糖气味(尿液)
丙酮酸羧化酶缺乏症	常染色体隐性遗传,组织糖原增加	眼球运动异常,视神经萎缩	呕吐,惊厥,运动和智能障碍,肌张力低,反射减弱
无 β 脂蛋白血症	常染色体隐性遗传,血中低密度蛋白不足	视神经萎缩,色素性视网膜炎,进行性眼外肌麻痹,上睑下垂,白点状网膜炎,黄斑变性,白内障,视力下降,眼球震颤	腹胀、腹泻,共济失调,震颤,痉挛样运动,肌肉无力,多指,颈蹼,皮肤棘皮症
嗜苏丹性脑白质营养不良	原因不明,可能与中毒、感染或营养不良有关,亦与遗传有关	眼球震颤,视神经萎缩	共济失调,痴呆,惊厥,痉挛性瘫痪及运动障碍
异染性脑白质营养不良	先天性芳基硫酸脂酶 A 活性缺陷	视神经萎缩,瞳孔对光反应迟钝	进行性肌无力,肌张力低,共济失调和痉挛性瘫痪,失语,去大脑强直和痴呆状态
黏硫脂沉积症	常染色体隐性遗传,芳基硫酸脂酶 A、B、C 和类固醇硫酸脂酶缺乏所致	视神经萎缩,视网膜色素减退,眼球震颤	喂养困难,发育落后,神经系统异常,失语,听力差,共济失调,四肢瘫痪,肝脾大,皮肤干燥
Fabry 病	伴性染色体病,α-半乳糖苷酶先天缺乏,其基因位于 Xq 上	角膜上皮雾样混浊,浅层呈漩涡状变化,结膜血管扩张,视网膜水肿,动脉瘤,静脉扩张、弯曲,视盘边界模糊,眼球震颤,白内障	口腔黏膜有对称性针尖状或斑块状稍带紫红色小点,心衰,肾衰,脑血管异常,偏瘫,麻木,癫痫,共济失调

病名	病因	眼部表现	其他临床表现
GM$_2$神经节苷脂沉着病	常染色体隐性遗传,已糖激酶缺乏,使GM$_2$神经脑苷脂在脑组织沉积	黄斑樱桃红,视神经萎缩,但瞳孔对光反应正常	对声音敏感,对周围事物不感兴趣,肌张力低,运动减少,头围增快,完全痴呆
腊样脂褐质沉积症	常染色体隐性遗传,可能与脂肪酸的过氧化酶缺陷有关	视神经萎缩,视网膜色素变性,黄斑灰黄色	智力减退,语言退化,癫痫,小脑共济失调,晚期痴呆,肌张力低下,不能行走
Cockayne综合征	常染色体隐性遗传,铁和钙沉积于大脑皮质、基底节和小脑	白内障、角膜混浊、视神经萎缩和进行性视网膜色素变性	频发的惊厥,进行性视力减退,痉挛性癫痫,共济失调,手足徐动,头小,早老像,钩形鼻,消瘦,皮肤色素沉着
Bloch-Salzberger	可能妊娠期病毒感染有关	眼内肿块,眼球震颤,蓝色巩膜,白内障,视神经萎缩	皮疹,色素沉着,秃发,牙齿发育不全或异常
Meckel综合征	常染色体隐性遗传	无眼球或小眼球、虹膜缺损,视网膜发育不良,视神经发育不良	前额倾斜,后脑膨出,短颈,多指(趾)及并指(趾),多囊肾,隐睾,肾上腺缺如,心脏异常,小头畸形

(四) 典型病例

例1:患儿,男性,3岁。偶尔检查发现左眼视力较右眼低下,既往家长从未发现患儿的视力不好。双眼前节检查正常,眼压正常。眼底所见:左眼视盘有一大凹陷C/D=0.8,色白,窄盘沿,颜色正常,血管和黄斑区正常。观察3年无变化。

例2:患儿,男性,9岁。因视力减退到某医院就诊。眼底检查发现视盘凹陷>0.6,未做散瞳验光,随后进行一系列青光眼相关检查,眼压右眼20mmHg,左眼21mmHg,视盘OCT值处于临界范围,视野上方视敏度降低,患儿配合欠佳,可靠性较差。接诊医生拟诊先天性青光眼,告知患儿家长先用药治疗,并要求定期检查,如果随访中视神经损伤严重则需手术。患儿家长极度恐慌,辗转到另一家医院,由于眼压正常,诊断正常眼压性青光眼。最终由另一家专科医院确诊为生理性视盘大凹陷,检查患儿母亲及外祖父的视盘形态与患儿一致。明确诊断后,又连续7年查眼压,视野等均正常,眼底视盘形态同前,视力经矫正可达正常。

(五) 误诊原因分析

长期以来青光眼重要的检测指标是视盘形态。视盘C/D是临床描述青光眼性视神经病变的最常用的指标。正常眼底C/D值≤0.3~0.5,如果>0.6或两眼的C/D差值超过0.2应引起重视。但是接诊医生也要认识到正常人群视盘大凹陷比例占5%~10%,其中约50%可以有家族性倾向,正

常视盘大的凹陷暴露一个宽广的筛板区,中央视网膜血管随着凹陷外形,折向筛板上,再沿凹陷的壁,最终到达视网膜表面,这种中央视网膜血管移位(屈膝状走行)易被误诊为青光眼视神经萎缩。区别在于先天性大凹陷者有正常视野,凹陷边缘窄而光滑,无视网膜神经纤维层缺损。

(六) 经验教训与防范

临床上,先天性视盘大凹陷易被误诊为病理性视神经损害,给予不必要治疗的病例很多。要掌握鉴别诊断要点,不能轻率诊断为青光眼等视神经萎缩。掌握疾病诊断的充分依据,除了一般检查,如眼压、眼底等,还要有其他辅助检查的综合分析和判断,尤其是青光眼这样一种终身性质的身心疾病,误诊会加重患者和家人不必要的损失和精神负担。诊断需要结合视力和视野、眼压及病史,随访可以最终诊断。

六、先天性视盘小凹

(一) 概述

先天性视盘小凹是发生在视盘实质内的先天性不典型缺损。解释这种先天异常的理论很多,一般认为是与胚胎裂闭合不完全有关,也有人认为是原始视盘内的多潜能细胞的异常分化所致。发生率约为1:11 000。无明显遗传倾向,小凹于出生前已经存在,早年被胚胎残留组织充填或遮盖,随着残留物逐渐被吸收,小凹渐渐显露,一般18~35岁时发现,亦有7岁被发现者。可伴有其

他先天异常,如视盘部分缺损、视盘下弧形斑、视盘前膜、残留玻璃体动脉等。因为可以合并黄斑部浆液性视网膜脱离,进而发生黄斑变性、黄斑裂孔而造成永久性视力障碍,所以临床上较为重视。患视盘小凹的眼中约40%合并此症。

(二)临床表现

1. 一般无症状,一旦发生黄斑部浆液性视网膜脱离,可引起视力下降或视物变形。

2. 眼底表现 视盘上一灰白小凹陷,可以多个,形状为圆形或卵圆形陷窝,也有裂隙样、三角形、多角形或长方形,大小不等,约0.1~0.4PD,多位于视盘颞侧下近边缘处。小凹上常有陡峭的壁,深度可达1~5D。有时受累眼视盘较对侧大。小凹表面有灰白色胶质组织覆盖,常因此而被忽略。约60%眼由小凹边缘发出睫状视网膜动脉,发生率高于正常眼(图6-1-6)。

3. 30%~40%合并黄斑脱离 非裂孔性浆液性视网膜脱离、黄斑劈裂或视网膜色素上皮改变,绝大多数脱离发生在黄斑区上下血管弓之间,发病年龄多在30岁以内。

4. 荧光素眼底血管造影 动脉前期及动脉期,视盘小凹部位呈现边缘清楚的无荧光区。静脉期以后小凹部位荧光逐渐增强,晚期整个小凹显示强荧光小区。合并黄斑浆液性脱离,脱离区晚期可有斑驳样荧光,无渗漏点。

5. 视野 视盘小凹眼可表现各种视野缺损如弓形暗点、垂直向缺损、旁中心暗点、普遍性或周边局限视野缩窄,从视盘伸到周边的扇形缺损,以及鼻侧和颞侧阶梯状视野缺损。

(三)诊断要点

根据眼底改变和荧光素眼底血管造影及OCT可以诊断,视野也可辅助诊断。

(四)鉴别诊断

1. 伴有视盘小凹的视网膜脱离应注意发现小凹,与中心性浆液性视网膜脉络膜病变鉴别:荧光素眼底血管造影检查有不同形态的荧光素渗漏点,视盘荧光素充盈正常。

2. 青光眼性视盘改变 青光眼有病史,眼压、视野的进行性变化;视盘无小凹改变,视盘凹陷底部可查见筛板,盘沿变窄。

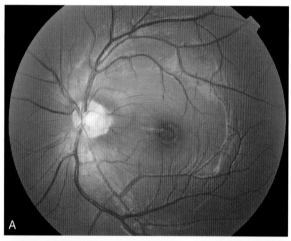
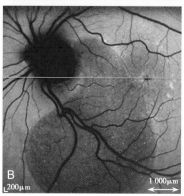
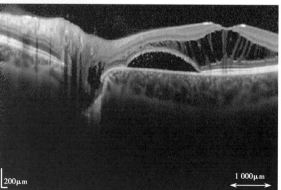

图6-1-6 先天性视盘小凹
A. 视盘颞侧边缘一灰白小凹陷,呈卵圆形,表面有灰白色胶质组织覆盖,睫状视网膜动脉经过小凹边缘,伴黄斑部视网膜脱离;B. OCT显示黄斑鼻侧视网膜脱离,视网膜劈裂

3. 视盘黑色素细胞瘤　与色素性小凹的鉴别点是荧光素眼底血管造影的特征性改变。

4. 视野检查可以较早确定病变。

（五）诊疗原则及进展

1. 未发生黄斑部浆液性视网膜脱离者要定期随诊。

2. 视盘小凹伴发视网膜脱离的治疗原则　激光封闭视神经鞘与视网膜下腔的通道，必要时可重复治疗。

3. 对单纯光凝效果不佳者，也可采取玻璃体手术。

（六）典型病例

20 世纪 80 年代被国内许多眼科医生认识，陆续报道了一些病例，可见该病多合并黄斑部病变时方被发现的临床特点。

（七）误诊原因分析

常误诊为"中浆"等黄斑病。患有视盘小凹者主要预防发生并发症。临床上常因对此病认识不深而延误诊断和治疗。

（八）经验教训与防范

早期发现和早期治疗十分重要。从病理组织学上，视盘小凹由发育不全的原始视网膜组织组成，并有不规则的胶质或残存变形的神经纤维和色素上皮，其后壁由结缔组织形成。神经纤维从小凹边缘进入视神经，因此可以认为小凹不是真正的空洞，其中填充纤维组织，凹内可见小血管支。发生视网膜脱离的原因有多种判断，视网膜下液来源于玻璃体，也有认为来自小凹的血管，或经小凹漏出的脑脊液。荧光素眼底血管造影提示黄斑下液体来自小凹，所以视盘小凹可能是视盘部分缺损。有人认为与遗传有关。

七、视盘逆位

多见于双眼，视网膜中央血管转位 180°，偏颞侧穿出视盘面，伸向鼻侧，伴有屈光不正，多为近视性，而且不能完全矫正。由于临床上特征明显，故容易诊断。可以见到合并其他先天性视神经异常（图 6-1-7，图 6-1-8）。

八、巨大视盘

（一）概述

人群中正常视盘大小有一定生理性差异，视盘、盘沿、视杯的变异范围较宽。一般视盘卵圆形，其直径约为 1.62mm±0.20mm（为竖径和横径的平

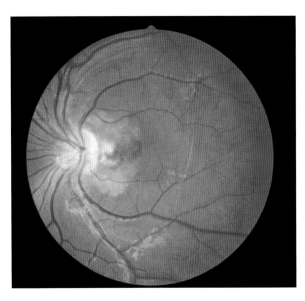

图 6-1-7　视盘逆位

视网膜中央血管转位 180°，偏颞侧穿出视盘面，伸向鼻侧，视盘颞侧灰白色脉络膜视网膜陈旧瘢痕，OCT 示黄斑区视网膜劈裂

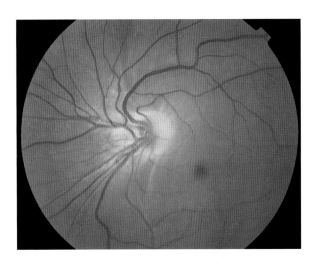

图 6-1-8　视盘逆位伴视网膜脱离

视网膜血管穿出视盘面后向鼻侧伸展，伴颞下视网膜脱离，累及黄斑区

均数）。大于正常值的三个标准差被认为是大视盘，大视盘多在 2.1~2.5mm 之间。过大的视盘可能是由于侵入视蒂的中胚层组织增多，或神经支架组织增多。

（二）临床表现

1. 大视盘除表现为视盘面积异常增大外，没有其他性状改变。大视盘视网膜血管相对纤细，黄斑距视盘颞侧缘较近，还可能有视盘周围的视网膜色素上皮改变。

2. 单眼发生常无视力损害，或无明显改变。

3. 眼科其他检查正常，少数伴有高度近视。

4. 视野检查发现生理盲点扩大,个别有颞上象限缺损。

5. X 线示视神经孔大小为正常范围的高限。

（三）诊断要点

1. 超过正常值的视盘面积。

2. 多不伴有视力障碍。

3. 间或有蝶筛脑膨出,腭裂和下颌面发育不全。

（四）鉴别要点

大视盘属于视盘的增大,结构形态放大的视盘与视盘大凹陷相鉴别。

九、双视盘

十分罕见,单侧,女性多于男性,可能有常染色体隐性遗传,常伴有其他部位先天异常,视力可正常。

真性双视盘为两个独立的视盘,并有各自分开的血管分布。双视盘有一大一小:大的位于视盘正常位置,为主视盘;小的位于主视盘的下方或其他部位,称为副视盘。两视盘中间有交通动脉。眼CT 可见球后有两条视神经和视神经骨管。FFA 检查显示动脉期主视盘先于副视盘充盈,两个视盘之间有动脉交通,两个视盘周围均可见放射状毛细血管的存在。视野检查可查到双生理盲点。

该病罕见,眼底特征明显,可诊断。通过荧光素眼底血管造影以鉴别假性视盘征。

十、原发性视盘玻璃疣

（一）概述

视盘部位出现玻璃样物质或钙化斑,常为双眼发病,病因不明确,人群发病率约 0.3%,可能是由先天性发育异常所致,通常有家族遗传性。视盘玻璃疣可以合并其他眼病:血管性疾病、视盘炎、视神经萎缩、眼底变性类疾病、母斑病等。由于疣体经常埋藏在视盘深部,又称为埋藏玻璃疣。

（二）临床分型

1. **I 型** 位于视盘内,临床上多无症状,视力正常;

2. **II 型** 露出在视盘外;

3. **III 型** 出现并发症,如出血、视盘旁新生血管、视神经损坏;

4. **IV 型** 合并其他眼病,如视网膜脱离、视网膜血管条纹症等。

（三）临床表现

1. 常无自觉症状,视力可正常。有时因为疣体所致血管反射性痉挛可致暂时性缺血,时有一过性视野缺损。

2. 眼底所见 浅表者在视盘上可见黄白色结节样隆起物,多则呈桑葚状,视盘边缘可不清楚,也可融合成不规则的较大团块,向玻璃体内突出。视盘埋藏玻璃疣见视盘稍扩大,隆起达 1/2~3 D,边界不清呈不规则起伏状。视网膜血管在视盘上弯曲爬行,呈现假性视盘水肿外观,视网膜血管行径正常,有时在玻璃疣表面稍隆起,或被遮蔽,或呈起伏不平。视网膜静脉可充血,视盘邻近可见视网膜出血,偶见渗出斑,甚至新生血管。随着年龄增长,视盘埋藏玻璃疣常见并发前部缺血性视神经病变(图 6-1-9)。

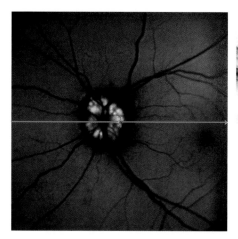
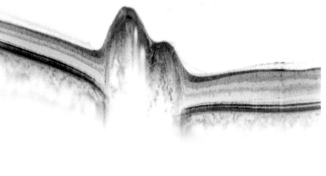

图 6-1-9 原发性视盘玻璃疣
自发荧光和 OCT 图像

3. 荧光素眼底血管造影　在荧光素造影前自发荧光眼底像可诊断浅表视盘玻璃疣。在早期可见到小结节状荧光,一般位于视盘边缘,显示不规整的视盘边界。随着时间延长,荧光增强,但不扩大,没有荧光渗漏。视网膜血管没有渗漏和着染,背景荧光消退后,还呈现小结节状强荧光。

4. 视野　可见正常或轻度改变,如生理性盲点扩大,弓形暗点或向心性偏窄。位于筛板前的深层玻璃疣,由于疣体直接连通视神经纤维或压迫血管引起前部缺血性视神经改变,视野可出现与生理盲点相连的神经束状暗点。

5. 眼部 B 超　有时可见到视盘扁平隆起,及钙化。

6. 眼眶 CT　可显示深部视神经钙化影响特点。

（四）诊断要点

1. 眼底检查所见视盘改变。

2. 荧光素眼底血管造影、自发荧光成像及 OCT 有典型改变。

3. 眼科 B 超的特征性改变。

4. 多有家族遗传性。

5. 多发双眼。

（五）鉴别诊断要点

临床上常需要同视盘水肿和视盘炎鉴别。荧光素眼底血管造影上视盘玻璃疣有其特征性改变,是该病诊断及鉴别诊断的要点（表 6-1-6）。

（六）治疗原则及进展

一般认为视盘玻璃疣是由于视神经纤维轴浆流受阻,神经纤维变性崩解沉积而成,多为双侧,有家族遗传倾向。浅表及个别的视盘玻璃疣如果不影响视力及视野,可以长期随诊。随着年龄增长,发展为深层玻璃疣向视盘表面移动,接近视盘边缘,表现为视盘略大、边缘不清,视盘表面或周围视网膜可见出血。原则上应基于神经营养药物等支持疗法,目前没有有效的治疗方法。

（七）典型病例

患者,女性,31 岁。体检中发现双眼视盘水肿,就诊要求复查。检查视力、视野正常,眼压正常,又行颅脑 CT 及眼眶 MRI 检查,均正常。神经内科建议行脑脊液检查,患者极度恐慌,后经荧光素眼底血管造影明确诊断为"右视盘玻璃疣"。经数年观察眼底没有变化。

（八）误诊原因分析

1. 没有详细询问病史:患者有无头痛、恶心、呕吐等颅高压症状,无自觉症状。

2. 眼底检查应注意视盘水肿的隆起度,颅高压引起的视盘水肿隆起度一般高于 3D。

3. 荧光素眼底血管造影是主要明确诊断的手段。

该病例在眼科专科检查会诊时没有做此项检查,结果患者承担了不必要的经济和心理负担。

（九）经验教训与防范

视盘玻璃疣一般无自觉症状,有家族史,要注意询问病史。临床上主诉阵发性视物模糊者,应检查视盘,随着年龄增长,视盘玻璃疣亦会发生

表 6-1-6　视盘玻璃疣鉴别诊断要点

	假性视盘水肿(埋藏玻璃疣)	视乳头水肿	视神经炎
眼别	双眼	双眼多	单眼多,另眼后期可发生
视力	正常,多有远视	早期正常,晚期减退	显著下降
视野	正常	生理性盲点扩大,晚期视野缩小	中心暗点或视野缩小
瞳孔	正常	正常,晚期扩大	散大或对光反应迟钝,不能持久,患眼 RAPD 阳性
视盘	较小,轻度隆起,边界不清	扩大,隆起度 >3D,边界模糊	充血、水肿、边界不清,隆起度 <3D
视网膜血管	行径正常	视网膜静脉怒张迂曲	静脉迂曲较轻
视网膜	正常	水肿、出血、渗出	渗出明显、出血少
荧光素眼底血管造影	自发荧光 小结节状荧光 无渗漏 无血管怒张	静脉期视盘强荧光扩大、消退缓慢,视盘表面血管扩张、微血管瘤、静脉迂曲怒张	毛细血管扩张,一般不伴有微血管瘤,有明显渗漏分布在视盘沿及视网膜上
其他症状	无	颅高压引起头痛、恶心、呕吐	偶有头痛

改变,如堆集、融合成不规则的较大团块,对神经纤维及视网膜血管产生作用,引起一过性缺血,严重者可有视网膜出血,缺血性视神经病变,视野可以出现生理盲点相连的神经束暗点。此时前来就诊的患者,需要先考虑荧光素眼底血管造影鉴别。必要时检查眼科 B 超、头颅及眼眶部的 CT 等影像学检查,以防延误颅内病变的治疗。

十一、先天性视盘色素沉着

色素来源于外胚层或者中胚层,有视网膜和脉络膜色素两种表现。形态上有线状色素沉着、纱网样色素沉着,范围可以分布整个或部分视盘上,视盘生理凹陷范围,颜色多见灰色或黑色素沉着等多种表现。通常不影响视力,本病与生俱来,终身不变。临床上需要注意与视盘黑色素细胞瘤相鉴别,必要时行荧光素眼底血管造影,可鉴别之。此病荧光素眼底血管造影检查正常(图 6-1-10)。

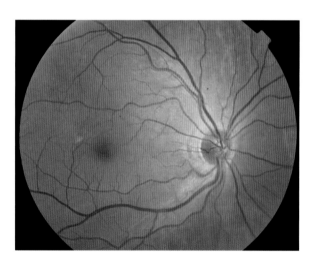

图 6-1-10　先天性视盘色素沉着
视盘颞侧色素沉着,边缘较清晰

十二、假性视盘炎

(一)概述

亦称假性视盘水肿。属于比较常见的先天异常,由于发育中巩膜管较小,视神经纤维通过时拥挤而隆起,如伴有过多的神经胶质组织则隆起更明显。临床上常需要与其他视神经病变相鉴别。

(二)临床表现

1. 80% 为双眼。

2. 眼球较小,伴远视及散光,高度远视多见。

3. 眼底检查　视盘周围视网膜无水肿、出血及渗出,轻者为视盘鼻侧缘边界不清呈肿胀感,较

重者可表现假性视盘水肿,视网膜血管无怒张。一般隆起度 <3D,个别病例可高达 10 D(图 6-1-11)。

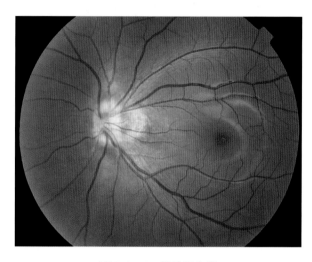

图 6-1-11　假性视盘炎
视盘上下缘边界不清呈肿胀感,视盘周围视网膜及视网膜血管未见明显异常

4. 荧光素眼底血管造影　正常荧光。

(三)诊断要点

1. 散瞳验光,多为远视眼,可有散光。

2. 眼底检查常常需要与视盘水肿及视盘炎相鉴别(见表 6-1-6)。

3. 荧光素眼底血管造影检查。

4. 病史:此先天异常出生即存在,终身不变。

(四)鉴别要点

假性视盘炎荧光素眼底血管造影正常。

(五)治疗原则与进展

假性视盘炎多伴高度远视。常见于视力不能矫正的远视性弱视儿童,眼底改变终身不变,治疗以提高视力为主。

(六)典型病例

患者,女性,42 岁。因阵发性视物模糊伴头疼在当地医院就诊。眼科检查视力:右 1.0,左 1.2,一般眼科检查无异常,眼底检查所见双眼视盘边界不清,隆起度约 3D。询问病史:患者有糖尿病病史 1 年余,故考虑双侧视盘炎,并行头颅 CT 排除占位性病变,给予扩张血管改善微循环药物治疗,辅助神经营养药。经治疗,患者主诉头痛加重,视物模糊没有改善,特别看近时症状加重。转诊到上级医院后给予荧光素眼底血管造影检查正常,给予散瞳验光:右 +1.50DS/+0.75DC×90°;左 +1.25DS/+1.75DC×100°,配近用镜后症状减轻。最后确诊为假性视神经炎及老视。

（七）误诊原因及分析

一般早期发现在儿童时，易考虑此病，给予散瞳验光确诊。该病例中患者为 42 岁女性，有糖尿病史，眼底检查所见和头颅影像检查阴性，临床上多考虑全身性疾病，诊断不明即给予治疗。误诊的主要原因是没有散瞳验光和荧光素眼底血管造影。患者有轻度远视加散光，随着年龄增大，视近时易产生视疲劳，诱发头痛等症状，如果散瞳验光早期给予矫正，可以缓解症状。

（八）经验教训与防范

眼科医生不能忽视眼科常规检查，应注意检查屈光度，同时针对病史、视力、视野、瞳孔改变、视盘肿胀程度及眼科特殊检查与视盘水肿、视神经炎鉴别，必要时头颅影像学检查和试验性治疗。

十三、牵牛花综合征

（一）概述

是一种特殊类型的视神经缺损。其特征包括视神经缺损、特有的视网膜血管异常、神经胶质增生和转化，以及视盘周围色素性改变。因眼底形态犹如一朵盛开的牵牛花而命名。发病机制不明，可能是由于胚胎裂最上部分未闭合，使视盘和其周围区域的组织向后脱出所致，也可能与视盘中心凹胶质发育异常。多为单眼。最常见的并发症为视网膜脱离。典型视网膜脱离发生在深凹陷视盘的周围，多局限于视网膜后极部。

（二）临床表现

1. 视力差 常伴有斜视、小眼球、房角劈裂综合征，残存玻璃体动脉及后极部缺损。

2. 眼底检查 视盘较大，周边呈粉红色，有漏斗形深凹陷，中心致密而无明显结构的白色质块，如花蕊状，遮蔽深部血管走行的形态。视盘周围有典型的灰白或灰黑色的突起环，并伴有散在的色素沉着，或视网膜脉络膜萎缩。在视盘边缘有 20~30 支血管呈放射状分布（图 6-1-12）。

3. 荧光素眼底血管造影 早期视盘中心呈弱荧光，视盘周围萎缩区内窗样缺损，透见强荧光，脉络膜毛细血管无灌注；晚期视盘上增生的组织着染，持续强荧光。无渗漏呈分外醒目的血管造影。

4. 牵牛花综合征合并症多为视网膜脱离。典型视网膜脱离发生在深凹陷的视盘周围。

5. 眼部 B 超检查 常见眼球后极部相当于视盘的后方有漏斗样暗区，与玻璃体相连续，内回声少或无，视神经前段增粗，可伴有眼轴缩短。由于胶质组织的存在有时在暗区内可见弱回声光团，为杯底部胶质状物在超声上的显像，而视盘神经缺损无此表现。常需要与眼内肿瘤进行鉴别。

（三）诊断要点

1. 视力低下、斜视、眼球震颤。
2. 眼底特征性牵牛花样改变。
3. 荧光素眼底血管造影可辅助诊断。
4. 眼部 B 超及眼眶 CT 特征性改变。

（四）鉴别要点

1. **高度近视** 高度近视的视盘周围常有脉络膜萎缩环，鉴别在于视盘周围血管不从盘沿直

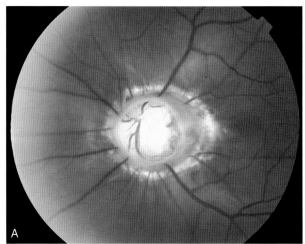
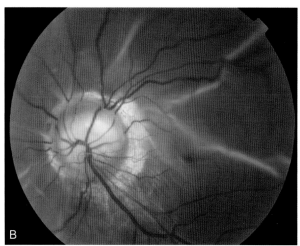

图 6-1-12 牵牛花综合征

A. 视盘较大，中央呈漏斗形深凹陷，视网膜血管增多，笔直放射状，视盘周围有典型的灰白或灰黑色的突起环；B. 牵牛花综合征合并视网膜脱离

出而从中央血管分出,数目不增多。此外,病理性近视一般表现包括视盘与黄斑在内的巨大萎缩区,萎缩区内常见残留的脉络膜大血管及漆裂纹样损害。

2. 视神经肿瘤 眼底检查疑有肿物,通过眼部 B 超可以鉴别,眼眶 CT 上均表现为视神经膨大增粗,呈高密度的软组织影,眼肿瘤完整,有时可见视盘隆起。B 超同样可见视神经增粗,视盘隆起,眼环完整,回声中等。

3. 视盘缺损 见表 6-1-7、表 6-1-8。

表 6-1-7　牵牛花视盘异常和视盘缺损的眼底特征

牵牛花视盘异常	视盘缺损
视盘于凹陷内	凹陷在视盘内
对称性损害(视盘在凹陷的中央)	非对称性损害(凹陷在视盘内偏下)
有中央胶质组织	无中央胶质组织
严重的视盘周围色素紊乱	视盘周围色素紊乱程度较轻
有异常视网膜血管组织	视网膜血管组织正常

表 6-1-8　牵牛花视盘异常和视盘缺损各自伴有的眼部及全身性疾病鉴别

牵牛花视盘异常	视盘缺损
多见于女性,黑种人罕见	无性别和种族偏向
少为家族性	多为家族性
多为单侧	多为双侧
无虹膜、睫状体和视网膜缺损	常伴有虹膜、睫状体和视网膜缺损
很少伴有多系统的遗传异常	经常伴有多系统的遗传异常
多有基底部脑膨出	少有基底部脑膨出

4. 视盘周围葡萄肿 见表 6-1-9。

表 6-1-9　视盘周围葡萄肿和牵牛花视盘异常的眼底特征鉴别

视盘周围葡萄肿	牵牛花视盘异常
深、杯状的凹陷	较浅、漏斗状的凹陷
相对正常、边界清楚的视盘	视盘明显异常,边界不清
胶质和血管组织无异常	中央胶质呈花束状,血管组织异常

(五)治疗原则及进展

无特殊治疗。

(六)误诊原因及分析

牵牛花综合征的诊断并不困难,但屈光间质不清或伴有眼球突出时,眼科影像检查结果往往易被误诊为视神经肿瘤,尤其是儿童视神经胶质瘤。

十四、视盘周围葡萄肿

是一种罕见的先天性异常,即在相对正常的视盘周围环绕凹陷样缺损。在凹陷的壁上脉络膜与视网膜色素上皮萎缩性改变,视盘凹陷可达 8D 以上,黄斑距离 RPE 萎缩的边缘 1~2D 处。

第二节　先天性眼底血管系统异常

当胚胎发育达到 10mm 以后,胚胎眼的血管分成两个系统发育。眼外系统包括眼眶与原始脉络膜,经发育后变成供给眼部营养的血管而终身保留;眼内系统包括玻璃体动脉及其分支与晶状体血管膜。眼内系统的玻璃体动脉为胚眼动脉主支,这种胚胎血管系统大部分在胚胎末期消失,否则可以发生在出生后永存的先天异常残留血管未闭合或条索状组织残留,发生在眼底多为玻璃体动脉残留所致,这种先天性发育异常为临床多见。

而在胚胎期视网膜中央血管伴行进出视神经时,可以发生异常或变异。这种异常与胚胎眼内血管系统无关。

一、永存玻璃体动脉

见第七章第一节。

二、先天性视盘上膜

(一)概述

亦称视盘前膜或视神经乳头上膜。为胚胎期玻璃体动脉吸收不全或 Bergmeister 原始乳头胶质垫的残留所成。如果覆盖视盘全部,超越视盘范围向周围视网膜前伸展也可称为视盘周围膜。

(二)临床表现

视力无损害,检眼镜下可见位于视盘面的一层带有光泽的结缔组织样膜,多位于视盘生理凹陷处,视网膜中央静脉的两旁,伴随着血管进出,膜的大小、形态、厚度差异较大,小者仅遮盖生理凹陷,大者可遮盖视盘全部而向周围视网膜伸展。膜的边缘平坦或卷曲,锐利或模糊,可透明或半透明状,亦可成为致密的白色斑块(图 6-2-1)。

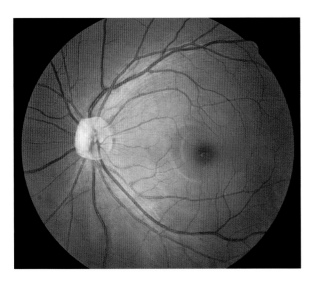

图 6-2-1　先天性视盘上膜

视盘表面可见一层带有光泽的结缔组织样膜,遮盖鼻侧视盘向周围视网膜伸展,边缘稍卷曲

(三) 诊断要点

1. 不影响视力。

2. 眼底检查特征性改变。

(四) 鉴别诊断要点

视盘前机化膜　一般有外伤或全身疾病致眼底出血和炎症的病史,视力下降明显,视盘前机化膜上有新生血管,边缘不清,致密不透明,周围视网膜可见其他病变。

三、先天性视盘前血管襻

(一) 概述

又称视网膜前血管襻或玻璃体内血管襻。血管襻从一支视网膜血管分出,与胚胎血管系统无关。可能推测在胚胎 4~7 个月时玻璃体动脉形成不规则血管芽蕾所致。发育过程中此处组织萎缩而残留了血管襻。

(二) 临床表现

1. 常无症状,不易被发现,大多数为单眼。

2. 眼底检查可分为动脉血管襻和静脉血管襻。需要荧光素眼底血管造影分辨。动脉襻一端始于视盘表面的视网膜中央动脉一级分支,另一端可在视盘面上或在视盘边缘与另一分支连接,或穿入视盘内面,襻头大小、长短、形态极不规则,可为单襻或数个襻纠结在一起的麻花状伸入玻璃体内的长襻。静脉襻非常少见,位于视盘表面或附近,可见静脉搏动(图 6-2-2)。

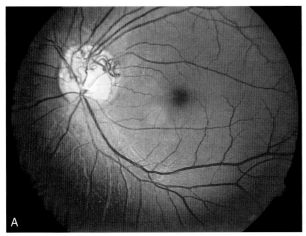
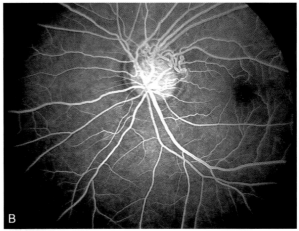
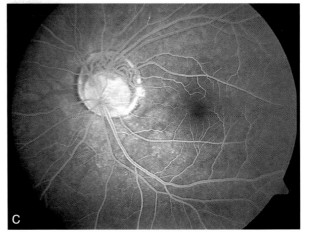

图 6-2-2　先天性视盘前血管襻

A. 彩色眼底像　自视盘发出异常曲折的血管并长入玻璃体,推测是源于胚胎玻璃体系统;B. 荧光素眼底血管造影　早期无渗漏;C.荧光素眼底血管造影　晚期无渗漏

3. 荧光素眼底血管造影 各时期均无渗漏。

（三）诊断要点

1. 无症状。

2. 眼底检查和荧光素眼底血管造影确诊。

四、视网膜动脉三叉分支及静脉三叉汇流

视网膜动脉三叉分支及静脉三叉汇流是一种先天性视网膜血管畸形，因为不影响视功能而无特殊临床意义，通常在检查眼底时发现。

表现为位于视盘上下缘及其邻近的视网膜面出现动脉的三叉分支和静脉三叉汇流，三条分支血管的管径相同。

正常多见视网膜动脉或静脉分支可以 V 形（多见于后极部）、Y 形（多见于周边部）两分支。

五、睫状视网膜血管

（一）睫状视网膜动脉

多为单眼，约占人群 15%。睫状视网膜动脉自 Zinn-Hallar 血管环发出，于视盘颞侧边缘呈钩状弯出，横行并发出小分支，引至黄斑及其附近。该动脉管粗细、长短不一，细小者无生理功能；较大者可相当于视网膜动脉的一个分支供给视盘-黄斑纤维束、黄斑或颞上及颞下象限部分视网膜神经上皮层内层的营养，这一特征具有重要的临床意义。视网膜中央动脉主干阻塞时，如果存在睫状视网膜动脉，可以保存部分视力，因为该动脉发自由睫状后短动脉分支所形成的 Zinn-Hallar 血管环属于睫状血管系统，不属于视网膜血管系统。反之，如果睫状视网膜血管发生阻塞亦会引

起相应的视力损害，导致中心视力急剧下降。占视网膜动脉阻塞的 5%。

荧光素眼底血管造影显示该血管与脉络膜血管同时充盈，约 32% 可显示该血管。

临床表现：典型的睫状视网膜动脉单独起自视盘，形如伞把，荧光素眼底血管造影检查辅助诊断。

（二）睫状视网膜静脉

罕见，由视网膜面进入视盘边缘处突然消失，引流血管汇入睫状血管系统。

六、睫状视神经静脉

罕见，视盘周围脉络膜静脉支进入视神经与视网膜中央静脉分支吻合。一般小分支的异常吻合不易发现。当这种静脉有先天性扩大时，可以见到静脉在视盘边缘处有一至数支，横向或呈弧形汇入视网膜中央静脉。

睫状视神经静脉可以见于正常的视盘，亦可伴发于假性视盘炎以及视神经发育不全等先天性异常。

七、视网膜巨大血管

通过黄斑区的视网膜血管，异常粗大，常常是静脉。通过黄斑区，供应或引流视网膜水平分界线上下方视网膜。根据形态分为三类：一类为视网膜巨大血管，偶尔有小分支通过黄斑无血管区，一般不影响视力；另一类患者有十分明显的动静脉交通支；第三类血管畸形明显并有视力障碍。后两类被称为视网膜蔓状血管瘤。

视网膜巨大血管可以合并黄斑反光异常，黄斑异位和黄斑囊肿（图 6-2-3）。

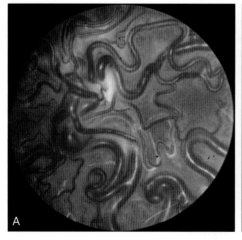
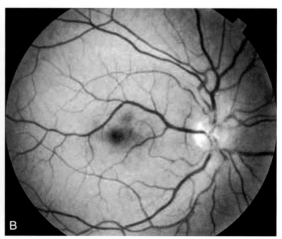

图 6-2-3 视网膜巨大血管

A. 视网膜蔓状血管瘤患者的左眼，眼底血管扩大，血管扭曲，视盘大部被巨大血管覆盖。视力：无光感，生来即盲。右眼视网膜血管正常，视力 1.0；B. 视网膜巨大血管跨过黄斑

八、先天性视网膜黄斑血管

变异的视网膜黄斑血管十分少见,多为颞下动脉或静脉主干分支异常的血管支跨过黄斑区,或从颞上血管发出的异常血管,这些异常血管常常越过视网膜水平缝。患者的视力正常或减退。

九、视网膜蔓状血管瘤

见第十三章第三节。

(肖林)

第三节　视网膜先天异常

一、先天性视网膜色素上皮肥厚

(一) 概述

先天性视网膜色素上皮肥厚(congenital hypertrophy of the retinal pigmented epithelium, CHRP)是少见的视网膜色素上皮先天性良性病变。主要特征:视网膜深层灰黑色,边界清晰,圆形、椭圆形病变(图6-3-1)。可以是单个孤立的,或多发的。大多发生于单眼,亦见双眼,没有症状,视力一般正常。CHRP可以表现三种类型:单眼典型的孤立色素沉着;单眼典型的多个色素沉着(成群的视网膜色素沉着);双眼不典型的多个色素沉着。而第三种常是家族性结肠腺瘤性息肉的临床特征,有家族遗传史。

(二) 主要临床表现

1. 孤立性视网膜色素沉着(retinal solitary pigmentation)　单眼发生,眼底局限性单个色素沉着,灰黑色,边界清晰,稍微隆起,直径可 2~5mm,表面的视网膜和视网膜血管正常。色素斑可出现在视盘旁或周边视网膜任何部位。色素斑较大时视野可查出相对应的暗点。

病理检查:视网膜色素上皮细胞肥大,胞浆里含较多色素颗粒。相应的视网膜感光细胞有继发性病变。

2. 视网膜色素群沉着(retinal grouped pigmentation)　单眼发生,许多个视网膜色素斑成群地聚积在眼底的一个象限或一个区域里。平坦的,灰黑色,圆形或椭圆形色素斑,大小不一,直径约 0.1~2.0mm,在成群的色素斑中偶可见曲线的或不规则的形状。这种先天性视网膜色素上皮肥厚的类型常被称为视网膜色素群沉着,或眼底熊足迹(bear tracks of the ocular fundus)。

病理检查:视网膜色素上皮层有色素细胞堆积,相对应的视杆、视锥细胞发育不良。色素细胞移行于神经上皮内,色素细胞被透明质包围,此透明物质类似于 Bruch 膜。

3. 非典型的视网膜色素沉着　通常双眼发生,多个色素斑,呈椭圆形或不规则形态,大小不一。色素斑多分散分布,而不是群集。这些患者常伴有家族性结肠腺瘤性息肉病。有家族史,为常染色体显性遗传。

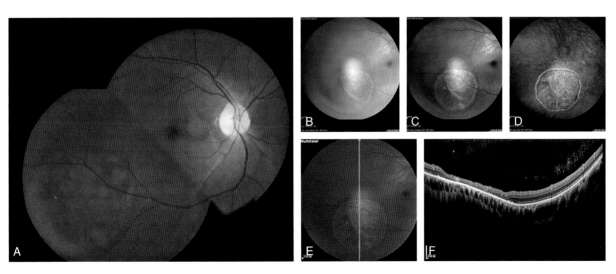

图 6-3-1　先天性视网膜色素上皮肥厚炫彩成像
A. 彩色眼底像拼图:视网膜深层灰黑色,边界清晰,圆形、椭圆形病变;B(蓝光反射图像)、C(绿光反射图像)和 D(红外光反射图像):均可见特征性脱色素晕轮;E. 炫彩图像:病灶边界清晰,呈脱色素样改变;F. OCT:病灶区视网膜厚度变薄,RPE 增厚,其上方光感受器层消失

（三）诊断要点

根据眼底典型的色素沉着斑可诊断。

（四）治疗

无须治疗，若为家族性结肠腺瘤性息肉病，需外科治疗。

二、视网膜有髓鞘神经纤维

（一）概述

胚胎发育中视神经髓鞘纤维从中枢向周围生长，胎龄 7 个月时，在视束和视交叉神经纤维已有髓鞘，出现于中枢端，以后逐渐向前推进。足月出生时，视神经髓鞘达到并止于巩膜筛板之后。如果在生后 1 个月或几个月内越过筛板继续生长，则形成视网膜有髓鞘神经纤维。关于这种发育异常的原因，观点不一。有人认为可能与筛板发育异常有关，亦有人认为是生成神经纤维髓鞘的少突细胞从视神经异位于视网膜所致。本病大多数病例为非遗传性，少数表现为常染色体隐性遗传。

（二）主要临床表现

1. 视网膜有髓鞘神经纤维（myelinated nerve fibers in the retina）多为单眼，大多分布于视盘上、下边缘，沿神经纤维的行走方向伸展。检眼镜下见髓鞘神经纤维表现为白色不透明、有丝样光泽的髓鞘斑，其表面和边缘因显示神经纤维纹理而呈鹅羽状，浓厚处视视网膜血管被遮蔽。其位置、大小不一。罕见大面积的有髓鞘神经纤维可覆盖整个视盘及后极部；偶有远离视盘，位于视网膜上、下血管弓附近，呈孤立的羽片状白斑。

2. 视网膜有髓鞘神经纤维分布区域，因光线不能透过以刺激视细胞，视野有相应的缺损。有髓鞘神经纤维很少发生于黄斑部。中心视力一般不受影响。

本病常伴有屈光不正，尤以近视为多。有时可合并其他先天性眼底异常，如脉络膜缺损、视盘发育不全、永存玻璃体动脉等。

3. 组织学检查　用 Weigert 髓鞘染色法检查，巩膜筛板内并未发现髓鞘，然而在视盘及视网膜神经纤维层中可证明有染成黑色的有髓鞘神经纤维。

（三）诊断要点

根据检眼镜下的特殊所见：视盘上、下边缘沿神经纤维行走的，白色不透明的，边缘呈羽毛状的髓鞘斑，易于诊断（图 6-3-2）。

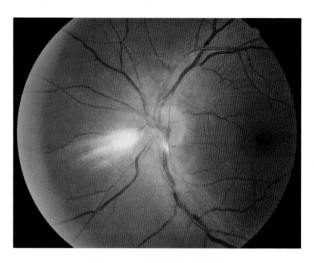

图 6-3-2　有髓鞘神经纤维
视盘鼻侧羽毛状白色斑块，遮蔽其下视网膜静脉，视盘上局限前膜

（四）鉴别诊断要点

1. 临床上主要应与视盘炎、视盘水肿和其他炎症及变性所致的视网膜白色病灶相鉴别。有髓鞘神经纤维一般沿视盘上下边缘神经纤维分布，其表面及边缘呈典型的白色鹅羽状，纹理清晰可见。

2. 视盘炎表现为视盘水肿隆起、充血，视盘旁可有少许出血，视网膜静脉扩张迂曲等，而有髓鞘神经纤维则表现为视盘旁典型的白色鹅羽状，无视盘水肿充血，视网膜血管正常。

3. 脉络膜视网膜炎症或变性患者眼底多有渗出、色素斑、萎缩斑等表现，而有髓鞘神经纤维者则没有这些表现。

（五）治疗

无须治疗。

（六）误诊原因分析

例 1：患者，女性，58 岁。因右眼视物模糊，于当地医院眼科就诊，诊断为右眼视盘水肿，视盘炎。眼科检查：视力：右眼 0.2，矫正视力 0.8（-5.00DS），左眼 0.6，矫正 1.0（-1.50DS），右眼视盘上下边缘有白色不透明的羽毛状的髓鞘神经纤维，未见明显的视盘水肿，视网膜中央血管无异常，视网膜呈豹纹状，呈现近视的眼底表现。诊断"右眼视网膜髓鞘神经纤维，双眼屈光不正，屈光参差"。

分析：①对视网膜髓鞘神经纤维形态不认识，初诊时误把视网膜髓鞘神经纤维视为视盘水肿；②对病史没有充分了解，患者右眼视力差是由于屈光不正，不是近期发生的视力下降，且初诊时未作矫正视力的检查,导致误诊。

例2:患者,男性,39岁。内科因其血压偏高请眼科会诊。会诊的住院总医师诊断"高血压视网膜病变",请上级医师会诊。眼科检查:双眼视力1.0,双眼视盘正常,视网膜中央动脉稍细,反光略增强。右眼底在距视盘颞上方约1PD处,位于视网膜血管上,可见一孤立的羽毛状白斑,沿神经纤维走行,纹理清。诊断"右眼视网膜有髓鞘神经纤维(孤立性)"。

分析:误把视网膜有髓鞘神经纤维的羽毛状白斑视为高血压性视网膜病变的棉绒状斑,但观其眼底除了这个孤立的髓鞘神经纤维羽毛状白斑,未见其他明显异常,亦未见高血压性视网膜病变的出血、渗出等病变。

三、白化病眼底

(一)概述

白化病(albinism)是一种皮肤及眼部等组织先天性黑色素缺乏的遗传性疾病,是由于先天性缺乏酪氨酸酶,或酪氨酸酶功能减退,黑色素合成发生障碍所致。

依据临床表型特征白化病分为三大类:

1. **眼白化病(ocular albinism)** 患者仅表现眼色素减少或缺乏,甚至仅表现眼底色素减少,又称为不完全性白化病。

2. **全身白化病(total albinism)** 除眼色素缺乏外,患者皮肤和毛发均有明显色素缺乏。

3. **白化病相关综合征** 患者除具有眼皮肤白化病表现外,还有其他特定异常,如同时具有免疫功能低下的Chediak-Higashi综合征和具有出血素质的Hermansky-Pudlak综合征,这类疾病罕见。

眼白化病可以单独存在,但大多数为全身白化病的一部分。这两种类型的遗传方式不同,全身性白化病为常染色体隐性遗传,而眼白化病主要是性连锁隐性遗传。

(二)主要临床表现

患者视力差,严重畏光,常有眼球震颤、屈光不正等,视野表现向心性缩小,并有中心暗点。

患者眉毛、睫毛和眼睑皮肤或全身皮肤呈白色或淡黄色,虹膜呈浅灰色或淡粉色,瞳孔领内红色反光。眼底因视网膜脉络膜无色素而呈橙红色,脉络膜血管清晰可见,视盘颜色和周围视网膜的橙红色相似,黄斑及中心凹不能见到(图6-3-3)。

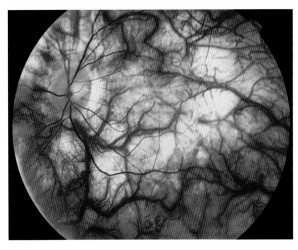

图6-3-3 白化病眼底
眼底呈晚霞样,脉络膜大血管清晰可见

(三)诊断要点

1. 眼底无色素的特征表现。

2. 其部位的无色素表现,如眉毛、睫毛和眼睑皮肤或全身皮肤呈白色和淡黄色。

(四)鉴别诊断要点

原田病后期,眼底呈脱色素的晚霞样改变,与单纯的眼白化病有些相似,但前者为后天发生,伴有葡萄膜炎的表现,以及耳鸣、脱发、白发、白癜风等全身性表现;而后者为先天性的,眼底橙红,无色素。

(五)治疗

无有效治疗,可配戴墨镜以减轻畏光症状。

(六)误诊原因分析

患者,男性,22岁,双眼视物模糊,轻度畏光,来眼科就诊。视力0.2,矫正视力0.6(-2.50DS),双眼外眼(-),虹膜颜色纹理正常,眼底呈橙红色,脉络膜血管透见。全身皮肤,毛发颜色正常。外院诊断"原田病"。追问病史患者自幼视力差,无葡萄膜炎、耳鸣、脱发、白发、白癜风等表现,考虑为眼白化病。该患者没有明确的家族史。

分析:全身白化病易诊断,眼白化病(或白化病眼底)有时易误诊。要结合眼部及全身的其他表现来鉴别,眼白化病可表现为性连锁遗传。

第四节 黄斑缺损

黄斑为视觉最敏感处,先天性黄斑异常会严重影响中心视力。

黄斑发育特点为组织高度分化,其发育分化过程较周围的视网膜迟缓。当胚胎3个月时,黄斑开始出现,到胎儿7~8个月时,黄斑各层才开始迅速发育成长,中心凹出现,黄斑中央神经节细胞层变薄,外丛状层变宽,纤维加长,神经节细胞向中心凹周围外移。出生时,Chievitz纤维层大部消失,中心凹的神经细胞仅余一层,内核层变薄,外核层只有一单层锥状体,无杆状体,此时锥状体发育尚未完全,直到出生后3~4个月才日趋完善而始有注视功能。其发育经历了胎儿至出生后婴儿的早期阶段,在此整个过程中,任何内外的有害因素都有可能导致黄斑发育异常。

(一)概述

黄斑缺损(macular coloboma)是严重影响视力的黄斑部先天性发育异常。可以有家族遗传史,有的同时有脉络膜缺损。

(二)主要临床表现

患者自幼视力高度不良,常伴有眼球震颤和斜视。黄斑缺损大多为单眼,偶有双眼。眼底形态多样,缺损多呈圆形或横椭圆形,部位可正位于黄斑或黄斑附近,大小不等,1~5PD,颜色变异很大。缺损边缘锐利,缺损区内可见视网膜血管行走正常,或血管沿缺损边缘行走,不进入缺损区。Mann(1929年)根据巩膜的暴露程度和色素多少将黄斑缺损分为三型。

1. **色素型** 此型最多见。特点在黄斑缺损区内及其边缘有大量的色素。色素浓淡不一,浓密处色素堆积,几乎掩盖裸露的巩膜。脉络膜毛细血管层缺失,可透见稀疏迂曲的脉络膜大血管。缺损区无明显凹陷,边缘清晰。表面视网膜血管行径正常(图6-4-1)。

2. **无色素型** 此型累及脉络膜和视网膜。黄斑部为一圆形或椭圆形边缘陡峭的灰白色缺损区。色素稀少,仅在缺损的边缘处见有细条状的色素沉着,缺损区无脉络膜血管,视网膜血管亦至边缘终止,不进入缺损区。巩膜明显暴露,并向后膨出,缺损区凹陷,低于眼底平面,B型超声检查的声像图上可以显现。脉络膜完全消失,亦可偶见少量脉络膜大血管。有时伴有视盘缺损(图6-4-2,图6-4-3)。

3. **黄斑缺损合并血管异常** 此型少见,黄斑缺损处脉络膜血管动脉和视网膜动脉发生吻合,或血管自缺损区走出,进入玻璃体。

病因不明,与遗传有关。多数为常染色体显性遗传,亦表现为常染色体隐性遗传。当双侧黄斑缺损伴指(趾)骨发育不全,或两手示指无指甲

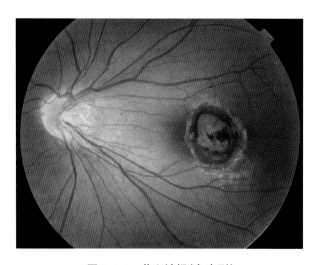

图6-4-1 黄斑缺损(色素型)
黄斑缺损区内及其边缘有大量的色素,脉络膜毛细血管层缺失,可透见稀疏迂曲的脉络膜大血管

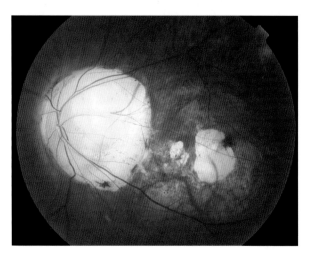

图6-4-2 黄斑缺损(无色素型)
黄斑部为一不规则灰白色缺损区,伴部分视盘及脉络膜缺损

或部分残存,称Sorsby综合征,为一种常染色体显性遗传病。

另有认为宫内炎症影响了胚胎发育导致黄斑缺损。并推测不同类型的临床表现是因感染时间不同和组织反应上差异的结果。色素型感染发生在胚胎末期(胎龄8~9个月),色素反应重,与成年人的脉络膜炎相似。无色素型感染时间较早(胎龄5~6个月),感染毒素较强,故病变区内色素被破坏,视网膜全层破坏以致视网膜血管中断。伴有血管畸变者则感染时间较早,约在胚胎3个月以前,玻璃体动脉尚未萎缩消失,视网膜与脉络膜同时受累,因而出现血管异常吻合。

病理:色素型黄斑缺损病变只累及脉络膜,毛细血管层或脉络膜全层缺如;无色素型则视网膜

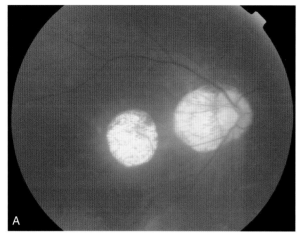

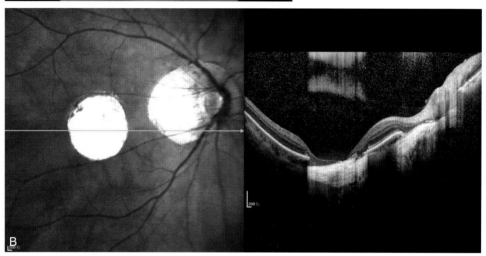

图 6-4-3　黄斑缺损
A. 眼底彩照显示黄斑区圆形白色缺损区,伴颞侧视盘缺损;B. OCT 显示无正常黄斑结构,缺损区脉络膜完全消失

和脉络膜均受损害。

(三)诊断要点

患者自幼视力差,眼底黄斑区有上述典型表现(图 6-4-1~图 6-4-3)。

(四)鉴别诊断要点

可与陈旧性中心性视网膜脉络膜炎鉴别,炎症后期黄斑区可见瘢痕组织,边缘不整齐,有大量色素和机化渗出物,但无眼部其他的先天异常。而黄斑缺损为先天疾病,患者自幼视力不好,且眼底有典型的黄斑缺损表现。

(五)治疗

无有效治疗,如尚存旁中心注视,可行屈光矫正和弱视训练。

(六)误诊原因分析

患者,男性,21 岁。因右眼视力差,前来就诊。当地医院诊断"右眼黄斑病变"。眼科检查:右眼视力 0.1,眼前节正常,眼底黄斑区可见圆形缺损区,缺损区内有深浅不一的色素和血管,左眼视力 1.0,眼底正常。诊断"右眼先天性黄斑缺损"。

分析:本例当地医院初诊为"黄斑病变"是因为对先天性黄斑缺损疾病的不认识,因其病变发生在黄斑而做其诊断。如果认识了先天性黄斑缺损的典型表现,即不会误诊。

第五节　先天性脉络膜缺损

一、概述

脉络膜缺损(choroidal coloboma)是较为常见的先天性的眼底组织缺损,实际上是脉络膜及视网膜色素上皮层的缺损。脉络膜缺损的发生与胚胎裂的发育异常密切相关。胚胎 7~8mm 时(胎龄 4 周左右),视杯(即第二视泡)下方停止生长和内陷,形成胎裂,至 17mm 时(胎龄 6 周),除视杯与视茎交界处外,胚裂完全封闭,不留痕迹。胚裂后端的闭合过程比较复杂,如果在此过程中受到某种因素干扰,闭合过程发生延迟或中断,引起脉络膜及视网膜色素上皮层缺损,或其他眼部组织异常。

二、主要临床表现

脉络膜缺损多为双眼,偶有单眼。患者视力差,常伴有眼球震颤和斜视。其临床表现有典型和非典型两种。

(一)典型脉络膜缺损

多为双眼,缺损部位常位于视盘下方胚裂处,亦可见于眼底的其他部位。缺损区因缺乏脉络膜及视网膜色素上皮层,透过菲薄的视网膜神经上皮层可以看到灰白色的巩膜。缺损区的范围及形态差异很大。小的可为1~2PD,大者超过一个象限,形态通常为直立的钝角三角形、盾形或椭圆形等。大的缺损区顶端可包括整个视盘或侵及其下侧一部分。缺损区周边边缘,在眼底的极周边部,一般直接检眼镜不能发现,只有用双目间接检眼镜加巩膜压迫检查,才能看到弧形边界。缺损区有时可见残存的脉络膜大血管,缺损区表面亦可见视网膜血管,行径正常,也有中断或环绕于缺损边缘(图6-5-1)。

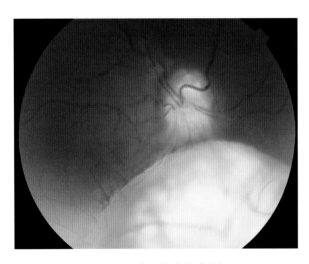

图6-5-1　先天性脉络膜缺损

合并视盘发育不全

(二)非典型脉络膜缺损

非典型脉络膜缺损少见。多为单眼,缺损范围较小,常单独存在于眼底任何区域,不涉及视盘(图6-5-2)。如发生在黄斑,即同于黄斑缺损。

脉络膜缺损常伴有小眼球、小角膜、虹膜缺损、黄斑发育不良和视盘发育不良等。

由于缺损区视网膜菲薄、萎缩和变性,极易发生裂孔,导致脉络膜缺损伴发视网膜脱离。

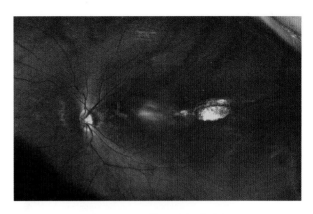

图6-5-2　不典型脉络膜缺损

位于颞侧,缺损范围较小,可见残存的脉络膜大血管

典型的脉络膜缺损者有家族遗传倾向,而非典型的脉络膜缺损被认为可能与胎儿期的脉络膜炎症有关。

三、诊断要点

根据上述典型的脉络膜缺损的特征性眼底改变,易于诊断。常合并先天性虹膜缺损和小角膜。

四、鉴别诊断要点

非典型的脉络膜缺损由于部位和形态不一,应与陈旧性脉络膜视网膜炎和外伤后视网膜脉络膜萎缩斑等鉴别。炎症后常有色素沉着,或玻璃体混浊等。外伤引起的常有外伤史。

五、治疗

先天性脉络膜缺损无特殊治疗,患者容易出现视网膜脱离,必要时行预防性视网膜激光治疗(图6-5-3)。如伴发视网膜脱离,可行玻璃体切除及视网膜复位手术。

六、典型病例

患者,女性,18岁。双眼自幼视力不良来眼科就诊。检查双眼视力0.1,眼球震颤,眼球较小,角膜直径约9mm,下方6点处有虹膜缺损,散瞳见双眼视盘下方至周边有较大的脉络膜缺损区,灰白色巩膜透见。诊断"双眼小眼球,先天性虹膜缺损,先天性脉络膜缺损"。

七、误诊原因分析

患者,女性,22岁,双眼视力差,当地医院诊断"双眼视网膜脱离"来我科就诊。眼科检查:双眼视力0.1,矫正0.5(−3.00DS),眼前节正常,散瞳

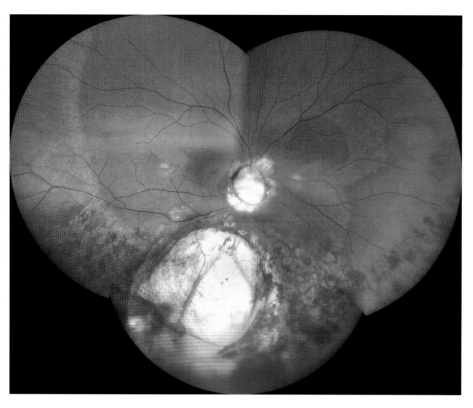

图 6-5-3　先天性脉络膜缺损
病灶边缘可见陈旧激光斑

见眼底视盘下方约 1PD,向下有较大的灰白色脉络膜缺损区,缺损区表面可见视网膜血管。诊断"双眼先天性脉络膜缺损"。

分析:误诊原因是将灰白色的脉络膜缺损区误视为灰白色的视网膜脱离,如果认真检查眼底,会发现缺损区是凹陷的,边界清楚,其上的视网膜血管不规则,大多见到的是脉络膜大血管。

(李寿玲)

参考文献

1. 黄叔仁,张晓峰. 眼底病诊断与治疗. 2 版. 北京:人民卫生出版社,2003:39-50.
2. 张承芬. 眼底病学. 2 版. 北京:人民卫生出版社,2010:193-205.
3. NOUHUYS C E. Congenital retinal fold as a sign of dominant exudative vitreoretinopathy. Graefes Arch Clin Exp Ophthalmol,1981,217(1):55-67.
4. SHIELDS C L,MASHAYEKHI A,HO T,et al. Solitary congenital hypertrophy of the retinal pigment epithelium:Clinical features and frequency of enlargement in 330 patients. Ophthalmology,2003,110(10):1968-1976.
5. CHEN C S,PHILLIPS K D,GRIST S,et al. Congenital hypertrophy of the retinal pigment epithelium(CHRPE) in familial colorectal cancer. Fam Cancer,2006,5(4):397-404.
6. SUMMERS C G. Albinism:classification,clinical characteristics,and recent findings. Optom Vis Sci,2009,86(6):659-662.
7. PRIMO S A. Macular coloboma. J Am Optom Assoc,1990,61(5):373-377.
8. SCHUBERT H D. Choroidal coloboma. Ophthalmology,2007,114(12):2369.
9. LIU Y,MOORE A T. Congenital focal abnormalities of the retina and retinal pigment epithelium. Eye,2020,34(11):1973-1988.
10. 魏书珍,张秋业. 儿童生长发育性疾病. 人民卫生出版社,1996.

第七章

玻璃体疾病

第一节 玻璃体先天性异常和遗传病

一、先天性玻璃体囊肿

(一)概述

先天性玻璃体囊肿(congenital cyst of the vitreous)非常少见,多为单眼,发病多在原始玻璃体发育早期,与先天发育异常有关,常合并永存玻璃体动脉。性质不明,一般对视力无影响。大多数附着于视盘表面,可能是残留的玻璃体动脉扩张而成。也有少数报道囊肿位于距晶状体后表面较近的前部玻璃体中。

(二)主要临床表现

1. 先天性玻璃体囊肿常为球形或类球形,直径1/5~4/5PD不等。囊壁透明或半透明,裂隙灯显微镜检查,可见囊肿前后壁的光带,显示囊内液清澈;眼底检查,透过囊肿清晰可见其后的眼底并有囊肿投影,有时有色素斑点附于囊壁。

2. 囊肿大多数附着于视盘表面,有的有一透明或半透明丝状线条与视盘相连,也有少数报道囊肿可以位于距晶状体后表面较近的前部玻璃体中。囊肿在玻璃体内漂动幅度有的较大,有的也可相对稳定(图7-1-1)。

3. 对视力无影响,眼底正常。

(三)诊断要点

1. 与生俱来,无进行性变化;多为单侧,对视力无影响。

2. 眼底正常。

3. 根据玻璃体及眼底检查所见,诊断并不困难。

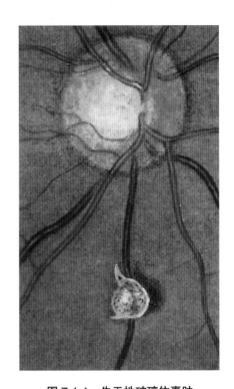

图7-1-1 先天性玻璃体囊肿

囊肿呈菱角样,两端在裂隙灯显微镜高倍检查时,可见一端有透明的丝状物伸向视盘,另一端消失于玻璃体内

(四)鉴别诊断要点

本病主要与病理性玻璃体囊肿相鉴别。鉴别如下:

1. 病理性玻璃体囊肿偶发于视网膜色素变性及病理性近视(合并明显玻璃体液化者)等。

2. 病理性玻璃体囊肿多固定不动或系于纤维条带组织上。

3. 有原发病的眼底改变。

4. 可以根据病史、上述诊断要点及相关的辅助检查(如视网膜色素变性患者的视野、暗适应检查,病理性近视患者的屈光度、眼轴长度检查等)

以鉴别。

（五）治疗原则

无须治疗。

（六）特殊病例介绍

患者，女性，20岁，学生。因近视就诊。检查：视力：双眼0.5，矫正视力：双眼-2.00DS=1.2。双眼眼底正常，右眼于视盘偏下方有一个玻璃体囊肿距视网膜约2PD，呈竖鸡卵形，水平径约3/5PD，垂直径约4/5PD，前后径约3/5PD。囊壁透明，囊内清晰可见麻花样血管，囊肿在玻璃体内轻微浮动。诊断为右眼先天性玻璃体囊肿。查阅近期国内外文献尚未见囊肿内含有血管的先天性玻璃体囊肿的病例报道。

有学者认为先天性玻璃体囊肿组织学上因含有玻璃体动脉成分，故被认为可能是残留玻璃体动脉扩张而成。笔者认为此病例有力地支持该理论。

二、永存玻璃体动脉

（一）概述

在胚胎8个月左右，玻璃体动脉会完全消失，若不消失或消失不全，则为永存玻璃体动脉（persistent hyaloid artery），曾用名"玻璃体动脉残留"。因其残留程度不同分为完全性和不完全性两种。此病是较常见的眼底先天性发育异常。

（二）主要临床表现

1. 与生俱来，不影响视力，偶有眼前条索状阴影摇晃。

2. 完全性者很少，多见于早产儿。呈灰白色带状或线状，自视盘表面达晶状体后极部，血管多已闭塞，极少数尚有开放，可见血流，甚至出现搏动；不完全性者残存差别较大。玻璃体动脉萎缩断离后，残存前端附着于晶状体后极部稍偏鼻下方，偶见偏于颞侧，留有白色斑点则称为Mittendorf斑。残存后端附着于视盘处，呈灰白色或白色结节状、线状、树枝状、囊状、膜状，不透明或接近透明，且带有光泽。其中线状或树枝状的残存玻璃体动脉长短不一，根部较粗，附着于视盘表面，末端逐渐变细，在玻璃体内轻微摆动（图7-1-2）。在玻璃体发生后脱离时，可随脱离玻璃体自视盘表面分离而漂浮于玻璃体内，也可不随脱离的玻璃体前移，仍附着于原处。如果残存组织仅为视盘表面的薄膜则称为Bergmeister视盘。

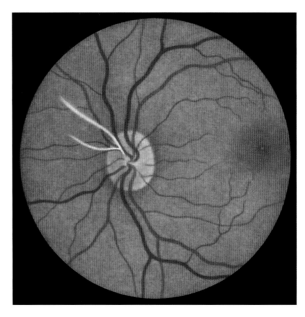

图7-1-2　永存玻璃体动脉

（三）诊断要点

1. 与生俱来，不发展，不影响视力。偶有少数患者感到视野中有阴影摇晃。

2. 根据眼底及玻璃体所见，诊断并不困难。

（四）鉴别诊断要点

1. 玻璃体的各种改变具有特征性。

2. 与生俱来，终身不变，不影响视力。

3. 眼底无病变。

根据本病上述特点容易与病理性玻璃体机化相鉴别。

（五）治疗原则

此病绝大多数患者不影响视力则无须治疗。极少数患者玻璃体动脉残留干扰外界光线进入视网膜黄斑区，影响中心视力发育，可考虑行玻璃体切除术。

三、永存原始玻璃体增生症

（一）概述

Resse于1955年首次提出永存原始玻璃体增生症（persistent hyperplastic primary vitreous，PHPV）。它是由于原始玻璃体及玻璃体血管没有消退，继续增生所导致的玻璃体先天异常。随着对本病病理学研究的不断深入，近年来部分学者提出用晶状体后纤维血管膜持续增生症（persistent hyperplastic tunica vasculosalentis，PHTVL）来命名局限于前部玻璃体的病变，而仅将伴有后部玻璃体增生的病变称为PHPV。Goldberg于1997年重新命名 PHPV 为持续性胎儿血管化（persistent fetal vasculature，PFV）。相比之下，PFV 能更好地描述由于胎儿血管未完全退化而导致的诸多临床表现，如晶状体后纤维增生膜、视网膜皱襞、自发性眼底出血等。

（二）主要临床表现

目前，关于 PHPV 的分类尚未完全统一，但多根据眼部结构的受累范围分为三种类型：

1. **单纯前部型 PHPV** 约占 25%，包括晶状体后纤维血管膜持续增生症及胎儿晶状体后纤维膜鞘持续增生。

2. **单纯后部型 PHPV** 约占 12%，包括视网膜镰状皱襞、先天性视网膜蒂状脱离等，后部 PHPV 常同时伴发一些眼后节的发育异常，如玻璃体蒂、黄斑及视盘的发育异常。

3. **混合型 PHPV** 即病变范围同时累及前部和后部，约占 63%，是最常见的临床类型（图 7-1-3）。

Reese 于 1955 年首次系统描述了 PHPV 的眼部表现。其临床症状由轻至重可分别表现为 Mittendorf 点至白瞳征、致密的晶状体后纤维血管膜及视网膜脱离。虽然 90% 的 PHPV 是单侧性的，但对侧眼多有 Mittendorf 点和前部玻璃体的发育

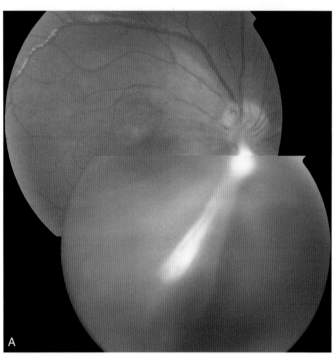

图 7-1-3 永存原始玻璃体增生症
A. 彩色眼底像显示束状组织自视盘发出经玻璃体向前；B. FFA 早期未见荧光素充盈；C. FFA 晚期显示有荧光素充盈

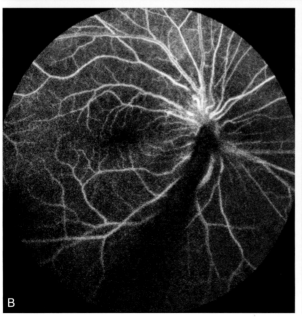

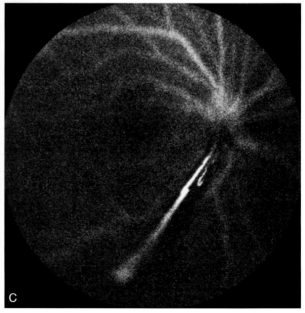

异常。双侧 PHPV 少见，仅占 10%，但通常伴有其他的系统及眼部疾病，提示严重的胚胎发育异常。

晶状体后纤维血管膜是前部 PHPV 的主要病理特征，不仅覆盖于晶状体后表面，有时亦可以侵犯睫状突。晶状体后纤维血管膜的增生与收缩可使眼前节的构型发生改变，它将睫状突拉向中心，于是散瞳下可见被拉长的睫状突。纤维血管膜覆盖于晶状体的后囊，从后囊破口长入，引起晶状体自发性出血，有时晶状体中可见血性机化块。随着增生膜的牵拉及张力的增加，大多数未及时治疗的 PHPV 发生晶状体后囊破裂，诱发急性白内障形成，晶状体的急剧膨胀，推挤晶状体虹膜隔向前，前房变浅，甚至消失，导致继发性青光眼；随着前房的变浅，可见广泛的虹膜后粘连及周边虹膜前粘连，若侵犯角膜，可引起角膜水肿、混浊及变性。

与前部 PHPV 典型的临床特征相比，后部 PHPV 常仅包括后极部的病理改变。Pollard 等研究发现 70% 的后部 PHPV 患者伴有视网膜皱褶，推测其原因是少量纤维增生沿 Cloquet 管向后发展与视网膜相连，形成皱褶并可导致牵拉性视网膜脱离。其他的一些异常包括纤维血管蒂基底部的视网膜前膜，黄斑部发育异常及视盘发育不良，这些都将导致视功能低下。

以往观点认为，PHPV 多发生在足月产婴儿中，男性多见，其母亲妊娠期间无异常病史，90% 为单眼发病。但最近的研究显示，95% 的早产儿其玻璃体血管系统未完全退化，而此种现象的发生率在足月儿中仅占 3%。目前，大多数 PHPV 无明确的病因。Dass 曾报道了 2 例 PHPV 患者，其母亲妊娠期间均有服用可卡因或麦角酰二乙胺（致幻剂）的病史，但这两者之间是否存在某种必然的联系还有待进一步研究。

PHPV 作为一种罕见的玻璃体先天发育异常多伴有某些眼部及全身的先天性疾病。眼部的先天异常包括斜视、眼球震颤、视盘发育异常等，全身性系统异常包括唇裂、腭裂、多指（趾）畸形、小头畸形，可能与染色体异常有关。虽然有关基因异常与 PHPV 之间的关系尚未见报道，但有在同一家庭中发现数例 PHPV 的病例报告，提示某种染色体显性或隐性遗传因素的存在。

（三）诊断要点

影像学检查技术在 PHPV 的诊断及鉴别诊断中发挥着重要的作用。

1. **超声检查** A 型超声显示玻璃体前部有病理波，眼轴较短。B 型超声显示晶状体后部及玻璃体前部之间典型的蘑菇状回声，蘑菇的伞部位于晶状体后方紧贴后囊，蘑菇柄部贯穿玻璃体腔与视盘相连，内反射不规则，无后运动。彩色多普勒超声显示玻璃体腔内呈条索状回声影内有连续的血流，由视盘向晶状体后延伸，频谱分析为动脉血流。

2. **CT 检查** CT 作为一种有效的影像学技术，可清楚地显示晶状体后沿 Cloquet 管分布的三角形或圆锥形致密软组织影，基底部朝前，顶端向后；静脉碘造影显示晶状体后软组织影显影增强；先天性视网膜脱离，CT 显影为致密的管状软组织影，前部与睫状突或晶状体后相连，后部与视盘前相连，有时此种表现亦可代表增厚的玻璃体动脉；局限性或广泛性的玻璃体密度的增高；视网膜下间隙可移动的层状高密度液体影；无明显的眶内或眼部钙化点；眼部的构型异常，包括小眼球、眶壁切迹；小而形状不规则的晶状体等。

3. **MRI 检查** MRI 能为 PHPV 的诊断提供一些 CT 无法提供的依据。在 T_1WI 和 T_2WI 下，MRI 都能显示玻璃体腔及视网膜下的高密度影。MRI 在 PHPV 与其他疾病尤其是视网膜母细胞瘤的鉴别诊断中有重要作用。

PHPV 患者的临床症状由轻至重，可有不同的临床表现。但患者中，90% 是单侧发病，且以男性患者居多。前部型和后部型 PHPV 眼部表现的诊断要点见表 7-1-1。

表 7-1-1 前部型 PHPV 和后部型 PHPV 眼部表现的诊断要点

前部型 PHPV	后部型 PHPV
白瞳征	白瞳征
小眼球	小眼球
浅前房	前房深度正常
白内障	晶状体通常透明
晶状体内出血	玻璃体膜、蒂
晶状体后纤维血管膜	斜视
睫状突拉长	视盘发育不良
青光眼	视网膜皱襞
斜视	黄斑区脱色素、色素沉着

（四）鉴别诊断要点

PHPV 表现的白瞳征、视网膜脱离、视网膜

下篇

各论

皱襞及白内障并非 PHPV 的特征性改变,因此极易与其他眼病混淆,导致了诊断和鉴别诊断上的困难。

1. 视网膜母细胞瘤 视网膜母细胞瘤是婴幼儿最常见的眼内恶性肿瘤,早期表现为视网膜下的圆形或椭圆形黄白色隆起,亦可表现为白瞳征。它与 PHPV 的不同点在于:通常无小眼球、浅前房,散瞳后无拉长的睫状突;只有当肿瘤进行性发展侵犯晶状体时,才可见晶状体后的纤维增生膜;通常无进行性晶状体改变;B 型超声无明显的眼轴缩短,CT、MRI 检查可显示肿瘤和钙化点。

2. 外层渗出性视网膜病变 又名 Coats 病,男性儿童多见,通常为单眼发病,不少儿童因瞳孔区出现白瞳征才来就诊。其典型的特征为:眼底有大量白色或黄白色渗出;眼底有成簇的胆固醇结晶沉着或出血;血管异常,成梭形、球形扩张或呈扭曲状花圈状弯曲;部分患者可发生视网膜脱离,脱离视网膜的近周边处常可发现粟粒状动脉瘤、微血管瘤及血管异常。玻璃体一般清晰,偶见轻度混浊。

3. 早产儿视网膜病变 见于早产儿,低出生体重且多有吸氧史。常于出生后 3~5 个月被发现有白瞳征,亦可伴轻度小眼球、浅前房,散瞳查眼底时,可以看到晶状体后玻璃体内充满纤维血管组织,增生膜为视网膜颞侧周边增生延至晶状体后。B 型超声示玻璃体内有纤维条索,晶状体后最密,局部或全部视网膜脱离。

4. 家族性渗出性玻璃体视网膜病变 无小眼球、小晶状体,双眼发病,有家族史。

5. 先天性白内障 为出生时或出生后第一年内发生的晶状体混浊,可有家族史或散发,通常与母亲妊娠期宫内病毒感染或患有某些代谢性疾病有关。临床检查仅见晶状体混浊,B 型超声可鉴别,且手术中吸除白内障后可见后囊清亮,玻璃体腔内无纤维增生条索,眼底大致正常。

(五)治疗原则与进展

PHPV 目前主要的治疗方法为手术,多数学者提倡早期行晶状体后纤维增生膜切除与玻璃体切除,因为缺乏及时治疗的 PHPV 常引起角膜混浊、快速进行性的前房变浅、自发性眼内出血、继发性青光眼等严重的并发症,导致视力预后极差,有时甚至不得不行眼内容物剜除来解除疼痛及眼压的持续升高。

1955 年,Reese 首次提出了 PHPV 的系统治疗方法,包括 1 期的针拨白内障及 2 期晶状体后纤维增生膜的切除。此后又有学者尝试开窗式手术方法以减少出血等并发症。随着晶状体与玻璃体手术技术的日益完善,目前越来越多的学者倾向于对单纯前部 PHPV 行早期手术治疗。他们认为有效的早期手术治疗联合系统的弱视训练能使患儿获得尽可能多的有用视力,并能减少并发症的发生。

关于 PHPV 的预后,不同的学者研究结果各不相同,这主要取决于患者类型。Pollard 等对 48 例诊断为 PHPV 的患儿行晶状体切除,晶状体后纤维增生膜切除及玻璃体切除术,术后以软性角膜接触镜矫正无晶状体眼,联合系统的弱视训练,17% 的患者可获得 0.2 以上的视力,而这些的患者均为单纯前部 PHPV。后部 PHPV 手术治疗效果差,即使没有并发症的发生,最好的视力预后也只有眼前数指。但 Pruett 等研究发现 50.1% 的后部 PHPV 患者手术治疗后可获得 0.1~0.5 的有用视力。Mittra 等对 14 例前部及后部 PHPV 的患者进行了现代玻璃体手术并联合无晶状体眼的屈光矫正及弱视训练,发现 71% 的患者可获得 0.06 以上的视力,其中 57% 的患者其视力可达 0.2 以上,关键在于手术切除了增生膜,为患者提供了一个清亮的视觉通路及后期有效的弱视训练。

一些特定的因素将有助于临床医生对 PHPV 患儿的预后作出正确的判断,Pollard 认为其中增生膜的程度是影响预后的最重要因素,而术前灵敏的瞳孔对光反射及正常的 ERG 是手术预后良好的标志。PHPV 的早期诊断有利于选择合适的手术时机,使患儿尽早地获得弱视治疗,防止形觉剥夺性弱视的发生。适宜的手术时间应选择在生后最初的 3 个月内。有报道手术最早年龄为 2 个月。

当 PHPV 未能得到及时的诊断治疗而发生继发性青光眼、角膜混浊等并发症时,视力恢复已不再是主要问题。此时可行青光眼手术,角膜移植术来减轻患者的痛苦及保存眼球。

(六)典型病例

1. 例 1:患儿,女性,29 个月,足月儿。家长发现右眼瞳仁发白 3 个月。

新生儿数字化眼底成像:右眼晶状体后白色机化组织,玻璃体腔内可见柱状条索从视盘前向前连至晶状体后。B 型超声显示晶状体后部及玻璃体前部之间蘑菇状回声,蘑菇的伞部位于晶状体后方紧贴后囊,蘑菇柄部贯穿玻璃体腔与视盘相连(图 7-1-4A,B)。左眼未见异常。

诊断:右眼 PHPV(混合型)。

治疗:右眼晶状体切除 + 玻璃体切除 + 一期人工晶状体植入。病情稳定,门诊随访。

2. 例 2:右眼永存原始玻璃体增生症误诊为右眼先天性白内障(图 7-1-4C)

患儿,女性,18 个月,足月儿。生后 8 个月家长发现右眼发白,至当地医院就诊,诊断为"右眼先天性白内障",行右眼白内障摘除术,术后家长发现右眼瞳孔区仍发白,外院 B 超示右眼牵拉性视网膜脱离。

眼科检查:右眼瞳孔区见渗出膜。B 超提示右眼 PHPV 可能。左眼未见异常。

处理:行右眼玻璃体切除术,术中检查视网膜血管生长至锯齿缘,从而排除单眼家族性渗出性玻璃体视网膜病变(FEVR)。

诊断:右眼 PHPV。

3. 例 3:患儿,男性,3 岁。出生后发现右眼瞳孔发白。当地县医院眼科诊断为先天性白内障,

住院全麻下行右眼白内障摘除术。术后 1 个月就诊。

眼科检查:右眼光感,白内障术后部分皮质残留,小眼球、小角膜,扩瞳后可见睫状突。超声检查显示玻璃体机化条索与视盘相连和牵拉性视网膜脱离。

拟诊为右眼 PHPV。住院手术。

4. 例 4:患儿,男性,2 岁。出生后右眼瞳孔发白。当地县医院眼科拟诊右眼白瞳征(视网膜母细胞瘤),考虑右眼眼球摘除。1 个月后就诊眼科。

眼科检查:右眼眼前数指,瞳孔领灰白色,小眼球、小角膜、浅前房、小晶状体,扩瞳后可见睫状突。超声检查显示牵拉性视网膜脱离,CT 检查显示小眼球,未见眼内占位及钙化斑点。

拟诊右眼 PHPV。患儿家长拒绝手术。2 年后又来眼科门诊就诊,右眼光感,检查、诊断同上。左眼视力 1.2,检查正常。

(七) 误诊原因分析以及经验教训与防范

PHPV 表现的白瞳征、视网膜脱离、视网膜皱

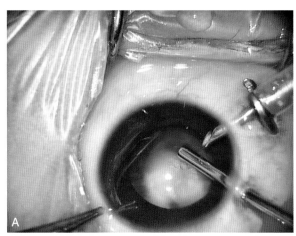
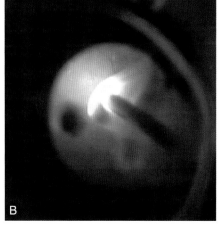
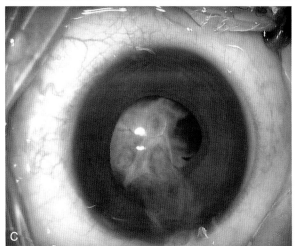

图 7-1-4 永存原始玻璃体增生症
A. 可见位于晶状体后的白色机化组织。用玻璃体切割头切除尚透明的晶状体;B. 经睫状体平坦部切除玻璃体时见 Mittendorf 点及与视盘相连的条索样结构,明确诊断为混合型 PHPV;C. 术前可见瞳孔区渗出膜,晶状体已摘除

襞及白内障并非 PHPV 的特征性改变,因此需与其他眼病相鉴别。患者的出生史、眼部辅助检查等都有助于鉴别诊断。PHPV 早期准确的诊断有利于选择合适的手术时机,使患儿尽早地获得弱视治疗,防止形觉剥夺性弱视的发生。

四、Wagner 玻璃体视网膜变性

见第十七章。

五、Stickler 综合征

(一) 概述

又称遗传性骨关节和眼病变,是一种进行性结缔组织疾病。由 Stickler 等人于 1965 年首先报道并因此命名。为常染色体显性遗传,完全外显,表现度有差异。眼部改变除高度轴性近视及视网膜脱离发生率高且严重之外,其余与 Wagner 玻璃体视网膜变性基本一致。但两者所不同的是 Stickler 综合征(Stickler's syndrome)除眼部改变之外,尚有骨、关节的病变。

(二) 主要临床表现

1. 眼部改变除高度轴性近视及视网膜脱离发生率高且严重之外,其余与 Wagner 玻璃体视网膜变性基本一致。

2. 除眼部改变之外,尚有骨、关节、面、口发育异常,听力障碍。表现为骨骺发育不良(特别是脊椎)、关节过度伸张,身材细长类似 Marfan 综合征,有的却矮胖如 Weil-Marchasani 综合征;面部中部平坦、腭裂、下颌小、舌下垂、悬雍垂分裂,新生牙或错殆;听力减退或耳聋。

(三) 诊断要点

根据高度轴性近视、玻璃体与眼底改变以及骨、关节的改变可以诊断。

(四) 治疗原则

视网膜脱离一旦发生,行单纯巩膜扣带术预

后较差,目前多采用玻璃体手术复位视网膜。

六、Goldmann-Favre 病

(一) 概述

Goldmann-Favre 病(Goldmann-Favre's disease),为一种少见的玻璃体视网膜变性,属常染色体隐性遗传。病变累及视网膜色素上皮及玻璃体,呈慢性进行性发展。主要症状有视力减退与夜盲,并具有 Wagner 玻璃体视网膜变性、先天性视网膜劈裂症及先天性视网膜色素变性的一些特征。

(二) 主要临床表现

1. 视力减退与夜盲。

2. 类似 Wagner 玻璃体视网膜变性表现。

3. 视网膜有类似先天性视网膜色素变性的改变,但典型的骨细胞样色素沉着罕见。后期视网膜血管变细,视盘萎缩呈蜡黄色。

4. 黄斑部有轮辐样的放射条纹并伴微囊,也可有先天性视网膜劈裂症改变但不明显,周边视网膜通常在颞上方可有视网膜劈裂改变。

5. 电生理改变具有特征性。强光刺激下,ERG a 波与 b 波振幅都明显下降,但 b 波下降更甚,使 b/a 降低。病变后期 a、b 波都完全消失。EOG 多数有异常。

(三) 诊断要点

1. 视力减退与夜盲。

2. 具有 Wagner 玻璃体视网膜变性、先天性视网膜劈裂症以及先天性视网膜色素变性的一些改变。

3. 电生理改变具有特征性。

(四) 鉴别诊断要点

见表 7-1-2。

(五) 治疗原则

无特殊治疗。视网膜脱离一旦发生,则行玻璃体手术视网膜复位,但一般预后不佳。

表 7-1-2　Wagner 玻璃体视网膜变性、Stickler 综合征、Goldmann-Favre 病鉴别要点

Wagner 玻璃体视网膜变性	Stickler 综合征	Goldmann-Favre 病
主要表现为玻璃体与视网膜变性改变。玻璃体高度液化继而脱离,可发生视网膜裂孔及视网膜脱离。病情发展可出现脉络膜与视网膜萎缩,后期视神经萎缩,视力极度下降	有高度轴性近视;视网膜脱离发生率高且严重。其余与 Wagner 玻璃体视网膜变性基本一致。除眼部改变之外,尚有骨、关节的病变	具有 Wagner 玻璃体视网膜变性、先天性视网膜劈裂症以及先天性视网膜色素变性的一些特征

七、玻璃体淀粉样变性

(一) 概述

玻璃体淀粉样变性（vitreous amyloidosis）罕见，由来自免疫球蛋白的 κ 链和 λ 链的嗜酸性无定形物质沉积于玻璃体所致。患者多为老年人，少数为中老年人。可以是原发的（多单眼）；亦可继发于全身淀粉样变性，多有家族史，常染色体显性遗传，常见于家族性淀粉样多神经病变，双眼发病，可以轻重不等。该病除侵及玻璃体、视网膜之外还可以侵及眼部其他部位。

(二) 主要临床表现

1. 视力下降，飞蚊症。ERG、EOG 轻度异常。

2. 眼底病变始于紧靠视网膜前玻璃体皮质，在视网膜血管壁前方出现毛茸茸的白色小颗粒，逐渐扩大如羽片状、棉绒状，并在玻璃体内缓慢增多，先为后部玻璃体继而扩展至前部玻璃体。

3. 病变后期可见玻璃体内有大小不等、为数众多的棉花绒状半透明混浊团块，有些混浊斑黏附在视网膜内表面，侵入视网膜神经上皮层内面，导致视网膜血管白鞘、节段状扩张、新生血管等。FFA 检查可见有血管渗漏、无灌注区。有的病例玻璃体呈浓厚的灰白色混浊，掩盖视网膜。超声检查显示有团块状回声波。

4. 此种非细胞性异常蛋白，除沉积于玻璃体外，向前可侵及晶状体后囊（簇状灰白色小斑点）、瞳孔括约肌（瞳孔不整圆、对光反射迟钝、两眼瞳孔不等大）等；向后可侵及视网膜，引起视网膜血管炎、视网膜出血等。眼附属器如眼眶、泪腺、眼外肌、球结膜亦可受累，导致眼球突出、泪腺肿大、眼

外肌麻痹、球结膜微血管瘤等。

(三) 诊断要点

1. 根据上述主要临床表现，可以作出临床诊断。

2. 明确诊断必须有玻璃体活组织检查，用刚果红染色呈阳性（标靶为绿色）；偏振显微镜观察表现出双折射；苏木精-伊红染色，证明玻璃体变性物质是嗜酸性（嗜伊红性）的（图 7-1-5）。

(四) 鉴别诊断要点

本病与视网膜血管炎、玻璃体炎、陈旧性玻璃体积血等有相似之处，需进行鉴别。从遗传方式、全身症状、玻璃体病变的形态，特别是上述特异染色反应，可资鉴别。

(五) 治疗原则

当严重影响视力时，可考虑行玻璃体切除术（玻璃体标本送检），术后视力可以提高，但残留病变或原发疾病仍可导致复发。

(六) 罕见病例

患者，男，62 岁。两眼视力略有减退，有黑影飘浮 3~4 年，左眼突然视物不见 1 周。初诊检查右眼 0.6（+1.75DS=1.0）；左眼 0.01（不能矫正）。眼前节无异常发现。右眼玻璃体液化混浊，黄斑及其附近有少数散在的硬性玻璃疣。左眼玻璃体有众多颗粒状、团块状灰白色混浊，裂隙灯显微镜下观察，混浊的团块比较松散，如棉绒样。眼底朦胧可见，紧贴视网膜前有灰白色玻璃体斑块，视网膜血管隐约见到，未发现明显改变，黄斑中心凹处有一大片暗红色出血斑。拟诊左眼玻璃体淀粉样变性、黄斑出血；右眼远视、年龄相关性玻璃疣。因患者拒绝玻璃体手术，仅进行黄斑出血的对症治疗。半月后复诊，黄斑出血减少，视力 0.02，3 个

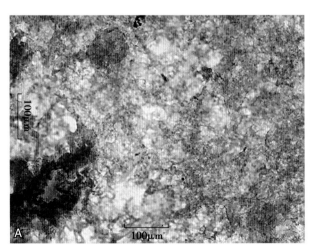
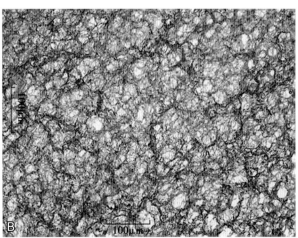

图 7-1-5　玻璃体淀粉样变性

A.刚果红染色阳性；B.苏木精-伊红染色阳性（魏文斌提供）

月后,出血消失,黄斑中心凹被灰白色膜样物遮盖,黄斑视网膜皱褶,视力 0.05。

八、侵蚀性玻璃体视网膜病变

(一)概述

侵蚀性玻璃体视网膜病变(erosive vitreoretino-pathy),为常染色体显性遗传性玻璃体视网膜变性,最显著的特征为进行性 RPE 萎缩合并视野缩窄与 ERG 异常。由于 RPE 最初似乎正常,而赤道部已经逐渐被侵蚀,变薄,且进行性发展,故称其为侵蚀性玻璃体视网膜病变。Brown 等于 1994 年报道一家系,26 个家族成员中有 15 例为此病。

(二)诊断要点

1. 夜盲、视力下降,进行性视野缺损。

2. 进行性 RPE 萎缩 青年患者的 RPE 被侵蚀,变薄,显现脉络膜血管;晚期病例赤道部 RPE 缺失,老年患者表现为广泛的后极部 RPE 萎缩。

3. ERG 显示弥漫的视锥、视杆细胞功能障碍。

4. 进行性色素性视网膜病变。

5. 明显的玻璃体异常,常并发视网膜脱离。

(三)鉴别诊断要点

本病需与 Stickler 综合征相鉴别。Stickler 综合征具有高度轴性近视,骨、关节、面、口发育异常及听力障碍。本病无这些改变,以资鉴别。

(四)治疗原则

一旦发生视网膜脱离,则行玻璃体手术复位视网膜。

(陈积中　夏卫东　刘伦
宋汝庸　许宇　赵培泉)

九、家族性渗出性玻璃体视网膜病变

(一)概述

家族性渗出性玻璃体视网膜病变(familial exudative vitreoretinopathy,FEVR)由 Criswick 和 Schepens 于 1969 年首次报道,是一种遗传性视网膜血管发育异常造成的玻璃体视网膜疾病,主要基础病变是视网膜血管发育不完全,是儿童致盲性眼病之一,占 13%~20%。迄今为止已经证实 9 个致病 FEVR 基因:FZD4,LRP5,NDP,TSPAN12,CTNNA1,ZNF408,KIF11,CTNNB1 和 JAG1。遗传方式包括:常染色体显性遗传,常染色体隐性遗传和 X 连锁隐性遗传。大部分患者双眼患病,病变可以不对称,疾病晚期和许多疾病相似,临床上很难鉴别诊断,容易漏诊和误诊。55% 的患者不能提供明确的家族史,家族成员的筛查可以发现无症状携带者,家族遗传史可以帮助诊断。临床上需要全面认识 FEVR 的各种临床表现和了解有关基础研究,及早明确诊断和适时合理治疗,挽救患者视力,降低婴幼儿致盲率。

(二)主要临床表现

一般成年 FEVR 患者无临床症状,视力没有明显损害所以不自觉病情,只有当家族成员被怀疑 FEVR 或确诊 FEVR 进行筛查时才被发现。只有极少数患者是在常规眼科检查时被确诊的。当患者出现视网膜脱离时,视力下降可能是就诊第一主诉。婴幼儿就诊主诉大多是眼球不能追光、视物异常、眼球震颤或斜视、白瞳等,详细眼底检查被确诊。

1. 眼底检查

(1)轻度:只有视网膜周边无血管区存在,没有视力异常。很多患者不知道自己患病,在家族成员中发现有严重 FEVR 患者筛查时才确诊。这些患者眼前节表现正常,视网膜无血管区大部分在颞侧也可以发展为 360°。通过间接检眼镜检查可以发现病变区域视网膜苍白无血管,交界处小血管异常如毛细血管扩张或动静脉异常吻合等。荧光素眼底血管造影可以清晰显示无血管区的边界和异常血管形态。部分患者表现为视网膜血管分支增多,血管末梢呈柳树枝状,部分出现后极部血管向颞侧牵引等特征性表现。临床上无症状患者很容易漏诊和误诊。

(2)中度:患者表现为视力损害,视网膜无血管区边界出现新生血管和纤维增生,视网膜内或下的渗出和玻璃体视网膜牵引。在大部分患眼中,最基本的玻璃体视网膜牵引表现为黄斑向颞下方移位,其他病变主要是视网膜内或下的渗出,还有少数在周边视网膜出现视劈裂等(图 7-1-6A)。部分患者,病情发展可以出现周边视网膜牵拉或渗出性视网膜脱离。1 岁以内发病患儿,病情发展很快,视网膜无血管区边界出现新生血管、渗出可能是病变恶化的标志。青少年及成年患者病情相对稳定,但也存在病情进展可能,表现为周边视网膜出现裂孔或变性区,造成孔源性视网膜脱离。

(3)重度:病变晚期表现,主要是视网膜脱离和出现严重并发症。部分患者出现视盘和视网膜颞侧牵引,表现为特征性的视网膜镰状皱襞从

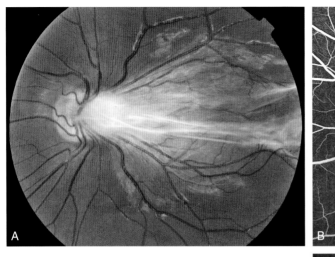

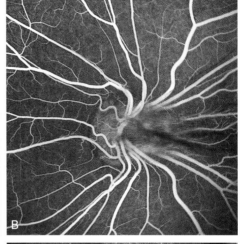

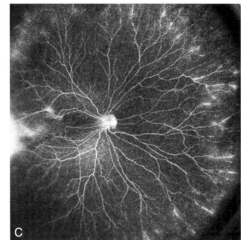

图 7-1-6　左眼家族性渗出性玻璃体视网膜病变

A. 彩色眼底像示后极部眼底改变,视盘拖曳,颞上下血管弓间夹角变锐,视网膜血管分支多;B. FFA 图像示后极部视网膜血管向颞侧拖曳;C. 全景 FFA 图像示下方周边视网膜血管分支多走行长,血管末端渗漏,以外为无血管区

视盘延伸至颞侧视网膜周边部。视网膜渗出严重时引起非孔源性视网膜全脱离。FEVR 患者非孔源性视网膜脱离在儿童比成人常见。此阶段病变视网膜全脱离,视力严重损害,视网膜和视网膜下大量渗出,晚期可并发白内障,虹膜红变,新生血管性青光眼,角膜带状变性等,最后导致眼球萎缩。

2. 辅助检查

(1) 荧光素眼底血管造影(FFA):FFA 检查使我们真正认识 FEVR。1976 年,Canny 和 Oliver 首先研究 FEVR 的 FFA 图像,发现 FEVR 基础病变是周边小血管不能发育到锯齿缘。在无症状携带者 FFA 是 FEVR 的主要临床诊断依据。其主要特征是周边视网膜血管中断,无灌注区形成。部分患者黄斑周围毛细血管表现为颞侧牵引。FFA 中可以清晰显示无血管区的范围,大部分位于颞侧也可发展成 360°。有些患者表现为视网膜血管分支异常繁多,周边部血管密集,呈柳树枝样分布,血管分支间角度窄,有些几乎平行。在靠近无

血管区,视网膜小血管表现为网状或毛刷状,有动静脉异常吻合等(图 7-1-6B,C)。这些患者后极部常常表现不正常,如视盘偏小,视盘至黄斑距离较长,后极部血管向颞侧弯曲,黄斑向颞下移位等。早期 FEVR 患者的 FFA 检查具有特征性表现,可以作为临床诊断的依据,但是渗出严重的患者以及晚期视网膜全脱离患者在 FFA 中没有特异表现,不具有诊断价值。

(2) 其他眼科特殊检查:ERG、EOG、UBM、视野和色觉检查等在无症状轻型患者基本正常,无特殊临床意义。晚期患者所有检查均表现异常,不具有诊断价值。

3. 临床分期　目前国际上未统一,以类似早产儿视网膜病变(ROP)的 Pendergast 和 Trese 的五期法比较通用,可以指导治疗。

第 1 期:周边部视网膜存在无血管区,以颞侧多见,病变边缘视网膜增厚,但未出现新生血管。此时疾病相对稳定,没有威胁视力,可观察暂不治疗。

第2期:周边部视网膜有无血管区存在,同时出现视网膜下或内异常渗出和新生血管,可伴有渗出性视网膜脱离。此时病变趋于活动,在婴幼儿病情可能迅速发展,威胁视功能,可给予适当激光光凝或冷冻治疗抑制新生血管生长,缓解病情。

第3期:未累及黄斑部的次全视网膜脱离,大部分是玻璃体视网膜异常牵拉。环扎或玻璃体手术可以解除牵引,缓解病情。

第4期:累及黄斑部的次全视网膜脱离,严重威胁视力,部分患者可行玻璃体切割术,视力预后通常欠佳。

第5期:全视网膜脱离,开漏斗形或闭漏斗形。病程长,有并发症时手术效果差。

(三)诊断要点

FEVR 是终身疾病,在婴幼儿期病变发展迅速,成年患者病情比较稳定,病情严重时损害视功能,预后极差。鉴于 FEVR 临床表现多样化,年龄和病程等对疾病的发展相关,及时诊断和治疗至关重要,目前临床上诊断要点包括:

1. **眼底检查** 周边视网膜无血管区是 FEVR 的特征表现,通过间接检眼镜检查可以发现病变区域视网膜苍白无血管,交界处小血管异常如毛细血管扩张、动静脉异常吻合或出现血管白鞘等。晚期患者可以表现为双眼特征性视盘颞侧牵引,镰状视网膜皱襞形成。

2. **FFA 检查** 周边视网膜无血管区是诊断 FEVR 的基础。FFA 中还可以出现各种 FEVR 的血管异常,如视网膜血管分支异常繁多,周边部血管密集,呈柳树枝样分布,血管分支间角度窄。

3. **家族遗传史** 家族成员有 FEVR 患者,可以帮助诊断,但是无家族史患者不能排除 FEVR。

4. **出生史** 无早产或无低体重史、无出生时吸氧史的患儿出现类似早产儿视网膜病变时高度怀疑 FEVR。

(四)鉴别诊断要点

1. **早产儿视网膜病变(ROP)** FEVR 和 ROP 在临床上都是视网膜血管发育不完全,血管未发育至锯齿缘。鉴别要点是 ROP 有明确的早产史和/或出生时低体重、吸氧等特殊病史,无家族遗传史;而 FEVR 一般是足月正常体重患儿发病,无早产吸氧史,可有家族遗传史。目前基因分析,*NDP* 基因突变造成 *NDP* 相关疾病包括 FEVR,ROP,Norrie 病等,*FZD4* 突变与严重 ROP 有关。因此这些疾病临床视网膜病变表现相像,临床鉴别时出生史和家族遗传史是重点。

2. **Norrie 病** 此病多见于男孩,不仅眼部表现严重视网膜血管发育不完全,还伴有神经性耳聋、生长发育迟缓等神经系统和其他系统病变。基因分析,部分患者可由 NDP 基因突变造成。因此鉴别诊断要点是 FEVR 患者有视网膜发育不全,没有神经系统发育异常和神经性耳聋,听力筛查和全身体检有助于鉴别。

3. **Coats 病** FEVR 渗出严重时眼底表现与 Coats 病容易混淆。Coats 病多见于男孩,单眼发病,眼底见大量黄白色渗出,成簇胆固醇结晶沉着或出血,视网膜血管迂曲扩张,可有微血管瘤等眼底特征性表现。FEVR 一般双眼发病,视网膜有无血管区,FFA 检查眼底血管特征性改变及周边无灌注区等可以帮助鉴别。

4. **永存原始玻璃体增生症(PHPV)** 眼底表现与 FEVR 相似,但多单眼发病,无家族史,患眼常较对侧眼小,前部型患者可发现被拉长的睫状突,后部型和混合型可有眼底视盘发育异常表现。B 超、超声生物显微镜(UBM)和 FFA 检查,分析家族遗传史等可以帮助鉴别。

(五)治疗原则和进展

1. **冷冻和激光光凝治疗** 这种治疗 FEVR 方式最基本的目的是控制视网膜周边新生血管发展。许多学者报道激光光凝或冷冻后 FEVR 病情可以稳定,停止发展,但是有些研究者报道治疗后病情可能进一步发展。所以对于病情相对稳定的患者需要密切观察,不急于过早干预。

2. **巩膜环扎术** 对于孔源性视网膜脱离的 FEVR 患者,一般手术成功率高,预后好。除外玻璃体牵引严重者,一般不需要玻璃体手术。Criswick 和 Schepens 首次报道用环扎手术成功治疗孔源性视网膜脱离。对于非孔源性视网膜脱离的 FEVR 患者,Crock 是第一个用环扎治疗非孔源性视网膜脱离的医生,手术成功,视网膜复位。其他医生也有相似报道。

3. **玻璃体手术** Treister 和 Machemer 首先用玻璃体手术治疗 FEVR 患者的视网膜脱离,手术成功。Pendergast 等报道 52 眼中 32 眼视网膜脱离进行玻璃体手术,随访 6 个月,62.1% 患者黄斑复位,视力提高,预后较好。玻璃体手术失败原因可能是 FEVR 患者异常玻璃体视网膜粘连,特别是无血管区,而且年轻患者玻璃体视网膜病变更容易发生增生,而且需要玻璃体手术的患者病情比较复杂,如果手术失败预后差,可能直接导致眼球萎缩。目前由于手术技巧改进和对疾病深入理解,手术后视网膜复位率和视力均有明显提高。

4. 抗 VEGF 药物眼内注射以及联合治疗 对于新生血管活动期和严重渗出病变,可以用抗 VEGF 药物抑制新生血管活动性,减少渗出,提高视力,联合玻璃体手术解除玻璃体牵引缓解病情。Quiram 等报道 4 例 FEVR 患者 Macugen 玻璃体腔注射,其中 2 例联合玻璃体手术,随访近 1 年预后非常好。目前抗 VEGF 药物在 FEVR 患者的报道不多,因此还需要进一步观察和研究。

(六) 典型病例

1. 例 1(图 7-1-7):患者,男性,27 岁。女儿确诊 FEVR,家族成员筛查时被发现。

眼科检查:视力双眼 1.0,眼前节未发现异常,眼底检查颞侧周边发白,怀疑有无血管区。

FFA 检查:双眼颞侧见无血管区。

诊断:双眼 FEVR。

治疗:病情稳定,建议随访。

2. 例 2(图 7-1-8):患者,男性,2 岁。

主诉:双眼球震颤,不会视物,其母双眼失明。

眼科检查:双眼内斜 10°,水平震颤,眼底检查:双眼视盘牵引视网膜皱襞,玻璃体条索至颞侧周边。

FFA 检查:双眼视盘牵引视网膜皱襞玻璃体条索至颞侧周边。

诊断:双眼 FEVR。

治疗:病情稳定,定期随访注意并发症发生。

3. 例 3(图 7-1-9):患儿,男性,1 岁(足月顺产,出生体重 4 000g)。

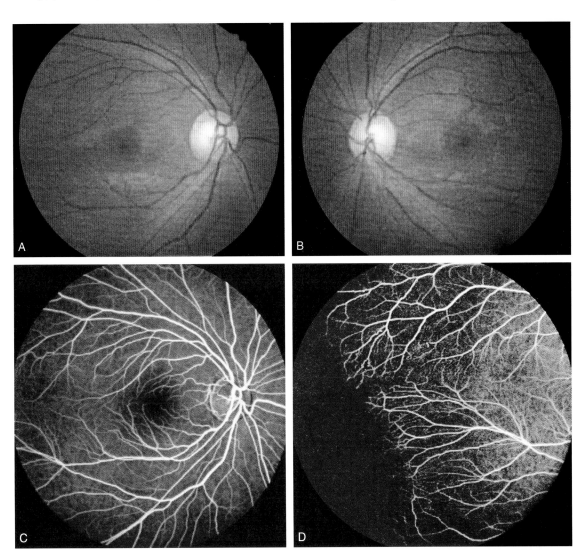

图 7-1-7 例 1,家族性渗出性玻璃体视网膜病变

A,B. 双眼眼底图像:后极部未见明显异常;C~F.荧光素眼底血管造影显示双眼血管分支增多,颞侧清晰显示无血管区,末梢血管异常吻合

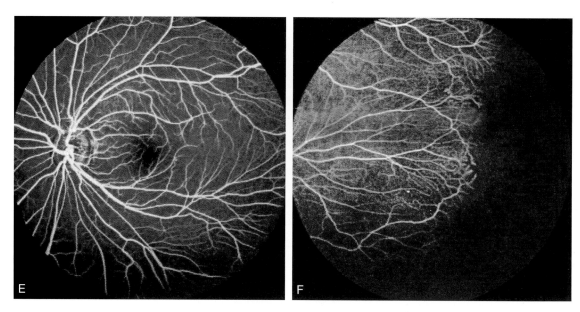

图 7-1-7（续）

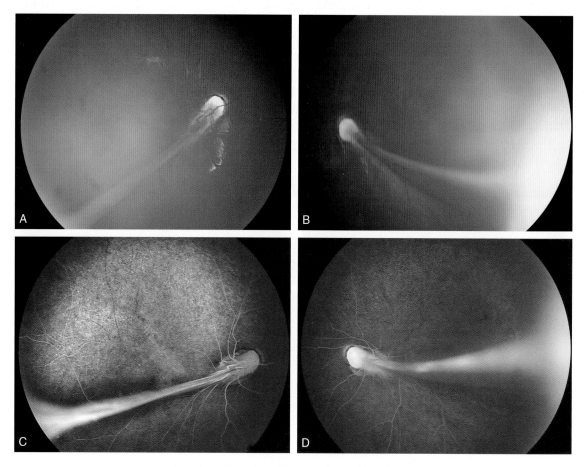

图 7-1-8 例 2，家族性渗出性玻璃体视网膜病变

A，B. 双眼眼底彩色图像：双眼视盘颞侧牵引镰状皱襞形成；C，D. FFA 示视网膜无血管区，镰状皱襞累及黄斑，牵引至晶状体后周边部

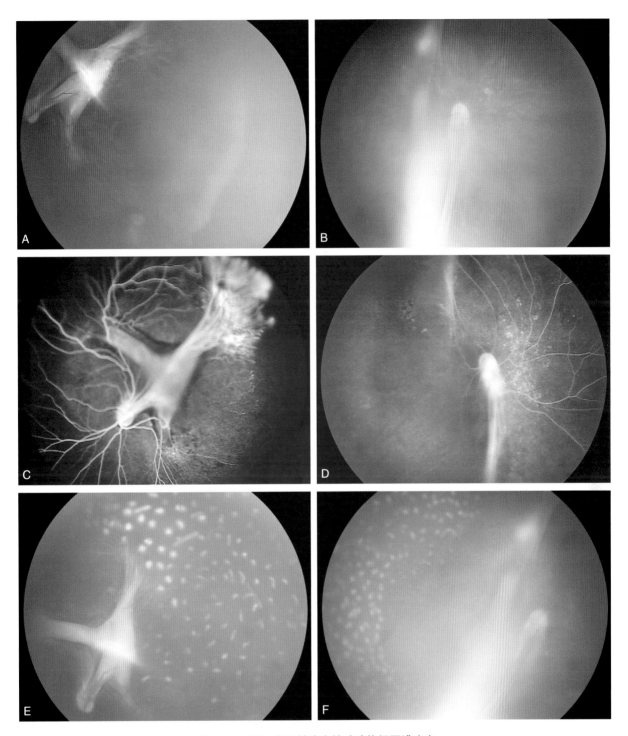

图 7-1-9　例 3,家族性渗出性玻璃体视网膜病变

A,B. 双眼眼底彩色图像:双眼视盘牵引,玻璃体增生;C,D. FFA 示双眼 360°血管无灌注,有新生血管形成晚期渗漏;E,F. 双眼激光治疗封闭无血管区后眼底彩色图像

主诉:双眼不会追物。

一般眼科检查:双眼视盘有牵引,玻璃体增生。

FFA 检查:双眼视盘颞侧牵引,视网膜 360°无血管区,交界处有新生血管形成,晚期荧光渗漏。

诊断:双眼 FEVR。

治疗:双眼视网膜激光封闭无血管区交界处新生血管。

家族史:父母眼底检查未发现异常。

4. 例 4(图 7-1-10):FEVR 白瞳征误诊先天性白内障。患者,男性,3 岁。

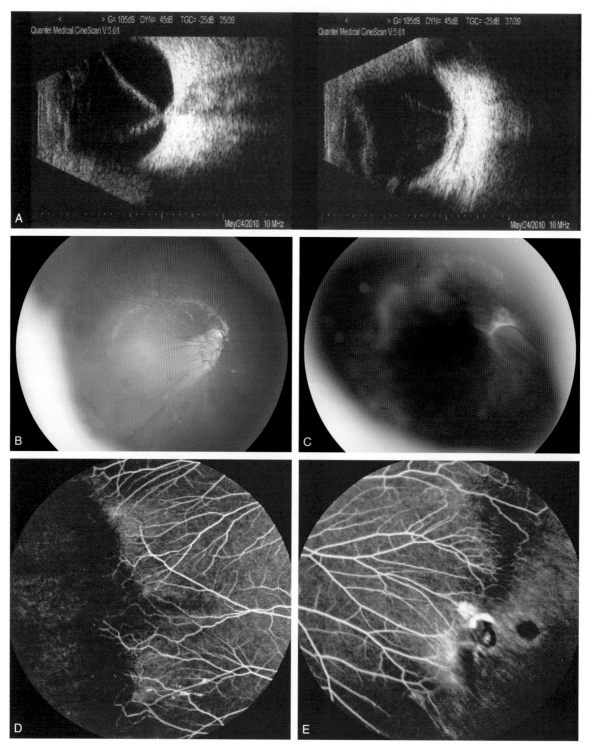

图 7-1-10　例 4,家族性渗出性玻璃体视网膜病变

A. 双眼 B 超显示:双眼视网膜脱离;B,C. 双眼眼底彩色图像显示:双眼牵引性视盘;D,E. 患儿父亲眼底 FFA 示:颞侧周边视网膜无血管区

主诉:外院诊断左眼先天性白内障,行白内障手术,术中发现晶状体后玻璃体条索,来诊。

一般眼科检查:左眼无晶状体眼,部分晶状体皮质残留,双眼玻璃体条索至晶状体后,牵引视盘,视网膜脱离。

FFA 检查:患儿未检查。其父 FFA 检查发现颞侧周边无血管区。

家族史:其父 FEVR 确诊。

诊断:双眼 FEVR。

5. 例 5(图 7-1-11):单眼 FEVR 误诊 PHPV。患儿,女性,6 个月。

主诉:出生后家长发现右眼发白。

一般眼科检查:左眼未见明显异常,右眼晶状体后条索至视盘。

外院诊断:右眼 PHPV。

FFA 检查:右眼视网膜镰状皱襞视盘牵引,视网膜无血管区。

UBM 检查:未发现睫状突拉长。

家族史:检查父母眼底发现其母视网膜周边无血管区,FEVR 患者。

明确诊断:右眼 FEVR。

6. 例 6(图 7-1-12):双眼 FEVR,随访过程中病情进展。患者,女性,2 个月。

主诉:外院检查发现眼底异常。

一般眼科检查:双眼眼前节未见明显异常,双眼视网膜镰状皱襞。

FFA 检查:右眼视网膜镰状皱襞,颞侧牵拉性视网膜脱离,鼻侧见大片无血管区。左眼视网膜镰状皱襞,颞侧可见新生血管,晚期荧光渗漏明显。

基因检测:*FZD4* 基因杂合突变。

治疗:行左眼颞侧渗漏区域视网膜激光光凝术。

随访至第三年时,患儿左眼病情发生无症状进展,右眼视网膜镰状皱襞发展为全视网膜脱离。

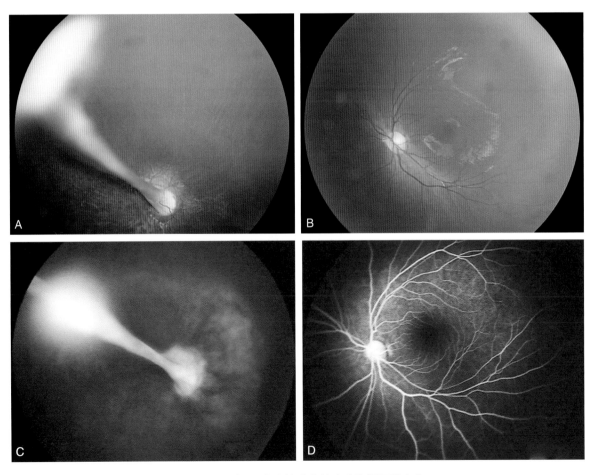

图 7-1-11　例 5,家族性渗出性玻璃体视网膜病变

A,B. 双眼眼底彩色图像显示:左眼正常,右眼视盘牵引条索至晶状体颞侧后部,晶状体部分白色混浊;C,D. FFA 示:左眼未见明显异常,右眼视网膜镰状皱襞视盘牵引,视网膜大片无灌注区

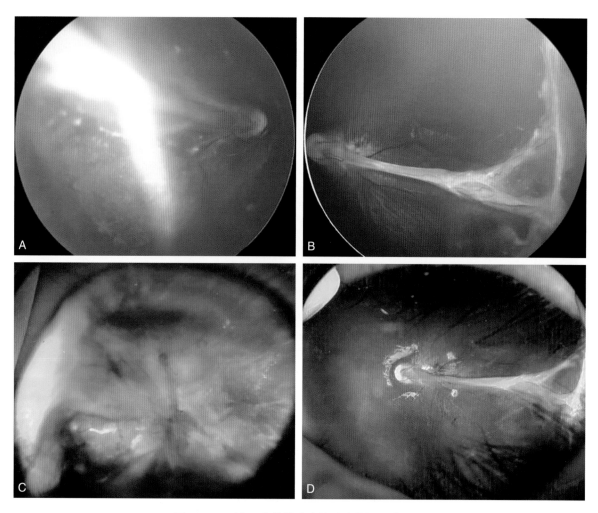

图 7-1-12　例 6,家族性渗出性玻璃体视网膜病变

A,B. 双眼眼底彩色图像显示:双眼视网膜镰状皱襞视乳盘牵引;C,D. 超广角眼底图像显示:随访至第三年时发现右眼病情进展,视网膜镰状皱襞发展为全视网膜脱离。左眼视网膜镰状皱襞稳定

(七)误诊原因分析及经验教训与防范

FEVR 是威胁婴幼儿视力的遗传性视网膜血管性疾病,正确认识该病,早期诊断和合理治疗非常重要。在 ROP 筛查时,没有早产和低出生体重史、无出生时吸氧史的患儿出现视网膜血管发育异常时,白瞳征患儿、斜视弱视的患儿等均有可能是 FEVR。根据扩瞳眼底周边检查以及 FFA 检查,必要时全面的眼部辅助检查如 B 超、UBM 等可以帮助作出临床诊断。家族成员的筛查不仅可以发现无症状携带者显示遗传规律,而且可以帮助诊断,避免漏诊和误诊。另外,FEVR 病情终身具有活动性,应充分与家属沟通,告知随访的重要性。

(张琦　赵培泉)

十、Norrie 病

(一)概述

Norrie 病(Norrie disease)是一种罕见的 X 连锁隐性遗传病,会造成视力和听力的丧失,经常伴有神经系统发育异常或全身不同程度的发育迟缓,最早在 1961 年由丹麦眼科学家 Mette Warburg 报道。Norrie 病患者出生后眼部可逐渐表现为白瞳,斜视,甚至眼球萎缩。除此之外,许多患者在会出现渐进性的感音神经性耳聋。约 30%~50% 会出现发育迟缓和智力低下、运动失调和行为异常等表现。估计约 15% 会产生以上所有疾病表现。

Norrie 病是由于 NDP 基因的突变导致的。NDP 基因又称为 Norrie 病(假性神经胶质瘤)基因,它位于 Xp11.4 上,通过 X 连锁隐性的方式遗传,故几乎只有男性患病,女性病例非常少见。*NDP* 基因的正常功能为指导 norrin 蛋白的生成。norrin 蛋白对视网膜的发育至关重要,*NDP* 基因突变造成 norrin 蛋白功能受损,进而引起视网膜发育不全。

Norrie 病具体的发病率还未知,目前仅报道过几百例。未发现疾病有明显的种族差异性以及环境因素的影响。

（二）主要临床表现

Norrie 病患者大多数是由于出生后被发现双眼白瞳来就诊。白瞳可以是由于白内障或是晶状体后方的纤维增生组织造成。眼底表现为灰黄色的团块状改变,此为未发育完全的视网膜发生完全性脱离的表现。疾病进展可以表现为前房变浅甚至消失,虹膜前粘连或后粘连,继发性青光眼,带状角膜变性,最后导致眼球萎缩。

感音神经性耳聋和智力发育迟缓是 Norrie 病的主要眼外特征。大约有 1/3 的患者有不同程度的听力障碍。听力损失呈间歇性,并随时间缓慢恶化。其他缺陷包括周围性血管疾病、癫痫发作和生长迟缓,被认为与人类 X 染色体上 Norrie 位点周围邻近基因的丢失有关。

（三）诊断要点

1. **根据疾病的临床表现** 出生后双眼白瞳,眼底灰黄色团块状改变。临床上可随访病变的变化。除此之外,听力丧失,行为认知障碍等其他系统缺陷的存在也可作为提示。

2. **根据家族史** 此病为 X 连锁隐性遗传,家族史可为疾病的诊断提供线索。

3. **分子遗传学检测** 约 85% 的男性患者能够通过分子遗传学检测确定 NDP 基因突变的存在。

（四）鉴别诊断要点

Norrie 病的鉴别诊断主要包括双眼视网膜母细胞瘤、Coats 病、家族性渗出性玻璃体视网膜病变、永存原始玻璃体增生症、眼内炎以及先天性视网膜劈裂等。鉴别的要点在于 Norrie 病患者一般无早产史,双眼发病,眼底特征性的团块状发育不良的视网膜组织,可有除了眼部的其他系统临床表现以及 X 连锁隐性遗传的遗传方式,基因检测也可以帮助鉴别。

（五）治疗原则和进展

对于只有部分视网膜脱离伴或不伴有白内障的较轻的病例,可以尝试通过玻璃体切除和晶状体切除来治疗,早期的玻璃体手术也许对保留一定程度的光感有一定帮助。但是由于大多数 Norrie 病患者都发生了完全性视网膜脱离,且只有非常有限的视功能,所以权衡利弊,手术介入往往没有什么价值。对于发生继发性青光眼的患者,

可以通过单纯晶状体切除术缓解症状。针对一些有明确家族史的患者,有研究通过提前终止妊娠,针对患者进行视网膜激光和抗 VEGF 治疗来防止疾病的快速进展。

除了眼部治疗,更重要的是告知 Norrie 病患者的家属应通过社会服务进行早期的低视力干预,以确保患者能够得到相应的学习和发展。应在出生后的第一年内开始视力服务,并在学龄前阶段实施个体化教育计划。同时,还需对患者进行长期的听力随访以及检测,以便及早干预和治疗听力损伤。

（六）典型病例

患儿,男,足月顺产,生后家长发现右眼白瞳征前来就诊。右眼底检查见晶状体后纤维血管膜形成,眼底窥不见;左眼可见眼底灰黄色的团块样组织堆积,不见正常的视网膜组织(图 7-1-13,图 7-1-14)。

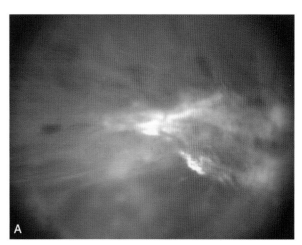

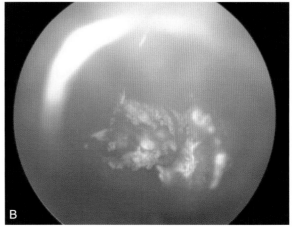

图 7-1-13 Norrie 病
A. 右眼晶状体后方见纤维增生膜;B. 左眼眼底后极部见灰黄色团块,无正常视网膜结构

突变基因	突变位置	转录本编号	外显子编号	核苷酸变化	氨基酸变化	纯合/杂合	正常人中频率	遗传方式	疾病/表型
NDP	chrX-43809104*	NM_000266	exon3	c.343C>T	p.R115X	hom	-	XR	Norrie disease

注：参考基因组版本为 GRCh37/hg19；hom/hct：hom 表示此突变位点为纯合突变，het 表示此突变位点为杂合突变。
位点 chrX-43809104*已报道过与疾病相关，参考文献见：Liu,et al. Mol Vis,16,2653,2010.

家系分析结果

检测基因	检测位置	检测方法	核苷酸变化	受检人	临床表现	检测结果
NDP	chrX-43809104*	Sanger 测序	c.343C>T		患者	纯合突变
				-		杂合突变

结果说明：

受检人检测到 NDP 基因有 1 个纯合突变，母亲中检测到 1 个杂合突变，此突变位点已有文献报道，提示受检人为 Norrie disease，请临床医生结合受检人的临床表现及其它检测结果综合分析，进行临床诊断。

图 7-1-14　患者致病基因测序结果
显示为 NDP 基因的错义突变,且来自患者母亲

（七）误诊原因分析

Norrie 病若是在已形成白瞳无法观察到眼底的情况下,非常容易被误诊为 ROP、FEVR、PFV、双眼视网膜母细胞瘤等。因为这些眼病进展到晚期也会发生白瞳征、前房消失、角膜混浊、继发性青光眼等相似的临床表现。此时眼部 B 超以及患者病史可以作为鉴别的重点。Norrie 病眼部 B 超主要表现为双眼全视网膜脱离或者玻璃体内的不规则团块样混浊。此外,Norrie 患者一般为双眼发病,无早产史,有除眼部外的其他系统的异常表现(听力异常、发育迟缓),以及有 X 连锁隐性遗传家族史。必要时可行致病基因检测来予以鉴别。如以上病例,严重的 FEVR 患者也可表现为全视网膜脱离和晶状体后的纤维血管膜,为了鉴别两者,抽取了患者及家属的外周血行致病基因检测,最后确诊为 NDP 基因的突变,并且符合 X 连锁隐性遗传特点,致病基因来自患者的母亲。

（八）经验教训与防范

此病预后较差,手术较困难,应权衡利弊,不能贸然手术。鉴别诊断主要通过结合病史、临床表现、遗传特点,必要时可行基因检测。确诊后应该告知患者家属可能出现的遗传情况,提供一定的遗传咨询。同时,提醒患者除了视力的严重损伤,还需进行听力和神经系统发育的检测和长期随访。

（李家恺　赵培泉）

第二节　原发性玻璃体变性

一、玻璃体液化、后脱离、劈裂

（一）概述

玻璃体液化是指各种原因导致的透明质酸解聚,玻璃体由凝胶状态变为溶胶状态。液化一般从玻璃体中央开始,以后逐渐扩大;液化了的玻璃体突破玻璃体临界面进入视网膜内界膜前面,产生玻璃体脱离。玻璃体各个部位临界面均可发生脱离,但以玻璃体后脱离(posterior vitreous detachment,PVD)最常见、最重要;玻璃体劈裂是 PVD 的特殊形态。玻璃体液化、后脱离、劈裂三者既有密切联系,又有区别,也可以合并存在。

（二）主要临床表现

1. 玻璃体液化　一般从玻璃体中央开始,在裂隙灯显微镜光学切面下,出现一低密度光学空间(液化腔),以后逐渐扩大,液化腔内除澄清的液体外,尚有半透明的灰白色尘状、丝状或絮状物漂动,所以产生飞蚊症。

2. 玻璃体后脱离(PVD)　是指玻璃体基底部以后的皮质与视网膜内界膜相互分离,先有玻璃体液化继而发生后脱离。玻璃体液化腔逐渐扩大,最后腔中液体经视盘前方的皮质缺损处进入玻璃体后方,玻璃体与视网膜分离。起病突然,飞蚊症与闪光感是其主要症状。眼部检查多数可以发现 Weiss 环,Weiss 环为视盘周缘的 PVD,初时

为灰白色环状混浊,悬浮于视盘前与脱离了的玻璃体后界面之间,历时稍久者呈半月形或不规则形,也可聚缩成一个不透明团块(图7-2-1)。

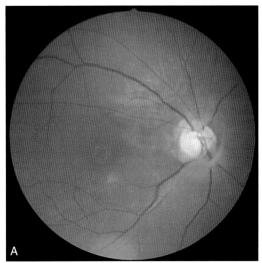

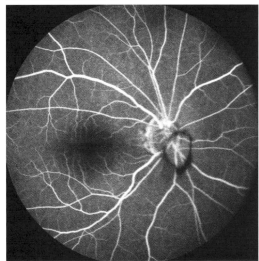

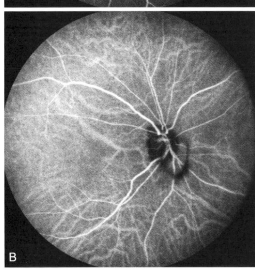

图 7-2-1　玻璃体完全后脱离,Weiss 环形成
A. 彩色眼底像示视盘前灰白色环;B. FFA 及 ICGA 示视盘前玻璃体内环形混浊

PVD 可分为不完全(图7-2-2)和完全(图7-2-3)两种。不完全 PVD 为玻璃体后界面与视网膜内面之间存在不同程度的病理性粘连,伴有玻璃体后皮质增厚,易发生视网膜脱离;完全 PVD 反之。PVD 可能产生视网膜裂孔及孔源性视网膜脱离,也可引起玻璃体积血。

3. **玻璃体劈裂**　实质上是玻璃体皮质的层间分离。正常人的玻璃体胶原纤维、视网膜内界膜和 Müller 细胞的胞浆之间有着很强的黏附力,不会发生玻璃体劈裂。当玻璃体后界面与视网膜存在着广泛的、紧密的病理性粘连,发生 PVD 之后,增厚的玻璃体外层仍广泛、紧密地附着于视网膜。如果玻璃体外层与视网膜内界膜之间的连接力量强于玻璃体各层之间的连接力量时,就可能发生玻璃体皮质的层间分离,即称为玻璃体劈裂(vtreoschsis)。亦是一种特殊形态的 PVD(图7-2-4)。

玻璃体劈裂、不完全后脱离导致玻璃体与视网膜内界面有不同程度、不同范围、不同部位的病理性粘连,为视网膜脱离、黄斑皱褶、黄斑囊样水肿、黄斑裂孔、增生性糖尿病性视网膜病变、增生性玻璃体视网膜病变的视网膜前膜,特别是视网膜下膜等的发生和发展留下了隐患。

(三) 诊断要点

1. 飞蚊症、闪光感。

2. 玻璃体液化腔。

3. 充分扩瞳检查玻璃体、眼底,有无 PVD。如发现 Weiss 环即可确诊为 PVD。

4. PVD 分为完全和不完全两种,应仔细检查。后者更易产生视网膜裂孔与脱离。

5. 玻璃体劈裂是一种特殊形态的 PVD,是玻璃体层间的分离。

6. 眼部超声检查、OCT 检查有助诊断。

(四) 鉴别诊断要点

根据诊断要点与其他类似的玻璃体病变易于鉴别。

(五) 治疗原则

1. 对于有飞蚊症、闪光感患者,无扩瞳禁忌时,应两眼充分扩瞳,仔细检查玻璃体与眼底情况特别是周边眼底。

2. 单纯玻璃体液化、PVD 无特殊治疗,但应告诫患者避免震动、剧烈运动、重体力劳动,避免用眼过度,如症状加重及时复诊。

3. 一旦发现视网膜严重变性、视网膜裂孔,立即行激光光凝治疗。

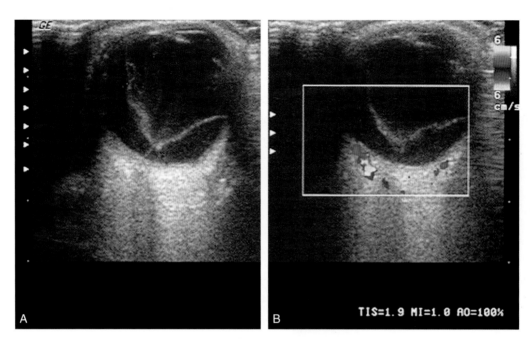

图 7-2-2　不完全玻璃体后脱离超声图像
A. 部分玻璃体后脱离 B 超图像；B. 部分玻璃体后脱离 CDI 图像

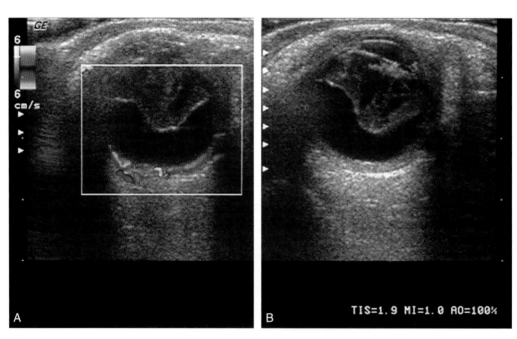

图 7-2-3　完全玻璃体后脱离超声图像
A. 完全玻璃体后脱离 CDI 图像；B. 完全玻璃体后脱离 B 超图像

4. 一旦发现视网膜脱离及时行视网膜脱离复位手术。

5. 玻璃体积血应做超声检查,如有视网膜脱离则及时行视网膜脱离复位手术。如没有视网膜脱离则按玻璃体积血治疗观察。

（六）典型病例

例 1：男性,50 岁。右眼飞蚊症 3 个月就诊。检查：双眼视力均为 1.0,非接触眼压计(non-contact tonometer, NCT)眼压：右眼 16mmHg,左眼 18mmHg,双眼充分扩瞳检查,右眼玻璃体轻度尘状混浊,眼底正常。诊断：右眼玻璃体轻度混浊。告诫患者避免震动及剧烈运动,嘱门诊随访观察,如果症状加重及时复诊。半年后因右眼飞蚊症突然加重,伴闪光 5 天就诊。检查双眼视力均为 1.0。NCT 眼压：右眼 15mmHg,左眼 16mmHg,两眼充分扩瞳检查：右眼玻璃体尘状及丝状混浊(+),玻

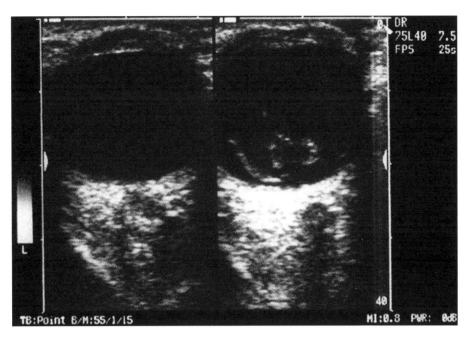

图 7-2-4　玻璃体劈裂及不完全玻璃体后脱离超声图像

璃体液化(+),眼底颞上方 11 点钟可见视网膜干性小圆孔,无视网膜隆起。左眼玻璃体、眼底正常。诊断为右眼视网膜干性裂孔。右眼激光光凝封闭视网膜干性小圆孔,视力 1.0,随访半年裂孔封闭良好,视力 1.0。

例 2:男性,20 岁。右眼飞蚊症半年,闪光感半个月。某市人民医院眼科门诊就诊。检查:双眼矫正视力 1.0(-8.00DS),常瞳检查,诊断为双眼高度近视,右眼玻璃体混浊。3 天后就诊。检查:戴镜视力右眼 0.01,左眼 1.0。NCT 眼压:右眼 10mmHg,左眼 16mmHg,双眼充分扩瞳检查:右眼玻璃体液化(+)、混浊(+),眼底上方视网膜灰白色隆起累及黄斑,颞上方 10 点钟赤道部可见马蹄孔约 1PD 大小;左眼玻璃体混浊(+),眼底呈近视改变。诊断为:①右眼孔源性视网膜脱离;②双眼高度近视。住院行右眼巩膜环扎外垫压术。出院后半个月门诊复诊,戴镜视力右眼 0.5,左眼 1.0。充分扩瞳检查:右眼视网膜复位良好,裂孔已封闭,眼内嵴隆起;左眼同前。随访半年右眼情况良好,矫正视力 0.8。

例 3:男性,19 岁。左眼突然看不清 2 天,某市人民医院眼科门诊就诊。检查:戴镜(-10.00DS)视力,右眼 0.8,左眼 1 尺数指;右眼常瞳检查,左眼扩瞳检查,诊断为左眼玻璃体积血,双眼高度近视。给予止血、休息治疗,1 个月后给予活血化瘀中成药口服。半年后就诊,检查:戴镜视力右眼

0.8,左眼眼前手动。NCT 眼压:右眼 16mmHg,左眼 10mmHg,双眼充分扩瞳检查:右眼玻璃体混浊(+)、液化(+),眼底呈高度近视改变;左眼玻璃体陈旧性血性混浊,眼底看不清。超声检查为左眼视网膜全脱离,玻璃体高度混浊伴机化条索。诊断为:①左眼视网膜全脱离;②双眼高度近视。住院后行左眼玻璃体切除视网膜复位、硅油填充术。出院左眼视力光感,半年后取硅油,视网膜再度脱离,患者放弃再次手术。

(七)经验教训与防范

1. 因老年玻璃体变性而产生玻璃体后脱离(PVD)的发生率随年龄的增长而增加。据统计,年龄在 50 岁以上的,50% 发生 PVD;超过 65 岁,增至 65%。近视眼玻璃体液化发生的年龄要比正视及远视眼早,PVD 也可比正视眼提早 10 年左右发生。PVD 时,12% 的患者可产生视网膜裂孔。PVD 主要症状是飞蚊症与闪光感,常见的并发症为视网膜裂孔与脱离以及玻璃体积血。因此,临床无明显原因的玻璃体积血要考虑玻璃体后脱离与视网膜裂孔。

2. 对飞蚊症特别伴闪光感的患者,无扩瞳禁忌者,必须两眼充分扩瞳检查玻璃体及眼底,嘱随访观察,如症状加重及时复诊。例 1、例 2 能及时发现病变选择合理治疗,预后良好。反之,例 3 预后很差并引起医疗纠纷。例 2 虽手术效果良好,但因首诊的医院医生认为矫正视力 1.0,未扩瞳检

查,漏诊视网膜脱离也引起医疗纠纷。

3. 视力或矫正视力≥1.0者,有周边视网膜变性、干孔、局限性视网膜脱离者并非少见。特别是中、高度近视者及老年人,无扩瞳禁忌时,必须两眼充分扩瞳检查玻璃体及眼底,必要时做超声检查以免漏诊、误诊。

4. LASIK手术前,必须充分扩瞳检查玻璃体及眼底,如发现病变应及时、合理治疗后再考虑手术与否。

二、年龄相关性玻璃体变性

(一) 概述

随着年龄增长,玻璃体变性也随之增加。主要是胶样玻璃体逐渐减少与液化玻璃体的增加。玻璃体液化是指凝胶状玻璃体逐渐脱水收缩,水与胶原分离。超声检查发现年龄在21~40岁,5%的人玻璃体有液化,60岁时增至80%以上。玻璃体液化,一般从中央开始,产生一个个小的液化腔,逐渐扩大并与相邻的合并成大液化腔,与此同时,组成支架的胶原细纤维也发生变性、浓缩聚集而形成混浊小体,出现飞蚊症。

老年人玻璃体进一步液化,液化腔破裂导致玻璃体脱离。玻璃体后脱离时,除有飞蚊症之外常合并闪光感。玻璃体后脱离可以牵拉视网膜及损伤血管导致玻璃体积血、视网膜裂孔与视网膜脱离。

(二) 诊断要点

1. 飞蚊症　眼前出现少数飘浮的细点、丝状或网状物。

2. 闪光感　偶有闪光感,呈一过性,不加重。

3. 视力一般不受影响。

4. 玻璃体出现液化腔与后脱离。

5. 老年人。

6. 眼部超声及OCT检查有助诊断。

(三) 鉴别诊断要点

1. 年龄相关性玻璃体变性产生飞蚊症的特点是起病隐蔽,症状轻、变化少,一般不影响视力。检查不能发现玻璃体中的混浊物,眼底无损害,不产生严重后果,闪光感的特点是偶有、轻度、不加重。无须治疗,但须观察。

2. 眼底病变产生的飞蚊症特点是起病大多骤急、症状重、变化大、视力下降。检查可见玻璃体混浊,眼底呈原发病的眼底改变。闪光感的特点是频繁、持续、加重。

3. 眼部超声及OCT检查有助于鉴别诊断。

(四) 治疗原则

1. 单纯年龄相关性玻璃体变性、液化、后脱离无特殊治疗。但应告知患者,如症状加重及时复诊。

2. 一旦发现视网膜裂孔,及时激光光凝,预防视网膜脱离。

3. 一旦发现视网膜脱离,及时做视网膜复位术。

4. 一旦发现玻璃体积血,眼底模糊,应用双目间接检眼镜重点检查上方眼底并及时做超声检查。如果无视网膜脱离,则按玻璃体积血治疗观察。如果同时有视网膜脱离则及时行玻璃体切除视网膜复位术。

三、近视性玻璃体变性

(一) 概述

近视性玻璃体变性,主要发生在轴性近视眼中。眼轴越长,近视度数越高,玻璃体变性越严重。近视性玻璃体变性与年龄相关性玻璃体变性相似,但是近视性玻璃体液化发生年龄要比正视及远视者早;玻璃体后脱离也可比正视眼者提早10年左右发生,这种现象在高度轴性近视眼中尤为突出。

(二) 诊断要点

1. 临床表现与年龄相关性玻璃体变性相似。

2. 有轴性近视或高度轴性近视。

3. 眼底有近视改变,或高度近视改变。

4. 裸眼视力差,矫正视力可以正常但多数不正常。

(三) 鉴别诊断要点

根据上述诊断要点容易与其他玻璃体变性相鉴别。

(四) 治疗原则

1. 近视性玻璃体变性的治疗原则同年龄相关性玻璃体变性,但应告诫患者避免震动、剧烈运动、重体力劳动等,如症状加重及时复诊。

2. 由于轴性近视尤其高度轴性近视眼,视网膜周边部常有变性并可与玻璃体粘连,故易发生视网膜裂孔和视网膜脱离。一旦发生,应及时行视网膜复位术。

四、闪光性玻璃体液化

(一) 概述

闪光性玻璃体液化(synchysis scintillans)大

多见于眼外伤或其他原因引起严重的玻璃体积血而导致丧失视力的眼。玻璃体内有相当密集的结晶小体,结晶小体的成分主要为胆固醇结晶,又称眼胆固醇结晶沉着症(cholesterolosis bulbi)。

(二)诊断要点

1. 有玻璃体积血病史,视力已丧失。

2. 玻璃体内有相当密集、大小形态不一的结晶小体,呈金黄色或银白色。

3. 玻璃体高度液化,当眼球活动时,结晶小体迅速漂动,幅度很大,眼球静止后又沉于下方。

4. 少数病例,结晶小体也可以进入前房,阻塞房角引起继发性青光眼。

(三)治疗原则

无特殊治疗,继发青光眼者可行前房冲洗或抗青光眼治疗。

五、星状玻璃体变性

(一)概述

星状玻璃体变性(asteroid hyalosis)为一种良性玻璃体变性,好发于中、老年人,绝大多数为单眼,双眼罕见。玻璃体内有为数众多白色闪亮的球形小体(称为星状小体),其成分主要为含钙的脂肪酸盐,玻璃体无明显液化,对视力无影响。

(二)诊断要点

1. 对视力无影响。

2. 绝大多数为单眼。

3. 玻璃体内可见为数众多白色、闪亮的球形小体,如秋夜晴空,繁星闪闪。

4. 玻璃体无明显液化,当眼球活动时,星状小体微微飘动,幅度很小,眼球静止时恢复原位不下沉。

(三)鉴别诊断要点

见表 7-2-1。

(四)治疗原则

无特殊治疗。

(陈积中　夏卫东　刘伦　宋汝庸)

第三节　玻璃体积血

一、概述

玻璃体积血并非独立的疾病,是眼科常见而重要的体征。玻璃体本身无血管,不发生出血。任何原因导致葡萄膜、视网膜血管或新生血管破裂出血,血液进入并聚积于玻璃体内,则称为玻璃体积血。原因很多。轻度积血,可以吸收;重度积血或反复积血者日久则产生并发症。常见的并发症有增生性玻璃体视网膜病变、牵拉性视网膜脱离、溶血性青光眼、血影细胞性青光眼、新生血管性青光眼、并发性白内障等。

二、原因

玻璃体积血的原因很多,常见的原因有:①眼外伤或内眼手术;②眼底血管性疾病,如糖尿病性视网膜病变、视网膜静脉阻塞、视网膜静脉周围炎、视网膜血管炎、年龄相关性黄斑变性、早产儿视网膜病变、Coats 病、家族性渗出性玻璃体视网膜病变等;③其他:如玻璃体后脱离、视网膜裂孔与脱离、血液病、蛛网膜下腔出血(Terson 综合征)、视网膜血管瘤、脉络膜黑色素瘤等。此外,还有引起葡萄膜出血的疾病,均可引起玻璃体积血。

三、主要临床表现

玻璃体积血的症状及体征取决于积血量的多少。根据玻璃体积血程度,临床上分为四级:1 级,轻度积血,眼底清楚可见或不影响眼底观察;

表 7-2-1　闪光性玻璃体液化与星状玻璃体变性鉴别要点

	闪光性玻璃体液化	星状玻璃体变性
视力	视力已丧失	视力不受影响
患眼	单眼或双眼	绝大多数为单眼
形态	玻璃体内结晶小体呈金黄色或银白色	玻璃体内可见白色、闪亮的球形小体
液化程度	玻璃体高度液化,当眼球活动时,结晶小体在玻璃体内迅速漂动,幅度很大,眼球静止时,沉于下方	玻璃体无明显液化,当眼球活动时,星状小体在玻璃体内微微漂动,幅度很小,眼球静止时仍恢复原位,不下沉
成分	结晶小体主要成分为胆固醇结晶	星状小体主要成分为含钙的脂肪酸盐

2级,中度积血,眼底模糊可见部分眼底血管;3级,重度积血,眼底看不见,可见眼底红光反射;4级,极重度积血,眼底看不见也无眼底红光反射。

1. **1级玻璃体积血** 为轻度积血。症状:视力不受影响或轻度下降,飞蚊症或感觉眼前红色烟雾飘浮。体征:玻璃体少量红色或棕红色尘状混浊,眼底清楚或不影响眼底观察。

2. **2级玻璃体积血** 为中度积血。症状:眼前暗影飘动或有红玻璃片遮挡感觉,视力明显下降。体征:玻璃体呈条状或块状血性混浊,眼底模糊,可见部分眼底血管。

3. **3级玻璃体积血** 为重度积血。症状:眼前黑影遮挡,视力仅有手动。体征:玻璃体重度血性混浊,眼底看不见,可见眼底红光反射。

4. **4级玻璃体积血** 为极重度积血。症状:眼前浓密黑影遮挡,视力仅有光感。体征:极重度浓厚的血性混浊,眼底看不见,也无眼底红光反射。

玻璃体积血因病程不同,颜色也有变化:新鲜积血呈红色;稍久呈咖啡色;日久为灰黄色或灰白色。

四、诊断要点

1. 仔细询问病史,可以了解玻璃体积血发生的程度、次数,也可帮助寻找原因。

2. 根据玻璃体、眼底检查所见,玻璃体积血容易诊断,积血的程度(级别)也不难判断。

3. 无扩瞳禁忌者应双眼扩瞳检查。对侧眼底检查,对于原发病的诊断具有十分重要价值。

4. 超声检查可以了解玻璃体积血多少,有无机化牵拉视网膜、有无视网膜脱离及眼内肿瘤。特别在玻璃体积血较多时,眼底看不清或看不见的情况下,更必须做超声检查,以免延误病情。如发现眼内肿瘤,需做 CT 或 MRI 检查明确诊断。

5. 必要时请相关科室会诊以明确玻璃体积血的原发病。

五、鉴别诊断要点

(一)三种玻璃体混浊的区别及其临床意义

1. **血性玻璃体混浊(玻璃体积血)** 新鲜积血呈鲜红色或淡红色;时日稍久呈咖啡色;日久之后的陈旧性玻璃体积血呈灰黄色或灰白色。引起玻璃体积血原因很多,见本节前文中所述。

2. **炎性玻璃体混浊** 多呈黄白色乃至灰白色,为尘埃状、云絮状、块状、条状等。原因多为葡萄膜炎(特别是脉络膜炎)、视网膜炎、视神经视网膜炎、巩膜炎等。

3. **色素性玻璃体混浊** 多呈色素性微粒状、云絮状,多数伴有玻璃体液化和脱离。常见于眼底退行性病变如病理性近视、视网膜色素变性、原发性视网膜脱离。也可以见于某些原发性玻璃体变性。

以上所述,仅就一般情况而言,在病程演变中,玻璃体混浊的形态与性质也会随之改变。此外,玻璃体积血之后,会产生炎性反应,并可以促进玻璃体浓缩凝聚、液化、后脱离、增生机化等。此等复杂情况,必须认真、科学地分析。

对于眼内异物、寄生虫、玻璃体先天异常和遗传病等,均能出现不同形态、不同程度、不同性质的玻璃体混浊,详见有关章节。

(二)发病及变化情况

1. **玻璃体积血(血性玻璃体混浊)** 发病突然,变化缓慢。

2. **炎性玻璃体混浊** 发病急或较急,变化快、变化大。

3. **色素性玻璃体混浊** 发病缓慢,变化很慢,变化少。

(三)治疗性诊断

1. **血性玻璃体混浊** 药物治疗,疗效不明显。

2. **炎性玻璃体混浊** 正确诊断原发病,经药物治疗,疗效明显。

3. **色素性玻璃体混浊** 药物治疗,疗效甚微或无效。

(四)散瞳眼底检查

玻璃体积血在无扩瞳禁忌的患者,必须双眼扩瞳检查,在患眼眼底模糊时,对侧眼眼底检查,对于原发病的诊断具有十分重要的价值。

(五)超声检查

有助于对玻璃体积血情况的了解及其原发病的诊断。特别在重度及极重度玻璃体积血,看不见眼底时,更具有重要价值。

(六)原发病诊断

玻璃体积血经休息、药物治疗或玻璃体切除术,玻璃体积血消失后,眼底检查及 FFA 检查,对于原发病的诊断与鉴别诊断更具有重要的价值。

六、治疗原则

1. 休息,采取头高半卧位。

2. **药物治疗** 早期可给以止血药物,积血稳定后,用促进积血吸收的药物,如活血化瘀的中药制剂、碘制剂等。

3. 手术治疗 一般经药物治疗2个月左右,玻璃体积血仍不吸收者应行玻璃体手术,如果合并视网膜裂孔、玻璃体后脱离或视网膜脱离者应及时行玻璃体切除术。

4. 积极寻找和治疗病因。

5. 出现并发症,应作相应治疗。

七、病例介绍

例1:患者,男性,20岁。右眼突然看不清3天就诊。检查:戴镜(-10.00DS)视力为右眼眼前数指,左眼0.8。NCT眼压R/L=16/18mmHg。扩瞳检查,右眼玻璃体重度血性混浊,眼底朦胧,左眼玻璃体轻度液化、混浊,眼底呈高度近视改变。右眼超声检查显示玻璃体明显混浊伴局限性视网膜脱离。拟诊为:①右眼玻璃体积血,局限性视网膜脱离;②双眼高度近视。住院行玻璃体切除视网膜复位术,12天后出院。视网膜复位良好,戴镜视力0.5。门诊随访6个月,视网膜复位良好,戴镜视力0.6。

病例分析:对于原因不明的玻璃体积血,特别是近视或高度近视的患者,应考虑急性玻璃体后脱离,视网膜裂孔形成且损伤视网膜血管引起玻璃体积血也可同时伴有视网膜脱离。玻璃体积血必须超声检查,如有视网膜脱离,必须尽早手术,效果良好。否则,延误病情,手术难度增大且效果差。

例2:患者,男性,30岁。右眼突然视物模糊两天就诊。检查:戴镜(-4.00DS)视力为右眼0.1,左眼1.0。NCT眼压R/L=15/16mmHg。扩瞳检查,右眼玻璃体中度积血,眼底朦胧,隐约可见颞上方视网膜小裂孔。左眼底正常。右眼超声检查显示玻璃体积血无视网膜脱离。拟诊为:①右眼玻璃体积血(上方视网膜裂孔?);②双眼近视。嘱患者头高半卧位休息7天复诊。扩瞳检查右眼,玻璃体积血减少、下沉,见颞上方视网膜裂孔约1/6PD,位于2点钟赤道部无视网膜隆起。门诊行激光光凝,休息对症治疗。半月后复查右眼玻璃体积血吸收,视网膜裂孔封闭良好。随访6个月情况良好,戴镜视力0.8。

病例分析:急性玻璃体后脱离撕裂视网膜,损伤血管引起玻璃体积血,及时采取头高半卧位休息,1~7天玻璃体积血下沉。检查眼底多为马蹄

孔,大多位于上方,如果无视网膜脱离,及时激光光凝可以治愈,既有效又经济。如果不能及时诊断与合理治疗,则延误病情,发生视网膜脱离,需行玻璃体切除视网膜复位手术。

例3:患者,男性,30岁。左眼突然看不清2天,到某市人民医院眼科门诊就诊。视力为右眼0.8,左眼一尺数指。经检查左眼玻璃体高度混浊,眼底看不清。拟诊为左眼玻璃体积血。对症治疗。3个月后,前来就诊。检查:双眼视力同前。NCT眼压R/L=14/15mmHg,扩瞳检查,右眼玻璃体轻度混浊,眼底颞下方周边部可见小静脉扩张迂曲,血管壁白鞘。FFA检查,诊断为视网膜静脉周围炎。左眼玻璃体重度混浊,眼底朦胧,超声检查为玻璃体明显混浊,未见视网膜脱离。追问病史,患者左眼两年前曾有玻璃体积血病史,视力0.1,经当地县医院对症治疗好转,视力为0.6。根据上述情况,拟诊为左眼玻璃体积血,双眼视网膜静脉周围炎。住院检查、诊断同门诊。行左眼玻璃体切除术,15天后出院,视力0.5。按视网膜静脉周围炎药物治疗,随访2年左眼0.6,双眼病情稳定未复发。

病例分析:

1. 左眼曾有玻璃体积血病史。

2. 双眼扩瞳检查,从对侧右眼底改变及FFA检查,寻找左眼玻璃体积血原发病为视网膜静脉周围炎。

3. 左眼行玻璃体切除术,双眼按视网膜静脉周围炎药物治疗,效果良好。左眼视力0.6,双眼2年未复发。

例4:患者,男,18岁。左眼突然看不见3天,在当地市医院眼科门诊就诊。视力为右眼0.6,左眼眼前数指,经检查诊断为左眼玻璃体积血,对症治疗,复查两次无好转。3个月后来上级医院眼科门诊就诊。视力同前,贫血面容,NCT眼压R/L=16/18mmHg。双眼扩瞳检查,右眼底视网膜色淡,静脉扩张、迂曲,视网膜散在出血,可见Roth斑。左眼玻璃体重度混浊,眼底看不见。拟诊为左眼玻璃体积血(双眼白血病视网膜病变?)。请血液内科会诊,经进一步检查确诊为急性淋巴细胞性白血病。

病例分析:

1. 贫血面容。

2. 双眼扩瞳检查,对侧右眼底呈白血病改变。

3. 请血液内科会诊,经进一步检查,确诊为

急性淋巴细胞性白血病,住血液内科治疗。眼科协助治疗左眼玻璃体积血。

4. 血液病也可引起玻璃体积血,该患者原发病为急性淋巴细胞性白血病,如果再延误病情可致严重后果。

例5:患者,男性,68 岁。左眼突然看不见2天,当地市医院眼科门诊就诊。视力为右眼 0.8,左眼眼前数指。经检查诊断为左眼玻璃体积血,对症治疗,休息。2 个月内复诊2次无好转,至上级医院眼科门诊。双眼视力同前,NCT 眼压 R/L=18/34mmHg,常瞳检查:右眼底正常。左眼玻璃体重度混浊,眼底看不见。超声检查显示左眼玻璃体明显混浊,眼内占位。眼眶 CT 检查诊断左眼脉络膜黑色素瘤(?)。门诊拟诊为:①左眼玻璃体积血;②左眼脉络膜黑色素瘤(?)③左眼继发性青光眼。住院行左眼球摘除术,病理报告为左眼脉络膜黑色素瘤。

病例分析:眼内肿瘤如视网膜血管瘤、脉络膜黑色素瘤等也可致玻璃体积血。当玻璃体重度积血,眼底看不见时,需做超声检查,如果显示眼内占位必须做 CT 或 MRI 检查以明确有无眼内肿瘤,以免延误病情。

例6:患者,男性,36 岁。从 3m 高处跌伤,头痛、呕吐、半昏迷半天。急诊收入神经外科抢救。诊断为闭合性颅脑外伤,蛛网膜下腔出血。经抢救 10 天病情稳定后才发现双眼看不见,请眼科会诊。检查:双眼视力为眼前手动,双眼瞳孔不等大,对光反射迟钝,玻璃体重度积血,眼底视物不见。会诊意见:①外伤性蛛网膜下腔出血合并双眼玻璃体积血(Terson 综合征);②闭合性颅脑外伤。

病例分析:当眼科会诊时,发现双眼或单眼玻璃体积血,并且伴有神经系统症状如头痛、呕吐、昏迷等。对于这样的患者,应首先考虑为 Terson综合征。如果眼科首诊有此类症状的患者,必须及时请神经外科或神经内科等相关科室急会诊,以免延误病情危及生命。

据 Shaw 等统计,320 例蛛网膜下腔出血合并玻璃体积血患者的死亡率为 53.6%,如有双眼玻璃体积血者死亡率更高,而无玻璃体积血者死亡率只有 19.7%。

八、经验教训与防范

1. 玻璃体积血的原因很多,必须仔细询问病史,寻找原发病。如例3为视网膜静脉周围炎,例

4 为急性淋巴细胞性白血病,例 5 为脉络膜黑色素瘤,例 6 为颅脑外伤、蛛网膜下腔出血等。

2. 必须仔细检查玻璃体、眼底,如眼底看不清必须及时做超声检查,早期诊断、及时合理治疗,效果良好。如例 1 为局限性视网膜脱离及时手术效果良好;例 2 为颞上方视网膜小裂孔,无视网膜脱离,及时激光光凝效果良好。

3. 无扩瞳禁忌者,应双眼扩瞳检查,患眼玻璃体积血较多,眼底模糊或看不见,对侧眼底详细检查对寻找原发病具有重要意义。如例 3 为视网膜静脉周围炎,例 4 为急性淋巴细胞性白血病。

4. 对重度玻璃体积血,眼底看不清者,必须做超声检查以了解有无视网膜脱离及眼内肿瘤。如例 1 为局限性视网膜脱离,例 2 为颞上方视网膜小裂孔,无视网膜脱离。例 1 与例 2 患者经及时、合理治疗均效果良好;如例 5 为脉络膜黑色素瘤,未及时超声检查,延误病情,眼球摘除。

5. 对于超声检查提示眼内占位病变者,必须做 CT 或 MRI 检查以进一步明确诊断。如例 5 为脉络膜黑色素瘤。术后病理报告确诊为脉络膜黑色素瘤。

6. 根据病情需要,请相关科室会诊明确原发病。

(陈积中 夏卫东 刘伦 宋汝庸)

第四节 玻璃体炎症

一、概述

玻璃体炎症可分为感染性与非感染性两类。非感染性玻璃体炎症见葡萄膜病、视网膜病等相关章节。本节主要介绍感染性玻璃体炎症。感染性玻璃体炎症是由于细菌等致病微生物进入玻璃体导致的玻璃体炎症,又称感染性眼内炎。病因可分为内源性和外源性。内源性是由于全身感染性疾病,病原微生物经血液循环进入眼内所致;外源性源于眼球穿孔伤或内眼手术的感染。由于病因与炎症的程度不同,治疗及时、合理与否,预后有明显不同。

二、主要临床表现

(一)症状

内源性眼内炎有不同程度的视力下降;内眼手术后的细菌性眼内炎通常发生在术后 1~7 天,

突然眼痛和视力丧失;真菌性眼内炎多发生在术后2周或更长时间,视力下降,眼痛不明显;眼球穿孔伤所致的细菌性眼内炎或真菌性眼内炎,与内眼手术后感染情况大致相同。

(二) 体征

1. 内源性感染,眼底呈脉络膜、视网膜炎症表现,继而出现后部玻璃体混浊、积脓,可扩散到前玻璃体,也可产生前房积脓。

2. 内眼手术后或眼球穿孔伤后细菌性感染常有眼睑红肿、球结膜混合充血及水肿,手术切口或眼球穿孔伤的伤口处常有脓性渗出、前房积脓、玻璃体积脓,视力很快丧失。

3. 手术后或眼球穿孔伤后真菌感染常致前玻璃体混浊、积脓,可向前房和后玻璃体蔓延。

三、诊断要点

1. 根据病史及主要临床表现可以明确诊断,超声波检查有助于诊断。

2. 寻找病因。

3. 应进行房水和玻璃体病原学检查。

四、鉴别诊断要点

1. **非感染性玻璃体炎症**　是由于葡萄膜病、视网膜病等引起的玻璃体炎性反应。眼内无病原体存在和复制,以资与感染性玻璃体炎症鉴别。

2. **全眼球炎**　眼内炎进一步发展,侵及眼球壁及附近的组织如眼球筋膜、眼外肌、眼眶组织、视神经鞘膜和鞘膜下间隙等,产生眼球运动受限或障碍,眼球不同程度的突出,以资与眼内炎鉴别。

五、治疗原则

1. **抗生素或抗真菌药**　取决于房水或玻璃体的细菌培养与药物敏感测定的结果,最初给药基于房水和玻璃体涂片染色结果。给药途径:①眼内注射(必须严格掌握药物浓度及剂量);②球结膜下注射;③点眼;④静脉滴注。

2. **玻璃体切除术**　玻璃体切除能排除玻璃体脓肿、清除致病菌、迅速恢复透明度,并且有利于前房内感染性物质的排出,目前广泛用于眼内炎的治疗。手术开始时可先抽取玻璃体进行涂片染色、细菌培养和药物敏感测定。染色包括革兰氏染色、吉姆萨染色和特殊真菌染色,以便确定致病菌,选择用药。

3. **对于光感消失且症状严重经治疗不缓解者,应慎重考虑摘除眼球。**

(1) 眼内炎:根据病情作眼内容剜除术或眼球摘除术。

(2) 全眼球炎则只能行眼内容剜除术,禁忌行眼球摘除术。否则,眼球摘除术可使炎症向眶内扩散,甚至可以由视神经鞘膜和鞘膜间隙向颅内扩散引起严重的颅内感染并发症。

六、病例介绍

患者,女性,8岁。右眼眼球摘除术后高热、呕吐2天来眼科门诊就诊。1周前,某院眼科诊断患儿为右眼全眼球炎住院,治疗1天后自动出院。次日住当地县医院眼科,经检查诊断为右眼全眼球炎;抗生素静脉滴注3天无效,因右眼光感已消失,疼痛不能缓解,第4天全麻下行右眼球摘除术,术后高热、呕吐2天,建议转上级医院进一步治疗。入院检查:右眼球缺失,结膜囊高度水肿、充血,神志不清,体温39℃(腋下),血常规白细胞$12.84×10^9$/L,中性粒细胞85%。拟诊为:①右眼眼球摘除术后;②颅内感染。请儿科急会诊,诊断为化脓性脑膜炎。经抢救3天,积极合理治疗20天痊愈出院。

七、经验教训与防范

全眼球炎只能做眼内容剜除术,禁忌做眼球摘除术。因为全眼球炎时病菌已由眼球内蔓延至眼球外,眼球摘除时切断视神经,病菌可向颅内扩散引起颅内感染,致生命危险。这是因为视神经的三层鞘膜分别是相对应脑膜的延伸,即外层硬脑膜,中层蛛网膜,内层软脑膜。硬脑膜与蛛网膜之间为硬脑膜下腔,蛛网膜与软脑膜之间为蛛网膜下腔,此两腔分别与颅内的硬脑膜下腔及蛛网膜下腔相通。

(陈积中　夏卫东　刘伦　宋汝庸)

第五节　玻璃体寄生虫病

一、概述

猪囊尾蚴病较为少见,但世界各地均有散发。我国以东北、华北及云南患病率较高。眼部猪囊尾蚴病可发生在眼内外许多部位,但绝大多数在玻璃体内(56.8%)和视网膜下(33.06%),很少位于视网膜内。也可见于前房、结膜、眼肌及眼眶组织，全身可发生在脑、皮下、肌肉等组织中。

人体猪囊尾蚴病是因吞食了带有猪绦虫虫卵的食物而感染。虫卵被吞食后的 24~72 小时内，在小肠内经消化液作用，胚膜破裂，六钩蚴逸出，侵入小肠壁血管，随血液循环向全身播散，寄生于机体各器官及组织，约 10 周左右发育为成虫囊尾蚴。

二、主要临床表现

（一）视力不同程度下降

视力减退程度取决于猪囊尾蚴寄生的部位及炎性反应的大小。发病初期，若位于眼底周边部，炎性反应轻，则视力下降不明显；若位于后极部，则视力下降，并可见变形、移动的暗影；随病情发展，炎性反应加重，玻璃体混浊较明显、机化或继发视网膜脱离，则视力严重下降甚至失明。反应性炎症严重者，可因虹膜睫状体炎继发性青光眼而失明。

（二）眼内检查所见

1. **玻璃体内猪囊尾蚴**　在玻璃体内可见一半透明、灰白色球形或椭圆形囊体，囊壁光滑、呈珍珠样色泽，有金黄色反光边，囊体能蠕动，在强光下蠕动明显，有时可见头节伸出，在玻璃体内摆动，玻璃体有程度不等的灰白色尘状混浊，混浊严重者囊体难于窥见，甚至发生膜性纤维增生，引起牵拉性视网膜脱离。此种情况，可用超声检查，显示蠕动的囊体和视网膜脱离（图 7-5-1）。

2. **视网膜下猪囊尾蚴**　在视网膜下可见一球形或椭圆形隆起，呈囊泡样，边界清楚，有金黄色反光边，视网膜血管迂曲爬行于隆起的表面，周围有视网膜水肿、渗出、出血。可见囊体有蠕动感，并在视网膜下移位。在移至他处后，原隆起处视网膜复位，而在新寄生处发生视网膜脱离，玻璃体呈灰白色尘状混浊（图 7-5-2）。

3. **视网膜内猪囊尾蚴**　囊体位于视网膜内界膜与神经纤维层之间，也称视网膜前猪囊尾蚴。在视网膜表面可见一边界清楚的囊泡样隆起，有金黄色反光边，因内界膜的限制使囊体相对固定，无游走性，但仍有蠕动感。

（三）全身所见

皮下或肌肉组织中可触及圆形或椭圆形结节，数目不等，直径约 5~15mm。对皮下结节可做活体组织检查。若伴有脑部猪囊尾蚴，可出现

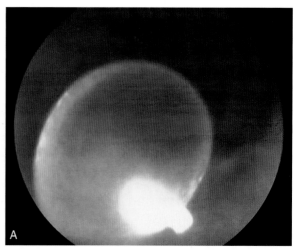

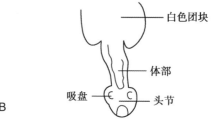

图 7-5-1　玻璃体猪囊尾蚴

A. 玻璃体猪囊尾蚴头节伸出合并视网膜脱离；B. 猪囊尾蚴形态示意图

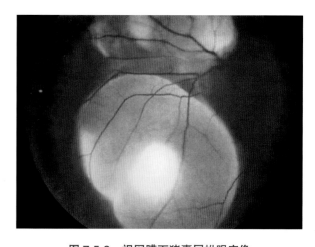

图 7-5-2　视网膜下猪囊尾蚴眼底像

可见 2 个猪囊尾蚴位于颞下方视网膜下，可见其头节伴局部视网膜脱离

头痛、癫痫等神经系统症状，须做头颅 MRI 或 CT 检查。

（四）实验室检查所见

血清抗猪囊虫抗体常为阳性，嗜酸性粒细胞增多，血沉加快。大约 10% 的病例，粪便中可查见猪绦虫虫卵或体节。

三、诊断要点

1. 根据上述症状及玻璃体、眼底检查所见，

诊断并不困难。如见到蠕动的囊体即可确诊。

2. 在玻璃体高度混浊,眼内结构看不清时,必须做超声检查,如见到蠕动的囊体即可确诊。

3. 全身及实验室检查以及 FFA、OCT 检查等,有助于诊断。

4. MRI 或 CT 检查除对眼内猪囊尾蚴能更好地显示外,对合并其他部位特别是脑部猪囊尾蚴更有特殊的诊断价值。与 CT 相比较,MRI 的分辨力高,可显示脑部猪囊尾蚴的存活期,对指导脑部猪囊尾蚴的治疗有重要价值。此外,对于 CT 不易显示的部位如顶部、脑底部等,MRI 检出率高。

5. 对皮下及肌肉结节做活体组织检查,有助于诊断。

四、鉴别诊断要点

1. 玻璃体囊肿与玻璃体团块样混浊　强光照射,无囊体的蠕动及伸缩头节,与玻璃体猪囊尾蚴病易于鉴别。

2. 玻璃体猪囊尾蚴病的猪囊尾蚴已死亡的病例还应与眼内肿瘤、眼内异物、葡萄膜炎、视网膜炎等相鉴别。主要根据病史,眼部与全身检查,实验室相关检查,超声、CT、MRI 等检查,两者亦易鉴别。

3. 视网膜下猪囊尾蚴　可见囊体在视网膜下移位,在移至他处后,原处视网膜脱离复位,而在新寄生处又发生视网膜脱离,以资与玻璃体猪囊尾蚴鉴别。

4. 视网膜内猪囊尾蚴　囊体无游走性,可以和视网膜下及玻璃体内猪囊尾蚴相鉴别。

五、治疗原则

1. 一旦确诊,应尽早手术取出眼内的猪囊尾蚴。目前采用玻璃体手术,既可完整取出猪囊尾蚴,减少猪囊尾蚴破裂导致异性蛋白反应,又可切除病变的玻璃体,减少牵拉性视网膜脱离的发生率。如果已发生视网膜脱离,同时行视网膜复位术。对于视网膜下和视网膜内的猪囊尾蚴可行玻璃体切除,视网膜切开,取出猪囊尾蚴,然后行眼内激光光凝、视网膜复位术。

2. 如同时患肠道猪绦虫病及全身猪囊尾蚴病者,必须在眼内猪囊尾蚴取出之后,再行药物驱虫或药物杀猪囊尾蚴治疗,以免眼内猪囊尾蚴死亡引起眼内严重毒性反应。

3. 玻璃体寄生虫病最常见为猪囊尾蚴病。此外,也可见到弓首蛔蚴病、广州管圆线虫病、弓形虫病、眼裂头蚴病、棘颚口线虫病、血吸虫病、淋巴丝虫病、眼犬恶丝虫病,以及盘尾丝虫病(引起河盲)。建议眼科医生手术取出不易识别的寄生虫时,应及时请医学院校寄生虫教研室鉴定,以充实文献进一步研究。

六、病例介绍

例 1:男性,43 岁。脑部猪囊尾蚴病收入感染科治疗,治疗前请眼科会诊有无眼内猪囊尾蚴病。眼科会诊情况:右眼看不见 2 个月。视力右眼为眼前数指,左眼为 1.0。右眼混合充血(+)、KP(+)、前房混浊(+)、瞳孔缘少数后粘连。NCT 眼压 R/L= 12/13mmHg,扩瞳检查右眼玻璃体混浊(+),可见一个灰白色、半透明的囊体,表面光滑、有金黄色反光边,强光照射下可见囊体蠕动。超声检查显示玻璃体中蠕动的囊腔,左眼正常。诊断为右眼玻璃体猪囊尾蚴病。转眼科行右眼玻璃体手术,顺利取出活的、完整的猪囊尾蚴,对症治疗葡萄膜炎症。10 天后转感染科治疗脑部猪囊尾蚴病。

病例分析:

1. 脑部猪囊尾蚴病病史,十分有助于本病的诊断。

2. 右眼玻璃体内可见蠕动的囊体;超声检查显示蠕动的囊腔,即可确诊此病。

3. 感染科对于脑部猪囊尾蚴病在药物杀虫治疗之前,常规请眼科会诊。如果眼内有猪囊尾蚴病,必须先做玻璃体手术取出猪囊尾蚴之后,再行药物杀猪囊尾蚴。否则,眼内猪囊尾蚴被杀死,可导致眼内严重毒性反应,并对诊断带来很大困难。

4. 将离体后的活猪囊尾蚴,置于盛有生理盐水的玻璃皿中观察,至少存活半小时,而且仍具有强光照射可以蠕动的特性。

例 2:男性,40 岁。右眼红痛 3 天,来眼科门诊就诊。1 个月前因右眼看不见 2 个月去当地县医院眼科就诊,视力眼前数指,经检查诊断为右眼葡萄膜炎,治疗 1 个月未愈。眼科门诊检查:右眼眼前数指,左眼 1.0。右眼混合充血(++)、KP(++)、前房混浊(++)、瞳孔缘部分后粘连,玻璃体混浊(++),眼底看不见。超声检查显示玻璃体混浊机化,可见囊状物。左眼正常。追问病史,5 个月之前因肠道猪绦虫病住某市人民医院内科进行驱虫治疗。拟诊为右眼玻璃体猪囊尾蚴病（？ ）住院。眼部检查同门诊，体检发现全身散在9个皮下结节，嗜酸性粒细胞的百分比为11%，超声复查显示玻璃体混浊机化，可见一个囊腔，仔细观察，强光照射也未见囊腔蠕动，诊断为右眼玻璃体猪囊尾蚴（死亡）。行玻璃体手术，取出完整的猪囊尾蚴（已死亡），对症治疗葡萄膜炎，2周后出院。门诊随访继续治疗葡萄膜炎，观察2个月葡萄膜炎症消失，玻璃体混浊机化，眼底检查为脉络膜视网膜萎缩，视力眼前手动。

病例分析：

1. 玻璃体猪囊尾蚴死亡，超声显示玻璃体中可见一个囊腔，但无蠕动，给本病诊断带来很大困难。

2. 追问病史，患者曾因肠道猪绦虫病，在外院进行过驱虫治疗，这对本病的诊断很有帮助。

3. 嗜酸性粒细胞百分比增高，全身检查发现皮下结节，有助于本病诊断。

4. 玻璃体手术取出完整的猪囊尾蚴。

七、经验教训与防范

1. 对于肠道猪绦虫病及全身猪囊尾蚴病患者，在药物驱虫或杀死猪囊尾蚴治疗之前，应常规请眼科会诊。如果有眼内猪囊尾蚴病，必须在眼内猪囊尾蚴取出后，再行药物驱虫或杀囊尾蚴治疗。否则，眼内猪囊尾蚴死亡后，分解产生毒素引起眼内严重毒性反应，并且因为眼内猪囊尾蚴被杀死，不可能蠕动，这对诊断本病带来很大困难。

2. 对不典型的眼内猪囊尾蚴病，必须详细询问病史，全身仔细检查皮下、肌肉结节，做必要的辅助检查，这些均有助于眼内猪囊尾蚴病的诊断。

（陈积中　夏卫东　刘伦　宋汝庸）

第六节　增生性玻璃体视网膜病变

一、概述

增生性玻璃体视网膜病变（proliferative vitreoretinopathy，PVR）是指孔源性视网膜脱离在视网膜神经上皮层前、后面及玻璃体后表面形成的一层纤维细胞组织膜，膜的增生、收缩形成视网膜的固定皱褶，并发展为视网膜多种形式收缩、牵拉的临床病理过程。

PVR实际上是一种组织损伤、修复反应的病理生理过程，其形成机制极为复杂。PVR分级对视网膜脱离形成、严重程度、手术方式的选择及预后均具有十分重要的意义。

二、PVR的分级

美国视网膜学会术语委员会于1983年所制定分级标准，主要依据视网膜表面膜和脱离的严重程度分为A、B、C和D四个级别（表7-6-1）。A级为轻度，玻璃体有云雾状和色素性颗粒状混浊（图7-6-1）。B级为中度，视网膜表面有皱褶，裂孔卷边，血管扭曲抬高，提示增生膜存在

表 7-6-1　PVR 分级（1983 年美国视网膜学会）

A 级（轻度）	玻璃体混浊，玻璃体色素团块
B 级（中度）	视网膜内表面皱褶，视网膜裂孔缘卷边，视网膜僵硬，血管迂曲
C 级（重度）	1~3 个象限视网膜全层固定皱褶
C1	1 个象限
C2	2 个象限
C3	3 个象限
D 级（极重度）	4 个象限的固定视网膜皱褶和三种不同形状的漏斗
D1	宽漏斗状脱离，可见眼底后极 35° 范围内视网膜
D2	窄漏斗状脱离，仅可见到视盘
D3	闭漏斗状脱离，视盘不能见到

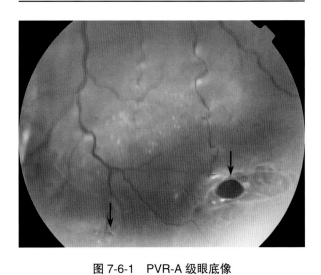

图 7-6-1　PVR-A 级眼底像

孔源性视网膜脱离，下方萎缩圆孔及有盖小孔（箭头），视网膜表面光滑，无皱褶

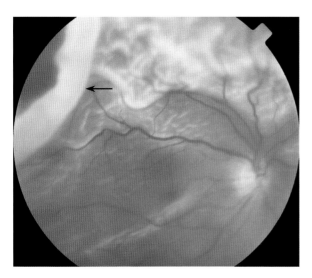

图 7-6-2　PVR-B 级眼底像
脱离的视网膜表面已有浅表细胞增生,呈细波纹状收缩,视网膜裂孔后缘向玻璃体腔后卷(箭头)

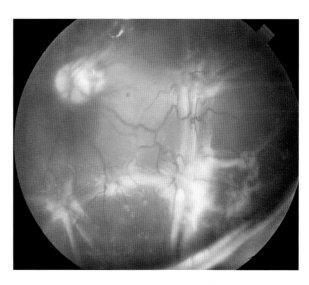

图 7-6-4　PVR-C2 级眼底像
硅油填充眼,3 个视网膜前膜星状固定皱褶达 2 个象限

(图 7-6-2)。C 级为重度,表现为全层视网膜固定皱褶。又根据其范围分为三个等级:C1 级,范围在 1 个象限内(图 7-6-3),C2 级,范围达 2 个象限(图 7-6-4),C3 级,范围达 3 个象限(图 7-6-5)。D 级为极重度,指固定皱褶累及 4 个象限,以视盘为中心形成漏斗状脱离,再根据漏斗宽窄分为三级:D1 级为宽漏斗状脱离,可见眼底后极 35°范围内视网膜(图 7-6-6),D2 级为窄漏斗状脱离,仅可见到视盘,D3 级为闭漏斗状脱离,视盘不能见到(图 7-6-7)。

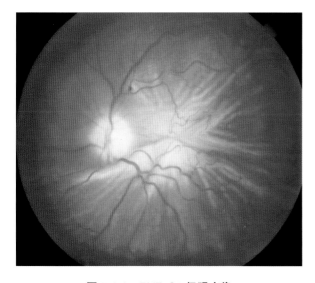

图 7-6-3　PVR-C1 级眼底像
黄斑区视网膜前膜形成,收缩导致黄斑区放射状视网膜全层固定皱褶达 1 个象限

1983 年的 PVR 分级标准并未包括发生于玻璃体基底部、睫状体平坦部等前部 PVR,也未包括视网膜下增生膜,不够完整。为此,美国视网膜学会术语委员会于 1991 年在 1983 年分级的基础上提出了修改(表 7-6-2),保留了原分级的 A、B 级,取消了 D 级,对 C 级作了补充和修订:C 级表现为视网膜全层固定皱褶,玻璃体有浓缩条索,以眼底赤道部为界,将 PVR 分赤道部前病变(A-PVR)与赤道部后病变(P-PVR)两种,不再用象限而改用时钟钟点记录病变范围。此外,还将 C 级分为五个类型(PVR-CP 三个类型,PVR-CA 两个类型):Ⅰ型为局部收缩,P-PVR 出现一个或几个孤立的收缩中心(星状皱褶),此种改变,一般对整个视网膜脱离形态无太大影响;Ⅱ型为弥漫性收缩,P-PVR 相互融合的不规则视网膜皱褶,使后部视网膜呈漏斗状脱离;Ⅲ型为视网膜下收缩,是视网膜神经上皮层外表面增生膜,也即通常所称之视网膜下膜(subretinal membranes,SRM),SRM 形成环绕视盘环状缩窄或线状皱褶(餐巾环样或晾衣绳样皱褶);Ⅳ型为 A-PVR 的环形收缩,牵引赤道部前视网膜形成不规则皱褶,使赤道部后的视网膜成放射状皱褶,玻璃体基底部视网膜则向内牵拉;Ⅴ型为前部收缩,由沿前部玻璃体(包括其基底部)及后部玻璃体后界面增生膜收缩,垂直牵拉脱离了的视网膜前移形成皿状全脱离。并可产生与睫状突粘连而引起低眼压,或与虹膜粘连而使虹膜后移(图 7-6-8~图 7-6-12)。

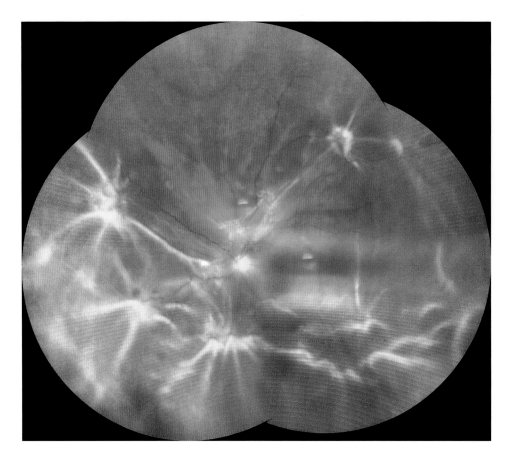

图 7-6-5　PVR-C3 级眼底像
多个星状视网膜全层固定皱褶达 3 个象限

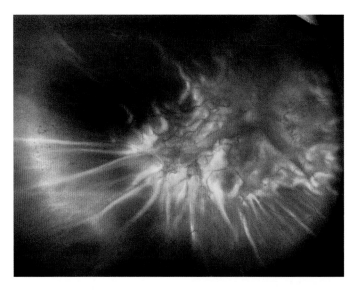

图 7-6-6　PVR-D1 级眼底像
赤道后不规则裂孔引起视网膜全脱离,粗大的视网膜全层固定皱褶达
4 个象限,呈宽漏斗状

表 7-6-2　PVR 分级（1991 年美国视网膜学会）

A 级	玻璃体混浊,玻璃体色素团块
B 级	视网膜内表面皱褶,视网膜裂孔缘卷边,视网膜僵硬,血管迂曲
C 级	视网膜全层皱褶
位置	以赤道部为界
CA	赤道前部收缩
CP	赤道后部收缩
范围	PVR 收缩范围以钟点数表示,范围 1~12
CA 1~12	1~12 个钟点的前部收缩
CP 1~12	1~12 个钟点的后部收缩
类型	PVR 收缩分为五型
Ⅰ型	局部收缩(星状皱褶)
Ⅱ型	弥漫性收缩(一组星状皱褶)
Ⅲ型	视网膜下收缩
Ⅳ型	环形收缩
Ⅴ型	由前部收缩引起的前移

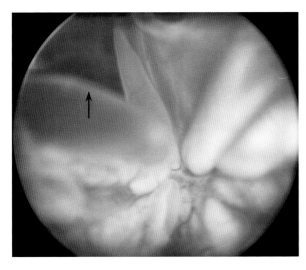

图 7-6-7　PVR-D3 级眼底像

外伤性视网膜脱离,颞上方大裂孔(箭头),视网膜前膜广泛增生,将视网膜粘在一起呈闭合漏斗状,看不见视盘

（图 7-6-1~图 7-6-7 由魏文斌教授提供）

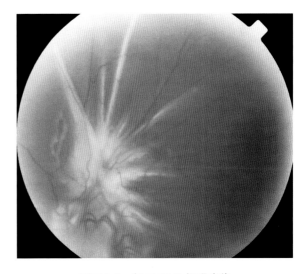

图 7-6-8　新 PVR-C 级眼底像

赤道后视网膜星状皱褶

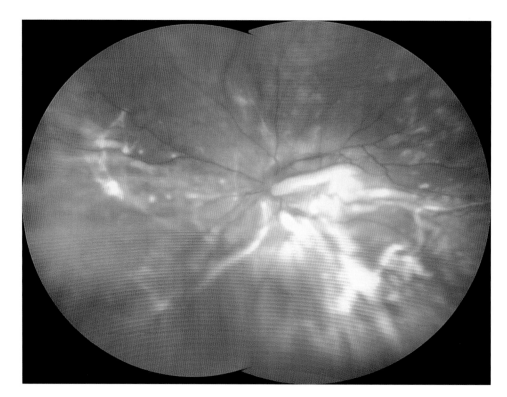

图 7-6-9　新 PVR-C 级眼底像
赤道后多个视网膜皱褶融合在一起

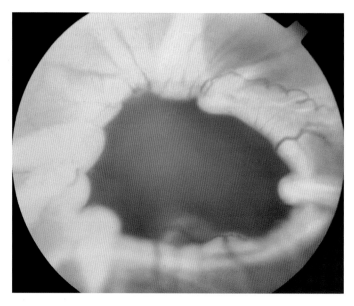

图 7-6-10　新 PVR-C 级眼底像
视网膜下餐巾环状增生膜,收缩将视网膜束成火山口状,口小肚大

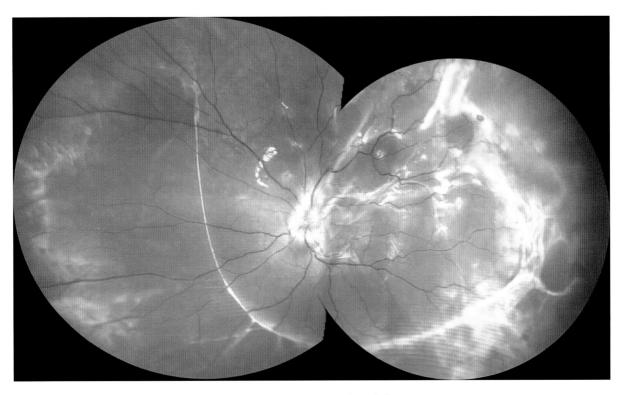

图 7-6-11　新 PVR-C 级眼底像
赤道部前 PVR，鼻侧视网膜下晾衣绳样皱褶

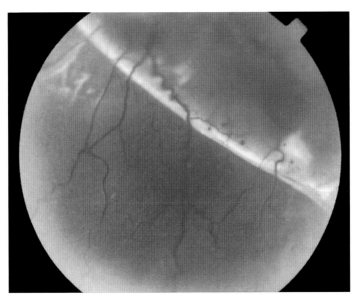

图 7-6-12　新 PVR-C 级眼底像
视网膜下增生条带呈晾衣绳样

1991 年的 PVR 分级,更为准确、全面;但过于复杂,不便于理解和应用。而 1983 年的 PVR 分级不够完整,但便于理解和应用,目前仍常用。

三、诊断要点

1. 根据孔源性视网膜脱离的眼底表现及 PVR 分级,即可诊断。

2. 超声检查有助于了解视网膜脱离及 PVR 的分级,特别是在屈光间质混浊的情况下尤为必要,UBM 检查有助于前 PVR 的诊断。

3. 必要时行 FFA、CT 或 MRI 等检查有助于视网膜脱离的鉴别诊断。

四、治疗原则

临床上识别 PVR 及其分级,对正确选择手术适应证、手术方式和判断预后非常重要。PVR 是导致孔源性视网膜脱离复位手术失败的最主要原因。努力争取一次手术成功,否则会促进 PVR 的发展;尽量减少术中组织创伤,减少手术本身导致 PVR 的发生、发展。

临床上 PVR 治疗非常棘手,治疗 PVR 的主要原则包括:

1. 限制 PVR 细胞的行为动力学。
2. 解除 PVR 的牵引。
3. 封闭视网膜裂孔。
4. 重建眼内正常视网膜结构。
5. 生物化学药物的控制。

(陈积中　夏卫东　刘伦　宋汝庸)

参考文献

1. JOYCE M. Fixed. Vitreous cyst. Br J Ophthalmol,1970,54:428-430.

2. HIROSE T,LEE K Y,SCHEPENS C L. Wagner's hereditary vitreoretinal degeneration and retinal detachment. Arch Ophthalmol,1973,89:176-179.

3. GRAENRIGER R A,NIEMEYER G. Wagner vitreoretinal degeneration. Follow-up of the original pedigree. Ophthalmology,1995,102:1830-1839.

4. CUONG D V,BROWN J,KORKKO J,et al. Posterior chorioretinal atrophy and vitreous phenotype in a family with Stickler syndrome from a mutation in the COL 2Al gene. Ophthalmology,2003,110:70-73.

5. VALLET M,VALLET J M,LEBOUTET M J,et al. Primary systemic amyloidosis:An electron microscopic study of the Vitreous. Arch Ophthalmol,1980,98:540-543.

6. VAN NOUHUYS C E. Signs,complications,and platelet aggregation in familial exudative vitreoretinopathy. Am J Ophthalmol,1991,111:34-37.

7. PENDERGAST S D,TRESE M T. Familial exudative vitreoretinopathy. Results of surgical management. Ophthalmology,1998,105:1015-1023.

8. WARBURG M. Norrie's disease. Acta Ophthalmologica,1961,39:757-772.

9. HALPIN C,OWEN G,GUTIÉRREZ-ESPELETA G A,et al. Audiologic features of Norrie disease. The Annals of otology,rhinology,and laryngology,2005,114:533-538.

10. SCRUGGS B A,REDING M Q,SCHIMMENTI L A. NDP-Related Retinopathies. (1999-07-30)[2023-03-23]. https://www.ncbi.nlm.nih.gov/books/NBK1331/.

11. DICKINSON J L,SALE M M,PASSMORE A,et al. Mutations in the NDP gene:contribution to Norrie disease,familial exudative vitreoretinopathy and retinopathy of prematurity. Clinical & experimental ophthalmology,2006,34:682-688.

12. LUHMANN U F,LIN J,ACAR N,et al. Role of the Norrie disease pseudoglioma gene in sprouting angiogenesis during development of the retinal vasculature. Investigative ophthalmology & visual science,2005,46:3372-3382.

13. OKSALA A. Ultrasonic findings in the vitreous body at various ages. Albrecht Von Graef Arch Klin Elin Exp Ophthalmol,1978,207:275.

14. PISCHEL D K. Detachment of the vitreous as seen with slit lamp examination. Trans Am Ophthalmol Soc,1952,50:329.

15. ROSS W H,GOTTNER M J. Peripheralretinal cryopexy for subtotal vitreous hemorrhage. Am J Ophthalmol,1988,105:377.

16. MOSIER M A,DEL PIERO E,GHEEWALA S M. Anterior retinal cryotherapy in diabetic vitreous hemorrhage. Am J Ophthalmol,1985,100:440.

17. MELLO-FILHO P,GARDILLO J,FARAH M,et al. Intravitreal gas injection for the treatment of experimental vitreous hemorrhage in rabbits. Gurr Eye Res,2002,25(5):261-265.

18. FOERSTER R,ZACHARY I,COLTINGHAM A,et al. Further observations on the diagnosis,cause,and treatment of endophthalmitis. Section Ⅱ. Ann Ophthalmol,1976,81:1129-1132.

19. OKADA A A,JOHNSON R P,LILES W C,et al. Endogenous bacterial endophthalmitis. Report of the ten-years retrospective study. Ophthalmology,1994,101:832-835.

20. CIULLA T A,STARR M B,MASKET S. Bacterial endophthalmitis prophylaxis for cataract surgery:An evidence-based update. Ophthalmology,2002,109:13-24.

21. AFFELDT J C,FLYNN H W Jr,FORSTER R K,et al.

Microbial endophthalmitis resulting from ocular trauma. Ophthalmology, 1987, 94: 407.

22. FORSTER R K, ABBOTT R L, GELENDER H. Management of infectious endophthalmitis. Ophthalmology, 1980, 87: 313.

23. AMENT C S, YOUNG L H. Ocular manifestations of helminthic infections: onchocerciasis, cysticercosis, toxocariasis, and diffuse unilateral subacute neuroretinitis. Int Ophthalmol Clin, 2006, 46: 1-10.

24. MACHEMER R. An updated classification of retinal detachment with proliferative vitreoretinopathy, Am J Ophthalmol, 1991, 112: 159-165.

25. GLASER B M. Surgery for proliferative vitreoretinopathy//RYAN S J. Retina. 2nd ed. St. Louis: Mosby, 1994: 2265-2280.

26. ASARIA R H, KON C H, BUNCE C, et al. How to predict proliferative vitreoretinopathy: a prospective study. Ophthalmology, 2001, 108: 1184-1186.

27. KIM I K, ARROYO J G. Mechanisms in proliferative vitreoretinopathy. Ophthalmol Clin North Am, 2002, 15 (1): 81-86.

28. 张一鸣. 先天性玻璃体囊肿. 中华眼科杂志, 1965, 12: 376-377.

29. 彭晓燕, 王光璐, 张风, 等. 家族性渗出性玻璃体视网膜病变的临床观察. 中华眼科杂志, 1995, 31: 426-428.

30. 赵培泉, 虞瑛青, 单海冬, 等. 家族性渗出性玻璃体视网膜病变治疗观察. 中华眼底病杂志, 2006, 22: 302-304.

31. 惠延年. 眼球穿孔伤玻璃体积血和纤维组织增生的实验研究. 国外医学眼科学分册, 1980, 4(6): 41.

32. 易魁先, 惠延年. 玻璃体积血对眼部组织的影响及其临床处理. 国外医学眼科学分册, 1988, 12(3): 133.

33. 李志辉. 眼部猪囊尾蚴病. 中华眼科杂志, 1980, 16: 59.

34. 高麟献. 眼部豚囊虫病 26 例统计分析报告. 中华眼科杂志, 1965, 12: 65.

35. 冯化德, 廖传国, 郑尚清. 视盘猪囊尾蚴病一例. 中华眼科杂志, 1987, 23: 328.

36. 黄叔仁, 张晓峰. 眼底病诊断与诊疗. 2 版. 北京: 人民卫生出版社, 2008.

37. 李凤鸣. 中华眼科学. 2 版. 北京: 人民卫生出版社, 2005.

38. 张承芬. 眼底病学. 2 版. 北京: 人民卫生出版社, 2010.

39. 葛坚. 眼科学. 北京: 人民卫生出版社, 2006.

40. 魏文斌. 视网膜脱离诊断与鉴别诊断图谱. 北京: 北京科学技术出版社, 2006.

41. 马亦林. 传染病学. 4 版. 上海: 上海科学技术出版社, 2005.

42. 张惠蓉. 眼底病图谱. 北京: 人民卫生出版社, 2007.

43. 魏文斌, 王景昭. 孔源性视网膜脱离误漏诊原因浅析. 中华眼底病杂志, 1994, 10(3): 188-190.

44. 丁小燕. 家族性渗出性玻璃体视网膜病变丁小燕2020观点. 北京: 科学技术文献出版社, 2021.

45. 江华维, 张利伟. 家族性渗出性玻璃体视网膜病变致病基因的研究进展. 国际眼科杂志, 2022, 22(4): 5.

第八章

视神经疾病

第一节　视神经炎

一、概述

严格意义上,视神经炎(optic neuritis)是指视神经发生特发性脱髓鞘性炎症性病变,可以是中枢神经系统脱髓鞘性疾病的一种临床表现,或者是临床孤立综合征的表现;在广义上来说,是指各种原因所致的炎症性视神经病变。以往按照病变可能发生的部位,将视神经炎分为视盘炎、球后视神经炎、视神经周围炎等,目前多以病因进行分类,总体上分为典型性和非典型视神经炎两类。2014年中华医学会眼科分会神经眼科学组对视神经炎分类的达成专家共识:1.特发性视神经炎,包括:①多发性硬化相关视神经炎(MS-ON),②视神经脊髓炎相关性视神经炎(NMO-ON),③其他中枢神经系统脱髓鞘疾病相关性视神经炎;2.感染性和感染相关性视神经炎;3.自身免疫性视神经病;4.其他无法归类的视神经炎。在国外,常将视神经炎简单分为"典型性"和"非典型性"视神经炎两类,其中,多发性硬化相关视神经炎,即为国外所称典型性视神经炎,其类型视神经炎均归为非典型性视神经炎。

二、临床表现

各种类型视神经炎临床表现会有较大不同,总体上表现为单眼,或双眼同时或先后发生急性或亚急性视力下降,少数可表现为慢性进行性下降。其中,典型性视神经炎(即多发性硬化相关视神经炎)以中青年女性多见,常为单眼受累;发病时视力可降低至光感,也可表现正常,视力下降可在数天至2周内进行性发展,经过进入数天的低谷期后,约在发病后3~4周视力开始逐渐恢复;视力表现正常者,常有对比度的降低和色觉的异常;90%的患者有眶周或眼球后疼痛,并且眼球转动时加重;视野改变以中心视野损害为多见,也有表现旁中心暗点、弓形暗点、水平视野缺损及周边视野缺损等;患眼或损伤程度较重眼存在相对性传入性瞳孔传导障碍(RAPD);2/3患者初诊时表现为球后视神经炎,1/3患者表现有视盘水肿;94%的患眼在颅脑MRI上可见到视神经信号增强;约60%的患者脑脊液检查可发现寡克隆带。

非典型性视神经炎由于病因和类型的不同,临床表现差异较大,视神经炎患者有如下特征时要考虑非典型性视神经炎可能:发病年龄<15岁或>50岁;隐匿性起病;双眼同时或间隔较短时间先后发病;视力损害严重手动甚至无光感;起病几周后视力仍有进行性下降;发病后3~5周内视力无恢复;眼部疼痛持续时间2周以上者;视力恢复激素依赖;持续的视盘水肿,或有严重的视盘出血,视网膜渗出,黄斑区星芒状渗出、皱褶,玻璃体视网膜炎症,以及前部或后部葡萄膜炎症表现。

三、诊断要点

2014年中华医学会眼科分会神经眼科学组关于视神经炎诊断标准的专家共识如下:

1. 急性视力下降,伴或不伴眼痛及视盘水肿;

2. 视神经损害相关性视野异常;

3. 存在RAPD、VEP异常两项中至少一项;

4. 除外其他视神经疾病:如缺血性、压迫性及浸润性、外伤性、中毒性及营养代谢性、遗传性视神经病等;

5. 除外视交叉及交叉后的视路和视中枢病变;

6. 除外其他眼科疾病:如眼前节病变、视网膜病变、黄斑病变、屈光不正、青光眼等；

7. 除外非器质性视力下降。

从如上诊断要点可以看出，视神经炎诊断实则是排除性诊断，因此，鉴别诊断显得尤为重要。

四、鉴别诊断要点

1. 视神经炎与非动脉炎性前部缺血性视神经病变（NAION）鉴别 当视神经炎有视盘水肿时，有时不易与 NAION 鉴别。因为两者均表现为急性视力下降，少数 NAION 患者可以有眶周不适，年轻人也可以发生 NAION，视盘水肿在 FFA 上两者表现相似，VEP 两者均存在异常等，但如下特征可提供鉴别。例如，NAION 患者罕见双眼同时发病，NAION 患者较多在清晨时发现视力下降，并少见眼球转动痛，患者对侧健眼视盘表现为小视杯或拥挤视盘，视野损伤重于中心视力损害（视神经炎则多以中心视力损害为多见），并有 NAION 特征性视野改变（具体请见缺血性视神经病变章节），此外，NAION 常发生于 50 岁以上中老年人，患者常有高血压、糖尿病、高脂血症等全身血管性疾病病史。

2. 视神经炎与压迫性视神经病变鉴别 压迫性视神经病变系肿瘤等占位性对视神经机械性压迫而导致视神经功能损伤，患者常表现为慢性进行性视力下降，如眼底有视盘水肿表现时，视盘水肿呈慢性、持续性，甚至数月不消退，直至视神经萎缩出现，而典型性视神经炎所致视盘水肿，通常在发病后 8 周内消退，因此，对于视盘水肿出现持续时间超过 10 周以上者，应及时进行眼眶或头颅神经影像学（如 MRI、CT）检查，以排除眼眶内或颅内占位性病变可能。对于无视盘水肿表现的慢性进行性视力下降者，除外屈光间质、视网膜或黄斑疾病后，也应考虑进行眼眶或头颅神经影像学（如 MRI、CT）检查。

3. 视神经炎与 Leber 遗传性视神经病变（LHON）鉴别 LHON 多见于青年男性患者，表现为单眼或双眼（同时或先后发病）突发性视力下降，并呈进行性发展，部分患者急性期眼底出现视盘周围毛细血管扩张迂曲、视盘充血和视盘周围神经纤维层肿胀，但 FFA 检查时，肿胀的视盘并无荧光素的渗漏，此点可以与视神经炎所致的真性视盘水肿相鉴别。LHON 与视神经炎重要鉴别要点在于，进行基因学检查已明确患者是否存在 LHON 相关线粒体 DNA（mt-DNA）的突变（具体请见 Leber 遗传性视神经病变章节），尤其对于青

年男性突发视力下降者，需考虑视神经炎诊断时，应先行线粒体 DNA 检查以排除 LHON 的可能。

4. 球后视神经炎与药物中毒性视神经病变鉴别 抗结核药物乙胺丁醇、利奈唑胺等是造成中毒性视神经病变重要药物，患者有明确口服乙胺丁醇、利奈唑胺等药物病史，出现双眼亚急性视力下降，并呈进行性发展，发病早期眼底表现正常，视野检查可发现双眼中心暗点或中心视野缺损，如不详细追问患者既往史和服药病史，容易误诊球后视神经炎。因此，两者鉴别主要在于详细追问病史和服药史。

5. 球后视神经炎与视网膜黄斑疾病鉴别 某些视网膜或黄斑病变在发病早期，眼底改变轻微甚至无异常改变，该类疾病患者在单纯进行眼底检查时，容易被误诊为球后视神经炎。这类视网膜或黄斑疾病包括急性区域性隐匿性外层视网膜病变（AZOOR）、视锥细胞营养不良、隐匿性黄斑营养不良和急性黄斑区神经视网膜病变等。如上易误诊球后视神经炎的视网膜或黄斑疾病通过常规的视网膜功能与形态学检查方法，如视网膜电图、OCT、FAF 和 FFA 等，可将病变定位于视网膜或黄斑处，避免误诊和误治的发生。

五、治疗原则与进展

典型性视神经炎患者视力可以自限性恢复，因此可观察，大剂量激素冲击治疗可以缩短视力恢复时间，但不能改变疾病的预后，激素治疗建议采用甲泼尼龙 500~1 000mg，静脉点滴 3~5 天，之后口服泼尼松 1mg/kg，11 天。

非典型性视神经炎根据不同的病因采用不同的治疗方法。例如对于 NMO-ON 患者，甲泼尼龙 500~1 000mg，静脉点滴 3~5 天，后口服泼尼松 1mg/kg，激素逐渐减量，总疗程 4~6 个月；视力损害严重，NMO-IgG（+）或反复发作、激素依赖者，甲强龙和泼尼松减量更慢，用药时间达 6~12 个月，后期还要考虑加用免疫抑制剂，如硫唑嘌呤、环孢霉素 A、吗替麦考酚酯等预防疾病的复发。近年来，逐渐开展免疫修正疗法治疗视神经炎，预防疾病的复发和向中枢神经系统疾病的转化，例如采用那他珠单抗（natalizumab）及 β 干扰素治疗典型性视神经炎（MS-ON）；CD-20 单克隆抗体利妥昔单抗（rituximab）、补体单克隆抗体依库丽单抗（eculizumab）和 IL-6 受体单克隆抗体 tocilizumab 治疗 NMO-ON 等。

六、典型病例

例1:男性16岁,双眼间隔3周相继出现急性视力下降,双眼矫正视力:0.05,曾诊"双眼视神经炎"(图8-1-1),应用激素冲击治疗无效果。mt-DNA检查:11778G>A突变,明确诊断:LHON。

例2:女性49岁,右眼进行性视力下降7年余,曾诊视盘炎,应用激素冲击治疗,视力有一过性好转,后持续进行性下降至无光感,患者在7年随访期间右眼视盘有持续性水肿存在,直至视神经萎缩(图8-1-2)。最后经颅脑影像学检查,明确为右眼视神经鞘脑膜瘤(图8-1-3)。

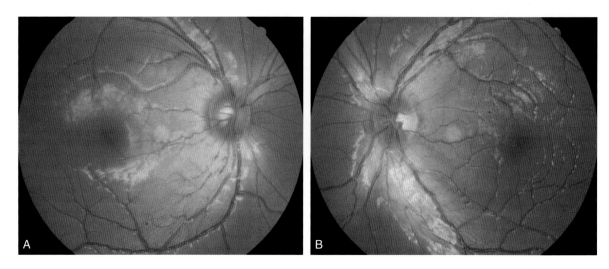

图8-1-1　例1 LHON患者(m.11778G>A突变)双眼眼底像
A.右眼;B.左眼。可见双眼视盘周围毛细血管扩张迂曲、视盘充血和视盘周围神经纤维层肿胀(假性视盘水肿)

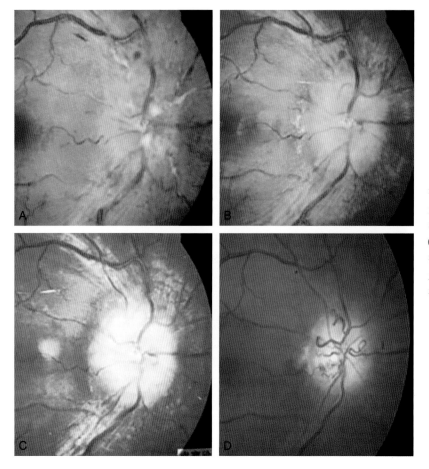

图8-1-2　例2患者右眼眼底像
初诊时右眼矫正视力0.6,右眼视盘明显水肿(A),激素冲击治疗后视力有一过性改善,初诊后10周(B),2.5年(C)复诊右眼视盘水肿持续存在,7年时视神经呈萎缩性水肿改变,视盘表面可见代偿性的视-睫状分流血管形成(D)

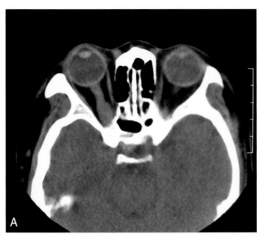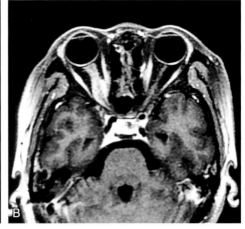

图 8-1-3　例 2 患者发病后 7 年复诊时眼眶神经影像学检查图

CT 显示右眼视神经明显增粗（A），增强 MRI 可见视神经增粗，且明显增强，呈"双轨"样改变（B），符合视神经鞘脑膜瘤影像学改变

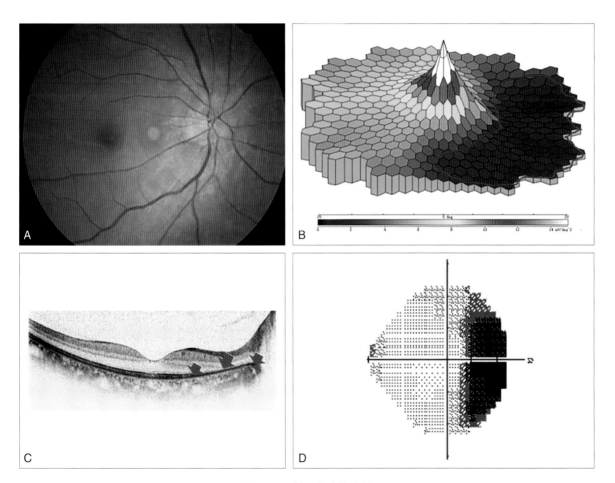

例 3：女性 34 岁，右眼突发视力下降 2 周，曾诊断为"球后视神经炎"，全身激素治疗，无效果。既往双眼近视，颅脑 MRI 未见异常，矫正视力：右眼 0.3（-6.0DS），左眼 1.2（-6.0DS），右眼 RAPD（+），双眼眼底未见明显异常（图 8-1-4 A）。经多焦视网膜电图（mfERG）和 OCT 检查（图 8-1-4B、C），发现与视野缺损（图 8-1-4D）相应视网膜区域存在明显外层视网膜组织损伤，最后确诊为"急性区

图 8-1-4　例 3 患者检查图

发病时右眼底未见明显异常（A），mfERG 和 OCT 检查（B、C）显示，颞侧视野缺损区域（D）外层视网膜功能（mfERG 红色圈内区域）和结构（OCT 上箭头所指）有明显损害，因此，患者右眼视功能损伤定位于外层视网膜，而非视神经

域性隐匿性外层视网膜病变（AZOOR）"。

七、误诊原因分析

球后视神经炎是眼底表现正常的不明原因视力下降性疾病主要原因，因此，临床上遇到不明原因视力下降性疾病时，往往首先考虑球后视神经炎。这是临床出现误诊的主要原因。在伴有视盘水肿的视神经疾病中，NAION 和视盘炎是最常见原因，然而，一些少见视神经疾病，可以表现视盘水肿，包括压迫性视神经病变、浸润性视神经病变，以及颅内高压引起的视乳头水肿等，由于这些疾病临床相对少见，在临床诊断思辨中不作常规考虑，也是出现误诊的一个原因。

压迫性视神经病变、浸润性视神经病变，以及颅高压引起的视乳头水肿等疾病诊断，常需要眼科医生具有一定阅读神经影像学检查结果（读片）能力，而单纯凭借影像科检查报告，未能自己读片，也可能是造成误诊的原因。此外，不同病因造成的视神经炎，临床特征和预后有着较大的不同，鉴别不同类型的视神经炎，需结合病史、临床表现、临床辅助和实验室检查，以及神经影像学检查进行综合判断和分析，如不进行这些综合判断和分析，容易将一些少见的视神经炎性疾病，如感染相关视神经炎，误诊为特发性视神经炎。

八、经验教训与防范

从视神经炎的诊断要点可以看出，视神经炎诊断是建立在排除视网膜黄斑疾病，排除颅内病变和排除其他性质视神经病变基础上的，并且在此基础上进一步明确视神经炎的病因，而完成视神经炎诊断的"定位""定性"和"定因"。因此，视神经炎这类疾病在诊断过程中，较易发生诊断上的差错，并导致错误性治疗。激素冲击治疗是特发性视神经炎急性期主要治疗手段，其他类型视神经炎如感染相关视神经炎，与特发性视神经炎在治疗上存在着较大的不同。感染性视神经炎患者在未使用抗生素前提下，单纯经全身激素治疗，有发生感染扩散的风险。此外，易误诊球后视神经炎的视网膜黄斑疾病（如 AZOOR、隐匿性黄斑营养不良、视锥细胞营养不良等），和其他性质的视神经疾病，如缺血性视神经病变、压迫性视神经病变、中毒性视神经病变、营养障碍性视神经病变，以及遗传性视神经病变等，激素治疗一般无效果，但激素能给患者带来全身的毒副作用。

如何防范视神经炎误诊和误治的发生，如下临床思辨过程可作为参考：不明原因视力下降患者就诊时，首先考虑患眼视觉功能异常是器质性和心因性的，可采用瞳孔对光反射检查（如有无RAPD）或 VEP 进行评定；如确定为器质性视功能损伤，需明确是视网膜脉络膜疾病还是视神经疾病（即定位诊断），OCT、ERG、FFA 等视网膜形态与功能学检查将提供鉴别的重要信息，其中 OCT对于鉴别视神经疾病和视网膜黄斑疾病将提供重要信息，故应作为首选检查；疾病定位视神经后，需进一步明确视神经病变是视神经炎还是其他视神经疾病（即定性诊断），采用神经影像学、mt-DNA、视野等辅助检查，将为视神经病变的定性诊断提供依据；明确视神经炎症性质后，需明确是典型性视神经炎还是非典型性视神经炎，以及是哪一种非典型性视神经炎（即定因诊断），结合病史、临床表现、辅助和实验室检查、神经影像学等检查结果，为最后的病因诊断提供帮助。

（姜利斌）

第二节　视盘肿胀

一、概述

临床上对于视盘水肿的概念存在着一定的误区，常说的"视盘水肿"或"视乳头水肿"在未明确病因前，应该统称为"视盘肿胀或隆起"（optic disc swelling）。对于"视盘肿胀或隆起"患眼，应进一步分析是真性肿胀还是假性肿胀，在真性肿胀视盘中，又分为视盘水肿（optic disc edema）和视乳头水肿（papilledema）：前者是指除颅内高压以外因素引起的视盘肿胀或隆起，后者特指颅内高压所致的视盘肿胀或隆起。本节将重点介绍特发性颅高压所引起的视乳头水肿临床特征、诊断要点和治疗。

二、主要临床表现

不同病因造成的视盘肿胀临床表现存在着明显的不同。根据病因，视神经疾病分为如下 10 余种类型：先天异常性、炎症性、缺血性、青光眼性、颅高压性、压迫性、营养障碍性或中毒性、外伤性、浸润性、遗传性、放射性和视网膜脉络膜病变继发性视神经病变等。这些类型视神经病变，除青光眼性视神经病变以外，其余各类型视神经病变均可能出现视盘肿胀或隆起改变,因此,尽管眼底均表现有视盘肿胀或隆起,但由于原发疾病性质或病因不同,其所表现出的临床特征会存在明显的不同。特发性颅高压(又称大脑假瘤或良性高颅压)所引起的视乳头水肿,90%以上是双眼发生,患者早期视觉症状主要是一过性视物不清,并与体位改变有关,如患者由蹲位或坐位突然变为直立位时出现视物不清,部分患者因展神经麻痹而有双眼复视,患者可伴有头痛、耳鸣等,但一般无呕吐症状。患者早期视力正常,最先出现生理盲点扩大,逐渐出现周边视野的缺失,随着病情进展,周边视野进行性缩窄,最后累及中心视力,并可导致中心视力的丧失。

三、诊断要点

特发性颅内高压(IIH),又称为大脑假瘤(PTC)或良性高颅压所引起视乳头水肿:是指不明原因引起的颅内压升高和视盘肿胀,神经影像学基本正常,没有肿瘤或脑室系统梗阻。其诊断要点如下(表8-2-1):

表 8-2-1　特发性颅内高压诊断要点

特发性颅内高压改良 Dandy 标准

1. 所有出现的症状都必须只能用颅内压增高或视乳头水肿来解释

2. 所有出现的体征都必须只能用颅内压增高或视乳头水肿来解释

3. 侧卧且腿部放松时测得的脑脊液压力 250mmH$_2$O 及以上,压力 200~250mmH$_2$O 属于可疑但不足诊断标准

4. 脑脊液成分正常

5. 典型病例中 MRI 或增强 CT 显示没有脑积水、肿物、结构损害或血管异常,而非典型病例均应进行 MRI(有或无增强)联合 MRV 排除上述征象

6. 排除其他明确可以导致颅内压增高的原因

四、鉴别诊断要点

图 8-2-1 列出视盘肿胀相关疾病的类型和鉴别。视盘肿胀在鉴别上,应首先排除假性视盘水肿的可能,假性视盘水肿一般系先天性,多无自觉症状,常于体检中发现,并多年无变化。但有些假

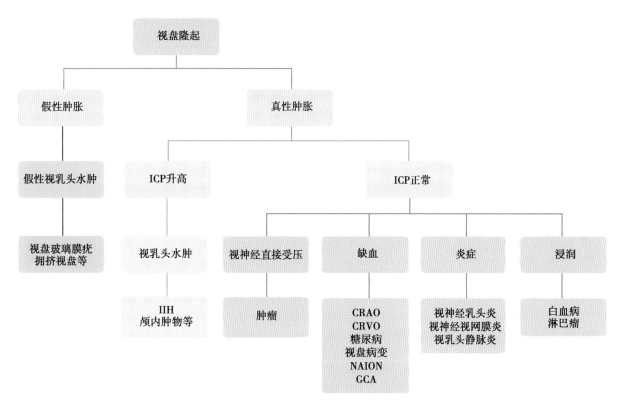

图 8-2-1　视盘肿胀相关疾病类型

ICP:颅内压;IIH:特发性颅内高压;CRAO:视网膜中央动脉阻塞;CRVO:视网膜中央静脉阻塞;NAION:非动脉炎性前部缺血性视神经病变;GCA:巨细胞动脉炎

性视盘水肿,如视盘玻璃疣,有继发 NAION 的可能,而出现真性视盘水肿,患者会有突发视觉症状。对于真性视盘肿胀病因上的鉴别,需要结合病史、临床表现、视功能检查、实验室和神经影像学等结果。真性视盘肿胀根据是否与颅内压增高有关,而分为视盘水肿和视乳头水肿:前者脑脊液压力正常,系多种原因所致,相关疾病需要结合临床综合判定;后者为颅内压增高所致,绝大多数为双眼发生,有体位改变的一过性视物不清,可有双眼复视,早期中心视力正常,视野上有生理盲点的扩大,进一步发展有周边视野的缺损。因此,对于双眼同时出现真性视盘肿胀和隆起,而视网膜无明显异常,视功能(视力和视野)损伤较轻者,应首先怀疑颅内压增高所致视乳头水肿的可能,MRI 和 MRV 检查能提供颅内和静脉窦信息,检测脑脊液压力是明确诊断最重要的手段。

五、治疗原则与进展

对于假性视盘水肿,一般观察即可。真性视盘水肿,根据不同病因,采用相应不同的治疗方法。如下是 IIH 所致视乳头水肿治疗原则(表 8-2-2):

表 8-2-2　特发性颅内高压所致视乳头水肿治疗原则

视功能损伤程度	治疗原则
视功能无损伤	头痛、偏头痛治疗,减轻体重
视功能轻度损伤	乙酰唑胺口服,减轻体重
视功能重度损伤 或进行性下降	乙酰唑胺口服 视神经鞘开窗术 视神经鞘开窗术失败者或顽固性 头痛者行腰大池-腹腔分流术

六、典型病例

例1:男性患儿9岁,无意中发现双眼视力差,曾诊“双眼视乳头水肿”,先后经二次腰穿脑脊液压力检查,均正常,后经验光发现双眼为 +6.0DS 高度远视,确诊为双眼远视,假性视盘水肿(图 8-2-2)。

例2:男性 50 岁,体检中发现“双眼视盘水肿”,考虑颅内压增高所致视乳头水肿,建议腰穿进行脑脊液压力检查。后来诊,检查双眼视力和视野均正常,建议随诊观察。患者双眼视盘肿胀,实为“拥挤视盘”,并非为真正的水肿(图 8-2-3),但该类视盘特征相对易患 NAION。

例3:女性 36 岁,体检中发现右眼“视盘水肿”,曾考虑“视神经炎”。来诊时右眼矫正视力:1.0,RAPD(−),右眼底视盘肿胀隆起,视盘内隐约可见灰白色、质硬团块状物,眼底自发荧光成像检查,可见右眼视盘内团块状高自发荧光(图 8-2-4),明确诊断为右眼视盘玻璃疣,假性视盘水肿。

七、误诊原因分析

真性视盘肿胀病因之间鉴别,如仅从视盘肿胀或隆起形态学改变较难明确,往往需要临床综合分析和判断。总体上来说,单侧真性视盘肿胀和双眼同时发生真性视盘肿胀在病因学上有着较大的不同,其中:单侧真性视盘肿胀,常见于 NAION、视神经炎、压迫性视神经病变、视网膜脉络膜疾病(血管性或炎症性)和放射性视神经病变等;双眼同时发生真性视盘肿胀,常见原因包括颅

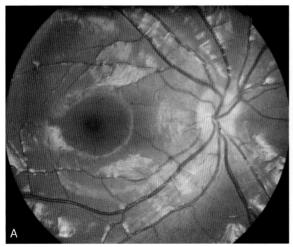
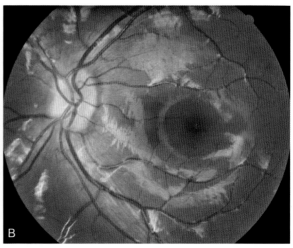

图 8-2-2　例 1 患者双眼底像

A. 右眼;B. 左眼。可见视盘明显肿胀,系与高度远视有关的假性视盘水肿

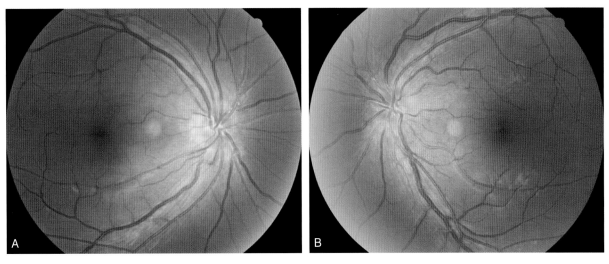

图 8-2-3　例 2 患者双眼底像

A. 右眼；B. 左眼。可见双眼视盘较小，无视杯，边界欠清，呈拥挤状态

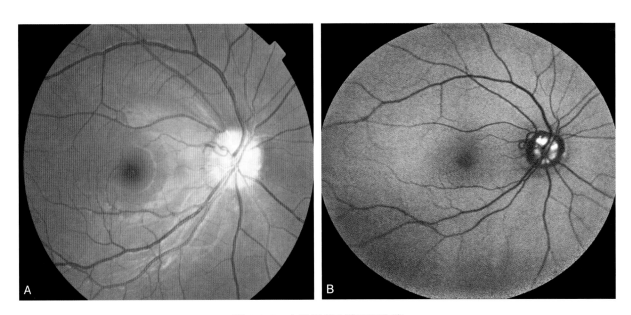

图 8-2-4　右眼视盘玻璃疣眼底像

A. 彩色眼底像，视盘呈假性肿胀；B. 眼底自发荧光成像检查，可见右眼视盘内团块状高自发荧光

内高压所致视乳头水肿，与 MS 无关的非典型性视神经炎，葡萄膜炎，动脉炎性前部缺血性视神经病变，以及浸润性或中毒性视神经病变等；此外，一眼出现视神经萎缩，对侧眼有视盘水肿的病例，多见于 NIAON 和视神经炎双眼先后发病者，以及 Foster-Kennedy 综合征（图 8-2-5）。了解真性视盘肿胀相关疾病总体规律，能够有效提高临床思辨能力，减少误诊的发生。假性视盘水肿误诊为真性视盘肿胀临床上并不少见，其原因多是对假性视盘水肿认识不足，因此，了解假性视盘水肿临床特征，对于真性和假性视盘肿胀的鉴别具有重要价值。

八、经验教训与防范

假性视盘水肿误诊为真性视盘肿胀时，常导致过度的医疗，甚至给患者带来一定的伤害。如典型病例中的例 1，患儿因误诊颅高压视乳头水肿，先后经过了两次腰穿的检查。产生这种误诊的原因，主要是与不了解假性视盘水肿的临床特征有关。如前文所述，假性视盘水肿一般系先天性，多双眼出现且无自觉症状，常于体检中发现，并多年无变化。因此，在临床上，遇到双眼视盘肿胀患者，首先要详细追问视觉症状病史，视觉症状病史对于视盘水肿的鉴别有时非常重要；其次，假

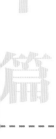
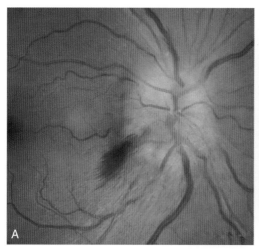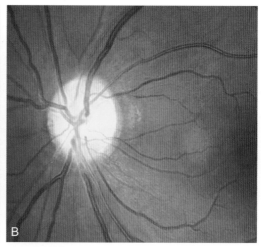

图 8-2-5　NAION 双眼先后发病

A. 右眼；B. 左眼。新发病的右眼表现视盘水肿，盘周出血；左眼在 2 年前发病，现表现为视神经萎缩

性视盘水肿不会有视盘周围出血或渗出，玻璃体内也无炎性细胞；第三，假性视盘水肿如不伴有先天性视觉功能障碍时，不会有 VEP 或视野异常，FFA 检查时不会出现视盘区荧光素渗漏。然而，假性视盘水肿同时伴有先天性视功能异常时，如高度远视伴有弱视，视盘玻璃疣等，会有 VEP 和视野的异常，这种情况下容易发生误诊。此时需要考虑进行相应的临床检查，如验光、眼底自发荧光成像、超声或 CT 检查，如这些临床检查未提供充分证据，但又高度怀疑是假性视盘水肿时，我们可以选择严密的临床观察，定期进行眼底和视力、视野检查，而不必急于进行有创性检查。

（姜利斌）

第三节　遗传性视神经病变

一、Leber 遗传性视神经病变

（一）概述

Leber 遗传性视神经病（Leber hereditary optic neuropathy，LHON）是线粒体 DNA（mitochondrial DNA，mt-DNA）点突变导致的母系遗传性疾病，80%~95% 的 LHON 患者由 m.11778G>A、m.3460G>A 和 m.14484T>C 位点突变所致，临床表现无痛性、急性或亚急性双眼中心视力同时或相继下降。本病因德国眼科医师 Theoder Leber 于 1871 年首次报道了 4 个家族的 15 例患者而得名，曾先后被称为：家族性球后视神经炎、遗传性视神经炎、遗传性视神经萎缩、家族性遗传性视神经萎缩等，目前

国内外倾向于统称之为 Leber 遗传性视神经病变。

该病多累及青年男性，2~80 岁年龄范围均有病例报道，但集中于 15~35 岁。在英国东北部的患病率为 3.22/10 万，LHON 相关的 mt-DNA 原发突变携带率为 11.82/10 万。澳大利亚政府登记的法定盲患者（65 岁以下）大约 2% 是由 LHON 所致，而且在不明原因的双眼视神经病患者中，LHON 大概占 11%。1985 年刘焞霖等组织的流行病学研究报道，我国的 LHON 患病率为 1.8/10 万。北京同仁医院近年的资料报道，LHON 患者发病年龄为 10~60 岁，平均年龄 20.1 岁，男性占 73.3%（88/120）。

（二）临床表现

1. 症状和体征

（1）急性期：表现为无痛性、急性或亚急性双眼中心视力同时或相继下降。双侧同时发病者占 25%，单眼起病者占 75%，对侧眼可于数天到数月后受累，以 2~4 个月最多见，至少 97% 单眼起病的患者在 1 年内对侧眼受累。大多数患者视力可降至 0.1 以下，极个别患者视力损害可无光感；色觉损害较重，多发生于病程早期，但很少在明确的视力下降之前单独发生。瞳孔对光反射相对保留，眼底可表现为视盘水肿、充血以及特征性的视盘周围微血管病变：血管迂曲、扩张（图 8-3-1）。

（2）慢性期：视网膜神经纤维层进行性退化，通常发病 6 个月后会出现视神经萎缩，眼底可见视盘苍白（图 8-3-2）。多数 LHON 患者，尤其是 11778G>A 突变所致者，视力丧失不能恢复，有报道 71% 的患者最终视力可恢复到至少 0.25。绝

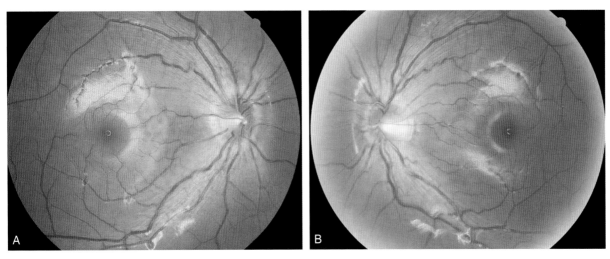

图 8-3-1 LHON 患者急性期彩色眼底像
A. 右眼；B. 左眼。视盘水肿、充血以及特征性的视盘周围微血管病变，血管迂曲、扩张

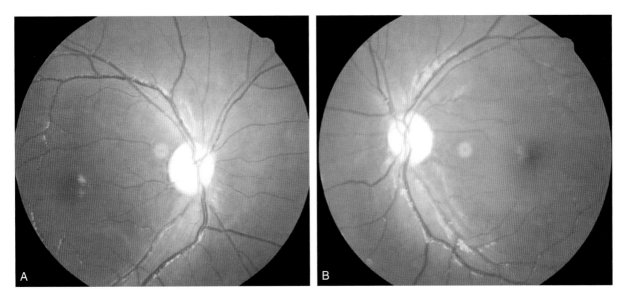

图 8-3-2 LHON 患者慢性期彩色眼底像
A. 右眼；B. 左眼。双侧视盘苍白

大多数患者遗留中心视野缺损和严重的视力下降，但是部分患者可通过旁中心注视代偿部分视功能。

（3）合并症：一些 LHON 患者中常见预激综合征等心脏传导缺陷。有些 LHON 突变携带者，尤其是女性 G11778A 突变患者，可以伴有部分与多发性硬化（multiple sclerosis，MS）类似的临床和影像学特征，如 MRI 所示的散在脑白质病变。有些患者脑脊液寡克隆区带阳性。部分学者认为自身免疫功能在线粒体功能障碍的病理生理机制中有一定作用，因此这些类 MS 综合征（MS-like syndrome）并不少见，但这一学说目前尚存争议。而普遍认可的是在一些 LHON 家系确实存在"LHON+"综合征，伴有视神经病变之外的神经系统症状（肌张力障碍、共济失调和青少年脑病），这些综合征与多种 mt-DNA 突变有关，如 m.11696G>A 和/或 m.14596T>A、m.4160T>C，以及 m.14459G>A。至今尚未发现前述 3 个常见的原发突变位点与这些严重神经系统病变有关。

2. **遗传学特点** LHON 是由 mtDNA 点突变导致的母系遗传性疾病，其相关的 mtDNA 点突变导致复合物 I 功能缺陷，引起呼吸链功能障碍，从而导致线粒体氧化磷酸化功能受损、三磷酸腺苷（ATP）合成减少。视网膜神经节细胞的轴索形成视神经纤维向颅内走行，视神经在筛板后的部分被髓鞘（郎飞结）包绕，动作电位可以通过跨郎飞结的跳跃方式传导;而视神经在筛板前的部分缺乏髓鞘包绕(即无髓鞘纤维),无法利用更为节能的跳跃式神经传导模式。研究发现该部位对ATP的需求更高、线粒体呼吸链功能也高度活跃,因此该部位的视神经纤维对线粒体功能障碍(尤其是复合物I异常)非常敏感。除此之外,研究发现线粒体氧化磷酸化障碍可能并非导致LHON的唯一原因,活性氧类物质的大量产生也可能参与其中。LHON的不完全外显可能与诸多因素有关,比如核基因或X染色体基因的修饰作用、mtDNA拷贝数、单倍体、环境因素,等等。

目前报道的LHON相关的mtDNA突变位点已经有50余种,相对常见的有19个原发性突变位点(m.11778G>A,m.3460G>A,m.14484T>C,m.3376G>A,m.3635G>A,m.3697G>A,m.3700G>A,m.3733G>A,m.4171C>A,m.10197G>A,m.10663T>C,m.13051G>A,m.13094T>C,m.14459G>A,m.14482C>A,m.14482C>G,m.14495A>G,m.14502T>C,m.14568C>T),其中m.11778G>A、m.3460G>A和m.14484T>C 3个原发性突变位点最为常见(80%~95%),被称为常见的原发性突变位点,m.11778G>A在我国患者中占90.2%~92.8%,而m.14484T>C和m.3460G>A分别约为6.8%~8.7%和1.1%~1.7%。

除原发性突变位点外,在m.11778G>A、m.3460G>A或m.14484T>C原发突变阳性的患者中还可能伴有其他病理性突变,这些突变在正常人群也可能存在,但出现频率远低于LHON患者,而且必须与原发突变同时存在才可致病,称为继发突变位点,继发突变可能是影响LHON患者外显率的重要因素之一。m.4216T>C和m.13708G>A继发突变可以增加白色人种LHON患者的m.11778G>A和m.14484T>C原发突变的外显率,m.3497C>T和m.3496G>T是亚裔LHON患者中常见的继发突变。

线粒体遗传病有其特有的遗传方式,在受孕时,精子中的mtDNA被受精卵排斥在外,下一代最终只接受从母体来的mtDNA。因此,LHON的遗传缺陷从女性携带者身上遗传给男性和女性下一代,即如果妈妈是携带者,那么她的所有孩子都是携带者,但并非一定会外显而出现临床症状。根据国内外文献报道,至少60%的LHON先证者最终可以得到可靠的母系家族史。在白色人种中,m.3460G>A突变患者71%~78%有家族史,m.11778G>A突变患者43%~53%有家族史,m.14484T>C突变患者65%~100%有家族史。在黄色人种LHON患者中有家族史的占40.7%~87.0%,国内报道的LHON患者中有家族史者占33.9%~40.7%。

3. 辅助检查

(1)视野:多为中心暗点或连生理盲点的中心暗点,周边视野相对保留。

(2)荧光素眼底血管造影:急性期可见视盘毛细血管及小动脉明显迂曲扩张,毛细血管充盈延迟或充盈缺损狭窄,管径不规则,视盘及盘周无荧光素渗漏。随疾病进展,视盘颞侧的小动脉和毛细血管变细,视盘外周扩张的小动脉及毛细血管减少,视盘黄斑束的毛细血管荧光灌注不足,视网膜颞下方多数血管壁上出现荧光素滞留,晚期视盘着色。进入慢性期后,视盘血管总体分布减少,动静脉循环时间延长,视盘区域异常扩张的小动脉及毛细血管消失,视网膜动脉显著变细。未发病的LHON突变携带者可仅出现视盘表面或周围毛细血管扩张样改变。

(3)VEP:主要异常为P-VEP波幅下降和潜伏期延长,严重患者可无波形。由于周边视网膜功能相对保留,故F-VEP波幅下降以及潜伏期延长的程度要比P-VEP轻。无症状携带者也可出现P100波潜伏期延长。

(4)色觉检查:红绿色盲为主。

(5)相干光断层扫描成像(optical coherence tomography,OCT):临床前期和急性期,表现为颞侧和下方象限视网膜神经纤维层(retinalnervefiberlayer,RNFL)增厚;随疾病进展,颞侧象限的RNFL逐渐变薄。慢性期,视盘上方、鼻侧、下方象限的RNFL也逐渐变薄(图8-3-3),一般在发病1年后稳定。无症状携带者主要表现为颞侧、下方象限RNFL增厚。OCT所示RNFL厚度反映了疾病病理进展过程,但是不适用于疾病严重程度的评估。

(6)磁共振成像(magnetic resonance imaging,MRI):视神经MRI改变目前尚无定论。其表现根据疾病程度、病程早晚以及所应用的MRI技术参数如场强、序列的不同而不同,多数患者视神经MRI无异常表现,或表现为视神经萎缩变细。也有文献报道LHON患者的MRI检查可发现视神经、视交叉的信号增高,甚至有时可以出现信号强化,考虑可能与LHON某特定病程阶段发生的胶质增生或周围脑脊液的容积效应有关。由于这些

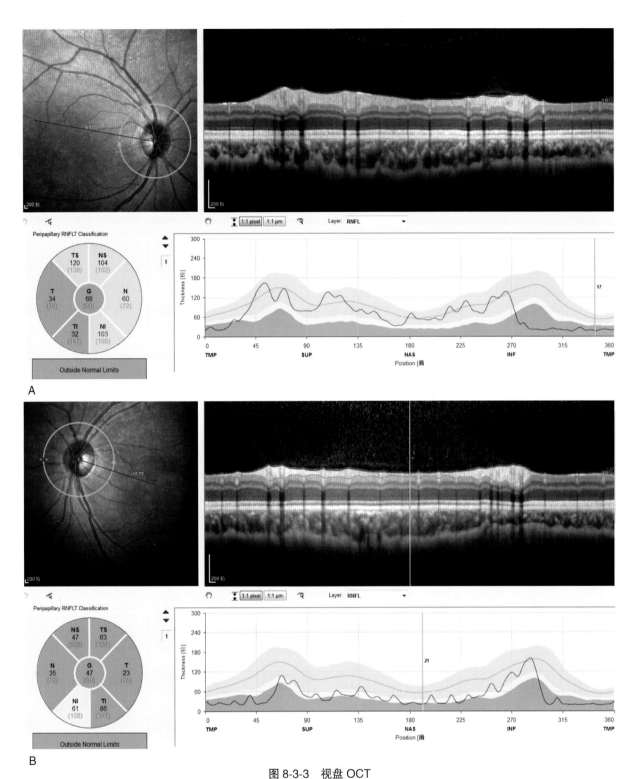

图 8-3-3　视盘 OCT
右眼视盘颞下方(A)以及左眼(B)环视盘视网膜神经纤维层变薄

异常信号常见于其他视神经病变,如视神经炎或视神经肿瘤,因而单纯依靠孤立的 MRI 表现来进行诊断可能导致诊断过程误入歧途。应该主要依靠临床表现以及相关家族史、基因检查,而不能因MRI 视神经信号增高而排除 LHON。部分患者可出现类似于多发性硬化的脑白质病变。

(7) 筛查基因突变:可进行实验室检查,提取外周血线粒体 DNA,对特定的片段进行 PCR 扩增,可以通过限制性酶切、单链构象多态性检测或mt-DNA 直接测序的方法筛查原发和继发突变位点。对于临床高度疑似遗传性视神经病的患者,可考虑进行 mtDNA 全长测序。

（三）诊断要点

1. 据典型的临床特点、辅助检查结合家族史，排除其他视神经病变后可以做出临床诊断。

2. 进行 mtDNA 3 个常见突变位点(m.11778G>A、m.3460G>A 和 m.14484T>C)的基因检测可提供分子生物学水平的诊断依据，部分研究中心可一次性进行目前常见的 19 个 LHON 相关原发突变位点进行筛查。

3. 对于临床诊断 LHON 但 3 个常见原发突变位点阴性的患者，尤其是有明确母系家族史者，临床高度疑似的患者，可进行 mtDNA 全长测序检查。由于目前分子生物学检测水平明显提高，检测过程中经常可发现各种基因突变，务必要在临床诊断的基础上，结合测序结果判断是否为 LHON。

（四）鉴别诊断要点

多数情况下，基于典型的发病形式、病程特征、发病年龄以及性别、阳性家族史，临床可考虑诊断 LHON。但是，这些临床特征也完全可见于其他多种视神经疾病，如视神经炎、中毒性视神经病、其他类型的遗传性视神经病，以及各种视网膜、黄斑病变。各种临床常用的化验、辅助检查有助于排除其他疾病。常见疾病如下：

1. **常染色体显性遗传性视神经萎缩(auto-somaldominantopticatrophy，ADOA)** ADOA 多隐匿起病，儿童期发病多见，多表现为不同程度的视力下降、色觉障碍(蓝黄色觉异常)和中心视野缺损，眼底可见视盘苍白，也可累及心血管系统、骨骼肌系统和神经系统其他部位。OPA 基因突变可确定诊断。ADOA 在临床特征上有别于 LHON 的典型特征为起病年龄更早，起病形式上多为隐匿性，进展缓慢，通常每 10 年左右丢失 1 行视力表视力。对于 LHON 和 ADOA 相关的基因筛查都为阴性的患者，如果临床高度疑似遗传性视神经病，要注意排除常染色体和性染色体基因突变导致的其少见类型的遗传性疾病。

2. **视神经炎** 所有临床诊断的视神经炎均应与 LHON 鉴别，特别是青少年男性患者突然出现的无痛性急性视神经病。其特征性视盘和视盘周围的视网膜表现通常可为临床诊断提供线索，而阳性母系家族史进一步提示该诊断。部分缺乏家族史的病例以及晚期病例主要表现为视神经萎缩者可能更需要进行突变位点检测来与视神经炎的后遗症期进行鉴别。

3. **视网膜和黄斑疾病** LHON 患者的视盘变化有时不典型或不明显，有时可表现为正常。这种情况下易与黄斑营养障碍类疾病早期的患者混淆，而后者在直接或间接检眼镜检查时可因黄斑部位的病变不明显而难以明确诊断。鉴别诊断的方法除进行 LHON 相关突变位点的检测外，还可应用精细的视野检查来协助鉴别。黄斑营养障碍患者的视野损害通常表现为中心暗点，而 LHON 患者则多表现为中心盲点暗点。另外，多焦视网膜电图(multiple focus electro-retinography，mf-ERG)以及 OCT 等检查也有助于鉴别诊断。

（五）治疗原则与进展

目前尚无有效治疗，主要以改善线粒体功能、支持、营养治疗和改善患者生活质量为主。早期对症支持治疗及基因治疗可能有助于改善部分患者的视功能。基因、药物及干细胞治疗亦处于研究阶段，其治疗的有效性及安全性有待于远期观察。

1. **对症支持治疗** LHON 患者周边视力常保留，因此，当视功能损害较为严重时，应将患者转诊至低视力门诊接受指导，可以考虑应用助视器来改善视功能，提高生活质量。患者及其家系中的突变携带者应当停止接触加重视功能损害的因素，如烟酒和可能导致线粒体损伤的各种药物、毒物等。对于诊断明确的 LHON 患者，应为其提供详细的遗传学咨询，建议对其家族母系成员进行 mtDNA 突变位点基因筛查，对于突变位点携带者可建议预防性应用改善能量代谢治疗。

2. **药物治疗**

(1) 艾地苯醌：艾地苯醌为短链小分子，容易通过血-脑屏障，能够清除自由基、抑制脂质过氧化，保护神经节细胞，在电子呼吸链中可以将电子直接传递给线粒体酶复合体Ⅲ。目前该药在国内外广泛应用于 LHON 的治疗，并且在欧洲被推荐用于 LHON 的治疗。国外关于艾地苯醌的多中心、前瞻性、随机对照治疗研究，予艾地苯醌 900mg/d 为治疗组，与安慰剂组比较，在 24 周时，虽然主要观察指标——最大视力恢复程度在两组间未达到显著差异，但是亚组分析发现，两眼视力损害程度不一致的患者与两眼视力损害程度一致的患者相比，前者在观察终点时的最佳视力存在显著差异。国内尚无相关的随机双盲对照研究。

(2) 辅酶 Q10：由于其分子量大、极性很弱、高度脂溶性，因此口服吸收缓慢且吸收很少，生物利用度低，临床应用较少。

（3）其他药物：常用的有复合维生素、α-硫辛酸、左卡尼汀、肌酸、L-精氨酸及改善微循环药物，但均缺乏临床证据。

3. 基因治疗 目前有关LHON的基因治疗研究主要针对m.11778G>A突变的患者，原则上是以野生型DNA替换突变型DNA，但是由于线粒体双侧膜结构的限制，外源性野生型DNA无法直接进入线粒体内，多采用腺相关病毒（adeno-associatedvirus，AAV）作为载体介导的异位表达技术实现。m.11778G>A突变位于ND4亚单位，将野生型的线粒体ND4序列与患者的核基因融合，表达的ND4蛋白在胞浆内与AAV构建重组体，在线粒体靶向序列的引导下，AAV-ND4重组体由胞浆被转运至线粒体内，从而达到改善线粒体氧化磷酸化的目的。目前，国内外都有研究小组在进行相关的临床研究，虽然样本量多较小，但已经在部分患者中观察到一定程度的视功能改善，有几项临床试验目前正在进行中。

4. 干细胞治疗 有研究组将骨髓间充质干细胞用于LHON的治疗，发现治疗后有视力改善和RNFL厚度增加的趋势，但是样本量较小，其有效性有待进一步研究证实。

（六）典型病例

例1：男性，17岁，无明显诱因出现双眼视物模糊，无眼痛、眼球转痛，无肢体麻木、无力。发病10日内，视力迅速下降至右眼0.3，左眼0.25，眼底可见双视盘水肿，色红，动脉、静脉迂曲（图8-3-4）。病程2个月时，右眼视力0.06、左眼视力0.05，双瞳孔等大圆，瞳孔直径6mm，对光反射存在，RAPD阴性，眼球活动正常。家族史：父母体健，有两个姐姐，二姐视力下降（病因不明）。颅脑MRI、眼眶MRI：双侧视神经异常信号；脑干听觉诱发电位（BAEP）、短潜伏期体感诱发电位（SSEP）未见异常；中周视野：双侧中心暗点（图8-3-5）；双眼P-VEP P100潜伏期延长，N_1、N_2波幅重度减低，F-VEP主波波幅轻度下降（图8-3-6）；腰穿压力及脑脊液化验正常；mt-DNA测序检查示G11778A突变阳性（图8-3-7）。给予甲钴胺、维生素B_1、维生素C营养神经，三磷酸腺苷（ATP）、辅酶Q10、肌苷、叶酸改善能量代谢，患者视力无明显好转。

例2：女性，10岁，双眼视力在2个月内下降至右眼0.03，左眼0.04，无眼痛。眼底：双视盘充血，视盘周围毛细血管扩张（图8-3-8）。视野：双眼中心暗点盲点（图8-3-9）。双眼PVEP波幅显著下降，潜伏期大致正常，FVEP波形分化尚可，潜伏期轻度延长，波幅轻度下降。患者有母系家族史（图8-3-10）。mt-DNA测序检查示m.11778G>A突变阳性。治疗后视力无好转。

（七）误诊原因分析

LHON被误诊为视神经炎十分常见，其原因是多方面的。

首先，患者通常首诊于综合眼科，然后可能转诊到眼底内科。如果对LHON的临床表现不够熟悉，则很有可能直接将表现为急性视力下降而眼球本身检查正常的患者诊断为"视神经炎"或"球后视神经炎"，从而患者接受不必要的糖皮质激素治疗。临床特征中LHON与视神经炎的关键不同之处在于LHON是"青少年男性、无痛性、双眼相

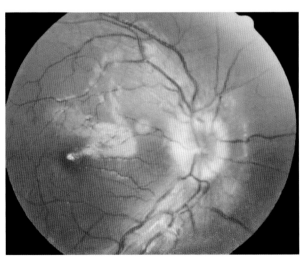
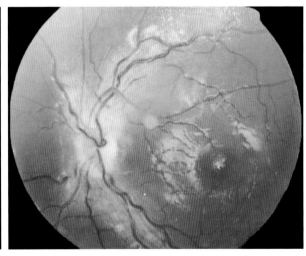

图 8-3-4　例1彩色眼底像
双眼视盘水肿、色红，动脉、静脉迂曲

173

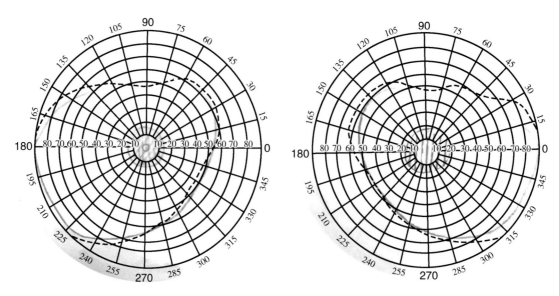

图 8-3-5　例 1 视野检查图

中周视野可见双侧中心暗点

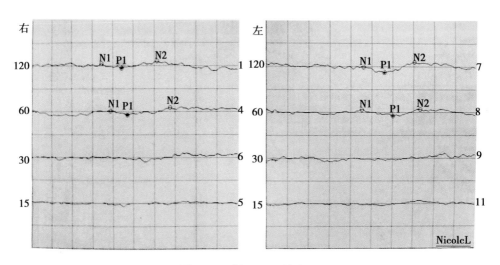

图 8-3-6　例 1 VEP 检查图

双眼 P-VEP P100 潜伏期延长,N1、N2 波幅重度减低,F-VEP 主波波幅轻度下降

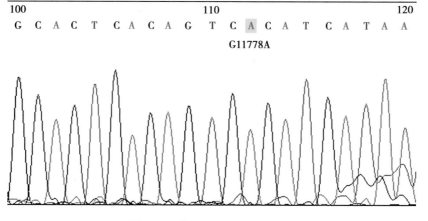

图 8-3-7　例 1 mt-DNA 测序图谱

m. 11778G>A 突变

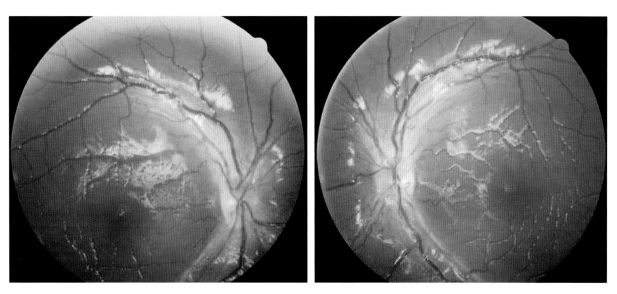

图 8-3-8 例 2 彩色眼底像

眼底可见双视盘充血,盘周毛细血管扩张

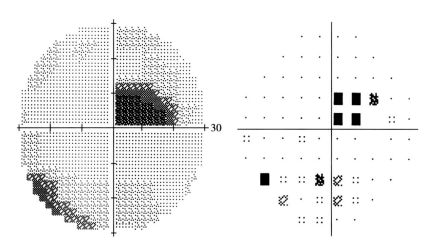

图 8-3-9 例 2 视野检查图

Humphrey 视野可见中心暗点盲点

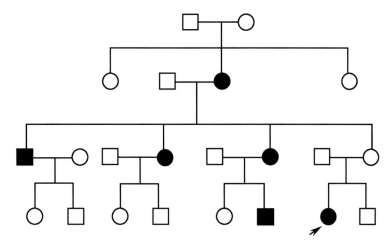

图 8-3-10 例 2 患者母系家系图谱

继急性视力下降,轻度视盘充血水肿"。这些应该作为 LHON 的警示信号,也就是说,见到这种临床特征,应该开始 LHON 的临床和实验室鉴别诊断和诊断过程,包括家族史和基因检查。一般对于具有阳性家族史的患者,不太容易漏诊,但是临床上也存在不少散发病例。

其次,随着 MRI 的广泛应用,目前临床工作中视神经疾病的诊断较多依赖视神经 MRI,临床诊断思路可能被 MRI 所见误导。常常把视神经信号增高、强化误认为是视神经炎的特征性改变,从而造成误诊。研究发现,视神经 MRI 检查所见的信号异常增高在 LHON 中并不罕见,一方面与异常的胶质增生有关,另一方面与相对增多的脑脊液的容积效应有关。因此,并不能因为视神经信号增高而排除 LHON 的诊断。

另外值得注意的是:即使进行了 LHON 相关的基因检测,也仍然存在漏诊的可能。因为临床最为常用的 LHON 基因检测仅包括 3 个最常见突变位点而非线粒体基因全长测序,因此包含了大约 90% 左右的 LHON 患者,其他罕见位点突变则可能因此漏网。

(八) 经验教训与防范

临床上经常见到的 LHON 的误诊是将 LHON 误诊为视神经炎,并且常常因为治疗的迫切心情和担心病情进行性加重,而给予患者大剂量甚至长程激素治疗,因而造成不必要的眼科或全身性副作用,如激素诱发性高眼压或青光眼、骨质疏松甚至股骨头坏死、糖代谢紊乱、血压异常、消化道症状,以及皮肤改变等。而早期 LHON(视神经病变仅累及单眼时)的漏诊,则有可能导致丧失保护或延缓对侧眼受累的机会。在 LHON 的基因治疗研究日新月异的今天,对于在青少年时期就丧失(单眼)视力的患者,这一点的重要性日趋明显。

LHON 的误诊防范措施与所有其他疾病相似:熟悉 LHON 的临床表现,重视临床诊断思路;了解和掌握相关辅助检查,选择并正确解读检查结果,包括视野、VEP、OCT、FFA 以及 MRI。最后,根据临床和以上基本辅助检查结果和诊断框架,选择适合于患者的基因检测。由于线粒体 DNA 全长测序价格昂贵,不推荐作为诊断筛查检测方法,理想的做法是首先筛查 3 个常见突变位点,可以同时开始针对 LHON 的药物治疗,如果结果阴性但是临床仍然考虑 LHON 为最大可能,或者考虑其他包含 LHON 的线粒体遗传性疾病,则进行

线粒体 DNA 全长测序。

但是,随着基因诊断技术的推广,新的问题也显现出来:一方面,基因检测经常可见到不同的突变,对于这些突变的致病性,一定要结合以往的文献报道,并且要注意这些突变是否导致了相应的氨基酸、蛋白质结构功能变化,谨慎评估突变基因的意义;另一方面,携带 LHON 相关突变位点的患者并非全部外显,也就是说现实世界中存在很多携带了突变位点但是并不发病的患者,因此并不能仅仅根据基因筛查的结果诊断为 LHON,一定要基于临床诊断,并且临床和基因筛查相互印证。

对于临床高度疑似 LHON 的患者,如果常见的 LHON 相关 mtDNA 原发突变位点阴性,可酌情进行 mtDNA 全长测序分析,并且结合临床、基因检测结果综合分析确定诊断。

二、常染色体显性遗传性视神经萎缩(autosomaldominantopticatrophy,ADOA)

(一) 概述

ADOA 是一种常见的遗传性视神经病。因最早在 1959 年由丹麦医生 Poul Kjer 报道并进行了系统性描述,其主要临床表现为儿童期隐匿起病,进行性加重的双眼中心视力下降,视力损伤相对较轻,伴色觉障碍,曾被称为 Kjer 视神经萎缩。1994 年,Eiberg 等对 3 个丹麦患者家系进行连锁分析,发现 3 号染色体的端粒区(3q23-qter)与该病相关,并将该致病基因位点命名为 OPA1。丹麦报道本病的发病率为 1∶10 000,其他国家和地区的发病率约为 1∶30 000。

目前,该致病基因已经明确(3q28-29),大约 75% 的 ADOA 与该致病基因相关,其中大多为剪切突变,错义/无义突变及缺失突变。

(二) 主要临床表现

1. 症状和体征 本病在儿童期发病,发病年龄通常在 2~10 岁之间,30 岁以后发病者较少,男女比例约为 1∶1,多呈现为双眼急性或慢性、无痛性视力下降,程度由轻中度到重度不等,多数患者视力保持在 0.1 以上,严重者可为手动。双眼颞侧视神经萎缩,视野表现为中心暗点或旁中心暗点,色觉检查主要为黄蓝色盲。

ADOA 患者的瞳孔对光反射通常不受累,由于双眼视功能损伤通常为对称性,所以 RAPD 也多为阴性。

多数 ADOA 患者仅出现单纯视神经萎缩症状,20%~30% 的患者伴有各种不同程度的听力下降、白内障、眼外肌麻痹、周围神经病变、心脏病等。该疾病的表型变异性较大,各家族之间甚至同一家族的不同个体之间也有明显差异。

2. **组织病理学**　病变主要位于后极部视网膜,表现为视网膜神经节细胞数量明显减少及神经节细胞层神经胶质过多,此外视神经、视交叉、视束的髓鞘以及神经纤维也有缺失,其主要受累部位同 LHON 类似。

3. **遗传学特点**　目前已确定了 8 个视神经萎缩致病基因的染色体候选位点,其中 OPA1 是最早克隆确定的基因,另外两个已经克隆的基因为 OPA3 和 TMEM126A。

OPA1 位于 3q28-29,包含 31 个外显子,OPA1 在人体各组织广泛表达(尤其是视网膜、脑组织、心脏、前列腺、肌肉组织)。OPA1 编码一种位于线粒体内膜的动力蛋白相关的 GTP 酶,主要参与调节线粒体内膜融合、维持线粒体嵴网状结构,并且参与线粒体抗凋亡过程。OPA1 基因突变导致 OPA1 蛋白功能缺失可造成线粒体片段化,最终造成视网膜神经节细胞凋亡。目前已经有 300 种 OPA1 突变,其中,25% 为错义突变,25% 为剪切点突变,29% 为小片段缺失或插入引起阅读框架移位导致编码提前终止蛋白截短突变,14% 为无义突变,7% 为大片段缺失/插入或重排。

OPA3 位于染色体 19q13,在线粒体外膜表达,可能参与调解线粒体的分裂过程,约 1% 的患者携带 OPA3 等位基因突变。

本病男女发病的机会均等,虽然常染色体显性遗传性疾病应该符合孟德尔遗传定律,如果双亲之一是携带者,那么携带者的子代有 50% 的概率会携带该致病基因,但是由于 OPA1 基因不完全外显的特征,携带者并不一定发病,外显率在 40%~100%。所以,虽然可以通过产前检查来确定胚胎是否携带致病基因,但是由于不完全外显性,产前诊断的合理性存在争议。

4. **辅助检查**　除了遗传学检测,本病的各项辅助检查总体上与 LHON 类似。比如:视野检查可见中心、旁中心暗点;晚期 OCT 检查可见颞侧为主的 RNFL 变薄;VEP 检查可见 P100 波潜伏期延长,振幅降低;视神经 MRI 可见视神经萎缩。与 LHON 不同的是,ADOA 多为蓝黄色觉障碍,而且 ADOA 患者 FFA 多无 LHON 特征性的视盘周围毛细血管迂曲扩张,也鲜有 LHON 急性期视盘假性水肿、视网膜神经纤维层增厚的情况。

基因检测时诊断 ADOA 的“金标准”,检测 OPA1 基因外显子区域,寻找致病的错义突变、无义突变、剪接位点突变和小片段缺失/插入突变,如果一代测序检测阴性,则可进一步通过多重连接探针扩增技术来检测 OPA1 基因是否存在大片段缺失、重复或重排等情况。

(三) 诊断要点

1. 据典型的临床特点、辅助检查结合家族史,排除其他视神经病变后可以考虑临床诊断。

2. 进行 ADOA 候选基因位点筛查,在临床诊断的基础上,结合测序结果判断是否为 ADOA。对于散发的不典型病例,分子遗传学检测更为重要。

(四) 鉴别诊断要点

1. **弱视**　作为最常见的误诊疾病,应该描述主要的鉴别要点。比如:从疾病定义上讲,弱视(amblyopia)本身有多种病因,分先天性和后天性两大类。先天性是由于胚胎发育期两眼的竞争性发育不对称而导致一眼视力不能达到正常(“lazy eye”);后天所致的弱势则与视功能长期被剥夺(比如因某些地域或宗教的原因,婴儿在出生后被放置于黑暗中)导致视功能发育异常。弱视不应该有视神经萎缩等。

2. **LHON**　多 10~30 岁发病,起病多为急性、亚急性,双眼先后受累,与 ADOA 的儿童青少年发病、双眼同时受累、隐匿起病缓慢进展的临床特点不同。LHON 急性期可见假性视盘水肿,红绿色盲为主,ADOA 则以黄蓝色盲为主。两者的遗传方式不同。基本的遗传特征不同,LHON 为母系遗传,ADOA 为常染色体显性遗传。而 ADOA 为常染色体显性遗传,通过基因检测可以鉴别。

3. **正常眼压性青光眼**　由于 ADOA 患者通常隐匿起病,很多患者发现时就存在视神经萎缩、视盘苍白,因此临床上很容易将一些 ADOA 患者误诊为正常眼压青光眼(NTG)。发病年龄、家族史、视力、视野及视盘改变等方面的特征有助于鉴别。正常眼压青光眼发病相对较晚,可能有青光眼家族史,往往保持较好的中心视力,多有特征性的周边视野缺损,视盘凹陷加深扩大,但边缘清晰。ADOA 发病较早,多在 10 岁以前,中心视力不同程度下降,视野改变为中心或旁中心暗点,周边视野相对正常,视盘颞侧楔形苍白或广泛苍白,遗传学检查有助于鉴别。

4. 其他累及视神经和/或眼底的疾病 很多累及神经系统的遗传性疾病也可能同时累及视神经,如 Leigh 综合征、KSS 综合征,以及视锥细胞营养不良等,Leber 先天性黑矇多婴儿起病,视力损伤更重,辅助检查可见脉络膜受累,其他如中毒性视神经病多有毒物接触史。

(五) 治疗原则与进展

目前对于 ADOA 尚无有效的预防和治疗措施,暂行的办法是建议患者戒烟戒酒,条件允许的可以尝试低视力助视器辅助学习,同时予以相关的药物治疗,包括 B 族维生素营养神经、艾地苯醌、辅酶 Q 等改善线粒体的新陈代谢。关于 ADOA 在基因和药物方面的治疗正在研究中,希望未来可能通过基因治疗改善视网膜神经节细胞的功能,从而使 ADOA 患者获益。

(六) 典型病例

典型病例:男性,23 岁,无法矫正的双眼视力下降 15 年。母亲和舅舅均视力下降,双眼 BCVA 0.1,RAPD 阴性,双侧瞳孔对光反射大致正常。双侧视盘边界清楚,颞侧苍白,左侧视盘内侧呈楔形萎缩,视网膜血管走行正常(图 8-3-11)。

视野:双眼中心暗点(图 8-3-12)。

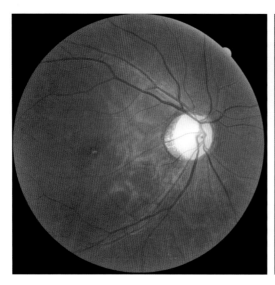
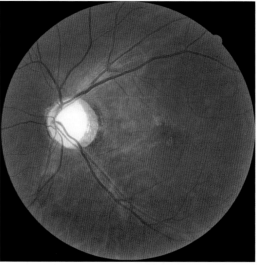

图 8-3-11 双眼彩色眼底像
可见双侧视盘边界清楚,颞侧苍白,左侧视盘内侧呈楔形萎缩,视网膜血管走行正常

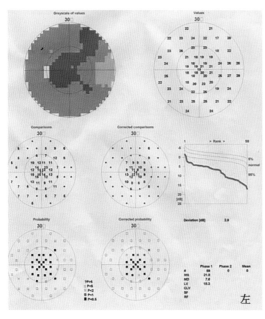
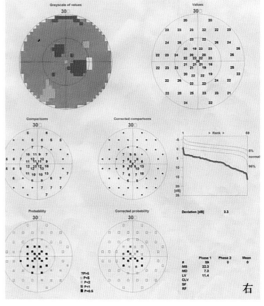

图 8-3-12 视野检查图
可见双眼中心性视野缺损

视盘 OCT：双眼颞侧视网膜视神经纤维层变薄（图 8-3-13）。

PVEP 示双眼 P100 波峰潜伏期延迟，振幅降低（图 8-3-14）。

分子遗传学检查发现先证者 *OPA1* 基因存在杂合突变，诊断为 ADOA，给予营养神经治疗无明显好转。

（七）误诊原因分析

由于 ADOA 发病年龄较早，通常发生在学龄期，部分患者被误诊为弱视，而且很多患者为慢性、甚至隐匿性起病，进行性加重，患者可能数月或数年后视力损伤较重后才去就诊。

（八）经验教训与防范

国内眼科临床对于 ADOA 的认识较晚。误诊、漏诊防范措施与其他疾病一样，首先从认识和熟悉其临床表现开始。但是在临床工作中，因为多种原因如有限的就诊时间、患者和家属提供采集可靠病史比较困难，总体而言，两者在临床表现上

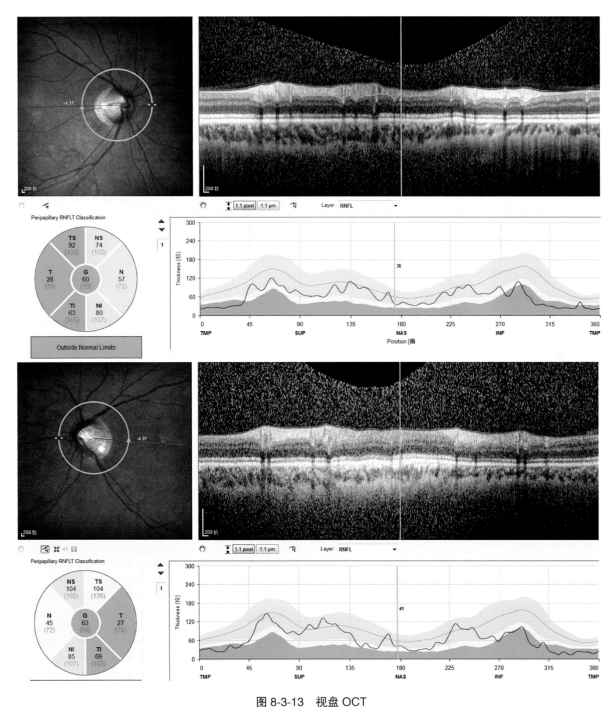

图 8-3-13　视盘 OCT

可见双眼颞侧视网膜视神经纤维层变薄

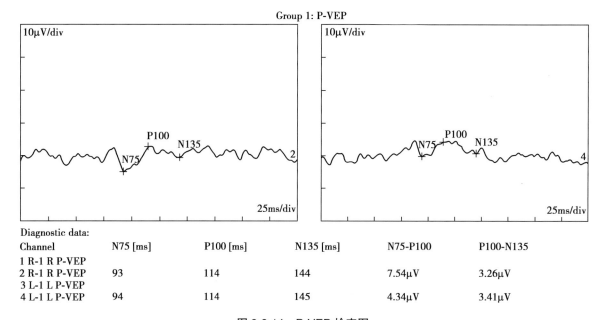

图 8-3-14　P-VEP 检查图
双眼 P100 波峰潜伏期延迟,振幅降低

可以非常相似,很难根据临床特征进行鉴别。儿童和青少年 ADOA 患者常常在入学或工作体检时发现最佳矫正视力不能达到正常。这部分患者常常首先被诊断为弱视。应当注意的是,由于弱视的基本病理生理基础不是视神经和视网膜结构异常,而是视功能发育异常,所以视神经萎缩不应该是其典型表现。因此,发现儿童青少年患者视力不能矫正伴有视神经萎缩,则应该开始视神经萎缩病因鉴别,包括 ADOA,避免直接诊断为弱视。典型的临床特征和符合常染色体基因突变遗传特征的阳性家族史,高度提示 ADOA,结合分子遗传学检查可明确诊断。对于散发病例、无法获得准确家族史或者家系外显不符合孟德尔遗传定律的患者,如果临床诊断仍然高度怀疑 ADOA,要进行相应的分子遗传学检查,避免漏诊。

三、其他遗传性视神经病

遗传性视神经病是一组表现为视神经功能障碍的遗传性疾病,遗传模式包括线粒体 DNA(母系遗传)、常染色体显性遗传和常染色体隐性遗传,视神经病变可单独发生或作为系统综合征的一部分发生。除常见的 LHON 和 ADOA 以外,较为常见的有累及视神经的各种线粒体病,如 Leigh 综合征、Wolfram 综合征等,还有较为罕见的常染色体隐性遗传性视神经萎缩。

如前文所述,视神经在筛板前缺乏髓鞘包绕,神经电活动无法进行跳跃式传导,因此对三磷酸腺苷(ATP)的能量需求较高,并且更容易受到活性氧类物质的影响。而线粒体作为氧化磷酸化合成 ATP 的主要场所,其功能受到 mtDNA 和核基因共同编码,因此无论 mtDNA 基因突变,还是与线粒体功能相关的核基因突变,均可影响线粒体功能,而且由于线粒体在不同组织、不同细胞中的异质性,即便同一种突变的患者,临床表型、严重程度也各异。

(一) Wolfram 综合征

Wolfram 综合征(Wolfram syndrome,WS)是一种少见的可致原发性视神经萎缩的慢性进行性、遗传性疾病。因英国科学家 Wolfram 和 Wagener 于 1938 年首次描述四个同胞兄妹均患青少年型糖尿病及视神经萎缩而得名,其后又发现神经性耳聋和尿崩症也是该病患者常见的临床特征,故又以病名首字母组合命名为 DIDMOAD(尿崩症 diabetes insipidus、糖尿病 diabetes mellitus、视神经萎缩 optic atrophy、耳聋 deafness 的合称)。除上述四大主征之外,还可产生各种神经系统异常、精神异常、泌尿系统及内分泌系统症状等多种表现。WS 在临床上相当少见,主要在儿童和青少年期发病,成人发病者也偶见报道,多有阳性家族史,也有散发病例报道。

1998 年,Inoue 等首次提出 WFS1 基因突变导致 W S1 型,该基因定位于染色体 4p16,少部分患者由 CISD2 基因突变所致,称为 WS2 型。由于 WS 的临床症状类似于线粒体疾病,如耳聋、视神

Group 1: P-VEP

10μV/div

P100
N135
N75
2

25ms/div

10μV/div

P100
N75　N135
4

25ms/div

Diagnostic data:

Channel	N75 [ms]	P100 [ms]	N135 [ms]	N75-P100	P100-N135
1 R-1 R P-VEP					
2 R-1 R P-VEP	93	114	144	7.54μV	3.26μV
3 L-1 L P-VEP					
4 L-1 L P-VEP	94	114	145	4.34μV	3.41μV

经萎缩、精神疾病等,且受累的器官通常具有较高代谢需求,多数临床症状与 ATP 供应障碍相关,有学者提出线粒体功能障碍也参与 WS 的发病机制。虽然目前关于这一理论仍有争议,但相关研究表明,*CISD2* 基因缺陷与线粒体功能障碍相关,且 WS2 被证实是一种线粒体介导的疾病。

Wolfram 综合征起病隐匿,缓慢进行性加重。大多数患者以 1 型糖尿病起病,部分患者以视神经萎缩和尿崩症为首发症状。主要症状如下:

1. 1 型糖尿病 即胰岛素依赖型糖尿病,是最常见的首发症状。通常认为糖尿病是 Wolfram 综合征的必备症状。多在儿童期发病,平均诊断年龄为 6~9 岁。

2. 视神经萎缩 常在糖尿病发病后 2~3 年内出现,也可为首发症状。98% 的患者出现视神经萎缩。平均发病年龄为 8~11 岁,常在儿童期即开始进行性视力下降,可伴色觉障碍,视野缺损可为广泛周边视野缩窄、中心暗点等,眼底检查呈现原发性视神经萎缩。视力损害程度一般较重,常在发病后 8 年左右发展至眼前数指。

3. 尿崩症 为典型的中枢性尿崩症,发生率约 32%~75%。可表现为大量饮水、排尿,抗利尿激素治疗有效。

4. 神经性耳聋 为感音神经性耳聋,以高频段听力受损为主。发生率约 70%,发病年龄范围为 5~39 岁。

5. 其他泌尿系统症状 除尿崩症导致尿量增加外,Wolfram 综合征患者还可有肾盂、输尿管扩张积水,膀胱功能性梗阻(即产生膀胱胀满感的阈值容量增加),尿道失张力,膀胱残余尿量增多,从而产生尿频、尿失禁、复发性泌尿性感染,甚至肾功能衰竭等致命性并发症。发病的中位数年龄为 20 岁。

6. 其他神经系统及精神症状 包括共济失调、肌阵挛、腱反射减退、眼球震颤、眼肌麻痹、强直性瞳孔、构音障碍、中枢性呼吸暂停、味觉及嗅觉丧失、偏瘫、肛门括约肌失调等神经系统症状;还有抑郁、躁狂、偏执、幻觉等重度心境或精神障碍。

7. 其他症状 除视神经萎缩外,还可有白内障、葡萄膜炎、视网膜色素变性、虹膜炎、干眼等眼部病变。还可有侏儒症、性发育迟缓、甲状腺功能低下、性腺萎缩等内分泌系统症状,胃肠动力失调导致腹泻、便秘等消化系统症状,巨细胞性或缺铁性贫血,还有报道短指畸形、小子宫、脊柱裂等发育畸形表现。

上述各种症状在 WFS 患者中的发生率据不同研究报道而各有不同,以前四大主征的出现概率最高,特别是糖尿病和视神经萎缩几乎见于所有患者。除糖尿病外,其他症状均为中枢神经系统退行性病变所致。

Wolfram 综合征主要依靠临床表现进行临床诊断。具备 1 型糖尿病、视神经萎缩、尿崩症和耳聋四个主要症状的患者为完全性 Wolfram 综合征,没有完全具备四大主征的为不完全性 Wolfram 综合征。目前国外大部分研究都指出,1 型糖尿病合并视神经萎缩对于 Wolfram 综合征诊断较为重要,特别是青少年起病的糖尿病患者出现用糖尿病无法解释的视力损害、多尿、耳聋等症状时需高度怀疑本病。应注意与好发于儿童和青少年的累及多系统的疾病或者遗传退行性、发育异常性疾病相鉴别,比如:Behr 综合征(复杂遗传性婴儿期视神经萎缩),Friedreich 共济失调,各型线粒体脑肌病(包括 Leigh 综合征、Kearns-Sayre 综合征、MELAS 综合征、MERRF 综合征、Leber 叠加综合征等),等等。包括 Wolfram 综合征在内的这些综合征均为神经系统的罕见疾病,鉴别要点包括各种综合征的好发年龄以及特征性症状等临床表现的不同侧重点、阳性家族史,以及必要的实验室检查,分子遗传学检查有助于确诊。

本病尚无病因治疗措施,主要为对症支持治疗,预后不良,65% 的患者因中枢性呼吸衰竭或者肾功能衰竭、酮症酸中毒等原因于 35 岁前死亡。

(二) Leigh 综合征

Leigh 综合征(Leigh syndrome,LS)又称为亚急性坏死性脑脊髓病,1951 年被 Leigh 报道,是一种起病早(3~24 月龄)、进展快、预后差的进展性线粒体病,临床表现多样,患儿多于 2 岁前死亡,成人起病罕见,其发病率约为 1/34 000。

临床症状主要是运动迟缓、智力低下、进行性认知功能减退、运动障碍、肌张力减退、共济失调、脑干功能异常等,病例报道中也可见累及视神经的患者。LS 最早被 Leigh 描述为从丘脑、脑干到脊髓后索的双侧对称性亚急性坏死性脑脊髓病。到现在为止,LS 影像学诊断标准也基于此,表现为中枢神经系统双侧对称性多个区域的病变,包括基底节区、间脑、脑干、小脑及脊髓后索。

目前已知多于 75 个基因突变与 LS 相关，呼吸链复合物 I、II、III、IV、V 和丙酮酸脱氢酶复合物以及丙酮酸羧化酶的缺陷均可导致 LS 的发生。突变基因多数位于线粒体复合体 I 上，线粒体复合体 I 的生物合成过程非常复杂，需在多种组装因子（复合体组装因子 1~6，即 NDUFAF1~6）的作用下将各亚基组装为功能完善的全酶而发挥其电子传递链的作用，文献报道 NDUFAF 的基因突变可引起线粒体复合体 I 的组装异常而导致 LS。

LS 的诊断目前没有统一的标准，但依据其典型的临床特点、颅脑 MRI 及 MRS 特点、乳酸代谢异常以及基因检查结果可以明确诊断。

典型病例：33 岁女性患者，9 岁时出现以下肢为主的不自主运动，逐渐累及上肢，出现行走困难、构音障碍。16 岁时接受脑深部电刺激治疗，不自主运动无改善。32 岁出现双眼先后无痛性视力下降（间隔半年），曾接受大剂量激素冲击治疗，视力无好转。否认家族史，父母非近亲婚配，生育一子体健。查体：双眼 BCVA 0.05，右侧 RAPD 弱阳性，眼底（图 8-3-15）可见右侧视盘界清、色淡，左侧视盘界欠清、色可，四肢肌张力增高，腱反射亢进，双侧病理征阳性，步态异常，左足内翻。

各项风湿、免疫、感染等指标均未见异常。

PVEP 双眼未引出肯定波形，FVEP 可见 P100 波幅潜伏期延长、振幅下降（图 8-3-16）。

视野提示双侧中心视野缺损（图 8-3-17）。

纯音测听双侧耳大致正常（图 8-3-18）。

颅脑 MRI 可见双侧基底节区长 T_1、长 T_2 信号改变（长箭头），可见深部脑刺激治疗后长 T_1、短 T_2 信号改变（虚线箭头）（图 8-3-19）。

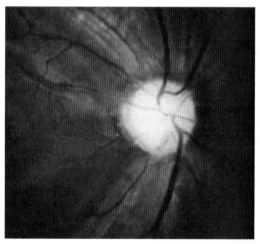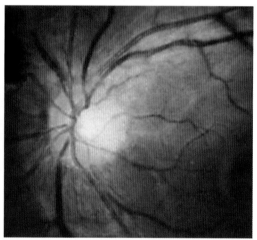

图 8-3-15　双眼彩色眼底像
可见右侧视盘界清、色淡，左侧视盘界欠清、色可

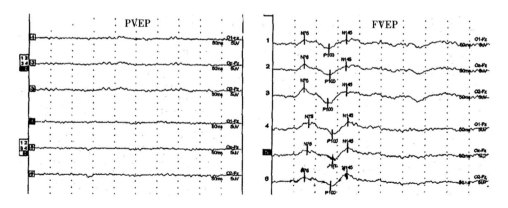

图 8-3-16　视觉电生理检查
PVEP 双眼未引出肯定波形，FVEP 可见 P100 波幅潜伏期延长、振幅下降

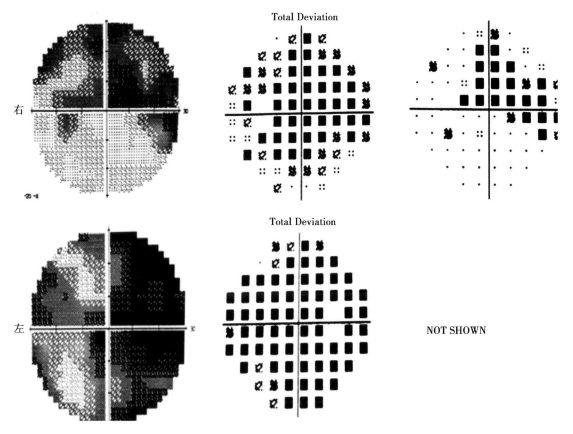

图 8-3-17　视野检查图
提示双侧中心视野弥漫性缺损

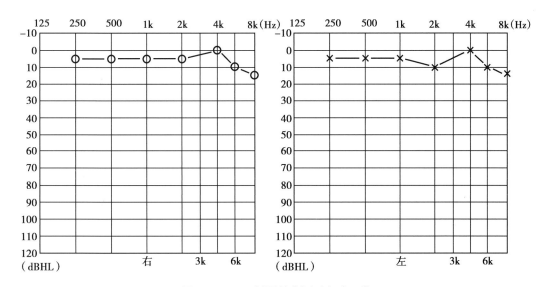

图 8-3-18　双侧耳纯音测听大致正常

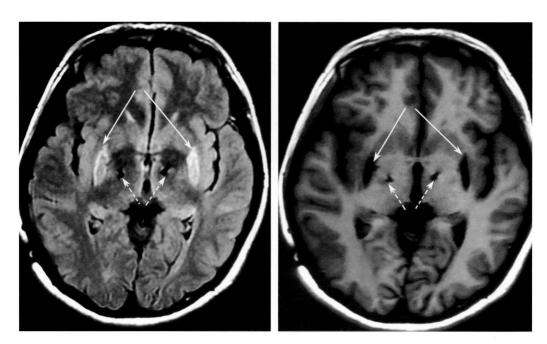

图 8-3-19　颅脑 MRI

可见双侧基底节区长 T_1、长 T_2 信号改变,患者曾接受深部脑刺激治疗,颅脑 MRI 可见相应局部改变及伪影

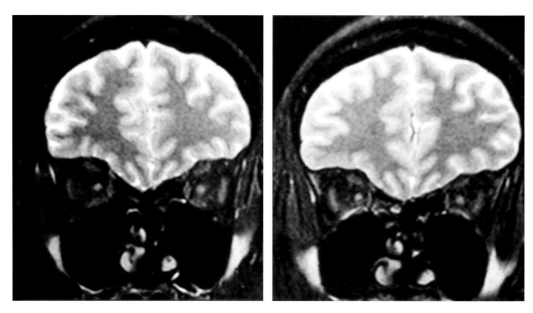

图 8-3-20　视神经 MRI STAIR 图像
冠状位可见双侧视神经信号增高

视神经 MRISTAIR 冠状位可见双侧视神经信号增高(图 8-3-20)。完善 mtDNA 全长测序未见异常,外显子测序发现 NDUFAF5 外显子区域纯合性基因突变(c.836 T>G,图 8-3-21),为 LS 相关常染色体隐性遗传性突变,对患者父母及子代进行测序分析,发现父母、孩子均为杂合突变(图 8-3-22)。给予患者艾地苯醌、辅酶 Q10、B 族维生素营养神经治疗,动态随访,病情平稳。

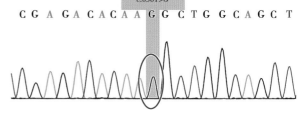

图 8-3-21　外显子测序
发现 NDUFAF5 外显子区域纯合性基因突变(c.836 T>G)

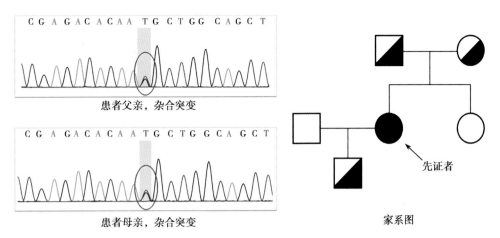

图 8-3-22　家系分析

患者父母及孩子的外显子测序分析,发现父母和孩子均为 c.836 T>G 基因杂合突变,右侧为家系图

(三)经验教训与防范

与 LHON、ADOA 不同,其他少见类型的遗传性视神经病,或临床更为罕见,或多合并其他系统受累的症状体征,因此,在临床工作中,对于存在多系统症状、体征的患者,要注意各种少见类型的遗传性疾病。同时需要注意,除了各种遗传性疾病可导致多系统受累,很多自身免疫性疾病、感染性疾病、肿瘤/副肿瘤相关性疾病等,都可以累及多个系统,因此,在临床工作中务必以临床为主,结合各种辅助检查综合评估,避免误诊或漏诊。

（张晓君　崔世磊）

第四节　缺血性视神经病变

一、概述

缺血性视神经病变(ischemic optic neuropathy, ION)是指各种原因造成供应视神经的血管发生循环障碍导致视神经营养障碍,出现视神经功能异常。可双眼先后发病,间隔数周或数年。

依缺血发生部位,分为前部视神经缺血和后部视神经缺血两种:由睫状后短动脉循环障碍造成的为前部缺血性视神经病变(anterior ischemic optico-neuropathy,AION);发生在视神经眶内段到视交叉的软脑膜动脉向心支循环障碍为后部缺血性视神经病变(posterior ischemic optico-neuropathy,PION)。依缺血发生的病因,分为动脉炎性前部缺血性视神经病变(arteritic anterior ischemic optic neuropathy,AAION)和非动脉炎性前部缺血性视神经病变(nonarteritic anterior ischemic optic neuropathy,NAION)。

在我国,NAION 是最为常见的类型(约 95%),发病率可达 0.23/万~1.02/万,大约 1:16 000。我国目前颞动脉活检尚未普及,AAION 的确定诊断少。NAION 多单眼发病,对侧眼 5 年内患病率为 15%。其临床典型表现是突发无痛性中等度视力下降、视盘节段性水肿和典型的视野缺损。通常因视盘供血障碍所致,主要累及筛板前后视神经,常发生于 45 岁以上人群。可能与遗传因素有关。

二、与发病相关的危险因素

ION 的发病机制不清,可能与系统性低灌注、夜间低血压、局部血管自动调节功能障碍、血管痉挛、静脉阻塞或血栓形成等有关。缺血性视神经病变的病因复杂。

1. 动脉炎性者多继发于巨细胞动脉炎(GCA),也有报道继发于带状疱疹病毒感染、系统性红斑狼疮、Behçet 病者。

2. 非动脉炎性者多有高血压、糖尿病、高血脂等病史。

与发病有关的全身因素有:低血压、高血压者使用降压药物不规范、血管硬化、急性失血、贫血、脊柱或心胸手术、药物(α 干扰素、利巴韦林)、高同型半胱氨酸血症、凝血功能障碍、突然暴露于高原等低氧环境等均为发病的全身危险因素。近期有报道数例整形美容术后发生前部或后部缺血性视神经病变,其中一例为吸脂术后。有高血压病史者,口服 Viagra 等也可增加罹患非动脉炎性缺血性视神经病变的危险。

与发病有关的眼局部危险因素有:小视盘或小视杯、视盘埋藏玻璃疣、内眼手术(视网膜脱离环扎术、玻璃体切除、白内障超声乳化术)等。

大多数(95%)的 AION 为非动脉炎性。我国目前颞动脉活检尚未普及,动脉炎性缺血性视神经病变的确定诊断少。

三、主要临床表现

1. **视力** 单眼或双眼先后视力突然下降,多发生在晨起。动脉炎性者视力多在 0.1 以下。后部缺血性视神经病变者在视力下降前常有一过性黑矇。

2. **视野** 与生理盲点相连的象限性缺损,或以水平分界的上或下半视野缺损。动脉炎性者多为全视野缺损。

3. **瞳孔** 单侧患病者,患侧相对性传入性瞳孔障碍(relative afferent pupillary defect,RAPD)(+)。

4. **疼痛** AAION 者可有严重而持续的头痛和眼痛。

5. **眼底** 前部缺血性视神经病变者,可见视盘边界模糊,局部或全部水肿,颜色淡白,盘沿线状或火焰状出血,或有棉绒斑,视盘血管细(图8-4-1)。水肿消退后呈萎缩征象。黄斑区大部正常。后部缺血性视神经病变者,发病初期视盘边界清晰,色泽正常,4~8 周后颜色淡白。

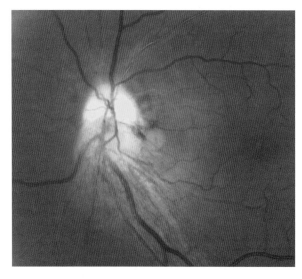

图 8-4-1　NAION 患者左眼彩色眼底像
左眼视盘边界模糊,下方水肿,上方颜色淡白,颞侧盘沿出血,视网膜动脉细,黄斑区未见明显异常

6. **荧光素眼底血管造影(FFA)** 前部缺血性视神经病变者早期视盘充盈迟缓,且不均匀,视盘水肿处局限充盈不良;晚期视盘高荧光或荧光渗漏。后部缺血者无异常改变。

7. **相干光断层扫描成像(OCT)及 OCT 血管成像(OCTA)** 缺血发生初期,OCT 显示视盘水

肿;晚期视盘周围视网膜神经纤维层(retinal nerve fiber layer,RNFL)薄变。OCTA 显示视盘周围浅层视网膜、脉络膜及视盘内深层毛细血管密度降低,视盘周围放射状毛细血管扭曲(图8-4-2);而且,视盘内深层毛细血管密度在慢性期比急性期明显减少。据测量,急性期(<3 个月)视盘血管密度 45%±7%,慢性期(≥3 个月)为 41%±8%,均低于正常对照组的 53%±6%。无论急性期、亚急性期还是慢性期,患眼整体黄斑区浅层血管密度均低于健康对照组。

8. **视觉电生理**

(1) 视 觉 诱 发 电 位(visual evoked potential,VEP):P100 波的潜伏期延长,振幅降低,多以振幅下降为主。

(2) 视 网 膜 电 图(electroretinogram,ERG):NAION 患者发病初期明适应负向波(photopic negative response,PhNR)幅值即显著降低,随着病程进展,其幅值未发生显著变化。视盘水肿时,盘周 RNFL 厚度越大,PhNR 幅值越低;视盘水肿消退后盘周 RNFL 厚度越小,PhNR 幅值越低。

9. **彩色超声多普勒(CDI)** 前部缺血性视神经病变者睫状后短动脉和视网膜中央动脉的收缩期峰值血流速度、舒张末期血流速度、最大平均血流速度下降,睫状后短动脉的阻力数指明显升高。

10. **经颅多普勒超声(transcranial doppler,TCD)** 可检测到部分患者眼动脉收缩期血流速度下降。

11. **颞动脉活检** AAION 者,颞动脉活检有坏死性动脉炎,或肉芽肿性炎症改变。因活检为有创性检查,近年学者们探索用影像检查作为辅助,探查大动脉是否有炎性改变。

12. **实验室检查** AAION 性者可能有高血脂、高血糖等。巨细胞性动脉炎者血沉升高,多高于 70mm/h;C 反应蛋白高,抗核抗体滴度增高,纤维蛋白原升高,血小板增多。但实验室检查既不敏感也不特异,仅作为辅助参考。

四、诊断要点

1. 非动脉炎性缺血性视神经病变的诊断为排除性诊断,在除外其他原因导致的视功能损害后,以下特征可作为支持诊断的依据:

(1) 突然视力下降;

(2) 患眼瞳孔散大,RAPD(+);

(3) 发病初期,可出现局限性或弥漫性视盘

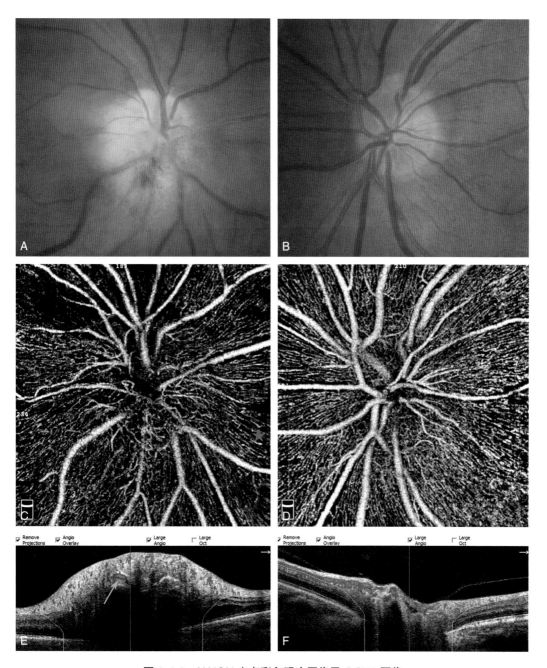

图 8-4-2　NAION 患者彩色眼底图像及 OCTA 图像

A. 右眼视盘边界模糊、水肿，色淡，盘沿出血；B. 左眼底未见明显异常；C. 右眼视盘 OCTA 放射状盘周毛细血管层图像，可见视盘水肿隆起，毛细血管扩张（红色箭头），盘周散在无灌注区（红五角星）；D. 左眼视盘 OCTA 放射状盘周毛细血管层图像可见毛细血管分布均匀，管径基本一致，除大血管周围无明显无灌注区；E. 视盘横断面扫描可见视盘水肿，浅层可见视网膜血流信号（绿色箭头）；F. 横断面扫描可见视盘结构正常，浅层可见血流信号（王倩提供）

水肿，可伴有视盘充血和视盘周围线状出血，视盘水肿完全消退后，可以部分或全部苍白；

（4）视野最常见的变化是与生理盲点相连的绕过中心注视点的象限性缺损，多见于鼻侧和下方；

（5）FFA 在发病的初期表现为视盘局限性或弥漫性充盈迟缓，视盘周围脉络膜和/或脉络膜分水岭区的充盈缺损和迟缓，可伴有臂视网膜循环时间延长；

（6）视觉诱发电位，表现为振幅下降、潜伏期延长，多以振幅下降为主。

2. 动脉炎性缺血性视神经病变除以上症状、体征外，以下为确定诊断依据：

（1）颞动脉活检有肉芽肿样炎性改变；

（2）伴有眼痛和头痛；

（3）实验室检查：血沉增快，C 反应蛋白高，抗核抗体滴度增高。

五、鉴别诊断要点

（一）动脉炎性和非动脉炎性缺血性视神经病变的鉴别

为确定治疗方案，诊断 AION 最关键的一步是鉴别其为动脉炎性还是非动脉炎性（表 8-4-1）。

（二）颅内占位病变

多发生双侧视盘水肿，且水肿程度严重，多大于 3D（图 8-4-3），视力下降程度与水肿程度不平行，伴其他高颅压的表现，如头痛、恶心、呕吐等。特别是一眼视盘水肿，一眼视神经萎缩者，需与 Foster-Kennedy 综合征鉴别。头颅 CT 或颅脑 MRI 检查可证实颅内占位病变。高颅压者颅脑 MRI 可见视神经周围蛛网膜下腔增宽（图 8-4-4）。腰椎穿刺测量脑脊液压力，可明确诊断。高颅压视乳头水肿者，OCTA 检查盘周视网膜血管密度无改变。

（三）视神经炎

发病年龄轻，眼球转动疼痛，可自愈。检查见视盘充血、水肿（图 8-4-5），视野多为中心暗点。VEP：患眼潜伏期长，振幅降低。以潜伏期延长为著。AION 者 OCTA 示视盘周围毛细血管网减少，而视盘炎者，水肿程度与 AION 相似，但视盘周围毛细血管网无减少。

（四）正常眼压或低眼压性青光眼

病程缓慢，视功能逐渐受损。视盘出现典型的青光眼凹陷，相应区域 RNFL 缺损（图 8-4-6）；

表 8-4-1　动脉炎性和非动脉炎性缺血性视神经病变的鉴别诊断

	动脉炎性	非动脉炎性
发生年龄	>60 岁	多在 50 岁左右，比动脉炎性者年轻，近年发病有年轻化倾向
性别	女性多	无性别差异
视力	严重减退，多 <0.1	中度减退，约 0.3
眼底	视盘苍白色水肿，棉绒斑。发病后有视盘凹陷	视盘水肿，盘沿出血，偶有视盘充血。发病后无视盘凹陷
视野	全视野弥漫缺损	水平性视野缺损，以下方为多，与生理盲点相连
疼痛	头痛，患侧颞部疼痛	无
颞动脉触诊	颞部硬结，颞动脉搏动减弱或消失	正常
血沉、C 反应蛋白	升高	正常

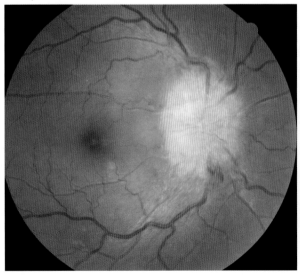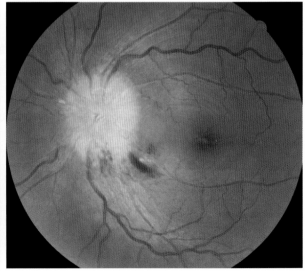

图 8-4-3　高颅压患者彩色眼底图像

视盘高度水肿，>3D，盘沿出血

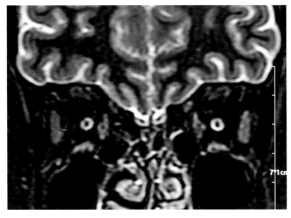

图 8-4-4 高颅压患者颅脑 MRI 图像

双眼视神经周围蛛网膜下腔增宽

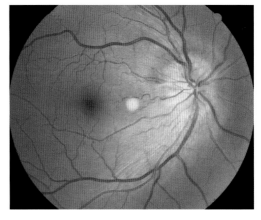

图 8-4-5 视神经炎患者彩色眼底图像

视盘水肿,颜色红

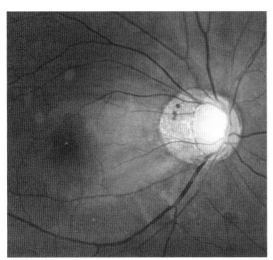

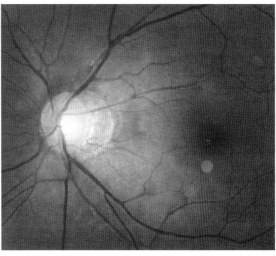

图 8-4-6 正常眼压性青光眼患者彩色眼底图像、OCT 图像及视野图像

左侧为右眼,右侧为左眼。右眼视盘上下方、左眼视盘下方盘沿窄,相应区域 RNFL 缺损。盘周 OCT 示双眼视盘上下方 RNFL 薄变。视野:双眼鼻上方缺损

	TS 62 (134)	NS 80 (102)	
T 67 (74)	G 64 (97)		N 64 (72)
	TI 46 (142)	NI 61 (106)	

	NS 112 (102)	TS 91 (134)	
N 53 (72)	G 84 (97)		T 99 (74)
	NI 86 (106)	TI 80 (142)	

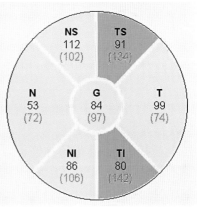

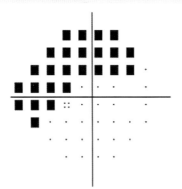

第八章 视神经疾病

189

而缺血性视神经病变多为突然视力下降。OCTA显示正常眼压青光眼者视盘周围毛细血管密度下降程度较 AION 重,且缺血区与神经纤维层束状缺损相对应。

(五)视盘血管炎(Ⅰ型)

视力轻度下降,视盘充血、水肿,视盘附近视网膜出血、渗出,静脉迂曲,生理盲点扩大。可自愈。

六、治疗原则与进展

(一)治疗原则

到目前为止,对 ION 没有确定有效的治疗。多依据缺血的病因进行治疗,治疗目的是减轻视盘水肿、保护视神经的功能。

1. 对动脉炎性缺血性视神经病变需早期、大量、全身使用糖皮质激素,以后逐渐减量,持续一个月以上。非动脉炎性者适量全身或局部使用糖皮质激素,以减轻视盘水肿。临床研究提示,对 NAION 患者是否使用糖皮质激素治疗,效果没有差异。

2. 血管扩张剂,改善微循环。

3. 维生素 B_1、维生素 B_{12} 等营养视神经类药物。

4. 降低眼压,以改善视盘低灌注。

5. 抗血栓形成药物,如阿司匹林等。

6. 神经生长因子。

7. 中药(葛根素、复方丹参等),针灸。

经以上治疗,可以部分提高患者的视力,但视野缺损很难改善。

(二)治疗进展

学者们对 ION 的治疗方法进行过以下很多尝试。

1. **干细胞疗法** 干细胞可以使组织再生,目标是恢复或替换受损的视网膜脉管系统和缺氧损伤中受损和/或退化的神经元。目前已经探索了不同来源的间充质干细胞(mesenchymal stem cells,MSCs)及其衍生的外泌体作为潜在治疗工具。基于细胞疗法的 MSCs 不是替代受损细胞,而是通过向细胞内递送功能性蛋白质分子和 miRNA 信号来促进神经可塑性,促进血管生成,抑制氧化应激和纤维化,减少细胞凋亡以及起到免疫调节作用,为眼部缺血性视神经病变重塑建立适当的微环境,从而快速启动细胞修复功能。此方法目前仅限于动物实验,尚未应用到临床。

2. **玻璃体内注射糖皮质激素** 对 NAION 患者玻璃体内注射曲安奈德,治疗后视盘水肿明显减轻,视力不同程度提高。

3. **抗血管内皮生长因子** 玻璃体内注射雷珠单抗(ranibizumab)治疗 NAION 患者,视力可部分提高,未见明显并发症。但也有报道用贝伐单抗(bevacizumab)治疗 NAION 者,结果与自然病程一致,没有得到显著的效果。

4. **促红细胞生成素** 玻璃体内注射 2 000U(0.2cm³)促红细胞生成素治疗发病在 1 个月内的 NAION 者,治疗后 1 个月内视力提高,持续到 3 个月,随后开始小幅度下降,但均好于治疗前。

5. **左旋多巴** 采用左旋多巴治疗 NAION 患者,与未治疗的 NAION 患者比较,急性期 NAION 患者视力提高,提示左旋多巴对 NAION 患者具有神经保护作用。

6. **角膜电刺激** 电刺激对视神经损伤有一定的治疗作用,如促进活体视神经轴突的再生,提高受损神经节细胞的存活及改善受损视网膜功能。角膜电刺激能促进糖尿病大鼠前部 NAION 肿胀的视盘变薄,加速视盘水肿的消退,同时在一定程度上改善视功能。

7. **高压氧** 高压氧可以影响与凋亡有关的基因及氧化应激和缺血相关基因的表达,可能有神经保护作用。

8. **热休克蛋白** 动物实验证实,热休克蛋白中的 αB-晶状体蛋白在缺血和炎症时表达,对神经损伤有自身保护作用。用其治疗成年大鼠 ION,可以通过减少小胶质细胞活化和促进少突细胞生存而提高缺血后神经细胞的再生能力。

9. **苯扎托品(benztropin)** 为一种抗胆碱药物,通过抑制 M 受体,诱导少突胶质细胞分化,促进髓鞘再生。NAION 动物实验表明,苯扎托品治疗组视网膜神经节细胞存活率增加,视神经轴突和髓鞘破坏程度明显减轻。

10. **视神经鞘减压术** 此方法效果尚不确定。治疗后有的视力提高,也有视力下降,并出现疼痛、复视、视网膜中央动脉阻塞等并发症者。缺血性视神经病变减压试验研究(ischemic optic neuropathy decompression trial,IONDT)结果提示,视神经减压术治疗 NAION 无效,且明显增加了 NAION 患者视力丧失的风险,因此,IONDT 研究组建议视神经减压术不能用于 NAION 治疗。

七、典型病例

例1:患者女性,55 岁,既往有高血压、糖尿病史。发现左眼视力差、眼前暗影半个月,当地医院诊为左眼缺血性视神经病变。检查:视力:右眼 1.0,左眼 0.7。双眼瞳孔对光反射存在。右眼底未见异常,左眼视盘水肿,色淡白(图 8-4-7)。左眼视野:生理盲点扩大。眼眶 MRI 示左侧视神经眶内段增粗,病变包绕视神经,呈"双轨征"(图 8-4-8)。诊断:左侧视神经鞘脑膜瘤。

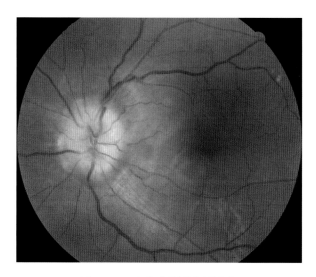

图 8-4-7　患者左眼彩色眼底像
左眼视盘水肿,色淡

例 2:患者女性,38 岁,加班工作后右眼突然视物模糊,下方有暗影 10 天,当地医院诊断视神经炎,治疗无改善。检查:视力:右眼 0.8,左眼 1.0。右眼 RAPD(+)。右眼视盘边界模糊,以上方明显,颜色淡(图 8-4-9)。视野:右眼与生理盲点相连的下方近周边视野缺损(图 8-4-10)。荧光素眼底血管造影示:早期右眼视盘上方充盈缺损,晚期视盘弥漫强荧光(图 8-4-11)。诊断:右眼前部缺血性视神经病变。

例 3:患者男性,39 岁,双眼前先后黑影遮挡,视物模糊,右眼 2 个月,左眼 20 天。当地医院诊为右眼视神经部分萎缩,左眼视盘水肿原因待查,考虑为颅内病变,但颅脑 MRI 未见异常。检查:视力:右眼 0.3 矫正后 0.8,左眼 1.2。瞳孔等大、同圆,对光反射存在,双眼视盘边界不清,以左眼为甚,视盘水肿,颞侧盘沿出血,右眼视盘稍小,视盘旁可见水肿消退后分水岭,右眼颞上方神经纤维层薄,双眼视网膜静脉迂曲、扩张(图 8-4-12)。视野:右眼鼻下方、左眼下方缺损(图 8-4-13)。眼眶 CT 示:右眼视盘区域一高密度影(图 8-4-14)。确定诊断由视盘埋藏玻璃疣导致的双眼先后发生的前部缺血性视神经病变。

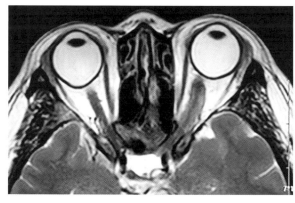

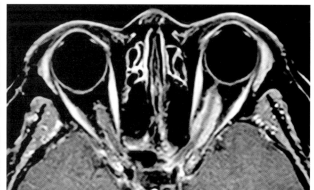

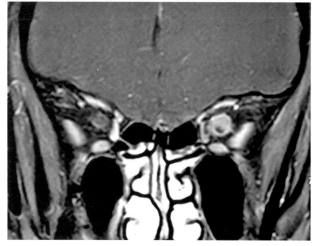

图 8-4-8　患者眼眶 MRI
左侧视神经眶内段增粗,T_1WI 等信号,T_2WI 显示病变包绕视神经。冠状位 T_2 STIR 显示左侧视神经眶内段周围软组织影,包绕并向下压迫视神经。增强扫描,病变均匀强化,中央部视神经未见强化,呈"双轨征"

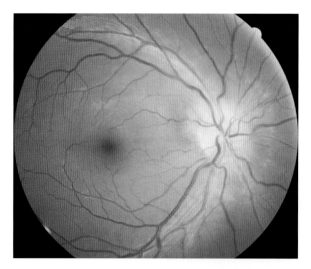

图 8-4-9 患者右眼眼底彩色图像

右眼视盘边界模糊,水肿,颜色淡白,以上方明显

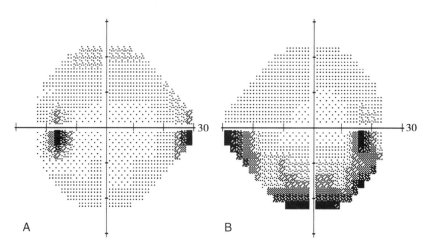

图 8-4-10 例 2 患者 Humphrey 视野

A. 左眼;B. 右眼,与生理盲点相连的下方视野缺损

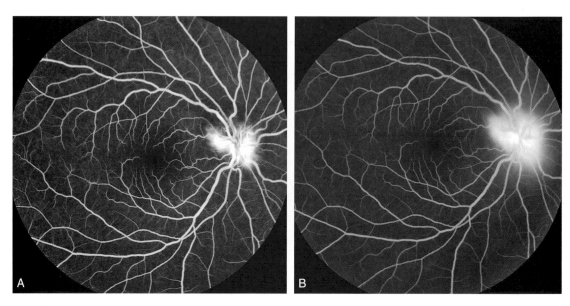

图 8-4-11 例 2 患者右眼 FFA 图像

A. 56″,上方视盘充盈缺损;B. 14′29″,视盘弥漫高荧光

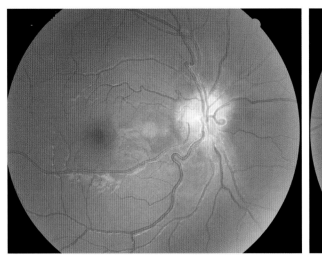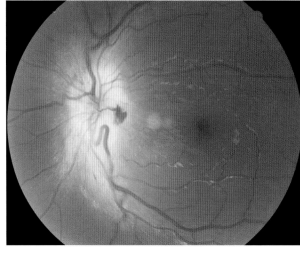

图 8-4-12　双眼彩色眼底像

双眼视盘边界不清,以左眼为甚,视盘水肿,颞侧盘沿出血,右眼颞上方神经纤维层薄变,双眼视网膜静脉迂曲,扩张

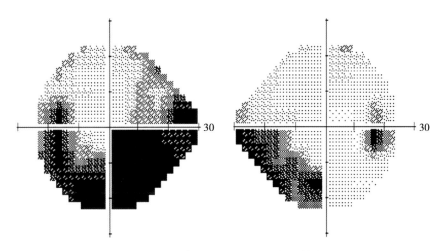

图 8-4-13　患者双眼 Humphrey 视野检查图

右眼鼻下方缺损,左眼下方缺损,并与生理盲点相连

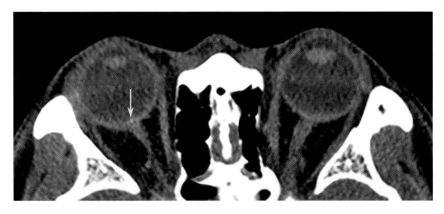

图 8-4-14　眼眶 CT 水平位图像

右眼视盘区一高密度影(黄箭头)

八、误诊原因分析

缺血性视神经病变为排除诊断，而非确定，因此需要仔细询问病史，结合临床症状、体征及相应的实验室检查进行综合判断，否则极易发生误诊、漏诊。

例1：误诊原因是中老年女性，既往有糖尿病和高血压病史，发现视力下降、眼前暗影，检查见视盘水肿淡白，很容易考虑为NAION。但患者视力下降时间不确定，视野为生理盲点扩大，不是典型的NAION表现，经眼眶MRI检查确定视神经鞘脑膜瘤。

例2：患者年龄38岁，女性，视力下降，发病早期视盘充血、水肿，很容易考虑为视神经炎。但10天后患者就诊时视盘颜色淡，上方水肿明显，视野改变与视盘相对应的下方缺损，FFA早期右眼视盘上方充盈缺损，晚期视盘弥漫强荧光，除外视神经炎，考虑为NAION。

例3：患者一眼视神经萎缩，另一眼视盘水肿，容易误诊为前颅凹占位病变，即Foster-Kennedy综合征，但颅脑MRI未发现占位。右眼视盘小，边界凹凸不平，左眼视盘水肿形态为缺血样改变，考虑是否有视盘埋藏疣的可能。眼眶CT得以证实。

九、经验教训与防范

缺血性视神经病变为排除性诊断，要综合考虑患者的全身情况。为防止误诊、漏诊发生，应对高危人群仔细询问病史，认真实施眼科及全身相应检查，早诊断，尽早给予有效治疗。

（郭译远　刘丽娟）

第五节　视神经视网膜炎

一、概述

视神经炎按照病变发生的部位，有一类比较特殊的类型：视神经视网膜炎（neuroretinitis）。视神经视网膜的眼底表现具有特殊性，表现为视盘和盘周视网膜水肿，伴黄斑区星芒状渗出、皱褶。Leber最初认为这是一种黄斑疾病，根据其外形命名为"星芒状黄斑病变"。1977年，Gass首次命名为"视神经视网膜炎"，推测其发病机制为视盘深层毛细血管的异常渗漏。渗漏液蓄积于视盘并进入包括黄斑在内的视盘周围视网膜下及视网膜神经上皮层外层，引起视盘、视盘周围视网膜黄斑水肿混浊，液体吸收后，蛋白质、脂质残留，形成黄白色硬性渗出斑点，在黄斑沿Henle纤维层排列而呈星芒状斑。

与视神经炎的病因分类相似，视神经视网膜炎按病因分类可分为以下几种类型：

1. 感染性视神经视网膜炎　病原体可以是各种细菌、病毒、真菌和寄生虫，其中巴尔通氏体导致的猫抓病最常见。

2. 自身免疫性视神经视网膜炎　可见于Vogt-小柳-原田综合征、Behçet病、结节性多动脉炎、IRVAN综合征和结节病。

3. 特发性视神经视网膜炎　目前病因不明，发病前常有上呼吸道感染病史。可反复发病。

二、主要临床表现

1. 发病前患者可能出现淋巴结肿大、皮疹、关节痛和头痛，或有上呼吸道感染病史。

2. 多单眼受累，无眼球转动痛，视力急剧下降，色觉障碍。

3. 眼科检查　RAPD阳性，视盘水肿、隆起、充血，视盘周围及黄斑部视网膜水肿混浊、皱褶、出血斑和少数软性渗出斑，呈星芒状，可伴有局限性神经上皮层浅脱离。视野缺损呈中心暗点或哑铃形暗点。星芒斑在视盘水肿之后1~2周出现，随视盘视网膜水肿消退而逐渐消退，也可残存很长时间，缓慢吸收。

4. FFA检查　动脉期视盘荧光充盈，并逐渐增强，视盘及周围视网膜有荧光素渗漏，视网膜动静脉及黄斑周围小血管充盈迂曲，无荧光渗漏。

5. OCT检查　显示视盘前玻璃体腔炎性细胞，水肿区视网膜外丛状层可见渗出物，黄斑区浆液性视网膜脱离，视网膜下和视网膜外层积液，另外，由于视网膜水肿的机械作用导致视网膜皱褶，视网膜内层皱褶呈同心圆状扩展至黄斑区。

6. MRI　眼眶增强MRI可显示视神经鞘增强影。

三、诊断要点

视神经视网膜炎是一种临床诊断，主要根据临床症状和眼底表现进行诊断，实验室检查有助于进一步病因分类。

1. 病史　患者或有猫抓伤/咬伤史、上呼吸道感染病史、既往自身免疫性或感染性疾病史等。

2. 单眼受累，无痛性视力下降。

3. 患眼 RAPD 阳性，视盘及周围视网膜水肿，黄斑区出现星芒状斑。

4. 视野、FFA 和 OCT 特征性表现。

5. 血清学或眼内液检查　对明确病因和排除诊断至关重要，如梅毒螺旋体、结核分枝杆菌、巴尔通氏体、弓形虫等检查。

四、鉴别诊断要点

临床中很多其他眼底病变也可能表现为视盘水肿伴黄斑区星芒状渗出，容易被误诊为视神经视网膜炎；在疾病早期尚未出现明显黄斑区星芒斑时，也容易被误诊。

（一）全身性疾病

恶性高血压、肾性高血压、糖尿病性视网膜病变、特发性颅内压增高等全身病也可引起视盘水肿和黄斑部星芒状斑。

此类全身疾病的眼底改变多为双眼，从病史、全身体检、眼底表现、实验室相关检查、OCT、FFA 检查等方面可以鉴别。

（二）前部缺血性视神经病变

非动脉炎性前部缺血性视神经病变多见于 50 岁以上中老年人，患者常有高血压、糖尿病、高脂血症等全身血管性疾病病史，多在清晨时单眼发病，对侧健眼视盘表现为小视杯或拥挤视盘，视野损伤呈生理盲点相连的象限性缺损，OCT 显示视盘前玻璃体腔无炎性细胞。

（三）典型性视神经炎

常有眼球转动疼痛。检查见视盘充血、水肿，视野多为中心暗点。典型性视神经炎与多发性硬化相关，而目前认为视神经视网膜炎与多发性硬化无明确相关性。

五、治疗原则与进展

视神经视网膜炎的治疗原则取决于其病因或分类。对于病因明确的视神经视网膜炎，应以病因治疗为主，可酌情辅助激素治疗。其中巴尔通氏体导致的猫抓病预后良好，有自愈倾向，若患者无明确免疫功能异常或无全身症状，可不用抗菌药物；必要时可考虑大环内酯物、四环素或喹诺酮类抗生素联合利福平，疗程 4~6 周，能有效清除巴尔通氏体，避免复发。

特发性视神经视网膜炎有自愈倾向，视力预后一般良好；也可考虑糖皮质激素，配合维生素 B 族及改善微循环等药物，尤其是复发病例。有病例报道使用抗 VEGF 药物联合激素治疗特发性视神经视网膜炎，可很快减轻黄斑水肿，改善视力。抗 VEGF 药物对视神经视网膜炎的作用机制和远期疗效有待进一步研究。

六、典型病例

患者，女性，34 岁。右眼突然视物不清，眼前黑影 20 天来诊。视力：右眼 0.07，矫正 0.2(-0.50DS)，左眼 0.1，矫正 1.0(-2.50DS)。眼压：右眼 17.4mmHg，左眼 19.5mmHg。双眼外眼未见异常，角膜、晶状体及玻璃体未见混浊。右眼 RAPD(+)，视盘水肿、隆起，视盘周围视网膜可见多个小片线状出血，后极部视网膜水肿、浅脱离，黄斑区视网膜黄点状渗出，呈星芒状。左眼眼底未见异常（图 8-5-1）。患

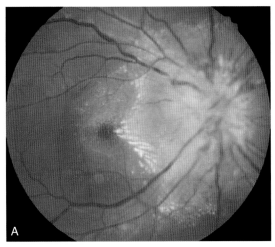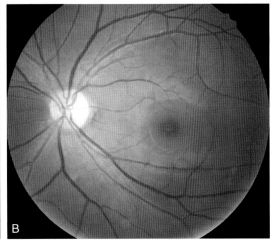

图 8-5-1　患者双眼彩色眼底像

患者右眼底示视盘水肿、隆起，视盘周围多个小片线状出血，后极部视网膜水肿、浅脱离，黄斑区视网膜星芒状渗出（A），患者左眼底正常（B）

者视野:右眼以生理盲点为中心的颞半侧视野缺损,左眼视野大致正常(图8-5-2)。初步诊断:右眼视神经视网膜炎。FFA检查:右眼动脉期视盘荧光充盈,并逐渐增强,视盘及周围视网膜有荧光渗漏,直至造影晚期,视网膜动静脉及黄斑周围小血管无荧光渗漏(图8-5-3)。更正诊断:右眼特发性视神经视网膜炎。

治疗经过:予口服甲钴胺0.5mg,每日3次;羟苯磺酸钙胶囊0.5g,每日3次。治疗后第9日、16日、1个月、一个半月及4个月复诊,右眼视力逐渐提高,分别为0.3、0.4、0.5、0.6、0.8。眼底:右眼视盘水肿逐渐减轻,周围视网膜水肿及出血逐渐减轻,视网膜硬性渗出逐渐减少(图8-5-4)。治疗后一个半月行FFA检查:右眼视盘荧光渗漏较前明显减轻,视盘周围视网膜无渗漏(图8-5-5)。视野恢复正常。

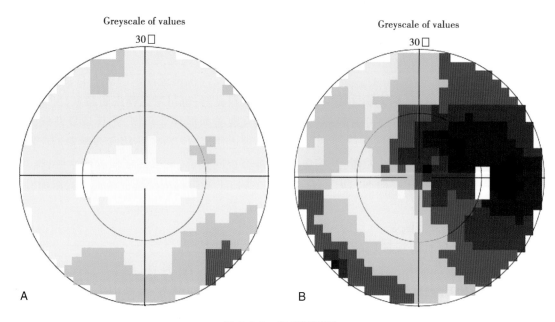

图 8-5-2　患者视野图
患者左眼视野大致正常(A),右眼以生理盲点为中心的颞半侧视野缺损(B)

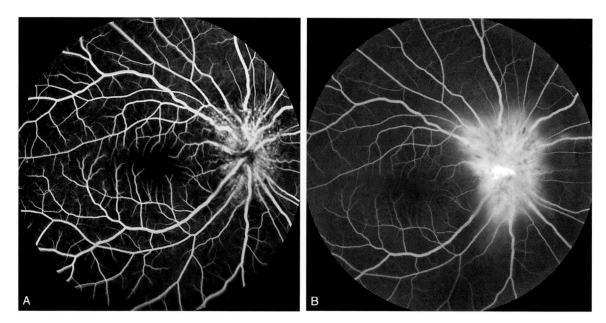

图 8-5-3　患者 FFA 图像
右眼动脉期视盘荧光充盈,并逐渐增强,视盘及周围视网膜有荧光渗漏(A),直至造影晚期(B)

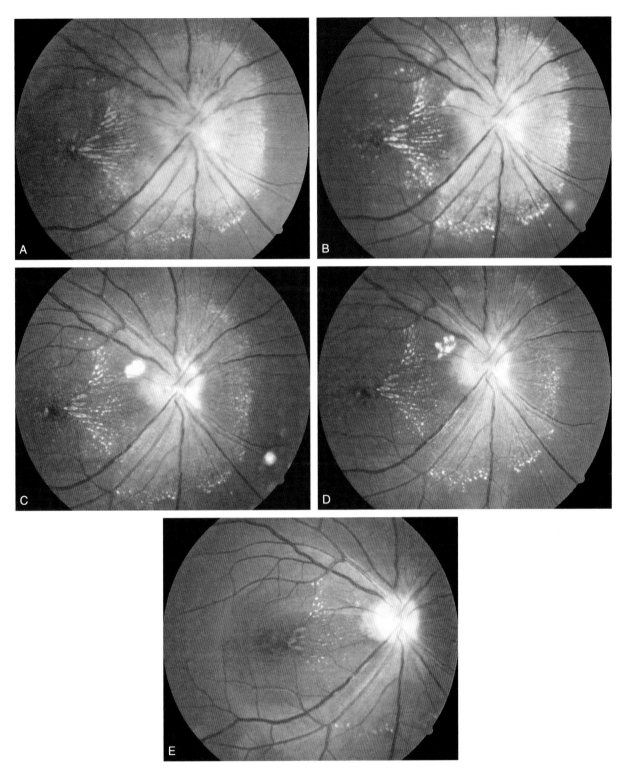

图 8-5-4　治疗过程中右眼彩色眼底像

右眼视盘水肿逐渐减轻,周围视网膜水肿及出血逐渐减轻,视网膜硬性渗出逐渐减少。A～E分别为治疗后第9日、第16日、1个月、1个半月、4个月右眼眼底像

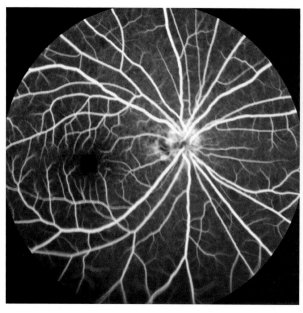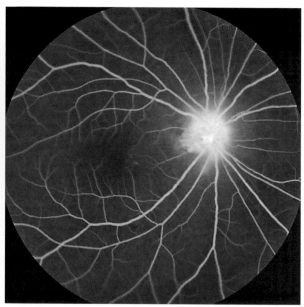

图 8-5-5　治疗后 1 个半月 FFA 图像
右眼视盘荧光渗漏较前明显减轻,视盘周围视网膜无渗漏

七、误诊原因分析

本病例根据病史及眼底改变初步诊断为视神经视网膜炎,两者在视功能减退及眼底改变方面极为相似,但 FFA 检查发现黄斑区视网膜未见荧光渗漏,而且视力恢复良好,故更正诊断为特发性视神经视网膜炎。

八、经验教训与防范

首先应排除各种假性视神经视网膜炎可能;其次应明确病因,指导治疗;若明确为特发性视神经视网膜炎,具有自愈性,可以避免大剂量糖皮质激素的使用,及由此带来的药物副作用。

(杜葵芳　史雪辉)

第六节　视神经萎缩

一、概述

视神经萎缩并非一种独立的疾病,而是指各种原因导致的视网膜至外侧膝状体的前视路损害后,视神经纤维轴索发生退行性改变,造成的一种视神经纤维数量减少以及体积缩小的临床病理状态。总体上,视神经萎缩分为原发性和继发性两种,前者是指疾病导致视网膜神经节细胞胞体或轴索本身的损害,且在病变过程中没有出现过视盘水肿的视神经萎缩,检眼镜下,萎缩的视盘边缘清晰,无胶质化反应(图 8-6-1),如球后视神经炎、LHON、球后的压迫性视神经病变(如鞍区肿瘤)等所致视神经萎缩;后者则指视神经相关疾病在其病变过程中发生过视盘水肿,而后出现的视神经萎缩,检眼镜下,视盘的边缘通常不清楚,且常伴有视盘周围视网膜色素上皮形态紊乱,视盘表面和周围有胶质化改变(图 8-6-1),如前部缺血性视神经病变、特发性颅内压增高、浸润性视神经病变或表现有视盘水肿的压迫性视神经病变(如视神经鞘膜瘤)等疾病所致视神经萎缩。这里强调视盘表面和周围有无胶质化反应,对于鉴别视神经萎缩原因具有一定意义。

二、主要临床表现

视神经萎缩是各种视神经或脉络膜视网膜疾病的晚期表现,各种疾病在视神经萎缩前,临床表现会存在着明显的不同,具体表现与疾病本身临床特征有关。在发生视神经萎缩后,视盘颜色变淡变白、视网膜神经纤维层变薄或萎缩、视盘表面血管变细和减少,并有不同程度的视功能障碍,这些是视神经萎缩共同的表现。然而,即使在发生视神经萎缩后,不同的病因所表现出临床症状和体征依然会有较大区别。值得注意的是,某些疾病即使在晚期出现了视神经萎缩这一形态学的改变,但其对现存的视功能依然会有进一步损害的

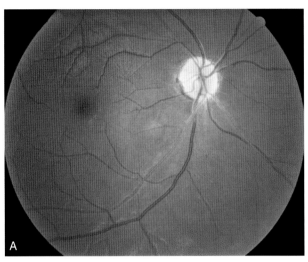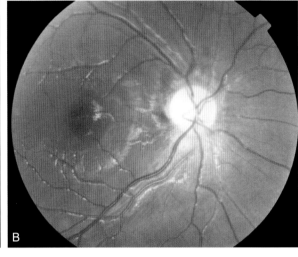

图 8-6-1　原发性和继发性视神经萎缩

A. LHON 患眼晚期,视盘呈原发性视神经萎缩改变,无胶质化反应;B. 颅内高压视乳头水肿晚期,为继发性视神经萎缩,可见视盘周围视网膜色素上皮形态紊乱,并可见胶质化反应

可能,因此,鉴别和判定这些的疾病,对于阻止患者视功能进一步受损,保护现存的视功能具有非常重要的临床意义。

三、诊断要点

视神经萎缩诊断不难,主要依据视盘颜色变淡变白、视网膜神经纤维层变薄或萎缩、视盘表面血管变细和减少,并结合有视功能异常即可诊断。

四、鉴别诊断要点

视神经萎缩在鉴别上主要涉及两个问题:萎缩的视盘与正常视盘的鉴别,以及造成视神经萎缩病因上的鉴别。视神经萎缩诊断不难,但有时也会有误诊情况的发生,主要包括两种情况:第一情况是将正常的视神经误诊为"萎缩的视神经",这种情况主要见于视盘颜色变淡的病例,例如,儿童视盘颜色较成年人偏淡,因检眼镜亮度较强而使视盘颜色变淡,以及无晶状体眼、人工晶状体眼和轴性高度近视眼视盘颜色均较正常眼显得淡白等,临床医生可能会将这些检眼镜下视盘颜色较淡的病例误诊为视神经萎缩;第二种情况,是将视神经萎缩这种形态学上的"终结"误认为是功能上的"终结",萎缩的视神经在检眼镜下可长期甚至终身保持不变,但这不意味着残存的视功能无改变。对于第一种情况,要求在确定"视神经萎缩"的诊断时,除依据视盘颜色外,还要结合视网膜神经纤维层和视盘表面血管的改变,以及视功能的变化。第二种情况则需要对造成视神经萎缩

的原因进行判断或鉴别,其目的主要在于排查那些可能使患者视功能进一步下降的病因,而这样病因包括了大部分视网膜脉络膜病变(如血管性、炎症性、变性性视网膜病变等)和大部分视神经病变(包括遗传性、炎症和感染性、压迫性、中毒和营养障碍性、青光眼性和颅内高压性等)。而只有小部分视网膜脉络膜病变(如视网膜中央动脉阻塞等)和部分视神经病变(主要是 NAION 和外伤性视神经病变等),以及先天性视神经萎缩(实际上应为视神经发育不良)(图 8-6-2)出现视神经萎缩后,患眼残存下来的视功能才能会有所保持。

对于视网膜脉络膜病变,应用视网膜形态和功能学检查方法,包括眼底像、OCT、FFA 和视网膜电图等,将病变定位于视网膜或脉络膜层次,甚至可以明确病变性质和病因;而对于单纯因视神经病变所致的视神经萎缩,明确病变性质和病因相对困难,常需要结合病史包括既往史和家族史、临床表现、眼底(视盘和视网膜神经纤维层)改变特征、视野、OCT,以及实验室和神经影像学等检查结果进行判断。

青光眼性视神经病变所致视神经萎缩,从盘沿和相应的神经纤维层缺失特征性,以及视野改变特点(图 8-6-3),有经验的医生不难作出青光眼性视神经病变的诊断;颅内高压视乳头水肿晚期出现视神经萎缩也具有一定的特征性,除颅内高压相关临床表现外(见前视盘水肿章节),双眼视盘呈苍白隆起,边界欠清,视盘周围可见到环形消退的水肿痕迹,视盘表面和周围有胶质增殖,甚至

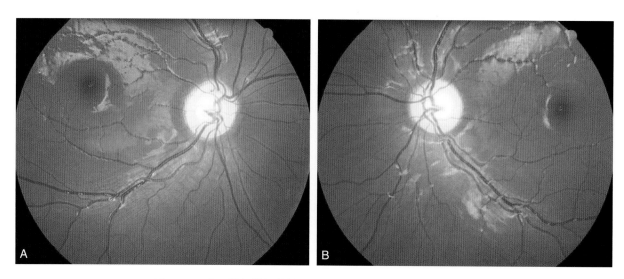

图 8-6-2　先天性视神经萎缩（实际应为视神经发育不良）眼底像

A. 右眼；B. 左眼。患儿自幼双眼视力不好，双眼视盘色淡，视盘颞侧视网膜神经纤维层缺失。患者出生时有窒息病史，吸氧 1 周病史。头颅 MRI 显示胼胝体发育不良，枕叶皮质萎缩样改变，双侧视神经细

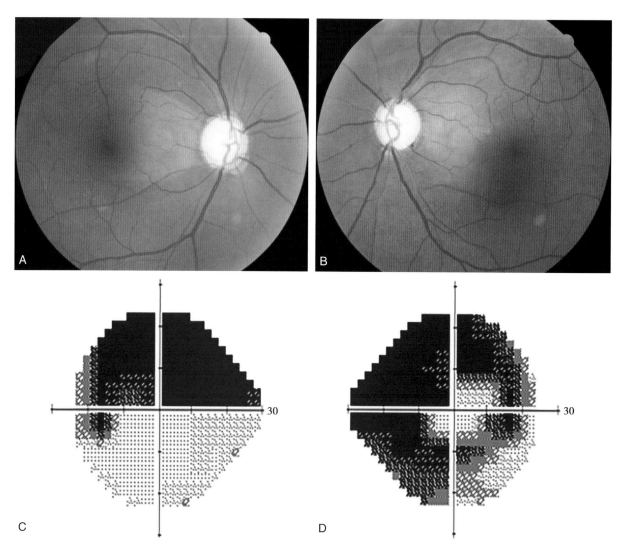

图 8-6-3　青光眼所致视神经萎缩及视野改变

A，B. 眼底图像，可见视杯明显扩大，各象限盘沿明显变窄甚至消失，盘沿处血管呈屈膝状改变，视网膜神经纤维层缺失。C，D. 视野改变

可见视盘表面视-睫状分流血管形成(图8-6-4)。压迫性视神经病变可以有视盘水肿表现,也可以无视盘水肿改变,前者在晚期出现视神经萎缩时,呈单眼视盘苍白色隆起,可以见到视盘表面视-睫状分流血管;后者出现的视神经萎缩,视盘表面及周围无胶质反应,即为原发性视神经萎缩。压迫性视神经病变较显著的临床特征是视功能呈渐进性下降,眼眶神经影像学检查是明确诊断最重要手段。因此,对于眼底仅表现视神经萎缩改变的患者,要认真追问其病史,如患眼视力呈渐进性下降的特征,则要考虑眼眶或头颅CT和/或MRI检查。遗传性视神经病变,主要包括了LHON和显性遗传性视神经萎缩(DOA),这类疾病所致的视神经萎缩诊断主要依据相关基因学检查,相关具体的临床特征请见相关章节。值得注意的是,某些临床特征提示了这类疾病的可能,例如LHON多见于15~35岁男性,DOA常在10岁前发病,单眼或双眼亚急性发病,进行性发展,中心视野缺损,视神经萎缩过程中,先表现为视盘颞侧变白,形成尖端指向视盘中心的三角形苍白区,相应的颞侧神经纤维层变薄或缺损(图8-6-5)。这些特征一定程度上提示了遗传性视神经病变可能。中毒性和营养障碍性视神经病变所致视神经萎缩,表现为视盘颞侧呈尖端指向视盘中心的三角形苍

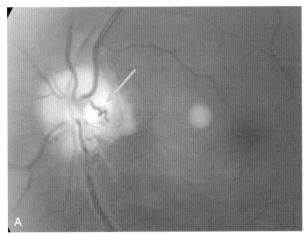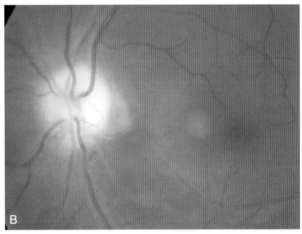

图 8-6-4　颅内高压视乳头水肿晚期

视神经呈苍白隆起状萎缩,视盘表面视-睫状分流血管(箭头)(A),降低颅内压手术后,视盘表面视-睫状分流血管消退(B)

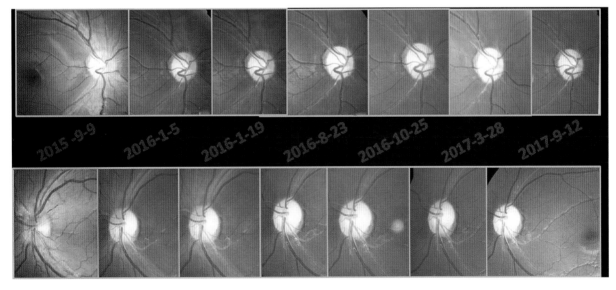

图 8-6-5　LHON 患者(m.11778G>A 突变)双眼先后发病(先右后左)在 2 年内视盘改变特征

既往发病的右眼已表现出颞侧视盘色淡白,形成尖端指向视盘中心的三角形苍白区,相应颞侧神经纤维层薄变(上图);新近发病的左眼表现为假性视盘水肿,后出现颞侧视盘变白和颞侧神经纤维层缺失(下图),随着病程发展,双眼视盘完全变白,各象限神经纤维层缺失

白,视野表现为中心暗点或中心-生理盲点相连哑铃形暗点,特殊的病史如毒物接触史,特殊药物使用史(如乙胺丁醇、利奈唑胺等),长期吸烟史,消化道疾病或手术史等,结合实验室检查如血常规,维生素 B 族含量等,明确其病因。感染和炎症性视神经病变在发生视神经萎缩后,视功能依然有进一步损伤的风险,在鉴别上要通过实验室检查(包括血液和脑脊液)、神经影像学、结合病史、临床表现等综合判断(表 8-6-1)。

视神经萎缩在病因上的鉴别虽有一定的规律可循,但总体上是非常困难的,尤其对于眼底仅表现为视神经萎缩,患者仅提供了视力下降病史的病例,单从病史和眼底表现较难鉴别出视神经损害的真实原因。对于这种病例,临床上处理有时过于简单,只是给出"视神经萎缩"的诊断,即让

患者回家观察。事实上,这样的病例我们往往不能明确其病因,但也要尽量排除那些会使患者患眼视功能进一步下降或使对侧眼受累的疾病。除详细追问病史包括既往史和药物史外,实验室检查包括性病相关和感染炎症相关检测(如血常规、血沉、CRP、梅毒抗体、结核检测、AQP4-IgG、MOG-Ab、ANA 和 ENA 抗体等),血清维生素 B 族含量,以及神经影像学检查(如头颅或眼眶 MRI 等),将为最大限度地排除这些疾病提供可能。

五、治疗原则与进展

视神经萎缩并不是不需要治疗,而是积极寻找有可能使患眼视功能进一步下降或使对侧眼受累的病因,针对该病因进行相应治疗,图 8-6-6 为视神经萎缩诊治思路。

表 8-6-1　视神经萎缩病因鉴别要点

病因	鉴别要点和临床检查
视网膜脉络膜疾病	视网膜形态与功能检查,如 OCT、FFA、FAF、视网膜电图等
青光眼	特征性视盘改变,视野和眼压(包括 24 小时眼压)
颅内高压	视盘苍白隆起,周围可见到环形消退的水肿痕迹,并有胶质反应,视盘表面视-睫状分流血管;脑脊液压力高;MRI 和 MRV 检查
压迫性视神经病变	视力呈渐进性下降;眼眶或头颅 CT 和/或 MRI 检查
遗传性视神经病变	视盘颞侧指向视盘中心的三角形苍白萎缩,相应的神经纤维层变薄或缺损,中心暗点;基因学检查
中毒性和营养障碍性视神经病变	双眼发病,视盘颞侧呈尖端指向视盘中心的三角形苍白萎缩,中心暗点或中心-生理盲点相连哑铃形暗点,毒物接触史,特殊药物使用史,长期吸烟史,消化道疾病或手术史;血常规,血清维生素 B 族含量
感染和炎症性视神经病变	眼部疼痛,头痛;血常规、血沉、CRP、梅毒抗体、结核检测、AQP4-IgG、MOG-Ab、ANA 和 ENA 抗体,神经影像学检查等

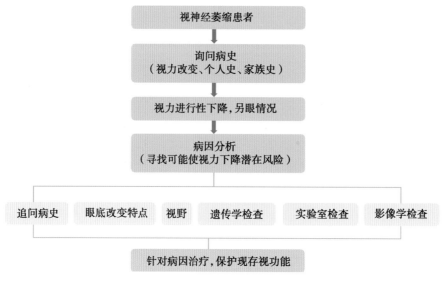

图 8-6-6　视神经萎缩诊治思辨

六、典型病例

例1：男性53岁，就诊前1年双眼先后视力下降，并进行性加重。患者2014年6月在当地就诊时，矫正视力右眼0.6，左眼0.3，双眼眼底仅有视神经萎缩表现，未予以特殊处置。2014年12月复诊时，双眼视力分别降至右眼0.1，左眼眼前手动，眼底依然表现视神经萎缩，较前无特殊变化(图8-6-7)，又未予处置。2015年4月再次就诊时，右眼视力数指/眼前，左眼光感，经梅毒实验室血清学检查发现，TRUST(+)效价1:4，TPHA(+)；脑脊液检查：TRUST(+)，TPPA(+)，总蛋白增高67.6mg/dl。确诊为神经梅毒，视神经萎缩系梅毒感染所致。后虽经驱梅治疗，视力改善不明显。

例2：女性56岁，右侧头痛3个月，右眼视力逐渐下降2个月，当地就诊时诊断"右眼视神经萎缩"，未予特殊检查和治疗，后右眼视力降低至无光感。患者既往类风湿关节炎7年，长期口服甲泼尼龙。来诊时右眼视力无光感，瞳孔直接对光反射消失，右眼底可见视盘萎缩、苍白(图8-6-8)。实验室检查发现，血沉增快23mm/1h(0~20)，C反应蛋白增高8.93mg/L(0~8)，不排除感染性视神经病变可能。经眶CT检查，发现右侧眶尖-蝶窦高密度占位病变(图8-6-9)，行右筛窦、蝶窦开放及病灶清除术，病理证实为曲霉菌感染。术后患者右眼视力无改善，但头痛症状完全缓解。

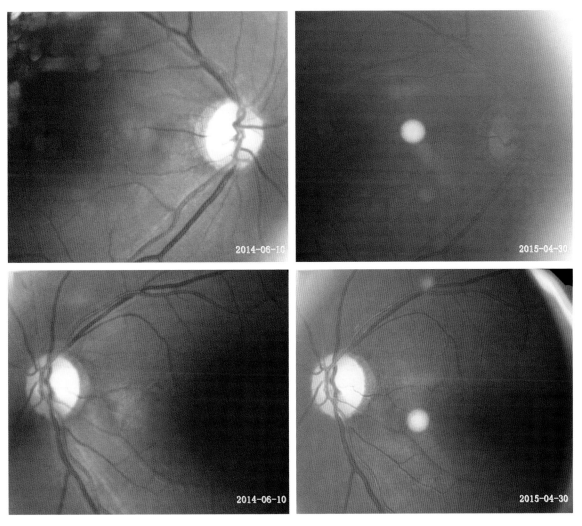

图8-6-7　患者双眼眼底像

仅表现为视神经萎缩，10个月后双眼视神经萎缩形态较前无特殊改变，但双眼视功能有明显降低

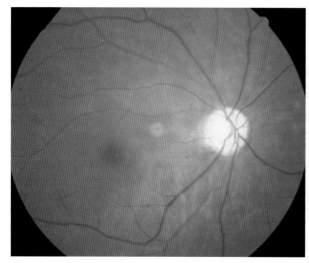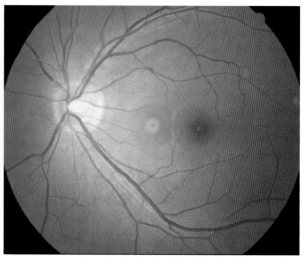

图 8-6-8　患者双眼眼底像

右眼仅表现为视神经萎缩，左眼正常

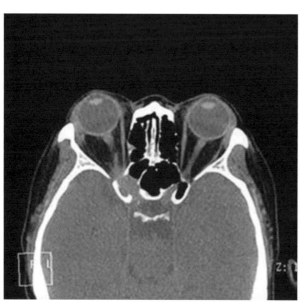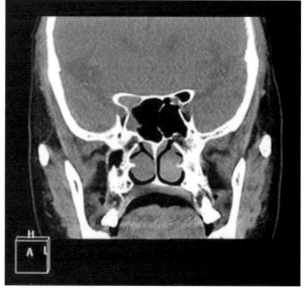

图 8-6-9　例 2 患者眼眶 CT 像

可见右侧蝶窦和眶尖高密度病灶，后病理证实为曲霉菌感染

七、误诊原因分析与防范

　　如上两个病例延误治疗的根本原因是我们对"视神经萎缩"概念的误解，如本节概述中所阐述的，视神经萎缩是多种疾病晚期的一种临床病理状态，在形态上，一些疾病所致的视盘"萎缩"表现具有变化性，例如，视网膜脉络膜疾病所致视神经萎缩，青光眼性视神经病变，颅内高压视乳头水肿晚期视神经萎缩，以及一部分压迫性视神经病变等，但有些疾病晚期出现的视神经萎缩检眼镜下能长期无改变，包括 NAION、感染或炎症性视神经病变、一部分压迫性视神经病变、遗传性视神经病变，以及中毒性视神经病变等，但这种检眼镜下"无改变"并不意味着其视功能无改变。很多情况下，如病因不解除，视神经萎缩的患眼残存的视功能将会进一步受损，因此，排查并消除这些病因，不但能有效防范患眼视功能进一步受损，保护患眼现存视功能，而且可以有效防止对侧眼发生相同的损害。

（姜利斌）

第七节　原发性青光眼的视神经损害

一、概述

青光眼（glaucoma）是一种以视神经，特别是视神经前段损害和视野缺损为主要特征的不可逆性致盲性眼病。原发性青光眼（primary glaucoma）分开角型和闭角型。不同类型、不同阶段的原发性青光眼对视神经损害的表现各异。有学者认为，青光眼是整个视路在多方面、多层次、多因素损害基础上形成的综合征群。青光眼不仅引起视神经的改变，同时相应的外侧膝状体、视放射及视皮层也会产生改变。病理性眼压升高仍是导致青光眼致盲发生、发展最重要的因素之一，高眼压所致的筛板结构和功能的改变在青光眼视神经损害中具有重要的作用。低颅压所致的跨筛板压力差增大也是导致青光眼视神经损害的重要原因，特别是正常眼压性青光眼。青光眼视神经损害的机制尚未完全明了，但结果均为视网膜神经节细胞（retinal ganglion cell，RGC）的死亡。近年来研究显示，在青光眼患眼中，Toll 样受体 4（Toll-like receptors，TLR4）表达升高将会导致眼压升高。在青光眼视神经损伤不同阶段，患者的血清细胞因子，如白细胞介素（interleukin，IL）-2、IL-4、IL-6 及 IL-12 水平有差异，IL-12 和 IL-6 可能对 RGC 有保护作用，而 IL-4 则可损伤 RGC。同时，青光眼性 RGC 凋亡的多种机制均与细胞内 Ca^{2+} 的改变有关。眼压升高等病理状态下，视网膜缺血、缺氧，谷氨酸大量聚积，Ca^{2+} 内流，对 RGC 产生毒性作用。有研究认为，急性眼压增高所致的 RGC 损伤是逆向进行的，即先导致视神经纤维水肿，后引起 RGC 凋亡。以上对青光眼视神经损害机制的研究，为预防和治疗提供了理论基础。

二、主要临床表现

（一）症状

闭角型青光眼急性发作时可有患眼疼痛、患眼侧头痛，视物模糊，虹视等症状。开角型青光眼发病比较隐匿，视力缓慢下降，视野逐渐缩小。

（二）体征

1. **视力**　闭角型青光眼急性发作时可有视力急剧下降，慢性闭角型和开角型青光眼均为缓慢视力下降。

2. **眼压**　除正常眼压性青光眼外，眼压均在不同时间段有不同程度升高。

3. **眼底**（图 8-7-1）　典型的青光眼性眼底改变：

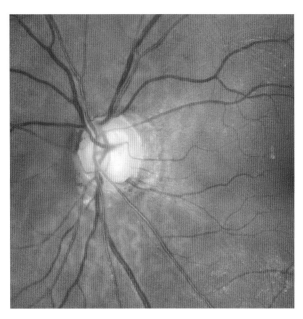

图 8-7-1　青光眼患者左眼眼底彩色图像

视盘沿变窄、视杯大且深，边缘呈穿凿性；视盘颞下方线状出血；视网膜神经纤维层薄变、缺损；视盘周围环状青光眼晕轮（李建军提供）

（1）视盘沿变窄、视杯大且深，边缘呈穿凿性。

（2）视盘表面或边缘线状出血：约 1/3 的开角型青光眼，特别是正常眼压性青光眼出现视盘边缘线状出血。

（3）视网膜神经纤维层缺损：与盘沿变窄相对应处视网膜呈楔状、梳状或弥漫神经纤维层薄变或缺损。

（4）视网膜中央动脉搏动，一般发生在眼压高于视网膜中央动脉舒张压时。

（5）视盘周围环状视网膜色素上皮和脉络膜萎缩，形成青光眼晕轮。

原发性青光眼急性发作时的高眼压可导致视神经纤维急性缺血性坏死。早期可见视盘充血、水肿，视网膜中央静脉充盈。眼压下降后视盘颜色变淡，但没有盘沿变窄、视杯变大的改变。而慢性闭角型青光眼可见视盘颜色淡，视杯大。

4. **视野**　与视网膜神经纤维层相对应的视野缺损：早期为鼻侧阶梯状、弓形暗点、环形暗点，晚期呈管状视野，或仅存留颞侧岛状视野（图 8-7-2）。

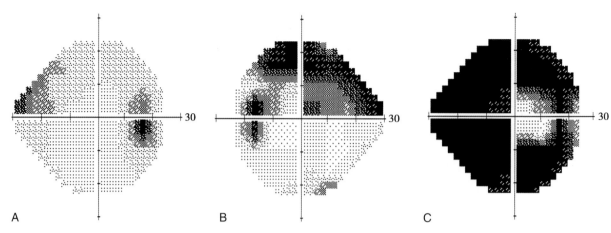

图 8-7-2　青光眼患者典型视野改变

A. 右眼鼻侧阶梯状缺损；B. 左眼弓形暗点；C. 右眼管状视野伴颞侧视岛（闫玮玉提供）

5. OCT　视杯深陷（图 8-7-3），视盘周围视网膜神经纤维层（peripapillary RNFL，pRNFL）变薄（图 8-7-4）。此变薄区域与视野缺损存在一定的对应关系，可以此观察疾病进展和治疗效果。近年来研究发现，黄斑区视网膜神经节细胞复合体（macular ganglion cell complex，mGCC）和 pRNFL 厚度在青光眼早期就变薄。神经节细胞内丛状层最小厚度（minimumganglion cell and inner plexiform layerthickness，minGCIPLT）和平均厚度（mean GCIPLT，mGCIPLT）在青光眼急性大发作后半个月内与对侧健眼比较无变化或稍增厚，半年后显著变薄。采用 OCT 可对筛板部分结构进行自动分割的重复性算法，并对筛孔的直径和面积以及筛板束的厚度进行测量，发现青光眼患者筛板及筛板前组织明显变形，筛孔的可见面积和数量明显增加。

OCTA 可对青光眼患者的视盘神经纤维层放射状盘周毛细血管（radial peripapillary capillaries，RPC）层等深部血管进行可视化和定量分析（图 8-7-5）。

6. **共焦激光扫描检眼镜（Heidelberg retinal tomography，HRT）**　视杯深陷，视盘周围视网膜神经纤维层变薄（图 8-7-6）。沿盘面积比、盘沿面积、视盘面积、杯盘面积比、视杯面积等均有改变。

7. **视路磁共振弥散张量成像（diffusion tensor imaging，DTI）**　青光眼患者视神经、视放射的各向异性比值（fractional anisotropy，FA）降低，平均弥散率（mean diffusivity，MD）增加。视神经的平均 MD 值和青光眼分期改变是一致的。FA 值和 MD 值在一定程度上反映了青光眼的严重程度，FA 值与青光眼病变的严重程度成负相关，而 MD 值与病变的严重程度呈正相关。而且，FA 值

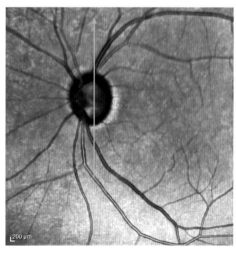
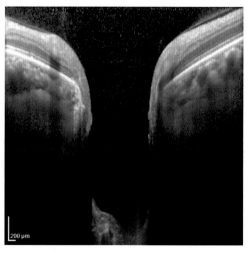

图 8-7-3　青光眼患者视盘 OCT 图像

左眼视杯大，深陷（陈长喜提供）

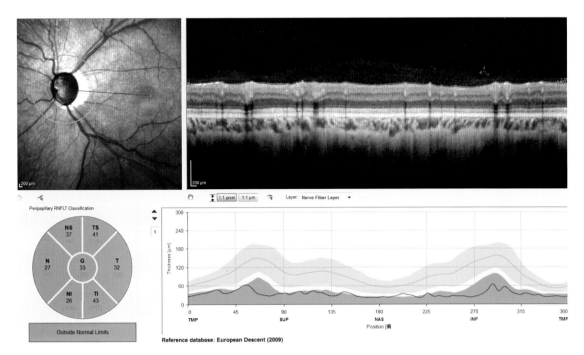

图 8-7-4　青光眼患者视盘周围视网膜神经纤维层 OCT 图像

左眼视盘颞侧视网膜神经纤维层薄变(陈长喜提供)

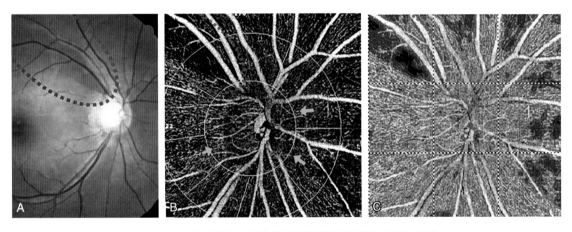

图 8-7-5　青光眼患者彩色眼底图像及视盘周围 OCTA 图像

A. 右眼彩色眼底像见视盘上方盘沿较窄,相应处楔状视网膜神经纤维层缺损(红色虚线内);B.OCTA 示放射状视盘旁毛细血管层内毛细血管呈放射状排列,侧向吻合较少,直接来源于供应视盘的血管,而非视网膜中央动脉发出的主分支血管(绿色箭头-平行的血流信号)。视盘颞上方楔状毛细血管丢失(红色虚线内),该处血管密度 33.8%,视网膜神经纤维层厚度67μm;C.放射状视盘旁毛细血管层密度图,右眼颞上方大片毛细血管丢失(红色虚线内),血流密度降低(41.0%)(侯思梦提供)

图 8-7-6　原发性开角型青光眼视盘及周围 HRT 图像

左眼视杯大,C/D=0.74,下方及鼻上方盘沿窄,视盘下方视网膜神经纤维层薄变(崔彤彤提供)

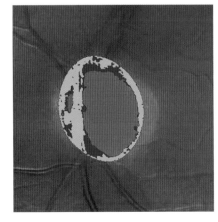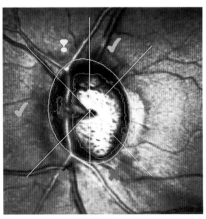

的降低比 MD 值的升高能更可靠地反映视放射的损害。

三、诊断要点

1. 典型的青光眼性视盘改变；
2. 视网膜神经纤维层缺损；
3. 与视网膜神经纤维层缺损相对应的视野缺损；
4. 眼压升高或正常；
5. 视力下降或不变。

四、鉴别诊断

（一）生理性大视杯

为先天性，数年观察无变化。多数视杯呈圆形，居视盘中央，双眼对称，杯缘光滑完整，盘沿无丢失或切迹，无视野改变，视杯边缘不会达到视盘边缘。FFA：青光眼杯边缘荧光缺损，杯底荧光渗漏。而生理性大视杯者无异常改变。

（二）视盘发育异常

视盘缺损与青光眼性大视杯类似，但这种缺损可累及整个视盘，且视盘大。因是先天性疾患，随访无进展。常见的视盘发育异常为牵牛花综合征和先天性视盘小凹，其有特征性改变，易鉴别。

（三）各种原因导致非青光眼性视神经病变

缺血性视神经病变、视神经炎、遗传性视神经病变、外伤性视神经病变、放射性视神经病变等均可导致视盘颜色淡白而误诊为青光眼性视神经损害。与青光眼性视神经病变不同的是，视盘色淡甚于视杯扩大。盘沿弥漫性苍白可见于视神经炎、缺血性视神经病变（ischemic optic neuropathy，ION）；盘沿节段性苍白可见于 ION；盘沿单眼、双眼颞侧、节段性苍白可见于视神经炎；盘沿双颞侧、对称性、节段性苍白可见于遗传性视神经病变。非青光眼性视神经病变 RNFL 变薄最可能发生在颞侧盘周，而青光眼性则在上、下方，但是 ION 和视盘玻璃疣者与青光眼类似。在相同的平均视野缺损情况下，青光眼性比非青光眼性视神经病变的 RNFL 丢失更为弥漫和严重。对高度近视眼、视盘旁巨大萎缩弧的患者，OCT 测量盘周 RNFL 受到干扰，可通过测量 mGCC 并结合其他体征以鉴别。

五、治疗原则与进展

无论何种类型的青光眼，均应早诊断、早治疗，避免视网膜神经纤维层的进一步损害。眼压降至正常或目标眼压以下，改善微循环，提高视盘灌注压，提供视网膜神经纤维营养。

（一）降低眼压

高眼压者通过药物或手术降低眼压至正常或以下。正常眼压性青光眼者降低眼压至目标眼压以下。降低眼压的目标以视网膜神经纤维层及视野不再进展为准。

（二）视神经保护

青光眼视神经损伤主要表现为 RGC 死亡，其危险因素除眼压升高之外，还有很多非眼压因素，如神经营养因子剥夺、兴奋性毒性反应、氧化应激反应、小胶质细胞活性增高等，阻断或延缓 RGC 损伤的治疗方法即为青光眼的视神经保护治疗。近年在此领域研究较多，进展较快，部分应用于临床。

（1）神经营养因子（nerve growth factor，NGF）：临床多用鼠神经生长因子肌肉注射，抑制青光眼高眼压损伤 RGC 后的细胞凋亡。近年有研究采用 NGF 眼用凝胶，在动物实验和青光眼患者均得到减少急性高眼压模型眼 RGC 的凋亡及保护患者视神经功能和视力的效果。

（2）钙离子通道阻滞剂：通过扩张血管，改善视神经的血供以保护视神经。法舒地尔可抑制血管平滑肌收缩，改善血液黏滞度，在一定程度上缓解高眼压后引起的缺血缺氧状态。β 受体阻滞剂倍他洛尔可抑制房水生成，还可使一氧化氮生成减少，细胞内超氧阴离子生成减少，保护了视神经及视网膜功能免受细胞氧化损伤。

（3）谷氨酸受体拮抗剂：美金胺和地卓西平可有效减少急性高眼压对视神经的损害，对视神经有保护作用。

（4）一氧化氮合酶抑制剂：动物实验表明，氨基胍可抑制一氧化氮合酶，进而可抑制一氧化氮的生成，保护视神经免受氧化损伤。

（5）抗氧化剂：维生素 C 和维生素 E 等抗氧化药物可避免氧自由基对视神经的损伤。近年研究发现多酚类物质有很强的抗氧化作用，如原花青素、阿克苷、绿茶提取物表没食子儿茶素-3-没食子酸酯等。

（6）热休克蛋白（heat shock proteins，HSP）：是缺血缺氧等刺激产生的一组具有高度保守序列的蛋白质，在青光眼模型大鼠 RGC 中诱导 HSP72 生成，可对青光眼性 RGC 和视神经具有保护作用。

（7）抑制 RGC 凋亡：肿瘤坏死因子（tumor necrosis factor, TNF）可引起 RGC 凋亡，慢性眼压升高动物模型的视盘小胶质细胞中检测到 TNF-α 的含量增高。依那西普是 TNF-α 抑制剂，可抑制 RGC 轴突变性。溴莫尼定是 α₂ 受体激动剂，在减少房水生成的同时还能提高细胞内凋亡抑制蛋白的水平，从而抑制 RGC 凋亡，保护视神经功能。

（8）改善微循环：复方樟柳碱能够作用于眼部自主神经系统，改善脉络膜血流，预防血管痉挛，提高视盘灌注压，提供视网膜神经纤维营养。金纳多是银杏叶提取物，在线粒体水平清除自由基、抗氧化损伤、改善视神经缺血缺氧。对青光眼患者在降眼压治疗的同时使用可明显改善视野缺损。

（三）干细胞治疗

近年人们试图通过精准诱导干细胞定向分化为 RGC 替代死亡的 RGC，来治疗青光眼性视神经的损害。人源性多能干细胞（induced pluripotent stem cells, iPSCs）可诱导成 RGC、感光细胞及视网膜色素上皮细胞等；胚胎干细胞（embryonic stem cells, ESCs）可成功诱导分化为视网膜色素上皮细胞、光感受器及 RGC 等多种细胞。但目前仅限于动物实验，尚未应用于临床。

（四）免疫治疗

有研究发现，青光眼发病与免疫机制有关，并确定与青光眼性视神经损害相关的免疫分子，提出以特异性和非特异性免疫途径对青光眼性视神经损害进行免疫保护的学说。试图通过免疫接种和开发安全有效的免疫制剂保护视神经。但此方法目前仍在动物实验阶段，尚未应用于临床。

（五）基因治疗

近期研究发现，Brn3b 基因对视神经损伤条件下视网膜神经节细胞具有保护作用。

（六）纳米药物

纳米药物有角结膜透过率高、眼表作用时间长、长期缓释和靶向性好等优点，可为基因或蛋白类药物提供高效载体，从降眼压、保护视神经和抗纤维化等方面实现细胞靶向的缓控释给药。经荧光染料标记质粒的双子表面活性剂磷脂纳米粒（GL-NPs）以玻璃体注射和局部滴眼两种方式给药，药物可分布于视网膜神经纤维层、眼表及眼前节。胶质源神经生长因子被包裹进 PLGA/维生素 E 纳米粒，注入玻璃体腔后，可显著提高 RGC 存活率。

（七）视神经功能重建

近年研究发现，神经系统具有可塑性，通过视觉经验、电流刺激、代偿性眼球运动训练及压力疏导等方法可激活或活化"休眠"细胞及视觉传递，提高患者感知视觉刺激的能力。

六、典型病例

例 1：患者男性，自幼近视，要求换眼镜来诊。检查：视力：右眼：0.1#−9.75−1.25*175(1.2)，左眼 0.1#−9.25−1.50*5(0.8)。眼压：右眼 14.4mmHg，左眼 15.4mmHg。检查：眼底：双眼视盘边界清，盘周萎缩弧，颜色淡，盘沿窄，C/D 约 0.8，下方盘沿窄，相应处 RNFLD，豹纹状眼底（图 8-7-7）。视野：双眼鼻上方视野缺损，左眼为著（图 8-7-8）。OCT 示双眼视盘周围视网膜神经纤维层薄变、缺损（图 8-7-9）。

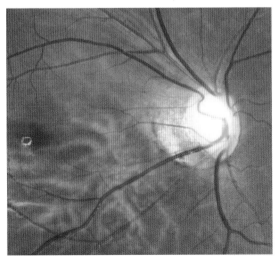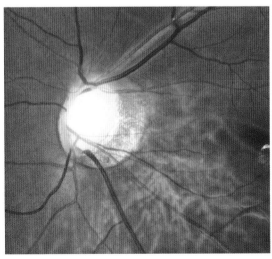

图 8-7-7　例 1 双眼彩色眼底图像
双眼视盘边界清，斜入，颞侧萎缩弧，C/D 约 0.8，双眼视盘下方盘沿窄，相应处视网膜神经纤维层缺损（左眼明显）

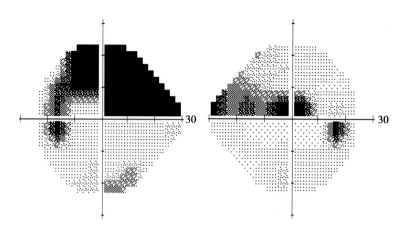

图 8-7-8　例 1 双眼视野图
双眼鼻上方视野缺损,左眼为著

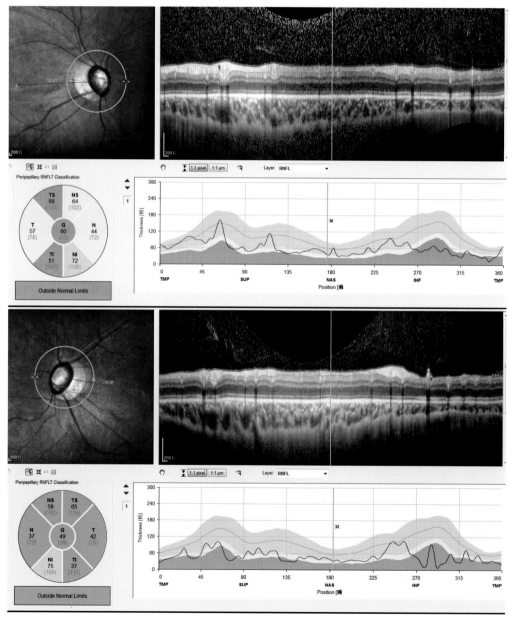

图 8-7-9　例 1 双眼 OCT 图像
右眼颞上、颞下 RNFLD,其余区域薄变。左眼除鼻下方外,盘周弥漫 RNFLD

眼压日曲线检查在正常范围。诊断:双眼正常眼压性青光眼;双屈光不正。

例2:患者,男性,62岁。因双眼无痛性视力逐渐下降3年,当地诊断"白内障",嘱成熟后手术治疗来诊。检查:视力右眼0.03,左眼0.4,矫正视力无提高。眼压右眼18.4mmHg,左眼17.8mmHg。双眼前房中深,晶状体混浊,眼底模糊,视盘边界清,C/D右眼0.7,左眼0.6,双眼视盘下方盘沿窄,相应处视网膜神经纤维层缺损(图8-7-10)。前房角镜检查双眼均为宽前房角。视野:双眼鼻侧阶梯状缺损(图8-7-11)。眼压日曲线检查:14:00:右眼25.7mmHg,左眼24.5mmHg。诊断:双眼原发性开角型青光眼,双眼白内障。

例3:患者,男性,28岁。体检发现双眼"青光眼",用药后眼压无下降来诊。检查:视力:右眼0.4,

矫正1.2(-2.50DS),左眼0.5,矫正1.2(-2.25DS)。眼压:右眼22.3mmHg,左眼23.4mmHg。双眼前房深。视盘边界清晰,C/D:右眼0.8,左眼0.7,视网膜神经纤维层未见缺损(图8-7-12)。角膜中央厚度:右眼594μm,左眼601μm。

七、误诊原因分析

例1:患者因高度近视,自幼视力差,忽视了眼底检查和视野检查,要求换镜时来诊。眼底彩色图像中因高度近视造成的视盘斜入和盘周萎缩弧,干扰了对视盘盘沿和盘周视网膜神经纤维层的观察。而且矫正视力好,很容易忽视青光眼的存在和进展。仔细观察眼底图像,并通过OCT检查,可见患者视盘盘沿极窄,相应处视网膜神经纤维层缺损,及相应的视野改变。

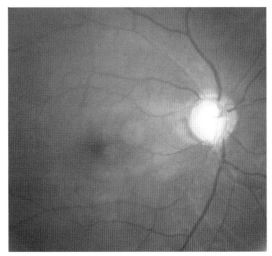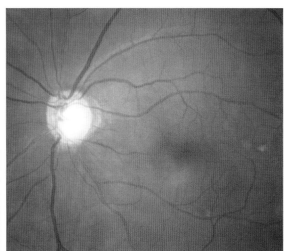

图8-7-10 例2患者双眼彩色眼底像

双眼视盘边界清,C/D右0.7,左0.6,双眼视盘下方盘沿窄,相应处视网膜神经纤维层缺损

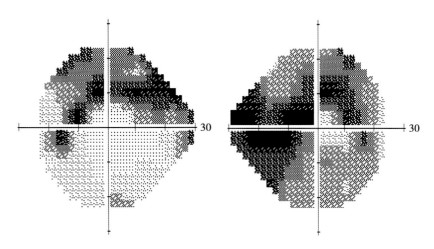

图8-7-11 例2双眼视野图

双眼视野缺损

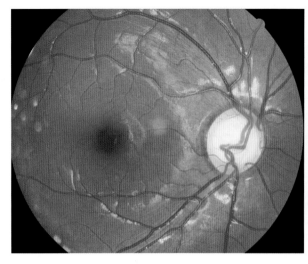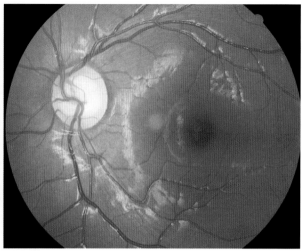

图 8-7-12　例 3 患者双眼彩色眼底像
双眼视盘边界清,C/D 右眼 0.8,左眼 0.7,双眼视网膜神经纤维层未见缺损

例 2:误诊原因是患者晶状体混浊,屈光间质不清造成眼底观察不准确,仅用直接检眼镜检查,无法判断视盘及视网膜神经纤维层的改变。就诊当时眼压正常,没有行 24 小时眼压曲线检查,未发现高眼压的时间点。

例 3:误诊原因是患者视杯大,同时眼压高于正常。患者为生理性大杯,无青光眼性盘沿丢失和视网膜神经纤维层缺损。眼压高的原因是角膜中央厚度超过正常。

八、经验教训与防范

1. 对高度近视的患者,在彩色眼底像无法看清视盘盘沿及盘周视网膜神经纤维层改变时,可辅助眼压、OCT 和视野检查,以判断是否有青光眼的同时存在。

2. 对早期白内障患者一定仔细检查眼底,判断是否有视神经及视网膜神经纤维层的损害。尽管眼压不高,也有正常眼压性青光眼,或原发性青光眼未发现高眼压的时间点。

3. 对生理性大视杯患者一定检查视网膜神经纤维层是否有缺损,并明确高眼压的原因,以防止误诊。

（郭译远　刘丽娟）

参考文献

1. MATSON M,FUJIMOTO L. Bilateral arteritic anterior ischemic optic neuropathy. Optometry,2011,82:622-631.
2. SALAZAR R,RUSSMAN A N,NAGEL M A,et al. Var-icella zoster virus ischemic optic neuropathy and subclinical temporal artery involvement. Arch Neurol,2011,68:517-520.
3. LIM J W,KANG S H. A case of Behçet's disease complicated by bilateral posterior ischemic optic neuropathy. Int Ophthalmol,2011,31:157-160.
4. KIM S,KANG S,ROH Y J. A case of anterior ischemic optic neuropathy associated with Behcet's disease. Eye,2011,25:395-396.
5. 田国红,贾楠,陆长峰,等. 非动脉炎性前部缺血性视神经病变的临床特征分析. 中华眼科杂志,2009,45:1064-1068.
6. GROVER V,JANGRA K. Perioperative vision loss:A complication to watch out. J Anaesthesiol Clin Pharmacol,2012,28:11-16.
7. KNYAZER B,LIFSHITZ T,MARCUS M,et al. Anterior ischemic optic neuropathy in a patient with hepatitis C treated with interferon-alpha and ribavirin. Isr Med Assoc J,2011,13:251-253.
8. AGOSTINI T,LAZZERI S,FIGUS M,et al. Ischemic optic neuropathy as a rare but potentially devastating complication of liposuction. Plast Reconstr Surg,2011,127:1735-1738.
9. AGOSTINI T,LAZZERI D,AGOSTINI V,et al. Ischemic optic neuropathy and implications for plastic surgeons:report of a new case and review of the literature. Ann Plast Surg,2011,66:416-420.
10. MCGWIN G Jr,VAPHIADES M S,HALL T A,et al. Non-arteritic anterior ischaemic optic neuropathy and the treatment of erectile dysfunction. Br J Ophthalmol,2006,90:154-157.
11. 王润生,吕沛霖. 努力提高非动脉炎性前部缺血性视神经病变的诊断和治疗水平. 中华眼底病杂志,2010,26:301-307.

12. MILLER N R, NEWMAN N J, BIOUSSE V, 等. Walsh and Hoyt 精编临床神经眼科学. 张晓君, 魏文斌, 译. 北京:科学出版社, 2009:179.

13. 范燕文, 王兰, 杨文利, 等. 彩色多普勒超声对眼前部缺血性视神经病变的诊断应用. 中国超声医学杂志, 2003, 19:247-249.

14. KERMANI T A, WARRINGTON K J. Recent advances in diagnostic strategies for giant cell arteritis. Curr Neurol Neurosci Rep, 2012, 12:138-144.

15. PANGRATZ-FUEHRER S, KAUR K, OUSMAN S S, et al. Functional rescue of experimental ischemic optic neuropathy with αB-crystallin. Eye (Lond), 2011, 25: 809-817.

16. ATKINS E J. Nonarteritic anterior ischemic optic neuropathy. Curr Treat Options Neurol, 2011, 13:92-100.

17. BAJIN M S, SELVER O B, TASKIN O, et al. Single intravitreal ranibizumab injection in eyes with acute non-arteritic anterior ischaemic optic neuropathy. Clin Exp Optom, 2011, 94:367-370.

18. PRESCOTT C R, SKLAR C A, LESSER R L, et al. Is intravitreal bevacizumab an effective treatment option for nonarteritic anterior ischemic optic neuropathy?. J Neuroophthalmol, 2012, 32:51-53.

19. MODARRES M, FALAVARJANI K G, NAZARI H, et al. Intravitreal erythropoietin injection for the treatment of non-arteritic anterior ischaemic optic neuropathy. Br J Ophthalmol, 2011, 95:992-995.

20. 王建民, 赵云, 安建斌, 等. 玻璃体腔注射曲安奈德治疗非动脉炎性前部缺血性视神经病变的临床观察. 中华眼底病杂志, 2011, 27:488-489.

21. AVRAHAM-LUBIN B C, DRATVIMAN-STORO-BINSKY O, EL S D, et al. Neuroprotective effect of hyperbaric oxygen therapy on anterior ischemic optic neuropathy. Front Neurol, 2011, 2:23.

22. SUEHIRO S, ADACHI-USAMI E, MIYAUCHI O, et al. Clinical profiles of patients with optic neuritis at the Ophthalmological Department of Chiba University. Neuro-Ophthalmology, 2002, 1(3):153-162.

23. PIRKO I, BLAUWET L K, LESNICK T G, et al. The natural history of recurrent optic neuritis. Arch Neurol, 2004, 61:1401-1405.

24. KRISS A, FRANCIS D A, CUENDET F, et al. Recovery after optic neuritis in childhood. J of Neurology, Neurosurgery, and Psychiatry, 1988, 51:1253-1258.

25. ARNOLD A C. Evolving management of optic neuritis and multiple sclerosis. Am J Opthalmol, 2005, 6:1101-1108.

26. YOUL B D, TURANO G, MKLLER D H, et al. The pathophysiogy of acute optic neuritis. Brain, 1991, 114:2437-2450.

27. 韦企平. 视神经炎. 中国中医眼科杂志, 2003, 3:165-169.

28. 韦企平, 韦玉英. 内伤七情诱发视神经病变的治验. 中国中医眼科杂志, 1998, 1:41-42.

29. 张晓君, 宋维贤. 神经眼科概念和新进展. 眼科, 2005, 6:365-368.

30. 曲毅, 刘勇. 大剂量甲基强的松联合中药治疗急性视神经炎临床观察. 中国中医眼科杂志, 1998, 2:88-90.

31. 张晓君, 魏文斌, 周兵, 等. 首诊为视神经炎的急性视力下降81例病因分析. 眼科, 2004, 3:148-152.

32. 谢瑞满. 实用神经眼科学. 上海:上海科学技术出版社, 2004.

33. 韦企平, 孙艳红, 宫晓红, 等. 中国人 Leber 遗传性视神经病变线粒体 DNA 突变的主要类型和临床特征. 中华眼底病杂志, 2004, 2:78-80.

34. 王文吉. 儿童视神经炎58例分析. 中华眼科杂志, 1982, 4:220-223.

35. 钟毅强, 于强, 彭大伟, 等. 儿童视神经炎临床分析. 中国斜视与小儿眼科杂志, 2002, 2:66-69.

36. 韦企平, 孙艳红, 宫晓红, 等. 儿童视神经炎83例的病因和预后. 国际眼科杂志, 2005, 1:123-125.

37. 周婉瑜, 刘勤, 张美芬, 等. 急性视神经炎的糖皮质激素治疗. 眼科研究, 2000, 18:51-53.

38. 韦企平, 童绎. 视盘水肿. 中国实用眼科杂志, 2004, 10:773-777.

39. 武强, 严华, 陈文军. 颅内静脉窦血栓形成的研究进展. 卒中与神经疾病, 2004, 11:308-310.

40. 李存江, 王桂红, 王拥军, 等. 脑静脉窦血栓形成的早期诊断与治疗. 中华神经科杂志, 2002, 35:65-67.

41. 王大江, 方伯言, 魏世辉. 颅内静脉窦血栓形成的眼部临床特点分析. 中华眼底病杂志, 2006, 22:373-375.

42. 李杰, 孙钢, 朱仕芳, 等. MRI 及 MRV 诊断脑静脉窦血栓形成的评价. 医学影像学杂志, 2006, 16:419-421.

43. 王金龙, 凌锋, 吉训明, 等. DSA 在脑静脉窦血栓形成介入检查和治疗中的应用. 中国医学计算机成像杂志, 2006, 12:49-51.

44. 王大江, 方伯言, 魏世辉. 首诊于眼科的颅内静脉窦血栓形成误诊分析. 中国实用眼科杂志, 2007, 25:99-101.

45. DE BRUIJN S F, DE HAAN R J, STAM J. Clinical features and prognostic factors of cerebral venous sinus thrombosis in a prospective series of 59 patients. J Neurol Neurosurg Psychiatry, 2001, 70:105-108.

46. 王鸿启. 现代神经眼科学. 北京:人民卫生出版社, 2005.

47. 李凤鸣. 中华眼科学. 北京:人民卫生出版社, 2005.

48. MAN P Y, GRIFFITHS P G, BROWN D T, et al. The epidemiology of Leber hereditary optic neuropathy in the North East of England. Am J Hum Genet, 2003, 72(2):333-339.

49. MACKEY D A, BUTTERY R G. Leber hereditary optic neuropathy in Australia. Aust N Z J Ophthalmol, 1992, 20(3):177-184.

50. 崔世磊, 杨凌, 王薇, 等. Leber 遗传性视神经病少见 mt-DNA 原发突变位点研究. 眼科, 2007, 16(6):382-

385.

51. MAN P Y,TURNBULL D M,CHINNERY P F. Leber hereditary optic neuropathy. J Med Genet,2002,39(3):162-169.

52. NEWMAN N J,LOTT M T,WALLACE D C. The clinical characteristics of pedigrees of Leber's hereditary optic neuropathy with the 11778 mutation. Am J Ophthalmol,1991,111(6):750-762.

53. NIKOSKELAINEN E K,HUOPONEN K,JUVONEN V,et al. Ophthalmologic findings in Leber hereditary optic neuropathy,with special reference to mtDNA mutations. Ophthalmology,1996,103(3):504-514.

54. NEWMAN N J. Hereditary optic neuropathies:from the mitochondria to the optic nerve. Am J Ophthalmol,2005,140(3):517-523.

55. QI X,LEWIN A S,HAUSWIRTH W W,et al. Suppression of complex I gene expression induces optic neuropathy. Ann Neurol,2003,53(2):198-205.

56. BROWN M D,SUN F,WALLACE D C. Clustering of Caucasian Leber hereditary optic neuropathy patients containing the 11778 or 14484 mutations on an mtDNA lineage. Am J Hum Genet,1997,60(2):381-387.

57. TORRONI A,PETROZZI M,D'URBANO L,et al. Haplotype and phylogenetic analyses suggest that one European-specific mtDNA background plays a role in the expression of Leber hereditary optic neuropathy by increasing the penetrance of the primary mutations 11778 and 14484. Am J Hum Genet,1997,60(5):1107-1121.

58. MATSUMOTO M,HAYASAKA S,KADOI C,et al. Secondary mutations of mitochondrial DNA in Japanese patients with Leber's hereditary optic neuropathy. Ophthalmic Genet,1999,20(3):153-160.

59. PHASUKKIJWATANA N,CHUENKONGKAEW W L,SUPHAVILAI R,et al. The unique characteristics of Thai Leber hereditary optic neuropathy:analysis of 30 G11778A pedigrees. J Hum Genet,2006,51(4):298-304.

60. 崔世磊,杨凌,王薇,等. Leber 遗传性视神经病线粒体DNA 继发突变位点研究. 中华眼底病杂志,2009,(5):390-392.

61. JOHNS D R,SMITH K H,MILLER N R. Leber's hereditary optic neuropathy. Clinical manifestations of the 3460 mutation. Arch Ophthalmol,1992,110(11):1577-1581.

62. 郭向明,贾小云,肖学珊,等. 中国人 Leber 遗传性视神经病变线粒体 DNA 突变频谱. 中华眼底病杂志,2003,19(5):288-291.

63. 张晓君,景筠. 同仁神经眼科实证病例分析. 北京:科学出版社,2010:59-60.

64. KLOPSTOCK T,YU-WAI-MAN P,DIMITRIADIS K,et al. A randomized placebo-controlled trial of idebenone in Leber's hereditary optic neuropathy. Brain,2011,134

(Pt 9):2677-2686.

65. ABDELHAKIM A,RASOOL N. Neuroretinitis:a review. Curr Opin Ophthalmol. 2018,29(6):514-519.

66. 葛坚. 眼科学. 北京:人民卫生出版社,2004:167.

67. 北京协和医院. 眼科诊疗常规. 北京:人民卫生出版社,2005:473.

68. KANSKI J J. Clinical ophthalmology. 4th ed. Oxford:Butterworth-Heineman,2000:590-593.

69. 韦企平,魏世辉. 视神经疾病——中西医结合诊治. 北京:人民卫生出版社,2007:304-315.

70. 王慧博,孙艳红,韦企平. 线粒体功能异常造成的遗传性视神经病变. 中国实用眼科杂志,2006,5:1-5.

71. MARTIN K R G,QUIGLEY H A. Gene therapy for optic nerve disease. Eye,2004,18:1049-1055.

72. 孙宝忱. 临床低视力学. 山东:青岛出版社,1989.

73. REPKA M X,MILLER N R. Optic atrophy in children Am J Ophthalmol,1988,106:191-193.

74. 韦企平,韦玉英,赵峪,等. 小儿视神经萎缩 435 例病因分析. 中国实用眼科杂志,1997,15(7):411-413.

75. CHUTORIAN A M,WINTERKORN J M S,GEFFNER M. Anterior ischemic optic neuro-pathy in children:Case reports and review of the literature. Pediatr Neurol,2002,26:359-364.

76. 韦企平,韦玉英,赵峪. 中西医结合治疗儿童外伤性视神经萎缩 93 例报告. 中国中医眼科杂志,1993,3:145-148.

77. CHAN T,BOWELL R,O,KEEFE M. Ocular manif-estations in fetal alcohol syndrome. Br J Ophthalmol,1991,75(9):524-526.

78. MARTINOU J C,DUBOIS-DAUPHIN M,STAPLE J K,et al. Overexpression of BCL-2 in transgenic mice protects neurons from naturally occurring cell death and experimental ischemia. Neuron,1994,13:1017-1030.

79. BONFANTI L,STRETTOI E,CHIERZI S,et al. Protection of retinal ganglion cells from natural and axotomy-induced cell death in neonatal transgenic mice overexpressing bcl-2. J Neurosci,1996,16:4186-4194.

80. 张纯. 干细胞治疗离青光眼患者有多远？——十年干细胞研究的回顾. 眼科,2009,18:10-13.

81. ROMANO C,BARRETT D A,LI Z,et al. Anti-rhodo-psin antibodies in sera from patients with normal pressu-re glaucoma. Invest Ophthalmol Vis Sci,1995,36:1968-1975.

82. SCHWARTZ M. Physiological approaches to neuropro-tection:boosting of protective autoimmunity. Surv Ophthalmol,2001,45:256-260.

83. FISHER J,LEVKOVITCH-VERBIN H,SCHORI H,et al. Vaccination for neuroprotection in the mouse optic nerve:implications for optic neuropathies. J Neurosci,2001,21:136-142.

84. JIANG L B,SHEN C Y,CHEN F,et al. Clinical features of retinal diseases masquerading as retrobulbar optic neuritis. Chin Med J(Engl),2013,126(17):3301-3306.

85. 中华医学会眼科学分会神经眼科学组. 视神经炎诊断和治疗专家共识(2014 年). 中华眼科杂志,2014, (6):459-463.

86. HOORBAKHT H, BAGHERKASHI F. Optic neuritis, its differential diagnosis and management. Open Ophthalmol J, 2012, 6:65-72.

87. 姜利斌,王倩,魏文斌. 视神经炎分类与鉴别诊断. 眼科,2013,6:364-369.

88. Bidot S, Bruce B B, Update on the diagnosis and treatment of idiopathic intracranial hypertension. Seminars in neurology, 2015, 35(5):527-538.

89. Kattah J C, Pula J H, Mejico L J, et al. CSF pressure, papilledema grade, and response to acetazolamide in the Idiopathic Intracranial Hypertension Treatment Trial. J Neurol, 2015, 262(10):2271-2274.

90. BIDOT S, SAINDANE A M, PERAGALLO J H, et al. Brain imaging in idiopathic intracranial hypertension. Journal of neuro-ophthalmology, 2016, 35(4):400-411.

91. MARTIN T J, CORBETT J J. Practical neuroophthalmology. New York: McGraw-Hill Medical, 2016:116-126.

92. FRASER J A, LEUNG A E. Reversibility of MRI features of pseudotumor cerebri syndrome. Can J Neurol Sci, 2014, 41(4):530-532.

93. GRANT L T, VOLPE N J, GALETTA S L. Neuro-ophthalmology: Diagnosis and management. 2nd ed. New York: Saunders, 2010.

第九章

视网膜及脉络膜血管性疾病

第一节 视网膜中央动脉阻塞

一、概述

视网膜中央动脉及其分支属于末梢动脉,正常情况下相互间无交通支相连。视网膜对血液循环障碍极为敏感。一旦发生阻塞,其供应的视网膜急性缺血、缺氧,视力立即下降,视力受损程度因阻塞所在部位、血管大小及阻塞的程度而有差异。在兔眼中,当中央动脉完全阻塞后,视网膜于半小时内出现坏死。

视网膜中央动脉阻塞(central retinal artery occlusion,CRAO)多发生在老年人,患者平均年龄大于 60 岁。男性多于女性,左右眼别无明显差异。双眼发病病例约为 1%~2%。

视网膜动脉阻塞的原因可主要归纳为栓塞、动脉管壁改变及血栓形成、血管痉挛或以上因素的综合。临床上,多数患者难以肯定其发病的确切病理生理机制,但 90% 患者都能查出一些相关的全身情况。儿童和 30 岁以下青年患者与老年患者的发病原因迥然不同,虽然颈动脉粥样硬化也可见于 30 多岁的患者,但由颈动脉粥样硬化引起视网膜中央动脉阻塞在青年患者非常罕见。青年患者动脉阻塞性疾病多与凝血机制异常、感染、偏头痛、外伤、心脏病、镰刀细胞血液病及眼部异常(如视盘埋藏玻璃疣及视盘前动脉环)有关。

(一)栓子

进入视网膜动脉的栓子有胆固醇、血栓、钙化、脂肪、细菌赘生物、肿瘤、羊水等。胆固醇栓子(cholesterol plaque)最多见(75%),表现为明亮反光的黄色或橘黄色斑块,可为多发;血栓斑块(15%)一般呈灰白色;钙化斑块(10%)多为粉笔样白色。

胆固醇斑块通常伴有主动脉和颈动脉的粥样硬化斑块。视网膜动脉内的栓子可来自:①瓣膜栓子:瓣膜病变、附壁血栓(心梗后血栓)、心律失常、心房黏液瘤、感染性心内膜炎、房间隔缺损、动脉粥样硬化斑块;②组织栓子:肿瘤脱落栓子;③异物栓子:异物或药物(可的松、曲安奈德)、炎症及寄生虫与卵所致的栓子;④脂类和气栓:挤压伤及骨折后,脂类和气体进入血流等。视网膜中央动脉在进入视神经及球内之前,由于在穿入视神经硬鞘膜及巩膜筛板处管径变窄,为栓塞好发部位(尤其是在穿入硬脑膜处),体积较小的栓子可发生于该动脉的某一分支(以颞上支为多见),视力可有部分恢复,在检眼镜下呈现为白色小段。如栓子随血流进入更小分支,则视网膜受损范围将更小。颈内动脉阻塞症状之一为同侧性暂时性视力障碍,眼底可见到多个白色栓子,相继由视盘内动脉较大分支进入视网膜上的小分支。栓子在侵犯视网膜中央动脉的同时也可侵犯脉络膜血管。

(二)血栓形成

视网膜动脉栓塞可由血栓形成造成,通常出现在粥样硬化的部位。粥样硬化斑块的破裂促使血小板凝集。视网膜中央动脉的血栓可能形成在筛板的部位。危险因素与通常的心血管病危险因素类似,如高血压、吸烟、糖尿病和高胆固醇血症。

(三)易栓症

包括先天性或获得性,先天性的原因包括凝血因子的增多,或抗凝物和纤溶物的减少,如凝血因子 V 变异、凝血酶原 20210 变异、蛋白酶 C 缺乏、蛋白酶 S 缺乏、抗凝血酶Ⅲ缺乏等。获得性原因包括多种情况,如抗磷脂综合征、高同型半胱氨酸血症、血红蛋白及各种球蛋白的增高等骨髓增生性疾病、妊娠、镰状细胞性贫血、口服避孕药等。

(四) 血管炎

血管炎由于管壁炎症可阻塞血流循环，如巨细胞性动脉炎、结节性动脉炎、系统性红斑狼疮、抗磷脂综合征、Wegner 肉芽肿、Behçet 病、多肌炎和皮肌炎、Susac 病等。

(五) 视网膜炎症

视网膜炎症也可导致附近分支动脉的阻塞，如弓形体、急性视网膜坏死、猫抓病和罗阿丝虫病等。

(六) 血管痉挛

血管痉挛可侵犯视网膜中央动脉或其分支，是视网膜动脉阻塞的常见原因。痉挛多为暂时性和复发性，发作频度无规律，从每日数次到每个月或数月 1 次，发作时间的长短不同，从每次数秒钟到数分钟或更长。患者主诉一过性黑矇，多为视网膜血管痉挛所致。根据血管缩窄的程度和时间，检查眼底时所见亦有所不同，有的眼底已正常；有的视网膜动脉支狭窄；有的在动脉支上出现节段状狭窄或呈无血段，亦可有如蠕动波样向前进行的表现。

视网膜血管痉挛可发生于血管壁健全的青年患者，亦可发生于血管壁有器质性改变的老年人。前者常有身体其他部位血管舒缩障碍，如手足麻木和温度感异常等。后者多有心脏血管病，如高血压和动脉硬化等。视网膜中央动脉或其分支的痉挛性收缩可合并偏头痛、肢端动脉痉挛症、风湿性心脏病和红细胞增多症等。

引起视网膜血管痉挛的其他因素：身体受机械或药物激惹可产生反射性血管痉挛，如阴道冲洗、鼻窦冲洗、拔牙时下颌注射普鲁卡因与肾上腺素；内源性毒素，如流感、疟疾；外源性毒素如烟、铅、醇、奎宁、避孕药等；血管内膜炎症或血栓等刺激均可引起视网膜血管痉挛。有报道脑血管造影致视网膜中央动脉栓塞者。

(七) 其他

如医源性、眼球异常、创伤、眼压增高等。多种医疗操作可以引起视网膜动脉阻塞，如玻璃体视网膜手术、动脉造影、球后注射和颈部操作。眼部结构异常如视盘玻璃疣、视盘前动脉襻等。眼眶或眼部其他组织的创伤也能引起血管的阻塞，有时合并球后出血。

二、主要临床表现

(一) 症状

视网膜中央动脉完全阻塞时，视力即刻或于几分钟内完全消失。部分患者有先兆症状，无痛性一过性失明，数分钟后可缓解。反复发作数次后忽然视力急骤而严重下降。多数眼的视力降至眼前手动(23%)或数指(61%)。视野颞侧周边常保留一窄区光感，这可能由于鼻侧视网膜向前伸延多于颞侧，而周边全层视网膜的营养，受脉络膜及视网膜血管双重供应所致。又因为视盘周围的视网膜通过 Zinn-Haller 血管环的小分支，或者后睫状动脉与视网膜血液循环吻合支的供养，故也还保留某些生理盲点附近的残存视野小岛。约有 4% 的患眼无光感、瞳孔散大，直接对光反应消失。这种无光感的眼，除视网膜中央动脉阻塞外，可能还合并睫状循环阻滞与视神经的血供障碍。

(二) 体征

阻塞初期视盘仍可保持原有色泽，后颜色苍白，边缘模糊，轻压眼球引不出视盘上动脉搏动。视网膜动脉显著狭窄，小分支细干几乎不易看见；血柱颜色发暗，反光变窄或消失。视网膜静脉可能稍变窄，略有扩大或正常大小。由于血流停滞、红细胞聚积，使血柱成节段状，动、静脉均有此现象，静脉尤其明显。血柱呈红色段与无色段交替排列，并可前后移动，日久以后成为一根静止颗粒样线条。阻塞数小时后，后极部眼底才逐渐出现灰白色视网膜水肿。由于脉络膜循环正常，透过菲薄的黄斑组织可见正常的脉络膜，与旁中心凹乳白色水肿增厚的视网膜形成对比，显现出一个圆形或稍椭圆形红色、暗红色或棕红色斑，称为樱桃红斑(cherry red spot)。阻塞不完全时，黄斑成一暗区，只有阻塞完全时，才能见到樱桃红斑，但并非所有患者均呈樱桃红色，而是常呈暗红色。偶尔，视网膜水肿很显著，形成皱襞掩盖中心凹，则不可见樱桃红斑。如视网膜中央动脉阻塞合并睫状循环阻滞，眼底除上述表现外，无樱桃红斑，黄斑中心凹呈现暗褐色调。如有睫状视网膜动脉，在其供应区可呈现正常眼底颜色，多为舌形或矩形橘红色区，并保留与此区域相应视网膜功能。偶可见栓子、火焰状出血、棉绒斑和水肿吸收后的硬性渗出。视网膜出血并非视网膜动脉阻塞的典型改变。偶尔有小出血点，特别是位于视盘附近，多半由毛细血管缺氧而渗漏所致。如果出血较多，则应考虑合并有视网膜中央静脉阻塞。阻塞后 1~2 周，视网膜水肿由周边向后极部逐渐吸收，或分成不规则片状，最后消失。4~6 周后，视网膜恢复透明，但其内层已经坏死萎缩，不能恢复视功能。视网膜血管,特别是动脉仍狭窄,更由于血管壁的变性及增厚可逐渐变得更狭窄,有的还伴有白鞘,有的终成白线。在黄斑区常出现色素及脱色素,呈现粗糙颗粒状的变性改变。视盘苍白,边界清楚,形成继发性视神经萎缩。大约 15%~20% 的视网膜中央动脉阻塞患者可发生新生血管性青光眼。多数同时存在颈动脉狭窄,亦有合并睫状后长动脉阻塞,由于长期视网膜灌注压低,缺血、缺氧,而诱发新生血管性青光眼。

(三) FFA 检查

根据阻塞部位、程度和造影时间的不同,荧光素眼底血管造影图像可有很大差异。脉络膜充盈时间多为正常,而视网膜动脉充盈迟缓,静脉也相应充盈迟缓,视盘上可见来自睫状动脉的小分支充盈。

臂—视网膜循环时间和动静脉循环时间可延长,阻塞动脉内弱荧光。若血流尚未完全停止,阻塞动脉内荧光血柱普遍变细,且不均匀,有时甚至呈节段状或串珠状移动。视网膜中央动脉阻塞后,由于动脉灌注压低,荧光素不能进入小动脉末梢和毛细血管而突然停止,如树枝折断状。黄斑周围小动脉充盈不完全呈断支状,偶可见轻度荧光素渗漏。造影晚期,视网膜血管很少有着染,视盘不规则染色。视网膜静脉充盈迟缓,有睫状动脉供应区可见其附近小静脉出现荧光,其后大支静脉亦充盈,动脉小支逆行充盈。荧光素可从视盘的毛细血管或睫状动脉进入视盘处的中央静脉形成逆行充盈。此外,视网膜中央动脉阻塞尚可见较多扩张的视盘表层辐射状毛细血管向视盘外延伸。数周后,当阻塞动脉重新开放,血流恢复,FFA 检查可恢复灌注,出现正常血管形态的荧光,但并不表示视网膜功能的恢复。若动脉仍有部分阻塞,管径仍细而不规则,FFA 检查显示动脉灌注,但充盈较迟缓,视网膜循环时间延长。有的患者于半年后复查 FFA,视网膜动脉的充盈迟缓仍无改善。

(四) 眼电生理

视网膜中央动脉阻塞后,视网膜内层缺血,双极细胞受损,ERG 的 b 波下降,a 波一般尚正常。除非脉络膜血液循环也受累,EOG 一般均正常。

(五) 视野

根据阻塞的范围周边视野有所不同,可有一些保留,通常在颞侧能查出小岛状视野。黄斑区如有睫状动脉供应,可保留小区中心视力。

三、诊断要点

1. 急性无痛性视力下降。
2. 视网膜水肿混浊,神经纤维层厚的区域(后极部)水肿更明显。
3. FFA 检查显示视网膜中央动脉充盈迟缓。

四、鉴别诊断要点

(一) 眼动脉阻塞

视力损害更严重,常为无光感。眼底检查缺乏樱桃红斑,FFA 检查脉络膜循环也延迟,ERG 检查不仅 b 波异常,a 波波幅也降低。

(二) 氨基糖苷类中毒性视网膜病变

有明确的氨基糖苷类药物眼内注射史或进行眼外注射史;突然发生穿通的感觉或患者突然的剧烈眼痛;视力下降与用药时间密切相关;视网膜水肿分布的范围与药物分布区一致,一般以下方和后方为主,而与血管分布无关;视网膜血管的破坏严重,可表现为累及范围内广泛的血管闭塞和出血。

(三) 视网膜震荡 Berlin 水肿

可以出现后极部视网膜水肿混浊和樱桃红样改变,但有明确的眼钝挫伤史,眼底血管的改变少。

(四) 视网膜中央动脉不全阻塞或一过性阻塞

视网膜中央动脉不全阻塞或视网膜中央动脉阻塞数天后,水肿逐渐吸收,仅遗留后极部局限性水肿,中周部视网膜不水肿,需与后极部的视网膜分支动脉阻塞相鉴别。水肿混浊区域与相应区域动脉的供应范围不一致,是两者鉴别的根本点。另外,分支动脉阻塞常可见阻塞近端动脉血管内栓子。需与后极部的视网膜分支动脉或睫状视网膜动脉阻塞鉴别。

(五) 视网膜多分支动脉阻塞

视网膜多个区域出现水肿混浊,而不是弥漫的水肿,水肿区域之间的视网膜正常。视力取决于水肿区域是否包括黄斑。

(六) 黄斑裂孔

视网膜水肿混浊,黄斑樱桃红类似于黄斑裂孔的暗红色,黄斑裂孔周围的视网膜不水肿,或者有黄斑前膜的金箔样反光,OCT 检查可确诊。

(七) 急性视网膜坏死

视网膜多个分支由于血管炎导致血管闭塞,但一般不会造成视网膜中央动脉闭塞;视网膜广泛白色坏死主要位于中周部和周边部,而不是以后极部为主的视网膜乳白色水肿混浊;伴有明显的玻璃体混浊;常双眼受累。

(八)黄斑樱桃红斑的鉴别诊断

除视网膜中央动脉阻塞外,还有许多其他疾病可以引起黄斑樱桃红斑,如供应范围包括整个黄斑区的睫状视网膜动脉阻塞、Tay-Sachs 病、Sandhoff 病、Niemann-Pick 病、Goldberg 综合征、神经节苷脂沉积症、Farber 病等。

五、治疗原则与进展

治疗的目的在于恢复视网膜血液循环及其功能。视网膜对局部缺氧极敏感,治疗愈早,效果愈好。因此,对视网膜中央动脉阻塞,应当作为眼科急症对待。原则上要紧急抢救,分秒必争。由于任何原因所致的血管阻塞都可能合并有血管痉挛,因而要积极扩张血管,解除痉挛或驱使栓子进入小支血管,从而避免或减少视网膜功能的损害。对于新近发病尤其仅数小时的患者,宜作下列处理。

(一)平卧

嘱患者平卧增加视网膜灌注。

(二)眼球按摩

在动物实验研究中发现,增加眼压 30 秒后,能够扩张视网膜血管,并增加视网膜血流量。眼球按摩后,还可降低眼压。具体方法为用手指或前置镜下加压眼球 10~15 秒,然后急撤,可重复操作约 20 分钟。压眼球的强度为镜下视网膜中央动脉搏动出现或动脉血流停止。

(三)降低眼压

早期作前房穿刺,眼压急速降低,希望阻塞后段的灌注压推动栓子流向周边血管。可滴表面麻醉眼药,在裂隙灯下用 25 号或更小空针,放出 0.1~0.4ml 前房水。使用药物降低眼压,可以增强眼球按摩和前房穿刺的效果。药物包括:乙酰唑胺(醋氮酰胺)500mg 静脉注射,口服醋甲唑胺(尼目克司)25mg 每日 2 次,甘露醇静脉注射,局部点 β 受体阻滞剂(如噻吗洛尔)等降眼压药物。

(四)血管扩张剂

先用作用较快的药物,如吸入亚硝酸异戊酯,每安瓿 0.2ml 或舌下含三硝基甘油,每片 0.5mg,继以作用较长的血管扩张剂:妥拉唑林口服 25mg,每 3~4 小时 1 次,或肌肉或静脉注射 25~50mg,或球后注射 12.5~25mg;盐酸罂粟碱口服 30~60mg,每 6~8 小时 1 次,或静脉注射 30~100mg。静脉点滴 4% 亚硝酸钠(亚硝酸盐) 300~500ml,每日 1 次,可连续 10 天,对扩张血管增加眼内血容量有效。瑞潘通(pantoxiffylline,己酮可可碱)口服 400~600 mg,每天 3 次等。应用血管扩张剂时,须注意患者的全身情况,是否能耐受急速的血管扩张。

(五)碳合氧

碳合氧是指 95% 氧气(O_2)和 5% 二氧化碳(CO_2)混合气体,白天每小时吸 1 次,晚上入睡前与晨醒后 1 次,每次 10 分钟。可增加血液内的氧含量,二氧化碳还有扩张血管的作用,可增加血流量。但其效果也受到质疑。

(六)高压氧

高压氧疗法可以使得动脉氧分压显著增加,增加脉络膜的氧向视网膜弥散,使得视网膜动脉有足够的时间再通。患者置于 100% 氧,在 2.8 个大气压下,开始 3 天,每天 2 次,每次 90 分钟,以后每天 1 次。此疗法最好在 CRAO 发生后 8 小时内进行,方可有效。

(七)颞动脉炎的糖皮质激素治疗

如果视网膜动脉阻塞为颞动脉炎引起,可以全身应用大剂量糖皮质激素。激素用法根据具体患者不同而相应调整。通常起始剂量为泼尼松 60~80mg,并持续数天。当症状改善以及检测炎症指标(血沉和 C 反应蛋白)改善后,逐渐减量。

(八)溶栓

溶栓治疗曾被用于视网膜中央动脉阻塞和视网膜分支动脉阻塞中,给药方式可以是静脉或经股动脉达眼动脉。明确的疗效仍需要进一步的前瞻、随机、双盲试验研究。

(九)其他

其他方法包括玻璃体切除联合视网膜中央动脉直接按摩术、体外反搏治疗法(enhanced external counter pulsation)等,但疗效均有待于进一步证实。

六、典型病例

例 1:患者,女性,37 岁,左眼视力下降 1 天。视力手动(图 9-1-1)。

例 2:患者,女性,44 岁,右眼被凳子腿打伤后视力丧失 8 天。视力手动,患者同时有右眼眶内下壁骨折,内直肌嵌顿(图 9-1-2,图 9-1-3)。

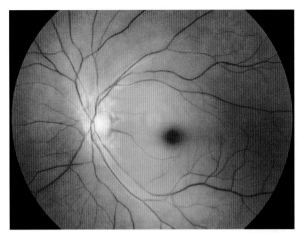

图 9-1-1　左眼彩色眼底像

显示后极部弥漫水肿,典型的黄斑樱桃红斑

例3:患者,女性,47岁,左眼突然视物不见5天,视力手动,有高血压病史1年余,血压最高180/100mmHg(图9-1-4,图9-1-5)。

例4:患者,男性,43岁,左眼突然视力下降10天,左眼视力手动(图9-1-6)。

例5:患者,男性,63岁,突然右眼前暗影1天。发病当天右眼视力0.15,第2天即恢复至0.6,第3天视力0.8(透过暗影间隙)。患者有原发性开角型青光眼,眼压24.9mmHg(图9-1-7,图9-1-8)。

例6:患者,男性,60岁,左眼视力突然下降6天,高血压病史10余年,最高230/110mmHg,曾患2次脑梗死,左眼视力0.1(图9-1-9)。

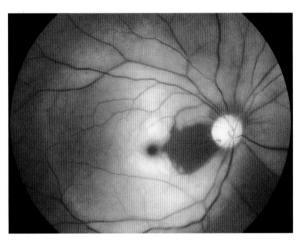

图 9-1-2　右眼彩色眼底像

由于睫状视网膜动脉存在,使得视盘黄斑束间视网膜尚正常,但水肿累及黄斑区,故视力仍明显下降

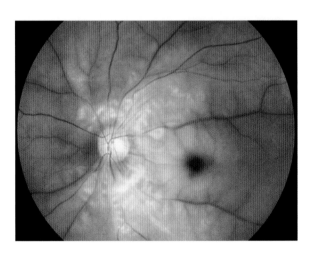

图 9-1-4　患者左眼彩色眼底像

可见视网膜弥漫水肿混浊,黄斑区略显暗红色

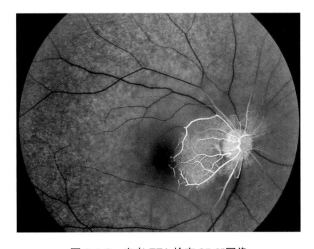

图 9-1-3　患者 FFA 检查 25.0″图像

显示视网膜动脉充盈迟缓,视盘表层辐射状毛细血管代偿性扩张向视盘外延伸

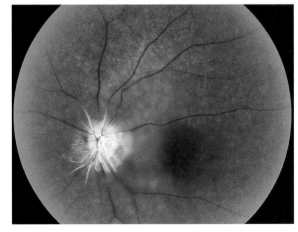

图 9-1-5　患者左眼 FFA 检查 25.5″图像

显示视盘上视网膜中央动脉充盈缺损,视盘外视网膜中央动脉经视盘周围辐射状毛细血管的侧支循环缓慢充盈

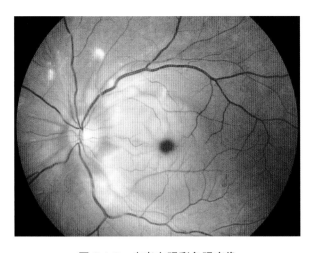

图 9-1-6　患者左眼彩色眼底像

显示后极部视网膜水肿,并有棉绒斑,黄斑区暗红色,没有典型的樱桃红斑。由于视盘周围视网膜通过 Zinn-Haller 血管环的小分支,或者后睫状动脉与视网膜血液循环吻合支的供养,视盘周围残存一正常环状视网膜区域

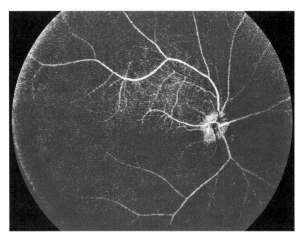

图 9-1-8　患者右眼 FFA 检查 37.7″图像

与图 9-1-7 比较,可见黄斑周围水肿区域与动脉分布范围不相符,患者为视网膜中央动脉阻塞,但由于阻塞程度较轻,视网膜水肿的程度不重,视力损害也较轻

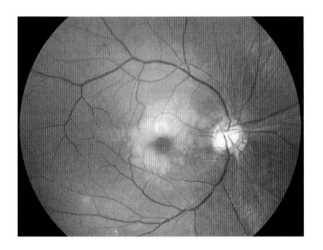

图 9-1-7　患者右眼彩色眼底像

显示后极部局限性水肿混浊,似睫状视网膜动脉阻塞,视杯扩大,颞下方盘沿窄

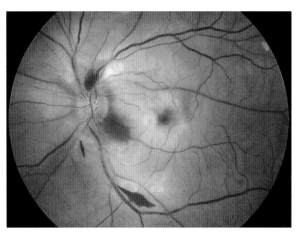

图 9-1-9　患者左眼彩色眼底像

显示视网膜弥漫水肿混浊,视盘颞下方一小片舌形睫状视网膜动脉供应区域视网膜色泽尚正常,视盘上下方及颞下血管弓附近可见视网膜浅层出血

例7:患者,男性,44 岁,右眼突然视力丧失28 天,诊为 CRAO。右眼视力无光感(图 9-1-10)。

七、误诊原因分析

如果患者在发病后数小时内就诊,视网膜水肿还未出现,容易出现误诊或漏诊。此时应根据患者病史、视盘动脉细、血流淤滞、引不出视盘动脉搏动等鉴别。

视网膜中央动脉不全阻塞或一过性阻塞后水肿大部分吸收后,仅遗留后极部水肿吸收较慢,如果此时就诊,需与后极部的视网膜分支动脉或睫状视网膜动脉阻塞鉴别。

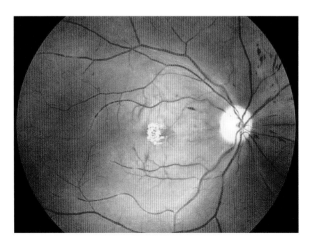

图 9-1-10　患者右眼彩色眼底像

显示视网膜弥漫水肿,视盘周围散在浅层出血,黄斑区硬性渗出

八、经验教训与防范

视网膜中央动脉阻塞的诊疗更重要的在于积极寻找可能的致病因素,因其常可能有一些全身的危险因素,这些因素的存在可能导致患者继续出现其他脏器的动脉包括另眼的视网膜中央动脉的阻塞,从而严重危害患者的健康。一旦寻找到这些致病因素,积极加以治疗,可预防严重后果的出现。例如颈动脉狭窄或阻塞可进行支架植入或行颈动脉内膜剥除,以防止脑梗死的出现;抗磷脂综合征有出现全身其他脏器血管阻塞的强烈倾向,一旦确诊需终身使用抗凝药物等。

(黄厚斌)

第二节 视网膜半侧中央动脉阻塞

一、概述

视网膜半侧中央动脉阻塞(hemi central retinal artery occlusion,HCRAO)系供应上一半或下一半视网膜的动脉阻塞。常见于视网膜动脉硬化或因各种栓子进入视盘而阻塞,栓子常位于视盘上,在动脉分叉处。

二、主要临床表现

眼底表现类似于总干阻塞,范围仅占视网膜的一半,该支动脉变细,其供应的视网膜呈现上一半或下一半灰白色缺血性水肿。根据该支供应视网膜的范围大小,黄斑可受累或不受累。视野呈现半侧缺损。

FFA 检查显示受累支视网膜循环时间延长,视网膜动脉变细或管径不规则,动脉荧光充盈不良尤以周边部明显,血管内血流呈现节段状等。

三、诊断要点

1. 单眼突然出现无痛性视力下降或视物遮挡。
2. 半侧视网膜水肿混浊。
3. 荧光素眼底血管造影显示视网膜水肿区内的动脉充盈迟缓。

四、鉴别诊断要点

(一)视网膜分支动脉阻塞

半侧视网膜中央动脉阻塞其阻塞点位于筛板或视神经内,而分支动脉阻塞其阻塞点位于视网膜的主干动脉,常可在视网膜的主干动脉上看到黄白色血栓。

(二)急性视网膜坏死

视网膜多个分支由于血管炎导致血管闭塞,但不会造成视网膜半侧中央动脉闭塞,也不会造成半侧视网膜坏死水肿;视网膜广泛白色坏死主要位于中周部和周边部,而不是以后极部为主的视网膜乳白色水肿混浊;伴有明显的玻璃体混浊;常双眼受累。

(三)视网膜脱离

上方或下方的视网膜浅脱离需与视网膜半侧中央动脉阻塞鉴别,视网膜隆起而不是视网膜水肿混浊,脱离的视网膜具有波动感、有皱褶,B超可进一步明确诊断。

五、治疗原则与进展

同视网膜中央动脉阻塞。

六、典型病例

例 1:患者,男性,51 岁。右眼视力下降(图 9-2-1~图 9-2-3)。

例 2:患者,女性,28 岁。左眼下方黑影遮挡(图 9-2-4~图 9-2-6)。

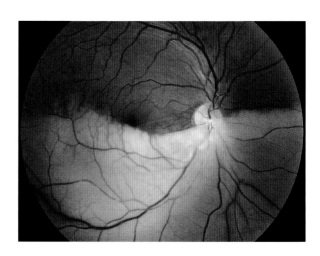

图 9-2-1 患者右眼彩色眼底像
可见下方视网膜弥漫水肿

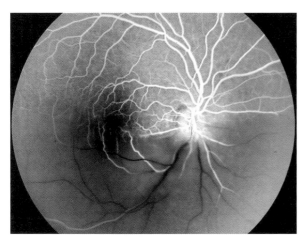

图 9-2-2　患者右眼 FFA 检查 16.8″图像

可见上方视网膜动脉静脉均已完全充盈,下方视网膜动脉仍未充盈,静脉自邻近区域视网膜有部分荧光素回流充盈

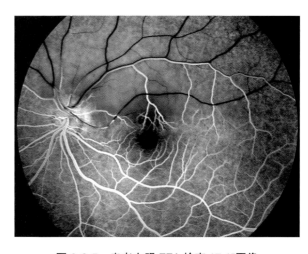

图 9-2-5　患者左眼 FFA 检查 17.1″图像

可见下方视网膜动脉静脉均已完全充盈,上方视网膜动脉仍未充盈,静脉自邻近区域视网膜有部分荧光素回流充盈

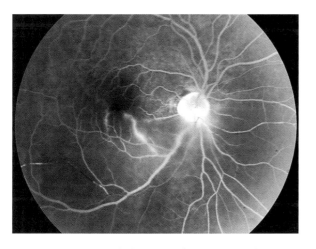

图 9-2-3　患者右眼 FFA 检查 515.4″图像

可见下方视网膜动脉仍未完全充盈,动脉细,黄斑下方静脉管壁着染

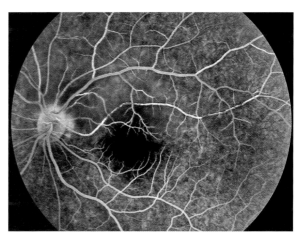

图 9-2-6　患者左眼 FFA 检查 603.2″图像

可见上方视网膜动脉已基本充盈,动脉内血流迟滞导致血管内节段性荧光素淤积从而出现节段性强荧光

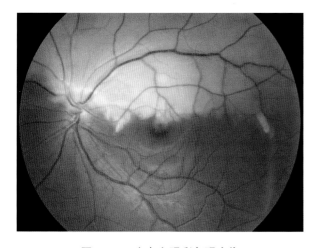

图 9-2-4　患者左眼彩色眼底像

可见上方视网膜弥漫水肿,黄斑中心凹反光存在

七、误诊原因分析

视网膜水肿混浊逐渐吸收后,水肿减轻,视网膜梗死的眼底改变不明显,容易造成误诊,详细询问病史包括既往史、用药史等,以及 FFA 检查、B超、OCT 等检查有助于诊断。

八、经验教训与防范

见视网膜中央动脉阻塞。

(黄厚斌)

第三节　视网膜分支动脉阻塞

一、概述

视网膜分支动脉阻塞(branch retinal artery occlusion,BRAO)较中央动脉阻塞少见。分支动脉阻塞以颞侧,尤以颞上支发病为多。视力受损程度与眼底表现取决于阻塞的部位和程度。

病因与视网膜中央动脉阻塞相似,老年患者多与高血压、动脉硬化有关。青年患者则多考虑血管炎症和/或血液黏稠度改变等因素。

二、主要临床表现

(一) 体征

通常在视盘附近或在大的交叉处,可见受累动脉变细窄,相应静脉亦略细。于阻塞动脉内可见白色或淡黄色发亮的小斑块。在阻塞动脉供应的区域,视网膜水肿呈象限形或扇形乳白色混浊。若影响黄斑血液循环供应,亦可出现樱桃红斑。偶有报告视网膜分支动脉阻塞合并视网膜新生血管发生。

(二) FFA 检查

阻塞动脉和相应静脉较未阻塞支充盈迟缓,有的受累动脉至晚期仍无灌注。有的病例于静脉晚期阻塞处出现强荧光,管壁荧光素染色与渗漏。2~3 周后,视网膜水肿消退,阻塞动脉变细并有白鞘。FFA 检查可恢复正常。少数与未阻塞支或睫状血管形成侧支循环。

(三) 视野

为相应的神经束或扇形缺损。以后水肿逐渐吸收,视网膜色调恢复,但内层视网膜萎缩,视野缺损永久性存在。

三、诊断要点

1. 单眼突然出现无痛性视力下降或视物遮挡。
2. 视网膜水肿混浊,往往呈象限性,水肿区域与该区域的动脉供应范围一致。
3. 荧光素眼底血管造影显示视网膜水肿区内的动脉充盈迟缓。

四、鉴别诊断要点

(一) 视网膜中央动脉阻塞

视网膜中央动脉不全阻塞或视网膜中央动脉阻塞数天后,水肿逐渐吸收,仅后极部局限性水肿,中周部视网膜不水肿,需与后极部的视网膜分支动脉阻塞相鉴别。水肿混浊区域与相应区域的动脉的供应范围不一致,是两者鉴别的根本点。另外,分支动脉阻塞常可见阻塞近端动脉血管内栓子。

(二) 睫状视网膜动脉阻塞

睫状视网膜动脉可能位于乳斑区,也可能位于其他象限,其起源于筛板后平面,因此睫状视网膜动脉阻塞的阻塞点不可见,在视网膜内也一般看不见血管内栓子(当血流部分再通,栓子向血管远端移行时可在阻塞区视网膜动脉管腔内看到栓子,但不在阻塞点)。

(三) 视网膜有髓鞘神经纤维

视盘周围的有髓鞘神经纤维有可能误诊为相应区域的分支动脉阻塞,但视网膜不水肿,病变边界不清,边缘可见细丝状的与神经纤维走行一致的有髓神经纤维;白色的有髓神经纤维分布的区域与相应部位的动脉供应区域不一致;没有相应的视功能障碍;FFA 检查显示血流通畅。

(四) 急性视网膜坏死

视网膜多个分支由于血管炎导致血管闭塞,而不是单个分支;视网膜的病变是坏死而不是乳白色缺血梗死;视网膜水肿坏死区域与相应区域的动脉供应范围不一致;伴有明显的玻璃体混浊;常双眼受累。

五、治疗原则与进展

(一) 参考视网膜中央动脉阻塞。

(二) 激光治疗

近年来,有报道用激光碎栓术治疗分支动脉阻塞,并显示有一定疗效。通常选用 Nd:YAG 激光,其波长属于红外光,动脉管壁对其吸收较少,选择较低能量反复击射动脉栓子,直至动脉血流恢复(以动脉管径增粗为标志)。激光能量通常为 0.8~0.9mJ。

六、典型病例

例 1:患者,男性,52 岁。左眼视力下降 20 余天,左眼视力 1.5(图 9-3-1~图 9-3-3)。

例 2:患者,男性,49 岁。左眼上方视野发暗 6 天。左眼视力 0.6(图 9-3-4)。

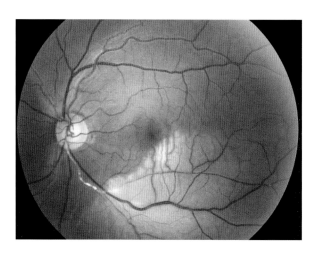

图 9-3-1　患者左眼彩色眼底像
可见颞下方视网膜弥漫水肿,黄斑中心凹反光存在,颞下动脉管腔内可见血栓

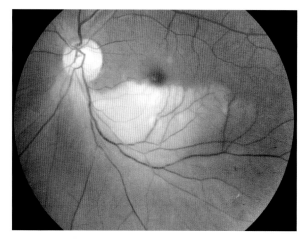

图 9-3-4　患者左眼彩色眼底像
可见颞下方视网膜弥漫水肿,黄斑中心凹反光存在

七、误诊原因分析

见视网膜中央动脉阻塞。

八、经验教训与防范

见视网膜中央动脉阻塞。

(黄厚斌)

第四节　视网膜多分支动脉阻塞

一、概述

临床上偶可见多个视网膜动脉分支同时受阻造成视网膜多分支动脉阻塞(multiple branch retinal artery occlusions)。视网膜动脉炎症或动脉粥样硬化栓子脱落可能是致病原因。对于视网膜多分支动脉阻塞,尤其是年轻女性患者、双眼患者,要考虑到 Susac 综合征的可能。Susac 综合征一般见于中青年女性,主要表现为急性脑病、视网膜分支动脉阻塞、感应神经性耳聋三联征。其病程具有自限性,持续 2 个月至 11 年不等,一般为2~4 年,稳定后可遗留不同程度的认知功能障碍、听力障碍和视力障碍。脑病表现为头痛、意识模糊、记忆力丧失、行为改变和构音障碍,偶发缄默。视网膜分支动脉阻塞一般为双侧分布,可见于起病初期或晚期。

二、主要临床表现

视网膜多个象限、多个动脉供应区域出现视网膜水肿混浊,水肿区域之间的视网膜正常,由动

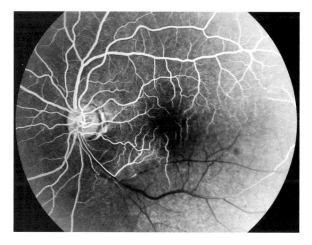

图 9-3-2　患者左眼 FFA 检查 23.7″图像
可见颞下方动脉第一分支远端管腔充盈缺损(对应于血栓位置),其远端血管血流逆行充盈

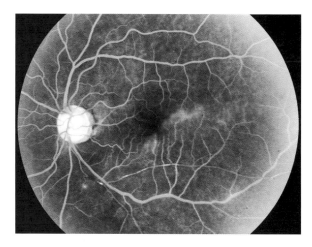

图 9-3-3　患者左眼 FFA 检查 609.3″图像
可见颞下方动脉第一分支远端管腔仍充盈缺损,其远端血管血流基本充盈,血流淤滞,黄斑周围组织着染,视盘着染

脉粥样硬化栓子脱落多发栓塞者可能可以见到视网膜动脉血管内栓子,有相应区域的视野缺损。视力取决于黄斑受累程度。Susac 综合征所致者有时可见视网膜动脉壁斑块(retinal arterial wall plaques,RAWP) 又称 Gass 斑块(Gass plaques),与较常位于动脉分叉处的橙黄色的胆固醇斑块不同,RAWP 通常远离小动脉分叉处,位于视网膜梗死区内的中小动脉上,呈黄色或黄白色,一般为非折光性但也有的呈折光性,易误诊为栓塞。

广义而言,视网膜分支动脉阻塞合并视网膜多发棉绒斑也是视网膜多分支动脉阻塞的一种表现(视网膜分支动脉阻塞合并视网膜前小动脉阻塞)。

三、诊断要点

1. 突然出现无痛性视力下降或视野缺损。

2. 眼底多个区域视网膜水肿混浊,视网膜水肿区域与相应部位的动脉供应范围一致。

3. FFA 检查可见受累的多支动脉的充盈迟缓。

四、鉴别诊断要点

(一)视网膜中央动脉阻塞

视网膜以后极部为中心的弥漫水肿混浊,而不是多个区域梗死水肿;视力常严重受损;FFA 检查显示视网膜中央动脉充盈迟缓,而不是多个动脉充盈迟缓。

(二)急性视网膜坏死

视网膜多个分支由于血管炎导致血管闭塞,但水肿坏死区域与视网膜动脉的供应范围不一致;视网膜广泛白色坏死主要位于中周部和周边部,而不是以后极部为主的视网膜乳白色水肿混浊;伴有明显的玻璃体混浊;常双眼受累。

(三)氨基糖苷类中毒性视网膜病变

有明确的氨基糖苷类药物眼内注射史或进行眼外注射史,突然发生穿通的感觉或患者突然的剧烈眼痛;视力下降与用药时间密切相关;视网膜水肿分布的范围与药物分布区一致,一般以下方和后方为主,而与血管分布无关;视网膜血管的破坏严重,可表现为累及范围内广泛的血管闭塞和出血。

五、治疗原则与进展

见视网膜中央动脉阻塞和分支动脉阻塞。

六、典型病例

例 1:患者,男性,65 岁。双眼视物模糊伴飞

蚊症 1 月余,双眼视力均为 0.4。眼底检查证实为双眼视网膜多分支动脉阻塞(图 9-4-1~图 9-4-4)。

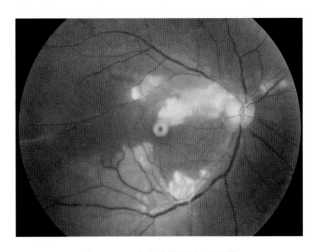

图 9-4-1 患者右眼彩色眼底像
可见颞下、颞上、鼻上多个区域视网膜弥漫水肿混浊

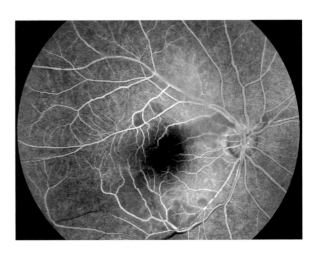

图 9-4-2 患者右眼 FFA 检查 27.8″图像
可见颞下、颞上、鼻上相应区域视网膜水肿遮蔽荧光,颞下视网膜动脉充盈迟缓明显

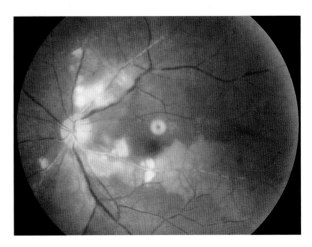

图 9-4-3 患者左眼彩色眼底像
可见颞下、颞上、鼻下多个区域视网膜弥漫水肿混浊

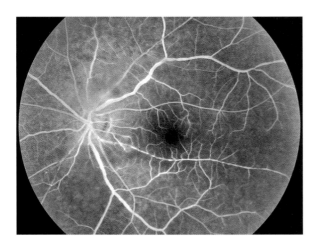

图 9-4-4　患者左眼 FFA 检查 39.4″图像
可见颞下、颞上、鼻下相应区域视网膜水肿遮蔽荧光及轻微组织着染、视网膜动脉血流淤滞

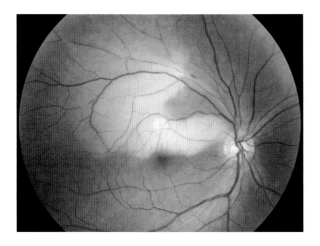

图 9-4-5　患者右眼彩色眼底像
可见颞上分支区域及视盘黄斑束上方舌形区域视网膜弥漫水肿混浊

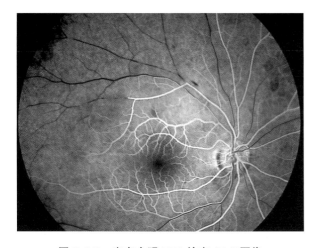

图 9-4-6　患者右眼 FFA 检查 17.1″图像
可见颞上视网膜动脉充盈明显迟缓,但睫状视网膜动脉血流已基本恢复

例 2:患者,男性,52 岁,右侧颈内动脉眼动脉段动脉瘤支架植入术后 1 天突感右眼视力下降伴鼻下方视野缺损。1 年前曾行颈内动脉床突旁段动脉瘤支架植入动脉瘤栓塞术。现视力 0.1。眼底检查表明为右眼睫状视网膜动脉阻塞合并颞上视网膜分支动脉阻塞(图 9-4-5,图 9-4-6)。

七、误诊原因分析

见视网膜中央动脉阻塞和分支动脉阻塞。

八、经验教训与防范

对于视网膜多分支动脉阻塞,尤其是复发病例,一定要努力查找病因,除 Susac 综合征外,蛋白 C 缺乏、水痘带状疱疹病毒感染、天花疫苗接种、类风湿性关节炎等均可引起视网膜多分支动脉阻塞。

(黄厚斌)

第五节　黄斑分支动脉阻塞

一、概述

视网膜动脉阻塞如果只累及供应黄斑的动脉小分支,称为黄斑分支动脉阻塞(macular branch retinal artery occlusion,MBRAO),由于直接造成黄斑或黄斑附近缺血、梗死、水肿,虽然缺血范围不大,却可造成不同程度的视功能损伤。

二、主要临床表现

(一)症状
根据阻塞的黄斑分支动脉所供应的范围和水肿程度,视力可急剧下降,或表现为不同程度的视力下降或视野缺损。

(二)特征
黄斑受累动脉供应区域视网膜梗死、乳白色水肿,水肿的范围与该支小动脉的供应范围一致。一般不伴有出血。病变晚期局部神经纤维层变薄。

(三)FFA 检查
阻塞区域低灌注或无灌注,受累动脉晚期可有管壁着染。

三、诊断要点

1. 黄斑周围局限性视网膜水肿梗死,梗死区的范围与相应部位的小动脉供应区域一致。

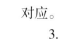

2. 视功能损害突然出现,且与梗死的病灶相对应。

3. FFA检查可见病灶部位的低灌注或无灌注。

四、鉴别诊断要点

（一）老年黄斑变性或其他原因所致视网膜下新生血管形成

常位于黄斑中心凹或附近。偶尔也有所偏移,不与某支视网膜动脉供应区域相符。常合并青灰色的视网膜色素上皮下出血,视网膜浅层出血呈紫红色或鲜红色,常在硬性渗出的外围显现,多数合并浆液性脱离,而不表现为视网膜的梗死水肿。FFA检查早期呈花边状或放射状荧光增强,晚期渗漏,附近所见视网膜各支血管显现正常形态。

（二）其他原因引起的黄斑水肿

如糖尿病性视网膜病变、年龄相关性黄斑变性、中心凹旁毛细血管扩张症等,有原发病的其他表现,如视网膜微血管瘤、黄斑下出血、毛细血管扩张等。黄斑部水肿部位视网膜增厚,轻微混浊,水肿囊腔常呈红色而不是苍白色梗死,FFA检查显示局部组织着染。

五、治疗原则与进展

见视网膜中央动脉阻塞。

六、典型病例

例1:患者,男性,74岁。右眼中央有黑影遮挡1个月,高血压16年,血压不稳,近日血压160/110mmHg。视力手动(图9-5-1~图9-5-3)。

例2:患者,女性,24岁。右眼前黑影4天,视力0.6(图9-5-4)。

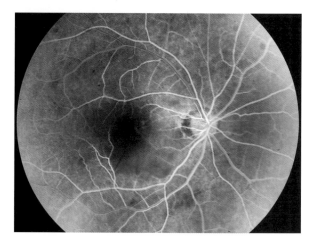

图 9-5-2 患者右眼 FFA 检查 36.4″图像
可见黄斑下方动脉充盈迟缓

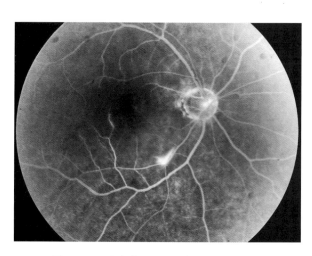

图 9-5-3 患者右眼 FFA 检查 211.0″图像
可见相应区域的部分静脉管壁着染

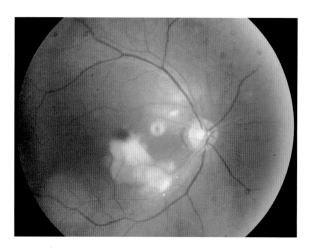

图 9-5-1 患者右眼彩色眼底像
可见黄斑下方视网膜弥漫水肿混浊

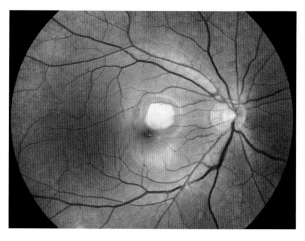

图 9-5-4 患者右眼彩色眼底像
可见黄斑上方视网膜水肿混浊

七、误诊原因分析

黄斑区孤立的局灶性乳白色病灶极易被误诊为其他疾病,仔细识别病变的性质为视网膜梗死灶,不同于黄斑水肿、新生血管纤维膜、玻璃疣、陈旧的黄白色视网膜前出血等。

八、经验教训与防范

见视网膜中央动脉阻塞和分支动脉阻塞。

(黄厚斌)

第六节　视网膜毛细血管前小动脉阻塞

一、概述

毛细血管前小动脉阻塞,即形成棉绒斑,以往称为软性渗出,位于视网膜表层,白色,通常面积小于 1/4 视盘。棉绒斑可单独出现或伴随其他全身病变。棉绒斑相关的全身病包括:糖尿病性视网膜病变、全身动脉性高血压、胶原性血管病(如系统性红斑狼疮、皮肌炎、结节性多动脉炎、硬皮病、巨细胞动脉炎)、心血管疾病(如二尖瓣脱垂、风湿性心脏病、心内膜炎)、获得性免疫缺陷综合征、视网膜中央和分支静脉阻塞、视网膜中央动脉阻塞、白血病、外伤、放射性视网膜病变、转移癌、钩端螺旋体病、落基山斑疹热、高原性视网膜病变、重度贫血、急性失血、视盘水肿、视盘炎、颈动脉粥样硬化、异常蛋白血症、败血症、无脉症、静脉毒品滥用、急性胰腺炎、盘尾丝虫病、全身 α 干扰素治疗等。

棉绒斑是继发于视网膜小动脉阻塞并导致缺血。局部缺氧导致视网膜神经纤维层轴浆流阻滞,随后轴浆内细胞器沉积。光镜下棉绒斑为细胞样体,细胞样体含有“假核”,位于神经纤维层内。透射电镜显示细胞样体大部分由线粒体组成,并似乎有大量脂质成分。

二、主要临床表现

1. **症状**　棉绒斑通常不引起视力下降,但许多患者描述在视野内可看到斑点。

2. **体征**　在阻塞处视网膜出现小片状混浊,即棉绒斑。一般于数周或数月后消退,绝大部分在 5~7 周消退。

3. **FFA 检查**　于毛细血管前小动脉阻塞区,呈现斑片状无灌注,浓密的棉绒斑也可同时有轻度的荧光遮蔽,病灶边缘可见微血管瘤,邻近毛细血管扩张,晚期荧光素渗漏。

4. **视野**　急性期视野有相符的小暗点。由于受损区很小,不易查出并可能完全恢复。

三、诊断要点

1. 视网膜内层白色斑状混浊病灶,棉绒样,边界不清。

2. FFA 检查显示病灶相对应的部位斑片状无灌注。

3. 一般能找到相应的全身病。

四、鉴别诊断要点

(一)硬性渗出

一般较小、散在分布,黄色或黄白色,边界锐利,是视网膜水肿后遗留的蛋白、脂质局部沉积所致。FFA 检查显示硬性渗出病灶中间或周围有毛细血管扩张、微血管瘤或新生血管荧光渗漏。

(二)玻璃疣

部位较深,位于视网膜下,颜色呈较暗的黄白色,边界欠清,FFA 检查显示透见荧光或着染,可伴有脉络膜新生血管。

(三)陈旧的视网膜前出血

呈黄白色,边界清晰、锐利,位于视网膜前,遮蔽其后的视网膜血管,FFA 检查显示遮蔽荧光。

五、治疗原则与进展

重要的是寻找和治疗原发病。

六、典型病例

例 1:患者,男性,35 岁。肾功能不全、肾性高血压(图 9-6-1)。

例 2:患者,男性,52 岁。糖尿病 9 年,左眼视力 0.8(图 9-6-2)。

例 3:患者,女性,18 岁。系统性红斑狼疮(图 9-6-3,图 9-6-4)。

七、误诊原因分析

棉绒斑是许多视网膜血管病伴发的一个临床体征,常同时合并原发病所导致的眼底出血、硬性渗出、血管异常等,但也有些患者眼底只有棉绒斑,可单独诊断为视网膜毛细血管前小动脉阻塞。

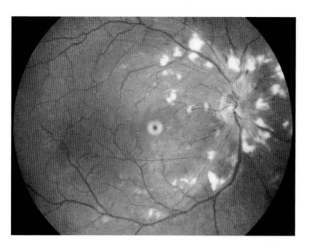

图 9-6-1　患者右眼彩色眼底像
可见视盘周围多量棉绒斑

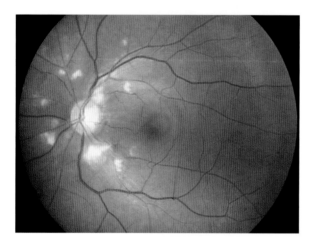

图 9-6-2　患者左眼彩色眼底像
可见视盘周围散在棉绒斑

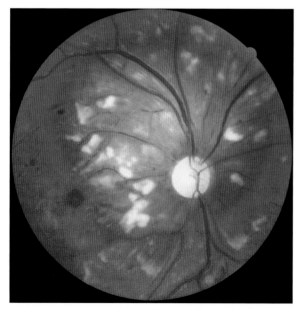

图 9-6-3　患者右眼彩色眼底像
可见视盘周围大量棉绒斑

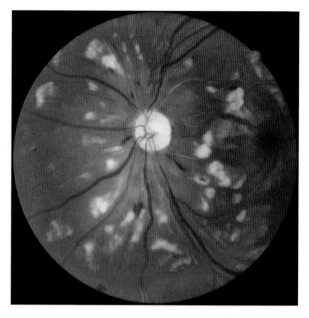

图 9-6-4　患者左眼彩色眼底像
可见视盘周围大量棉绒斑

八、经验教训与防范

非糖尿病患者正常眼底上即使发现仅有一个棉绒斑，也必须进行全面的检查以便发现可能的病因。近 95% 的病例，能发现一些相关的严重病变。一旦发现眼底棉绒斑，应立即测量血压，一般当舒张压在 110~115mmHg 以上才有可能发生棉绒斑。

（黄厚斌）

第七节　眼动脉阻塞

一、概述

眼动脉阻塞（ophthalmic artery occlusion）的发病率较低，约占 3%。在视网膜中央动脉阻塞病例中约有 5% 的患者为急性眼动脉阻塞。眼动脉阻塞同时影响了视网膜和脉络膜的灌注，主要表现为急性视力丧失，光感全无，并且未见虹膜新生血管的并发症发生。如果多发血栓同时影响了两套循环也可以出现类似的表现。

发病原因和机制类似于视网膜中央动脉阻塞。

二、主要临床表现

1. **症状**　视力受损严重，通常降低到无光感，可有眼痛。

2. **体征**　患眼 RAPD 阳性。由于视网膜中央动脉和供应葡萄膜的睫状动脉无血流,故眼压通常降低。由于视网膜内层和外层均无血液供应,故视网膜可有棉绒斑,视网膜水肿混浊更加严重。由于脉络膜受累,可能色素上皮和/或脉络膜也混浊,40%患者无樱桃红斑。部分患者数天后脉络膜循环改善也可出现樱桃红斑。其余患者黄斑中心凹可能有一些不同程度的红润,可能为缺血有所恢复或缺血不严重尚不足以产生色素上皮与视网膜外层混浊。病变晚期视盘色苍白,后极部特别是黄斑部有较重的色素紊乱。

3. FFA检查 臂—视网膜循环时间延长,视网膜循环时间延长,脉络膜血管和视网膜血管均充盈迟缓或充盈缺损,棉绒斑可呈斑片状无荧光,造影晚期视网膜色素上皮水平荧光素渗漏着染。

4. 眼电生理检查 ERG a波与b波均下降或消失。

三、诊断要点

1. 单眼突然严重的视力下降,常降至无光感。
2. 视网膜广泛梗死白色水肿,没有樱桃红斑。
3. FFA检查显示脉络膜和视网膜循环均受损。

四、鉴别诊断要点

(一)视网膜中央动脉阻塞
见表9-7-1。

表9-7-1　视网膜中央动脉阻塞和急性眼动脉阻塞的鉴别要点

	视网膜中央动脉阻塞	急性眼动脉阻塞
视力	光感,手动或数指	常无光感
眼底		
急性期		
樱桃红斑	存在	暗淡,一般无
视网膜水肿	轻度至中度,后极部为重	中度至重度,全视网膜水肿
晚期	视网膜萎缩	视网膜与色素上皮均萎缩
色素紊乱	轻微或无	有
视神经萎缩	轻度或中度	重度
FFA	视网膜血流受阻	视网膜与脉络膜血流均受阻
ERG	b波降低	a、b波均降低或消失

(二)眼缺血综合征

一般呈慢性病程,而非急性发病,可伴有眼痛,虽部分患者可见类似黄斑樱桃红斑表现,视网膜无弥漫水肿梗死,周边部视网膜可见斑点状出血。超声检查提示颈动脉严重狭窄。

五、治疗原则与进展

参考本章视网膜中央动脉阻塞的治疗。

六、典型病例

患者,男性,34岁。右眼突然视力剧降2天,有糖尿病史10年,右眼视力无光感(图9-7-1~图9-7-3)。

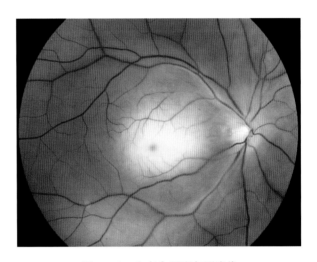

图9-7-1　患者右眼彩色眼底像
可见视网膜弥漫乳白色水肿混浊,黄斑中心呈黄色,而没有樱桃红斑

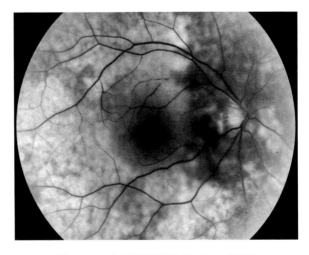

图9-7-2　患者右眼FFA检查45.1″图像
可见脉络膜尚未充盈完全,仍呈斑驳状充盈状态,视盘周围分水岭区域充盈尤为迟缓,视网膜动脉尚未开始充盈

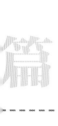
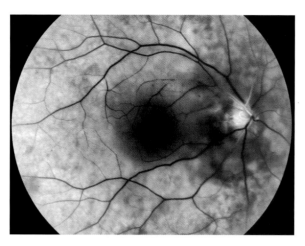

图 9-7-3　患者右眼 FFA 检查 51.9″图像

可见脉络膜仍未充盈完全,视网膜动脉开始充盈

七、误诊原因分析

FFA 检查显示脉络膜和视网膜循环均受累,是明确诊断、避免误诊的重要依据,此外,严重至无光感的视力损害,黄斑区水肿中央呈黄色而没有樱桃红斑,均有助于诊断。

八、经验教训与防范

见视网膜中央动脉阻塞和分支动脉阻塞。

（黄厚斌）

第八节　眼缺血综合征

一、概述

1963 年,Kearns 和 Hollenhorst 首先描述了严重颈动脉阻塞后的眼部症状和体征,并将其命名为静脉淤滞性视网膜病变。由于这个名词也用于轻度的视网膜中央静脉阻塞,曾引起混淆,因此现在称为"眼缺血综合征(ocular ischemic syndrome, OIS)"。

眼缺血综合征是颈内动脉狭窄或阻塞所致的眼前后节缺血综合征。通常合并同侧颈动脉 90%以上的狭窄。狭窄达 70% 时就会出现视网膜血流异常,狭窄达 90% 时同侧视网膜动脉灌注压降低 50%。约 50% 的患者同侧颈动脉完全阻塞,在 10% 的患者双侧颈动脉完全阻塞。在颈内动脉狭窄或阻塞患者中 5% 有此并发症。

患者主要为老年人,发病年龄 50~80 岁,平均年龄 65 岁,20% 为双侧,发病率约为 0.75/10 万。

颈动脉血管粥样硬化是眼部缺血综合征的主要病因。2/3 的眼部缺血综合征患者有高血压,半数以上兼有糖尿病。5 年死亡率约为 40%。患者致残或死亡的原因,首位是缺血性心脏病,其次为脑血管意外。

二、主要临床表现

当颈动脉狭窄较重,可出现脑部和眼部症状及体征。

（一）症状

1. 视力减退　90% 患者主诉视力减退,其余 10% 无视力症状。典型的早期眼部症状是暂时性同侧黑矇,可合并暂时性对侧偏瘫,或先出现黑矇。可突然发作,持续 1 分钟或更短即恢复视力,也有逐渐恢复者。一旦发作或发作几次后,常于数周或数月内视力缓慢下降。约 12% 的患者一次急性发作后永不复明。

眼缺血综合征发病时的视力不一,约 35% 为 1.0~0.5;30% 为 0.5~0.05;35% 为数指至光感。初病时,一般不至于无光感,但以后由于严重后节缺血或新生血管性青光眼才完全失明。眼缺血综合征患者黑矇后恢复视力所需时间长,可能是后节缺血的原因。

2. 疼痛　40% 患者主诉眼部痛或眉部钝痛,可放射至颞部。可能由于眼部缺血、眼压升高或同侧脑膜缺血。常用眼绞痛(ocular angina)形容这种由眼部缺血造成的正常眼压性眼痛,有些患者可在睡眠时痛醒。

3. 脑部症状　常见者为反复发作性暂时性或永久性对侧肢体偏瘫,也有一些是发生脑血管意外导致死亡。罕见者为脑的局灶性病变,其症状类似脑瘤但颅内压不高,或产生广泛的脑组织变性,如阿尔茨海默病样精神症状。

（二）体征

1. 眼前节　约 2/3 患者初诊时有虹膜新生血管,严重病例有虹膜色素外翻。常有患眼出现前房闪辉(50%),约 18% 可见细胞,通常少于 2+。特别在 50 岁以上有轻度虹膜炎者应考虑为鉴别诊断之一。

2. 眼底

（1）早期:在黑矇发作前及恢复后立即观察眼底,视网膜血管无异常改变。于视力丧失之际观察眼底,可见视网膜动脉塌陷,无血流可见,是由于此时视网膜动脉压低于眼压,故血流暂时停止。有时,视网膜动脉舒张压低于眼压,但收缩压还高于眼压,故在舒张期动脉塌陷,收缩期动脉充盈,可出现自发性视网膜动脉搏动。有的眼底乍看正常,若用手指轻压眼球,视网膜动脉立即无血流,表示视网膜动脉压低,只略高于眼压维持血液灌注。若眼球受压,眼压稍增高大于视网膜动脉压时,血液立即停止灌注。

(2) 晚期:由于长期供血不足,视盘或视网膜上可出现一系列表现:如视网膜动脉狭窄(90%),动脉走行平直,偶有局部狭窄,有的发作时可见动脉稍细,血柱呈节段状,并缓慢地向周边移动,静脉血柱亦呈节段状缓慢流向视盘,直立时更明显;视网膜静脉扩张(90%),但一般不像视网膜静脉阻塞那样迂曲,可能是因为本病是继发于灌注不良,而视网膜静脉阻塞则是由于筛板或其附近血栓形成血液回流受阻;视网膜出血和微血管瘤(80%),出血多为斑点状,位于眼底中周部及周边,偶见于后极部,是由于缺血、视网膜小血管内皮受损、渗漏增加所致;视盘新生血管(35%),可能轻微,亦可能很重,以致产生纤维血管增生和牵拉性视网膜脱离,当新生血管被牵扯,可致玻璃体积血,无糖尿病亦无视网膜中央静脉阻塞的老年人,有视盘新生血管应怀疑眼部缺血综合征;当新生血管性青光眼导致的眼压升高超过视网膜中央动脉压时可见樱桃红斑(12%),通常不如视网膜中央动脉阻塞时明显,出现樱桃红斑,视力预后不佳;视网膜新生血管(8%);棉绒斑(6%)多位于后极部,常伴有扩张的视网膜血管和/或视网膜出血;玻璃体积血(4%);视网膜动脉自发搏动(4%);视网膜动脉内胆固醇栓子及其他眼部异常如缺血性视神经病变、获得性视网膜动静脉交通等。如患者无糖尿病,眼部缺血综合征一般无硬性渗出。

(三) 眼底血管造影

1. FFA 检查　眼内循环时间可延长,充盈可迟缓或斑块状充盈。视网膜动脉至静脉充盈时间亦延长,视网膜血管壁着染,黄斑水肿,微血管瘤和视网膜毛细血管扩张与无灌注。

(1) 循环时间延长:正常脉络膜从开始出现荧光至完全充盈一般在 5 秒钟以内,60% 的眼缺血综合征患者脉络膜充盈时间均大于 5 秒,甚至有的延长至 1 分钟者。动脉至静脉充盈时间延长,正常从颞上支动脉开始出现荧光至相伴静脉完全充盈时间小于 11 秒,而眼部缺血综合征 95% 均延长,严重者最后也不充盈。

(2) 视网膜血管壁着染:85% 眼部缺血综合征有血管壁着染,大小动静脉均受累,小动脉比静脉更明显,原因是内皮细胞缺氧损伤、内皮细胞及周细胞消亡。与此相比,视网膜中央动脉阻塞的动脉很少有晚期着染,视网膜中央静脉阻塞可有静脉晚期着染而动脉一般则无。

(3) 黄斑水肿:17% 眼缺血综合征有视网膜内渗漏,由于视网膜小血管及微血管瘤缺氧和内皮损伤所致。

(4) 微血管瘤:常见于中周与周边部眼底,于静脉期渗漏,晚期附近组织着染。

(5) 视网膜毛细血管无灌注:仅在有些病例中见到。

2. ICGA 检查

(1) 臂—脉络膜循环和脉络膜内循环时间延长,提示严重的脉络膜低灌注。脉络膜低灌注导致脉络膜毛细血管闭锁和脉络膜血管血液循环的削弱,减慢外周分水岭区灌注或无灌注。

(2) 线条状强荧光:显示脉络膜静脉严重损伤。ICGA 检查上述发现表示颈内动脉阻塞或狭窄。

(四) 视野

偶尔急性视力减退时可有扇形视野缺损,并持续数小时不恢复。可致进行性视野缺损。同侧性偏盲比较少见,是大脑中动脉的深层支供血不足或阻塞损伤了视放射所致。

(五) ERG

ERG 的 a、b 波均降低。a 波代表感光细胞的电活动,而 b 波与内层视网膜功能相关。在视网膜中央动脉阻塞,内层视网膜缺血,b 波功能下降,a 波不受影响。但在眼部缺血综合征,脉络膜与视网膜同时受累,故 a、b 波均有所降低。

(六) 颈动脉造影

颈动脉造影能发现 90% 以上的患者有同侧颈内动脉或颈总动脉阻塞。

三、诊断要点

1. 发作性视力减退,进行性下降,可伴有眼绞痛。

2. 眼底检查可见动脉自发性搏动或动脉压下降,动脉狭窄静脉扩张,中周部散在斑点状出血。

3. FFA 检查显示脉络膜灌注延迟,视网膜循环时间也延长,伴有视网膜血管壁着染。

四、鉴别诊断要点

(一)非缺血型视网膜中央静脉阻塞

见表 9-8-1。

(二)糖尿病性视网膜病变

见表 9-8-1。

(三)无脉症眼底

双侧,视网膜可有散在出血,视盘新生血管常见,而视网膜新生血管罕见,FFA 检查显示周边大量视网膜无灌注区,无灌注区边缘大量毛细血管扩张、大量动静脉吻合支形成,呈花冠样。超声检查显示双侧颈动脉狭窄,多伴有全身其他大动脉狭窄。

五、治疗原则与进展

无治疗者的视力预后不佳。虹膜上已有新生血管,或来诊时视力只有手动或更差,均是视力预后不佳的征象。

对虹膜有新生血管而前房角尚开放者,可行全视网膜光凝术或联合眼内注射抗血管生成药物。术后一些患者的虹膜新生血管虽退行,但不如糖尿病性视网膜病变,或视网膜中央静脉阻塞后,虹膜新生血管消退的效果好。如房角被纤维血管组织堵塞,眼压已升高,则考虑睫状体光凝、冷凝或房水引流手术等方法治疗。

对于重度颈动脉狭窄(70%~90%)、有症状的患者以及颈动脉狭窄≥60% 无症状的患者,行颈动脉内膜剥除术或动脉内支架是改善颈动脉狭窄、维持和改善患者视力最重要的措施。颈动脉内膜剥除术后,约有 25% 患眼视力改进或稳定。应密切观察房角已闭、眼压尚正常者的眼压。因为眼缺血综合征患者行颈动脉内膜剥除术后,偶尔会造成同侧眼严重的眼压升高。这最常发生于有虹膜红变及前房角纤维血管组织形成的病例。尽管房水外流受阻,由于颈动脉狭窄,睫状体的动脉灌注及房水生成均下降。当颈动脉闭塞突然解除,睫状体的灌注及房水生成增加,但是前房角的房水流出受阻依然存在,因而眼压显著升高。这些病例也许需要行睫状体破坏术或行青光眼滤过手术。

颈动脉完全(100%)阻塞后,由于血栓向远端扩展,常妨碍动脉内膜剥除成功。可试以颞浅动脉与中脑动脉吻合的搭桥术(颅外向颅内分流)。虽然 20% 患者视力暂时得到改善,术后 1 年常又恶化。

六、典型病例

例 1:患者,男性,72 岁。右侧肢体活动障碍 5 个月,一过性意识丧失 10 天,右眼黑矇 3 天。双侧颈内动脉狭窄 70%~99%,右侧为著。右眼视力数指。眼压:右眼 24.1mmHg,左眼 9.8mmHg,右眼虹膜新生血管(图 9-8-1)。

例 2:患者,女性,67 岁。右眼突然视物不见 17 天,高血压及糖尿病史 10 余年。视力右眼无光感;左眼 0.5,右眼虹膜边缘及房角见新生血管。

表 9-8-1 眼缺血综合征的鉴别诊断

	眼缺血综合征	非缺血型视网膜中央静脉阻塞	糖尿病性视网膜病变
患眼	80% 单侧	单侧	双侧
年龄/岁	50~80	50~80	不定
眼底			
视盘	正常	充血	NPDR 正常 PDR 可有视盘新生血管
静脉	扩张(无迂曲),串珠状	扩张,迂曲	扩张,串珠状
眼动脉压	降低	正常	正常
出血	周边,斑点状	后极部,火焰状	后极部,点片状
微血管瘤	中周部	不定	后极部
硬性渗出	无	很少见	多见
FFA 检查			
脉络膜充盈	延迟,斑块状	正常	正常
动静脉循环时间	延迟	延迟	正常
血管着染	多为动脉	多为静脉	一般无着染

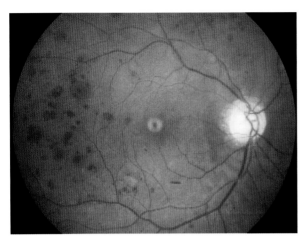

图 9-8-1　患者右眼彩色眼底像
可见视网膜动脉狭窄,中周部可见散在典型的斑点状出血

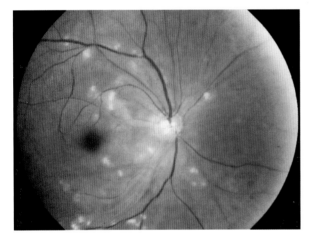

图 9-8-2　右眼彩色眼底像
可见视网膜动脉狭窄,静脉扩张、暗紫,后极部散在棉绒斑,黄斑樱桃红斑

眼压:右眼 39.2mmHg,左眼 14.3mmHg。数字减影血管造影(DSA)显示右侧颈总动脉闭塞(图 9-8-2)。

七、误诊原因分析

最易与眼缺血综合征混淆的为非缺血型视网膜中央静脉阻塞及糖尿病性视网膜病变。特别是后者,因为有的眼部缺血综合征患者又有糖尿病性视网膜病变,或互相兼而有之,难以区分。

八、经验教训与防范

当临床上高度怀疑眼缺血综合征,而颈内动脉无明显异常发现时,则应考虑慢性眼动脉阻塞。行常规颈内动脉造影或其他颈动脉影像学检查,可以显示眼动脉的情况。对所有眼缺血综合征进行全面颈动脉系统检查,可以早诊断颈内动脉狭窄,这对保持视功能和降低脑血管意外都很重要。

(黄厚斌)

第九节　节段状视网膜动脉周围炎

一、概述

节段状视网膜动脉周围炎(retinal segmental periarteritis)是一种主要发生于视网膜动脉管壁外层及其周围组织的炎症性病变。多发于青年人,男性略多于女性,比例约为 1.7∶1,64% 的病例为单眼发病,左右眼均可受累。通常伴有活动性葡萄膜炎,尤其是后葡萄膜炎。本病虽然可能是全身血管病的眼部表现,但多数只是眼部血管对全身某种抗原的一种免疫反应。病因不明,可能与结核等引起的变态反应有关,亦有梅毒、系统性红斑狼疮、弓形虫病、类肉瘤病、带状疱疹等的报道。

动脉壁的炎症呈节段状分布,一般单独侵犯动脉而静脉大多数无损害。本病罕见,自 1954 年张承芬报告首例以来,共有 10 余例报告。

二、主要临床表现

(一) 症状

患者主诉视物模糊,眼前黑点飘动,有时视物变形。视力轻度或中度减退,合并黄斑损害者视力受损严重。如有视网膜动脉分支阻塞者,则在视野中有相符的缺损。

(二) 体征

多数病例由于起病时有活动性葡萄膜炎,玻璃体高度混浊,眼底不易看清。此时眼前节可有睫状充血,角膜后壁有灰白色点状沉着物,房水闪辉阳性,如为陈旧病变可见虹膜后粘连。当玻璃体混浊减轻,眼底能看清时,则发现眼底的典型体征为视网膜动脉上节段状排列的白色、灰色或黄色渗出斑,像指环或串珠样套在动脉壁上,渗出斑块的混浊程度和数目不等,长短约 1~2 个血管径,有的可融合长达 1/2~1PD,从视盘上动脉开始分布直达赤道部,侵犯一支或数支动脉的大分支。指环视网膜动脉的管径可狭窄,甚至动脉小支阻塞呈白线状。在动脉病变的附近,视网膜可有不同程度的水肿和出血。视网膜静脉大多数正常,少数静脉扩张,或亦受累而出现炎症改变。后极部眼底还可在其他处出现急性渗出性脉络膜炎的病灶。本病病程缓慢，常持续数月或更久。当动脉周围炎消退时，动脉管壁上的环套状渗出斑块变小、变薄，呈现小黄亮点，最后消退可不留痕迹。渗出性脉络膜炎亦逐渐成为陈旧病灶。

（三）FFA 检查

视网膜血流速度减慢，视网膜各期循环时间延长，动脉管径不规则，充盈缓慢但血流仍通畅，管壁偶有荧光素着染。有视网膜静脉病变时，管径不规则，可显著扩张，晚期有明显渗漏，管壁着染。晚期患者视网膜周边部毛细血管闭塞，形成大片无灌注区和新生血管。

三、诊断要点

1. 年轻患者，眼前黑点飘动、视物模糊或不同程度的视力下降。

2. 视网膜动脉壁的炎症呈节段状分布，视网膜主干动脉黄白色袖套状或竹节状外观。

3. 常伴有葡萄膜炎性反应。

4. FFA 检查显示相应动脉充盈迟缓。

四、鉴别诊断要点

（一）视网膜动脉硬化

视网膜动脉硬化时出现铜丝样动脉或视网膜动脉的硬化斑块需与本病鉴别。老年患者，视网膜主干动脉不形成指环状或竹节状外观、不伴有葡萄膜炎和玻璃体炎性反应，FFA 检查没有管壁着染，如果不伴有动脉阻塞也没有动脉充盈迟缓，以上特征可资鉴别。

（二）Behçet 病

该病引起的视网膜血管炎可局限于一或数支视网膜血管，伴有不同程度的葡萄膜炎，但主要累及静脉，一般动脉不受累，不形成竹节样外观。依据上述情况，两种疾病易于鉴别。

（三）视网膜分支动脉阻塞

受累动脉近端可见黄白色或白色血栓，但一般不形成竹节样外观，不伴有葡萄膜炎，阻塞区域的视网膜乳白色水肿混浊。当血管内出现多发栓子时，可能在血管内出现多处黄白色点状病灶，但不同于节段状视网膜动脉周围炎的竹节样外观。造影检查栓子处血流受阻、荧光素充盈缺损，以资鉴别。

五、治疗原则与进展

尽量寻找原因，针对不同病因进行治疗，有结

核者应用抗结核治疗。在病变活动期间可用糖皮质激素，口服泼尼松或球后注射曲安奈德以减轻视网膜动脉的渗出性反应。口服非甾体抗炎药如吲哚美辛（消炎痛）、布洛芬；碘剂以及中医中药治疗等亦可采用；如有前葡萄膜炎局部滴用糖皮质激素滴眼液、散瞳剂等；当出现无灌注区和新生血管时，应对无灌注区进行光凝治疗。本病一般经过治疗后，预后较好。当脉络膜视网膜炎症消退后，一般视力可恢复正常或接近正常，往往从只有0.04~0.09 的视力恢复至正常水平，并维持多年无改变。本病治愈后一般不复发。

六、典型病例

患者，男性，40 岁。双眼节段状视网膜动脉周围炎（图 9-9-1~图 9-9-4）。

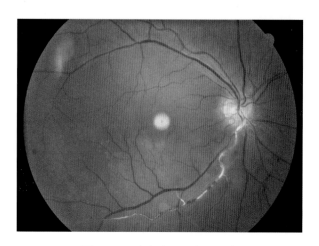

图 9-9-1　患者右眼彩色眼底像
可见视网膜颞下动脉黄白色竹节样外观

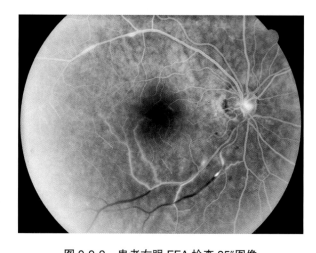

图 9-9-2　患者右眼 FFA 检查 35″图像
可见视网膜颞下动脉充盈缺损，相应区域的回流静脉管壁轻微着染，颞上静脉炎症受累表现为节段状管壁着染

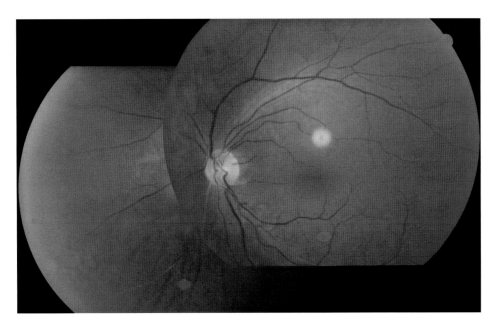

图 9-9-3　患者左眼彩色眼底像拼图
可见视网膜鼻下动脉白线状,远端可见新生血管

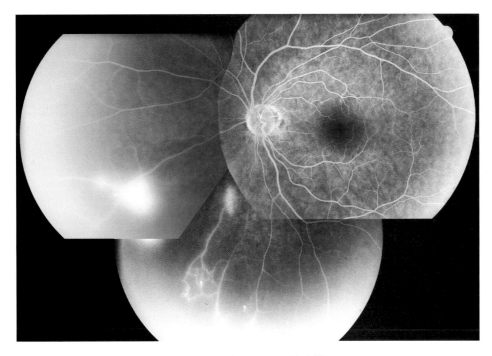

图 9-9-4　患者左眼 FFA 检查拼图
可见视网膜鼻下动脉供应区域充盈缺损,毛细血管扩张、无灌注区形成,以及新生血管荧光渗漏

七、误诊原因分析

当本病活动性葡萄膜炎玻璃体混浊明显时,眼底血管变化的仔细观察和辨别受影响,容易误诊为 Behçet 病,视网膜动脉硬化也易与本病相混淆,均应鉴别。

八、经验教训与防范

密切随诊,待玻璃体混浊吸收后观察受累动脉的改变,出现竹节状外观,可确诊。

(黄厚斌)

第十节 视网膜大动脉瘤

一、概述

视网膜大动脉瘤（retinal macroaneurysm），又称获得性视网膜大动脉瘤（acquired retinal macroaneurysm），是老年人临床较为常见的眼底疾病，女性多见（70%）。其特征为眼底可见单个或多个视网膜动脉管壁局限性扩张，呈囊状、憩室状或梭形，多位于视网膜动脉的第三分支之前。大多数患者为单眼发病，10% 为双侧。多数患者与高血压、动脉硬化、高血脂等周身情况有关。其临床表现多样化，常被误诊为其他眼底疾病，如渗出性年龄相关性黄斑变性，视网膜分支静脉阻塞等。

二、主要临床表现

（一）症状

如果视网膜大动脉瘤未累及黄斑，则临床上多无症状。随着病程进展，视网膜大动脉瘤的瘤壁渗透性增加，发生于黄斑区的大动脉瘤常引起黄斑水肿、渗出，影响中心视力。日久可继发黄斑变性，视力受到进一步损害。此期的临床进程非常缓慢，称为慢性代偿失调。少数患者可突然发生瘤体破裂，出血可在视网膜内、下及视网膜前，也可进入玻璃体腔，视力降至光感。此称为急性代偿失调。视网膜大动脉瘤发展至最后，瘤体逐渐缩小、机化，瘤腔闭塞，硬性渗出逐渐消退，可称为痊愈期。发生于黄斑区以外的大动脉瘤对视力影响不大。

（二）体征

眼底均有不同程度的视网膜动脉硬化表现，在视网膜动脉二、三级分支处可见圆形或纺锤形的瘤体，颜色分别呈红色、灰黄色或灰白色，其大小约为视盘上大血管的直径约 1/5PD，多为单个。偶有报道多个动脉瘤见于同一眼中。瘤体周围有不同程度的出血、水肿、环形硬性渗出灶，出血位于视网膜前、视网膜下和视网膜内，多数累及黄斑区。出血量大时，可穿破内界膜进入玻璃体内。有一报道视网膜大动脉瘤合并色素上皮下出血，表现为青灰色隆起，误认为脉络膜黑色素瘤而摘除眼球。

（三）FFA 检查

FFA 检查显示受累动脉荧光充盈正常或稍迟缓，出血少者动脉瘤在动脉期内即见瘤体显影，瘤体呈球形和/或梭形的强荧光，晚期有不同程度的荧光渗漏和瘤体壁染，瘤体周围的出血呈弱荧光，遮蔽脉络膜荧光。亦可见动脉周围毛细血管扩张与渗漏，微动脉瘤形成；环绕动脉瘤附近，动脉周围无毛细血管区增宽，附近可有小片无灌注区。黄斑黄色类脂质沉着，除非特别浓厚，一般不遮蔽荧光。若出血多，FFA 检查难以发现病变，可用对出血穿透性好的 ICGA 检查。ICGA 检查提示：在视网膜动脉充盈期，ICGA 就开始使扩张的视网膜大动脉瘤染色，随着造影时间的延长，见动脉瘤呈局灶性的强荧光团，其两端与视网膜动脉相连，晚期强荧光则持续存在，渗漏较轻。

三、诊断要点

1. 60~70 岁左右伴有高血压、动脉硬化等心血管疾病的女性患者。

2. 大动脉瘤多为单个，位于视网膜动脉第三分支之前。

3. 视网膜大动脉主干上孤立的管壁局限性扩张，周围的渗出、出血以其为中心。

4. 视力受损程度与黄斑受累程度一致。

5. 大动脉瘤在 FFA 动脉期显影，晚期可有荧光素渗漏。

四、鉴别诊断要点

（一）IRVAN 综合征

发病年龄较轻，多双眼发病。视网膜大动脉主干上甚至视盘上多个动脉管壁局限性膨大呈串珠状，累及多个动脉，每个动脉上常有多个。周边部有大量的无灌注区。动脉瘤扩张多位于血管分叉处，动脉瘤无出血。

（二）年龄相关性黄斑变性

当眼底表现以渗出性黄斑病变和视网膜下出血为主时，易误诊为湿性年龄相关性黄斑变性，但出血偏心性分布于某视网膜动脉周围。FFA 检查和 ICGA 检查可诊断，OCT 检查可以确诊。

（三）眼底肿瘤

当动脉血管内压力增加，动脉瘤破裂，可导致视网膜内、视网膜下和/或玻璃体出现致密的血块，或出血逐渐降解后表现为黄白色陈旧积血块，易误诊为脉络膜黑色素瘤或其他眼底肿瘤，但出血常常累及视网膜各层，呈混合性出血，彩色多普勒超声检查、FFA 检查以及 CT 或 MRI 检查可辅助鉴别。

（四）视网膜分支静脉阻塞

位于黄斑区的视网膜分支静脉阻塞时，容易被误诊为视网膜大动脉瘤，尤其是出血遮挡了阻塞的小血管时。但在出血部分吸收后，FFA 检查提示病变血管为静脉，管壁无局限性膨出。

五、治疗原则与进展

视网膜大动脉瘤的治疗尚有争议。多数视网膜大动脉瘤不需治疗可形成血栓自行退化。但有人认为如果动脉瘤引起黄斑渗出或者动脉瘤反复出血的患者，为避免中心视力受损，应尽早行激光光凝治疗。光凝时应用低能量激光环绕动脉瘤，然后对瘤体两侧进行光凝，注意不要光凝动脉瘤中心，以免造成血管闭塞。治疗指征包括：

（一）黄斑渗出水肿

抗 VEGF 药物眼内注射对促进黄斑水肿、渗出的吸收效果较好，可以较快提高视力，已成为最常用的治疗方法。

视网膜大动脉瘤周围液体和脂质积聚可能来自渗漏的大动脉瘤本身，也可能来自动脉瘤周围的异常小血管。激光治疗的主要原理是介导血管扩张部位的动脉硬化和部分血栓形成。

方法包括：视网膜大动脉瘤直接激光（中央）、视网膜大动脉瘤间接激光（治疗血管壁和边界部位的视网膜）、动脉瘤周边激光（微血管病变邻近区域的播散性激光）。为了避免血管破裂或血管完全闭塞导致的视网膜分支动脉阻塞，激光设置为低能量、中等大小光斑（200~500μm）、较长照射时间（0.2~0.5 秒），绿光和黄光均可。

（二）视网膜前出血的激光治疗

出血进入内层视网膜和玻璃体，可使内界膜或后玻璃体皮质劈裂/分离并形成包裹，此时积血吸收常常延迟，可能合并黄斑渗出水肿或中心凹下出血，但由于中央视网膜被遮挡，无法对其进行评估和治疗，将积血引流入玻璃体腔可更快清除积血。方法是：对边界/隔膜组织（视网膜内界膜/玻璃体后界膜）进行激光爆破（激光玻璃体切开术）。Nd：YAG、氩和氪激光应用于黄斑前包裹性出血的眼治疗，效果相似。大部分眼治疗后积血清除明显，视功能迅速改善。如果激光玻璃体切开术无法实施，可通过注气移位术实现玻璃体后脱离，使血弥散进入玻璃体腔内。

（三）黄斑前出血和玻璃体积血的治疗

玻璃体切除、视网膜前血池清除，联合激光治疗。

（四）黄斑下出血的治疗

玻璃体切除手术，将重组组织型纤溶酶原激活剂（r-tPA）通过 40 G 套管注入血凝块来清除黄斑下积血。注射的溶液必须在视网膜下存留 1 小时，以便血凝块溶解。辅以重水应用、联合气体填充。

六、典型病例

例 1：患者，女性，68 岁。左眼视力 0.2，血压 170/90mmHg（图 9-10-1，图 9-10-2）。

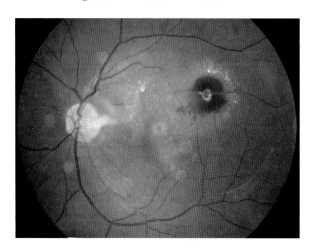

图 9-10-1　患者左眼彩色眼底像
可见视网膜颞上动脉一局限性纺锤形扩张，周围出血及硬性渗出，黄斑水肿

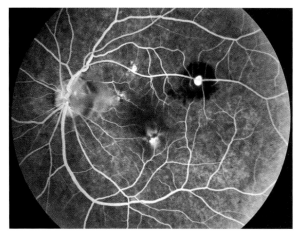

图 9-10-2　患者左眼 FFA 检查 54.5″图像
可见视网膜颞上动脉第一分支前局限性纺锤形扩张内荧光素充盈，周围出血遮蔽荧光，黄斑区组织着染

例 2：男性，58 岁。因左眼视力下降就诊（图 9-10-3，图 9-10-4）。

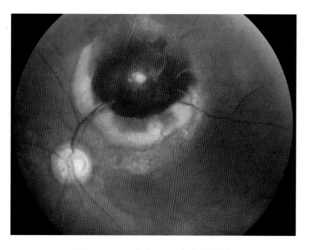

图 9-10-3　患者左眼彩色眼底像
可见黄斑上方视网膜下陈旧出血、视网膜前较新鲜出血,局部隆起明显,出血区中央一类圆形黄白色病灶,黄斑上方硬性渗出。易误诊为眼底肿物或年龄相关性黄斑变性

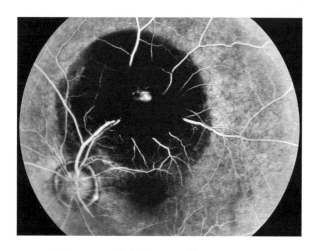

图 9-10-4　患者左眼 FFA 检查 40.0″图像
可见视网膜颞上血管弓处局限性强荧光,与动脉走行区一致。周围广泛出血遮蔽荧光

七、误诊原因分析

　　动脉瘤因位于后极部,较多量的出血水肿位于黄斑区及其周围,且出血可遮盖动脉瘤病灶,甚至反复慢性的新旧出血和硬性渗出堆积在一起,局部形成一隆起病灶,易误诊为年龄相关性黄斑变性或眼底肿瘤等其他疾病,因此,有人称其为"新伪装综合征"。出血以动脉管壁上的一处局限性病变为中心,出血吸收后行造影检查可见动脉管壁瘤样扩张,而没有黄斑变性或肿瘤的造影特征,对于怀疑肿瘤者行彩色多普勒超声检查有助于鉴别。

八、经验教训与防范

　　对于老年人后极部多量出血渗出时,应仔细观察病灶中心是否有黄白色动脉瘤样病变的可能,密切随诊,出血吸收后进一步观察眼底和行造影检查,可确诊。

(黄厚斌　张美霞　张军军)

第十一节　视网膜中央动脉
阻塞合并中央静脉阻塞

一、概述

　　视网膜中央动脉阻塞合并中央静脉阻塞其临床表现同时具有视网膜动脉和静脉阻塞的特点,发病时突然视力减退,甚至失明。此病少见。

　　其病理生理过程仍不清楚。有人推测可能是首先发生视网膜静脉阻塞,由于回流障碍造成毛细血管阻力增大,影响视网膜动脉灌注,从而导致动静脉同时阻塞。也有人认为可能是首先发生动脉阻塞,由于灌注压下降,导致视网膜循环减慢,引起静脉血栓形成,从而产生动静脉同时阻塞。

二、主要临床表现

　　视网膜中央动脉阻塞合并中央静脉阻塞时,由于视网膜急性缺血造成后极部水肿、黄斑水肿,有时可见黄斑樱桃红斑。视盘水肿,同时在四个象限均可见视网膜出血。FFA 检查显示视网膜动脉充盈极为迟缓,甚至不充盈,静脉回流障碍。

三、诊断要点

　　1. 单眼视力突然无痛性丧失。

　　2. 后极部视网膜水肿,静脉扩张迂曲,视网膜较多量的出血,出血分布规律符合视网膜中央静脉阻塞的眼底改变。

　　3. FFA 检查显示视网膜动脉充盈及静脉回流均迟缓。

四、鉴别诊断要点

(一)视网膜中央静脉阻塞

　　视网膜中央静脉阻塞的出血较多时可能掩盖同时合并存在的视网膜中央动脉阻塞,FFA 检查显示动脉充盈迟缓、大量血管闭塞可资鉴别。

（二）睫状视网膜动脉阻塞合并视网膜中央静脉阻塞

视网膜的水肿、梗死局限于睫状视网膜动脉的分布区域，FFA 检查显示睫状视网膜动脉充盈迟缓而视网膜中央动脉充盈正常。

五、治疗原则与进展

这类患者的视力预后普遍较单纯的视网膜动脉阻塞更差，多数患者会在 1~2 个月内发生虹膜新生血管，最后发展至新生血管性青光眼而完全失明。在 Brown 报道的一组 23 例病例中，虹膜新生血管的发生率高达 81%。治疗原发病，同时进行广泛视网膜光凝防治新生血管性青光眼对保存眼球有效。

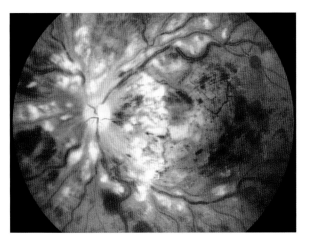

图 9-11-1　患者左眼彩色眼底像

可见视网膜弥漫水肿混浊，视网膜静脉迂曲扩张，多量视网膜出血

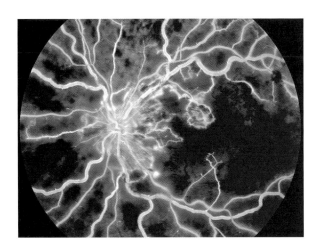

图 9-11-2　患者左眼 FFA 检查 31.5″图像

视网膜动脉仍未完全充盈，大量血管闭塞，广泛无灌注区，黄斑区小血管形成动静脉短路

六、典型病例

例1：患者，女性，33 岁。左眼视力下降 2 个月，视力手动（图 9-11-1，图 9-11-2）。

例2：患者，男性，64 岁。右眼视力突然下降 5 天，右眼视力无光感（图 9-11-3，图 9-11-4）。

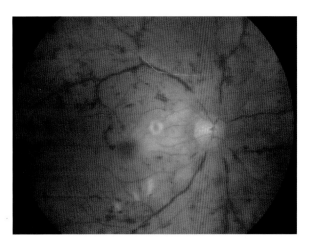

图 9-11-3　患者右眼彩色眼底像

可见黄斑区视网膜水肿混浊，视网膜静脉扩张、血管暗紫，散在视网膜出血和棉绒斑

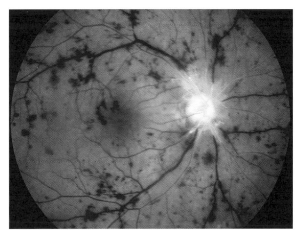

图 9-11-4　患者右眼 FFA 检查 49.8″图像

视网膜动脉只能充盈视盘近端一小段血管

七、误诊原因分析

1. 视网膜中央静脉阻塞所致的视网膜广泛水肿和出血非常容易掩盖对伴随的动脉阻塞的观察和判断，极易误诊为单纯的视网膜中央静脉总干阻塞。因此，及时的 FFA 检查是非常必要的，对于确诊该病极有帮助。

2. 该病少见，亦是容易漏诊、误诊的原因之一。

八、经验教训与防范

多数患者均有血液系统疾病、炎症或肿瘤。肿瘤或炎症可以直接侵犯视神经，压迫血管，同时，血液的高凝状态和菌血症也会促使发病。因此，对于本病，重要的是寻找可能致病的危险因素，所以必须及时请相关科室专家诊断、治疗全身相关疾病。

（黄厚斌）

第十二节 视网膜分支动脉阻塞合并分支静脉阻塞

一、概述

临床上，有时也可见到视网膜分支动脉阻塞合并分支静脉阻塞，可以表现为以下两种情况：

1. 视网膜分支动脉阻塞和视网膜分支静脉阻塞位于同一区域 这时往往可能是先出现视网膜分支静脉阻塞，由于静脉回流受阻甚至完全停滞、静脉闭塞，血液回流障碍造成毛细血管阻力增大，影响视网膜动脉灌注，从而导致相应区域的分支动脉继发阻塞。可以是在分支静脉阻塞的早期继发分支动脉阻塞，也可能是在陈旧慢性的分支静脉阻塞后动脉逐渐闭塞。其病理生理过程仍不清楚。如果首先发生动脉阻塞，灌注压下降，视网膜循环减慢，继发静脉血栓形成，也可产生动静脉同时阻塞。

2. 视网膜分支动脉阻塞和视网膜分支静脉阻塞不位于同一区域 例如颞上分支静脉阻塞合并颞下分支动脉阻塞等，这两者之间发病没有直接的相关性。

二、主要临床表现

视力不同程度下降，取决于黄斑受累的范围和程度。

视网膜分支动脉阻塞和视网膜分支静脉阻塞位于同一区域者，眼底具有分支静脉阻塞的临床表现，但一般出血相对较少，而棉绒斑较多（缺血），FFA检查显示相应区域的动脉灌注延迟。

视网膜分支动脉阻塞和视网膜分支静脉阻塞不位于同一区域者，则分别在不同区域出现分支动脉阻塞或分支静脉阻塞的表现。

三、诊断要点

1. 视力不同程度下降。

2. 在分支静脉阻塞区域内FFA检查显示动脉灌注延迟。

3. 或者在同一眼底同时出现分支动脉阻塞和分支静脉阻塞的改变。

四、鉴别诊断要点

（一）视网膜静脉周围炎

多发生于青壮年男性，常累及双眼中周部视网膜静脉分支，血管扩张、迂曲呈扭结状，可以表现为分支静脉阻塞，但不出现动脉阻塞表现。而且分支静脉阻塞受累的范围不局限于该区域某支静脉引流的范围，邻近区域的视网膜同时受累，常出现视网膜周边的小分支，管径扩张迂曲呈扭结状，管壁有白鞘，后期呈白线化。此病易复发，故曾称为"青年性复发性视网膜玻璃体积血"。

（二）视网膜血管炎

尤其是结节性多动脉炎、Churg-Strauss综合征、Wegener肉芽肿等坏死性血管炎引起的视网膜血管炎，可以累及静脉和/或动脉，一般合并玻璃体的炎性反应，并伴有原发病的相应表现。

（三）其他易栓症

如抗磷脂综合征等，可同时出现静脉和动脉阻塞等，需做FFA检查，特别是进行相关的实验室检查，明确病因。

五、治疗原则与进展

治疗原则主要包括：①治疗黄斑水肿，②防治视网膜新生血管、牵拉性视网膜脱离以及新生血管性青光眼的发生。

六、典型病例

例1：患者，男性，52岁。视网膜分支静脉阻塞早期同一区域同时伴有视网膜分支动脉阻塞（图9-12-1~图9-12-3）。

例2：患者，男性，75岁。左眼视力0.05，陈旧的视网膜分支静脉阻塞的同一区域继发分支动脉阻塞（图9-12-4~图9-12-6）。

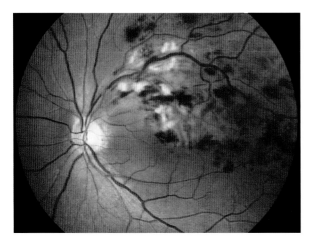

图 9-12-1　患者左眼彩色眼底像
可见视网膜颞上分支静脉引流区域视网膜多量出血和棉绒斑、静脉迂曲扩张,黄斑区水肿

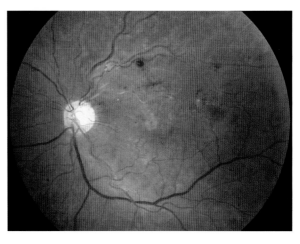

图 9-12-4　患者左眼彩色眼底像
可见视网膜颞上分支静脉迂曲扩张,散在出血,黄斑区色泽紊乱,呈青灰色

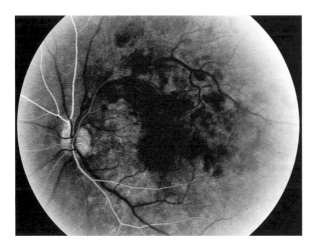

图 9-12-2　患者左眼 FFA 检查 11.5″图像
颞上支视网膜动脉充盈迟缓

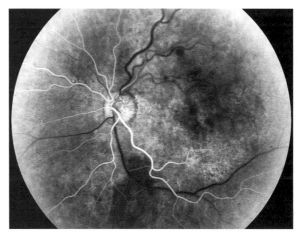

图 9-12-5　患者左眼 FFA 检查 17.8″图像
可见颞上支视网膜动脉充盈迟缓

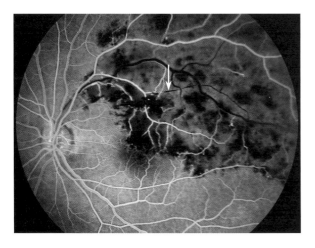

图 9-12-3　患者左眼 FFA 检查 20.5″图像
可见颞上支视网膜动脉的第二级分支仍未充盈(箭头所指)

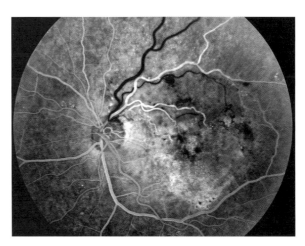

图 9-12-6　患者左眼 FFA 检查 31.0″图像
可见颞上支视网膜动脉已基本充盈,静脉尚未开始出现层流,而其余各支静脉已基本充盈完全,黄斑区呈弥漫透见荧光

例 3:患者,男性,59 岁。右眼突然视力下降 2 天,右眼视力 0.06。同一区域的陈旧性视网膜分支静脉阻塞、分支动脉阻塞,以及新近出现的急性睫状视网膜动脉阻塞(图 9-12-7~图 9-12-9)。

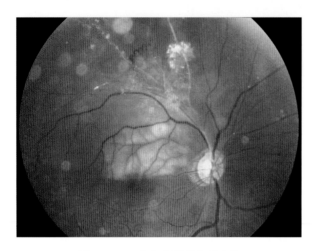

图 9-12-7 患者右眼彩色眼底像
可见视网膜颞上分支静脉呈白线,黄斑上方一舌形区域视网膜梗死、苍白、水肿(睫状视网膜动脉阻塞)

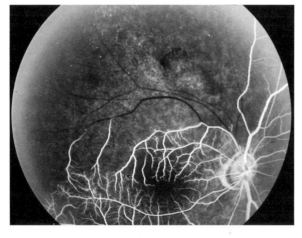

图 9-12-8 患者右眼 FFA 检查 33.2″图像
可见颞上支视网膜动脉闭塞,其下方静脉的血液回流来自颞下静脉的侧支循环

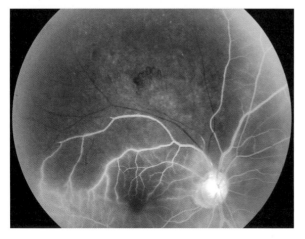

七、误诊原因分析

视网膜分支静脉阻塞所导致的出血容易掩盖同时并存的分支动脉阻塞,而如果是急性分支动脉阻塞合并陈旧的分支静脉阻塞,则急性动脉阻塞的表现可能容易让医生忽略对其他部位陈旧的分支静脉阻塞的发现。

八、经验教训与防范

重要的是寻找原发病及可能的致病因素,并予以相应的治疗,尤其是系统性血管炎、易栓症等。

(黄厚斌)

第十三节 睫状视网膜动脉阻塞

一、概述

睫状视网膜动脉是睫状后短动脉的分支,国人约 15% 存在睫状视网膜动脉,其数量、分布变化很大。睫状视网膜动脉阻塞(cilioretinal artery occlusion)是指供给黄斑及其附近视网膜的睫状视网膜动脉单独发生阻塞,而视网膜中央动脉循环保持健全。这种情况多见于青年患者,其中心视力突然丧失,自视盘颞侧缘到黄斑区,所供应区视网膜呈现一舌形或矩形乳白色混浊,并有樱桃红斑,行经该区的睫状视网膜动脉管径狭窄或局限性狭窄。并有相符的视网膜功能缺损,包括中心注视点的大暗点,而周边视野正常。如合并其他血管支阻塞,则有相应的眼底表现及视功能损害。

图 9-12-9 患者右眼 FFA 检查 506.8″图像
可见颞上支视网膜动脉完全闭塞,其下方静脉回流来自颞下静脉侧支循环的部分血液。注意在颞上视网膜的血管闭塞区内可见海团扇状的鬼影血管,是既往新生血管的遗迹,由于新生血管缺乏血液供应,最终萎缩。说明该患者可能是最先出现视网膜分支静脉阻塞,随后并发新生血管,以后在同一区域继发分支动脉阻塞,然后新生血管萎缩,新近出现急性睫状视网膜动脉阻塞,从而导致视力突降而就诊

二、主要临床表现

临床上，睫状视网膜动脉阻塞可表现为以下三种情况：

（一）单独睫状视网膜动脉阻塞

在睫状视网膜动脉阻塞中约占 40%。睫状视网膜动脉可能位于乳斑区，也可能位于其他象限，但其起源于筛板后平面，因此，睫状视网膜动脉阻塞后视网膜的梗死水肿起于视盘周围，水肿梗死的范围取决于睫状视网膜动脉供应区域的大小，而且阻塞点不可见，在视网膜内也一般看不见血管内栓子（当血流部分再通，栓子向血管远端移行时可在阻塞区内的视网膜动脉管腔内看到栓子，但不是阻塞点）。预后良好，90% 的患者有 0.5 或更好的视力，60% 的患者视力可恢复至 1.0。

（二）睫状视网膜动脉阻塞合并视网膜中央静脉阻塞

也占睫状视网膜动脉阻塞的 40%。静脉阻塞通常为非缺血型，所以较少引起虹膜红变和新生血管性青光眼。然而，发生缺血型视网膜中央静脉阻塞时，有可能睫状视网膜动脉阻塞难以被查出，致使错误地低估了虹膜红变的发生率。大约 70% 的患者最后可有 0.5 的视力。这种联合发病的原因不明，可能由于视网膜中央静脉阻塞时，视网膜的毛细血管压升高，减少了睫状视网膜动脉的灌注压，导致睫状视网膜动脉的阻塞；也有可能是原发性睫状视网膜动脉和视网膜中央动脉的灌注压下降使视网膜循环障碍从而导致静脉淤滞和血栓形成，从而出现视网膜中央静脉阻塞。

（三）睫状视网膜动脉阻塞合并前部缺血性视神经病变

两者发病均为睫状后动脉缺血的表现，故可能同时发生。此型在睫状视网膜动脉阻塞中约占 15%，视力预后取决于视盘受累程度，一般很差，只有 0.1，甚至无光感。

三、诊断要点

1. 视力受损程度取决于黄斑病变情况。
2. 可见与睫状视网膜动脉供应区域一致的视网膜水肿梗死。
3. 若合并 CRVO 或 AION，则同时有相应的眼底改变。

四、鉴别诊断要点

（一）视网膜中央动脉阻塞

视网膜中央动脉不全阻塞或视网膜中央动脉阻塞数天，水肿逐渐吸收，仅后极部局限性水肿，中周部视网膜不水肿，需与后极部的睫状视网膜动脉阻塞相鉴别。水肿混浊区域与相应区域动脉的供应范围不一致，是两者鉴别的根本点。

（二）视网膜分支动脉阻塞

常可在视盘周围看到阻塞点甚至血管内栓子，阻塞点远端的视网膜梗死、水肿，范围与该视网膜分支动脉的供应范围一致。

（三）视网膜有髓鞘神经纤维

视盘周围的有髓鞘神经纤维有可能误诊为相应区域的睫状视网膜动脉阻塞，但视网膜不水肿，病变边界不清，边缘可见细丝状的与神经纤维走行一致的有髓鞘神经纤维；白色的有髓鞘神经纤维分布的区域与相应部位的动脉供应区域不一致；没有相应的视功能障碍；FFA 检查显示血流通畅。

（四）视网膜中央静脉阻塞合并视网膜中央动脉阻塞

睫状视网膜动脉阻塞合并视网膜中央静脉阻塞需与此鉴别，水肿是以后极部黄斑区为中心，而不与睫状视网膜动脉的供应区一致，同时视网膜血管广泛迂曲扩张，伴有视网膜出血，出血常蔓延至中周部。FFA 检查显示整个视网膜动脉均充盈迟缓，静脉回流也迟缓。

五、治疗原则与进展

因睫状视网膜动脉阻塞的不同表现而不同，单纯的睫状视网膜动脉阻塞或睫状视网膜动脉阻塞合并缺血性视神经病变的治疗原则同视网膜动脉阻塞的治疗，但睫状视网膜动脉阻塞合并视网膜中央静脉阻塞者由于同时具有动脉阻塞（白色梗死）和静脉阻塞（红色梗死），一般不给予特殊治疗，既不使用止血药物，也不宜使用纤溶药、扩血管药物、抑制血小板聚集药物、改善微循环药物，以及稀释血液和扩容药物等，治疗目的主要在于针对黄斑水肿和防治新生血管性青光眼。

六、典型病例

例1：患者，男性，58岁。右眼前黑影1天。单纯的睫状视网膜动脉阻塞（图9-13-1）。

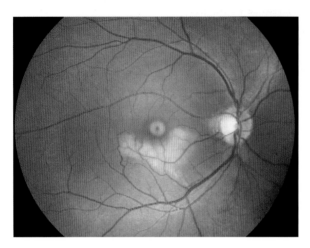

图9-13-1　患者右眼彩色眼底像
可见视盘颞下方睫状视网膜动脉供应区域视网膜水肿混浊

例2：患者，女性，62岁。右眼前黑影半个月，视力0.05。睫状视网膜动脉阻塞合并视网膜中央静脉阻塞（图9-13-2）。

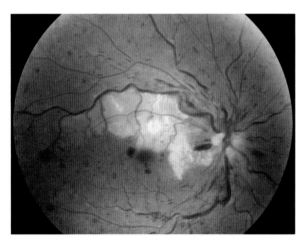

图9-13-2　患者右眼彩色眼底像
可见视盘颞上方睫状视网膜动脉供应区域视网膜水肿混浊，视网膜静脉迂曲扩张，视网膜散在深浅层出血

例3：患者，男性，75岁。右眼前黑影遮挡10天，加重并视力下降2天。睫状视网膜动脉阻塞合并前部缺血性视神经病变（图9-13-3）。

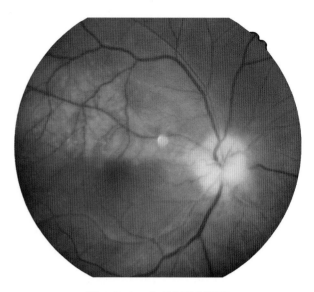

图9-13-3　患者左眼底彩图
可见视盘苍白肿胀，边界不清，视网膜颞上方混浊肿胀

七、误诊原因分析

重点在于认识睫状视网膜动脉阻塞可合并视网膜中央静脉阻塞或前部缺血性视神经病变存在。应进行系统的病因检查，如视网膜中央动脉阻塞一样。

八、经验教训与防范

伴随前部缺血性视神经病变时，应排除巨细胞性动脉炎的可能，尤其是视盘水肿呈白色时。

（黄厚斌）

第十四节　视网膜中央静脉阻塞

一、概述

视网膜中央静脉阻塞（central retinal vein occlusion，CRVO）是常见的有致盲并发症的视网膜血管病，发病率约为2‰~8‰。可发生于任何年龄，平均年龄在60~70岁，90%发病于50岁或以上，男女比例为6∶4。

CRVO的发病由多因素参与，包括全身危险因素和眼局部危险因素。

（一）全身危险因素

1. 心血管系统危险因素　如高血压、糖尿病、高血脂、肥胖、吸烟、颈动脉阻塞性疾病等。

2. 血液流变学异常　血细胞比容增加、血浆浓度增加、红细胞聚集性增加、红细胞变性降低。

3. **血栓形成倾向** 高同型半胱氨酸血症、抗磷脂抗体综合征、纤溶酶原激活抑制剂减少、口服避孕药等。

4. **高黏滞综合征** 红细胞增多症、巨球蛋白血症、骨髓瘤、白血病。

(二)眼局部危险因素

青光眼、创伤、视网膜血管炎、视网膜中央动脉阻塞、玻璃疣、视盘水肿、动静脉畸形等。通常在夜间卧位时发病,可能与此时的低血压和/或高中心静脉压状态有关。CRVO的发病机制可以分成三个步骤:①静脉狭窄和部分血栓形成引起静脉血流减少;②发生视网膜病变;③发生严重的新生血管性疾病。视网膜疾病的病情由血-视网膜屏障的破坏程度和缺血的程度决定。

二、主要临床表现

(一)症状

典型的主诉是晨起时患眼视物模糊,这种视物模糊的症状可以在白天逐渐减退或消失而在次日早晨再现。数天后视力恶化并且视物模糊不会在白天恢复。患者往往在发病1~3周后才来就诊。其他症状包括眼前出现飘浮物、黑点、少数患者出现视物变形。

(二)体征

视盘充血及轻度肿胀、充血、边界模糊。视网膜静脉血流淤滞、色紫暗。管径不规则、显著扩张,可呈腊肠状,甚至呈结节状。视网膜动脉可能因反射性功能性收缩或已有动脉硬化而现狭窄。视网膜水肿,甚至明显隆起,以致视网膜血管好似出没于出血、水肿的组织中。整个眼底布满大小不等的视网膜出血斑,一般以视盘为中心呈放射状分布。出血主要是在浅层,为火焰状,以后极部为最显著。在浅层出血不浓密处或近周边处容易看到圆形或不规则形的深层出血(图 9-14-1)。出血来自破裂的毛细血管及小静脉,如果较大静脉破裂,可发生视网膜前出血甚至玻璃体内积血。在出血后不久,特别是当出血开始吸收时,常出现不规则的灰白色斑块掺杂于出血之间。这些渗出斑多为蛋白凝固物或变性增厚的神经纤维。黄斑经常有弥漫或囊样水肿、出血。有时黄斑出血在水肿囊腔内形成半月形或半圆形液平面。

在视网膜中央静脉部分阻塞时,上述眼底改变的程度较轻。视力可轻度减低。视网膜静脉扩张、充血、迂曲及变暗。视网膜出血多少不定,多为圆形或不规则形,常排列于小静脉支附近,特别是在周边部更为明显。部分阻塞可继续进展到完全阻塞,也可由于发展缓慢,形成侧支循环。有时阻塞发展缓慢,在全部典型眼底改变发生之前数周或数月内,出现主观及客观征兆,以往曾称为先兆性视网膜中央静脉阻塞。主观征兆为间歇性、无明显原因的视力模糊或中心视力轻度减低,这是由于视网膜静脉血液循环障碍引起不同程度的

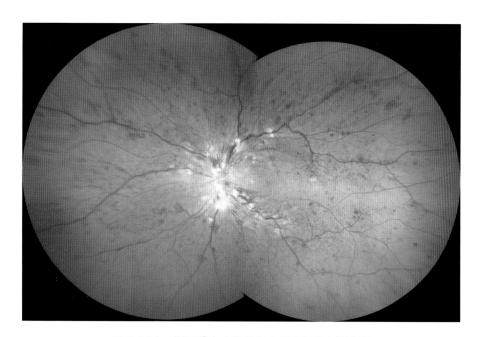

图 9-14-1 视网膜中央静脉阻塞超广角彩色眼底照
以视盘为中心火焰状出血,以后极部为最显著,近周边处容易看到圆形或不规则形的深层出血

暂时性水肿,如水肿限于巩膜筛板与视神经内,则可压迫黄斑视神经纤维束而出现视力症状。客观检查为静脉缓慢阻塞的表现:全部或部分静脉充盈,沿受累静脉引流区视网膜和/或相应视盘水肿,视网膜散在小出血斑和微血管瘤,偶尔慢性视盘水肿压迫视网膜中央静脉,使其回流受阻,呈不全阻塞。

(三) FFA 检查

视网膜循环时间延长,视盘边界不清,其上毛细血管扩张和渗漏。眼底出血增加,满布眼底,使脉络膜与视网膜荧光遮蔽,看不见视网膜毛细血管的情况。而未被血遮掩的静脉其显著扩张与迂曲的形态、渗漏与管壁着染则更加醒目。在出血稀疏处可见视网膜静脉渗漏,呈强荧光。晚期(约在发病后 2~3 个月),出血大多吸收,FFA 检查显示大片毛细血管无灌注区、闭塞区周围表层及深层残存的毛细血管呈代偿性扩张、微血管瘤形成。其中以视盘上的侧支血管及视盘周围代偿性扩张的辐射状毛细血管最为醒目。在无灌注区内可见小动脉狭窄、动静脉短路、微血管瘤或新生血管形成。静脉壁着染或有少量渗漏。黄斑周围毛细血管渗漏导致黄斑囊样水肿形成,FFA 检查晚期呈现花瓣样荧光素积存。

(四) 病程

视网膜水肿、出血及渗出可逐渐消退,其中以渗出持续较久。出血吸收后,眼底显得较为醒目,但出血可反复出现,以致多年后,沿阻塞静脉的引流区,尤其在眼底周边部,还可见到散在的小出血

点。在视盘或其边缘上常见显著迂曲或襻状的视盘睫状侧支血管吻合。侧支循环形成缓慢,在其未完成以前,如果视网膜已遭受不可逆损害,则挽救视力困难。视网膜静脉管径恢复正常需相当长的时间,血管旁常出现白鞘或整个静脉变成白线状。阻塞区的视网膜动脉由于营养障碍,而致继发性硬化,如该眼既往已有动脉硬化,则其硬化更为显著,视网膜动脉可呈铜丝状、银丝状,甚至完全呈白线状。

(五) 并发症与后遗症

视网膜中央静脉阻塞后血液循环淤滞,24~48小时毛细血管即有闭塞发生。由于视网膜缺血、缺氧,组织营养障碍,不可避免地合并及遗留各种眼底改变。临床发现,黄斑水肿与新生血管及其后改变为常见的视力危害性并发症。OCT 中可表现为视网膜弥漫水肿或黄斑囊样水肿(图 9-14-2 和图 9-14-3)。新生血管和新生血管性青光眼是缺血型视网膜静脉阻塞最常见的并发症,其发生率在中央静脉阻塞为 29.7%~66.7%。其中前节新生血管的发生率为 16%~67%。视网膜静脉阻塞后出现新生血管性青光眼的时间大多为 3~4 个月("百日青"),71% 的病例发生在 6 个月以内,也有报道早在静脉阻塞后 2 周、迟至 3~4 年者。由于组织严重缺血缺氧,新生血管可出现在虹膜与前房角上,甚至长入小梁网,堵塞前房角,致使虹膜前粘连,房角关闭,眼压升高。患者头痛眼胀,球结膜血管扩张充血,角膜水肿,前房深度一般正常,可有前房积血,瞳孔缘常有色素外翻,眼压难以用药物控制。

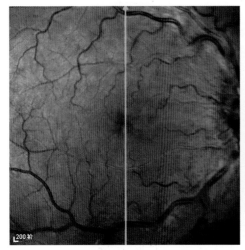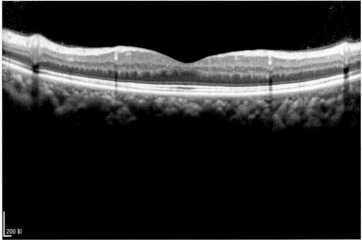

图 9-14-2　视网膜中央静脉阻塞弥漫性黄斑水肿炫彩眼底像(左图)与 OCT(右图)

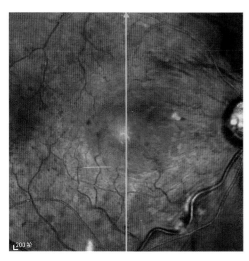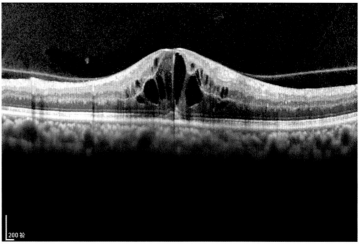

图 9-14-3　视网膜中央静脉阻塞黄斑囊样水肿炫彩眼底像（左图）与 OCT（右图）

三、诊断要点

根据典型的眼底表现不难诊断。

根据病情轻重分为病情较轻的非缺血型（亦称灌注型 CRVO）和病情较重的缺血型（也称无灌注型 CRVO），而对于那些处于这两者之间不易区分的病变命名为"未定型 CRVO"。缺血型和非缺血型 CRVO 实际上是同一疾病进程的两种相对的表现，而不是两种不同的疾病。大于 10PD 的视网膜无灌注区提示缺血的可能性大，视力、视野、相对性传入性瞳孔障碍和 ERG 等视功能检查有助于对 CRVO 的分类作出明确的诊断（表 9-14-1）。

表 9-14-1　缺血型 CRVO 有意义的指征

检查	指征	意义
裂隙灯显微镜	虹膜新生血管	+++
	房角新生血管	+++
视力	<0.1	++
RAPD	与正常眼有显著区别	++
FFA 检查	无灌注区≥10PD；静脉充盈时间≥20 秒	++
视野	周边视野缩小	++
ERG	b 波降低，b/a 振幅降低	++
检眼镜检查	广泛、浓密的视网膜出血	+

四、鉴别诊断要点

（一）前部缺血性视神经病变

该病有典型的视盘水肿与轻度的 CRVO 相似，但该病具有与生理盲点相连接的象限性或半侧视野缺损（水平或垂直性偏盲）可与 CRVO 相鉴别。尽管严重的视盘水肿也可以引起静脉的充血，但是视网膜出血蔓延到中周部还是提示 CRVO。

（二）眼缺血综合征

是由颈动脉的严重阻塞引起，眼缺血没有视盘水肿，视网膜出血表现为更深的点状和墨迹状的出血，出血较少且多分布在中周部。前房闪辉、虹膜红变和较好的视力都提示眼缺血综合征。

（三）糖尿病性视网膜病变

较少出现明显的视盘水肿，静脉迂曲扩张较不明显，一般不会有明显的浅层火焰状出血。硬性渗出在糖尿病性视网膜病中很常见，但在 CRVO 却少见。FFA 可见大量微血管瘤，而 CRVO 有明显的静脉充盈延迟。请内分泌科医师会诊进行相关的实验室检查，易于鉴别。

（四）高血压性视网膜病变和高黏滞综合征

通过测量血压和一些相关的实验室检查，如血沉、血细胞计数和血浆蛋白检测等可以将这些病与 CRVO 相鉴别。详细询问病史有助于鉴别。

五、治疗原则与进展

CRVO 治疗的目的应该是为了避免：①慢性黄斑水肿和黄斑瘢痕；②新生血管并发症。主要的治疗方法可以分为两类：①疾病早期干预以提高视力；②疾病晚期的治疗以防止新生血管性青光眼的发生。

（一）CRVO 早期的治疗

即治疗黄斑水肿，可以采用玻璃体腔注射抗

血管内皮生长因子(vascular endothelium growth factor,VEGF)药物或者糖皮质激素。

(二)CRVO 晚期的治疗

即预防新生血管性青光眼的发生。

为了防止新生血管性青光眼的发生,应至少每月仔细随诊缺血型和中间型 CRVO 患者,以免错过治疗时机,只要一出现房角新生血管和/或虹膜新生血管,立即进行抗 VEGF 和全视网膜光凝术(PRP)治疗。对那些不能密切随访的高危患者,可以考虑早期 PRP 治疗,可以先从周边部开始光凝,逐渐扩展到后极部完成整个 PRP。

一旦出现新生血管性青光眼,抗 VEGF 治疗联合睫状体手术(光凝或冷凝)对于保存眼球有益。必要时,可以尝试玻璃体切除手术,在术中完成 PRP 以及直视下睫状体光凝。

六、典型病例

例1:患者,男性,51 岁,糖尿病 1 年,左眼视力 0.15(图 9-14-4,图 9-14-5)。

例2:患者,男性,27 岁,视力数指(图 9-14-6~图 9-14-8)。

例3:患者,男性,42 岁,左眼突然视力下降 1 个月,右眼正常,左眼视力手动(图 9-14-9)。

例4:患者,女性,25 岁,左眼视力:数指/25 cm(图 9-14-10,图 9-14-11)。

例5:患者,女性,62 岁,视物模糊 2 个月就诊,初诊时视力 0.4(图 9-14-12~图 9-14-14)。

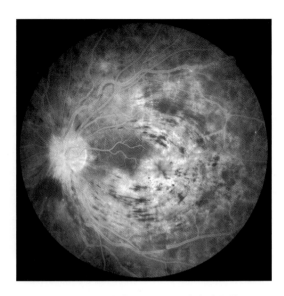

图 9-14-5　患者左眼 FFA 检查晚期像

可见静脉迂曲扩张,视网膜大量出血遮蔽荧光,视网膜弥漫组织着染,黄斑形成花瓣样强荧光,视盘荧光渗漏

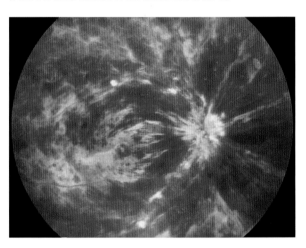

图 9-14-6　患者初诊时右眼彩色眼底像

可见视网膜大量火焰状出血,静脉掩于出血的视网膜组织中,分辨不清,散在棉绒斑,黄斑区有出血和水肿

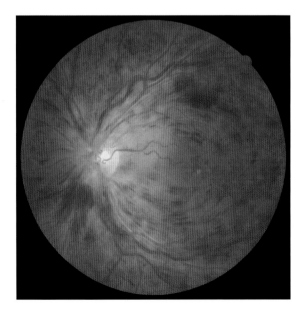

图 9-14-4　患者左眼彩色眼底像

可见视网膜大量深浅层出血,静脉迂曲扩张,黄斑水肿

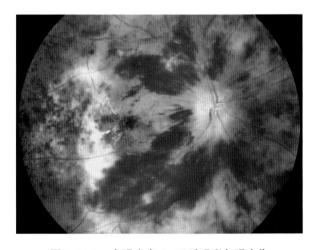

图 9-14-7　右眼患者 35 天后眼彩色眼底像

可见静脉走行和管径基本正常,视网膜出血明显减少,多量硬性渗出

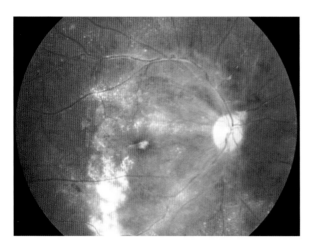

图 9-14-8 患者初诊 5.5 个月后右眼彩色眼底像

可见静脉周围白鞘形成,视网膜污浊,尚有部分硬性渗出未吸收,黄斑区形成瘢痕

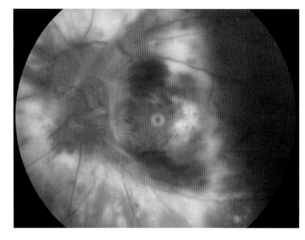

图 9-14-9 患者左眼彩色眼底像

可见视网膜大量火焰状出血,大量硬性渗出,视盘表面有增生膜形成

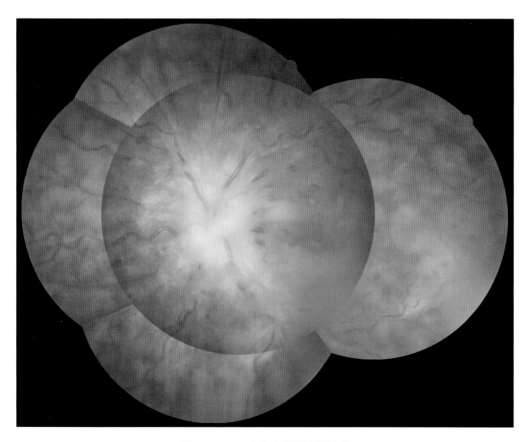

图 9-14-10 患者左眼彩色眼底像

可见视网膜静脉迂曲扩张,少量出血,视网膜水肿明显

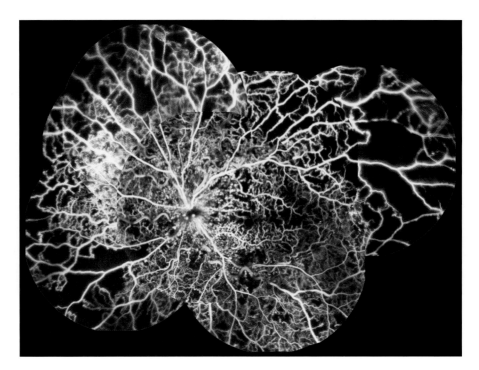

图 9-14-11　患者左眼 FFA 检查拼图
可见广泛毛细血管扩张,大量无灌注区形成

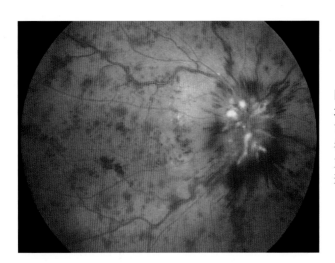

图 9-14-12　患者初诊时右眼彩色眼底像
可见视网膜静脉迂曲扩张,视网膜散在少量出血,视盘充血水肿明显,并有棉绒斑形成

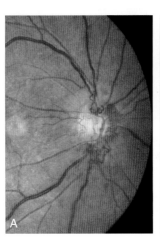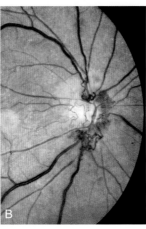

图 9-14-13　患者初诊 6 个月后右眼眼底像
A. 彩色眼底像;B. 无赤光眼底像。可见视盘处视盘睫状静脉侧支形成

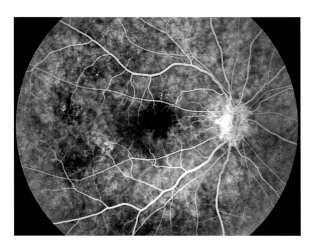

图 9-14-14　患者右眼 FFA 检查 46.39″图像
可见视盘睫状静脉无荧光素渗漏

七、误诊原因分析

由于 CRVO 多见于高血压、糖尿病患者，因此容易将其误诊为糖尿病性视网膜病变、高血压性视网膜病变等，而且这些患者也容易患前部缺血性视神经病变、眼缺血综合征等，因此易于误诊。鉴于此，必须详细询问病史，特别是既往诊断情况；进行相关的超声检查、实验室化验检查，在全身无禁忌的情况下行 FFA 和/或 ICGA 检查，必要时请相关科室会诊行进一步相关检查，十分有助于诊断与鉴别诊断。

八、经验教训与防范

CRVO 眼底的典型表现为视网膜的浅层火焰状出血，出血以视盘为中心放射状分布，出血常蔓延到中周部，后极部重，越往周边出血病变越轻，以及静脉血管的迂曲扩张等。以"医学认识论"对此病有充分的认识，并且以逻辑思维学特别是"医学逻辑学"之方法对类似疾病进行鉴别，这些都是正确诊断的关键。

（黄厚斌）

第十五节　视网膜半侧
中央静脉阻塞

一、概述

视网膜半侧中央静脉阻塞（hemi central retinal vein occlusion，HCRVO）的患者视盘上出现两支中央静脉主干，其中一支主干发生阻塞，临床

较为少见。通常视网膜静脉在视盘上只有一个主干，由于发育变异，少数人的视盘上出现两支甚或三支静脉主干。如果其中某支主干在筛板处或视神经内发生阻塞，视网膜病变（静脉淤滞、暗紫、出血水肿与渗出）出现在阻塞静脉所引流的半侧眼底，视其引流的范围占 1/2、1/3 或 2/3 眼底面积。HCRVO 其实是 CRVO 的一种，是由于解剖学上的变异而累及半侧视网膜。由于还有未受累的视网膜区域，特别当黄斑受累及较轻时，视力预后可以较好。

二、主要临床表现

根据受累静脉主干的不同，表现为该静脉引流区域的视网膜出血、水肿、渗出和静脉迂曲扩张、暗紫。阻塞可发生在不同的主干，使视网膜受累范围不等。随着病程进展，出血、水肿吸收，视网膜静脉不再迂曲扩张，沿其管径可有与血管平行白鞘或管状白鞘形成。还可见不规则的扭曲的视网膜新生血管和侧支循环形成。

三、诊断要点

1. 突然单眼、无痛性视力下降或具有特点的视野缺损。

2. 受累半侧的视网膜静脉迂曲扩张，视网膜出血蔓延至中周部。

3. FFA 检查可见受累半侧视网膜静脉回流迟缓。

四、鉴别诊断要点

（一）视网膜分支静脉阻塞

阻塞位置位于动静脉交叉处，而不是位于视盘内，眼底病变限于阻塞静脉引流区域，呈三角形分布，尖端指示阻塞所在。FFA 检查有助于鉴别。

（二）Behçet 病、Eales 病等视网膜血管炎所致的分支静脉阻塞

更常位于中周部，受累的范围不局限于该区域某支静脉引流的范围，邻近区域的视网膜同时受累，FFA 检查发现常伴有其余部位的静脉管壁着染。常累及双眼。此外，此三种疾病的眼底改变也各不相同。

五、治疗原则与进展

同 CRVO 的治疗。

六、典型病例

例1:患者,男性,33岁。自觉左眼视物模糊1个月余,检查视力左眼1.0,发现高血压1个月(图9-15-1)。

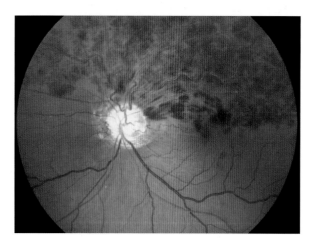

图 9-15-1 患者左眼彩色眼底像
可见上方视网膜大量深浅层出血,静脉迂曲扩张

例2:患者,男性,64岁。左眼视力减退2个月。左眼2/3侧视网膜静脉阻塞(图9-15-2)。

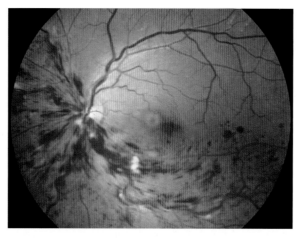

图 9-15-2 患者左眼彩色眼底像
可见下方和鼻侧2/3视网膜区域大量深浅层出血,散在棉绒斑,静脉迂曲扩张

例3:患者,男性,57岁,糖尿病15年,左眼视力0.07(图9-15-3)。

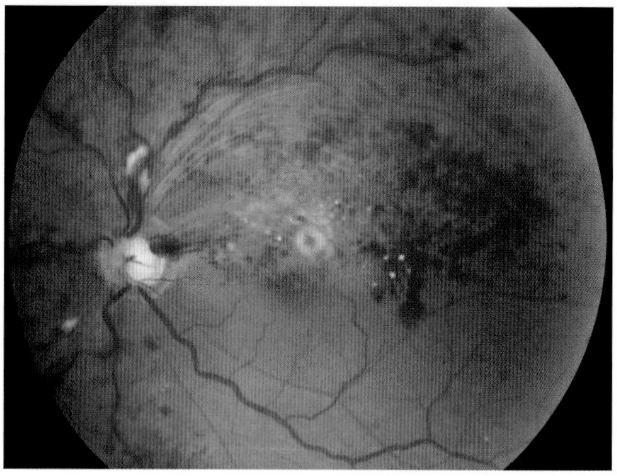

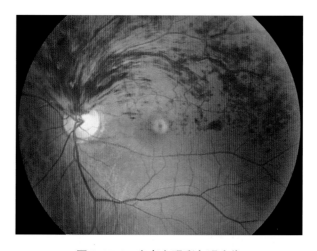

图 9-15-3 患者左眼彩色眼底像
可见上方和鼻侧3/4视网膜区域多量深浅层出血,散在棉绒斑,静脉迂曲扩张,黄斑上方可见激光斑

例4:患者,女性,60岁。左眼视力减退1周。颞上1/3区域的视网膜半侧主干静脉阻塞,易误诊为BRVO(图9-15-4)。

图 9-15-4 患者左眼彩色眼底像
左眼颞上1/3扇形区域内视网膜出血,扇形尖端位于视盘内,扇形区域内两支静脉迂曲扩张

例 5：患者，男性，82 岁。右眼视力减退半年余。陈旧的半侧分支静脉阻塞（图 9-15-5）。

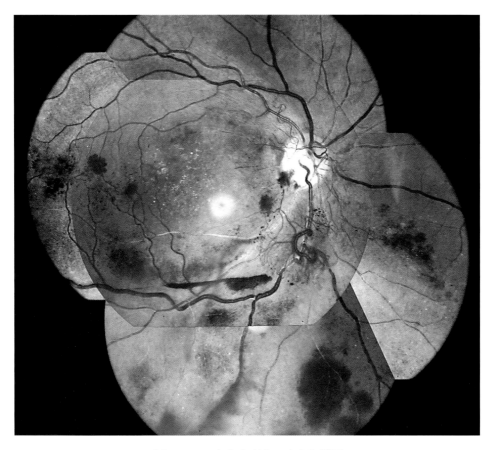

图 9-15-5　患者右眼底无赤光像拼图

右眼颞上方三支静脉起自视盘内的一个静脉主干，颞下支静脉起自视盘内的另一静脉主干，此支静脉主干回流颞下方 2/3 视网膜的血液。图示陈旧的静脉阻塞后，颞下主干静脉迂曲扩张、静脉扭曲呈襻状，视盘内静脉端扭曲纤细呈笔尖样。视盘和下方静脉襻周围新生血管形成，下方小静脉呈白线，散在视网膜内出血和视网膜前出血

七、误诊原因分析

1. 对于非典型的视网膜半侧静脉阻塞的病例，因眼底与本病有类似改变，与相关的视网膜血管性病变仍有鉴别的必要，特别对于年轻的医师而言。

2. 当阻塞的半侧静脉主干仅引流 1/3 区域的视网膜时，特别容易与视网膜分支静脉阻塞混淆，尤其是出血较少的非缺血型 HCRVO。

八、经验教训与防范

正确认识 BRVO 和 HCRVO 发病的病理基础，是鉴别两者的关键：HCRVO 其实是 CRVO 较为特殊的一种，其阻塞点位于视盘内的视网膜静脉主干的一支。由于静脉主干分支的差异，HCRVO 又可以出现各种表现（图 9-15-6）。BRVO 的阻塞点位于视盘周围视网膜内的动静脉交叉点处，视网膜动静脉交叉压迫是导致 BRVO 的主要发病机制。FFA 检查对于 BRVO 的鉴别诊断十分重要，无禁忌证的患者需做此检查，以免误诊。

255

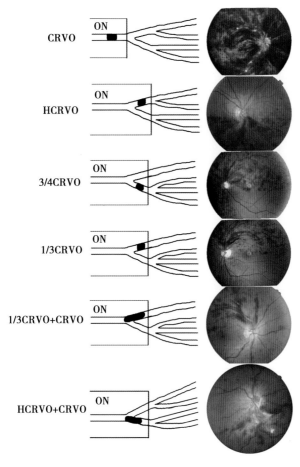

图 9-15-6　视网膜主干静脉阻塞机制

（黄厚斌）

第十六节　视网膜分支静脉阻塞

一、概述

视网膜分支静脉阻塞（branch retinal vein occlusion，BRVO）临床较中央静脉阻塞为多见，约为36.9%~69.4%。BRVO 患者中，44%~60% 为颞上支静脉受累，其次为颞下支静脉（22%~43%），发生于鼻侧象限的静脉阻塞很少见。

BRVO 通常发生于动静脉（AV）交叉部位，主干 BRVO 累及视网膜静脉主要分支中的某一支，通常发生于视盘周围，一个象限或者更多的视网膜受累。77.7% 的视网膜动脉横跨于静脉之上，22.3% 的静脉横跨于动脉之上。此外，二级静脉中，动脉横跨于静脉之上的比例明显高于一级静脉。在 BRVO 中，97.6% 的患者动脉在静脉之上，只有 2.4% 的患者静脉在动脉之上。视网膜动脉和静脉交叉处，它们管壁的外膜会相互融合。

BRVO 的发病原因很可能是多因素的，包括动静脉交叉处静脉机械性压迫、血管壁变性、异常的血液成分，以及血流阻抗引起的血液黏滞度增加。BRVO 发病的全身性危险因素中，65%~75% 合并系统性高血压，这是 BRVO 的主要危险因素，其次是 2 型糖尿病、肥胖、高血脂，以及高黏滞综合征，包括红细胞聚集数指增加、恶性肿瘤、骨髓增生异常、妊娠、红细胞增多症、异常蛋白血症、Behçet 病、阵发性血红蛋白尿等。眼局部的发病危险因素最重要的是慢性开角型青光眼，BRVO 中远视和短眼轴发生率高。血液学危险因素是非常重要的，BRVO 与抗磷脂抗体综合征，生理抗凝系统异常如蛋白 C、蛋白 S、XII 因子缺乏，抗凝血酶 III 缺乏，以及纤维蛋白溶解机制缺陷等相关，BRVO 患者可能存在血液黏滞度增高，伴有不同程度增高的血细胞比容、纤维蛋白原、脂蛋白 a、α_1 或者 α_2 球蛋白，高同型半胱氨酸、活化蛋白 C 抵抗物等均与 BRVO 发病相关。BRVO 也可分为缺血型和非缺血型。

二、主要临床表现

（一）症状

视力正常或轻度减退。视网膜分支静脉阻塞对视功能的影响，因阻塞支的大小与所在部位而异，鼻侧支阻塞一般不影响视力。视野检查可有中心暗点和旁中心暗点，周边视野向心性缩小，若合并视网膜动脉分支阻塞，则产生边界鲜明的扇形缺损。

（二）眼底所见

常于动静脉交叉处发生阻塞。眼底病变（静脉扩张、充血、迂曲，视网膜出血、渗出等）只限于阻塞静脉引流区域，呈三角形分布，尖端指示阻塞所在。阻塞可发生在不同的分支，使视网膜受累范围不等。越近视盘的大分支，视网膜病变越广。随着病程进展，出血、水肿吸收，视网膜静脉不再迂曲扩张，沿其管径可有白鞘形成。还可见不规则的扭曲的视网膜新生血管，有的已形成侧支循环。

（三）荧光素眼底血管造影

在视网膜分支静脉阻塞早期，由于视网膜出血掩盖，不能观察阻塞区内的循环障碍及结构变化，但可见该处视网膜水肿及未被遮盖的迂曲扩张的静脉，静脉充盈时间延长。阻塞末端静脉渗漏荧光素，管壁及周围组织着染荧光素。阻塞严重者渗漏显著并在造影早期即可出现。分支受累区域往往在水平分界的上或下半侧，FFA检查十分醒目。受累的一侧因组织着染呈现界线分明的强荧光区。分支静脉阻塞如未累及黄斑中心凹，则黄斑无水肿或只有很轻的水肿。如中心凹外围毛细血管受累，则该上或下半侧黄斑呈现囊样水肿。有时受累部位也可超过水平中线影响另一半侧。

在视网膜分支静脉阻塞晚期，由于深层毛细血管受损，可呈现毛细血管闭塞的无荧光区。有时毛细血管前小动脉也表现闭塞。在毛细血管闭塞区内，还可显现微血管瘤、新生血管与侧支循环形成。典型的侧支循环通常是横跨水平脊的迂曲的小静脉，联系阻塞静脉与未阻塞的血管，将受累视网膜区域的循环引流入未受累象限的静脉循环，但不能完全代偿阻塞静脉引流的血液循环，故充盈缓慢，但也不渗漏荧光素，而新生血管早期就有明显渗漏，此为两者之重要鉴别。两者均可见于阻塞区内，也可见于视盘上。

（四）病程

BRVO的自然病程与阻塞部位、受累区域的大小和位置，以及是否有黄斑囊样水肿（CME）、黄斑缺血、视网膜新生血管和玻璃体积血等有关。出血自行吸收需要9~12个月。在治疗的患者中50%~60%最终视力在0.5或者更好，而视力在0.3或者更低的患者视力自行提高的可能性很小。

（五）视野

视网膜分支静脉阻塞常合并动脉供血不足而出现相应的视野改变，通常表现为符合阻塞静脉引流的、相对或绝对性神经束状暗点。

（六）暗适应和视网膜电图

视网膜分支静脉阻塞者相应区的暗适应可能减退，但视网膜电图仍可表现正常。

（七）并发症

黄斑水肿及新生血管是视网膜分支静脉阻塞的两个主要并发症。新生血管在主干分支静脉阻塞的发生率约为28.8%~30.94%。眼底新生血管最早于阻塞后3个月出现，可发生在视网膜与视盘上，发生率分别为20.6%和3.7%，多见于阻塞区视网膜无灌注区边缘。视网膜新生血管多从阻塞支小静脉或毛细血管长出，也有从非阻塞支小静脉萌芽者；开始呈芽孢状，以后成丝网状、花圈状或扇贝状。新生血管可破裂，导致玻璃体反复出血，其发生率为14.2%~20%。伴有部分玻璃

体后脱离者，由于对新生血管的牵拉而易致出血。新生血管膜机化收缩后，少数病例还可导致牵拉性甚至孔源性视网膜脱离。

三、诊断要点

1. 扇形视网膜区域的出血、水肿，该扇形区域的顶点位于静脉阻塞的位置，自阻塞位置开始，静脉扩张、充血和迂曲。

2. 晚期表现为受累区域视网膜小静脉闭塞鞘膜形成，呈白线状，受累区域的边缘可见侧支循环血管。

3. FFA检查可见毛细血管扩张、微血管瘤、无灌注区等。

四、鉴别诊断要点

（一）视网膜半侧主干静脉阻塞

当阻塞的半侧静脉主干仅引流1/3区域的视网膜时，常与视网膜分支静脉阻塞混淆，尤其是出血较少的非缺血型HCRVO。其阻塞点位于视神经内而不是视盘周围的动静脉交叉压迹处，阻塞点一般不能直接查见。

（二）Behçet病与视网膜静脉周围炎等视网膜血管炎所致的分支静脉阻塞

更常位于中周部，受累的范围不局限于该区域某支静脉引流的范围，邻近区域的视网膜同时受累，FFA检查发现常伴有其余部位的静脉管壁着染。常累及双眼。

五、治疗原则与进展

BRVO的治疗目的是：减轻黄斑水肿，治疗新生血管相关的并发症。

（一）减轻黄斑水肿

治疗方法包括：抗VEGF治疗、糖皮质激素、黄斑格栅样激光光凝、手术治疗等。

抗VEGF药物能够特异性降低视网膜毛细血管的渗透性，或者可以下调VEGF，是BRVO黄斑水肿的首选治疗，但可能需要多次注射。糖皮质激素有助于稳定血-视网膜屏障、降低血管通透性、减轻血管内和血管周围的炎症。玻璃体腔注射曲安奈德（IVTA）或地塞米松缓释剂对减轻黄斑水肿和改善视力的作用明显优于反复球后注射药物，但其治疗作用是短暂的，一旦药物作用消失后，黄斑水肿就会复发。

采用玻璃体腔注射抗VEGF药物或者糖皮质

激素使黄斑水肿消退,如果视网膜出血大部分吸收,能够完成激光,则注射后1~2周宜行视网膜光凝治疗;若出血尚未吸收,不能完成光凝,可每月继续注射抗VEGF药物直至出血大部分吸收后进行光凝。相当部分患者进行一次药物注射后能有效地完成激光,水肿不再复发,则不需要继续注射药物。

对于BRVO伴发的持续性、非缺血性黄斑水肿也可行黄斑格栅样激光光凝,适用于持续的(>3个月)视力下降达到20/40或以下,有黄斑水肿但没有毛细血管无灌注者。但如果黄斑中心凹缺血,不应该进行格栅样光凝。必须等待视网膜出血完全吸收后再进行格栅光凝,对于视网膜水肿严重者,激光治疗前1~2周给予抗VEGF药物或者糖皮质激素可能有益。对于持续性黄斑水肿,格栅光凝后3个月可以重复。

视网膜分支静脉阻塞的视力预后较视网膜中央静脉阻塞好,最后视力为0.5以上者在分支静脉阻塞患者中约占53%~60%。

手术治疗:动脉鞘膜切开术是通过玻璃体切除术切开视网膜动静脉的共同鞘膜,将病理性动静脉交叉处的视网膜动脉与其下的静脉分离,从而减轻静脉阻塞。玻璃体切除联合单纯的玻璃体后界膜撕除,可以改善视网膜氧供,从而改善黄斑水肿和提高视力。视网膜血管导管术是将视网膜血管切开,并可联合血管内注射t-PA,但操作困难,尚未得到普遍接受。

(二)新生血管并发症的治疗

播散性激光光凝:对于FFA检查中毛细血管无灌注区域超过5个视盘面积的患者,必须密切随诊观察新生血管的发展。只有当视网膜前新生血管已经形成时,才能在受累象限进行播散性光凝。患者光凝后4~6周应该随诊,如果新生血管消退,必须进一步密切观察;而如果激光治疗后4~5周新生血管未消退,必须再次行播散性光凝治疗,待新生血管消退后观察6~12个月。

玻璃体手术:主要适应证是玻璃体积血、累及黄斑的牵拉性视网膜脱离,以及视网膜前膜形成。

六、典型病例

例1:患者,男性,49岁。右眼视物变形1周。右眼颞上分支静脉阻塞(图9-16-1)。

例2:患者,女性,48岁,右眼视力1.5,高血压20年(图9-16-2,图9-16-3)。

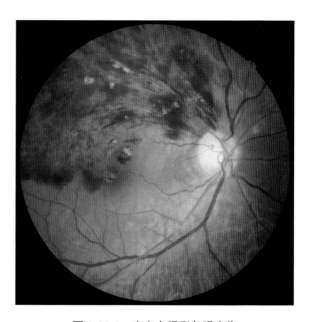

图9-16-1 患者右眼彩色眼底像
右眼颞上静脉迂曲扩张,大量出血,多量棉绒斑,出血累及黄斑区,黄斑颞侧并有一硬性渗出

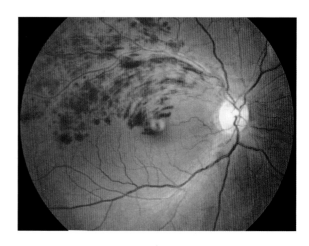

图9-16-2 患者右眼彩色眼底像
右眼视网膜颞上方扇形区域大量出血

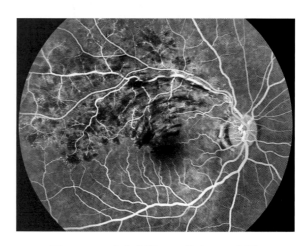

图9-16-3 患者右眼FFA检查86.6″图像
右眼视网膜颞上方出血遮蔽荧光、静脉扩张迂曲,远端散在无灌注区,扇形出血区域的尖端正位于动静脉交叉压迹处

例3：患者，女性，50岁，左眼视力0.5（图9-16-4，图9-16-5）。

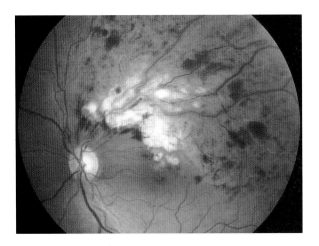

图9-16-4　患者左眼彩色眼底像
左眼视网膜颞上方扇形区域大量棉绒斑，但出血较少

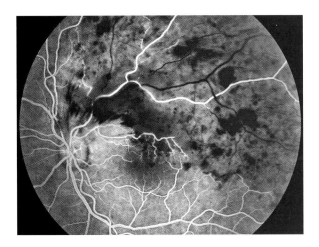

图9-16-5　患者左眼FFA检查31.8″图像
左眼视网膜颞上方大量无灌注区。棉绒斑是视网膜缺血的标志

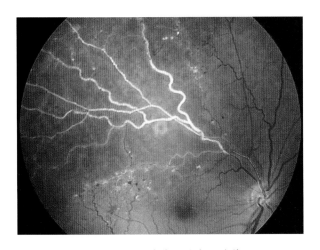

图9-16-6　患者右眼彩色眼底像
右眼视网膜颞上方扇形区域内血管呈白线状，扇形区域的边缘可见异常扩张的血管及点状出血

例4：患者，女性，59岁，发现右眼视力差2个月，右眼视力0.5，高血压10余年（图9-16-6，图9-16-7）。

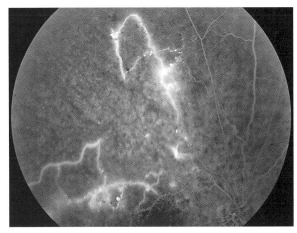

图9-16-7　患者右眼FFA检查174.2″图像
右眼视网膜颞上方扇形区域内弥漫无灌注区，扇形区域边缘静脉侧支形成，并有荧光渗漏、管壁着染

例5：患者，男性，60岁，右眼视力0.5（图9-16-8~图9-16-10）。

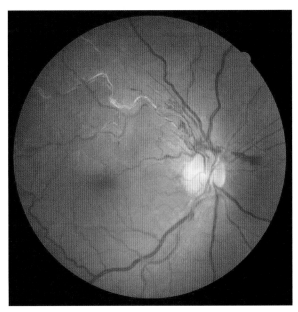

图9-16-8　患者右眼彩色眼底像
右眼视网膜颞上静脉迂曲、血管管壁白鞘，其近端及颞下方可见迂曲的异常血管，视盘上方可见视网膜前出血

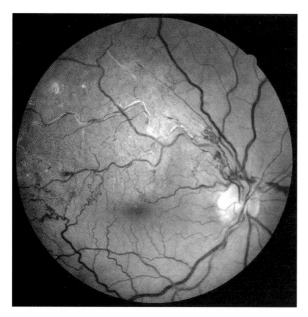

图 9-16-9　患者右眼无赤光眼底像
可更加清楚地显示右眼视网膜颞上静脉白鞘,以及近端和颞
下方迂曲的异常血管

例 6:患者,男性,44 岁,右眼视力 1.0(图
9-16-11,图 9-16-12)。

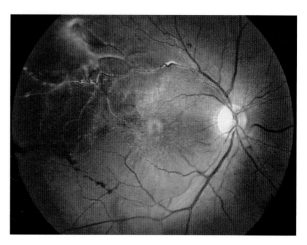

图 9-16-11　患者右眼彩色眼底像
右眼视网膜颞上静脉白鞘,纤维增生膜形成,颞侧视网膜前出
血,黄斑区继发性视网膜前膜形成

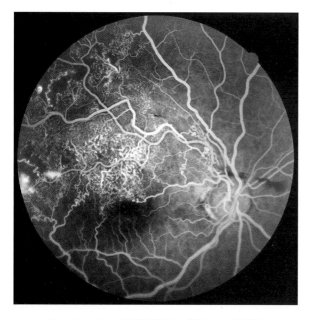

图 9-16-10　患者右眼 FFA 检查 30.5″图像
右眼视网膜颞上方扇形区域内弥漫毛细血管扩张,散在无灌
注区,以及扇形区域的边缘侧支循环形成

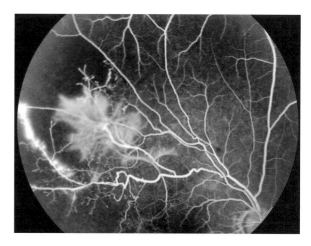

图 9-16-12　患者右眼 FFA 检查 47.8″图像
显示右眼视网膜颞上方毛细血管扩张、大量无灌注区,新生血
管形成,阻塞点的动静脉压迹处的静脉明显狭窄呈笔尖状

例7:患者,男性,52岁,左眼视力0.1,高血压16年(图9-16-13,图9-16-14)。

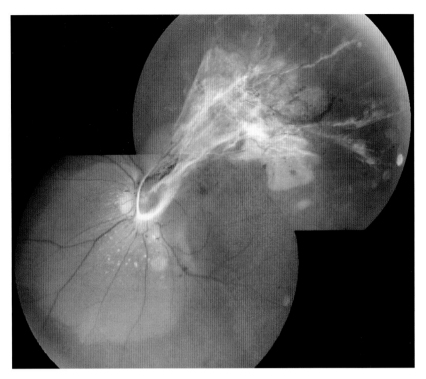

图 9-16-13　患者左眼彩色眼底像
左眼自视盘处向颞上方纤维增生膜,并牵拉形成视网膜脱离

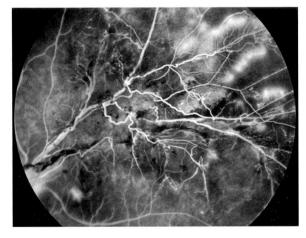

图 9-16-14　患者左眼 FFA 检查 64.2″图像
显示左眼视网膜颞上方广泛血管扩张、周围无灌注区形成

七、误诊原因分析

急性期的视网膜出血容易与视网膜血管炎误诊,特别是玻璃体视网膜炎症轻微、出血局限的患者。晚期出血吸收减少后广泛毛细血管扩张、无灌注区可能误诊为糖尿病性视网膜病变、Coats病等。

八、经验教训与防范

对于 BRVO 的诊断和认识,要特别注意以下几点:①能查见明确的阻塞点,即扇形视网膜出血区域的顶点,也是阻塞的扩张的视网膜静脉的曲折的末端,常位于视盘周围的动静脉交叉压迹处;②病变的范围与受累静脉的引流范围一致;③病变后期常可见阻塞区与邻近区域形成侧支吻合,形成侧支吻合的区域正是阻塞区的边界。

(黄厚斌)

第十七节　视网膜多分支静脉阻塞

一、概述

视网膜多分支静脉阻塞是指视网膜多个动静脉交叉压迹处的静脉受压,导致视网膜多个区域的静脉血流受阻,可见于以下几种情况:一眼视网膜同时出现多个视网膜分支静脉阻塞,一眼视网膜先后出现多个视网膜分支静脉阻塞,两眼视网膜同时出现多个视网膜分支静脉阻塞,两眼视网膜先后出现多个视网膜分支静脉阻塞。

二、主要临床表现

单眼或双眼同时或先后出现视网膜分支静脉阻塞的表现,先后出现者,先出现的视网膜分支静脉阻塞区域视网膜血管往往已呈白线、毛细血管扩张、无灌注区形成,甚至有视网膜新生血管、视网膜牵拉等。

三、诊断要点

1. 视网膜多个区域出现视网膜出血或 FFA 检查显示毛细血管扩张、无灌注区,病变范围位于该区域静脉阻塞点远端的毛细血管床。

2. 视力不同程度下降,取决于黄斑受累的程度。

四、鉴别诊断要点

(一)视网膜血管炎

视网膜病变的范围不局限于该区域静脉阻塞以及远端的毛细血管床的范围,邻近区域的视网膜亦同时受累;常伴有玻璃体的炎性反应;有相应的原发病的其他眼部表现或全身表现。

(二)糖尿病性视网膜病变

出血不局限于少数几支静脉的引流区域,常伴有大量的微血管瘤。

(三)FFA 检查以及相关的实验室检查

FFA 检查以及相关的实验室检查,有助于鉴别诊断。

五、治疗原则与进展

参照视网膜分支静脉阻塞。

六、典型病例

例 1:患者,女性,55 岁。左眼视物不清 3 个月,高血压 2 年,左眼视力 0.1。左眼视网膜三分支静脉阻塞(图 9-17-1,图 9-17-2)。

例 2:患者,男性,60 岁。高血压 2 年,左眼视力 0.12。颞下视网膜双分支静脉阻塞(图 9-17-3)。

例 3:患者,女性,50 岁。双眼同时出现的视网膜多分支静脉阻塞(图 9-17-4,图 9-17-5)。

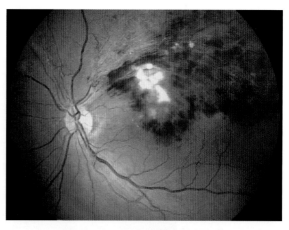

图 9-17-1　患者左眼彩色眼底像

左眼视网膜颞上方大量出血,散在棉绒斑,注意出血区的鼻侧有异常扩张的毛细血管,视盘的鼻上方也有异常扩张的毛细血管

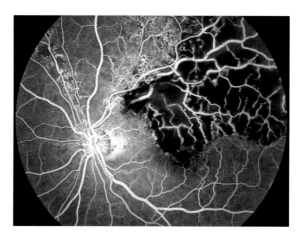

图 9-17-2　患者左眼 FFA 检查 28.8″图像

显示左眼视网膜颞上方广泛无灌注区,出血遮蔽荧光(新鲜的分支静脉阻塞)。该病灶鼻侧可见广泛毛细血管扩张(陈旧的分支静脉阻塞),视盘鼻上方也可见毛细血管扩张及无灌注区(另一支陈旧的分支静脉阻塞)

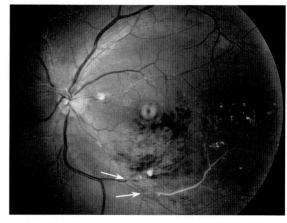

图 9-17-3　患者左眼彩色眼底像

左眼黄斑下方视网膜出血(黄斑分支静脉阻塞,较新鲜),出血区的下方可见静脉呈白线状(小分支静脉阻塞,陈旧)。该病例的阻塞点分别位于颞下方视网膜的两个动静脉交叉压迹处,而不是位于颞下视网膜的静脉主干上

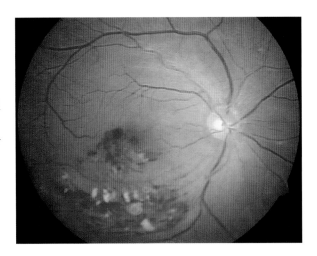
图 9-17-4　患者右眼
彩色眼底像
右眼颞下方视网膜分
支静脉阻塞

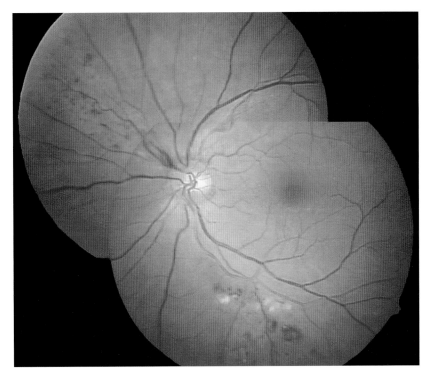
图 9-17-5　同一患者左眼彩色眼底像
鼻上方和颞下方视网膜小分支静脉阻塞

七、误诊原因分析

视网膜多分支静脉阻塞容易误认为是单纯的数支单分支静脉阻塞的简单拼合,但是有时可能是一些全身病的警告信号。

八、经验教训与防范

双眼或单眼先后出现的视网膜多分支静脉阻塞,其临床意义与单支的视网膜分支静脉阻塞类似,但是双眼或单眼同时出现多分支静脉阻塞,需要高度排除全身病的可能,特别是易栓症,如抗磷脂综合征等,有时可能是一些全身病危重的信号。

(黄厚斌)

第十八节　黄斑分支静脉阻塞

一、概述

视网膜静脉阻塞仅累及引流黄斑区的某支小静脉即称为黄斑分支静脉阻塞(macular branch retinal vein occlusion,MBRVO),由于病变邻近或已涉及中心凹,虽然病变范围不大,但视力却可受到不同程度的影响,因此需特别关注。单纯的黄斑分支静脉阻塞较为少见,在一项 261 例视网膜分支静脉阻塞的统计中占 19.5%。

二、主要临床表现

1. 症状 黄斑分支静脉阻塞因位于近中心凹,早期视力即受影响,可有视力减退及视物变形。如黄斑出血,严重的可以导致视力仅有眼前手动。

2. 体征 黄斑区水肿、出血及外围环形渗出。在阻塞的初期,静脉管壁通透性增加,阻塞的分支小静脉甚小,往往被视网膜出血遮挡。又因位于黄斑,视网膜水肿严重,更不容易被发现。在阻塞数月后,视网膜出血吸收,但视网膜组织可长期水肿、变性,甚至萎缩变薄。

3. FFA 检查 阻塞支小静脉管径不均,管壁着染,附近毛细血管可无灌注,其外围毛细血管扩张,微血管瘤,晚期渗漏。

三、诊断要点

1. 视力不同程度下降。

2. 黄斑周围扇形视网膜出血,扇形尖端可见静脉压迫阻塞点。

3. FFA 检查显示局部毛细血管扩张、管壁着染、组织着染。

四、鉴别诊断要点

(一)年龄相关性黄斑变性或其他原因所致视网膜下新生血管形成

常位于黄斑中心凹或附近。偶尔也有所偏移,但不会与某支视网膜静脉引流区域相符。常合并青灰色的视网膜色素上皮下出血,视网膜浅层出血呈紫红色或鲜红色,常在硬性渗出的外围显现,多数合并浆液性脱离。FFA 检查早期呈花边状或放射状荧光增强,晚期渗漏,附近所见视网膜各支血管显现正常形态。

(二)Coats 病

大多见于男性儿童,单眼患病多见;病程缓慢发展,直至发生白瞳征及失用性外斜视。眼底改变为视网膜黄白或灰白色大片渗出,边缘清晰、往往隆起,渗出物中心或其附近可见血管改变,除位于黄斑以外,还可发现周边部视网膜血管异常,如毛细血管扩张、血管瘤形成、管径不规则、扭结、攀状、动静脉短路及新生血管等。通过 FFA 检查易于鉴别(详见第九章第二十四节)。

(三)特发性黄斑中心凹旁毛细血管扩张症

本病指不明原因的近黄斑中心凹或黄斑区的毛细血管扩张。患者多为男性。主诉不同程度或间歇性视力模糊,视物变形和中心暗点。黄斑中心凹颞侧有迂曲的毛细血管、黄斑水肿、硬性渗出环。FFA 检查早期可显示不同程度的黄斑中心凹旁毛细血管扩张,渗漏量因人而异,有的几乎没有渗漏。FFA 检查有助于鉴别诊断(详见第九章第二十二节)。

五、治疗原则与进展

自然病程较好,绝大多数患者(88%)视力恢复至 0.5 以上,一般不出现视网膜新生血管,故一般不必激光治疗。但如果视网膜水肿侵犯黄斑,视力受累较重,可玻璃体腔注射抗 VEGF 药物或者糖皮质激素,也可谨慎地激光光凝距中心凹 500μm 外的无灌注区。由于受累范围接近中心凹,光凝有伤及黄斑拱环的危险,需特别注意。

六、典型病例

例 1:患者,女性,52 岁。右眼视力 0.05(图 9-18-1)。

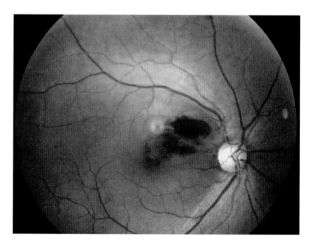

图 9-18-1　患者右眼彩色眼底像
可见黄斑鼻上方视网膜深、浅层出血

例 2:患者,男性,70 岁。右眼黄斑分支静脉阻塞(图 9-18-2)。

例 3:患者,男性,62 岁。右眼陈旧性黄斑分支静脉阻塞(图 9-18-3~图 9-18-5)。

例 4:患者,女性,74 岁。右眼视力 0.15(图 9-18-6,图 9-18-7)。

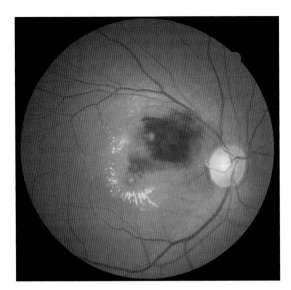

图 9-18-2　患者右眼彩色眼底像

可见黄斑鼻上方视网膜深、浅层出血,黄斑水肿,周围星芒状硬性渗出

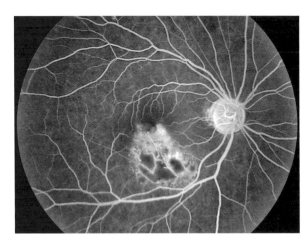

图 9-18-5　患者右眼 FFA 检查 528.5″图像

可见黄斑下方荧光渗漏、组织着染,显示黄斑水肿

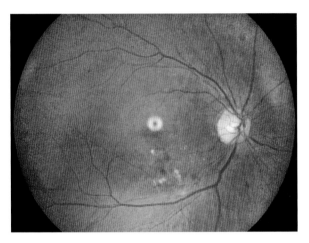

图 9-18-3　患者右眼彩色眼底像

可见黄斑下方视网膜散在出血、棉绒斑

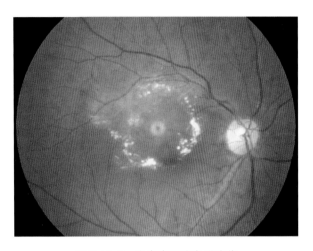

图 9-18-6　患者右眼彩色眼底像

可见黄斑区偏上方视网膜水肿、环形硬性渗出,易误诊为年龄相关性黄斑变性

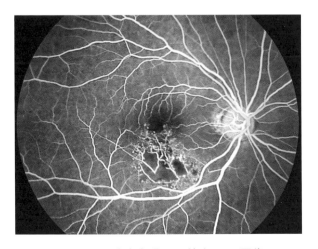

图 9-18-4　患者右眼 FFA 检查 34.7″图像

可见黄斑下方视网膜毛细血管扩张,无灌注区形成

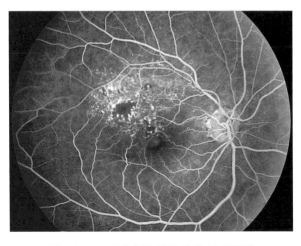

图 9-18-7　患者右眼 FFA 检查 28.0″图像

可见黄斑上方毛细血管扩张,并有无灌注区形成,证实为黄斑分支静脉阻塞

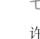

七、误诊原因分析

许多疾病可以导致集中在黄斑部的视网膜水肿、出血及渗出的病变,因此容易误诊。

八、经验教训与防范

用直接检眼镜及裂隙灯前置镜详细查眼底,根据可能的疾病逐一予以鉴别,需要时,尽早做FFA检查,特别当出血稍吸收后,仔细观察病变区及其附近血管,尤其小静脉支是否有管壁着染,强荧光渗漏点及扇形或构成尖端朝向阻塞的呈三角形分布的病灶。任何视网膜出血均遮挡其下的荧光,毛细血管扩张和渗透性改变均可使黄斑水肿,严重时黄斑区可出现大片神经上皮脱离,因此,在鉴别时,需考虑这些病变是否与附近血管有关系。静脉阻塞晚期眼底出血、水肿逐渐吸收,阻塞区由于毛细血管网损害,FFA检查显示毛细血管无灌注区,绕以明显的毛细血管扩张及大小不等的散在微血管瘤,晚期可见侧支循环形成。

(黄厚斌)

第十九节　视网膜血管炎

由全身或局部因素引起视网膜血管炎症从而导致的病变过程,统称为炎性视网膜血管病(inflammatory retinal vascular disease),一般习惯上通称为视网膜血管炎(retinal vasculitis),它是一大类疾病的总称。

炎性视网膜血管病的病因复杂,临床表现多样,但也具有一些共同的地方。本节对视网膜血管炎作总体系统性描述,具体内容详见有关章节。

一、炎性视网膜血管病的分类

(一) 从病因上分类

1. **并发于全身疾患的视网膜血管炎**　许多全身免疫性疾病均可引起视网膜血管炎,如各种系统性血管炎(表9-19-1),其中常见的伴血管炎的结缔组织病包括类风湿性关节炎、强直性脊柱炎、Reiter综合征及反应性关节炎、炎性肠病、银屑病、幼年型类风湿性关节炎、系统性红斑狼疮、硬皮病、混合性结缔组织病、多肌炎和皮肌炎、Sjögren综合征、复发性多软骨炎等。还有一些其他的全身免疫性疾病也可引起视网膜血管炎,如结节病、Good-pastures综合征、Loefflers嗜酸细胞

综合征、多发性硬化、结节性静脉炎等。视网膜血管炎也可伴发于一些全身非免疫性疾病,如结核、真菌、病毒、梅毒等感染,视网膜色素变性、恶性肿物等。

表 9-19-1　与视网膜血管炎有关的系统性血管炎

大血管疾病	巨细胞性动脉炎
	高安动脉炎(无脉症)
中血管病变	结节性多动脉炎
小血管病变	Churg-Strauss综合征(过敏性肉芽肿性脉管炎)
	Wegener肉芽肿
	Behçet病
	超敏性血管炎
	Henoch-Schönlein紫癜(过敏性紫癜)
	结缔组织病相关的血管炎
	淋巴瘤样肉芽肿病
	丙型肝炎相关的特发性混合性冷球蛋白血症
	低补体荨麻疹性血管炎综合征(HUVS)

2. **合并于眼局部疾病的视网膜血管炎**　如可合并于前葡萄膜炎、中间葡萄膜炎、后葡萄膜炎、后巩膜炎等。后巩膜炎常可引起局限性血管炎,而葡萄膜炎可引起弥漫性血管炎或局限性血管炎。

3. **特发性视网膜血管炎**　没有明确的病因,也非其他疾病所致者,如视网膜静脉周围炎、IRVAN综合征、霜样树枝状视网膜血管炎等。

(二) 从发病机制上分类

1. **自身免疫因素**　大多数视网膜血管炎均是自身免疫因素所致。

2. **非自身免疫因素**

(1) 感染性疾病:梅毒、真菌、结核、病毒等均可引起视网膜血管炎,如巨细胞病毒性视网膜炎、急性视网膜坏死等。

(2) 变性疾病:如视网膜色素变性等。

(3) 肿瘤:非转移肿瘤性视网膜血管炎。

(4) 药物:如氨基苷类中毒性视网膜血管炎。

(三) 从受累血管分类

1. **视网膜静脉炎**　以视网膜静脉损害为主,如视网膜静脉周围炎(Eales病)、霜样树枝状视网膜血管炎、视盘血管炎等。一些全身性疾病,如结节病、多发性硬化、Behçet病、强直性脊柱炎所致

的视网膜静脉炎、结节性静脉炎和各型风湿性疾病等常并发视网膜静脉炎。可引起静脉阻塞,管壁浸润或白鞘,染料渗漏,视网膜水肿、深浅不等出血、浸润、渗出,视盘充血、水肿,黄斑水肿,前房及玻璃体常有炎性细胞反应。

2. 视网膜动脉炎 以视网膜动脉损害为主,如急性视网膜坏死、IRVAN 综合征、节段状视网膜动脉周围炎等。一些全身性疾病引起的视网膜血管炎也较常累及动脉,如系统性红斑狼疮、抗磷脂综合征、结节性多发性动脉炎、成人 Still 病、Churg-Strauss 综合征(过敏性肉芽肿性脉管炎)、Good-pastures 综合征、Loefflers 嗜酸细胞综合征等。可引起动脉阻塞、浅层视网膜出血、水肿、棉绒斑,前房和玻璃体无或少细胞反应,类似改变也可见于脑部。全身性疾病引起的视网膜动脉炎往往引起视网膜毛细血管前小动脉阻塞,导致视网膜大量棉绒斑,如系统性红斑狼疮、成人 Still 病等所致的血管炎性视网膜病变。

(四)从发病部位分类

1. 前部为主的血管炎 主要累及周边部血管,如急性视网膜坏死、视网膜静脉周围炎。

2. 后部为主的血管炎 主要累及后极部血管,如 IRVAN 综合征、霜样树枝状视网膜血管炎、视盘血管炎等。

二、炎性视网膜血管病的共同特征

(一) 视网膜血管改变

1. 管壁改变 表现为血管周围的渗出、水肿,炎性浸润,典型的呈蜡泪样(dripping/flowing candle wax sign),以及出血、棉绒斑等。FFA 检查显示管壁着染、渗漏。病变晚期管壁纤维化形成管壁白鞘。

2. 管腔改变 扩张或者狭窄甚至闭塞,也可形成侧支循环、动静脉吻合。

(二) 葡萄膜反应

房水细胞、闪辉,玻璃体细胞,甚至玻璃体腔絮状、雪球状渗出。

(三) 增生性病变

可形成新生血管,或者神经胶质增生、纤维增生。

三、炎性视网膜血管病的治疗原则

(一) 病因治疗

特别是全身有关疾病、感染等。

(二) 药物治疗

1. 糖皮质激素类药物 视网膜血管炎的发病往往有免疫因素参与,即使是感染因素所致者,因此,糖皮质激素类药物常被使用,尤其是以免疫因素为主所致的视网膜血管炎,糖皮质激素常为首选疗法。开始可用大剂量冲击,其后改为口服或局部用药(如曲安奈德或得宝松等),也可全身联合局部使用。对于免疫因素所致者,疗程一般在 3~6 个月,病情顽固者要持续 1 年或 1 年以上。糖皮质激素类药物应足量、早期、全程、递减使用。糖皮质激素的递减量不是预先安排好的,而是按病情反应来调整。

2. 免疫抑制剂 如环磷酰胺、苯丁酸氮芥、环孢素 A、硫唑嘌呤等。

3. 抗病原体药物 如抗病毒药物、驱梅治疗等。

4. 其他支持疗法

(三) 光凝治疗

主要针对无灌注区进行光凝;对于广泛血管闭塞、特别是虹膜有新生血管时,应行广泛视网膜光凝;黄斑水肿可行黄斑格栅光凝。光凝治疗时不应中断全身药物治疗。

(四) 手术治疗

对于长期或严重的玻璃体积血、玻璃体混浊、增生性玻璃体视网膜病变、牵拉性/孔源性视网膜脱离等,应行玻璃体手术治疗,但手术前后要特别注意防范或控制炎症、认真评估手术的安全性,否则术后的炎性反应往往加剧且延续时间长,甚至造成难以挽回的损失。

(黄厚斌)

第二十节　视网膜静脉周围炎

一、概述

视网膜静脉周围炎(retinal periphlebitis)最早由 Henry Eales 于 1880 年报道,他发现健康青年男性视网膜静脉异常合并反复玻璃体积血,故又称 Eales 病、青年性复发性视网膜玻璃体积血。本病多见于青年男性。发病年龄以 20~30 岁为最多,40 岁以上和女性发病者较少见。本病常为双眼发病,但两眼发病的时间不一,严重程度不等,相隔多在 1 年之内。少数病例累及相邻动脉,而且病因不明,故又称为特发性视网膜血管周围炎或视网膜血管炎。本病在美国较少见，在印度、中东及我国发病较多。

本病的致病原因不明，有人认为与自身免疫反应增强有关，Eales 认为与鼻出血、视网膜出血及便秘有关，但一般认为病因首要考虑结核。不一定有眼部结核活动灶。近半患者曾有结核病史，肺部纵隔或身体其他部位有非活动性或活动性结核病灶（如肺结核），或结核菌素试验呈阳性反应。曾有病理报告称在视网膜损害中发现结核杆菌，动物实验报道在家兔的睫状体注射结核杆菌引起视网膜炎，均支持结核病因之说。我国曾报道患者对旧结核菌素皮试或结核菌素试验阳性，经抗结核治疗眼底病情得到控制。脓毒性病灶如扁桃体感染、牙齿感染与皮肤脓肿等可能是本病的致病原因之一。因为有些病例经过详细检查，未发现全身或局部结核，而全身有脓毒病灶，眼部病理为非特异性炎性渗出，经过非特异性抗炎治疗，病情得到控制。大部分患者查不出确切病因。

二、主要临床表现

（一）症状

早期由于病变在周边部，未影响视力，患者常无自觉症状。偶尔在查体或散瞳验光时发现。大多数患者直至出血进入玻璃体始来就诊。如玻璃体积血不多，患者发现眼前有黑点或丝状飘浮物，视力正常或轻度下降；如视网膜大量出血进入玻璃体，患者突然发现视力严重下降，可仅见手动甚至仅有光感。发作不一定与运动有关，可在安静状态下，如睡眠后、行走时发生。多数患者只有一只眼患病的主诉，但详细检查眼底时常可在另一只眼中发现视网膜静脉周围炎的眼底改变，如视网膜周边无灌注、血管管壁白鞘及视网膜新生血管等。

（二）体征

在发病时散瞳查眼底，因玻璃体内有大量积血，只见黑色或稍可见红光反射，看不见眼底。当玻璃体积血吸收，能看清眼底时才发现病变。

玻璃体积血虽大部分可以较快吸收，但一般不能完全消失，而遗留或多或少的不规则条状、块状或尘状混浊。

视网膜血管改变主要位于眼底周边部。小静脉呈现不同程度的扩张、充血；管径不规则、迂曲（呈螺旋状或襻状），静脉旁常伴有白鞘。在有病变的小静脉附近，有小点片状、火焰状或不规则

形视网膜出血；也有渗出，常形成边缘不清、宽窄不一的白色条带，或长或短地沿着静脉两侧，使静脉血柱呈现出宽窄不匀的状态，渗出亦可表现为白色结节或不规则片块覆盖于小静脉上或位于其邻近。在出血与渗出的区域，视网膜因水肿而显轻度模糊。以上变化开始只表现于眼底周边部，最先只侵犯某支或某几支小静脉，当病变发展，受侵犯的小静脉愈加增多，且逐渐涉及大支静脉；有时大支静脉一开始就受到侵犯；偶尔，静脉附近的小动脉亦被涉及。受害的动脉与静脉可被出血和渗出遮掩，或亦有白鞘伴随。在病变活动期间，还可见到边界不清、黄灰色或灰白色病灶，位于视网膜血管下，后极部者很易发现，但不一定只在后极部。这时，已非单一的视网膜静脉周围炎，而合并新发的脉络膜炎或脉络膜视网膜的病损。有的静脉炎症可发展为分支静脉阻塞，可为单发或多发，主要位于病变区域的分支小静脉，也可累及较大的分支。

本病的特点为慢性和复发性。在出血发作后几周内，视网膜损害常自行好转。出血、水肿和渗出逐渐吸收，静脉扩张减少；如果玻璃体积血已大部消失，视网膜出血未累及黄斑，视力可显著进步或恢复正常。但本病有复发倾向，往往在视网膜损害未完全静止之前，新的视网膜出血、玻璃体积血又有发生。反复发作使视力难以恢复。少数患者先有葡萄膜炎或虹膜睫状体炎，短期内病变向后发展可达赤道部；或先有脉络膜炎，而后累及视网膜，侵蚀视网膜静脉，致玻璃体积血。有时新鲜的脉络膜炎病灶，不一定与新鲜的视网膜血管炎密切相关，彼此虽可见于同一眼底，但非邻近，甚至相距较远，很可能两者是同一原因所致而合并出现的损害，而非脉络膜炎发展所致视网膜血管炎。临床上，患者可能诊断为视网膜静脉周围炎、视网膜血管炎或脉络膜视网膜炎。

视网膜出血和渗出，轻者可完全吸收，量多而广泛者多遗留不规则或圆形白斑，可混杂有色素。玻璃体积血不可能全部吸收，玻璃体内常见出血残余，表现为不同大小形状的混浊。黄斑如已遭受病变侵犯，则可见色素增生或脱色素斑点。反复发作后玻璃体积血机化，纤维结缔组织增生，成为增生性玻璃体视网膜病变。机化条膜上可见新生血管，其管壁薄弱，易破裂出血。纤维结缔组织收缩，可导致牵拉性视网膜脱离，如牵拉视网膜形成裂孔，可发展为孔源性视网膜脱离。在病程中

偶见并发性白内障与继发性青光眼。部分病例玻璃体内充满血液,将虹膜向前推移,加之继发性虹膜睫状体炎使房角阻塞,而致眼压增高。

在病程中,不同患者的发作频率与严重程度不一,有的发作几次后自行停止,视力保持良好;有的则愈加频繁,持续几年至十几年。有时一眼保持静止,另一眼发作重。在发作时,玻璃体有大量积血,视力突然显著减退,有时出血主要位于眼底周边部,玻璃体混浊不重,视力受损较少。随着进展,发作的严重程度一般倾向减轻,最后视力的好坏决定于黄斑有无病变、玻璃体混浊程度和眼内有无严重并发症等情况。本病并发症有增生性玻璃体视网膜病变、继发性视网膜脱离、继发性青光眼与并发性白内障等。

(三) FFA 检查

受累静脉多表现曲张,亦有不规则变细,管壁有荧光素渗漏和组织染色,还可见微血管瘤与毛细血管扩张及渗漏。所有患者眼底周边均有不同程度的毛细血管无灌注。在病变晚期,视网膜周边部毛细血管无灌注区的边缘可见微血管瘤、动静脉短路和新生血管,在造影过程中有极明显的渗漏。个别病例,还可见较大分支静脉呈现血管瘤样扩张。黄斑受累者可出现黄斑区斑点状渗漏,长期黄斑水肿可有花瓣状荧光素积存。

(四) 中央型 Eales 病

约占 Eales 病的 6%,表现为视盘静脉炎或非缺血型视网膜中央静脉阻塞,视力通常较好,大多数患者对糖皮质激素或免疫抑制剂的治疗效果良好。

三、诊断要点

1. 青壮年的双眼周边视网膜血管周围炎,常持续相当长时间。

2. 反复的视网膜出血和玻璃体积血。

3. 视网膜新生血管形成。

4. FFA 检查常发现以下多种改变:视网膜血管主要是静脉迂曲扩张、荧光素渗漏和着染、视网膜毛细血管无灌注、视网膜和/或视盘新生血管。

四、鉴别诊断要点

(一) Behçet 病性视网膜血管炎

Behçet 病引起的视网膜血管炎常引起视网膜血管变细、闭塞(幻影血管),视网膜出血少见,一般不引起广泛的视网膜出血和玻璃体的大量积血,视网膜毛细血管无灌注区比 Eales 病少见,后期往往导致视网膜血管白线、视网膜萎缩等。常伴有口腔溃疡、外阴溃疡、关节炎、多形性皮肤病变等。故又称之为皮肤-黏膜-眼综合征。

(二) 急性视网膜坏死

可发生于任何年龄,最初视网膜病变发生在中周部和周边部,呈片状坏死病灶,并逐渐向后极部视网膜推进。病灶区或病灶附近可见视网膜血管(主要是动脉)闭塞,并常伴有大片状出血、明显的玻璃体混浊,在发病 2~3 周后玻璃体混浊更为明显,但一般不出现明显的玻璃体积血。常合并前房炎性反应(羊脂状 KP、前房闪辉、前房炎症细胞)和眼压升高,后期易发生孔源性视网膜脱离。

(三) 中间葡萄膜炎

典型病变为发生于睫状体平坦部、玻璃体基底部的雪堤状病变和明显的玻璃体细胞反应,常伴有周边视网膜脉络膜病灶和血管炎,视网膜新生血管主要发生在雪堤状病变附近。一般不出现反复性视网膜出血和玻璃体积血,但易出现囊样黄斑水肿,此种水肿可存在相当长时间。

(四) 类肉瘤病性视网膜血管炎

主要表现也为视网膜静脉周围炎,典型的表现为赤道部视网膜静脉管壁白鞘,常呈节段性,浸润的炎性细胞呈袖套样聚集在受累静脉周围,典型的称为烛泪斑(candle wax drippings)。由于血管渗漏导致视网膜渗出、水肿,血管阻塞可产生视网膜出血、棉绒斑、毛细血管无灌注区以及新生血管,新生血管可以出现在视盘和视网膜周边部。同时合并葡萄膜炎及类肉瘤病的其他全身表现,如肺门淋巴结肿大、血清血管紧张素转换酶升高等。

(五) 过敏性肉芽肿性血管炎伴发的视网膜血管炎

过敏性肉芽肿性血管炎又称 Churg-Strauss 综合征(CSS),常见于成年人,有哮喘、鼻窦炎、肺部浸润灶和多发性神经病变,外周血嗜酸性粒细胞 >10%,病理上表现为含有嗜酸性粒细胞的小的坏死性肉芽肿,出现典型的坏死性血管炎。眼部受累较少见,可表现为前部缺血性视神经病变、视网膜动脉阻塞和视网膜血管炎。

(六) Wegener 肉芽肿伴发的视网膜血管炎

典型表现为三联征:全身坏死性血管炎、呼吸系统坏死性肉芽肿和坏死性肾小球肾炎。眼部病变主要累及眼眶、眼睑、巩膜、角膜、视神经、葡萄膜等,视网膜血管炎少见,可以表现为视网膜出血、棉绒斑、静脉阻塞等。

(七) 多发性硬化所致的视网膜血管炎

多发性硬化的眼部表现最常见的是视神经炎(尤其是球后视神经炎),其次是葡萄膜炎,主要表现为中间葡萄膜炎。多发性硬化的视网膜血管炎仅累及静脉,包括活动性的静脉周围炎和慢性静脉硬化,后者表现为沿多级静脉分支连续走行的致密的血管管壁白鞘。

五、治疗原则与进展

在活动性静脉周围炎时,糖皮质激素能够控制或逆转炎症。在炎症活动期,最多给予 2 mg/kg 泼尼松治疗。在炎症控制一段时间才可进行视网膜光凝治疗。糖皮质激素治疗至少 6~8 周,也可在 Tenon 囊注射曲安奈德 20~40 mg。也有报道采用抗代谢药如苯丁酸氮芥、环磷酰胺、环孢素 A、硫唑嘌呤等治疗 Eales 病。对没有全身结核感染表现的 Eales 病患者是否使用抗结核药物一直存在争议。

对视网膜缺血区进行弥散性激光光凝,可以预防或消退新生血管。如出现视盘新生血管或广泛的视网膜缺血区,可行广泛视网膜光凝治疗。可用激光进行所谓的"锚定治疗",即在纤维血管牵拉处用激光做一堤坝式光凝,以防止视网膜脱离的发生以及由于纤维增生膜收缩引起的撕裂。

无法吸收的玻璃体积血、牵拉性或混合性视网膜脱离,可以考虑玻璃体切除及视网膜脱离复位术。等待玻璃体积血自发吸收的时间从以前的 6 个月缩短到 6~8 周。这主要因为玻璃体手术已经非常安全,而且对新生血管的延迟治疗会导致预后不佳。

六、典型病例

例 1:患者,男性,18 岁,双眼视物模糊。患者初诊后拒绝糖皮质激素治疗,1.5 个月复诊后病情明显加重,才开始接受糖皮质激素治疗。治疗 5 周后,开始行视网膜光凝(图 9-20-1~图 9-20-7)。

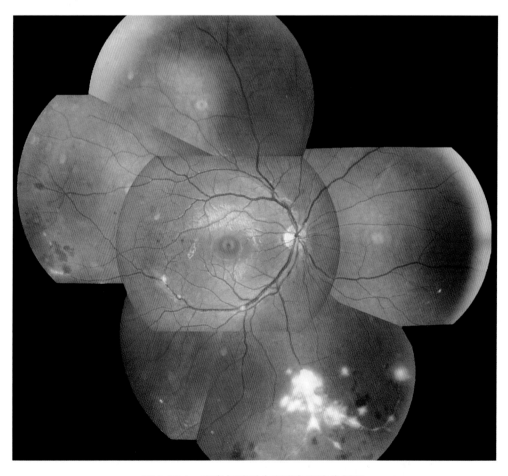

图 9-20-1 患者初诊时右眼彩色眼底像拼图
可见视网膜血管壁炎性渗出、出血,下方渗出明显、累及视网膜血管及视网膜表面的玻璃体

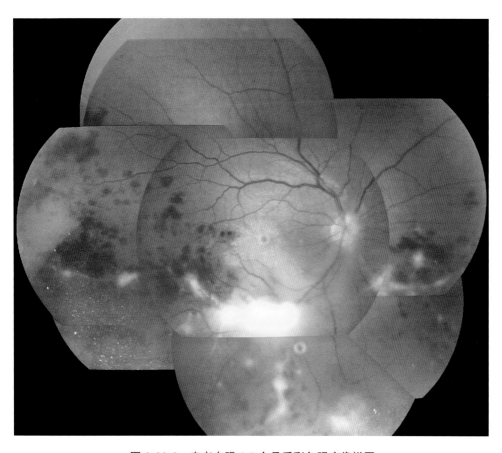

图 9-20-2 患者右眼 1.5 个月后彩色眼底像拼图

可见血管炎加重,病变范围扩大,视网膜静脉周围炎性渗出病灶明显加重,出血增多,黄斑水肿明显

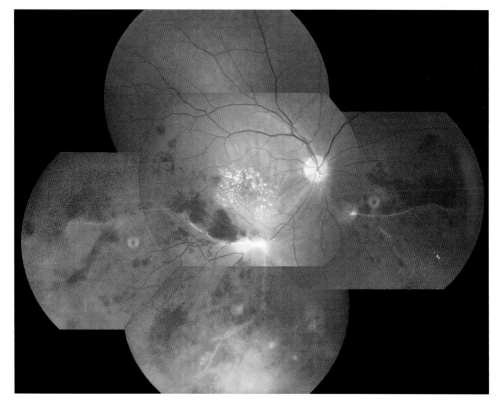

图 9-20-3 患者糖皮质激素治疗 5 周后右眼彩色眼底像拼图

可见视网膜血管炎明显减轻,炎性渗出明显吸收减少,血管管壁白鞘,视网膜水肿减轻,遗留硬性渗出

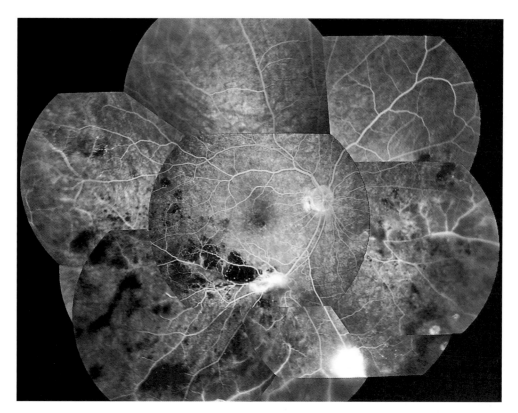

图 9-20-4　患者糖皮质激素治疗 5 周后右眼 FFA 检查拼图
可见视网膜静脉管壁着染、无灌注区形成,新生血管荧光渗漏及出血遮蔽荧光

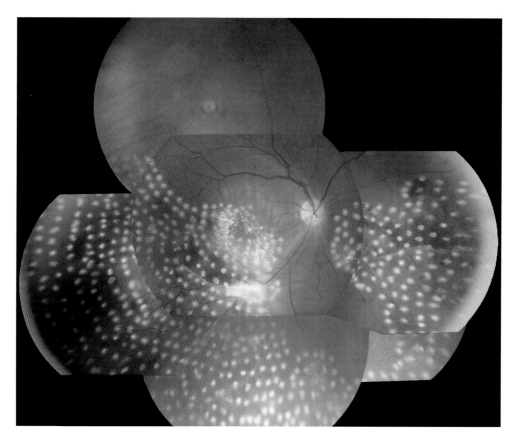

图 9-20-5　患者糖皮质激素治疗 5 周后行病变区视网膜光凝,光凝后右眼彩色眼底像拼图

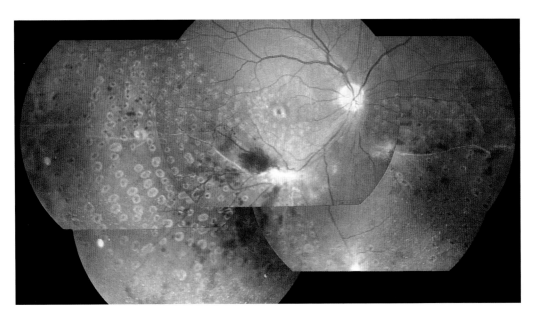

图 9-20-6　患者右眼视网膜光凝 5 个月后彩色眼底像拼图
可见视网膜病变稳定,出血大部分吸收,血管壁的炎性渗出完全吸收,遗留纤维性白鞘

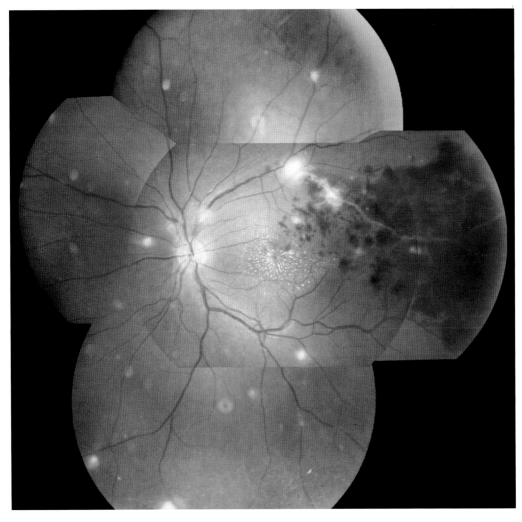

图 9-20-7　患者初诊时的左眼彩色眼底像拼图
可见视网膜的炎性渗出、出血,黄斑区硬性渗出,血管管壁白鞘

例2:患者,男性,18岁,表现为类似视网膜分支静脉阻塞的Eales病(图9-20-8,图9-20-9)。

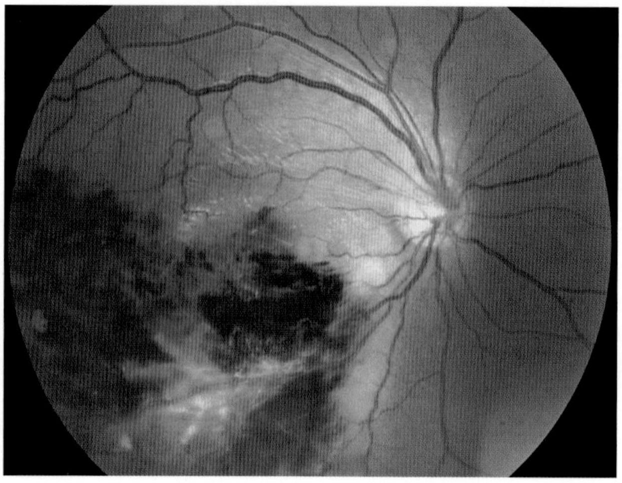

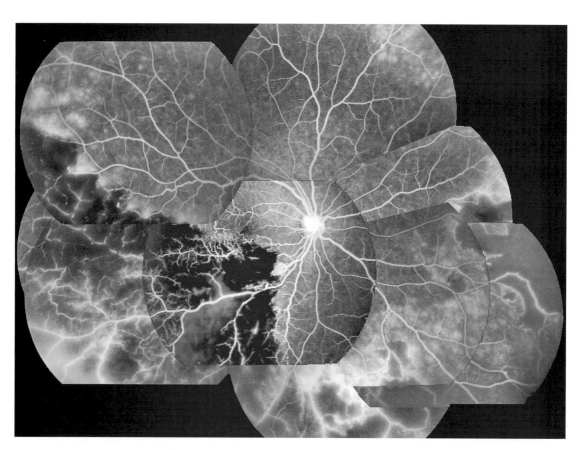

图9-20-8　患者右眼彩色眼底像
可见视网膜颞下分支静脉阻塞,视网膜水肿

图9-20-9　患者右眼FFA检查拼图
可见病变不仅仅局限于视网膜颞下分支静脉引流区域,颞上方、下方、鼻侧、鼻上方均有病变,有别于一般动静脉交叉压迫所导致的视网膜分支静脉阻塞

例3:患者,男性,26岁,左眼视物不清20余天。左眼视力0.6,右眼玻璃体积血(图9-20-10,图9-20-11)。

例4:患者,男性,19岁,左眼视力逐渐下降1.5个月,左眼视力:数指/眼前(图9-20-12,图9-20-13)。

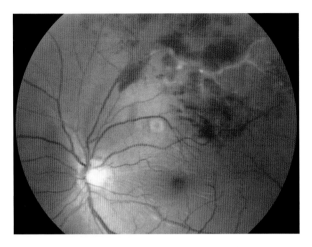

图 9-20-10　患者左眼彩色眼底像
可见视网膜颞上方出血、静脉白鞘

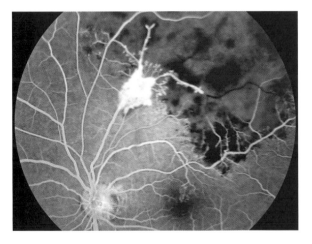

图 9-20-11　患者左眼 FFA 检查 30.2″图像
可见视网膜颞上方血管闭塞,大量无灌注区、新生血管形成

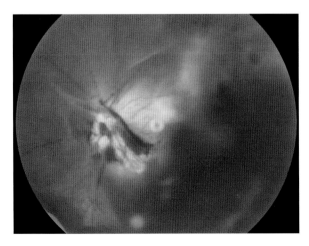

图 9-20-12　患者左眼彩色眼底像
可见玻璃体积血,视盘前新生血管

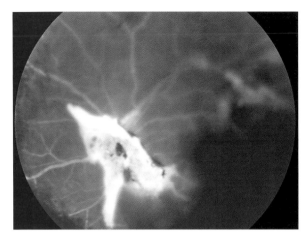

图 9-20-13　患者左眼 FFA 检查 43.3″图像
可见视盘前新生血管荧光渗漏,玻璃体积血遮蔽荧光

七、误诊原因分析

Eales 病是一种特发性视网膜血管炎,但它还可伴发前庭听觉和神经系统异常,因此其病理改变可能不仅仅局限于眼部,对于其认识还有很多未知,对于其诊断还需要认识和排除更多的其他疾病。

八、经验教训与防范

各种原因、各种疾病所导致的视网膜血管炎,其临床表现都可能与 Eales 病表现类似,因此诊断 Eales 病必须首先将全身各种因素排除。其他需要注意鉴别的疾病还包括:巨细胞病毒性视网膜炎、白血病、梅毒、结核、弓形体病、弓蛔虫病、系统性红斑狼疮、莱姆包柔螺旋体病、镰状细胞血红蛋白异常、Coats 病、视网膜分支静脉阻塞、视网膜中央静脉阻塞、糖尿病性视网膜病变、早产儿视网膜病变等。

(黄厚斌)

第二十一节　霜样树枝状视网膜血管炎

一、概述

霜样树枝状视网膜血管炎(frosted branch retinal vasculitis)为一种特殊类型的血管炎,因眼底呈挂满冰霜的树枝状外观而得名。其发病原因不明，许多学者推测与体内免疫机制异常有关。发病前可能具有各种前驱感染，如巨细胞病毒、人类免疫缺陷病毒、EB病毒、流感病毒以及弓形虫等感染。该病首先由 Ito 于 1976 年报道。Kleiner 认为，该病虽然可累及动脉，但以静脉为主，因此建议用霜样视网膜静脉周围炎(frosted retinal periphlebitis)这一名称。常双眼发病，偶有单眼发病者。发病年龄一般为 3~50 岁，主要见于健康的青少年，女性多见，约占 2/3。

有人将多见于少年儿童的不伴有任何全身性疾病的霜样树枝状视网膜血管炎称为特发性；伴有病毒感染、肿瘤细胞浸润、自身免疫性疾病或其他全身性疾病，出现类似霜样树枝状视网膜血管炎的眼底改变的称为继发性。

二、主要临床表现

(一) 症状

急性视力下降，严重者视力可下降至数指。

(二) 体征

眼前节和玻璃体有轻度炎性反应。眼底检查视网膜显著水肿，视网膜血管从后极到周边均有明显的鞘膜，有如霜枝样外观。FFA 检查显示视网膜血管分支晚期着染或渗漏，但无血流减少或血管阻塞现象。当病变较重时，也可有血管闭塞。在疾病的恢复期可出现微血管瘤，部分患者出现无灌注区和新生血管。视野检查可出现中央暗点、生理盲点扩大等，视网膜电图、眼电图和视觉诱发电位均出现波峰降低，揭示了视网膜色素上皮和视神经的功能障碍。

三、诊断要点

1. 典型的眼底改变为类似挂满冰霜的树枝状外观。

2. 视网膜血管炎所引起的继发性视网膜改变，如视网膜水肿、视网膜出血等。

3. FFA 检查可见视网膜血管分支着染。

四、鉴别诊断要点

(一) 急性视网膜坏死

早期出现中周部多发性片状视网膜坏死病灶，并向后极部视网膜迅速发展。视网膜血管炎主要表现为动脉炎，常表现为血管闭塞，伴多发性

片状视网膜出血和显著的玻璃体混浊，疾病后期出现多个圆形小裂孔，易发生视网膜脱离。

(二) Eales 病

多发生于青壮年男性，多累及周边部视网膜静脉分支，出现视网膜血管鞘，但通常不是广泛性的，常伴有视网膜新生血管、视网膜出血和玻璃体积血。FFA 检查常可发现视网膜毛细血管无灌注和视网膜新生血管。此病易反复发作。

(三) 巨细胞病毒性视网膜炎

是艾滋病常见的一种机会感染性疾病，典型的表现是沿视网膜血管分布的外观致密的视网膜混浊，伴有视网膜出血和血管鞘，可出现轻度至中度颗粒状视网膜混浊，少数患者出现广泛的视网膜血管鞘，类似霜样树枝状外观的视网膜血管的外观，人类免疫缺陷病毒(HIV)和巨细胞病毒血清学检查有助于诊断。

(四) 中间葡萄膜炎

典型者出现玻璃体雪球状混浊，睫状体平坦部及玻璃体基底部雪堤状改变，常有中周部的视网膜血管炎，但不出现广泛的类似挂满冰霜的视网膜血管鞘，易发生明显的囊样黄斑水肿。

五、治疗原则与进展

糖皮质激素治疗效果好，炎症消退以后，多数患者视网膜周边部常遗留地图状的萎缩性改变，视网膜动静脉变细。多数患者治愈后不再复发，但亦有个别患者，治疗后反复发作。少数患者可有晚期并发症，如反复发作的视网膜分支静脉阻塞，以及视网膜裂孔形成。

糖皮质激素治疗方法与葡萄膜炎相同。从较大剂量开始，随着病情的好转，逐渐减量至停药。

激光光凝治疗用于视网膜新生血管、毛细血管闭塞和新生血管性青光眼。光凝前应使用足够的糖皮质激素控制炎症。对于有并发症的患者，可对症治疗。

六、典型病例

患者，女性，27 岁。因右眼突然视物不清 3 天就诊，最佳矫正视力右眼 0.5，左眼 0.6。右眼睫状充血，房水闪辉(++)，角膜后尘状 KP，玻璃体腔可见炎性细胞。左眼房水闪辉阳性(图 9-21-1~图 9-21-3)。

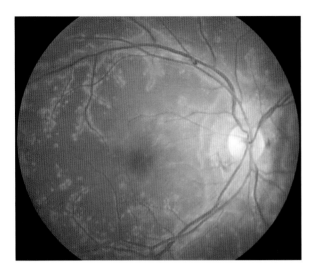

图 9-21-1　患者右眼彩色眼底像
可见视网膜静脉周围类似霜样树枝状的血管鞘

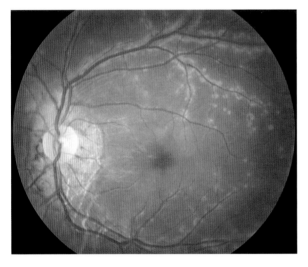

图 9-21-2　患者左眼彩色眼底像
可见视网膜静脉周围类似霜样树枝状的血管鞘

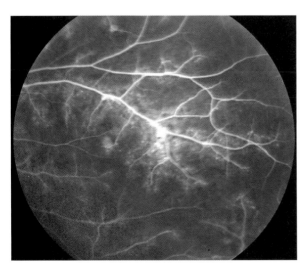

图 9-21-3　患者左眼 FFA 检查 73″图像
可见血管周围视网膜组织着染

七、误诊原因分析

霜样树枝状视网膜血管炎是一种少见的视网膜血管炎，临床上具有独特的表现，因此诊断并不困难，需要注意将视网膜周围的霜样改变和视网膜血管壁白鞘鉴别。

八、经验教训与防范

此病有特发性和全身性两种类型，后者可发生于艾滋病、巨细胞病毒性视网膜炎等患者，因此确定原发性疾病非常重要。

（黄厚斌）

第二十二节　特发性黄斑毛细血管扩张症

一、概述

1982 年，Gass 最先报道了特发性中心凹旁视网膜毛细血管扩张症（idiopathic juxtafoveolar retinal telangiectasis）。1993 年，Gass 和 Blodi 将这一疾病进行了重新梳理，并将其分为三组：

Ⅰ组：单眼毛细血管扩张伴渗漏，主要为男性患者受累，平均年龄 40 岁，可无症状或仅有轻微的视力减退。毛细血管扩张通常位于黄斑颞侧半，水平缝上下 1~2PD 大小的范围。ⅠA 组病变范围大于 1PD，常伴有黄斑水肿、硬性渗出；ⅠB 组病变范围小于 1PD，常仅局限于拱环边缘上 1 个钟点区域，可以伴有或不伴有硬性渗出。

Ⅱ组：也分为ⅡA 组和ⅡB 组。ⅡA 组双眼受累，男女均可发病，通常在 50~60 岁时确诊。中心凹颞侧视网膜毛细血管扩张，或累及整个中心凹周围毛细血管网，可有微量渗出、视网膜增厚、小的黄色结晶样渗出以及直角小静脉，病程进展可能出现视网膜色素上皮层的增生和视网膜下新生血管形成。FFA 检查显示双眼毛细血管扩张和围绕病灶的荧光素着染，但黄斑中心凹不着染。ⅡB 组以早期出现的毛细血管扩张和黄斑下新生血管形成为特征，仅 Gass 报道两兄弟，此外再无报道。

Ⅲ组：双眼中心凹旁视网膜毛细血管扩张并伴有进行性的整个中心凹旁毛细血管网的闭锁，无血管区明显扩大，范围可大于 1PD，可导致微量渗出，但视力影响轻微。视力的减退主要由毛细血管闭塞所引起,而非渗出所导致。通常视力在0.5~0.8。ⅢA组不伴中枢神经系统血管病变,ⅢB组伴有中枢神经系统血管病变。Gass将7例红细胞增多症、痛风、低血糖和心血管疾病患者出现的中心凹旁毛细血管扩张症归为ⅢA组,而ⅢB组中心凹旁毛细血管扩张症可能是一种常染色体显性遗传的脑视网膜血管疾病。

2006年,Yannuzzi系统分析了一组特发性中心凹旁毛细血管扩张症的病例,将其称为特发性黄斑毛细血管扩张症(idiopathic macular telangiectasia),并将其分为两型:

Ⅰ型为动脉瘤型毛细血管扩张症(neurysma-ltelangiectasia),主要表现为男性单眼毛细血管扩张,伴有大小不一的管壁瘤。视网膜浅层和深层毛细血管网均可出现管壁瘤和毛细血管扩张,可伴有小片无灌注区和脂质沉积,大的管壁瘤位于浅层血管网。该型对应于Gass的Ⅰ组。现在认为该病就是累及黄斑部Coats病。

Ⅱ型为中心凹旁毛细血管扩张症(perifoveal telangiectasia),没有性别差异,双眼发病,病变局限在中心凹周围。中心凹旁视网膜透明度下降,呈灰白色。OCT检查可见内层视网膜的板层囊样病变但可以没有荧光素渗漏。FFA可见视网膜深层和浅层微静脉、微动脉和毛细血管扩张,可伴荧光渗漏,但没有明显的微管壁瘤、出血和脂质沉积,可以有视网膜下色素沉积、颞侧扩张的呈直角走行的视网膜血管,这些垂直走行的血管可以导致深层视网膜血管网的增生,增生的血管网可向视网膜下扩展而形成视网膜-视网膜血管吻合或者视网膜-视网膜下血管吻合,这些视网膜下新生血管并不一定伴有RPE的增生或移行,而后者在脉络膜新生血管很常见。与AMD不同,中心凹旁毛细血管扩张症的RPE通常是健康的,罕见色素上皮脱离,也通常不出现视网膜脉络膜血管吻合,因为中心凹旁毛细血管扩张症不伴有脉络膜新生血管。中心凹旁毛细血管扩张症的视网膜下色素沉积是由于视网膜血管向后增生刺激RPE细胞引起的反应性增生;而AMD是RPE细胞移行到视网膜刺激血管增生。非增生性中心凹旁毛细血管扩张症是指渗出性毛细血管扩张症和中心凹萎缩;而增生性中心凹旁毛细血管扩张症伴有视网膜下新生血管和纤维增生,视网膜下新生血管来源于视网膜深层毛细管网。该型对应于Gass的Ⅱ组。

Gass的Ⅲ组是闭塞性毛细血管扩张症(occlusive telangiectasia),表现为黄斑旁毛细血管扩张,而中心凹旁毛细血管无灌注、闭塞。Yannuzzi建议取消该分型。

二、主要临床表现

(一)症状

无自觉症状,或仅有视物模糊、视力轻度减退、伴或不伴视物变形。

(二)体征

典型眼底改变为黄斑中心凹旁尤以中心凹颞侧视网膜增厚、毛细血管囊样扩张,及微血管瘤形成。点状或环状黄白色硬性渗出,邻近扩张的毛细血管处的小动脉和小静脉也呈囊样扩张,视网膜水肿,偶有小的出血点。常可见呈直角的小静脉引流扩张的毛细血管床。有的可见点状色素沉着,多因长期毛细血管失代偿致渗漏刺激色素上皮增生。偶可见小的局限性无灌注区和视网膜下新生血管形成。

(三)FFA检查

造影早期,病变区视网膜毛细血管充盈迟缓,毛细血管扩张,其邻近的小动脉和小静脉呈囊样扩张,有毛细血管无灌注及微血管瘤形成。黄斑拱环破坏,环缘不规整,环外毛细血管网眼间隙扩大。造影过程中,病变区异常血管荧光素渗漏明显,如果渗漏重可形成黄斑囊样水肿。个别病例报道有视网膜下新生血管形成。

三、诊断要点

1. 黄斑水肿、视网膜增厚,水肿区边缘有黄白色硬性渗出环,视力轻度减退。

2. FFA检查显示毛细血管扩张、微血管瘤。

3. 排除可能导致继发性中心凹旁毛细血管扩张症的任何其他因素。

四、鉴别诊断要点

应与各种原因引起的继发性毛细血管扩张相鉴别:

(一)视网膜黄斑分支静脉阻塞

虽然也有毛细血管扩张和微血管瘤形成,但这些毛细血管的改变位于动静脉交叉处受阻静脉引流远端的整个毛细血管床,还可见侧支循环形成。

（二）放射性视网膜病变

眼或头部放射治疗史可产生局限毛细血管扩张和微血管瘤形成，但这种病变为多发性，且常伴有棉绒斑和视网膜新生血管。

（三）中心性浆液性脉络膜视网膜病变

虽然可产生视网膜水肿，但常有浆液性浅脱离，而毛细血管扩张症为视网膜增厚。中浆病之浆液性视网膜脱离区可继发毛细血管扩张，毛细血管扩张的区域与浆液性视网膜脱离区一致，而且扩张的毛细血管功能正常，不渗漏。慢性中浆病有视网膜色素上皮的损害，FFA 和 OCT 检查有助于鉴别。

（四）年龄相关性黄斑变性尤其是视网膜血管瘤样增生（RAP）亚型

FFA 检查显示中心凹旁毛细血管扩张症的荧光异常出现在视网膜血管的水平，而脉络膜新生血管累及较深层次的视网膜、视网膜色素上皮层。ICGA 检查可以帮助鉴别视网膜内及脉络膜新生血管。在年龄相关性黄斑变性中，脉络膜新生血管常伴有玻璃疣及视网膜色素上皮异常。

（五）糖尿病性黄斑水肿

黄斑区视网膜水肿、出血，有硬性渗出，FFA 检查显示有旁中心凹毛细血管扩张，黄斑拱环扩大。仔细查看可发现后极部与中周部尚见其他糖尿病性视网膜病变，如微血管瘤、毛细血管扩张等早期病变。FFA 检查及血糖等检查以资鉴别。

五、治疗原则与进展

对于 Ⅰ 型患者，如果脂质渗出向中心凹方向进展，推荐针对扩张的毛细血管采用局灶的激光光凝治疗。

对于早期的 Ⅱ 型患者，出现进行性视力下降对扩张的毛细血管可以采用局灶的激光光凝治疗。有视网膜下新生血管形成的患者，可采用光动力治疗、抗 VEGF 治疗或激光光凝治疗等。

六、典型病例

例 1：男性，67 岁，右眼视力逐渐下降半年。右眼视力 0.7。Ⅰ 型特发性中心凹旁视网膜毛细血管扩张症（图 9-22-1~图 9-22-3）。

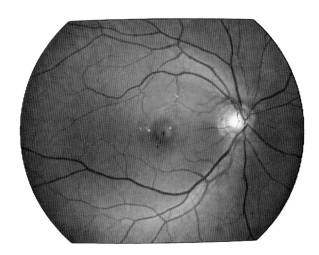

图 9-22-1　患者右眼彩色眼底像
可见黄斑周围散在硬性渗出，红色小圆点状微血管瘤

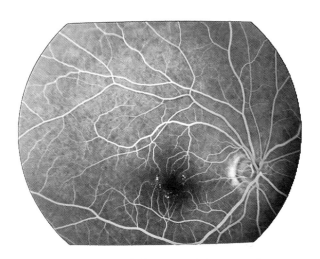

图 9-22-2　患者右眼 FFA 检查 26.5″图像
可见黄斑周围散在点状微血管瘤、毛细血管扩张

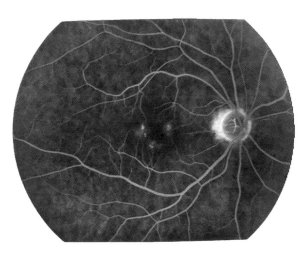

图 9-22-3　患者右眼 FFA 检查 707.5″图像
可见黄斑周围微血管瘤轻微荧光渗漏，周围轻微组织着染

例 2：患者，女性，67 岁，10 年糖尿病史，无高血压，因再次血糖升高到眼科行眼底筛查。视力右眼 0.25，左眼 0.4，双眼矫正视力不提高（图 9-22-4~图 9-22-15）。（本病例由杭州萧山医院卢效友提供。）

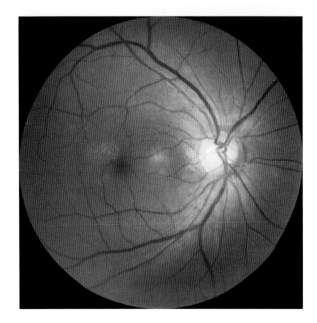

图 9-22-4　患者右眼彩色眼底像
黄斑中心凹颞侧视网膜血管旁可见色素沉着，伴有微小的黄白色的结晶样沉着

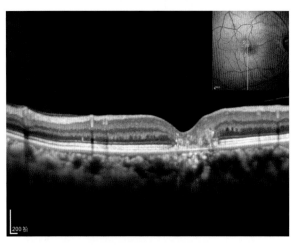

图 9-22-5　患者右眼黄斑区垂直扫描 OCT 图像
可见黄斑中心凹结构紊乱

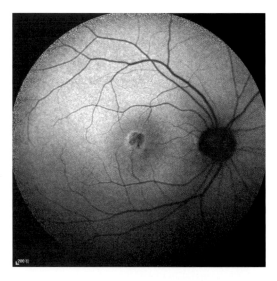

图 9-22-6　患者右眼蓝光眼底自发荧光图像
病变呈边界清晰的低自发荧光，周围绕以高自发荧光晕

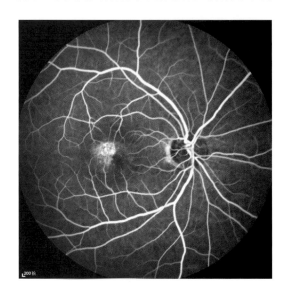

图 9-22-7　患者右眼 FFA 42.37″图像
黄斑中心凹颞侧呈明显的强荧光

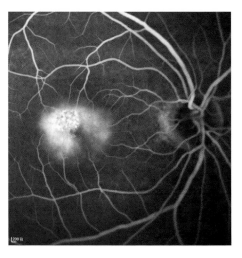

图 9-22-8　患者右眼 FFA 12′27.01″图像
黄斑区荧光渗漏明显

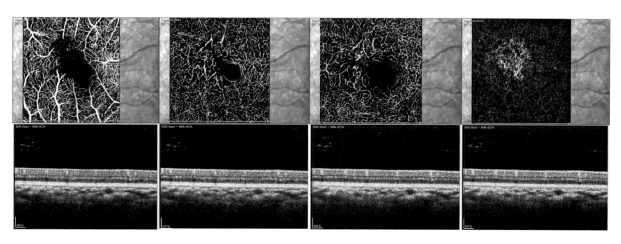

图 9-22-9　患者右眼黄斑 OCTA 图像

依次为视网膜浅层、中层、深层、外层图像,显示黄斑颞侧偏上方毛细血管明显扩张,并扩展至外层视网膜

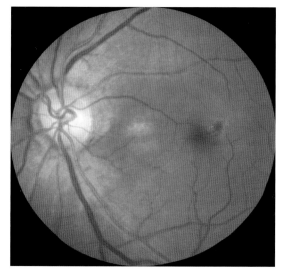

图 9-22-10　患者左眼彩色眼底像

黄斑中心凹颞上方色素沉着,伴有微小的黄白色的结晶样沉着

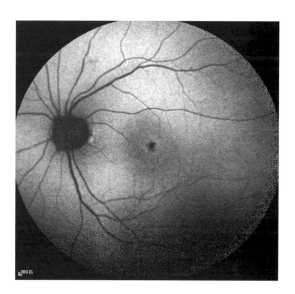

图 9-22-12　患者左眼蓝光眼底自发荧光图像

病变呈边界清晰的低自发荧光,周围绕以微弱的高自发荧光

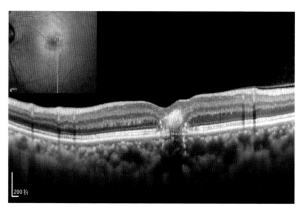

图 9-22-11　患者左眼黄斑区垂直扫描 OCT 图像

可见黄斑中心凹结构紊乱

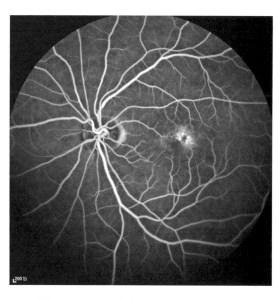

图 9-22-13　患者左眼 FFA 1′19.41″图像

黄斑中心凹颞侧呈明显的强荧光

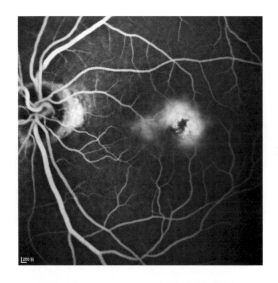

图 9-22-14　患者左眼 FFA 11′49.04″图像
黄斑区荧光渗漏明显

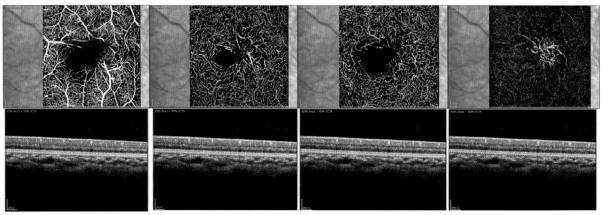

图 9-22-15　患者左眼黄斑 OCTA 图像
依次为视网膜浅层、中层、深层、外层图像,显示黄斑颞侧上方毛细血管明显扩张,已扩展至外层视网膜并形成明显的血管网

七、误诊原因分析

1. 发育性或先天性中心凹旁视网膜毛细血管扩张有可能会发展为 Coats 病,因此对 I A 组 IJRT 患者的诊断需谨慎,有时长期随访观察可能是最终确诊的一个重要因素。

2. II A 组的患者常合并糖耐量异常,说明 IJRT 可能与糖尿病之间有一定的联系,对于疑诊 IJRT 的患者均需行糖耐量检查。

3. II A 组的患者晚期出现视网膜下新生血管,若患者同时有玻璃疣等病变,与 RAP 的鉴别将比较困难。

八、经验教训与防范

特发性中心凹旁视网膜毛细血管扩张症是与继发性中心凹旁视网膜毛细血管扩张症不同的一种临床病变,后者可继发于其他多种疾病,详细的眼部和全身检查排除其他可能的因素,是正确诊断的关键。

(黄厚斌)

第二十三节　伊凡综合征

一、概述

伊凡综合征(idiopathic retinal vasculitis,aneurysms,and neuro-retinitis syndrome,IRVAN 综合征),又称特发性视网膜血管炎、动脉瘤、视神经视网膜炎综合征。是一种少见眼底病,原因不明。1983 年,Kincaid 和 Schatz 首次报道。发生于中青年患者,既往身体健康。患者发病年龄为 7~49 岁,多数在 20~45 岁。女性较男性多见。通常双眼发病。

二、主要临床表现

(一)症状

大部分患者平时无症状,多于体检时发现,或因玻璃体混浊引起的眼前黑影飘动而就诊,少数患者因视力下降就诊。初诊时通常视力较好。

（二）体征

多数前节正常,玻璃体无炎症改变。该病突出的特点为:视盘及附近动脉和动脉分叉近旁,有瘤样动脉扩张。视盘周围有硬性渗出。周边部小血管广泛闭塞。在 FFA 检查上,扩张的动脉可有荧光素渗漏,瘤样动脉扩张多位于血管分叉处,也有的位于动脉分叉近旁。在 FFA 检查上大多呈绳节状或竹节状外观,并有荧光素渗漏。动脉瘤处血管壁着染在 ICGA 检查显得更加清晰。

三、诊断要点

1. 年轻患者眼前黑影或视力下降。病变位于双眼。

2. 视盘或附近大动脉呈多发瘤样扩张,动脉瘤周围可见硬性渗出。

3. FFA 检查可清晰显示动脉瘤样扩张,并可有荧光素渗漏,周边部可见广泛无灌注区。

四、鉴别诊断要点

（一）视网膜大动脉瘤

常见于老年人,伴有高血压、糖尿病者更常见。后极部大动脉处动脉瘤样扩张,一般只有一个动脉瘤,周边部没有无灌注区。

（二）结节性多动脉炎所伴发的视网膜血管炎

结节性多动脉炎(polyarteritis nodosa,PAN)是一种累及中、小肌性动脉全层的坏死性血管炎,随受累动脉的部位不同,临床表现多样,可累及多个器官或系统(系统型),也可仅局限于皮肤(皮肤型)。以肾脏、心脏、神经及皮肤受累最常见,常伴有发热、多汗和关节酸痛等症状。皮肤损害为多形性,以沿小动脉分布的结节最多见。病理改变主要为中小肌性动脉的坏死性血管炎、血管壁纤维素样坏死和大量中性粒细胞浸润。因血管壁内弹力层破坏,在狭窄处近端血管内压力增高,使血管扩张形成动脉瘤。典型病例内脏血管造影可显示肾脏、肝脏、肠系膜等中等大小动脉串珠状或纺锤状的血管狭窄、闭塞或动脉瘤形成。但这些内脏中小动脉的多发瘤样扩张与 IRVAN 综合征无关。PAN 的眼部表现包括巩膜炎、边缘性角膜溃疡、肾病引起的高血压性视网膜病变、视网膜血管炎等。视网膜血管炎主要表现为血管闭塞尤其是动脉阻塞。

（三）成人 Coats 病

可有粟粒样扩张的动脉瘤,一般位于中周部或周边部,伴有较多的硬性渗出,广泛毛细血管扩张呈梭形、囊样或渔网状。

（四）无脉病

此病晚期血管末端亦可闭塞吻合,但不伴有视网膜中央动脉主干分支的瘤样动脉扩张,视盘静脉明显迂曲扩张,伴有众多微血管瘤,造影时静脉明显着染或渗漏,充盈时间延长。患者动脉搏动消失或极度减弱以及有相应的全身症状与体征。

（五）视网膜静脉周围炎

周边部眼底病变与视网膜静脉周围炎相似,但后者多为中青年男性,病变以静脉受累为主,某一支或数支血管改变明显,不伴有视网膜中央动脉主干分支的瘤样动脉扩张。此外有反复发作病史。

五、治疗原则与进展

部分动脉瘤可自行消退,多数患者保持较好视力。少数患者视力预后差。视力下降与周边部视网膜缺血和新生血管性并发症有关。周边部毛细血管无灌注区需进行视网膜激光光凝,以使视网膜新生血管消退或预防新生血管的发生,防止玻璃体积血和新生血管性青光眼的发生。如出现玻璃体积血、增生等需行玻璃体手术治疗。

六、典型病例

患者,女性,18 岁。因右眼眼前暗影伴视力突然下降 49 天就诊。视力:右眼数指/30cm,左眼 1.5(图 9-23-1~图 9-23-4)。

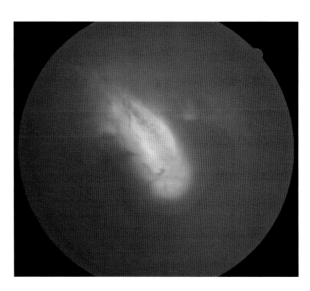

图 9-23-1 患者右眼彩色眼底像
隐约可见视盘,玻璃体腔纤维血管增生膜,玻璃体腔积血。行玻璃体切除术,可见眼底改变与左眼类似

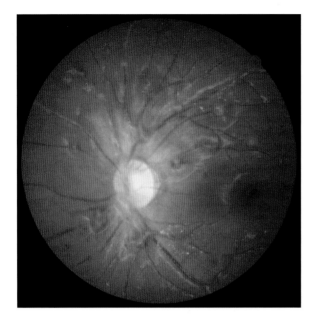

图 9-23-2 患者左眼彩色眼底像
视盘周围的视网膜主干动脉上瘤样扩张

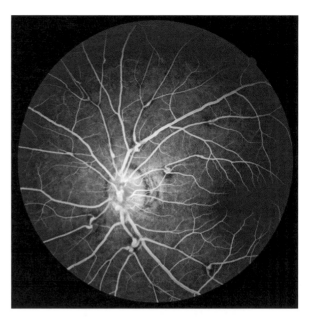

图 9-23-3 患者左眼底 FFA 检查像
视盘周围的视网膜主干动脉上瘤样扩张清晰可见,主要位于动脉分叉处

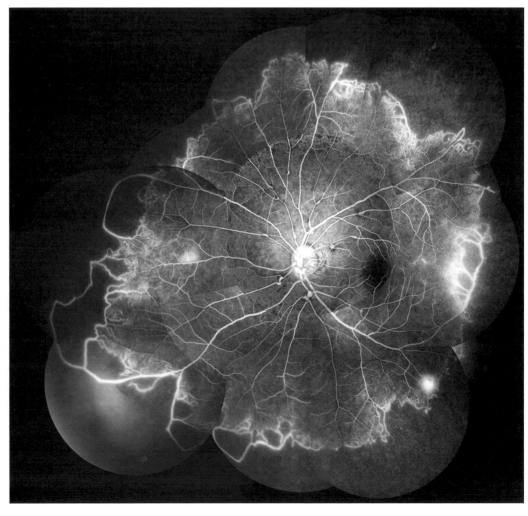

图 9-23-4 患者左眼底 FFA 检查像拼图
可见周边部广泛血管闭塞、大量无灌注区

七、误诊原因分析

重要的在于认识本病,发现视网膜主干动脉多发瘤样扩张,FFA检查可清晰显示动脉瘤样扩张及周边部视网膜无灌注区。

八、经验教训与防范

必须行FFA检查,及时对周边部病灶进行激光光凝。病变可进展,因此需按时随诊。

(黄厚斌)

第二十四节 外层渗出性视网膜病变

一、概述

外层渗出性视网膜病变(external exudative retinopathy)由George Coats于1912年首先报道,故又名Coats病。大多数见于男性儿童,女性较少,少数发生于成年人。少年患者与成年患者之比约4:1(Wods,1963)。Coats病绝大多数侵犯单眼(90%),偶为双眼。发病隐匿,病程缓慢,呈进行性,早期不易察觉(尤以儿童患者),直到视力显著减退,出现白瞳或失用性斜视时才被注意,可导致严重的不可逆性视力损害。

二、主要临床表现

Coats病最常见的症状为视力下降、白瞳症和失用性斜视。约25%的患者早期可以是无症状的,在常规的眼科检查中被发现并诊断。Coats病眼底的特征性表现是视网膜毛细血管扩张伴视网膜层间或视网膜下的脂质渗出。受累血管管径不规则,局部毛细血管扩张可形成动脉瘤,周围可有黄白色的脂质渗出。微血管瘤可发生在血管床的任何部分,但是最常由毛细血管扩张引起。病变早期改变主要发生在赤道部和周边部的视网膜,以颞侧视网膜最常受累。后极部早期相对较少受累。黄斑部受累可由黄斑部毛细血管扩张引起的渗漏直接造成,也可由周边视网膜毛细血管扩张引起的渗漏沉积于黄斑部而间接造成。黄斑部渗出时间较长的患者,可继发形成黄斑部纤维化增殖结节,OCT表现为视网膜下隆起病灶,可引起严重的视功能损害。早期玻璃体可无改变,后期可出现玻璃体液化、玻璃体混浊、玻璃体视网膜增殖等改变,少数患者会出现玻璃体积血。随着视网膜下的渗出增多,最

终会造成渗出性视网膜脱离甚至全视网膜脱离。

Shields等提出了经典的Coats病分期,对于临床治疗和预后有一定的指导作用。他们将Coats病分为五期:

1期:仅有毛细血管扩张

2期:毛细血管扩张和渗出

    A. 渗出位于黄斑中心凹外

    B. 渗出位于黄斑中心凹

3期:渗出性视网膜脱离

    A. 局限性视网膜脱离

        1. 未累及黄斑中心凹

        2. 累及黄斑中心凹

    B. 全视网膜脱离

4期:全视网膜脱离合并新生血管性青光眼

5期:眼球萎缩

三、诊断要点

(一)病史和体征

多为青少年男性患者,表现为单眼视力下降、白瞳症或失用性斜视。

(二)特征性眼底表现

视网膜毛细血管扩张伴视网膜层间或视网膜下黄白色脂质渗出,多见于赤道部或周边视网膜。毛细血管扩张可出现动脉瘤伴周围黄白色的脂质沉积。疾病晚期发生渗出性视网膜脱离。

(三)辅助检查

1. **FFA检查** 对Coats病的诊断和确定病变范围具有重要作用。典型的改变为灯泡样、粟粒状的异常血管扩张。扩张的毛细血管网可表现为渔网样改变并伴有视网膜无灌注区。造影晚期视网膜异常血管可出现荧光渗漏。

2. **眼部B型超声检查** 对于发生白瞳症的患眼,B型超声可以帮助疾病的诊断。通常表现为视网膜下液形成及渗出性视网膜脱离,而且一般无肿块或钙化表现。

3. **CT检查** 主要用来区别Coats病和视网膜母细胞瘤。视网膜母细胞瘤患眼CT上常出现典型钙化灶表现。而Coats病一般无钙化灶或仅在晚期萎缩的眼球中偶尔出现钙化结节。

四、鉴别诊断要点

目前对于Coats病,特别是晚期病变的诊断是比较困难的。Coats病的主要鉴别诊断可总结如下(表9-24-1):

表 9-24-1　Coats 病鉴别诊断要点

鉴别疾病	鉴别要点
视网膜母细胞瘤	婴幼儿发病,通常在 3 岁前发病,无性别倾向,单眼发病多见,病变为白色实性占位性病灶,常在 B 超或 CT 检查下显示钙化
von Hippel-Lindau 病	可为常染色体显性遗传,大多数患者合并有肾脏肿瘤、嗜铬细胞瘤和中枢神经系统的血管瘤。近半数为双眼发病,病变多为橙红色,边界清楚,有滋养动脉和引流静脉
早产儿视网膜病变(ROP)	患儿有早产吸氧史,绝大多数双眼发病,视网膜周边有无血管区,病变位于玻璃体视网膜界面,而非在视网膜内
家族性渗出性玻璃体视网膜病变(FEVR)	有家族史,多为常染色体显性遗传,绝大多数为双眼发病。视网膜周边血管异常,病变位于玻璃体视网膜界面
永存原始玻璃体增生症(PHPV)	先天性眼病,胚胎玻璃体动脉未退化完全,多为单眼发病,常伴有患眼小眼球
眼弓蛔虫病	有猫狗接触史,血清学检查可确诊
色素失禁综合征	为性连锁显性遗传,多见于女性患儿,周边视网膜有无灌注区,常合并皮肤病变

五、治疗原则和进展

　　Coats 病治疗的关键是彻底封闭视网膜异常血管,防止病情进展至渗出性视网膜脱离以及新生血管性青光眼。目前常用的治疗方式有视网膜激光光凝、冷凝治疗、抗 VEGF 治疗和玻璃体手术治疗。激光光凝或冷凝治疗可用于破坏视网膜异常血管,但冷凝可加重视网膜渗出以及引起增殖,不作为首选考虑。目前,通常采用裂隙灯显微镜下或间接检眼镜下视网膜激光光凝治疗,赵培泉等也报道了对于伴有局限性渗出性视网膜脱离的患者采用经睫状体平坦部两切口非玻切眼内激光光凝异常血管网,能达到较好的治疗效果。抗 VEGF 治疗对于减轻血管渗漏、促进视网膜下液吸收有一定帮助,可作为辅助治疗方式,但要警惕抗 VEGF 治疗以后继发玻璃体视网膜增生性改变。对伴有较多视网膜下液的患者,可先行巩膜外放液,再进行进一步治疗。玻璃体手术仅在部分晚期患者中适用,且手术创伤大、术后反应重,不建议作为首选治疗。对终末期患者出现疼痛性新生血管青光眼及眼球萎缩,可考虑眼球摘除。

六、典型病例

　　患儿,男性,1 岁,父母发现患者右眼外斜视来就诊。患儿足月顺产,无家族遗传病史。

　　眼底检查示:左眼未见明显异常;右眼渗出性视网膜全脱离,视网膜前见广泛视网膜异常血管网,网膜下有大量黄白色胆固醇结晶样物质沉积。右眼 B 超提示渗出性全视网膜脱离,未见明显钙化灶。(图 9-24-1,图 9-24-2)。

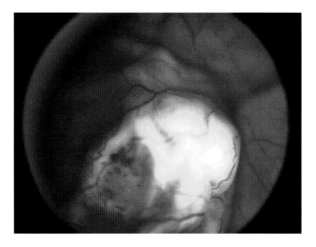

图 9-24-1　渗出性视网膜全脱离
视网膜前见异常扩张的毛细血管网

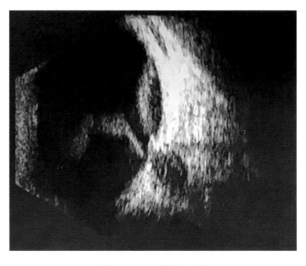

图 9-24-2　眼部 B 超
提示渗出性全视网膜脱离

遂予以右眼巩膜外放液、经睫状体平坦部两切口非玻切眼内激光和抗 VEGF 药物治疗,术后 3 个月复查,视网膜平伏,视网膜渗出明显吸收,但仍有未完全消退的视网膜异常血管网(如图 9-24-3),再次予以经睫状体平坦部两切口非玻切眼内激光联合抗 VEGF 药物治疗,术后 6 个月及术后 18 个月复查,视网膜异常血管完全消退,视网膜平伏,视网膜渗出逐渐完全吸收(图 9-24-4,图 9-24-5)。

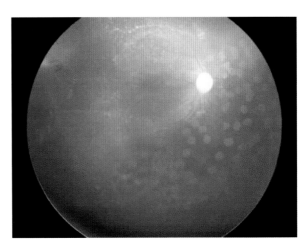

图 9-24-5　治疗后 18 个月

（梁庭溢　赵培泉）

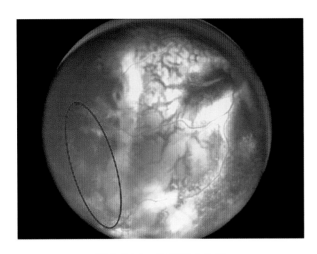

图 9-24-3　治疗后 3 个月
视网膜异常血管未完全消退

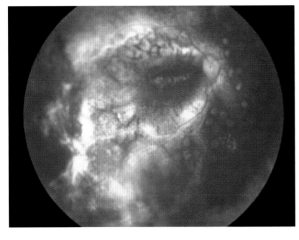

图 9-24-4　治疗后 6 个月

七、误诊原因分析与防范

Coats 病临床最需要与其他引起白瞳症的疾病相鉴别,最易与视网膜母细胞瘤相混淆,有关内容详见第十六章第二节。

第二十五节　早产儿视网膜病变

一、概述

早产儿视网膜病变(retinopathy of prematurity,ROP),亦称未成熟儿视网膜病变,曾称晶状体后纤维增生症(retrolental fibroplasia,RLF),1942 年由 Terry 首先报道,当时发现早产患儿晶状体后有白色纤维组织而命名。后来研究表明,本病与早产、低出生体重以及吸高浓度氧气有密切关系,是早产儿视网膜血管尚未发育完全,产生视网膜新生血管及纤维组织增生所致。晶状体后纤维增生症是严重 ROP 的晚期瘢痕改变,1984 年,世界眼科学会正式定名为早产儿视网膜病变。

1991 年,美国多中心 ROP 研究小组调查 4 099 例出生体重 <1 251g 的早产儿,有 65.8% 发生了 ROP;2 237 例出生体重 <1 000g 的早产儿中,发生率为 81.6%;3 821 例胎龄 <32 周的早产儿中,68.5% 发生了 ROP。国内报道 149 例极低出生体重儿 40% 发生了 ROP,其中 500~750g 的早产儿中,86% 发生了 ROP。总的来看,出生体重越低,胎龄越小,ROP 的发生率越高。

ROP 的确切病因仍未明确,目前公认的危险因素有低出生体重、早产、氧疗,其他还有高碳酸血症、高钠血症、低血糖、低血压、酸中毒、贫血、输血、高胆红素血症、败血症、光照、低体温、脑室周围出血、动脉导管未闭、应用 β 受体阻滞剂等。

大量研究表明,氧在ROP的发生发展中起到一定的作用。许多动物模型的研究结果显示,ROP特征性的未成熟血管可以被复制,但无视网膜脱离。许多研究者进行的临床观察显示在吸氧的低出生体重儿中约有85%~90%患儿发生ROP。类似的临床表现亦可见于足月产婴儿、家族性渗出性视网膜病变和母亲使用可卡因的婴儿。

本病真正的发病机制尚未阐明。发育未成熟的视网膜血管对氧极为敏感,高浓度氧使视网膜血管收缩或阻塞,引起视网膜缺氧,由于缺氧而产生血管生长因子,刺激视网膜发生新生血管,ROP多发生在视网膜周边部,尤以颞侧周边部为著。先是视网膜内层发生新生血管,血管逐渐从视网膜内长到表面,进而延伸入玻璃体内。新生血管都伴有纤维组织增生,纤维血管膜沿玻璃体前面生长,在晶状体后方形成晶状体后纤维膜,膜的收缩将周边部视网膜拉向眼球中心,引起牵引性视网膜脱离,最后导致眼球萎缩、失明。

最近人们开始重视血管内皮生长因子(vascular endothelial growth factor, VEGF)在ROP中的角色。VEGF受氧浓度调节,在视网膜缺血的情况下VEGF能够克服生成正常视网膜血管的初始命令,而产生新生血管或者在周边视网膜产生异常视网膜血管。

二、主要临床表现

随着ROP治疗技术的进步,早期得到治疗的患儿预后大为改善,合理地尽早进行眼底检查,成为诊断及治疗该病的关键。依据本病的发展过程,临床上将其分为急性活动期、退行期和瘢痕期。

(一)急性活动期

根据ROP的国际分类法(ICROP),本病活动期分期有三个基本概念:按区域定位,按时钟钟点记录病变范围,按疾病轻重分为1~5期。

1. 分区 将视网膜分为三区。Ⅰ区:以视盘中心为中心,以视盘中心到黄斑中心凹距离的2倍为半径的圆内区域,ROP发生在该区者最严重。Ⅱ区:以视盘中心为中心,以视盘中心至鼻侧锯齿缘距离为半径,Ⅰ区以外的圆内区域。Ⅲ区:Ⅱ区以外的颞侧半月形区域,是ROP最高发的区域。

2. 分期 分五期。1期:视网膜后极部有血管区与周边无血管区之间出现一条白色平坦的细分界线。2期:白色分界线进一步变宽且增高,形成高于视网膜表面的嵴形隆起。3期:嵴形隆起愈加显著,并呈粉红色,说明新生血管不仅长入嵴内且发展到嵴上。此期伴纤维增生,并进入玻璃体。4期:部分视网膜脱离,又分为A与B两级。4A为周边视网膜脱离未累及黄斑,4B为视网膜脱离累及黄斑。视网膜脱离多属牵引性,但亦有渗出性。5期:视网膜全脱离,常呈漏斗形,可分为宽漏斗、窄漏斗、前宽后窄、前窄后宽四种。此期有广泛结缔组织增生和机化膜形成,导致晶状体后纤维增生。

3. 特殊病变

(1)附加病变(plus disease):包括眼底后极部视网膜血管出现怒张、扭曲;前部虹膜血管高度扩张;瞳孔僵直难以散大;玻璃体混浊。附加病变是ROP活动期指征,一旦出现常意味着预后不良。

(2)前附加病变(pre-plus disease):后极部血管的异常并没有像附加病变那样显著,但是与正常眼底相比,确实存在明显的动脉迂曲和静脉扩张。

(3)阈值病变(threshold ROP):ROP 3期,处于Ⅰ区或Ⅱ区,病变连续占据5个时钟范围,或病变虽不连续,但累计达8个时钟范围,同时伴附加病变。此期是早期治疗的关键时期。

(4)阈值前病变(pre-threshold ROP):发生在Ⅰ区的任何分期早产儿视网膜病变;或Ⅱ区2期病变合并附加病变;或Ⅱ区的尚未达到阈值病变的3期病变。阈值前病变分为Ⅰ型和Ⅱ型。Ⅰ型是指:Ⅰ区,伴有附加病变的各期早产儿视网膜病变,或不伴附加病变的3期早产儿视网膜病变;Ⅱ区,伴有附加病变的2期或3期病变。Ⅱ型是指:Ⅰ区,不伴附加病变的1期或2期早产儿视网膜病变;Ⅱ区,不伴附加病变的3期早产儿视网膜病变。其中,Ⅰ型阈值前病变也称高危性阈值前病变,其不良预后结局的比例≥15%。Ⅱ型阈值前病变也称低危性阈值前病变,其不良预后结局的比例<15%。因此,阈值病变和阈值前Ⅰ型病变,必须及时按规定施行治疗。

(5)急进性病变(rush disease):较为罕见,发生在极低体重的高危早产儿。ROP局限于Ⅰ区,新生血管行径平直。Rush病变发展迅速,如果未能在3~4天内诊断及治疗,常在短时间内发展至5期病变,预后极差,医务人员一旦发现应提高警惕。2005年,国际早产儿视网膜病变命名委员会将极低出生体重早产儿急性极重型视网膜病变正式命名为"急进性后部型早产儿视网膜病变"(aggressive posterior ROP, ap-ROP)。

（二）退行期

大多数患儿随年龄增长 ROP 自然停止，进入退行期。此期特征是嵴上血管往前面无血管区继续生长为正常视网膜毛细血管，嵴逐渐消退，周边视网膜逐渐透明，不留后遗症。但仍有 20%~25% 的患儿病情进展而进入瘢痕期。

（三）瘢痕期

因本病从活动期能很快移行至瘢痕期，活动期和瘢痕期病变常同时存在于同一病例，故一般把活动性病变消失时残留之不可逆性变化的时期称为瘢痕期。日本厚生省把瘢痕期分为五度：

1 度：眼底后极部无明显改变，周边部有轻度瘢痕性变化（色素沉着、脉络膜萎缩），大部分视力正常。

2 度：视网膜血管向颞侧牵引，黄斑偏向颞侧，色素沉着，周边可见不透明的白色组织块。若黄斑部健全，则视力良好；若病变累及黄斑，将出现不同程度的视力障碍。

3 度：视网膜皱襞形成，与病变玻璃体膜愈合并被血管包裹，向周边部延伸与白色组织块相联系。视力在 0.1 以下。

4 度：晶状体后部之玻璃体内，可见灰白色混浊物占据部分瞳孔领。

5 度：晶状体后纤维组织增生，形成角膜混浊，并发白内障，常有眼球萎缩，视力丧失。

三、诊断要点

对于阈值前期或阈值期 ROP 及时治疗可以挽救患儿的视力，预后较好；一旦病变发展至 4 期、5 期，即使手术，术后视功能的恢复有限，预后差。因此，及时筛查、早期诊断、及时治疗至关重要。ROP 诊断要点包括：

1. **出生史** 有明确的早产史和低出生体重史。可合并有或不伴有吸氧史。

2. **眼底检查** 间接检眼镜下可见特征性的 1~5 期病变改变。

四、鉴别诊断要点

ROP 表现的白瞳征、视网膜脱离、视网膜皱襞及白内障并非 ROP 的特征性改变，因此极易与其他眼病相混淆，需要与以下几种疾病相鉴别。

（一）永存原始玻璃体增生症（PHPV）

由于玻璃体血管未退净，导致视网膜增生、皱襞。患儿无早产史，多单眼发病，眼底无 ROP 的血管改变，晶状体后残存的原始玻璃体增生呈灰白色。

（二）遗传性疾病

1. **家族性渗出性玻璃体视网膜病变（FEVR）** 眼底改变与 ROP 类似，较难鉴别。该病多为常染色体显性遗传，有家族史，病变呈慢性过程，无早产、吸氧史。

2. **色素失禁综合征** 为 X 染色体连锁显性遗传病，男性患儿不能存活，存活者均为女性。双眼发病，无早产史，眼底改变与 ROP 类似，但病变程度不对称，35% 伴眼部其他异常表现。该病还有皮疹、牙齿发育异常及神经系统异常，如癫痫、智力发育延迟、痉挛性瘫痪。

3. **Norrie 病** 为 X 染色体连锁隐性遗传病，母亲为携带者，男婴患病。1/3 患者伴先天性盲、聋及智力异常。双眼发病，表现为牵拉性视网膜脱离、眼底周边部纤维膜形成。该病出生后不久即出现，进展极快。

（三）眼底炎症性疾病

1. **溶血尿毒综合征** 眼部可出现广泛新生血管、渗出、视神经萎缩等改变，致永久性盲。但本病发生于正常人，且伴三联征——微血管溶血性贫血、血小板减少、尿毒症。可资鉴别。

2. **其他** 周边部葡萄膜炎、弓形虫病等。

（四）眼底肿瘤

1. **视网膜母细胞瘤** 晚期亦出现白瞳征，较难鉴别。但患儿多无早产史，常有家族史，超声波及 CT 检查见钙化灶及肿块可资鉴别。

2. **其他** 视网膜和色素上皮联合错构瘤、视网膜血管瘤等。FFA 检查有助于鉴别。

（五）视网膜血管发育不良

此病少见，由视网膜先天发育不良所致。患儿多为白人男孩，足月产，围产期正常，出生体重正常，双眼眼底改变对称性，无家族史。该病 60% 有玻璃体纤维条索，50% 有视网膜脱离伴晶状体后纤维膜形成，最终视力极差。

（六）先天性白内障

表现为白瞳征，但该病的混浊在晶状体内，而 ROP 混浊在晶状体后。

五、治疗原则与进展

ROP 并非都持续地从 1 期进展到 5 期，多数病变发展到某一阶段即自行消退而不再发展，仅约 10% 病例发生视网膜全脱离。因此，对 1、2 期病变只需观察而不用治疗，但如病变发展到阈值期则需立即进行治疗。所以，早期发现、及时治疗阈值和阈值前期 ROP 是治疗本病的原则。

（一）抗 VEGF 药物治疗

大量临床试验及真实世界的数据证实了抗 VEGF 药物对 ROP 急性期新生血管控制的有效性，且远期并发症少，早期治疗及时，病变逆转概率大。

（二）冷凝治疗

1. 适应证　阈值期 ROP 或阈值前 1 型 ROP。主要适用于无激光光凝设备的单位，或屈光间质混浊无法进行光凝者。

2. 疗效评价

（1）评价指标：对于 ROP 冷凝或激光光凝治疗的疗效评价主要包括近期和远期观察指标。近期观察指标：时限为术后 3 个月，主要观察病变消退情况，术后反应良好者表现为附加病变消退，血管嵴消失，冷凝斑或光凝斑融合形成色素斑块。远期观察指标：时限为术后 3 个月以后，根据美国多中心 ROP 冷凝研究（Cryo-ROP 研究），ROP 术后远期主要观察视网膜不良结构的后果，包括后极部视网膜脱离、晶状体后纤维血管膜和后极部视网膜皱襞（通常累及黄斑）。

（2）治疗效果：目前 ROP 冷凝治疗的短期疗效已得到肯定。据 Cryo-ROP 小组 10 年研究表明，冷冻治疗组出现不良远视力的比例为 44%，而对照组为 62%，冷冻治疗组出现后极部视网膜皱襞和视网膜脱离等不良结构改变的比例为 27%，而对照组为 48%。

（三）激光光凝治疗

1. 适应证　以往认为一旦发生阈值期 ROP，应在 72 小时内进行激光光凝治疗。最近的多中心临床研究 ETROP（early treatment for retinopathy of prematurity）建议阈值前 1 型 ROP 也要考虑进行激光光凝治疗。一般认为对于周边病变光凝和冷凝治疗效果相同，但对于后极部病变光凝优于冷凝。

2. 疗效评价

（1）评价指标：评价指标同冷凝治疗。

（2）治疗效果：与冷凝治疗相比，大多数学者认为光凝对 Ⅰ 区 ROP 疗效更好，对 Ⅱ 区病变与冷凝疗效相似，但激光光凝操作更方便、精确，患儿更容易接受，可减少玻璃体积血、术后球结膜水肿和眼内炎症。国外学者研究发现，治疗眼的眼底结构和视功能远期结果光凝优于冷凝。ETROP 2 年视网膜结构研究结果表明，阈值 ROP 治疗组的视网膜不良结构后果发生率为 15.4%，而阈值前 ROP 治疗组的视网膜不良结构后果发生率为

9.1%，两组有显著性差异（$P=0.002$）。故目前多选用激光光凝治疗早期 ROP。

（四）巩膜扣带术

1. 适应证　如果阈值 ROP 没有得到控制，发展至 4 期或尚能看清眼底的宽漏斗形 5 期 ROP，且玻璃体牵引较轻者可采用巩膜扣带术治疗。巩膜扣带术治疗 ROP 的目的是将巩膜、脉络膜压向玻璃体与视网膜相贴，从而减少玻璃体对视网膜的牵引，使视网膜的神经上皮与色素上皮相接触并形成牢固的粘连，同时促进视网膜下液吸收及视网膜复位，阻止病变进展。其优于玻璃体视网膜手术之处是可以保留晶状体，但随着保留晶状体的玻璃体手术（lens-sparing vitrectomy, LSV）的应用，单纯应用巩膜扣带术治疗 ROP 的病例已越来越少。

2. 疗效评价

（1）视网膜解剖复位率：手术成功多指视网膜解剖复位术后维持至少 6 个月。有部分患儿不能获得视网膜解剖复位。Noorily 等单纯应用巩膜扣带术治疗 15 眼，10 眼（67%）获视网膜复位；Trese 报道，17 只 4a 期患眼术后 12 眼（70%）获得视网膜解剖复位，43 只 4b 期患眼术后 29 眼（67%）获视网膜复位，10 只 5 期患眼术后 4 眼（40%）获视网膜解剖复位。

（2）视功能恢复：虽然巩膜扣带术后视网膜解剖复位率较高，但 ROP 患儿的视功能恢复大多仍不理想。视功能的恢复与视网膜脱离的范围、黄斑是否受累、脱离的时间等因素有关。一般术后 2 个月内视力逐渐恢复，术后 6 个月内多恢复到最佳，部分患儿之后仍有缓慢的提高。Noorily 等报道 10 例患儿中仅 2 例（20%）获得追光能力；Greven 和 Tasman 报道获得视网膜解剖复位的 10 例患儿在随访 18 个月后，仅 4 例（10%）获得 20/400 以上视力。

（五）玻璃体视网膜手术

1. 适应证　5 期 ROP 或有显著玻璃体牵引的 4b 期 ROP。随着玻璃体视网膜显微手术技巧和显微器械的不断进步，手术适应证有所扩大，对于有明显玻璃体牵引的 4a 期 ROP 也可首选玻璃体视网膜手术。手术的目的是清除增生膜，解除玻璃体牵引，恢复视网膜活动度，使视网膜复位。

2. 手术方式

（1）保留晶状体玻璃体切除术：1992 年，Maguire 和 Trese 首次报道运用该技术治疗累及后极部的次全视网膜脱离。该术式目前主要用于治疗晶状体和晶状体后玻璃体未受累的视网膜脱离，是治

疗 4 期 ROP 的最佳选择。

（2）闭合式玻璃体切除术联合晶状体切除术：该术式主要用于治疗 5 期或者病变累及晶状体后玻璃体的 4b 期 ROP。为了彻底清除增生膜、松解牵引，常需切除晶状体。

（3）开放式玻璃体切除术：该术式主要用于严重晚期闭合式玻璃体切除术无法进行的 ROP 患者。手术首先移除角膜并保存，囊内摘除晶状体后，在直视下用双手法清除玻璃体及增生膜，松解视网膜，最后注入黏弹剂，缝回角膜片。该术式的优点是视野好，但由于术中持续低眼压、手术时间长、后极部手术操作受限、术后散光等缺点，该术式的应用日趋减少。

3. 疗效评价

（1）视网膜解剖复位率：晚期 ROP 玻璃体视网膜手术后的视网膜解剖复位率与病变的严重程度以及视网膜脱离的类型有关。其中以 4a 期最好，视网膜复位率可以达到 80% 甚至 90% 以上。5 期病变中以视网膜脱离呈宽漏斗形最好，约 40% 视网膜能复位，窄漏斗形最差，仅 20%。

（2）视功能恢复：玻璃体视网膜手术后视网膜可以得到部分或完全解剖复位，但患儿最终功能的恢复极其有限，很少能恢复至有用视力。Hirose 报道获得解剖复位的 82 例患眼中，视力 20/200 有 3 眼，视力 20/400 有 4 眼，视力 20/800 有 9 眼，视力 20/1 600 有 11 眼，视力 20/3 200 有 24 眼，光感 26 眼。Trese 报道 85 眼中有 26 眼（31%）视力达到运动觉（光反应、追物、分辨形状）。

六、典型病例

例 1：患儿，男性，孕 29 周出生。出生体重 1 385g，早产儿眼底筛查时发现（图 9-25-1，图 9-25-2）。

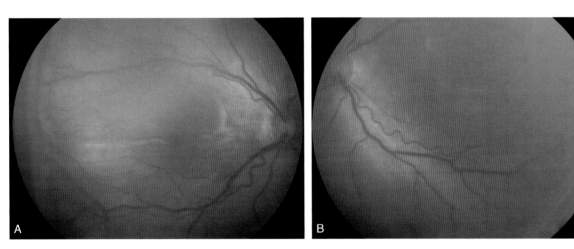

图 9-25-1 患儿初诊时彩色眼底像

A. 右眼；B. 左眼。显示双眼后极部视网膜动脉迂曲、静脉扩张明显，视网膜Ⅱ区存在明显的 3 期病变，血管区与无血管区之间有明显的嵴样隆起，嵴上见新生血管

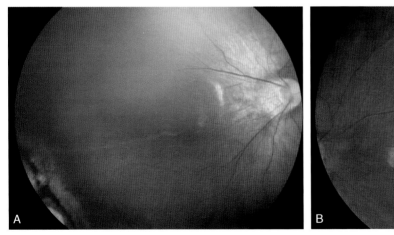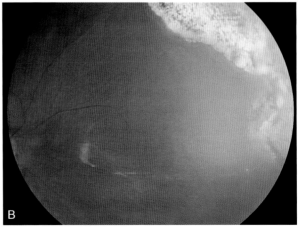

图 9-25-2 患儿双眼光凝术后彩色眼底像

A. 右眼；B. 左眼。显示双眼视网膜后极部血管迂曲扩张明显好转，周边视网膜激光斑

新生儿数字化眼底成像:双眼Ⅱ区3期病变,病变范围连续8个钟点以上,后极部动脉迂曲、静脉扩张明显。

诊断:双眼 ROP 阈值病变。

治疗:双眼间接检眼镜下激光光凝治疗。病情稳定,门诊随访。

例2:患儿,男性,孕33周。出生体重1650g,早产儿眼底筛查时发现(图9-25-3~图9-25-5)。

新生儿数字化眼底成像:双眼病变位于Ⅰ区,有显著的附加病变、视网膜病变边界不清。

诊断:双眼 ap-ROP。

治疗:双眼间接检眼镜下激光光凝治疗。激光术后两周附加病变仍未消退,在血管区与无血管区交界处见增生膜牵拉视网膜。遂行双眼玻璃体切除术。术后病情稳定,门诊随访。

例3:双眼早产儿视网膜病变误诊为双眼先天性白内障(图9-25-6,图9-25-7)。患儿,男性,孕33周,出生体重1650g,生后5个月家长发现双眼发白,至当地医院诊断为"双眼先天性白内障",给予双眼白内障摘除术,术后1周家长发现双眼瞳仁仍发白。

眼科检查:双眼瞳孔变形,瞳孔区见白色机化膜。B超示双眼视网膜脱离。

处理:行双眼玻璃体切除术,术中见双眼视网膜全脱离,视网膜下大量黄白色渗出。

诊断:双眼 ROP 5 期。

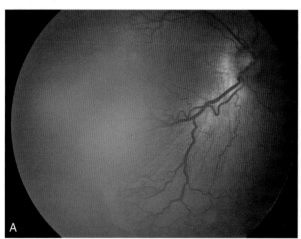
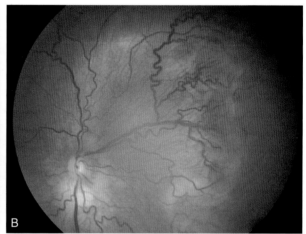

图9-25-3 患儿初诊时彩色眼底像

A. 右眼;B. 左眼。显示双眼后极部视网膜动脉高度迂曲、静脉显著扩张,血管区与无血管区交界处位于Ⅰ区,且视网膜病变边界不清

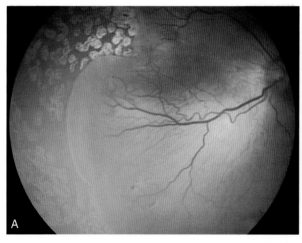
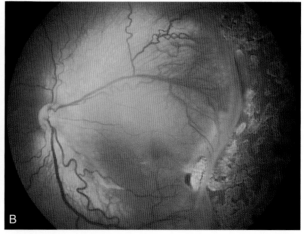

图9-25-4 患儿双眼激光光凝术后2周彩色眼底像

A. 右眼;B. 左眼。显示视网膜后极部血管仍迂曲、扩张,周边部视网膜见激光光凝斑,在血管区与无血管区交界处见增生膜牵拉视网膜

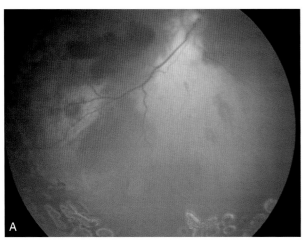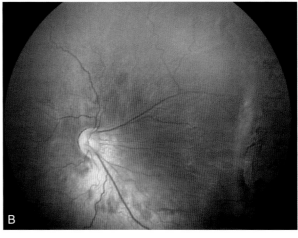

图 9-25-5 患儿双眼玻璃体切除术后 1 周彩色眼底像

A. 右眼;B. 左眼。显示视网膜后极部血管迂曲、扩张消失,视网膜平伏,有少量视网膜前出血,周边视网膜见激光光凝斑

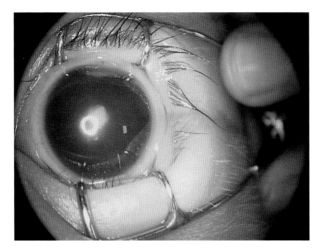

图 9-25-6 患儿左眼外眼图像

可见双眼虹膜后粘连,瞳孔变形,瞳孔区可见白色机化膜

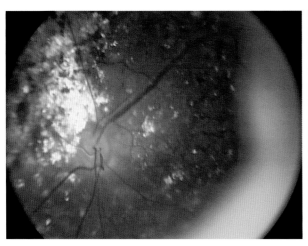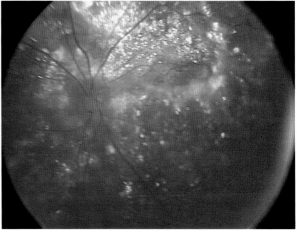

图 9-25-7 患儿玻璃体切除术后双眼眼底图像

见双眼视网膜下大量黄白色渗出

七、经验教训与防范

由于晚期早产儿视网膜病变常常表现为白瞳征,易与先天性白内障相混淆,故对于有早产病史的患儿,应认真贯彻执行早产儿视网膜病变的筛查工作,做到早期发现、及时治疗,这将大大提高早产儿的视觉质量。

(许宇 赵培泉)

第二十六节 家族性渗出性玻璃体视网膜病变

见第七章第一节。

第二十七节 脉络膜缺血

脉络膜的血液供应来自眼动脉,眼动脉在眼眶内发出视网膜中央动脉和睫状后动脉(posterior ciliary artery,PCA),从眼动脉发出的睫状后动脉一般有 2~3 支,位于视神经鼻侧的称为鼻侧睫状后动脉或内侧睫状后动脉,供应脉络膜鼻侧部分的血液;位于视神经颞侧的称为颞侧睫状后动脉或外侧睫状后动脉,供应脉络膜颞侧的血液。睫状后动脉沿视神经前行,到达眼球后部于视神经周围分出 2 支睫状后长动脉(long posterior ciliary artery,LPCA)和 15~20 支睫状后短动脉(short posterior ciliary artery,SPCA)。大部分睫状后短动脉在离开视神经一小段距离处穿入巩膜供应脉络膜的血液,称为远端睫后短动脉(distal SPCA),这些血管的阻塞造成的缺血称为三角综合征;少部分睫状后短动脉在视神经旁进入巩膜供应视神经的血液,称为视神经旁睫后短动脉(paraoptic SPCA),这些血管的缺血可造成前部缺血性视神经病变。

一、睫状后动脉阻塞

(一)概述

睫状后动脉发生阻塞后,鼻侧睫状后动脉阻塞造成鼻侧脉络膜缺血,颞侧睫状后动脉阻塞造成颞侧脉络膜缺血。由于睫状后动脉供应的范围广泛,基本上占脉络膜的一半,若有 3 支或以上的睫状后动脉,则可能供应 1/3 或更小范围的脉络膜。有 37.5% 的视网膜中央动脉与鼻侧睫状后动脉共一个主干从眼动脉发出,若其主干阻塞,则还有视网膜中央动脉阻塞临床表现。有 11.5% 的视网膜中央动脉与颞侧睫状后动脉共一个主干从眼动脉发出。

(二)主要临床表现

1. 症状 取决于阻塞的血管支。颞侧睫状后动脉阻塞会使黄斑甚至视盘颞侧受累,会造成严重的视力下降;鼻侧睫状后动脉阻塞因黄斑不受累,可不影响视力,仅表现为颞侧视野缺损,若视网膜中央动脉与鼻侧睫状后动脉的主干阻塞,则视力下降严重。

2. 体征 睫状后动脉阻塞后,表现为阻塞区视网膜的缺血混浊肿胀。若视网膜中央动脉与鼻侧睫状后动脉的主干阻塞,则可表现为后极部及鼻侧视网膜的混浊肿胀发白,可有黄斑樱桃红。若视网膜中央动脉与颞侧睫状后动脉的主干阻塞,黄斑区会严重缺血肿胀,黄斑呈黄色,没有樱桃红,类似于眼动脉阻塞的表现。

3. FFA 检查 缺血区域在造影早期表现为充盈缺损,由于 RPE 缺血肿胀着染,造影晚期呈明显的弥漫的着染强荧光,其范围与阻塞的睫状后动脉的供应范围一致。病变晚期,缺血区 RPE 萎缩、色素紊乱,呈广泛的三角形斑驳状透见荧光和荧光遮蔽。

4. ICGA 检查很有必要,能清晰呈现缺血部位脉络膜的充盈迟缓或缺损。

(三)诊断要点

1. 鼻侧或颞侧视网膜混浊肿胀发白。

2. FFA、ICGA 检查能清晰地发现鼻侧或颞侧脉络膜充盈缺损或迟缓,FFA 晚期缺血区呈强荧光着染。

(四)鉴别诊断要点

1. 眼动脉阻塞由于阻塞范围广泛,易误诊为眼动脉阻塞,特别是主干阻塞合并视网膜中央动脉缺血时,ICGA 清晰显示半侧脉络膜缺血,另半侧脉络膜血液循环正常,可资鉴别。

2. 眼缺血综合征为慢性缺血过程,整个视网膜脉络膜循环均受累,B 超或 MRA、CTA 等证实颈内动脉阻塞。

(五)治疗原则与进展

参考第一节视网膜中央动脉阻塞的治疗。

(六)典型病例

女性,65 岁。右眼视物不见 10 天,糖尿病史 10 年,脑梗死史 5 年。该患者为鼻侧睫状后动脉主干阻塞(鼻侧睫状后动脉和视网膜中央动脉共一主干)(图 9-27-1~图 9-27-11)。

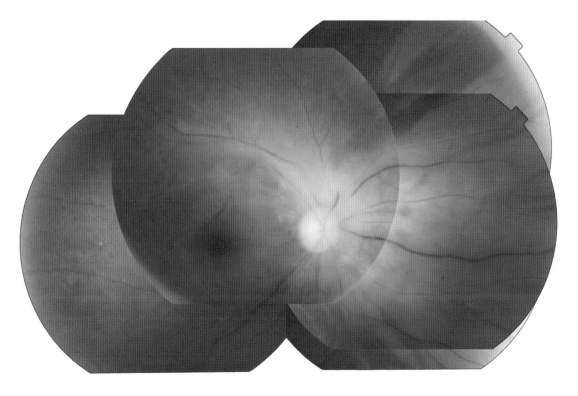

图 9-27-1　患者右眼彩色眼底像

视盘颜色略淡,动脉细,几乎不可见,鼻侧视网膜混浊、肿胀、发白

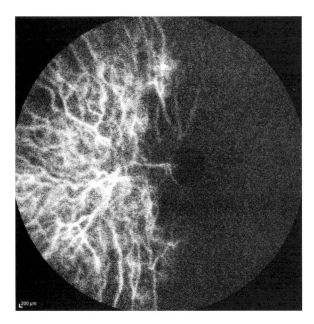

图 9-27-2　患者右眼 ICGA 11.57″

可见颞侧脉络膜已正常充盈,但鼻侧没有任何血管充盈迹象

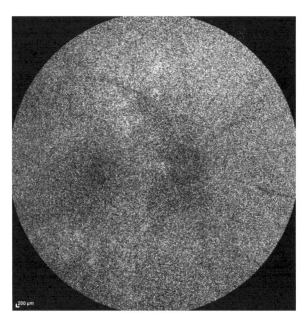

图 9-27-3　患者右眼 FFA 11.59″

未见任何视网膜血管充盈

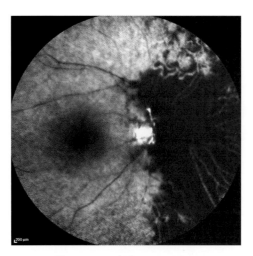

图 9-27-4　患者 FFA 26.85″

可见颞侧脉络膜的背景荧光正常,视盘颞侧有荧光充盈,视盘鼻侧无荧光充盈,鼻侧脉络膜动脉开始充盈,视网膜中央动脉开始充盈

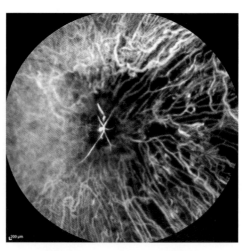

图 9-27-7　患者 ICGA 52.90″

鼻侧脉络膜仍未完全充盈,血管稀疏

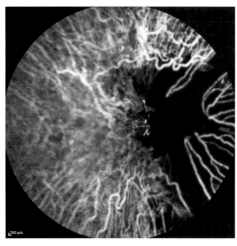

图 9-27-5　患者 ICGA 26.82″

清晰显示鼻侧脉络膜的三支睫状后短动脉刚开始充盈

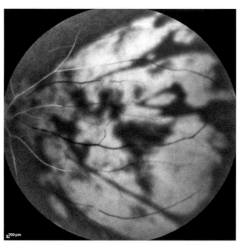

图 9-27-8　患者 FFA 6′56.78″

未充盈的脉络膜区域呈弱荧光,而已经充盈的区域呈强荧光着染,整个范围成一个尖朝视盘的大三角形,视网膜动脉也未充盈

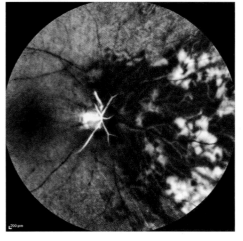

图 9-27-6　患者 FFA 52.92″

鼻侧脉络膜仍未充盈完全,部分区域呈荧光渗漏,视网膜中央动脉仍未充盈

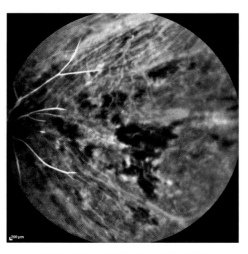

图 9-27-9　患者 ICGA 6′56.76″

显示脉络膜仍未充盈完全

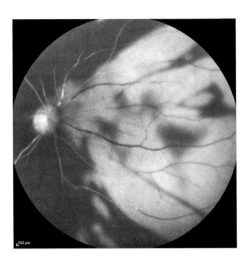

图 9-27-10　患者 FFA 23′17.72″
视网膜动脉仍未充盈,鼻侧脉络膜缺血区域呈弥漫的三角形强荧光着染

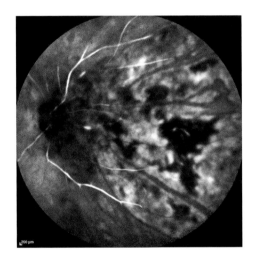

图 9-27-11　患者 ICGA 23′17.70″
脉络膜仍未完全充盈,仍未充盈的区域呈斑块状弱红外荧光

(七)误诊原因分析

误诊的根本原因在于不了解眼动脉、睫状后动脉、睫后短动脉等的解剖及其变异,深入了解眼眶及眼部特别是脉络膜的血液供应,以及仔细检查和分辨患者视网膜混浊肿胀的分布范围,有助于正确诊断。

(八)经验教训与防范

对怀疑视网膜中央动脉阻塞的患者,应同时行 ICGA 检查,而不是只行 FFA 检查,ICGA 检查能更好地了解脉络膜缺血后充盈的状态。

二、三角综合征

(一)概述

三角综合征(triangle syndrome)指的是脉络

膜血管分支阻塞导致的脉络膜缺血。除少数并发于颈内动脉阻塞、严重高血压(原发性高血压、妊娠高血压综合征、肾病高血压、Raynaud 病)、高脂血症、出血性休克、播散性血管内凝血等血液病、颞动脉炎、风湿性疾病等之外,绝大多数见于眼外伤(包括钝挫伤、视网膜脱离手术、激光光凝等),特别是钝挫伤。眼球受钝力冲击时产生的应力,作用于后极部球壁,使脉络膜(睫状后短动脉)某一动脉支发生剧烈痉挛而后阻塞,该分支远端脉络膜缺血,受其血流供应的视网膜外层和脉络膜因血供中断而出现梗死。

由于脉络膜血管分为大、中、小三层,其分区供应脉络膜和视网膜外层以及视盘,因此,脉络膜血管阻塞所引起的缺血因部位和受损血管的大小而有不同临床表现,如睫状后短动脉或睫状后长动脉等大血管阻塞则导致眼底呈三角形的病变,称为三角形脉络膜梗死(triangular choroidal infarction),又称三角综合征(triangle syndrome),也有人称为脉络膜动脉闭塞综合征(choroidal arterial occlusive syndrome),或称急性脉络膜缺血(acute choroidal ischemia)。如果脉络膜中等血管阻塞则产生楔形、矩形或长条形病变。脉络膜毛细血管阻塞则产生圆斑状或不规则性病变,如 Elschnig 斑、急性多灶性缺血性脉络膜病变。Elschnig 斑代表着一种局部的脉络膜梗阻,是供应单一脉络膜毛细血管小叶的终末脉络膜小动脉阻塞而产生的缺血。如供应筛板区的睫状后动脉的分支阻塞,急性者可产生缺血性视神经病变,慢性缺血则视盘产生青光眼凹陷,视盘周围脉络膜退行性变和筛板后视神经海绵状退行性变等。

(二)主要临床表现

1. 症状　病变在周边部一般不影响视力,如位于后极部则常有视力下降,视野缺损或缩小,或出现暗点。

2. 体征　睫状后长动脉受损常在周边部呈三角形病损,睫状后短动脉阻塞常在视盘周围呈三角形病损。三角形的尖向后极部,底向周边部。三角形的分布多位于颞侧,亦可位于其他部位。三角形的大小根据阻塞血管的大小而不同,有的从后极部伸向周边部,亦可从赤道部伸向周边部,三角形的底边可大至一个象限呈扇形,亦可小至3PD。新鲜病灶呈灰白色,位于视网膜深层,色素上皮混浊水肿。液体聚集在视网膜下,病变处边界清楚。1 周后灰白色病灶消退,开始脱色素和色素增生,2~3周后视网膜深层水肿消退,出现颗粒状色素增生。陈旧病变则呈现脱色素的灰色区和色素增生的黑色区夹杂的斑驳(椒盐状)形态。由于后极部脉络膜血管排列与周边部者不同,位于后极部的病灶亦可不呈三角形,而呈扇形、楔形、矩形或条带形。

3. FFA检查 灰白色区病损脉络膜小动脉和毛细血管不充盈而形成暗区。造影晚期可出现荧光素渗漏和染色。晚期病例可有脉络膜充盈延迟。由于色素上皮色素脱失和增生可产生透见荧光和遮蔽荧光交错的斑驳状荧光。病变区和周围组织有一清楚的边界。

（三）诊断要点

1. 外伤后出现灰白色视网膜水肿,形态类似三角形。

2. 陈旧病例出现斑驳的椒盐状眼底。

3. FFA检查病变区呈透见荧光和遮蔽荧光夹杂的斑驳状荧光。

（四）鉴别诊断要点

1. 视网膜分支动脉阻塞或睫状视网膜动脉阻塞 位于后极部的局限性三角综合征需与此病鉴别。视网膜分支动脉阻塞或睫状视网膜动脉阻塞可以表现为视盘周围水肿,水肿的性质是视网膜的缺血梗死,水肿范围与相应区域的视网膜分支动脉或睫状视网膜动脉的供应范围一致。

2. 急性视网膜坏死 位于中周部的广泛的急性脉络膜缺血、视网膜灰白水肿,需与急性视网膜坏死鉴别。后者伴有玻璃体炎,视网膜动脉广泛闭塞,视网膜灰白水肿区实为坏死灶,而不是缺血梗死,可资鉴别。

（五）治疗原则与进展

如果病变区出现视网膜下新生血管,可行光动力治疗、抗VEGF治疗,或激光光凝。

非外伤性脉络膜缺血,重要的是治疗原发病。

（六）典型病例

例1:患者,男性,19岁。左眼外伤后视力下降1年,左眼视力0.12(图9-27-12,图9-27-13)。

例2:患者,男性,39岁,右眼视物不见3个月余,右眼视力无光感,右侧颈总动脉闭塞所致的脉络膜缺血(陈旧病变)(图9-27-14~图9-27-16)。

（七）误诊原因分析

较小的位于视盘周围的脉络膜缺血表现不典型,亦不呈三角形样外观,容易误诊或漏诊。综合眼底表现、FFA检查、视野,特别是密切随访眼底和FFA检查的表现,有助于明确诊断。

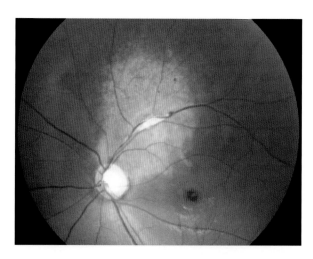

图9-27-12 患者左眼彩色眼底像
视盘上方不规则扇形区域视网膜呈灰白色,黄斑裂孔,孔缘水肿

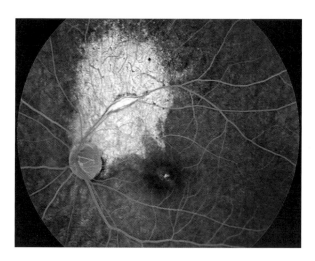

图9-27-13 左眼底FFA检查440.3″图像
可见视盘上方弥漫透见荧光,黄斑区也可见透见荧光

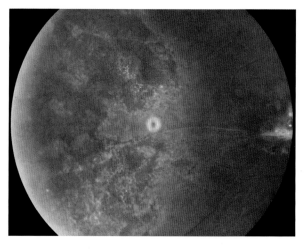

图9-27-14 患者右眼底颞侧彩色眼底像
可见颞侧视网膜三角形区域,呈颗粒状色素增生和色素脱失的椒盐状改变

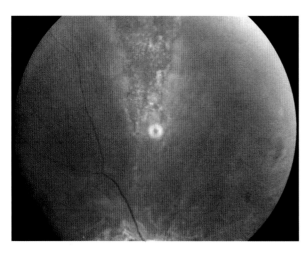

图 9-27-15　患者右眼底上方彩色眼底像
可见上方视网膜一狭长三角形区域的类似病变

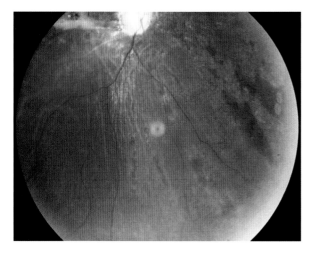

图 9-27-16　患者右眼底鼻下方彩色眼底像
可见鼻下方视网膜多道狭长条带状区域的类似病变

（八）经验教训与防范

对于非外伤性的脉络膜缺血,重要的是寻找原发病并定期随访。特别是密切随访眼底和 FFA 检查的改变,以免误诊与漏诊。

三、急性多灶性缺血性脉络膜病变

（一）概述

急性多灶性缺血性脉络膜病变(acute multi-focal ischemic choroidopathy,AMIC),又名急性后极部多灶性鳞状色素上皮病变(acute posterior multifocal pigment epitheliopathy,APMPPE),最早为 Gass 所描述,认为眼底病变是急性色素上皮炎症所致,但通过临床观察及 FFA 检查发现本病为多发性脉络膜血管炎、脉络膜毛细血管前小动脉炎所致的脉络膜小叶的缺血,以致影响视网膜色

素上皮的营养供应,故色素上皮水肿,呈现羽毛状病灶,继而色素脱失与增生。

有一些患者在眼部疾病发生前有感冒样病史,如发热、不适、头痛等,一些患者可出现类似Vogt-小柳-原田综合征的前驱期症状,如颈项强直、耳鸣、听力下降等;一些患者可伴有病毒感染。

（二）主要临床表现

1. **症状**　本病几乎无一例外地累及双眼,一眼视力下降者,随后 1~2 周内另一眼亦往往受累。发病年龄约为 20~50 岁,无性别、种族差异。急性期视力变化程度不同,可仅轻度减退或严重降低。一些患者有闪光感,闪光感可出现于视力下降前数周。一般不出现眼红、眼痛等表现。

2. **体征**　眼底病变主要在后极部,但亦可远至赤道部。急性期眼底,出现较多黄白色病灶,圆形或多边形,不一定如鳞状;大小 1/8~1/4PD,边界不清晰,多散在分布。过 2~5 周,病灶可自发消退,中央病灶变得较为清晰,随之有色素沉着和/或脱色素。病灶之间还可见相对正常的橘红色眼底。当病变出现多而密集时,可融合成片甚至如地图状。往往在同一眼底可见不同时期的病灶。病变位于脉络膜毛细血管和视网膜色素上皮水平。玻璃体、视神经、视网膜血管及病灶处的视神经和视网膜多正常,罕见浆液性视网膜脱离。在少见病例可合并玻璃体混浊、视盘炎、视网膜炎等,眼底可见视盘充血、边界不清、甚至隆起,并可有视网膜水肿及出血。偶尔黄斑区出现脉络膜新生血管膜,此是本病少见的眼底并发症。

3. **FFA 检查**　造影早期急性期病变表现为弱荧光,其后弱荧光处出现弥漫荧光。早期弱荧光可能因为脉络膜不规则灌注,之后可能被充盈不良的、混浊肿胀的 RPE 所遮挡。RPE 细胞膜和视网膜外屏障因为缺血而失去正常功能,造影过程中可有荧光素渗漏,故晚期出现强荧光。病灶边缘为色素上皮所致窗样缺损强荧光。晚期病变由于视网膜色素上皮脱色素,以及色素增生,表现为椒盐样斑驳状的透见荧光和色素遮蔽荧光。

4. **ICGA 检查**　活动性病灶显示早期和晚期弱荧光,在早期弱荧光区的部位可见大的脉络膜血管,后期弱荧光损害的边界清楚,通常呈不规则形。病变愈合后,在早期和晚期同样显示脉络膜弱荧光,但范围较活动性病变的范围小,其弱荧光的程度也低于急性期。

5. **视野**　符合脉络膜严重缺血的表现。在

视功能丧失处可有相应的不规则岛状视野缺损。

（三）诊断要点

1. 眼发病前可有头痛、发热、不适、颈项强直、耳鸣、听力下降等类似感冒样症状。

2. 视力突然下降，严重者可降为数指。

3. 双眼受累。多为双眼同时发病，亦可间隔数天至2周发病。

4. 后极部视网膜多发性黄白色扁平病灶位于视网膜色素上皮水平，病灶可融合，数天或数周后消退，新旧病灶并存，可遗留脱色素瘢痕或色素沉着。

5. FFA检查显示活动性病变早期呈弱荧光，晚期病灶染色，非活动性病灶呈透见荧光和荧光遮蔽；ICGA检查活动性病变早期和晚期均呈弱荧光。

（四）鉴别诊断要点

1. **多发性一过性白点综合征** 多见于年轻女性、单眼受累，突然发病，视物模糊或视力下降，视网膜色素上皮或视网膜深层出现多发性小圆形黄斑色病灶（100~200μm）。主要位于后极部，在一些患者可出现病变的融合。FFA检查病变早期强荧光，晚期染色。ICGA检查呈多发性弱荧光点，弱荧光点数目多于检眼镜下和FFA检查发现的结果。病变呈自限性，在疾病发生后1~2周病变即开始消退，数周至3个月病变即可完全消退，不伴有全身性疾病，视力预后良好。

2. **鸟枪弹样脉络膜视网膜病变** 多有眼前黑影、视力不同程度下降。典型病变为双侧复发性视网膜下多灶性奶油色鸟枪弹样病变，分布于赤道部以后，鼻下方最多。伴有玻璃体炎和视网膜血管炎，玻璃体炎症细胞聚集于后玻璃体表面，形成玻璃体沉淀物（类似于KP），血管炎主要影响静脉。HLA-A29抗原阳性。FFA检查早期呈弱荧光、晚期强荧光。ICGA检查显示大量弱荧光黑斑。

3. **多灶性脉络膜炎** 多见于30岁以上的女性，患者多有近视，双眼受累，但往往不同步。典型表现为视网膜色素上皮和脉络膜水平的多灶性圆形或椭圆形黄白色病灶，伴前葡萄膜炎和玻璃体炎性反应。疾病呈反复发作、慢性经过。消退后常遗留下凿孔状边缘的圆形萎缩性脉络膜视网膜瘢痕，伴色素沉着。FFA检查显示活动性病变早期呈无荧光或弱荧光，后期荧光素渗漏和染色，萎缩性病变显示窗样缺损。ICGA检查显示后极部多发性强荧光斑。

4. **Vogt-小柳-原田综合征** 发病前往往有感冒样症状和脑膜刺激征，疾病早期常出现弥漫性脉络膜视网膜炎，眼底可呈丘陵状隆起外观，易发生渗出性视网膜脱离。FFA检查呈多湖状荧光渗漏。后期出现多发性视网膜下黄白色结节（Dalen-Fuchs结节）及晚霞状眼底改变。易反复发作，病程冗长。

5. **交感性眼炎** 一眼眼球穿孔伤（包括内眼手术）后呈慢性或亚急性肉芽肿性葡萄膜炎症，另一眼经过一段时间后亦发生同样性质的葡萄膜炎者。外伤眼称激发眼，未受伤眼称交感眼，两者总称为交感性眼炎。交感性眼炎临床表现与Vogt-小柳-原田综合征相同，根据病史及交感性眼炎上述之定义，临床诊断可以成立，进一步确诊须摘除伤眼标本进行病理学检查（详见第十一章第十三节）。

6. **匐行性脉络膜炎** 常发生于30~40岁成人，表现为大片状或地图状的脉络膜病变，主要位于视神经周围，通常累及黄斑区，往往引起大片状脉络膜和视网膜萎缩，易复发。

（五）治疗原则与进展

大多数患者的视功能恢复都很好，治疗并非必需。如果病变是与免疫相关的，应用糖皮质激素可能会缩短病程。疗效有待证实，但如果黄斑中心凹受累且视力较差，短期应用糖皮质类激素治疗是合理的。有报道重复摄入某种抗生素类药物会致使疾病复发，因此寻找潜在诱发病因很重要。如果能确定这样一种药物，就能通过避免诱发因素预防疾病发作。

（六）典型病例

例1：患者，男性，32岁。因双眼红1个月、视物模糊10余天就诊。视力右眼0.06，左眼0.08（图9-27-17~图9-27-21）。

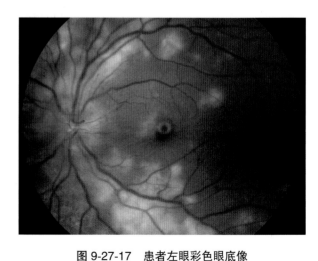

图9-27-17 患者左眼彩色眼底像

可见视网膜下黄白色病灶，有融合，下方可见色素紊乱的较陈旧病灶

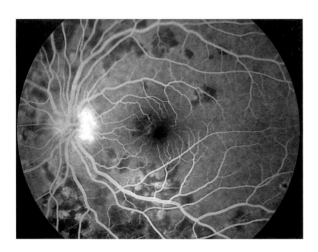

图 9-27-18　患者左眼 FFA 检查的早期图像

显示活动性病灶造影早期呈现弱荧光

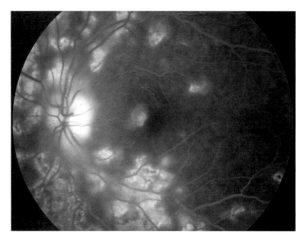

图 9-27-19　患者左眼 FFA 检查的晚期像

显示活动性病灶造影晚期呈现强荧光染色,非活动性病灶呈透见荧光和遮蔽荧光相间的斑驳状荧光。视盘着染

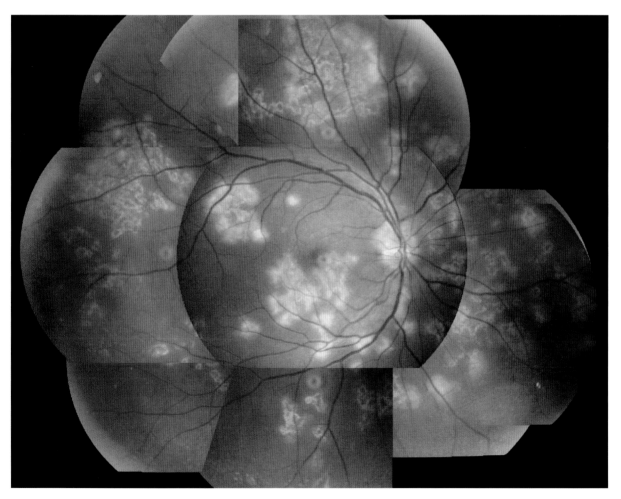

图 9-27-20　患者的右眼彩色眼底像拼图

可见赤道部也有大量视网膜下病灶,有融合,以非活动性病灶为主

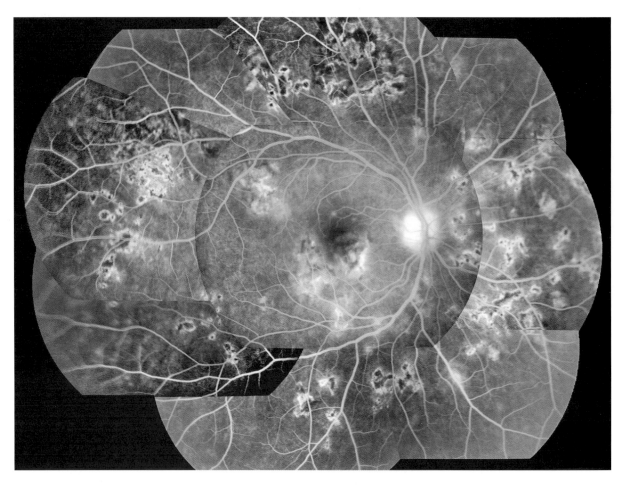

图 9-27-21 患者的右眼 FFA 检查像拼图
造影晚期活动性病灶呈现强荧光染色,非活动性病灶呈透见荧光和遮蔽荧光相间的斑驳状荧光,视盘着染

例 2:患者,男性,28 岁,因双眼前黑影、视力下降 20 余天就诊。视力右眼 0.2,左眼 0.3(图 9-27-22~图 9-27-27)。

(七)误诊原因分析

急性多灶性缺血性脉络膜病变因表现为视网膜色素上皮水平的多发性黄白色病灶,与能够引起多发性视网膜下病变的各种类型葡萄膜炎有很大的相似性,因此容易误诊。可能误诊的疾病还包括交感性眼炎、点状内层脉络膜炎等。

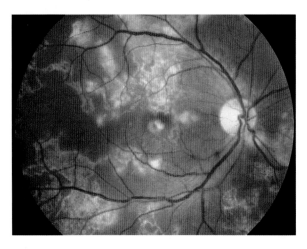

图 9-27-22 患者初诊时右眼彩色眼底像
可见新旧病灶并存

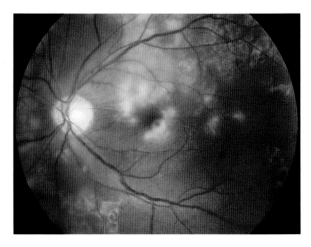

图 9-27-23 患者初诊时左眼彩色眼底像
可见新旧病灶并存,尤其是黄斑周围奶油色的活动性病灶

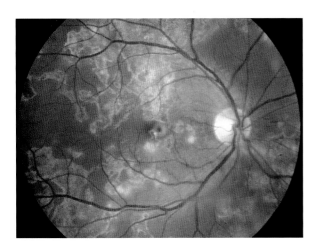

图 9-27-24 患者初诊 2 周后右眼彩色眼底像

上方血管弓处的活动性病灶渐趋稳定,此时右眼视力 0.7

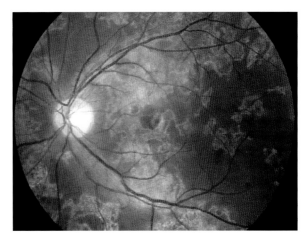

图 9-27-27 患者初诊 5 周后左眼彩色眼底像

病变稳定,此时左眼视力 1.0

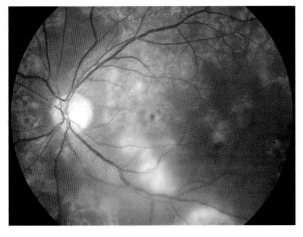

图 9-27-25 患者初诊 2 周后左眼彩色眼底像

黄斑区及其上方的活动性病灶渐趋稳定,但下方出现新的活动性病灶。此时左眼视力 0.4

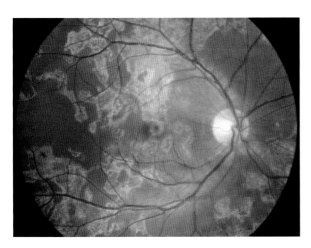

图 9-27-26 患者初诊 5 周后右眼彩色眼底像

病变稳定,此时右眼视力 1.0

(八)经验教训与防范

重要的是在于认识到急性多灶性缺血性脉络膜病变其病变的根本是脉络膜前小动脉梗死引起的脉络膜小叶的缺血,继发视网膜色素上皮以及神经视网膜的水肿,以及其后的脱色素、色素增生紊乱这一病理基础,即易于与其他疾病相鉴别。

(黄厚斌)

第二十八节 急性旁中心中层黄斑病变

一、概述

急性旁中心中层黄斑病变(paracentral acute middle maculopathy,PAMM)是一类以突发的旁中心暗点为特征的黄斑区中层视网膜病变,2013 年由 Sarraf 等首次提出并命名。随着近些年眼科影像学技术的进步,我们对视网膜血管分层有了更加全面的认识:视网膜的血管大致分为浅层血管复合体和深层血管复合体,后者又包括中层毛细血管丛和深层毛细血管丛;浅层血管复合体和深层血管复合体彼此平行分布,彼此间亦存在串联交通。当深层血管复合体的血流受阻,尤其是深层毛细血管丛的血流受阻,局部视网膜出现缺血病灶,即为 PAMM。

PAMM 的本质是一种视网膜缺血改变,缺血缺氧导致的细胞内水肿。缺血范围以内核层为主。根据严重程度不同,病灶范围在垂直方向或水平方向会有不同程度的扩大。

缺血原因尚不明确,推测可能是创伤、失血、休克、拟交感神经药物的应用等因素了缺血。另外,PAMM 也可被认为是一种体征,出现于各种眼病或内眼手术后:视网膜血管阻塞性疾病,如视网膜动脉阻塞、视网膜静脉阻塞;系统性疾病,如糖尿病性视网膜病变、镰刀细胞视网膜病变和远达性视网膜病变;白内障术后或玻璃体切割手术后。PAMM 最常见于视网膜静脉阻塞的患眼或对侧眼,尤其是视网膜中央静脉阻塞,由于静脉压力增高,引起终末段小动脉(即深层毛细血管丛)的血流受阻。

二、主要临床表现

(一)症状

突然发病,单眼或双眼出现单发或多发的旁中心暗点,可伴视力下降。

(二)眼底改变

急性期眼底检查和常规眼底照相可无明显异常,也可能表现为视网膜内不同程度的灰白色病灶,随病程进展,眼底逐渐恢复正常。

(三)辅助检查

PAMM 眼底病灶隐匿,彩色眼底像难以发现特征性改变。

1. **眼底近红外线**(near-infrared reflectance image,NIR) 是急性期 PAMM 的重要检查手段。近红外眼底像的反射主要来源于视网膜色素上皮细胞,反射被 PAMM 的水肿病灶遮挡,从而在相应区域出现暗区。表现为分布在旁中心凹区的边界清晰的 PAMM 灰黑色楔形病灶,其尖端指向中心凹区;或为苜蓿叶或花瓣样边界清晰的暗区。随着病程的推移,这些灰黑色的病灶逐渐消退。

2. **眼底自发荧光成像** 无特殊表现,或仅显示为轻微低自发荧光,与病灶遮挡深层自发荧光有关。

3. **OCT** 是诊断 PAMM 最常用、最关键的检查手段。表现为定位于黄斑旁中心凹区内核层的跳跃式分布的局灶性条带状或斑片状高反射病变,高反射带可垂直方向蔓延到内丛状层或外丛状层;慢性期内核层萎缩变薄,或伴外丛状层不规则、萎缩改变。

4. **横断面(En face)相干光断层扫描成像** 可以对 PAMM 病灶更清楚地进行横断面成像和定位。En face OCT 根据内核层中病灶的横断面形态学特征,将 PAMM 分为三种类型:小动脉型(arteriolar)、球型(globular)和蕨型(fern-like),其本质在于各自的缺血范围不同。小动脉型表现

为位于主要小动脉分布区域的条带状高反射病灶,推测可能与视网膜小动脉缺血有关。球型的病灶弥散,表现为单发或多发的、边界清晰的、卵圆形高反射病灶,可能与更小的视网膜终末小动脉、前毛细血管或毛细血管的远端缺血有关;黑白相间的蕨型都分布在小静脉周围,伴小动脉周围的回避,多见于视网膜中央静脉阻塞患者。然而上述类型并不是完全独立或一成不变的,患者可同时出现两种模式,或随着病程的进展逐渐发生转变。

5. **眼底血管造影** FFA 在 PAMM 中无明显优势,多数病例中则无特征性改变,因为 FFA 主要显示视网膜大血管以及部分浅层毛细血管,而对 PAMM 中深层毛细血管的病变难以显影。FFA 可很好地显示 PAMM 可能合并的其他视网膜血管类疾病的眼底改变,如视网膜血管灌注延迟、微血管瘤等缺血性改变。

6. **视野** 可能显示出与病灶相对应的旁中心暗点;微视野检查更能显示出病灶相对应的暗点。

三、诊断要点

依据典型症状、OCT 及眼底 NIR 像表现,PAMM 的诊断并不难。难点在于要全面认识眼底改变,避免以偏概全,遗漏掉其他病灶;其次,诊断 PAMM 后,意味着存在视网膜毛细血管供血异常,要进一步排查 PAMM 背后的原发病或全身危险因素,如糖尿病、高血压、脑卒中或镰状红细胞性贫血等。

1. **详细病史询问或系统检查** 有无系统性血管病变、自身免疫疾病、感染性疾病、药物使用史、外伤史或手术史等。

2. **详细的眼科查体和检查** 有无 PAMM 病灶之外的眼底异常,如视网膜动脉或静脉充盈时间异常、周边视网膜无灌注区等。可能同在存在视网膜静脉阻塞或视网膜动脉阻塞可能。

3. **注意密切随访** 少数 PAMM 患者可在数天内进展,缺血范围明显扩大,累及整个内层视网膜。

四、鉴别诊断

(一)急性黄斑区神经视网膜病变(acute-macularneuroretinopathy,AMN)

曾有人认为 AMN 与 PAMN 是同一类疾病,但目前更倾向于两者为相互独立的疾病。从临床特征来看,两者发病危险因素类似,均会引起急性发作的持续性的旁中心暗点,在 NIR 上表现为灰黑色楔形病灶。但 PAMM 病灶位于中层视网膜,

不累及椭圆体带和嵌合体带,而 AMN 病灶位于外丛状层和外核层,并累及椭圆体带和嵌合体带。PAMM 更常见于老年患者,尤其是有系统高危因素的男性,也可能与视网膜动脉或静脉阻塞、视网膜血管炎等视网膜血管性疾病有关;AMN 发生率更低,更常见于年轻女性,常伴有近期发热、创伤、药物诱发的高血压或低血压史。

(二)棉绒斑

通常认为是毛细血管前微动脉阻塞及毛细血管床缺血而致视网膜神经纤维层局部缺血性坏死。多出现于后极部和视盘部附近,越到周边越少见。表现为肉眼可见的灰白色绒毛样病灶,其边界不清、形状不规则。在 FFA 呈现无灌注区;在 OCT 中呈现为局部视网膜神经纤维层肿胀。棉绒状斑常见于糖尿病性视网膜病变等多种血管性视网膜病变。

五、治疗原则与进展

PAMM 目前尚无明确统一的治疗方案,主要是针对原发血管性疾病和系统高危因素的诊断和处理。有人曾尝试使用口服糖皮质激素、改善微循环的药物治疗,但疗效尚有争议。患者中心视力良好,但可能遗留永久性的旁中心暗点。

六、典型病例

患者,男性,39 岁。左眼视物模糊 1 周,双眼视力均为 1.0。无系统病史。眼底检查诊断为:左眼 PAMM,左眼非缺血型视网膜中央静脉阻塞(图 9-28-1~图 9-28-5)。

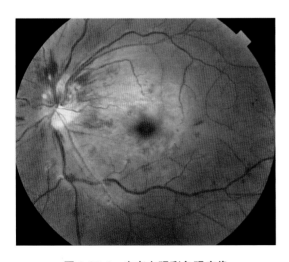

图 9-28-1　患者左眼彩色眼底像
可见视盘边界不清,视盘表面和周围线状出血,视网膜静脉迂曲,黄斑区视网膜水肿

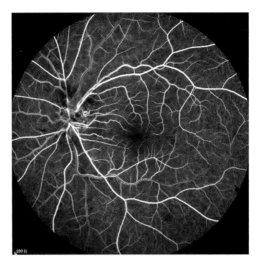

图 9-28-2　患者左眼 FFA 检查 9″图像
可见视盘边界不清,视网膜静脉迂曲,盘周和后极部散在遮蔽荧光

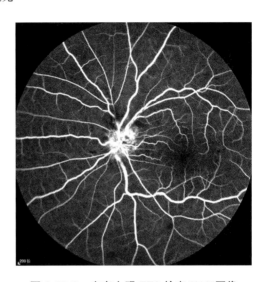

图 9-28-3　患者左眼 FFA 检查 2′10″图像
可见视盘荧光渗漏

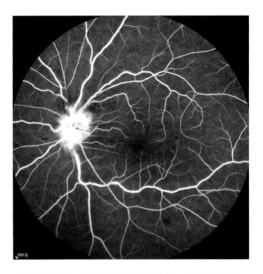

图 9-28-4　患者左眼 FFA 检查 12′30″图像
可见视盘荧光渗漏,盘周和后极部散在遮蔽荧光

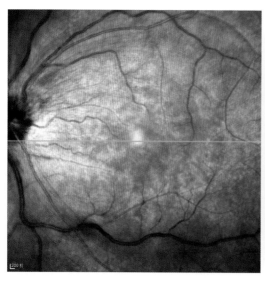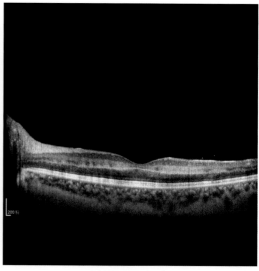

图 9-28-5　患者左眼眼底红外线成像和 OCT 同步扫描图像

可见旁中心凹区的界线清晰的灰黑色病灶,OCT 显示旁中心凹区内核层的跳跃式分布的局灶性条带状和斑片状高反射病变

七、经验教训与防范

因其眼底改变细微,病灶容易消退;且容易被同时合并的其他视网膜血管疾病的改变所掩盖,故临床易漏诊,应值得眼科医师予以关注。

(杜葵芳　史雪辉)

第二十九节　急性黄斑区神经视网膜病变

一、概述

急性黄斑区神经视网膜病变(acute macular neuroretinopathy,AMN)是一种较为少见、病因不明的位于视网膜外层的黄斑疾病。1975 年由 Bos 等首先报道,起初认为病灶位于视网膜浅层,命名为"急性黄斑区神经视网膜病变"。随着近些年眼科影像技术的发展,重新认识到病灶位于视网膜外层,故有学者建议命名为"急性黄斑外层视网膜病变"(acute macular outer retinopathy,AMOR)。AMN 最常见于青年女性,发病年龄在 30 岁左右,白种人群中多见。与 AMN 相关的最常见危险因素是流感样非特异性症状,其次是口服避孕药。此外,休克,创伤,子痫,使用肾上腺素、拟交感神经药物或可卡因,低血容量,服用大量咖啡,登革热、系统性红斑狼疮等也与 AMN 相关。

目前认为 AMN 可能是视网膜深层毛细血管丛或脉络膜毛细血管异常导致的一种微血管疾病,病理机制尚不明确,可能与感染、免疫或缺血有关。

二、主要临床表现

(一)症状

急性发病,单眼或者双眼视野中心或旁中心暗点,伴闪光感或轻度视力下降。偶有患者在发病前出现类似病毒感染样前驱症状。

(二)眼部改变

眼前节正常,眼底表现为黄斑旁中心凹处的红褐色病灶,呈楔形、活瓣状或泪滴状,尖端指向中心凹。

(三)辅助检查

1. **眼底近红外线(near-infrared reflectance image,NIR)**　近红外线穿透能力强,可清晰显示视网膜外层的病灶。AMN 表现为黄斑区一个或多个低反射、边界清晰的病灶。部分在眼底检查未发现的 AMN 病灶,在 NIR 中可清晰显影。

2. **眼底自发荧光成像**　AMN 在眼底自发荧光成像中无典型表现或不显影,少数患者的病灶累及视网膜色素上皮,可显示为轻微低自发荧光,或局灶高自发荧光。

3. **OCT**　是诊断和随访 AMN 最常用的检查手段。急性期 OCT 表现为视网膜外核层和外丛状层的强反射斑块病灶,可累及椭圆体带和嵌合体带,甚至视网膜色素上皮层;慢性期发生外核层变薄萎缩,椭圆体带及嵌合体带被破坏,视网膜色素上皮层色素异常,部分患者的椭圆体带可恢复。

4. OCTA OCTA 在病灶对应区域的视网膜浅层和深层毛细血管网无异常,可在脉络膜毛细血管层探测到血流减少或在 En face OCT 中显示为高反射病灶。

5. 眼底血管造影 大部分 AMN 患者的 FFA 和 ICGA 无特殊异常。少数患者的病灶显影为低荧光。临床中主要用来与其他疾病的鉴别诊断。

6. 视野 表现为病灶区视网膜敏感度降低,与病变相对应旁中心暗点,缺损暗点的形态各异,楔形或 U 形等。

7. 多焦 ERG mfERG 也是检测 AMN 病灶的敏感手段。表现为与视野暗点相对应区域出现振幅降低,甚至可以在视网膜出现病灶前反映出视网膜的功能异常。

三、诊断要点

依据典型症状、OCT 及眼底 NIR 像表现,AMN 的诊断并不难。

四、鉴别诊断要点

临床中注意与其他急性的病灶隐匿的视网膜疾病相鉴别。OCT 和眼底血管造影有助于鉴别诊断。

1. 多发性一过性白点综合征

多见于年轻女性、单眼受累,不伴有全身性疾病。表现为急性视物模糊或视力下降,后极部视网膜深层出现多发性小圆形黄白色病灶。OCT 显示病灶累及光感受器细胞,椭圆体带粗糙紊乱,视网膜神经上皮层下隆起的高反射灶,其下的脉络膜反射也增强。FFA 检查病变早期强荧光,晚期染色。ICGA 检查呈多发性弱荧光点,弱荧光点数目多于检眼镜下和 FFA 检查发现的结果。病变呈自限性,视力预后良好,数周或数月后病变即可完全消退。

2. 急性后极部多灶性鳞状色素上皮病变(acute posterior multifocal placoid pigment epitheliopathy,APMPPE)

本病亦多发于年轻人,男女同等,单眼或双眼发病,也可伴有全身炎症相关疾病,如呼吸道、胃肠道病毒感染作为本病的前驱症状。表现为后极部视网膜深层多数小片状水肿,扁平,奶黄色或灰白色边界不清的病灶,可融合;数天之后,渐转为灰棕色,边界渐清晰,表现为 RPE 脱色素及色素增生。FFA 示早期无荧光或弱荧光,晚期强荧光。

3. 急性旁中心中层黄斑病变(paracentral acute middle maculopathy,PAMM)

PAMM 也会导致急性的旁中心暗点。但 PAMM 更常见于老年患者,尤其是有系统高危因素的男性;PAMM 的病灶位置较 AMN 浅,位于内核层,不累及椭圆体带和嵌合体带。PAMM 可出现在其他视网膜血管类疾病中,如视网膜动脉阻塞、视网膜静脉阻塞,糖尿病性视网膜病变、镰刀细胞视网膜病变和远达性视网膜病变等。

五、治疗原则与进展

该病目前尚无有效治疗方法,呈自限性缓解。患者的视力无明显影响,约一半患者的视野暗点长期存在。

六、经验教训与防范

由于 AMN 在临床少见,且病灶在检眼镜下和眼底荧光血管造影图像上的表现常不甚明显,因此,多数眼科医师对于 AMN 的诊断较为困难,容易误诊为其他急性的病灶隐匿的视网膜疾病或视神经疾病。

(杜葵芳 史雪辉)

参考文献

1. 张承芬. 眼底病学. 2 版. 北京:人民卫生出版社,2010.
2. 黄叔仁,张晓峰. 眼底病诊断与治疗. 2 版. 北京:人民卫生出版社,2008.
3. JOUSSEN A M,GARDNER T W,KIRCHHOF B,et al. Retinal vascular disease. Berlin:Springer-Verlag,2007.
4. 魏文斌. 视网膜中央静脉阻塞手术治疗何去何从? 眼科,2009,18(4):217-220.
5. 魏文斌. 视网膜分支静脉阻塞的临床研究任重道远. 眼视光学杂志,2009,11(5):321-324.
6. HAYREH S S. Classification of central retinal vein occlusion. Ophthalmology,1983,90(5):458-474.
7. HAYREH S S,HAYREH M S. Hemi-central retinal vein occlusion. Pathogenesis,clinical features,and natural history. Arch Ophthalmol,1980,98(9):1600-1609.
8. HAYREH S S,ZIMMERMAN B,MCCARTHY M J,et al. Systemic diseases associated with various types of retinal vein occlusion. Am J Ophthalmol,2001,131(1):61-77.
9. HAYREH S S. Retinal vein occlusion. Indian J Ophthalmol,1994,42(3):109-132.
10. HAYREH S S,KLUGMAN M R,BERI M,et al. Differ-

entiation of ischemic from non-ischemic central retinal vein occlusion during the early acute phase. Graefes Arch Clin Exp Ophthalmol,1990,228(3):201-217.

11. HAYREH S S. Management of central retinal vein occlusion. Ophthalmologica,2003,217(3):167-188.

12. KEARNS T P,HOLLENHORST R W. Venous-stasis retinopathy of occlusive disease of the carotid artery. Proc Staff Meet Mayo Clin,1963,38:304-312.

13. GRIFFIN A O,BODIAN M. Segmental retinal periarteritis,a report of three cases. Am J Ophthalmol,1959,47(4):544-548.

14. BITRA R K,EGGENBERGER E. Review of Susac syndrome. Curr Opin Ophthalmol,2011,22(6):472-476.

15. GARCÍA-CARRASCO M,JIMÉNEZ-HERNÁNDEZ C,JIMÉNEZ-HERNÁNDEZ M,et al. Susac's syndrome:An update. Autoimmun Rev,2011,10(9):548-552.

16. BISWAS J,SHARMA T,GOPAL L,et al. Eales disease—An update. Surv Ophthalmol,2002,47(3):197-214.

17. ITO Y,NAKANO M,KYU N,et al. Frosted branch angiitis in a child(Japanese). Jpn J Clin Ophthalmol,1976,30(7):797-803.

18. WATANABE Y,TAKEDA N,ADACHI-USAMI E. A case of frosted branch angiitis. Br J Ophthalmol,1987,71(7):553-558.

19. KLEINER R C,KAPLAN H J,SHAKIN J L,et al. Acute frosted retinal periphlebitis. Am J Ophthalmol,1988,106(1):27-34.

20. GASS J D,OYAKAWA R T. Idiopathic juxtafoveolar retinal telangiectasis. Arch Ophthalmol,1982,100(5):769-780.

21. GASS J D M,BLODI B A,BROWN G C. Idiopathic juxtafoveolar retinal telangiectasis:Update of classification and follow-up study. Ophthalmology,1993,100(10):1536-1546.

22. GASS J D M. Chorioretinal anastomosis probably occurs infrequently in type 2A idiopathic juxtafoveolar retinal telangiectasis. Arch Ophthalmol,2003,121(9):1345-1346.

23. KINCAID J,SCHATZ H. Bilateral retinal arteritis with multiple aneurysmal dilatations. Retina,1983,3(3):171-178.

24. CHANG T S,AYLWARD G W,DAVIS J L,et al. Idiopathic retinal vasculitis,aneurysms,and neuro- retinitis. Retinal vasculitis study. Ophthalmology,1995,102(7):1089-1097.

25. GAUDRIC A,SPOLAORE R. Acute sectoral choroid ischemia(triangle syndrome)(French). Bull Mem Soc Fr Ophtalmol,1985,96:261-263.

26. DE VENECIA G,WALLOW I,HOUSER D,et al. The eye in accelerated hypertension. I. Elschnig's spots in nonhuman primates. Arch Ophthalmol,1980,98(5):913-918.

27. GAUDRIC A,BINAGHI M,COSCAS G. Acute chorio-capillaris occlusion and Elschnig's spots during pregnancy toxemia. Journal Francais d'ophtalmologie,1981,4(3):223-229.

28. YAMANOUCHI U,MATSUU Y. A case of geographic choroiditis. How to understand APMPPE(Japanese). Folia ophthalmologica Japonica,1975,26(10):1277-1284.

29. HARADA T,KOJIMA K,HARADA K. Acute posterior multifocal placoid pigment epitheliopathy and geographic helicoid peripapillary choroidopathy. Journal of Japanese Ophthalmological Society,1978,82(3):158-166.

30. SCHUHMANN G,VIDIC B,FASCHINGER C H R. Pathogenesis of acute posterior multifocal placoid pigment epitheliopathy. Klinische monatsblatter fur augenheilkunde,1983,183(11):445-447.

31. COATS G. Forms of retinal disease with massive exudation. R Lond Ophthalmic Hosp Resp,1908,17:440-525.

32. CAMPBELL F P. Coats' disease and congenital vascular retinopathy. Trans Am Ophthalmol Soc,1976,74:365-424.

33. MCGETTRICK P M,LOEFFLER K U. Bilateral Coats' disease in an infant(a clinical,angiographic,light and electron microscopic study). Eye(Lond),1987,1(Pt 1):136-145.

34. BLACK G C,PERVEEN R,BONSHEK R,et al. Coats' disease of the retina(unilateral retinal telangiectasis)caused by somatic mutation in the NDP gene:a role for norrin in retinal angiogenesis. Hum Mol Genet,1999,8:2031-2035.

35. BERINSTEIN D M,HIRAOKA M,TRESE M T,et al. Coats' disease and congenital retinoschisis in a single eye:a case report and DNA analysis. Ophthalmologica,2001,215:132-135.

36. REESE A B. Telangiectasis of the retina and Coats' disease. Am J Ophthalmol,1956,42:1-8.

37. WISE G N. Coats' disease. AMA Arch Ophthalmol,1957,58:735-746.

38. PATEL H K,AUGSBURGER J J,EAGLE R C Jr. Unusual presentation of advanced Coats' disease. J Pediatr Ophthalmol Strabismus,1995,32:120-122.

39. SPITZNAS M,JOUSSEN F,WESSING A. Treatment of Coats' disease with photocoagulation. Albrecht Von Graefes Arch Klin Exp Ophthalmol,1976,199:31-37.

40. FOX K R. Coats' disease. Metab Pediatr Ophthalmol,1980,4:121-124.

41. LEE S T,FRIEDMAN S M,RUBIN M L. Cystoid macular edema secondary to juxtafoveolar telangiectasis in Coats' disease. Ophthalmic Surg,1991,22:218-221.

42. MANSCHOT W A,DE BRUYN W C. Coats' disease. Nederlands tijdschrift voor geneeskunde,1966,110:1684-1685.

43. SHIELDS J A,SHIELDS C L,HONAVAR S G,et al. Classification and management of Coats disease:the 2000 Proctor Lecture. American journal of ophthalmology,2001,131:572-583.

44. SNEED S R,BLODI C F,PULIDO J S. Treatment of Coats' disease with the binocular indirect argon laser photocoagulator. Archives of ophthalmology,1989,107:789-790.

45. Tarkkanen A,Laatikainen L. Coat's disease:clinical, angiographic,histopathological findings and clinical management. The British journal of ophthalmology, 1983,67:766-776.

46. RIDLEY M E,SHIELDS J A,BROWN G C,et al. Coats' disease. Evaluation of management. Ophthalmology, 1982,89:1381-1387.

47. SCHMIDT-ERFURTH U,LUCKE K. Vitreoretinal surgery in advanced Coat's disease. German journal of ophthalmology,1995,4:32-36.

48. YOSHIZUMI M O,KREIGER A E,LEWIS H,et al. Vitrectomy techniques in late-stage Coats'-like exudative retinal detachment. Documenta ophthalmologica. Advances in ophthalmology,1995,90:387-394.

49. LIN C J,HWANG J F,CHEN Y T,et al. The effect of intravitreal bevacizumab in the treatment of Coats disease in children. Retina,2010,30:617-622.

50. SCHARF J,FREUND K B,SADDA S,et al. Paracentral acute middle maculopathy and the organization of the retinal capillary plexuses. Prog Retin Eye Res,2021,81:100884.

51. 许领先,王晨光,苏冠方. 急性黄斑旁中心中层视网膜病变研究进展. 眼科新进展,2020,40(8):784-788.

52. BHAVSAR K V,LIN S,RAHIMY E,et al. Acute macular neuroretinopathy:A comprehensive review of the literature. Survey of ophthalmology,2016,61(5):538-565.

53. 滕羽菲,郑轶,于旭辉,等. 急性黄斑区神经视网膜病变的临床及 OCT 特征. 眼科,2016,25(6):5.

第十章

变性与营养障碍类眼底病

第一节 原发性视网膜色素变性

一、概述

原发性视网膜色素变性(retinitis pigmentosa, RP)是一组以进行性感光细胞及色素上皮功能丧失为共同表现的遗传性、营养不良性、退行性疾病。临床特点主要为夜盲、进行性视野缺损、色素性视网膜病变和视网膜电流图显著异常或无波型。发病率为1/(3 000~5 000),估计全世界人口中有150万人罹患此病。是重要的致盲性眼底病之一。

本病常起于儿童或青少年,也有少数患者发病较晚,但绝大多数在30岁以前发病。早期表现为夜盲,随着病情的发展,视野逐渐缩窄,晚期中心视力下降,最终致盲。通常双眼发病,极少数患者为单眼发病。可以在眼部单独发病,也可以是全身多系统性疾病或综合征的眼部组成部分。原发性视网膜色素变性有明显的家族遗传倾向。男女均患,男性患者多于女性患者。有多种遗传方式,可为常染色体显性遗传、常染色体隐性遗传、性连锁隐性遗传,大约1/3为散发病例。视网膜色素变性具有典型的遗传异质性,目前已分离出的致病基因达数十种,认识比较完善的有三种:视紫红质基因、β-磷酸二酯酶亚基因、盘膜边缘蛋白基因。研究揭示遗传性视网膜色素变性均以细胞凋亡为共同途径。

二、主要临床表现

1. 夜盲 为进行性加重。起病初期,若以视杆细胞受累为主,夜盲常为最早出现的症状,多于儿童或青少年时期发生,随年龄增长逐渐加重。若以视锥细胞受累为主,夜盲出现较晚。

2. 视力 早期中心视力一般正常,并可保持

相当长的一段时间。但是如果视野严重受损,患者呈管视状态,行动仍然受到极大地限制。随着病程进展,中心视野也受到损害,患者视力将逐渐减退,最终可完全失明。

3. 眼底改变 早期眼底可完全正常,随病程进展眼底可出现典型改变。

(1)视网膜骨细胞样色素沉着:通常从赤道部开始,逐渐向眼底周边及中心发展,最后布满整个眼底。初起时色素呈现为有分支或小突的黑点,黑点逐渐增多变大,聚积成骨细胞样,有时呈不规则的线条状(图10-1-1)。色素多位于视网膜血管附近,常沿血管分布,或覆盖于视网膜血管,特别是静脉之上。同时,视网膜色素上皮层色素脱失,脉络膜血管暴露而使眼底呈现出豹纹状外观,病变区视网膜色泽灰暗(图10-1-2)。

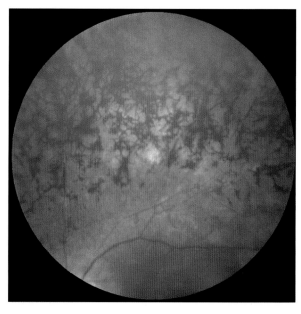

图 10-1-1 原发性视网膜色素变性(左眼)
赤道部视网膜大量骨细胞样色素沉着

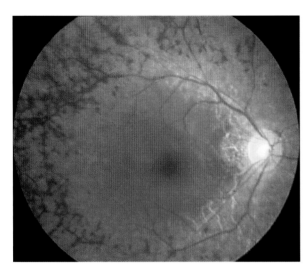

图 10-1-2　原发性视网膜色素变性(右眼)
视网膜色素覆盖于视网膜血管之上。脉络膜大血管暴露,眼底呈现出豹纹状外观,病变区视网膜色泽灰暗

（2）视网膜血管狭窄变细:血管一致性狭窄,尤以动脉为显著,随病程进展而加重。在晚期,动脉呈细线状,但无白线化,亦无白鞘包绕(图10-1-3)。

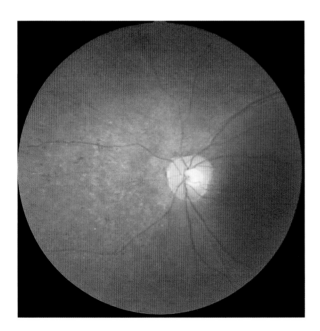

图 10-1-3　原发性视网膜色素变性
视网膜动脉极度狭窄,视盘颜色蜡黄

（3）视盘颜色蜡黄:早期视盘颜色可正常,随着病情进展颜色逐渐变浅,晚期呈蜡黄色(图10-1-3)。

以上三种体征构成视网膜色素变性三联症。

4. 暗适应　早期锥细胞功能尚正常,杆细胞功能下降,使杆细胞曲线终末阈值升高,造成光色间差缩小。晚期杆细胞功能丧失,锥细胞阈值亦升高,形成高位的单相曲线。

5. 视野　早期典型的视野改变为环形暗点,位置与赤道部病变相符。其后环形暗点向中心和周边慢慢扩大,最终只剩下中央视岛而成管状视野。中心视力早期正常或接近正常,随病程发展而逐渐减退,终于完全失明。

6. 视觉电生理　ERG 改变常早于眼底出现改变,表现为视杆反应显著下降或熄灭,而视锥反应相对受累较轻,呈低波延迟型改变。EOG LP/DT 明显降低或熄灭。有时,当视野、暗适应甚至 ERG 等改变尚不明显时,EOG 已可查出异常。这两种检查可以互为补充。

7. 色觉　多数患者患病早期色觉正常,其后逐渐出现色觉异常。典型改变为蓝色盲,红绿色觉障碍较少。

8. 荧光素眼底血管造影　早期患者脉络膜循环正常,病情进展后可出现脉络膜血管缺损,背景荧光呈现大片无荧光区,提示脉络膜毛细血管层萎缩。因为视网膜色素上皮的改变可见广泛透见荧光和荧光遮挡。

三、诊断要点

1. 本病是一种具有遗传性、慢性、进行性视网膜损害的疾病。临床上以进行性夜盲、视野缺损和视神经视网膜病变为主要特征。

2. 常在儿童及青少年期发病,初起在夜晚或黑暗处视物不清,随年龄增长症状加重、视野日渐缩窄,甚至缩窄如管状,仅能看见正对眼前的事物,因而行动不便,最终可致失明。

3. 眼底检查可见视盘颜色蜡黄,视网膜血管显著变细,赤道部视网膜可见较多骨细胞样色素沉着,并逐渐向中心和周边发展。整个眼底颜色污浊,色青灰。

4. 辅助检查对于诊断与观察疾病的进程有意义,包括:暗适应、视野、视网膜电流图、眼电图、荧光素眼底血管造影等。

四、鉴别诊断要点

一些先天或后天性脉络膜视网膜炎症之后,继发性视网膜色素变性在临床表现上与本病有相似之处,需注意鉴别。继发性视网膜色素变性的色素沉着通常不沿血管走行,形态多样,可呈点状、圆形或不规则形。

1. 梅毒性脉络膜视网膜炎 先天性梅毒引起的胎儿眼底病变,出生后眼底所见与本病极为相似,ERG、视野等视功能检查结果有时也难以区分。但本病的患儿及父母血清梅毒反应呈阳性。必要时还需较长时间随访观察。

2. 先天性风疹性视网膜病变 母亲妊娠第三个月患风疹可引起胎儿眼底病变。出生后眼底病变继续发展。眼底色素改变在开始时呈点状沉着,其后出现典型的骨细胞样色素,ERG低下或消失。有时鉴别诊断困难。

3. 后天性梅毒和某些急性传染病 后天性梅毒和某些急性传染病(如天花、麻疹、猩红热、流行性腮腺炎等)均可发生脉络膜视网膜炎,炎症消退后的眼底改变有时与原发性视网膜色素变性类似。应当从病史、血清学检查,以及眼底色素斑大而位置较深、形成不规则(非骨细胞样)、有脉络膜视网膜萎缩斑、视盘萎缩呈灰白色(不是蜡黄色)、夜盲程度较轻等方面加以鉴别。

4. 眼外伤所致继发性视网膜色素病变 有外伤史,通常为单眼,病变静止。

5. 药物所致继发性视网膜色素病变 如吩噻嗪。询问可得知服药史,色素异常位于视网膜色素上皮水平。

6. 陈旧性或非孔源性视网膜脱离消退后,可引起弥漫性、非特异性的视网膜色素沉着,但并非骨细胞样色素沉着,易于鉴别。

五、治疗原则与进展

对于原发性视网膜色素变性,目前尚无确切有效的治疗方法。

1. 对于一些并发的眼部疾病,如白内障、黄斑囊样水肿,可给予治疗,尽可能帮助患者提高视力。白内障手术治疗可以提高中心视力。黄斑囊样水肿者,可应用低能量格子样激光光凝;口服乙酰唑胺有可能提高视力。另外可矫正屈光不正、使用遮光镜等。

2. 血管扩张剂及维生素 长期服用维生素A可延缓视网膜色素变性的发展。

3. 治疗进展

(1) 药物治疗:在一项随机、双盲、对照研究中,使用叶黄素(10mg/d 口服 12 周,随后 30mg/d 口服 12 周)治疗原发性视网膜色素变性。结果显示叶黄素能够改善视野,同时能轻微提高视力。

另外,一些神经营养因子、促红细胞生成素、钙离子通道拮抗剂、视杆细胞源性的视锥细胞生成因子等对原发性视网膜色素变性的作用还在进一步的研究中。

(2) 基因治疗:这一方法可能是未来最有前途的治疗原发性视网膜色素变性的选择。其机制是将载有相关基因的载体注射入视网膜下,可转化为视锥细胞、视杆细胞和视网膜色素上皮细胞。目前已经成功地应用 AAV2/2 和 AAV2/8 载体拯救了部分或完全缺失 *AIPL1* 的小鼠。但是目前为止基因治疗的长期疗效、免疫反应及与载体相关的并发症等还有待进一步研究。

(3) 视网膜移植:包括细胞移植和视网膜片移植。

细胞移植包括视网膜细胞移植和干细胞移植。视网膜细胞移植是将正常的感光细胞移入宿主,它的优点是可以使感光细胞与宿主的视网膜层紧密地融为一体,表达特殊的视网膜细胞标志物,而它的缺点是移植物很难与宿主的神经元产生功能上的联系,所以视力改善不是很明显,且常发生免疫反应。干细胞移植与视网膜细胞移植类似,也是将健康的干细胞移入宿主体内,使其分化为正常的视网膜细胞。常用于移植的干细胞有神经源性干细胞、骨髓源干细胞、胚胎干细胞。由于干细胞可以分化为各种不同类型的细胞,以替代变性的感光细胞,同时具有高度的免疫耐受性。因此,干细胞移植将是今后治疗原发性视网膜色素变性的方向。

RP患者的感光细胞和视网膜色素上皮细胞发生变性和凋亡,而神经纤维层的功能仍是正常的,所以把视网膜中发生病变的部分用正常的组织来取代就有可能改善视功能。Radtke等给RP患者在视网膜下间隙,移植胎儿的视网膜色素上皮层及神经上皮层,达到视觉的改善。临床上没有观察到排异反应,也没有视网膜水肿及瘢痕形成。在 6 个月后移植片失去它的色素沉着。这种移植了的视网膜色素上皮只能存活 1 年。Arai 等对 RP 大鼠移植完整的视网膜片,能记录到上丘对闪光的视反应。对宿主视锥细胞的援救可能是这类移植模型视觉恢复的机制。

(4) 人工视网膜硅芯片(ASR):人工视觉主要通过植入视网膜表面或视网膜下芯片即微光感器,替代 RP 中退化的光感受器,捕捉到光线和刺激视网膜、视神经或视皮质。Chow 等给 6 例患者的右眼植入 ASR，并用左眼作对照，在接下来的 6~18 个月里，ASR 靠电力发挥功能，无移植排斥等副反应。所有患者的视觉功能都得到了改善，意想不到的是远离移植处的视网膜区域也得到了改善。

六、典型病例

患者，男性，31 岁。因夜盲 11 年，双眼视力下降 1 年就诊。11 年前患者无明显诱因出现在黄昏光线渐暗视物不清，白天视觉几乎正常。自行补充"鱼肝油"，未见明显好转，未坚持服用。1 年前开始双眼视力下降，伴有色觉障碍。否认家族史，否认全身疾病史。全身检查未见异常。眼部检查：视力右眼 0.3，左眼 0.25，不能矫正。眼压右眼 14mmHg，左眼 13mmHg。双眼外眼正常，眼球运动无受限，屈光间质透明。眼底检查：双眼视盘边界清，色泽蜡黄，视网膜血管变细，视网膜色泽灰暗，脉络膜大血管暴露，呈豹纹状眼底。后极部及周边部视网膜均可见大量骨细胞样色素沉着，部分覆盖于视网膜血管之上。黄斑区色暗红，中心凹光反射不清，双眼眼底的改变对称。30° 视野检查可见相对暗点；视网膜电图（ERG）检查双眼 a 波、b 波振幅降低，潜伏时值延长；荧光素眼底血管造影（FFA）见双眼广泛透见荧光和荧光遮挡。诊断：双眼原发性视网膜色素变性。

七、经验教训与防范

典型病例诊断不难，但早期视网膜色素变性患者，尤其是无色素性视网膜色素变性患者常误诊与漏诊。一些陈旧性脉络膜视网膜病变，如炎症、视网膜脱离自行复位等继发性视网膜色素变性常误诊为原发性，需从病史、家族史及眼底检查来鉴别。

（孙旭芳）

第二节　结晶样视网膜色素变性

一、概述

结晶样视网膜色素变性（crystalline retinal pigmentary degeneration）又称为结晶样视网膜病变（Bietti crystalline retinopathy），是一种以视网膜后极部有闪亮的黄白色结晶沉积为特征的视网膜退行性改变，部分患者近角膜缘部角膜基质浅层也可见到沉积的结晶。此病由 Bietti 在 1937 年首次报道。该病在亚洲人中较多见，发病年龄为 20~40 岁，男性多于女性，男女之比约为 4：1。双眼病变大致对称，并同步发展。以后进行性视力丧失，部分患者 50~60 岁时可出现全盲。结晶样视网膜色素变性为常染色体隐性遗传，也有人认为存在常染色体显性遗传或 X 连锁遗传。

二、主要临床表现

（一）症状

多为视力下降或夜盲，或两者均有。部分患者因眼底检查才被发现患有此病，无明显自觉症状。

（二）眼底检查

眼底背景灰暗，后极部呈青灰色调。在视网膜各层内散布有黄色、结晶样闪光点。主要位于后极部，也可以向前延伸至视网膜赤道部。多位于视网膜血管水平稍后，也有位于视网膜血管水平，甚至覆盖于血管之前。越接近于黄斑中心，结晶颗粒越多（图 10-2-1~图 10-2-3）。病变区域可见少数暗褐色斑块，大小不一，形状不规则，偶见骨细胞样色素沉着。晚期有 RPE 萎缩及脉络膜硬化，因此可见眼底呈豹纹状，脉络膜血管清晰可见。有些病例可见脉络膜血管变细，管壁呈灰白色，有些血管闭塞呈白色线条。视盘和视网膜血管早期正常，晚期出现视盘色淡和视网膜动脉变细。

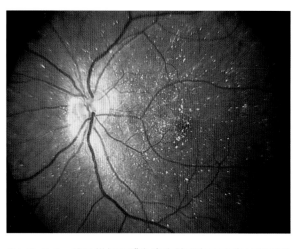

图 10-2-1　结晶样视网膜色素变性彩色眼底像（后极部）

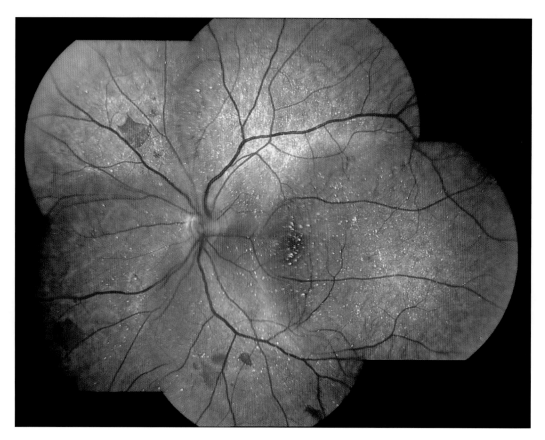

图 10-2-2　结晶样视网膜色素变性眼底拼图（左眼）

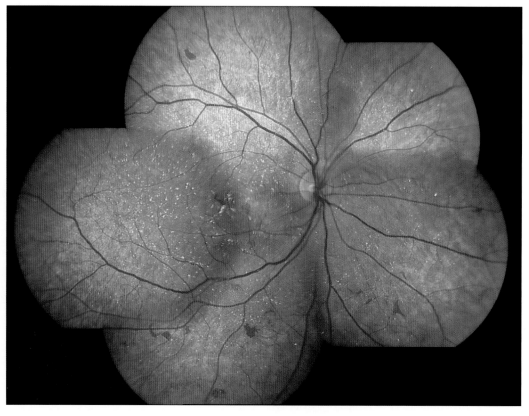

图 10-2-3　结晶样视网膜色素变性眼底拼图（右眼）

（三）角膜病变

角膜缘浅层有非常细小且难以发现金黄色结晶。有些病例有典型的眼底改变而无角膜缘结晶样改变，亦有患者青年时未发现角膜缘结晶样改变而于50岁时才发现。

（四）荧光素眼底血管造影

视网膜色素上皮萎缩区可见窗样透见荧光，色素沉着可致荧光遮挡。在视网膜色素上皮和脉络膜毛细血管萎缩区呈现弱荧光区，其中可见稀疏的大脉络膜血管；晚期可见散在荧光素渗漏，组织着染。视网膜结晶颗粒并不显示荧光遮蔽或透见荧光等异常。

（五）色觉

色觉早期正常，晚期可有红绿色盲或全色盲。

（六）视野

早期可有中心暗点或旁中心暗点，完全或不完全环形暗点；晚期向心性缩小，甚至呈管状。

（七）视网膜电图

视网膜电图可表现为b波降低甚至无b波。

（八）OCT检查

视网膜的神经上皮层、色素上皮层和脉络膜可出现强反光。OCT上的高反光区与检眼镜下所见的视网膜结晶样病变位置一致。

三、诊断要点

1. 本病的主要症状为视力下降、夜盲或两者兼有。视力为慢性进行性下降，男性多于女性，常侵犯双眼，病变分布对称。

2. 眼底表现特点为较多结晶闪光小点散布，初始于眼底后极部，逐渐向周边发展。

3. 根据病史、眼底改变、视野、暗适应及色觉检查的异常，此病不难诊断。

四、鉴别诊断要点

1. 原发性视网膜色素变性 视网膜血管前后无黄白色、闪亮的结晶颗粒，有骨细胞样色素沉着，较早出现视盘蜡黄萎缩及视网膜血管细窄。

2. 白点状视网膜变性 白点状视网膜变性无金属光泽，通常不侵犯黄斑。白点在FFA检查中表现为窗样透见荧光。

3. 药物所致结晶样视网膜病变 有相应的药物应用史。

五、治疗原则与进展

本病尚无特效治疗方法，可服用血管扩张剂、维生素B、维生素C、维生素E，以及中药。基因治疗和干细胞治疗相关的临床试验正在进行中，是本病治疗的希望。

（孙旭芳）

第三节　白点状视网膜变性与白点状眼底

一、白点状视网膜变性

（一）概述

白点状视网膜变性（retinitis punctata albescens，RPA）是一种少见的家族遗传性视网膜退行性变性，为常染色体隐性遗传。临床上以眼底广泛分布圆形或卵圆形的白色斑点为主要特征，同时伴有进行性夜盲和视野缩小。该病由Mooren在1882年首先提出，以描述一种眼底以大量白点分布为特征的病变。1910年，Lauber将这一病变分为稳定性和进行性两种，并以"眼底白点症（fundus albipunctatus）"命名稳定的病变类型，而对进行性病变则继续使用"白点状视网膜变性"一词。

RPA的病因和发病机制尚未十分明确。通常为常染色体隐性遗传，但也有常染色体显性遗传的报道。父母多有近亲联姻史，并可与RP见于同一家族，或同一患者一眼为RP，另一眼为白点状视网膜变性，甚至同一眼底兼并有两种特征性的改变。推测与临床异质性有关。在该病的发生发展中，炎症、中毒、眼底血管病变等的影响也尚未排除。

（二）主要临床表现

1. 视力 本病常于出生时即已存在，或于婴幼儿时开始，中年以后发病者少见。常主诉为夜盲，中心视力一般在早期无明显损害，在病程晚期视力有不同程度下降。

2. 视野损害 合并视网膜色素变性者可有环形暗点。严重者视野呈向心性缩窄，直至晚期患眼视野可成管状。

3. 色觉障碍和视敏度下降。

4. 眼底改变 视网膜有广泛散布的白色圆形或卵圆形小点，白点的大小比较一致，形状和边界比较规整，分布密集且均匀，偶见数个融合成哑铃形，一般不连接成片。白点可深达视网膜色素上皮,也可浅在视网膜血管水平甚至血管表面。分布区域主要在后极部和赤道部,黄斑区多不受侵犯,周边部分布逐渐减少。视盘颜色正常或变淡,视网膜血管稍变细。

5. 相干光断层扫描成像(OCT)检查 视网膜神经纤维层的厚度正常。黄斑区视网膜,尤其是视网膜外核层弥漫性变薄,光感受器细胞层的分界线模糊不清。

6. FFA 检查 视网膜白点表现为窗样荧光透见。黄斑中心凹未被累及,黄斑中心凹周围荧光增强,后期可因无灌注周围毛细血管渗漏至其中而形成斑片状渗漏荧光区,黄斑周围有荧光积存。

7. 暗适应及电生理检查 患者暗适应时间延缓,而光阈值正常;可见视网膜电图 a、b 波的振幅降低或熄灭,眼电图波形平坦等视网膜功能损害的表现。

(三)诊断要点

本病的诊断主要依据特殊的眼底表现,结合视功能检查。应注意与白点状眼底像鉴别。

(四)鉴别诊断要点

本病与白点状眼底具有相同的眼底白点,临床上需要鉴别,两者在视力、视野、电生理检查等方面有明显差异。白点状眼底的视力、视野和色觉始终正常;ERG、EOG 和暗适应异常,但经过足够长的暗适应后均转变为正常。

(五)治疗原则与进展

由于发病机制不明,目前还没有有效的治疗方法。可给予血管扩张剂、维生素等支持治疗。

二、白点状眼底

白点状眼底(fundus albipunctatus)为静止性病变,患者可伴有或不伴有夜盲。

(一)主要临床表现及诊断要点

1. 症状 有症状的患者通常因夜盲就诊,无症状的患者常于眼底检查时偶然发现。视力一般正常,可有家族史。

2. 眼底 双眼眼底散在白色小圆点,大小较均一,主要位于后极部至赤道部之间。中心凹和旁中心凹区无白点沉积,或整个黄斑区均不受累。病变呈静止性。视盘与视网膜血管无改变。

3. 电生理 具有特征性改变,表现为暗适应延迟,常规行视网膜电生理检查,ERG 波幅降低,EOG 无波峰。但如果患者接受 3 个小时以上的暗适应之后,所有以上指标均回复到正常水平。

4. 视野、色觉一般正常。

5. FFA 检查 并不显示与白点状病变相对应的异常荧光表现。

(二)鉴别诊断

见白点状视网膜变性鉴别诊断。

(三)治疗

无须治疗。

(孙旭芳)

第四节 玻璃疣

玻璃疣是斑点状视网膜病变最常见的一种,斑点状视网膜病变是包括一组以视网膜斑点状改变为特征的眼底病,这些疾病无论是在病因还是临床表现上都存在差异,应注意鉴别。

(一)概述

玻璃疣(drusen)是堆积在视网膜色素上皮基底膜和 Bruch 膜之间的异常细胞外沉积物。根据其眼底特征和组化成分,一般分为硬性、软性和退化性三类。可见于正常人,也可同时存于其他视网膜脉络膜疾病。临床上表现为单个或多数黄色或黄白色稍隆起的小圆点。常见于中老年人,在 40 岁以上的人群中的患病率约 10%~95%,60 岁以上的老年人几乎都有眼底玻璃疣。

电镜下玻璃疣内主要含有变性的线粒体、细胞碎屑、光感受器节片和残余体。正常生理情况下,RPE 细胞不断分泌胞浆物质到 Bruch 膜的内层,然后通过 Bruch 膜弥散到脉络膜,最后经脉络膜毛细血管清除。因此普遍认为 RPE 细胞具有排泄吞噬体降解产物和其他新陈代谢产物。Bruch 膜内碎片的堆积认为是 RPE 细胞无能力清除而沉积在这一区域。

(二)临床表现及诊断要点

1. 症状 玻璃疣本身不引起临床症状。单纯玻璃疣即使是侵犯到黄斑中心凹,患者视力仍可保持正常。在这些病例,如果同时合并有黄斑部其他病变,如年龄相关性黄斑变性,有时可有视物变形、视力下降等表现。

2. 眼底 检眼镜下可见小的发亮的圆点,边界清楚。位于视网膜血管后,略隆起。颜色可从浅黄到白色。玻璃疣可为单个、分散存在,也可逐渐增多而成簇分布,部分玻璃疣融合成较大圆形甚至是地图样外观。

后极部眼底玻璃疣可为常染色体显性遗传,

称为显性玻璃疣。该种类型玻璃疣发病早,一般30岁以后即可有明显的眼底改变,通常无自觉症状,有明显的家族史。赤道部玻璃疣则更多见于年长患者。赤道部玻璃疣常多见于几个象限,视网膜下新生血管、出血及视网膜下积液偶有发生,但比黄斑部玻璃疣少见。

3. 荧光素眼底血管造影 在动静脉期,一些drusen表现为边界清晰的窗样透见荧光,其范围大小造影期间保持不变,且造影后长时间存留;另一些无荧光或仅有晚期弱荧光。表明drusen区为RPE窗样缺损,脉络膜荧光显露,且drusen本身易被染色。

4. ERG、EOG检查 一般正常或低于正常。EOG低于正常。

(三)鉴别诊断要点

1. 白点状眼底 常染色体隐性遗传,是静止型夜盲的一种。眼底白点斑分布于赤道部。暗适应曲线异常。ERG和EOG经足够长的暗适应后可变为正常。

2. 白点状视网膜变性 临床表现与白点状眼底的改变相类似。但视力、视野和夜盲进行性加重。ERG明显异常。

3. Kandori斑点 常染色体隐性遗传,是静止型夜盲的一种。眼底可见少量不规则较大的黄色斑点,视功能特点与白点状眼底相同。

4. 氯喹或羟氯喹黄斑病变 有用药史,病变程度与用药剂量相关。

(四)治疗原则与进展

目前对玻璃疣尚无治疗方法。玻璃疣的发病呈年龄相关,随着年龄的增加而发病增加,尚无有效的预防措施。

(孙旭芳)

第五节 先天性视网膜劈裂

见第十二章第二节。

第六节 周边视网膜变性

视网膜结构复杂,血供独特,易因种种原因引起变性,周边部为变性好发部位,视网膜变性是视网膜裂孔形成的基础,与视网膜脱离关系最密切的是视网膜格子样变性,其次是视网膜囊样变性及压迫、非压迫变白等。

一、格子样变性(lattice degeneration)

视网膜格子样变性是周边部视网膜与玻璃体常见的退行性病变,它的发生和发展与视网膜脱离密切相关。正常人发生率为6%~11%,视网膜脱离患者占20%~30%,-6.00D以上近视占8%~22%,双眼占42%,往往是双侧对称,多于幼年时已形成,近视度数越高其患病率也越高。患视网膜格子样变性者2/3以上都为近视眼,一半以上为高度近视眼。病变以颞侧视网膜受累最多,尤以颞下象限最为明显,其次是颞上、鼻下象限,鼻上象限最少见。根据子午线的研究发现,好发部位倾向于与11:00~1:00和5:00~7:00子午线间。多数长轴与锯齿缘平行,宽度约为1PD,呈圆形、椭圆形或条带状,边界清楚且稍有隆起,病变区表面粗糙。病灶面积大小不等,病灶区视网膜变薄,有许多白色线条,交叉排列如网格状(图10-6-1,图10-6-2)。白色线条为血管闭塞的表现,多在晚期出现,早期表现为血管缩窄。80%~92%有色素变化,色素呈灰黑色,位于视网膜血管下。80%病变中见有黄白色斑点。78.2%合并有玻璃体变性,包括玻璃体液化、浓缩、玻璃体脱离及玻璃体视网膜的牵引。18.3%~29.2%的变性区有萎缩性视网膜裂孔,约1.5%~2.4%有牵引性裂孔。

二、囊样变性(cystoid degeneration)

好发于黄斑及颞下侧锯齿缘附近,边界清晰,圆形或类圆形,暗红色,小腔隙可融合成大囊腔,

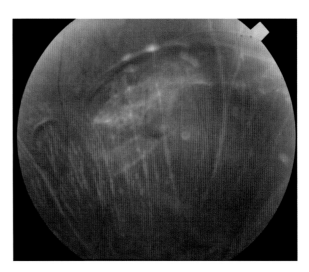

图 10-6-1 周边视网膜变性彩色眼底像

示视网膜格子样变性

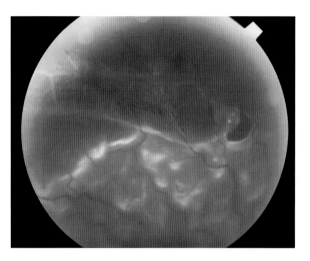

图 10-6-2　周边视网膜变性彩色眼底像
示视网膜格子样变性及裂孔

所以面积大小差异很大。发生在眼底周边部的网眼状囊样变性,成为簇状而略显高起的小红斑点,邻近玻璃体有纤维状或颗粒状混浊。黄斑囊样变性起初呈蜂窝状小囊腔,无赤光检查时特别明显。无论周边部或黄斑的囊样变性,均可由小囊腔逐渐相互融合成大囊腔。囊样变性前壁常因玻璃体牵引而破裂,但只有在前后壁全部破裂时才成为真性裂孔。囊样变性是由多种原因(如年龄相关性改变、炎症、外伤、高度近视等)影响了视网膜的营养代谢,引起神经成分分解,从而在其内丛状层或内、外颗粒层中形成腔隙的一种改变。腔隙中充满含有黏多糖成分的液体(图 10-6-3)。

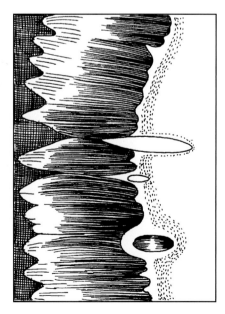

图 10-6-3　周边视网膜变性模式图
示囊样变性

三、霜样变性(frosty degeneration)

大多发生于赤道部和锯齿缘附近。视网膜表面可见到一些由细小白色发亮颗粒覆盖的区域,厚薄不匀,如同在视网膜上覆盖了一片白霜。霜样变性靠近赤道部并融合成带状者,亦称蜗牛迹样变性(snail track degeneration)。虽然蜗牛迹样变性与过度的玻璃体液化有关,但是在病灶后界的玻璃体牵拉很少存在,所以也不会造成 U 形裂孔。蜗牛迹样变性会形成大的圆孔,并极有可能发生视网膜脱离。

四、压迫白或非压迫白(white with or without pressure)

将巩膜压陷后眼底的隆起处,成为不透明的灰白色(正常时透明或接近透明),称为压迫白。病变进一步加重时,即使不加压也呈灰白色,称为非压迫白。其后缘有时有一嵴状切线,多见于眼底上方周边,被认为是玻璃体牵拉的一个体征。如果玻璃体后脱离扩展,此后缘可被撕开而成为裂孔。

五、铺路石样变性(paving stone degeneration)

一般见于 40 岁以上的近视眼患者。好发于下侧周边部眼底。表现为有色素性边缘的淡黄色圆形或类圆形、边界清楚的多发性萎缩病灶。大小不等的病灶排列如铺路石样。病灶中央部脉络膜毛细血管层萎缩,暴露出业已变性的脉络膜大血管层,甚至还能见到苍白色的巩膜。变性区如受到玻璃体牵引,则导致视网膜裂孔。

(陈建斌)

第七节　视锥视杆细胞营养障碍

一、概述

视锥视杆细胞营养障碍(cone-rod dystrophy, CORD)是临床中较为常见的一类单基因遗传性视网膜疾病,其特征是首先有视锥细胞功能异常或以视锥细胞功能异常为主,随后伴有显著的视杆细胞功能异常。患者通常会出现视力下降并伴色觉异常,晚期视觉功能逐渐恶化。该病的发病率约为 1/40 000。CORD 的遗传方式包括常染色体显性遗传(AD)、常染色体隐性遗传(AR)

和 X 连锁遗传(XL)。到目前为止,RetNet 数据库(https://web.sph.uth.edu/Retnet/sum-dis.htm)已经报道了 37 个基因与 CORD 相关,其中常染色体显性遗传相关的基因 10 个,常染色体隐性遗传相关的基因 25 个,X 连锁遗传相关的基因 2 个,而导致 CORD 发病最常见的致病基因是 *ABCA4*、*CRX*、*GUCY2D* 和 *RPGR*。

二、主要临床表现

CORD 在疾病的发展过程中可以分为两个阶段:

第一阶段的主要症状是视力下降,多见于 20 岁以下的青少年及儿童,矫正视力无明显提高。同时伴有畏光和不同程度的辨色力异常,部分患者还可伴有眼球震颤。患者一般无夜盲主诉,即使有也不如视力下降明显。视野检查表现为中央暗点,周边视野正常。因此,患者无夜间自主活动障碍。眼底检查,黄斑区色素沉着,各种不同程度的萎缩可伴有金箔样反光。视网膜血管正常或轻度变细。视盘色淡,尤其是乳头黄斑束神经纤维分布区域。ERG 检查主要表现为视锥细胞反应降低。

第二阶段出现夜盲,周边视野缺损,因而患者有夜间自主活动障碍。中心视力继续下降。视网膜血管变细,中周部出现类似典型 RP 的骨细胞样色素沉着。ERG 检查,视杆细胞反应下降,但视锥细胞反应异常程度较视杆细胞反应更明显,即呈锥 - 杆型 ERG 反应。

三、诊断要点

1. 症状 首发症状为视力下降、畏光、色觉异常,可伴有眼球震颤。随后周边视力进行性丧失,出现夜盲。

2. 视野 首先出现中央暗点,之后逐渐出现周边视野的部分缺失。

3. 眼底 早期,正常或轻微的黄斑损害及视盘色淡是唯一体征。随着病情进展,黄斑区可出现靶心样色素上皮细胞脱失,视盘蜡黄色,视网膜血管变细,各种不同程度的视网膜萎缩改变,中周部视网膜骨细胞样色素沉着。

4. FFA 黄斑区可见牛眼样萎缩病灶,荧光眼底血管造影黄斑区牛眼状病变,中心为正常的弱荧光,外围有透见性强荧光的环绕。随病情进展,周边视网膜色素上皮损害,表现为孤立或弥漫斑点状透见荧光,以及色素遮蔽荧光。

5. 相干光断层扫描(OCT) 黄斑中心凹变薄,外层视网膜结构层次模糊,椭圆体带不完整。

6. ERG 主要表现为明显的视锥细胞受损和相对较轻的视杆细胞受损。明适应及暗适应下,a 波和 b 波均有异常,早期病例为 a 波和 b 波的延迟,随后出现振幅下降。

四、鉴别诊断要点

1. 视锥细胞营养障碍(cone dystrophy,COD) COD 在临床表现为进行性锥细胞功能障碍伴迟发或者轻微的杆细胞功能障碍。其临床特点为首先出现视锥功能障碍,且以此为主,视杆受累较晚且轻。很少出现周边视野缺损,也不会出现夜盲。ERG 检查视锥细胞反应重度下降,视杆细胞反应正常或轻度下降。CORD 首先于黄斑区出现视网膜外层的光感受器萎缩,随着年龄增长,病变范围扩大,可累及周边部甚至全视网膜,临床表现为进行性视锥细胞功能障碍伴显著的杆细胞病变。其临床特点为视锥功能障碍出现早,不久就出现视杆病变。患者最初表现为视力下降和色觉异常,随后出现夜盲和周边视野缺损。ERG 检查,视锥细胞反应明显下降或呈熄灭型,视杆细胞反应相对视锥细胞反应下降得比较轻微。

2. 视网膜色素变性(retinitis pigmentosa,RP) 典型的 RP 首发症状是夜盲,该症状可以独立存在多年而中心视力完全正常,色素沉着出现在眼底周边部。ERG 检查视锥细胞和视杆细胞反应均重度下降。CORD 出现夜盲的时间较晚,出现严重中心视力丧失早于 RP。ERG 表现为视锥细胞反应明显下降或呈熄灭型,视杆细胞反应相对视锥细胞反应下降得比较轻微。非典型 RP 如中心性或旁中心性视网膜色素变性,较罕见,色素沉着开始于黄斑部,周边视网膜无色素变化。患者视力和色觉在病程早期即受损,视野常有中心暗点或距中心固视很近的部分或完全的环形暗点。ERG 表现为视杆细胞和视锥细胞反应明显下降或呈熄灭型。

3. Leber 先天性黑矇(Leber's congenital amaurosis,LCA) LCA 为视锥细胞或视杆细胞受损为主或两者均明显受损的疾病。通常发生在 1 岁以内的婴儿,表现为严重视力障碍伴眼球震颤,视力低于 0.1,瞳孔对光反应差。ERG 表现为视杆细胞和视锥细胞反应呈熄灭型。早发的 CORD 与 LCA 具有同样的临床体征,难以鉴别。但 CORD 视力下降持续许多年后才出现严重视力障碍,这一点可以与 LCA 鉴别。

4. Stargardt 病 CORD 发病的第一阶段还需要与 Stargardt 病鉴别。Stargardt 病在疾病的早期,眼底可表现正常,随时间推移,黄斑出现萎缩性改变及视网膜黄色斑点,黄色斑点可遍布整个眼底。FFA 表现为脉络膜背景荧光的缺乏,或被称为脉络膜荧光淹没,即使在眼底中周部也没有脉络膜背景荧光,萎缩性的黄斑区病变呈透见性强荧光,呈牛眼样。而 CORD 脉络膜充盈正常,黄斑中心凹可见透见性强荧光,呈牛眼样,在视网膜上可见斑驳状强荧光,中周部更明显。ERG 检查,CORD 视锥细胞反应重度下降,视杆细胞反应轻度下降。Stargardt 病大多数 ERG 检查正常,或轻度异常;a 波损害明显大于 b 波损害。

五、典型病例介绍

例 1:患者男(Ⅱ-3),16 岁。主诉:双眼视力下降 10 年,2 年前曾诊断为视锥细胞营养障碍。家族史:姐姐 2 年前曾诊断为视网膜色素变性,个人史和既往史无特殊。家系图见图 10-7-1。

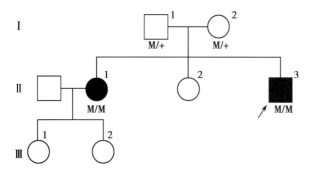

图 10-7-1　例 1 家系图

眼科查体:视力(VOU):0.25,无屈光不正;色觉检查:红绿色盲;双眼前节(−),双眼视盘界清,色淡红,黄斑区可见萎缩病灶(图 10-7-2)。

影像学检查:黄斑 OCT:双眼黄斑中心凹变薄,外层视网膜结构层次模糊,椭圆体带不完整(图 10-7-3);FFA:黄斑中心凹萎缩区透见荧光(图 10-7-4)。

视网膜电生理检查:ERG:暗适应 0.01 b 波中度下降;暗适应 3.0 反应 a 波和 b 波振幅均明显降低;明适应 3.0 a 波重度下降,b 波呈熄灭型;明适应 30Hz 闪烁反应振幅重度降低。

例 2:患者女(Ⅱ-3),30 岁。主诉:双眼视物不清 17 年,夜盲 2 年,2 年前曾诊断为视网膜色素变性。家族史:弟弟 2 年前曾诊断为视锥细胞营养障碍,个人史和既往史无特殊。

眼科查体:最佳矫正视力(VOU):平光 = HM(手动);色觉检查:红绿色盲;双眼前节(−),双眼视盘界清,色略淡,血管略细,中周部视网膜大量骨细胞样色素沉着(图 10-7-5)。

影像学检查:黄斑 OCT:双眼黄斑中心凹变薄,外层视网膜结构层次模糊,椭圆体带不完整(图 10-7-6)。

视网膜电生理检查:ERG:暗适应 0.01b 波呈熄灭型;明视 3.0 a 波和 b 波呈熄灭型。

基因检测:经全基因组外显子测序和 Sanger 验证测序证实,该家系的两名患者携带 RIMS1 基因纯合错义突变 c.G1228C(p.G410R),其父母各携带一个 c.G1228C(p.G410R)杂合性突变,患者最终诊断为"视锥视杆细胞营养障碍"(图 10-7-7)。

六、误诊原因分析

患者 Ⅱ-1 和患者 Ⅱ-3 系同一家系成员,2 年前先后被诊断为视锥细胞营养障碍和视网膜色素变性,基因检测提示该家系患者携带有 RIMS1 基因突变。根据 RetNet 数据库相关文献检索,RIMS1 基因与视锥视杆细胞营养障碍的发生有关,该家系两名患者最终被诊断为视锥视杆细胞营养不良。

CORD 在疾病初期常常需要与视锥细胞营养障碍(COD)进行鉴别。在疾病早期,COD 和 CORD 均会出现视锥细胞功能障碍。随着疾病进展,两者均会出现视杆细胞功能异常,通常 COD 的患者视杆细胞功能障碍的程度较轻或出现较晚,而 CORD 患者晚期视杆细胞功能往往呈现显著性降低。当 CORD 出现明显的视杆细胞功能异常时,往往会伴随夜盲症状,此时,就需要与视网膜色素变性(RP)进行鉴别。众所周知,RP 典型的首发症状是夜盲,该症状可以独立存在多年而保持中心视力正常。与 RP 相反,CORD 患者早期外围视野保持良好,夜盲没有发生或者症状不明显。随着病情恶化,外围视野逐渐丢失,开始出现夜盲,视力进一步减弱并最终失明。由于 CORD 患者视锥细胞退化往往早于视杆细胞,因此,CORD 患者在早期往往会表现为视力下降,而晚期会伴有夜盲的出现。但在临床上,如果没有进行 ERG 及其他检查,未详细询问病史和查对临床表型,CORD 早期容易被误诊为 COD,而晚期则与 RP 很难区分开来。

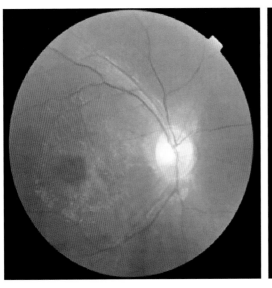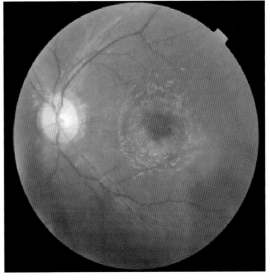

图 10-7-2　例 1 眼底彩像

双眼黄斑区可见萎缩病灶

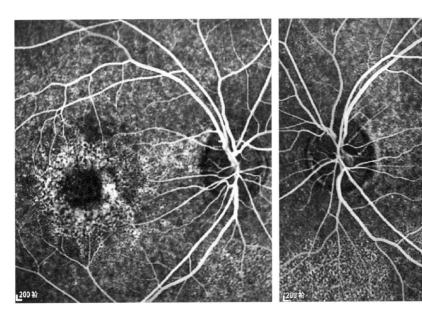

图 10-7-3　例 1 荧光素眼底血管造影

黄斑中心凹萎缩区透见荧光

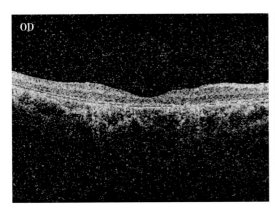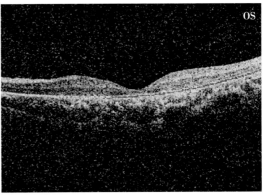

图 10-7-4　例 1 黄斑 OCT

黄斑中心凹变薄,外层视网膜结构层次模糊,椭圆体带不完整

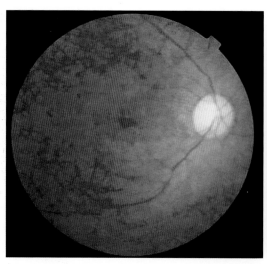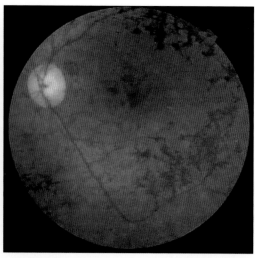

图 10-7-5　例 2 眼底彩像
双眼中周部视网膜可见大量骨细胞样色素沉着

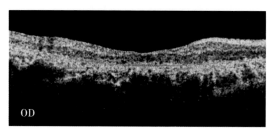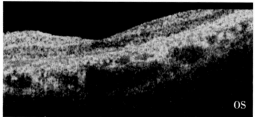

图 10-7-6　例 2 黄斑 OCT
黄斑中心凹变薄,外层视网膜结构层次模糊,椭圆体带不完整

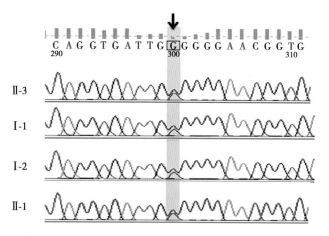

图 10-7-7　例 2 家系测序图

七、经验教训与防范

　　既往对于 CORD 的诊断主要是基于临床病史的询问、多模态影像评估和电生理检测。CORD 具有高度的遗传和临床异质性,在疾病的不同时期可呈现出不同的临床表现和体征,并且与其他类型的遗传性视网膜疾病存在表型重叠的现象,同时,许多相关致病基因既可以导致 CORD 的发生,又可以导致 RP 的发病。因此,仅仅依靠临床表现或单纯凭借基因检测结果很难作出准确的诊断,基因检测结合临床表型分析有助于提高 CORD 患者临床诊断的效率和准确性。

(容维宁　盛迅伦)

第八节 遗传性黄斑营养障碍

一、Best 病

Bestrophinopathies（Best 病）是一组由 *BEST1* 基因突变导致的遗传性黄斑营养不良性疾病。主要包括 Best 卵黄样黄斑营养不良（Best vitelliform macula dystrophy，BVMD），常染色体显性遗传玻璃体视网膜脉络膜病（autosomal dominant vitreoretinochoroidopathy，ADVIRC）和常染色体隐性遗传 Best 病（autosomal recessive bestrophinopathy，ARB）。三种疾病的主要病理机制是原发病变位于视网膜色素上皮层，进而影响光感受器细胞。在 ARB 和 ADVIRC，*BEST1* 基因突变不仅导致视网膜病变，同时也潜在影响整个眼球的发育。本节将重点介绍 Best 卵黄样黄斑营养不良和 ARB 的临床特征、诊断要点和治疗。

（一）Best 卵黄样黄斑营养不良

1. 概述 卵黄样黄斑营养不良。由 Best 于 1905 年首次报道。本病为原发于视网膜色素上皮层的常染色体显性遗传性疾病，它的外显度及表现度则大有不同。该病患者具有的特征性改变是分泌一种特殊的橘黄色物质，通常认为这是脂褐质在视网膜色素上皮层的沉积、积聚并形成囊样病灶，可能由于这种物质的毒性作用，破坏并继而形成视网膜局限性萎缩。

2. 主要临床表现 Best 病是一种常染色体显性遗传病，在青少年期就可以发现典型的黄色或橘黄色的卵黄样病变位于黄斑区。发病年龄通常在 3~15 岁，平均 6 岁。但是在临床中诊断该病的年龄经常稍晚是因为患者在发病之后会维持较好的视力一段时间。本病没有明显的男女差异。主要表现为视力下降和视物变形。本病常合并远视、内斜视和斜视性屈光不正。通常是双眼发病，但眼底表现可以不对称。根据视力受损程度，出现不同程度色觉障碍。视野早期有相对中心暗点，晚期为绝对暗点。

3. 诊断要点

（1）眼底表现：根据不同时期的眼底改变，将本病描述为五个不同阶段：

0 期：视网膜黄斑区表现相对正常，EOG 异常。

Ⅰ期：黄斑区表现为斑点状色素紊乱。

Ⅱ期：黄斑区出现典型的卵黄样病损，表现为圆形、均一、边界清楚、约 1PD 大小的黄色囊样病灶，后期可退变为煎鸡蛋样外观。

Ⅲ期：卵黄样病损囊内的黄色物质渐液化，出现液面，呈现假性前房积脓样外观。

Ⅳa 期：以上病变继续发展，出现黄斑区视网膜色素上皮萎缩；Ⅳb 期：黄斑区纤维瘢痕形成；Ⅳc 期：黄斑区视网膜下新生血管膜形成。最终本病可发展至多灶性卵黄样病损，可合并黄斑孔和视网膜脱离。

（2）电生理：ERG：a、b 波正常，c 波下降或消失。EOG：光峰与暗谷（LP/DT）的比值降低，这种改变在眼底完全正常的前驱期即已存在，对本病早期诊断具有重要意义（图 10-8-1）。

（3）FFA：0 期多无异常。Ⅱ期时造影初期有与卵黄样病灶相应的遮蔽荧光，造影后期因荧光色素少量进入囊内而显弱荧光。中心凹周围毛细血管完整，无渗漏。Ⅲ期及Ⅳ期的造影表现多样，如果卵黄样物质外溢，引起炎症样反应。病灶外形成视网膜下新生血管时，则呈花边状荧光渗漏。有出血者，出血处荧光遮蔽。炒鸡蛋状斑块或线条处，晚期有荧光着染。瘢痕萎缩因色素上皮萎缩而透见荧光，造影后期如仍见强荧光斑而不扩大为荧光着色。

（4）OCT：病灶视网膜下间隙底层是黄色物质在 OCT 上表现为高反射，其上方覆盖透明的液体在 OCT 呈低反射。

4. 主要鉴别诊断 根据本病典型临床表现及电生理学检测可明确诊断，但应除外其他原因所致的黄斑变性。

（1）成人型 Best 病鉴别要点：①成人型 Best 病家族无常染色体显性遗传；②该病的发病年龄在 30~50 岁；③可单眼或双眼发病；④该病的黄斑区卵黄样病灶较小些，通常在 1/4~1PD 之间，病灶中心有色素斑；⑤EOG 正常。

（2）伴有纤维素渗出的中心性浆液性脉络膜视网膜病变：单眼或双眼不同程度的视力下降，伴有视物变形、变小，中心暗点形成，色觉改变。活动期眼底可见黄斑区水肿伴有视网膜下纤维性渗出，恢复期可见纤维素性渗出吸收。典型的 FFA 可见渗漏点随时间延长逐渐扩大。

（3）特发性脉络膜新生血管：多为单眼发病，起病年龄为 32~38 岁。眼底表现为孤立的渗出灶伴有出血。造影早期渗出性病灶呈现弱荧光，出血处呈遮蔽荧光，晚期新生血管渗漏融合成一片强荧光。

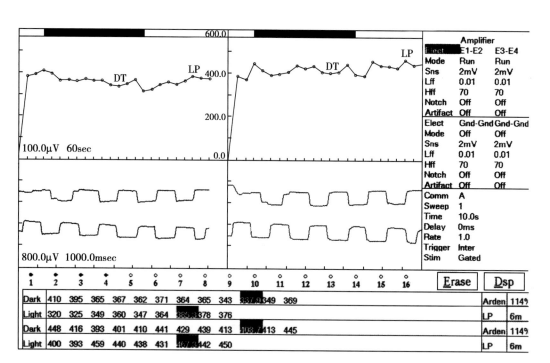

图 10-8-1　Best 病 EOG 表现

（4）黄斑区融合的玻璃疣:发病年龄偏大,病灶位于黄斑区,大小不等,小的多位于外围,中央可融合成较大的色素上皮脱离。分为硬性和软性玻璃疣。FFA 及 ICGA 造影可鉴别。

5. 治疗原则与进展　目前对于本病没有有效的治疗方案。对于无症状的基因携带者,可给予遗传咨询。对于合并脉络膜新生血管的患者可用 PDT 或者抗 VEGF 治疗。

6. 典型病例

例 1:患者,男性,19 岁。双眼发病,右眼黄斑区可见卵黄样囊样病灶,中心凹处可见黄色新生血管膜,其上方可见深层出血,该眼 FFA 可见拱环区片状强荧光渗漏,其上方可见弱荧光遮挡即出血。左眼黄斑区卵黄样病灶内可见液平面,似前房假性积脓样外观,该眼 FFA 晚期造影显示病灶区荧光素着染(图 10-8-2)。

例 2:患儿,女性,9 岁。单眼发病,右眼眼底大致正常。左眼黄斑区卵黄样病灶内可见液平面,似前房积脓样外观(图 10-8-3)。

例 3:患儿,男性,7 岁。双眼发病,右眼眼底呈现卵黄破裂,FFA 早期呈片状强荧光晚期荧光着染为主。左眼黄斑区可见黄白色病灶,FFA 早期呈片状强荧光,晚期荧光渗漏,黄斑囊样水肿形成(图 10-8-4)。

7. 误诊原因分析　卵黄样黄斑营养障碍即 Best 病是一种常染色体显性遗传病,通常在青少年发病。出现典型的眼底改变时不难诊断。但在病变早期时视网膜黄斑区表现相对正常,或仅表现为斑点状色素紊乱,故出现误诊、漏诊的概率比较大。所以在青少年期出现的视力下降或视物变形,伴有远视、内斜视和斜视性屈光不正并出现不同程度色觉障碍时要高度警惕,在临床上双眼检查眼底是必需的,同时 ERG、EOG、视野等检查亦可以明确诊断或排除鉴别诊断。

8. 经验教训与防范　Best 病的发病年龄在 3~15 岁,多为双眼发病,但是在临床中诊断该病的年龄经常稍晚,多是因为患者在发病之后会维持较好的视力一段时间,故可能会与发病年龄较大的有类似眼底病变的疾病相混淆,比如成人型 Best 病、纤维渗出性的中浆甚至融合的玻璃疣等。所以详细的病史询问、有无家族史、病程发展特点,以及双眼眼底检查、眼电生理、荧光素眼底血管造影等辅助检查对于诊断本病及鉴别诊断是必要的,这是一个综合的思维过程。

(二)常染色体隐性遗传 Best 病

1. 概述　常染色体隐性遗传 Best 病(autosomal recessive bestrophinopathy, ARB)是 2008 年由 Burgess 等首次报道并命名,其发病率约为 1/1 000 000。遗传性分析显示 ARB 由 *BEST1* 基因复合杂合突变或纯合突变导致。

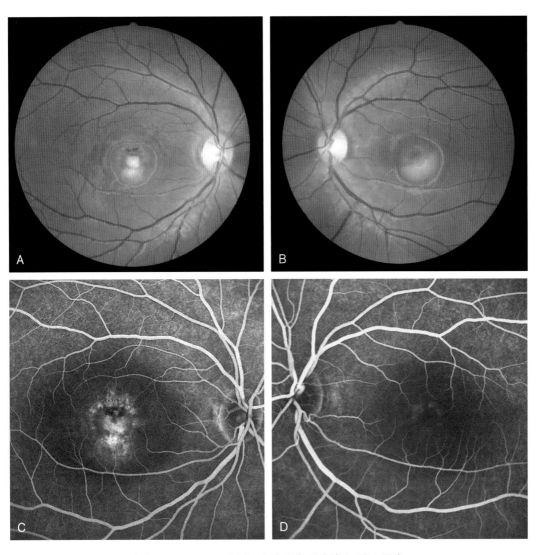

图 10-8-2　Best 病例 1 患者彩色眼底像和 FFA 图像
A,B. 彩色眼底像,示双眼黄斑区卵黄样病变;C,D. FFA 图像

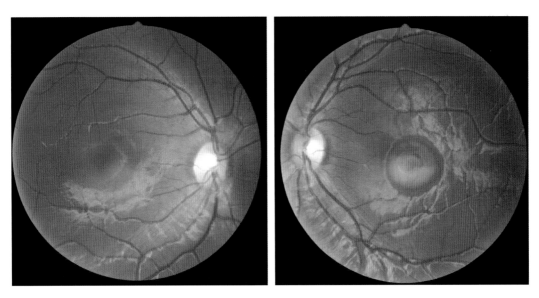

图 10-8-3　Best 病例 2 患者彩色眼底像
示左眼黄斑区卵黄样病变

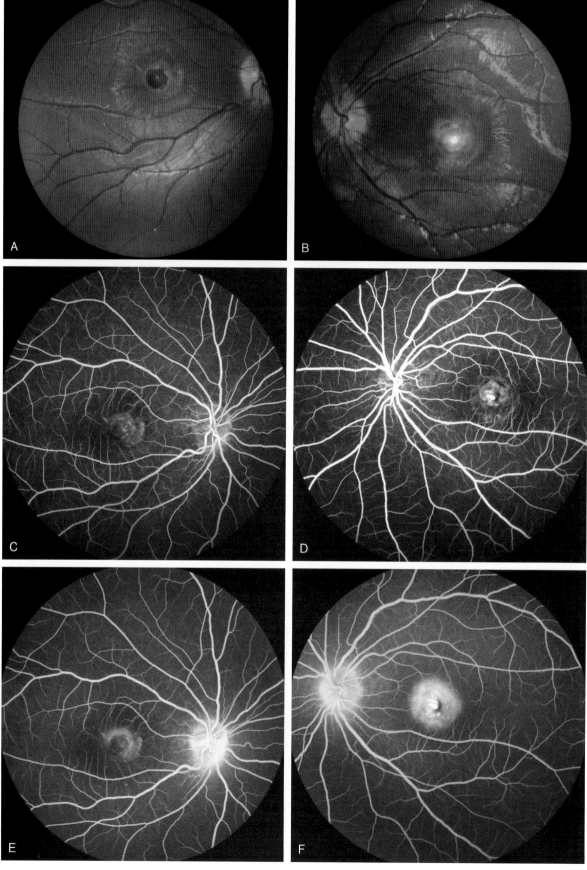

图 10-8-4　Best 病例 3 患者彩色眼底像和 FFA 图像
A,B. 患者彩色眼底像；C,D. FFA 早期；E,F. FFA 晚期

2. 主要临床表现 ARB 通常为双眼发病,发病年龄多在 20 岁之前,但亦有 50 岁之后发病的报道。ARB 常见的临床表现为中心视力下降,与典型的 Best 卵黄样黄斑营养不良不同,ARB 患者眼底最显著的特征是黄斑中心凹外和中周部视网膜下黄色斑点样物质沉积,常常无典型的卵黄样损害。OCT 提示黄斑区视网膜神经上皮层内或神经上皮层下积液。其 ERG 检查表现为视锥细胞和视杆细胞反应振幅下降,时间延迟。EOG 表现为光峰/暗谷比值(Arden 比)显著下降。

3. 诊断要点

(1) 发病年龄通常在 4~40 岁之间。

(2) 症状:中心视力缓慢下降,最佳矫正视力 0.1~1.0。

(3) 屈光状态:多呈现远视。

(4) 常伴有闭角型青光眼。

(5) 眼底影像学检查:眼底:黄斑区和赤道部视网膜内和视网膜下可见黄白色斑点样沉着物;自发荧光成像:呈现自发高荧光;荧光血管造影:视网膜色素上皮萎缩区显示斑块强荧光;OCT:黄斑区视网膜神经上皮层脱离,神经上皮层内多个液性暗区(囊腔)。视网膜光感受器细胞层伸长、增厚。

(6) 视觉电生理:EOG 光峰值明显下降,光峰/暗谷比值(Arden 比)降低。全视野 ERG 振幅降低和/或反应时间延迟。多焦 ERG 黄斑区 ERG 的 P50 和 N95 均异常,说明中心凹和中心凹周围敏感度丧失。

4. 鉴别诊断

(1) drusen:ARB 的典型眼底特征为黄斑中心凹外和中周部视网膜下黄色斑点样物质沉积,因此在临床中需要与伴有 drusen 样改变的一系列眼底疾病进行鉴别,如年龄相关性黄斑变性、基底膜层状玻璃疣、Doyne 蜂巢状视网膜营养不良、视网膜黄斑营养不良等。与 ARB 不同的是上述几类疾病 OCT 上表现为 RPE 下的病灶,相应的病灶在自发荧光成像上呈现细微的变化,而 EOG 检查通常正常。

(2) 其他黄色斑点相关的疾病:ARB 还需要与一些其他合并黄色斑点改变的眼底疾病进行鉴别,如 Stargardt 病,在 FFA 上呈现"脉络膜荧光淹没",Stargardt 病 EOG 检查正常,其致病基因通常为 *ABCA4* 基因。此外,还要与临床表型不典型的 Best 卵黄样黄斑营养不良、成人型卵黄样黄斑营养不良相鉴别,这两类疾病致病基因亦为 *BEST1* 基因,但患者携带单一的杂合突变,遗传方式为常染色体显性遗传,通过基因检测可加以甄别。

(3) 慢性中心性浆液性脉络膜视网膜病变(chronic central serous chorioretinopathy,CCSC):临床中将 ARB 误诊为慢性中心性浆液性脉络膜视网膜病变的病例并不罕见,CCSC 眼底检查可见黄斑区局限性神经上皮层脱离,OCT 检查可见黄斑区视网膜下积液,中心凹下脉络膜厚度增加,FFA 检查可荧光素渗漏点。EOG 检查正常有助于鉴别。

5. 典型病例 患者男,35 岁,编号Ⅱ-13。首诊于 2011 年,主诉:双眼视力下降 5 年,左眼胀痛 1 年。眼科查体:最佳矫正视力:VOD:+2.75DS=0.15;VOS:+3.50DS=0.1;眼 压:OD 13.8mmHg,OS 44.1mmHg;眼轴:OD 21.34mm,OS 20.89mm;前节:左眼角膜轻度水肿,双眼前房浅,晶状体混浊(右眼为重)。房角镜检查提示双眼房角关闭 >270°;眼底:双眼黄斑区可见黄色斑点样沉着物,左眼视盘苍白,C/D=0.9。影像学检查:UBM:检查示双眼浅前房及房角关闭;眼底照相:双眼黄斑区可见不规则黄色沉着物,伴色素上皮萎缩,左眼视盘苍白,杯盘比 0.9;黄斑 OCT:黄斑区囊样水肿。初步诊断:双眼闭角型青光眼;双眼白内障;双眼屈光不正;双眼黄斑囊样水肿;左眼视神经萎缩。

治疗及复查:左眼行小梁切除 + 白内障超声乳化 + 人工晶状体植入术,术后患者症状得到缓解,按时出院,患者再次于眼科门诊复查时,告知家系中多名成员患病,且父母系近亲结婚,随后邀请家系成员行相关眼科检查。家系其他患者眼部查体情况见表 10-8-1。

基因检测:鉴于该家系成员中多人患病,且父母为近亲结婚(图 10-8-5),因此,考虑该家系患有遗传性眼病,采用外显子结合目标区域捕获测序芯片对家系成员进行基因检测,经过 Sanger 验证及家系共分离检测,证实该家系患者均携带有 *BEST1* 基因纯合错义突变 c.752G>A(p.C251Y),其父母均携带一个 c.752G>A(p.C251Y)杂合性突变(图 10-8-6)。

视网膜电生理检查(EOG):家系中患者 Arden 比正常,是由于暗谷电位和光峰电位的幅值均降低所致。值得注意的是与正常家庭成员相比,患者 EOG 的光峰值(peak)显著降低(表 10-8-2)。

表 10-8-1　家系患者的临床表型

患者编号		Ⅱ-6	Ⅱ-12	Ⅲ-1
性别		男	女	男
年龄/岁		50	38	33
矫正视力	OD	+3.50DS=0.1	+1.75DS= 光感	+1.75DS=0.1
	OS	+3.00DS= 数指	+1.50DS=0.1	+2.50DS=0.1
眼压/mmHg	OD	13	34.5	22.2
	OS	38.6	25.2	19.7
眼轴/mm	OD	21.18	21.44	21.54
	OS	21.29	21.30	21.36
前房深度/mm	OD	1. 65	1. 45	2. 43
	OS	1. 64	1. 41	2. 06
房角镜检查		OU 房角关闭 >270°	OU 房角关闭 >270°	OD 房角关闭 >180°；OS 房角关闭 <90°
晶状体		混浊	混浊	混浊
视盘		C/D=0.5（OD） C/D=0.8（OS）	C/D=0.9（OU）	C/D=0.6（OD） C/D=0.3（OS）
视网膜		黄斑区黄白色斑点沉着，RPE 层萎缩，中心凹处神经上皮层下积液	黄斑区黄白色斑点沉着，黄斑水肿	黄斑区黄白色斑点沉着，RPE 层萎缩，黄斑水肿

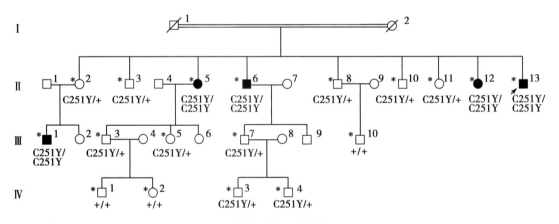

图 10-8-5　家系图

表 10-8-2　家系患者的 EOG 检查结果

		OD			OS		
		暗谷电位/μV	光峰电位/μV	Arden 比	暗谷电位/μV	光峰电位/μV	Arden 比
患者	Ⅱ-6	59.6	16.4	2.7	70.1	181.2	2.6
	Ⅱ-12	42.0	157.2	3.7	53.7	244.6	4.6
	Ⅱ-13	144.5	407.2	2.8	146.5	322.3	2.2
	Ⅲ-1	178.8	418.3	2.3	169.5	455.2	2.7
正常	Ⅱ-10	572.3	1 500.0	2.6	460.9	1 300.0	2.8
	Ⅱ-11	757.8	4 000.0	5.2	780.3	4 000.0	5.1

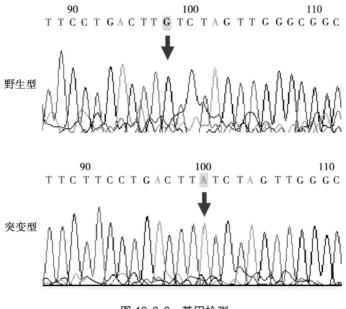

图 10-8-6 基因检测

上图:野生型;下图:图标型

最终诊断:常染色体隐性遗传 Best 病。

6. 误诊原因分析 ARB 最早报道是在 2008 年,先证者首诊时为 2011 年,当时我国的眼科医生对于常染色体隐性遗传 Best 病的认识甚少,也未见中国人群中的相关报道,因此对该疾病的临床表型不甚了解。先证者首诊时表现为闭角型青光眼、白内障和黄斑囊样水肿,均为眼科常见的疾病和临床体征,并未与特殊的疾病相联系,因此,只针对眼部情况进行了对症处理。而随后的复查发现该家族中有多个成员患同样眼病,表现为家族性疾病,进一步的基因检测为认识 ARB 提供了契机。

基因检测是遗传性眼病诊断的"金标准"。我们在该家系检测到 *BEST1* 基因纯合错义突变后进行了相关的文献检索,发现 *BEST1* 基因突变与以下疾病的发生有关:常染色体显性遗传的黄斑营养不良(Best 卵黄样黄斑营养不良)、常染色体显性遗传玻璃体视网膜脉络膜病、常染色体隐性遗传 Best 病和常染色体隐性遗传视网膜色素变性。众所周知,近亲结婚可以增加隐性遗传疾病的发生率,因此,最终将诊断的焦点集中在隐性遗传的两类疾病。根据疾病特点,针对性地为患者及其家系成员进行了 EOG 检查,最终明确诊断为 ARB。

7. 经验教训与防范 *BEST1* 基因突变所致的表型有高度的异质性,从 ARB、非典型 BVMD 到 RP 均可出现。对于 ARB 常易与 BVMD 的卵

黄破裂期、Stargarts 病、ADVIRC 的晚期及慢性中心性浆液性脉络膜视网膜病变(CCSC)、年龄相关性黄斑变性等混淆。基因检测技术有助于早期诊断、快速准确的鉴别诊断,从而为预防、治疗奠定基础。

(容维宁　盛迅伦)

二、Stargardt 病

(一)概述

1909 年 Stargardt 黄斑营养障碍首次被 Stargardt 描述,他的首篇论文介绍了两个家族(H 和 N 家族)的 7 例患者,这些患者表现是中心视力下降,眼底表现为黄斑区的萎缩灶且被一些黄白点包绕。男女发病率没有明显差异,患者的父母正常,但是他们的亲属受累,故属于常染色体隐性遗传。1954 年,Rosehr 复查了 H 家族的患者眼底,发现均有进一步的视力减退及黄斑萎缩变性。患者之一 Paul H 在复查中被发现眼底除黄斑改变外,出现了后极部黄色斑点。1963 年,Franceschetti 描述了一种常染色体隐性遗传的眼底黄色斑点病,眼底主要表现为黄色斑点为主伴有黄斑变性。根据目前的临床观察,许多学者认为 Stargardt 病和眼底黄色斑点是本质相同的眼底病。

(二)主要临床表现

本病为双眼发病,常见发病年龄 6~20 岁。中心视力在疾病初期即有明显下降,视力下降程

度与检眼镜下所见不成比例(症状重、体征轻)。色觉障碍出现较早并逐渐加重。患者无夜盲而有不同程度的昼盲现象。随着病情的进展,患者会出现中心暗点,周边视野一般无异常。

(三)诊断要点

1. 眼底改变 患者眼底改变可分为初期、进行期和晚期三个阶段。初期眼底无明显异常,但中心视力已有明显下降,因此易被误诊为弱视或癔症。进行期最早的眼底改变是中心凹反光消失。随病情发展,黄斑区可出现黄色或白色斑点状沉着物,位于视网膜色素上皮层,并逐渐形成黄斑周围边界清楚的色素上皮点状萎缩区(RPE变性区)。随视网膜色素上皮丢失,可表面为牛眼样改变。如果合并黄色斑点症,则在黄斑之外的其他视网膜可见黄色斑点。晚期黄斑区可呈青铜样反光或金箔样外观,或表现为地图样萎缩,透见脉络膜血管,可伴有形态不规则的色素沉着。

2. 荧光素眼底血管造影 对本病的早期诊断至关重要。在眼底未见明显异常时,FFA检查已可见到细小的透见荧光点。部分病例可见脉络膜背景荧光缺失,即脉络膜背景荧光淹没。可能与视网膜色素上皮细胞内脂褐质等异常物质增多有关。黄斑区呈现窗样透见荧光,牛眼状强荧光。在造影动脉期,许多斑点状或其他萎缩灶处早期呈现透见荧光,至晚期呈现强荧光。晚期RPE消失透见脉络膜大血管。如有脉络膜新生血管,则出现明显荧光素渗漏。

3. OCT 检查黄斑中心凹神经上皮层比正常明显变薄,甚至消失,亦有助于本病的诊断。

4. 视野检查 在初期已可发现中心暗点,进行期后,有与萎缩区大小相应的中心暗点。周边视野一般无改变。

5. 色觉检查 可有不同程度的获得性异常。初期即可检出,以后逐渐加剧。

6. 多焦点视网膜电图(mERG) 则有显著改变,提示中心凹损害严重。EOG光峰/暗谷比值正常或下降。ERG早期正常,后期可异常。暗适应测定可延长。总体来说,EOG、ERG和暗适应初期正常,后期表现为非特异性异常(图10-8-7)。

(四)鉴别诊断要点

1. 眼底黄色斑点

(1)并不是所有黄色斑眼底都伴有黄斑萎缩性改变。

(2)黄色斑眼底在黄斑未被侵及之前仍保持正常。

(3)黄色斑眼底的黄色斑点始于后极部以外的眼底,即赤道部至视盘鼻侧眼底及视网膜颞侧上下动静脉环绕区以外的眼底。随着病变的发展,约50%的病例最后侵及黄斑部。

(4)黄色斑眼底有的病例有夜盲主诉(50%)

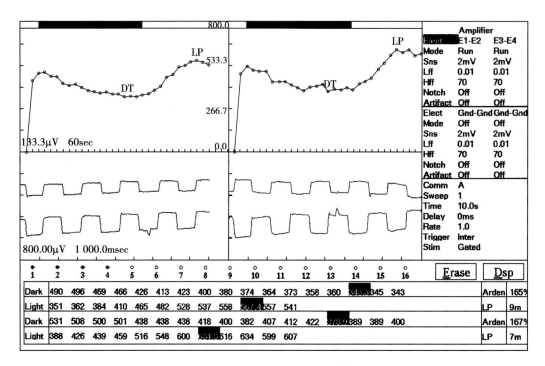

图10-8-7 Stargardt病EOG表现

及周边视野损害。

2. Best 病 是一种常染色体显性遗传病,在青少年期就可以发现典型的黄色或橘黄色的卵黄样病变位于黄斑区。发病年龄通常在 3~15 岁,平均年龄 6 岁。主要表现为视力下降和视物变形。本病常合并远视、内斜视和斜视性屈光不正。通常是双眼发病,但眼底表现可以不对称。根据视力受损程度,出现不同程度色觉障碍。视野早期有相对中心暗点,晚期为绝对暗点。

3. 视锥细胞营养障碍 是一组累及视锥细胞功能的遗传性视网膜变性。遗传方式可见常染色体显性、隐性(散在)或 X 连锁隐性遗传。此病在儿童或中年期发病,临床特点有进行性视力受损、色觉受累、畏光、昼盲,早期眼底正常或接近正常,晚期黄斑区 RPE 萎缩,常发展为牛眼形,视盘颞侧色淡。ERG 检查很重要。明视 ERG b 波波幅减退甚至熄灭。暗视 ERG 正常或超常。

4. X 连锁遗传性青少年型视网膜劈裂症 出生时就已存在。特征表现为病变处视网膜神经纤维层裂开,玻璃体积血及玻璃体腔内有一半透明的膜,常为双眼发病。一般为性连锁隐性遗传。黄斑部通常表现为多囊状、花瓣状或轮辐状病变。病变进展到一定程度黄斑囊样改变多消退且逐渐进展到黄斑萎缩,常伴有黄斑区色素上皮变动。ERG a 波振幅正常或降低,b 波比 a 波下降更甚,使 b 波与 a 波比例常小于正常。

5. 中心晕轮状脉络膜营养障碍特征

(1) 常染色体显性遗传性疾病。

(2) 家系中患者具有不同程度的临床表现。

(3) 双眼对称性黄斑病变,局限于后极部。

(4) 不伴有斑点状、点状或微粒状病变。

(5) 早期脉络膜毛细血管萎缩。

(6) ERG、EOG 正常或视锥反应轻度受损表现。

(五) 治疗原则与进展

本病目前尚无特殊有效的治疗方法,可给予复合维生素、叶黄素、玉米黄素等支持药物,多数患者可保持一定视力。同时低视力辅助器可以帮助患者改善远近视力。嘱患者避免长时间的户外日光直射。

(六) 典型病例

例 1:患者,男性,10 岁。右眼彩色眼底像,黄斑区有一卵圆形萎缩灶,约 1PD 大小,其周可见少量黄色斑点。造影表现黄斑拱环区可见 2PD 大小的椭圆形斑驳样透见荧光,后极部可见散在的斑点状透见荧光及脉络膜淹没。左眼眼底及造影表现大致同右眼改变(图 10-8-8)。

例 2:患者,男性,14 岁。双眼发病,病变程度较对称。彩色眼底像见双眼黄斑区萎缩灶,表面可见色素沉着,后极部可见黄色斑点。造影可见黄斑区界清、斑驳样荧光,可透见脉络膜血管,其周环以斑点状强荧光。周边可见脉络膜淹没症(图 10-8-9)。

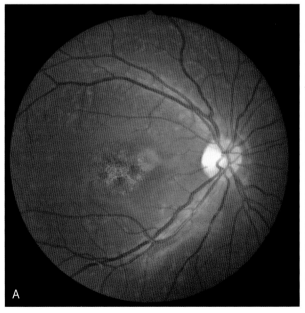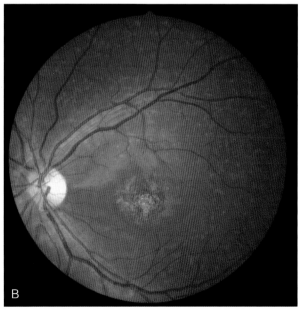

图 10-8-8 Stargardt 病例 1 患者彩色眼底像和 FFA 图像

A,B. 彩色眼底像

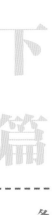

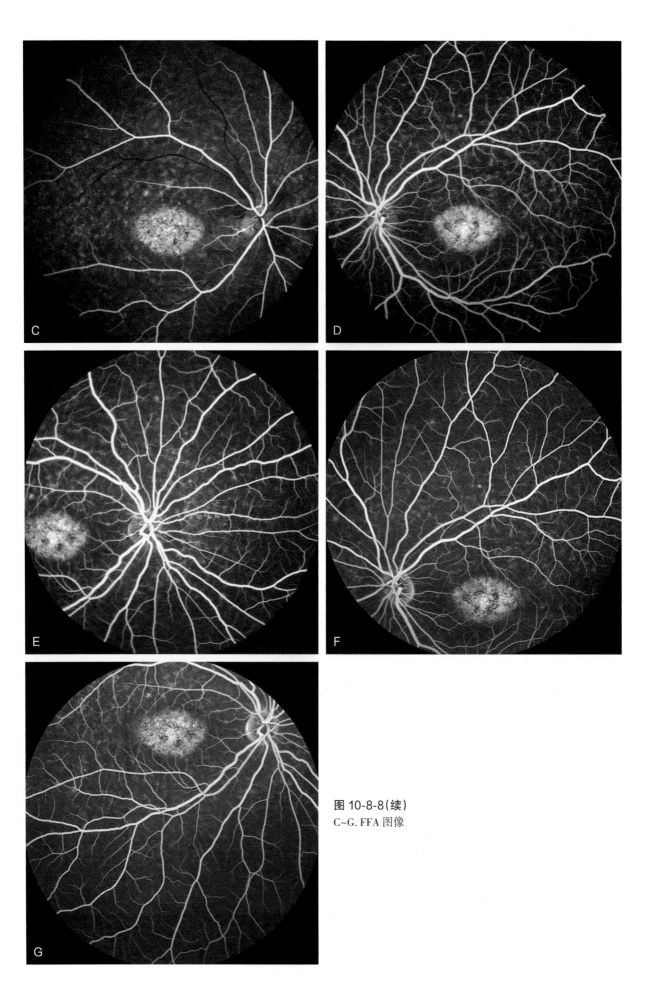

图 10-8-8(续)
C~G. FFA 图像

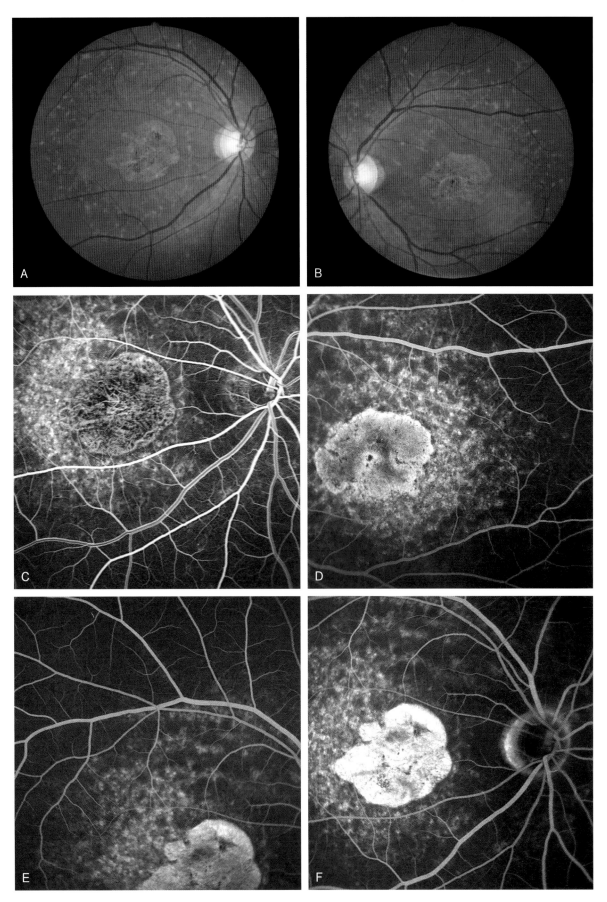

图 10-8-9　Stargardt 病例 2 患者彩色眼底像和 FFA 图像

A、B. 彩色眼底像；C~G. FFA 图像

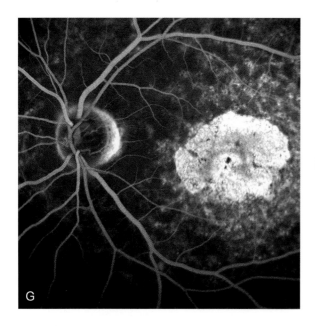

图 10-8-9（续）

G

（七）误诊原因分析

Stargardt 病患者在早期有些中心视力已有明显下降，但视力下降的程度与检眼镜下所见不成比例，即症状重、体征轻，故易被误诊为弱视或癔症。所以，此时恰当的辅助检查是必要的，比如荧光素眼底血管造影，在眼底未见明显异常时，造影检查已可见到细小的透见荧光点。部分病例可见脉络膜背景荧光缺失表现，即脉络膜背景荧光淹没。该项检查对本病的早期诊断至关重要。随着病情的进展，黄斑区可出现位于视网膜色素上皮层黄色或白色斑点状沉着物，并逐渐形成黄斑周围边界清楚的色素上皮点状萎缩区。此时易与其他黄斑营养障碍疾病相混淆，所以此时可进行 ERG、EOG 及视野等检查，根据其特征性改变进行鉴别。

（八）经验教训与防范

营养障碍性眼底病多是双眼对称性眼底改变，这是该类疾病的特征之一，同时发生营养障碍性变性时主要的反应是萎缩而且病程缓慢。所以诊断这类疾病是一个综合的思维过程，病史的详细询问、了解病程发展特点、家族史、既往史、双眼眼底检查及特征改变、眼电生理、荧光素眼底血管造影、视野等辅助检查都是必要条件，结合上述条件明确诊断某类营养障碍性疾病应该不是难事。

（焦璇　魏文斌）

三、Behr 病

（一）概述

Behr 病由 Behr 在 1909 年首先描述，是一种常染色体隐性遗传疾病，也有常染色体显性遗传的家系报告，其主要特征为共济失调和视神经萎缩。

本病没有特异性诊断标准，因此需要排除其他疾病后进行诊断。有报道患者尿液中 3-甲基戊烯二酸可异常升高。

（二）眼部特征

眼球震颤、视神经萎缩。一般出现在 1~9 岁，特征为视盘颞侧苍白，视盘黄斑束纤维萎缩，常伴色盲。视野中心暗点，偶见周边视野缺损。球后视神经炎，视力减退，斜视。

（三）全身特征

脑部、锥体束受损症状，如腱反射亢进，Babinski 征阳性。有脊髓后索及脊髓小脑束受损现象。

智力减退，共济运动失调症状，步态不稳。

常因尿道括约肌无力而出现尿液淋漓。

部分患者可出现脑积水、腭裂、畸形足、肌张力增强，括约肌力减弱。

（四）治疗

对症处理，尚无有效疗法。

四、Haab 病

亦称年龄相关性遗传性黄斑营养障碍（senile hereditary macular dystrophy），与萎缩性年龄相关性黄斑变性（atrophic age-related macular degeneration）可能是同一种病，其发病年龄与临床所见相同，由于发生于老年人，家系调查困难，不易确定。

（焦璇）

第九节 小口病

一、概述

小口病（oguchi diseicse）即先天性夜盲兼眼底灰白变色症，由日本人小口忠太于1907年首先报道，合本重次郎于1911年命名。我国由关冠武于1953年首先报道。它是一种罕见的常染色体隐性遗传性眼病，大多数双亲为血族婚姻。其临床表现包括先天性静止性夜盲、特殊的金黄色或灰暗色调眼底及水尾现象，双眼发病。

小口病的病因与发病机制尚不完全清楚。小口病患者的视网膜色素上皮与视细胞之间有一层特殊的组织，这不是真正的细胞层，而是视细胞外端的退行变性产物，分布在整个视网膜中，但厚度不等，与视细胞外端和含有视褐质的色素上皮细胞色素突粘连，含有聚集成堆的色素颗粒。由于该层的色素颗粒分布不规则，视黄醛和视蛋白生成过多，从而造成眼底的特殊改变。在暗适应后，该层内色素颗粒退回到色素上皮细胞内，视黄醛和视蛋白逐渐减少而被视紫质所代替，出现水尾现象。小口病患者视网膜色素上皮细胞的色素分布在细胞内端，细胞核染色较致密，这种表现类似两栖类动物，根据以往组织学的研究，多数学者认为小口病是一种返祖现象。

二、主要临床表现

1. 症状 中心视力一般正常。有先天性夜盲，静止性。

2. 眼底 表现极为特殊，后极部呈光亮不均匀的黄灰白色、金黄色、淡褐色或黑灰色区，其边界不清，有时整个眼底均显灰白色，偶有稍带黄色。在灰白色调之视网膜背景前，视网膜血管较正常者暗，动静脉不易区分，视网膜末梢血管分布非常清晰，血管一侧镶有发亮的白边，另一侧显出暗影，似挂雪的树枝（图10-9-1）。视网膜周边有杂乱散在的暗色斑点，黄斑部呈黄白色，色调暗，呈暗黑色或鲜红色似枯叶样，视网膜反光强。视盘正常或稍充血。

3. 水尾现象（Mizuo） 即在明处眼底呈灰白或黄灰色调，黑暗中或用绷带包扎2~3小时后眼底呈正常状态。回到明处30~40分钟后，眼底又恢复原来的灰白色。此现象并非所有病例均有，部分病例观察不到或不明显。这种现象由水尾在1913年首先报道，称为水尾现象（图10-9-2）。

4. 视野在明室内正常，暗室内呈向心性缩小，光觉恢复极慢，在暗室中停留数小时后暗视力才开始逐渐恢复。48小时功能恢复达顶点。

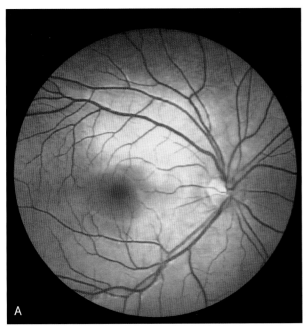
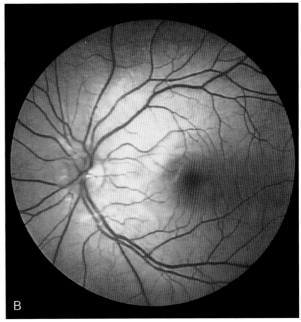

图 10-9-1 小口病

A. 右眼；B. 左眼。双眼包盖前，视网膜呈特殊的金黄色灰暗色调

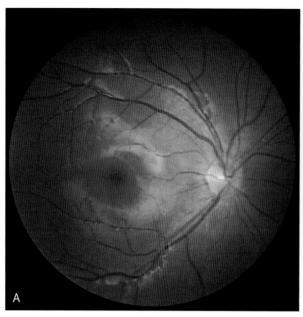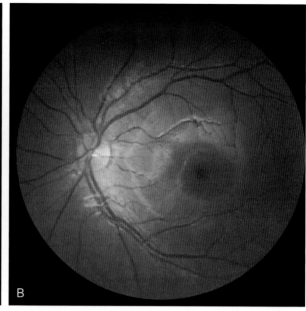

图 10-9-2　小口病（水尾现象）
A. 右眼；B. 左眼。在暗室包盖双眼 2 小时后，眼底恢复正常的橘红色

5. 心理物理学、电生理检查与色觉检查基本正常。ERG 检查在长时间暗适应后第一次光刺激可见到 b 波，但第二次光刺激时 b 波即可消失，此为本病特征，有诊断价值。

6. 本病还可合并视网膜色素变性、近视、白内障。患者可有智力缺陷。

三、诊断要点

1. 先天性静止性夜盲。

2. 视网膜呈特殊的金黄色灰暗色调，也有呈现古老的金屏风样色调，有水尾现象。

四、治疗原则与进展

尚无有效治疗方法。

五、典型病例

患者，女性，15 岁。因夜盲 14 年一直未明确诊断，于眼科就诊。否认有家族史，父母为近亲结婚。全身检查未见异常。眼部检查：视力右眼 0.8，左眼 0.8，不能矫正。眼压右眼 17mmHg，左眼 15mmHg。双眼外眼正常，眼球运动无受限，屈光间质透明。眼底检查：视盘颜色正常，黄斑中心光反射呈暗红色。视网膜呈金黄色灰暗色调。视网膜动脉血管一侧有暗影，而另一侧有白色的反光。在暗室包盖双眼 2 小时后，再次检查眼底恢复正常的橘红色。暴露在自然光线下，半

小时后眼底又恢复到原来的颜色。诊断：双眼小口病（图 10-9-1，图 10-9-2）。

六、误诊原因分析

该病的漏诊与误诊多因眼科医师的认识不足，忽略了暗适应下眼底的检查。

（陈建斌）

第十节　先天性静止性夜盲

一、概述

先天性静止性夜盲（congenital stationary night blindness，CSNB）是一类少见的主要损害视网膜的杆状系统功能的遗传性视网膜疾病。其临床特点是先天性非进行性夜盲，暗适应和视网膜电图（electroretinogram，ERG）发生特征性改变。其遗传方式符合孟德尔遗传规律。1838 年，Cunier 首次报告了法国 Nougaret 大家系。目前已报道的有常染色体显性遗传（AD），常染色体隐性遗传（AR）和 X 连锁隐性遗传方式，其中以常染色体显性遗传方式较多。

二、主要临床表现

不同遗传方式的 CSNB 临床表现有所差异，但是都表现为视网膜的杆状系统功能严重受损。

根据临床表现,Carr 等将本病分为两大类,即眼底正常的 CSNB 和眼底异常的 CSNB。眼底异常的 CSNB,包括白点状眼底、小口病和 Kandori 视网膜斑。小口病和白点状眼底为常染色体隐性遗传性 CSNB,属 CSNB 的特殊类型。

(一) 眼底异常的 CSNB

1. 白点状眼底(white punctate of the fundus) 伴先天性静止性夜盲的白点状眼底常因夜盲而就诊。暗适应检查时间延长,光阈值及其他视功能正常。眼底表现为散在、大小一致的白色无反光的圆形和类圆形小点,位于视网膜血管下方,黄斑始终不受累及。白色小点之间始终无色素沉着。视盘及视网膜血管随时间延长无改变。

2. 小口病(Oquchi's disease) 表现为夜盲、眼底呈灰暗而带有反光的金黄色及水尾现象,中心视力无损害。患者的周边视野以及色视野均正常,在减低背景照明度后视野有向心性缩小。中央视野正常。暗视野明显障碍,但视锥细胞阈值正常,色觉正常。

(二) 眼底正常的 CSNB

1. 本病特征性改变是出现明显的暗适应阈值异常和 ERG 异常。多数患者暗适应曲线为锥体单相曲线伴或不伴锥体阈值升高;少数表现为双相曲线但杆体阈值明显升高。全视野 ERG:杆体 ERG 无波、暗视 ERG a 波正常或降低、b 波振幅下降,部分患者明视 ERG 也表现异常,表明锥体系统功能也受累。

2. 按遗传方式,CSNB 通常分为常染色体显性遗传(AD)、常染色体隐性遗传(AR)、X 连锁隐性遗传(XL)三种。AD 型 CSNB 患者视力正常、色觉和明适应视野正常或轻度异常,不合并近视。AR 型 CSNB 患者常可伴有近视及合并眼球震颤或斜视。患者视力多为 0.2~0.5。XL 型 CSNB 患者也可伴有近视及合并眼球震颤或斜视。可有豹纹状眼底,视盘倾斜及视盘周萎缩。

3. 按视觉电生理的改变,CSNB 通常分为两型:Schubert-Bomschein 型和 Riggs 型。Riggs 型 CSNB 的 ERG 特点:为暗视白光刺激的 ERG a 波和 b 波振幅均下降,但是 b 波的振幅通常大于 a 波的振幅,不呈"负波",明视 ERG 基本正常。该型多为常染色体显性遗传,患者视力正常或接近正常。Schubert-Bomschein 型最大的特点是患者暗视白光 ERG 有正常振幅的 a 波,b 波振幅显著下降低于基线甚至消失,b 波波幅小于 a 波波幅,

因此称为负波。负波是此型区别于 Riggs 型的显著特点。常见 X 连锁隐性遗传,但也有常染色体显性遗传的报道。

4. X 连锁 CSNB(XL CSNB) 根据 ERG 改变,分为完全型(CSNB1)和不完全型。完全型 XL CSNB 在临床最常见,1989 年,Musarella 等通过 7 个家系连锁分析,将完全型 XL CSNB 定位于 Xpll.3 附近,最大 Lod 值 7.35。不完全型 XL CSNB 患者常合并近视、眼球震颤和斜视。

5. 基因研究进展 到目前为止,至少已经发现 *RHO*、*PDE6B*、*GNAT1*、*CABP4*、*GRM6*、*SAG*、*NYX*、*CACNAlF*、*CACNA2D* 等 9 个与先天性静止性夜盲相关的致病基因。其中 3 个与 AD CSNB 相关,分别是视紫红质(rhodopsin,*RHO*)基因,磷酸二酯酶 6 亚单位(phosphodiesterase B subunit,*PDE6B*)基因,鸟嘌呤核苷酸结合蛋白 α 转导活性肽 1(guanine nucleotide binding protein,α transducting activity polypeptidel,*GNAT1*)基因。

三、诊断要点

1. 先天性夜盲。
2. 非进行性。
3. 暗适应和 ERG 发生特征性改变。

四、鉴别诊断要点

根据病史、症状、眼底检查及电生理检测可以诊断。但是应与原发性视网膜色素变性以及由于先天或后天脉络膜炎症引起的继发性视网膜色素变性相鉴别,先天性静止性夜盲发生早,疾病稳定,非进行性,暗适应和 ERG 发生特征性改变,眼底无骨细胞样色素的沉着。

另外应与眼部瘤外综合征相鉴别。眼部瘤外综合征中:①癌症相关性视网膜病变(cancer-associated retinopathy,CAR)主要累及视网膜光感受器,小细胞肺癌是最常见的相关肿瘤,表现为异常视锥、视杆细胞反应,在闪光及暗视条件下各波形均严重下降。患者常主诉无痛性视力下降,闪光感,圆形或环形暗点,多种视锥功能异常症状及杆细胞功能异常症状,大部分患者视力下降迅速,最终失明。②黑色素瘤相关视网膜病变(melanoma-associated retinopathy,MAR),主要累及视网膜双极细胞,与黑色素瘤相关,往往在黑色素瘤诊断后数年发病。临床表现为闪光、夜盲、轻度周边视野异常,ERG 显示类似于视网膜色素变性样改变。

五、治疗原则与进展

本病为非进行性,无有效治疗方法。

六、误诊原因分析

重要的是要认识本病,发现眼底改变基本正常,结合患者夜盲的症状以及视觉电生理检查结果诊断。

七、经验教训与防范

必须行暗适应和 ERG 检查,对患者进行长期随访。

(魏文斌　陈积中)

第十一节　先天性黑矇

一、概述

先天性黑矇是一种严重的先天性致盲性视网膜营养障碍,由德国眼科医师 Theodor Leber 于 1869 年首先报道,故又名 Leber 先天性黑矇(Leber congenital amaurosis,LCA)。LCA 是 1 岁以内婴幼儿致盲的主要原因,全球新生儿患病率为(2~3)/10 万,占遗传性视网膜疾病的 5% 以上,在全球范围内占盲校儿童盲原因的 20%。

近年来的研究发现,多个致病基因与 LCA 发病相关,具有遗传异质性与临床表现的多样性。LCA 的遗传方式主要为常染色体隐性遗传,也有常染色体显性遗传的报道。目前已确定了 14 种致病基因(AIPL1、GUCY2D、RDH12、LRAT、RPE65、CRX、CRB1、TULP1、RPGRIP1、CEP290、LCA5、IMPDH1、MERTK、RD3),并在这 14 种基因中共发现了 400 多个突变位点,这 14 种基因大概可以解释 70% 的 LCA 病例。

二、临床表现

患者在出生时或出生后不久(多在 6 个月之内)发现严重的视力丧失、眼球震颤、黑矇性瞳孔。眼底改变个体差异较大,可表现为色素沉着、视网膜血管变细、黄斑缺损、视盘水肿,晚期出现骨细胞样或椒盐状色素堆积,少数患者眼底可无明显异常。患者的眼底表现和视功能改变存在基因特异性表型,视力从 0.1 至光感不等,少数患者可无光感,多数 LCA 患者视功能稳定,但部分患者的

视功能可逐渐恶化,极少数患者的视功能可有改善。LCA 患者常有高度的屈光不正(高度近视或高度远视),其中高度远视多见。畏光和夜盲也是 LCA 的重要特征,且症状为基因特异性。

LCA 患儿常以手指或指关节反复按压眼球或眼窝,称为指眼征(oculodigital sign),是 LCA 的重要特征,但并不能以此而确定诊断。其机制不明,有可能是由于患儿在按压眼球时会产生闪光感而感到满足。这种按压眼球的刻板运动会造成眼球内陷,眶脂肪萎缩。

此外,患者可有圆锥角膜、白内障、智力障碍,以及中枢神经系统、肾、骨骼等全身发育异常。

视网膜电图(electroretinogram,ERG):不能检出或严重减低,是 LCA 诊断的主要依据。

眼底自发荧光成像:RPE65 基因杂合或纯合突变的 LCA 患者眼底自发荧光消失或很微弱,而无 RPE65 基因突变的 LCA 患者自发荧光表现正常。

OCT:RPE65 基因突变的 LCA 患者仍保留不同程度的感光细胞。RPE 色素化在 30 岁以前都在正常范围内,30 岁以后发生去黑色素化,视力持续下降。CRB1 基因突变的患者表现为层间异常,视网膜厚度增加,但中心凹处外核层厚度下降。RDH12 突变患者视网膜增厚。

三、诊断要点

根据患者病史,临床表现,特别是 ERG 的特征性改变,可进行诊断。

四、鉴别诊断

对于小儿眼科医生而言,LCA 的临床表现复杂,与许多眼部和全身病变表现相似,从而容易造成误诊,而这些疾病的病理改变、分子机制、视力预后、遗传特性以及治疗方法各不相同,因此,对于这些疾病进行快速而准确的临床诊断非常必要。

1. 白化病　白化病表现为一组非进展性 X 连锁或常染色体隐性遗传的视网膜营养障碍疾病,患者在出生 6 周后即可发现视力差和眼球震颤,因此与 LCA 表现相似。白化病患者的特征表现为头发、皮肤、眼部缺色素、中心凹发育不良、视网膜神经节细胞轴突在视交叉处的异常交叉。白化病患者的 ERG 正常或超过正常,借此可与 LCA 进行鉴别。

2. 视神经发育不全(optic nerve hypoplasia, ONH) ONH 是引起儿童视觉异常的重要原因，常在 Desmorsier 综合征(也称为视隔发育不良)中伴随大脑结构异常共同发生。视隔发育不良的三联症为：ONH，垂体发育不全，大脑中线结构缺损(如透明膜发育不全和胼胝体变薄)。患者表现有先天性视力损失和眼球震颤，视网膜外观正常，视盘小(但可不明显)。ONH 为偶发疾病，不符合孟德尔遗传规律。ERG 检查可正常。

3. 全色盲 患者早期即可出现视觉损害、眼球震颤、畏光，但视网膜外观正常。在出生后 6 周，全色盲与 LCA 只能通过 ERG 或基因鉴定进行鉴别。ERG 检查表现为视锥细胞反应异常而视杆细胞反应正常，但由于患儿年龄小而且畏光，ERG 检查较难进行。较大的全色盲患儿视力约 0.1，且色觉完全损失。OCT 检查显示中心凹外核层厚度正常。全色盲是静止性视网膜营养障碍。

4. 先天性静止性夜盲(congenital stationary night blindness, CSNB) CSNB 表现为一组静止性视网膜营养障碍，伴有非进展性夜盲、视力下降和眼球震颤。本病的遗传方式可为常染色体显性遗传，常染色体隐性遗传或 X 连锁隐性遗传。ERG 可与 LCA 鉴别，但婴儿难以进行检查，且一种 X 连锁隐性遗传的 CSNB 也可检测不到 ERG 信号。X 连锁 CSNB 可分为两种类型，完全型 CSNB 特征为视杆细胞 b 波和震荡电位完全消失，视锥细胞 a 波正常，由编码夜盲蛋白的 *NYX* 基因突变引起。不完全型 CSNB 表现为视杆细胞 b 波下降，视锥细胞 a 波下降和 30Hz 闪光 ERG 反应，由钙通道基因 *CACNA1F* 突变所致。常染色体隐性 CSNB 可由谷氨酸代谢受体 6 基因 *GRM6* 突变引起，其表现与完全型 CSNB 类似，但暗适应 15Hz 闪光 ERG 表现特殊。另外一种常染色体隐性 CSNB 表现与不完全型 CSNB 类似，是由钙连蛋白-4 基因 *CABP4* 突变所致。

5. Alström 综合征 Alström 综合征患者可在婴儿期表现出中心视力下降和眼球震颤，但之后出现视网膜色素变性、听力下降、肥胖和糖尿病。Alstöm 综合征患者 *ALMS1* 基因突变。

6. Batten 病 又称神经元蜡样脂质沉积症(neuronal ceroid lipofuscinosis, NCL)，其中 2 型与 LCA 表现类似。先天性 NCL 除脂质沉积外，还具有早期发育衰退、视力损害、眼球震颤、癫痫，其致病基因为 *CTSD*。婴儿期 NCL 特征为发育正常，视力损害，语言和运动退化，6~24 个月之间癫痫发作，为 *PPT1* 基因突变所致。

五、治疗

本病尚无有效治疗，近年基因治疗取得一定进展，但仍处于研究阶段。

第十二节　色素性静脉旁视网膜脉络膜萎缩

一、概述

色素性静脉旁视网膜脉络膜萎缩(pigmented paravenous retinochoroidal atrophy, PPRCA)也是一种罕见的色素性视网膜疾病。1937 年由 Brown 首先报道，病名为辐射状视网膜脉络膜炎。多年来，其又被称为麻疹性假性视网膜色素变性、静脉旁色素性脉络膜视网膜变性、色素沉着性静脉旁脉络膜视网膜变性等。目前研究证实病变首先累及 RPE，随后发生病变区的脉络膜血管萎缩，因此脉络膜病变继发于视网膜病变，因此，命名为静脉旁色素性视网膜脉络膜萎缩更为恰当，这是由 Nobley 于 1983 年命名。发病机制尚不清楚，猜测或与先天性胚胎发育、炎性、感染性、变性性或遗传性等因素相关。有报道发现本病与风疹、结核、梅毒等感染有关，不具有遗传性，因此推测可能是与传染病有关的获得性色素性病变；近来有研究发现 PPCRA 患者存在 *CRB1* 基因突变，并呈现显性遗传模式。血管学说认为长期慢性炎症或变性引起视网膜脉络膜血管变细，微循环障碍导致 RPE 细胞色素脱失，脉络膜毛细血管萎缩，游离的色素在视网膜静脉沉着。但是，有部分学者认为这是一种在原有 RPE 功能异常基础上继发的不完全性的视网膜色素变性。男女均可发病，多为双眼对称性改变。

二、主要临床表现

本病进展缓慢，多为静止型。患者通常没有眼部症状，不表现为夜盲，视野改变或视力下降，也有患者有缓慢视力下降的经历。往往在眼部常规检查时发现眼底特殊的色素改变。但当病变累及黄斑时，则会出现明显的视力损害。视野改变可以非常轻微，或形成与萎缩区相对应的暗点，环形暗点甚至向心性收缩。电生理检查：EOG 常显示异常。ERG 可以为正常或各种程度的异常。眼底检查见视盘周围沿视网膜静脉分布的不同程度的视网膜脉络膜萎缩，伴骨细胞样色素沉着。视盘周围可以出现萎缩区。其累及范围不尽相同。进展型病变可以逐渐累及黄斑区。视盘颜色正常，萎缩区以外的视网膜血管形态正常。

自发荧光成像检查可见病灶区内为低荧光，边缘呈现高荧光。荧光素眼底血管造影显示视网膜大静脉旁大片或树枝状 RPE 和脉络膜萎缩。萎缩区内为弱荧光和杂乱的脉络膜血管影，或不规则的色素沉着形成的遮蔽荧光，病灶边缘为色素脱失形成强的透见荧光，正常视网膜血管的荧光无渗漏。病灶在吲哚青绿血管造影中始终显示为弱荧光，甚至延伸至在荧光素血管造影中呈现为强荧光的病灶边缘，清楚显示脉络膜毛细血管

萎缩的范围。

OCT 提示病变区视网膜萎缩变薄，视网膜光感受器外节、外核层和内核层丢失，RPE 脉络膜毛细血管复合体结构紊乱，色素沉着处为高反光斑块，其下方呈现光影改变（图 10-12-1）。

三、诊断要点

1. 注意发现患者是否有传染病史，如梅毒、结核、脑膜脑炎、风疹。

2. 眼底检查：双眼发病，视盘周围或远离视盘的多处静脉旁视网膜脉络膜萎缩区，伴血管旁大量骨细胞样色素沉着。

3. 对于有明显症状如夜盲、视力下降等的患者，需要考虑视网膜色素变性或者假性 PPRCA 的诊断。

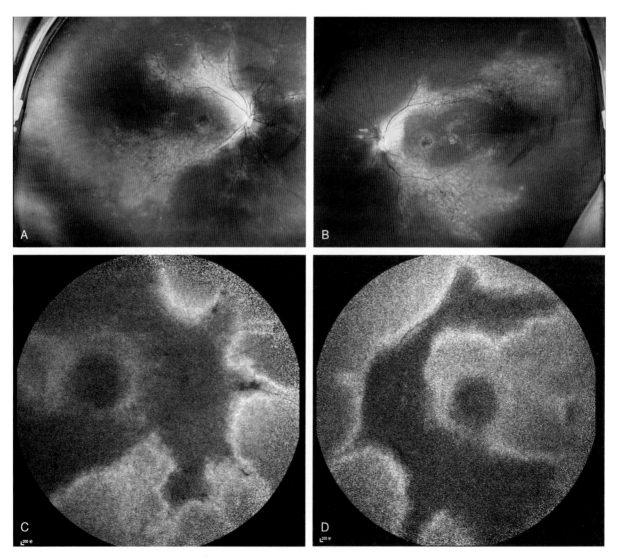

图 10-12-1 色素性静脉旁视网膜脉络膜萎缩
A,B. 广角眼底图像；C,D. 眼底自发荧光图像

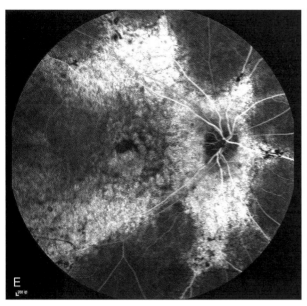
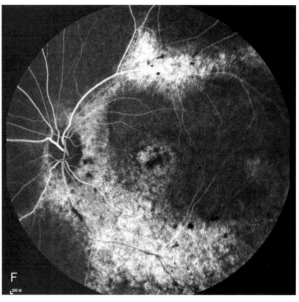

图 10-12-1（续）

E，F.荧光素眼底血管造影：示双眼静脉旁色素性视网膜脉络膜萎缩

4. 电生理检查异常。

四、治疗原则与进展

目前无有效治疗，患者病程进展缓慢，多处于静止期，以观察随访为主。也有个案病例报道合并葡萄膜炎和黄斑囊样水肿，并且对糖皮质激素和碳酸酐酶抑制剂无效。

五、典型病例

患者，男性，28岁。因儿子确诊为家族性渗出性玻璃体视网膜病变应医生要求就诊。眼科检查：最佳矫正视力双眼1.0。双眼角膜透明，前房深度正常，晶状体透明，双眼视盘颜色正常，边界清楚，视盘周围色素稍紊乱，后极部以外不规则静

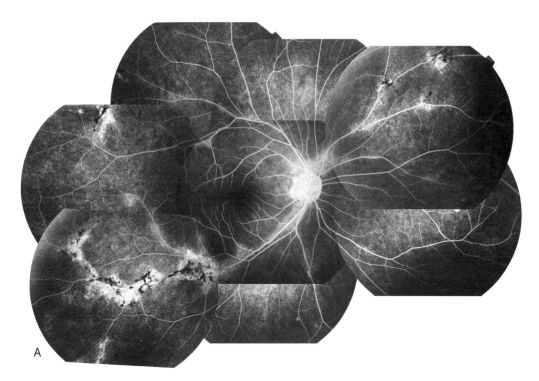

图 10-12-2　患者双眼荧光素眼底血管造影

A，B.双眼静脉旁色素性视网膜脉络膜萎缩

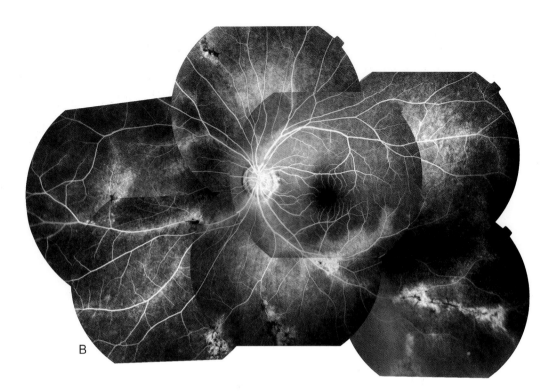

图 10-12-2（续）

脉旁色素上皮萎缩,脉络膜萎缩,其中伴骨细胞样色素沉着(图 10-12-2)。

FFA 检查:双眼视盘旁少许透见荧光,后极部黄斑及血管形态正常,中周部及周边各象限散在沿静脉旁分布的片状透见荧光,其内骨细胞样色素沉着为遮蔽荧光改变,病灶内静脉稍细。

患者家系基因检查未查见已知基因致病突变。

六、误诊原因分析与经验教训及防范

此类患者多无视力改变,常常于体检或其他偶然因素发现,病灶多在周边视网膜,广角照相能够较好地发现病灶,避免漏诊。

（陆方）

第十三节　年龄相关性黄斑变性

年龄相关性黄斑变性(age-related macular degeneration,AMD)又称老年性黄斑变性(senile macular degeneration,SMD),是一种与年龄密切相关的黄斑部退行性疾病。年龄越大发生率越高,是发达国家和我国城市人口中 50 岁以上人群失明的首要病因。AMD 有以下特征表现:黄斑部玻璃疣形成、视网膜色素上皮层(RPE)异常(如脱色素或色素增生)、RPE 和脉络膜毛细血管的地图样萎缩和新生血管性(渗出性)黄斑病变。导致视力

损害的主要原因为:视网膜光感受器细胞和 RPE 细胞的广泛萎缩和新生血管所致的出血、渗出、纤维瘢痕样病变等。

一、AMD 分类

（一）传统分类

传统和习惯上将 AMD 分为两种类型:干性 AMD 和湿性 AMD。

1. 干性 AMD　又称非新生血管性、非渗出性、萎缩性 AMD。干性 AMD 主要特征为:黄斑部出现称为玻璃疣(drusen)的黄白色斑点,RPE 改变所致不规则色素沉着或色素脱失区域,RPE 以上其表层的光感受器细胞发生萎缩,称为地图样萎缩(geographic atrophy,GA)。玻璃疣是指脂肪物质累积成为 RPE 下以及 Bruch 膜内的沉积物局限性隆起,大或多个玻璃疣融合提示 AMD 病程的进展。当 RPE 和光感受器发生萎缩累及中心凹区域时中心视力受到损害,大片区域发生萎缩样改变,导致视力丧失,进展为晚期病变阶段。

2. 湿性 AMD　又称新生血管性、渗出性 AMD,其主要特征为脉络膜新生血管形成(choroidal neovascularization,CNV)。异常的 CNV 自脉络膜向视网膜生长,异常血管所发生的渗出、出血等一系列病理改变以及纤维血管膜生长至盘状瘢痕形成,最终导致中心视力丧失。尽管湿性

AMD 仅占 AMD 中的 10%~15%,但在 AMD 致盲的患者中,80% 是湿性 AMD。

(二) 中华医学会眼科学分会指南分类

为了更好反映 AMD 病程的进展,临床上有许多具体病程分类方法。2013 年中华医学会眼科学分会眼底病学组根据 2008 年年龄相关性黄斑变性美国眼科学会临床实践指南:年龄相关性眼病研究(age-relatedeyediseasestudy,AREDs)中的 AMD 分期标准和 2012 年国际 Beckmann AMD 分类研究小组的新共识,结合我国 AMD 类型的特殊性和目前社会经济发展状况,制定适合我国的临床路径。在此指南中将 AMD 分为没有明显年龄性变化、正常年龄性变化、早期 AMD、中期 AMD 和进展期 AMD。

1. **没有明显年龄性变化** 中心凹 2 个视盘直径内,无玻璃疣和 RPE 异常。

2. **正常年龄性变化** 仅有小的玻璃疣(直径 <65μm,视盘边缘处视网膜静脉的直径约为 125μm),中心凹 2 个视盘直径内无 RPE 异常。

3. **早期 AMD** 玻璃疣(直径为 65~125μm),中心凹 2 个视盘直径内无 RPE 异常(图 10-13-1)。

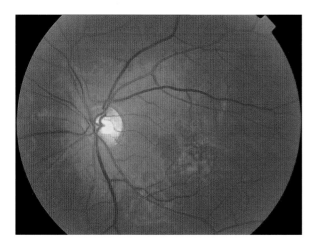

图 10-13-1 早期 AMD 彩色眼底像

4. **中期 AMD** 任何 >125μm 玻璃疣,任何中心凹 2 个视盘直径内 RPE 异常(图 10-13-2)。

5. **进展期 AMD**

(1) 干性进展期 AMD:中央区出现地图样萎缩(图 10-13-3)且至少疑似累及黄斑中心凹。

(2) 晚期 AMD(盘状瘢痕)。

(3) 湿性 AMD(图 10-13-4):①视网膜色素上皮脱离;②新生血管 AMD:中心凹下/中心凹旁 CNV(中央无血管区 FAZ 正下方或离 FAZ 中央

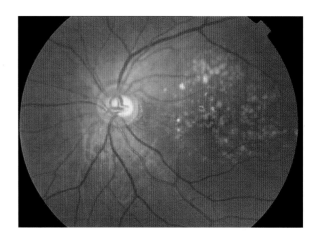

图 10-13-2 中期 AMD 彩色眼底像

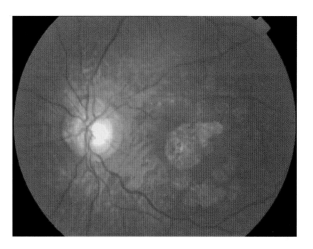

图 10-13-3 干性进展期 AMD 彩色眼底像
示地图样萎缩

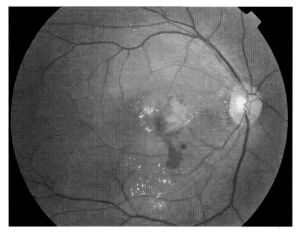

图 10-13-4 湿性进展期 AMD 彩色眼底像
可见黄色渗出、出血灶伴玻璃疣

<200μm);③PCV。

新生血管 AMD 又分为:①中心凹下/中心凹旁 CNV(中央无血管区 FAZ 正下方或离 FAZ 中央 <200μm):A. 经典为主型:经典 CNV≥整

个病灶 50%;B. 微小经典型:经典 CNV< 整个病灶 50%;C. 隐匿型:经典 CNV< 整个病灶 0%;D. RAP;E. PCV。②中心凹外 CNV(距离 FAZ 正中央≥200μm)。

(三)国际年龄相关性黄斑变性命名共识研究组分类

随着年龄相关性黄斑变性相关研究的不断深入,传统分类已经无法体现该病的特征。国际年龄相关性黄斑变性命名共识研究组于 2020 年 5 月在 *Ophthalmology* 杂志发表文章,介绍了新生血管 AMD 的最新分类:

1. 1 型黄斑新生血管(type 1 macular neovascularization) 包括两类:

(1)起源于脉络膜的新生血管,终止于视网膜色素上皮下(图 10-13-5,图 10-13-6)。也就是过去我们常说的"隐匿性脉络膜新生血管"。

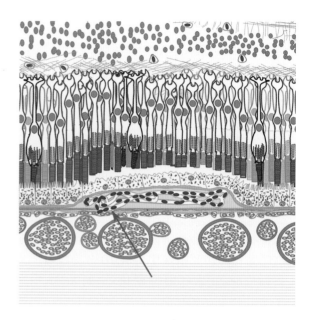

图 10-13-5　1 型黄斑新生血管
起源于脉络膜的新生血管,终止于视网膜色素上皮下

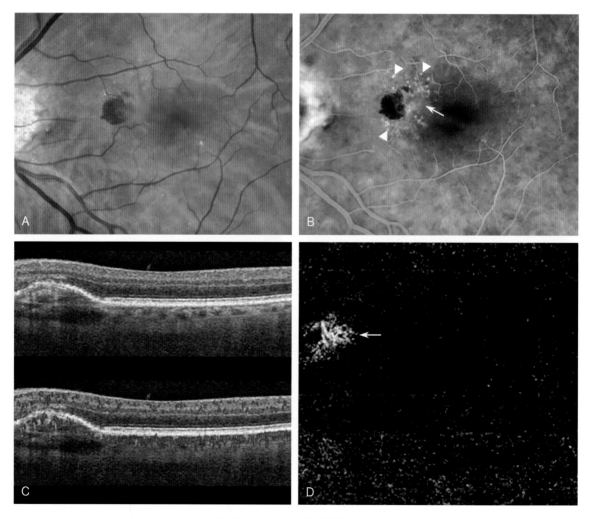

图 10-13-6　1 型黄斑新生血管
A. 彩色眼底照片,可见黄斑鼻侧出血;B. 荧光素血管造影可见出血遮挡看不清新生血管,病灶边缘可见点状高荧光(三角),CNV 病灶隐匿(箭头);C. OCT 可见视网膜色素上皮下病变,病变区可见红色血流信号;D. OCTA 可见新生血管网(箭头)

（2）脉络膜息肉样变（PCV）：该共识将脉络膜息肉样变（PCV）也归入了 1 型黄斑新生血管。在亚洲，一半黄斑新生血管其实为脉络膜息肉样变（图 10-13-7）。

2. 2 型黄斑新生血管（type 2 macular neovascularization） 包括两类：

（1）起源于脉络膜的新生血管：穿过视网膜色素上皮，在视网膜神经上皮层下生长（图 10-13-8）。也就是过去我们常说的"经典型脉络膜新生血管"（图 10-13-9）。

（2）1-2 混合型黄斑新生血管（mixed type 1 and type 2 macular neovascularization）：既有 1 型黄斑新生血管，又有 2 型黄斑新生血管。也就是过去我们所说的轻微经典型脉络膜新生血管（minimally classic CNV）（图 10-13-10）。

3. 3 型黄斑新生血管（type 3 macular neovascularization） 起源于视网膜中间层的新生血管，向视网膜色素上皮生长（图 10-13-11，图 10-13-12）。也就是过去我们常说的视网膜血管瘤样增生（retinal angiomatous proliferation，RAP）。

二、主要临床表现

（一）干性 AMD

1. 症状 患者早期可无任何症状，即使眼底可见明显的玻璃疣存在时视力仍可在正常范围内，随着病程进展，视力可逐渐下降、视物变形、阅读困难，如病变进展为脉络膜视网膜大片萎缩（如地图样萎缩）累及黄斑中心凹区域时视功能严重受累，进而致盲。

Amsler 方格表是简单方便检查中心凹视功能的方法，方格变形暗点大小既可作为定性也可作为定量的检查方法，且患者可自查，及时发现视觉功能变化，是黄斑疾病患者就诊首要的检测方法。

2. 眼底情况 主要见大小不等边缘清晰的硬性玻璃疣和边界不清的软性玻璃疣以及黄斑区 RPE 不规则改变致局部色素增生或脱色。玻璃疣可融合致 RPE 隆起、脱离，软性玻璃疣和其融合时提示病程进展。地图样萎缩是干性病变的最终结果，表现为边缘清楚、低色素或 RPE 明显缺失区域，此区域内脉络膜大血管较周边更为明显。

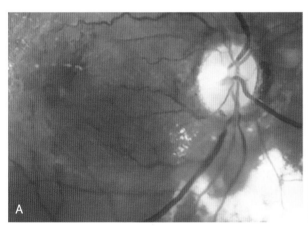
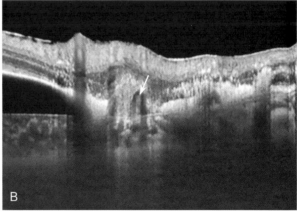
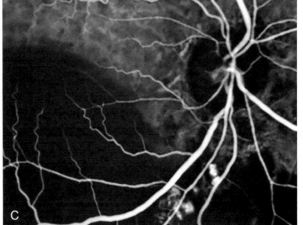

图 10-13-7　脉络膜息肉样变
A. 彩色眼底照片，可见视盘下方脂质渗出；B. OCT 可见肿块状血管结构；C. 吲哚青绿血管造影可见息肉样病变

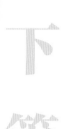

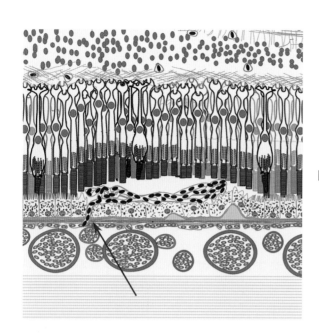

图 10-13-8　2 型黄斑新生血管

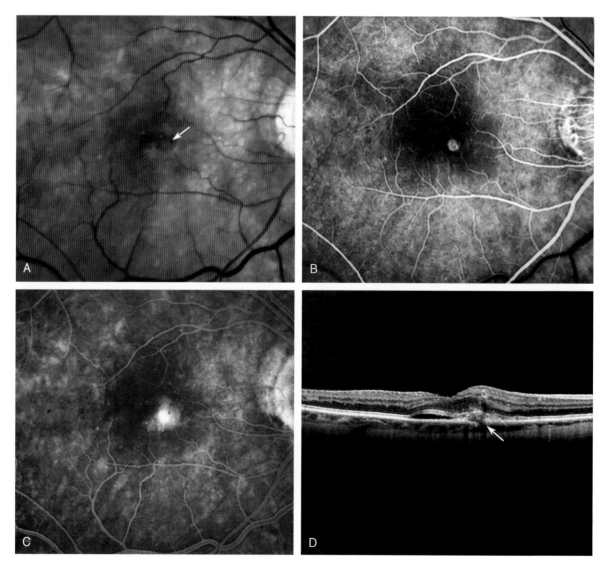

图 10-13-9　2 型黄斑新生血管影像图

A. 彩色眼底照片, 可见黄斑环状色素; B. 荧光素血管造影早期可见清晰病变; C. 晚期可见荧光素渗漏; D. OCT 可见突破视网膜色素上皮的新生血管

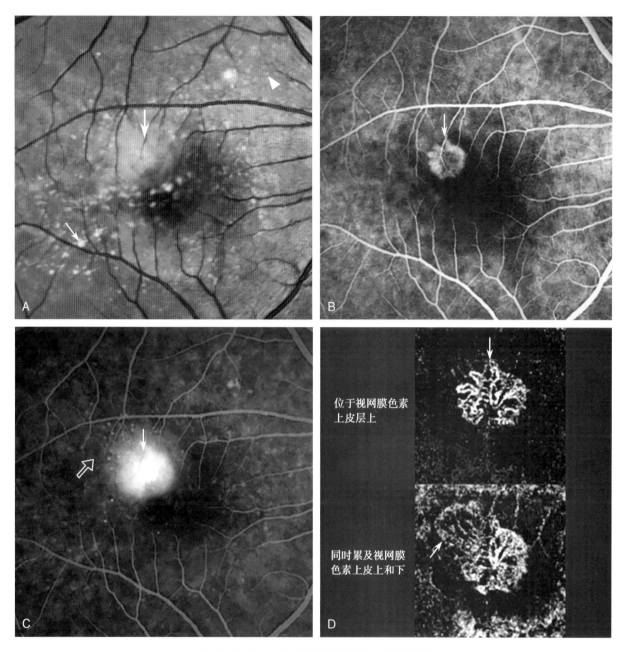

图 10-13-10　1-2 混合型黄斑新生血管影像图

A. 彩色眼底照片,可见黄色隆起病损;B. 早期荧光素血管造影显示边界清晰的新生血管;C. 晚期可见渗漏,但渗透区域大于早期新生血管的区域,说明有部分血管藏在了视网膜色素上皮下;D. 脉络膜血管造影看得更加确切。可以看到视网膜色素上皮上的部分,血管结构清晰。视网膜色素上皮下的部分,血管结构模糊(下面一张图的左上区域)

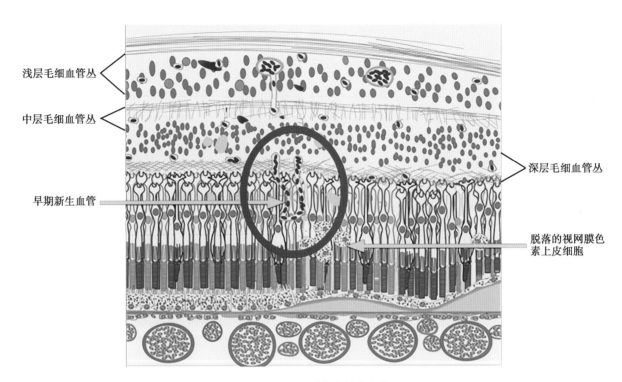

浅层毛细血管丛

中层毛细血管丛

深层毛细血管丛

早期新生血管

脱落的视网膜色素上皮细胞

图 10-13-11　3 型黄斑新生血管

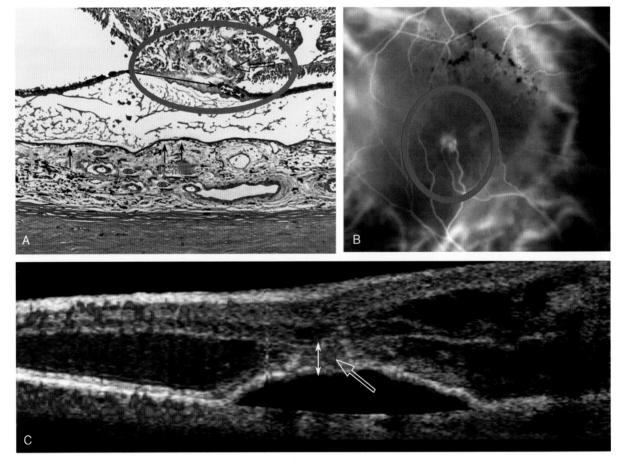

图 10-13-12　3 型黄斑新生血管影像图

A. 病理切片,可见视网膜外核层新生血管,而脉络膜未见异常;B. 吲哚青绿脉络膜造影图,可见新生血管是由视网膜血管发出;
C. OCTA 显示视网膜中间层出现新生血管,但相应的脉络膜区域没有新生血管

3. 眼底影像

（1）荧光素眼底血管造影（FFA）：玻璃疣和色素上皮脱离区早期表现为窗样缺损的淡荧光，随着背景荧光而增强。地图样萎缩区域由于 RPE 萎缩可见脉络膜毛细血管闭塞，呈现弱荧光，其中可见粗大脉络膜血管。

（2）吲哚青绿血管造影（ICGA）：硬性玻璃疣可见染色，而软性疣为弱遮挡。地图样萎缩为弱荧光，并可见深层的大的脉络膜血管显露。

（3）自发荧光成像：自发荧光来源于 RPE 细胞中的脂褐素，自发荧光增强说明脂褐素累积，提示 RPE 细胞开始衰退，自发荧光消失则提示 RPE 细胞丢失，所以自发荧光是反映 RPE 细胞功能的变化。在 AMD 中地图样萎缩区域的判断和监测中，自发荧光的检查可清晰显示病灶边缘，萎缩区域变化，较其他检查方法更有优势（图 10-13-13）。

（4）OCT：干性 AMD 的 OCT 表现主要为玻璃疣形成的 RPE 不规则隆起，以及 RPE 层和视网膜神经上皮的萎缩变薄。

（二）湿性 AMD

1. 症状 在湿性 AMD 早期阶段或病灶小未累及中心凹时，视觉症状是非特异性的轻度视物模糊，但随着病程进展，视物模糊、变形，特别是在视近物时变形更为显著，视物时有明显的中心暗点，当视网膜和/或色素上皮出血时，中心视力可突然急剧下降。

2. 眼底 主要为 CNV 位于 RPE 下或侵入视网膜内的病灶所引起的渗出、出血、纤维血管膜形成、瘢痕等病理变化。典型的表现为位于中心凹或中心凹旁的不规则轻度隆起，类圆形灰白或黄色病灶，在其病灶周围或表面可伴有出血，出血可位于色素上皮下，表现为出血性视网膜色素上皮脱离（PED）或出血位于视网膜内表面伴视网膜水肿，并有黄色硬性渗出（图 10-13-4）。典型的湿性 AMD 病灶易确诊，但位于 RPE 下的 CNV 病灶仅表现为抬高的 RPE，伴有或不伴有视网膜积液，此时，细小的变化如果不通过双眼立体镜下观察易被忽略。当病灶出血纤维瘢痕形成白色机化膜伴出血水肿，称盘状病变（图 10-13-14）。

3. 眼底影像

（1）FFA：FFA 检查是诊断 AMD 中 CNV 的"金标准"，以黄斑中心凹无血管区为参照，根据病灶所处位置将其分为：中心凹外（距离无血管区至少 200μm）、中心凹旁（距无血管区 200μm 以内）和中心凹下（位于无血管区内），病变位置对视力预后判断十分重要，是选择不同治疗方案的依据（图 10-13-15~图 10-13-17）。

根据黄斑光凝小组提出的 AMD 分类方法，将 CNV 病灶分为典型性和隐匿性。FFA 造影早期，通常在 30 秒内显示明确边缘的强荧光区域，称为典型性 CNV（图 10-13-18）。典型性 CNV 意味着 CNV 已穿破 RPE 进入视网膜下腔。有些病

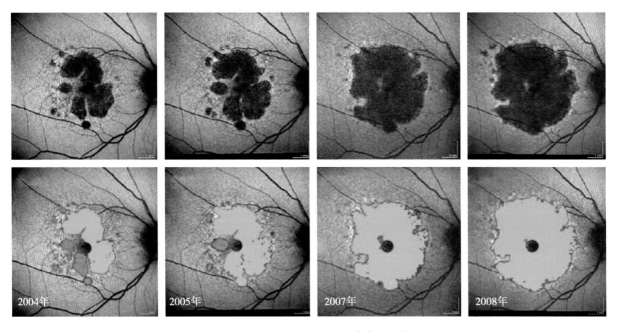

2004年　2005年　2007年　2008年

图 10-13-13　干性 AMD 自发荧光图像
示 RPE 细胞萎缩范围逐年扩大

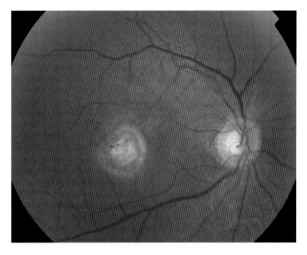

图 10-13-14　湿性 AMD
黄斑区盘状纤维化病灶

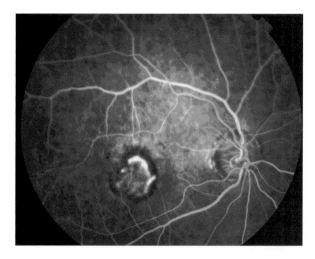

图 10-13-17　FFA 示 CNV 病灶位于黄斑中心凹

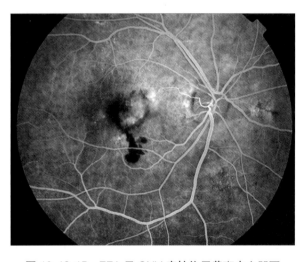

图 10-13-15　FFA 示 CNV 病灶位于黄斑中心凹下

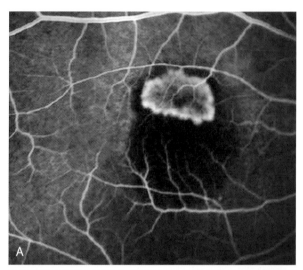

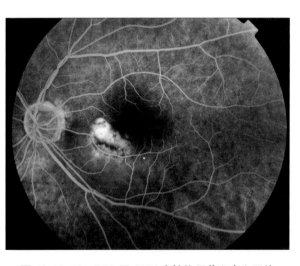

图 10-13-16　FFA 示 CNV 病灶位于黄斑中心凹外

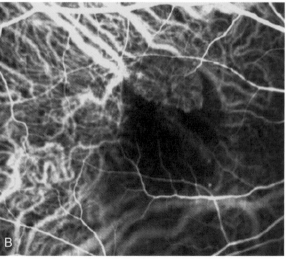

图 10-13-18　典型性 CNV 的 FFA 和 ICGA 图像
早期呈清晰边缘 CNV 病灶。A. FFA 图像；B. ICGA 图像

例在造影数十秒时可以观察到荧光素渗出血管之前的表现,花边状强荧光区的典型性CNV血管特征表现。在造影早期看不到CNV血管特征的明显证据,但又存在渗漏,称为隐匿性CNV(图10-13-19)。目前将隐匿性CNV分为两类。第一类在造影早期出现位于RPE水平的特征性斑点状强荧光,RPE隆起,造影后期强荧光扩大增强,RPE下腔有染色蓄积。这种渗漏提示CNV位于Bruch膜和RPE之间,称为纤维血管性色素上皮脱离(FPED)。第二类是在造影2分钟后才开始出现的斑点或不易分辨的强荧光渗漏点,而在造影早期没有相应的强荧光区称为无源性渗漏。许多病灶兼有典型性和隐匿性特征,属于混合性病灶。

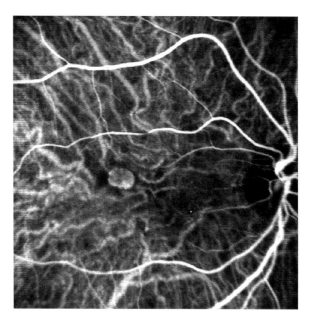

图10-13-20　ICGA早期(高速)
毛细血管型CNV病灶,呈无血管结构充盈

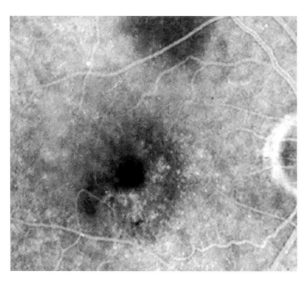

图10-13-19　隐匿性CNV的FFA图像
中期示点状渗漏,边缘不清

(2) ICGA:由于吲哚青绿与血浆白蛋白结合,不会从脉络膜血管外渗,其受体在血管腔内,可更好地反映脉络膜血管的形态等特征。并且可穿过RPE层的红外波长进行ICGA成像,更好地反映位于RPE层下的新生血管,与FFA结合可以获得互补信息。在动态造影ICGA早期,可清晰看到CNV病灶充盈过程,清晰显示CNV血管团中的滋养动脉、毛细血管丛或网及回流的静脉(图10-13-20)。根据高速ICG造影可判断CNV病灶中组成成分:以小动脉为主型(图10-13-21)、毛细血管为主型和混合型(图10-13-22)。不同成分的CNV病灶对治疗方法选择有参考价值。毛细血管为主型CNV对抗

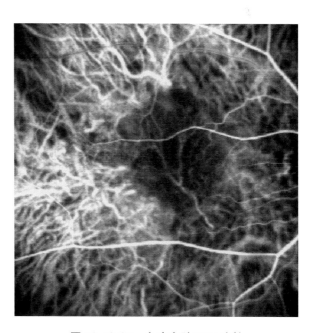

图10-13-21　小动脉型CNV病灶
呈树枝状血管

VEGF类药物敏感,而小动脉为主型CNV需要联合PDT才能达到治疗目的。这种可清楚显示CNV病灶结构成分的病灶常位于RPE之上,而位于RPE之下的CNV病灶,常表现为局限性强荧光区,为盘状或点状表现。

(3) OCT:OCT显示AMD中的CNV主要在两个方面。一是直接显示高反射团的CNV病灶大小、范围和位置,位于RPE之上的CNV称为GASS分型的Ⅱ型(图10-13-23,图10-13-24),FFA

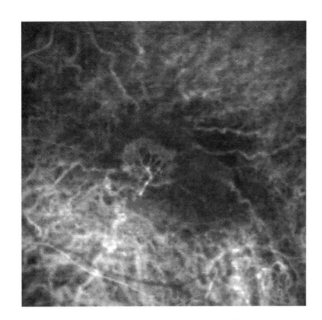

图 10-13-22 混合型 CNV 病灶
可见树枝状血管网,边缘有融合成片充盈

中常常为典型性表现,亦是手术取除 CNV 的适应证。而位于 RPE 层之下的 CNV 病灶,称为 GASS 分型的Ⅰ型(图 10-13-25,图 10-13-26),FFA 常为隐匿性表现,并可通过 CNV 反射荧光团的边缘清晰度、反光强度判断 CNV 病灶活动性和是否纤维化形成。二是 OCT 可直观显示 CNV 病灶渗漏引起的视网膜内、下水肿以及 RPE 隆起,并可定量测量对比,三维 OCT 可通过视网膜水肿和 CNV 病灶容积测量,更准确地反映 CNV 渗出灶组织及视网膜水肿的情况。

OCT 由于分辨率、重复扫描部位精确性不断提高并可与 FFA、ICGA、自发荧光成像、彩色眼底像的配合,使 OCT 不仅在 CNV 诊断中发挥重要作用,特别是在 CNV 疾病的病情监测、疗效判断、重复治疗等方面不可替代,已是 AMD 治疗管理中最重要的检测方法。

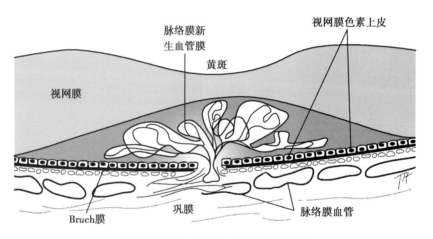

图 10-13-23 GASS 分型Ⅱ型示意图
CNV 病灶位于 RPE 之上

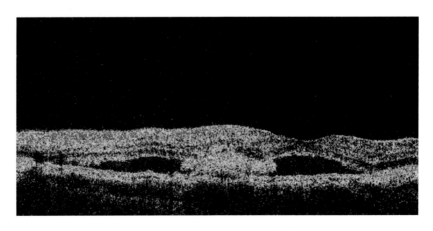

图 10-13-24 GASS 分型Ⅱ型
OCT 显示 CNV 病灶位于 RPE 之上

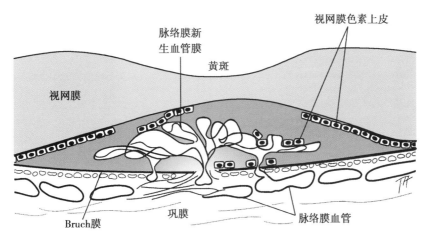

图 10-13-25　GASS 分型 I 型示意图

CNV 病灶位于 RPE 之下

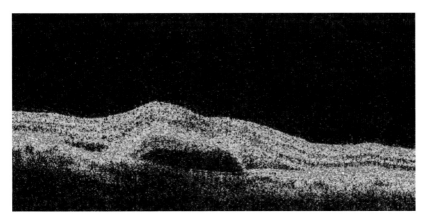

图 10-13-26　GASS 分型 I 型

OCT 显示 CNV 病灶位于 RPE 之下

（4）OCT 血管成像（OCTA）：是近些年发展的一项新型无创检查技术，已有多种型号 OCTA 机器应用于临床。OCTA 原理是基于这一概念，在静止的眼球里，眼底唯一运动的结构是血管里流动的血细胞。对视网膜同一横断面进行重复 B 扫描，通过特殊的计算方法产生静止性与活动性结构的对比，从而获得移动的血流信号，再据此进行血管结构的三维重建，以额状面的形式逐层呈现眼底视网膜血管和脉络膜的血管，从而达到诊断目的。OCTA 的应用极大丰富了新生血管的检测方法，能定量测定 CNV 的面积、区分 CNV 病灶中的新血管成分，为 CNV 治疗的精准化、个性化提供了依据。尽管尚不能完全替代血管造影检查，但已成为新生血管 AMD 的常规检查方法（图 10-13-27，图 10-13-28）。

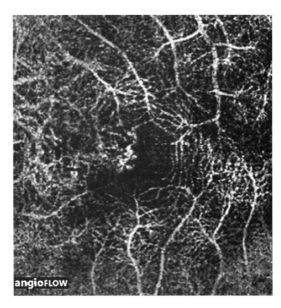

图 10-13-27　OCTA 可清晰显示 RPE 下 CNV 病灶

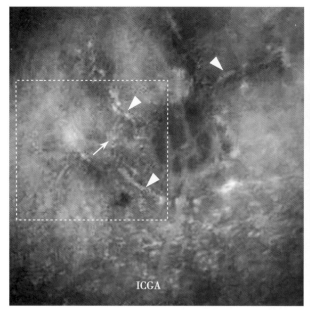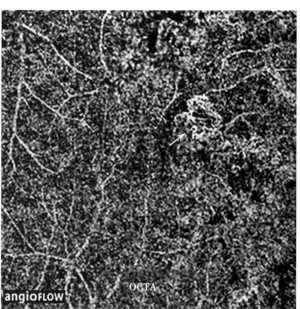

图 10-13-28　OCTA 比 ICGA 更清晰显示 CNV

（三）特发性息肉样脉络膜血管病变

近期的国内和国际分类将特发性息肉样脉络膜血管病变和视网膜血管瘤样增生归属为新生血管 AMD。特发性息肉样脉络膜血管病变（polypoidal choroidal vasculopathy，PCV）是亚洲人群好发的黄斑部疾病，随着 ICG 检查的普及和认识的提高，发现 PCV 是一较为常见的疾病，在既往诊断为湿性 AMD 的患者中亦有相当比例的患者为 PCV。其主要特征为：眼底可见橘红色隆起病灶，常伴有大片视网膜下和/或前出血，一处或多处 PED 隆起。FFA 无特异表现，ICG 示其诊断"金标准"，造影 6 分钟内可见单个或多个血管瘤样扩张的结节称为息肉样结节和脉络膜异常分支血管网。日本 PCV 研究组制定的 PCV 诊断标准：确诊至少符合下列两个条件之一：①眼底橘红色隆起病变（图 10-13-29~图 10-13-31）；②ICG 可见特征性息肉样改变（图 10-13-32）。

当 ICG 仅见异常脉络膜血管网和/或复发性出血性、浆液性 PED 时为可疑病例。

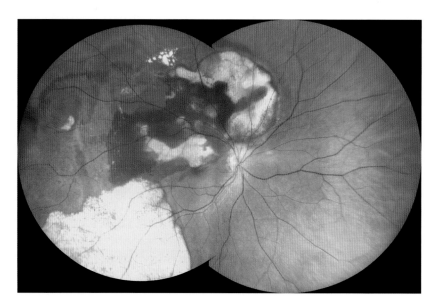

图 10-13-29　特发性息肉样脉络膜血管病变眼底广角拼图
玻璃体积血行玻璃体切除术后，可见视网膜下陈旧积血和隆起病灶

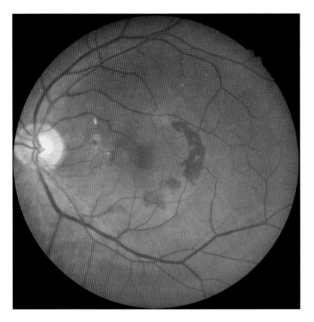

图 10-13-30 特发性息肉样脉络膜血管病变彩色眼底像
可见橘红色隆起病灶和视网膜下出血

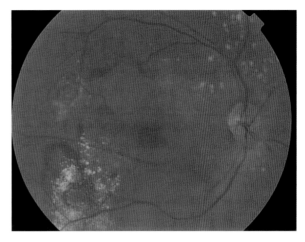

图 10-13-31 特发性息肉样脉络膜血管病变彩色眼底像
可见橘红色隆起病灶

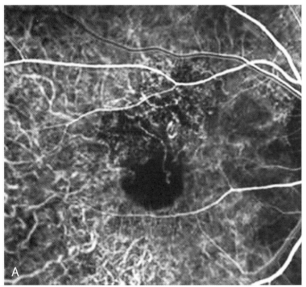

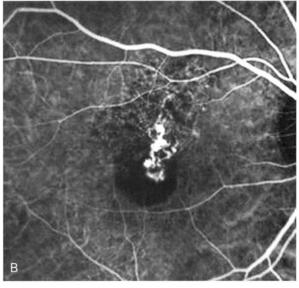

图 10-13-32 特发性息肉样脉络膜血管病变 ICGA 图像
A. 早期示异常脉络膜血管和息肉状结构相连;B. 中期可见扩张的息肉样病灶

　　眼底特征性病灶和 ICG 特征表现是 PCV 的特点,但在临床上在进行 ICG 造影后有些病例与隐匿性 AMD 不易区分,有些信息可为我们诊断提供帮助信息,PCV 患者相对较年轻,眼底无玻璃疣异常色素改变,更易发生 PED 和网膜出血,对侧眼检查可提供帮助,在可疑未能确诊 PCV 的患者中,随诊期重复 ICG 检查可能提供有用信息。PCV 的 OCT 图像较有特征性:拇指征、指样切迹、双线征、脉络膜增厚、空泡征凹陷征都被

认为是 PCV 诊断的有用信息(图 10-13-33~图 10-13-38)。

（四）视网膜血管瘤样增生

　　尽管目前对视网膜血管瘤样增生(retinal angiomatous proliferation,RAP)是 AMD 中一种亚型还是一独立的病变存有争议,但近期国际分类中将 RAP 归属为新生血管 AMD 的一种亚型的病理生理改变与 AMD 不相同,即新生血管源自视网膜内。

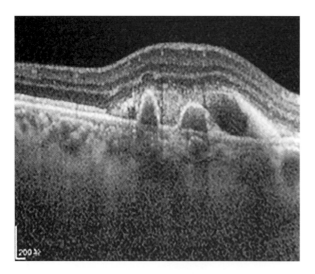

图 10-13-33　PED 拇指状隆起

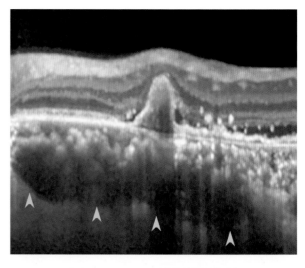

图 10-13-36　脉络膜增厚（箭头）

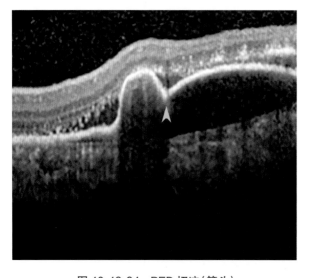

图 10-13-34　PED 切迹（箭头）

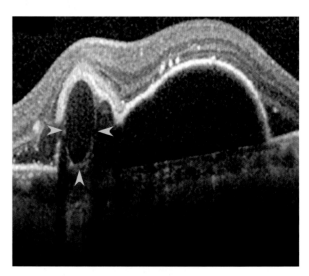

图 10-13-37　空泡征（箭头）

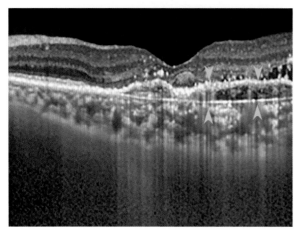

图 10-13-35　双线征（箭头）

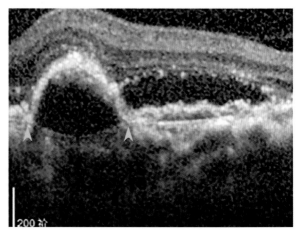

图 10-13-38　凹陷征（箭头）

RAP 临床表现上与 AMD 相类似，但以下特点可帮助诊断：黄斑区病灶邻近处的小片状出血。这与出血量多、位置更远的 AMD、PCV 不同；FFA 表现与隐匿性 CNV 相似，ICG 可显示小的边缘清晰的"热点"表现。某些病例在 ICG 早期阶段可见 CNV 病灶与视网膜血管吻合，这是特征性的表现。OCT 在诊断作用中十分重要，如 I、II 期可见视网膜内高反射病灶组织，或视网膜内的高反射病灶向 RPE 下的空间延伸。RAP 的诊断依据：小出血病灶、ICG 表现和特征性 OCT 征象（图 10-13-39~图 10-13-42）。

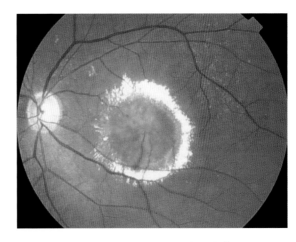

图 10-13-39　RAP 彩色眼底像

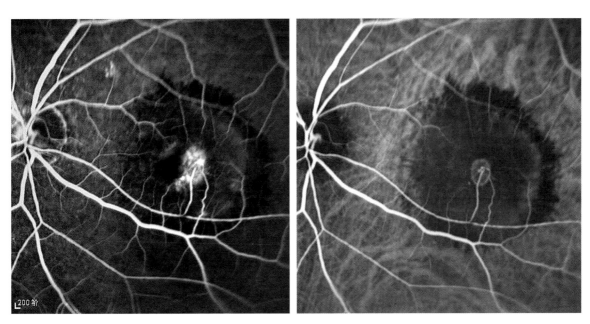

图 10-13-40　ICGA 图像眼底造影图
FFA 图和 ICGA 图早期均可见 CNV 病灶与视网膜血管相吻合

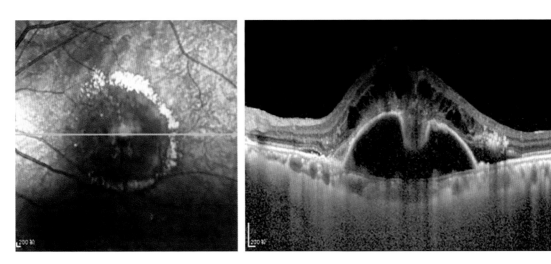

图 10-13-41　高分辨率 OCT 图像
示视网膜内 CNV 病灶向下突破 RPE 层

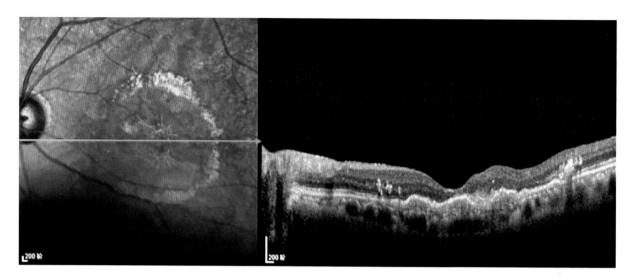

图 10-13-42　治疗后 PED 消失

三、诊断要点

（一）干性 AMD

1. 视力变化无特异性,在地图样萎缩的患者中视力障碍明显。

2. 眼底表现　是诊断的主要依据,根据玻璃疣的大小分类,地图样萎缩是特征性表现。

3. 眼底血管造影、OCT 检查　不显示 CNV 病灶样表现,主要为玻璃疣样改变。

4. 自发荧光成像　对显示地图样萎缩病灶范围,以及随诊有特殊意义和价值。

（二）湿性 AMD

1. 视力下降、视物扭曲、中心暗点等黄斑部病变特征性症状。

2. 眼底表现　视网膜下或 RPE 下新生血管形成,显示黄色或褐色隆起病灶、视网膜水肿或黄斑纤维化病变。单个或多个 RPE 脱离;视网膜下、内、前,RPE 下出血,如出血大量可进入玻璃体腔。黄斑区硬性渗出与上述特征相关,除外视网膜血管性病变;视网膜前、内、下或 RPE 下瘢痕/纤维组织病灶伴有出血和/或水肿的渗出性黄斑部病灶显现有 CNV 存在。

3. 眼底血管造影　"金标准"。FFA、ICGA 显示黄斑区视网膜内、下、RPE 下新生血管病灶。对隐匿性 CNV,或疑为视网膜血管瘤样增大(RAP)或特发性息肉样脉络膜血管病变(PCV),ICGA 鉴别是必需的。

4. OCT 检查　显示 CNV 病灶以及视网膜水肿、PED 等改变。

5. OCTA　显示 CNV 病灶。

四、鉴别诊断要点

（一）类似于 AMD 的非渗出性黄斑病变

主要是与遗传性黄斑部营养障碍类疾病鉴别:此类疾病特征为发病早,常在青少年、青壮年时视力受到影响;眼底有自身特征表现,常双眼发病,追问病史了解视功能损害的起始时间是鉴别 AMD 非常重要的方面。

1. Stargardt 病　青少年发病,双侧性病变,常染色体隐性遗传。眼底:双侧黄斑色素紊乱呈颗粒状,随病程进展,病灶呈现 RPE 变性及金箔样反光,RPE 萎缩可见脉络膜血管,常在后极或周边部伴有黄色点状渗出物。

2. 卵黄样营养障碍(Best 病)　青少年或青壮年发病,双侧性病变,常染色体显性遗传。眼底:表现可多样化,在病程Ⅱ~Ⅲ期呈现典型卵黄样病灶特征时很易诊断,在本病后期易继发 CNV 病灶。ERG:a、b 波正常,c 波下降减弱;EOG:异常。

3. 视锥细胞营养障碍　青少年发病,常染色体显性遗传,X 连锁遗传,以进行性中心视力下降为表现。诊断依据:明适应 ERG 和 30Hz 闪烁光 ERG 异常,暗适应 ERG 正常。

（二）类似于 AMD 的渗出性黄斑病变

1. 中心性渗出性视网膜病变(中渗,黄斑区特发 CNV)　患者多为青壮年,单眼发病,病变范围小局限于黄斑区,病灶周围多有环形或弧形出血,病变性质为炎性渗出性,不伴有玻璃疣和色素变化。FFA、OCT 与典型性 AMD 的 CNV 表现无区别。鉴别要点主要为患者年龄、病灶小而局限的特点。

2. 病理性近视 CNV　多见于屈光度高于 -6.00D 的近视患者,眼底可见病理性近视特征样改变:豹纹状眼底、近视萎缩弧、漆裂纹、后巩膜葡萄肿、Fuchs 斑,CNV 病灶常位于漆裂纹端,病灶小局限,视网膜水肿不明显,常伴有视网膜内、下出血。FFA 显示典型性 CNV 表现,OCT 显示视网膜水肿不明显,可伴有视网膜劈裂、前膜等。鉴别点主要是与眼底病理性近视特征样表现并存。

3. 并发性 CNV: 多种视网膜脉络膜疾病可并发 CNV,如脉络膜骨瘤、脉络膜炎、视网膜变性、血管条纹状病变等,这些并发性 CNV 都表现有各自的原发疾病的表现。

4. 特发性黄斑毛细血管扩张症　Ⅰ型多为中年人单眼发病,Ⅱ型多见于老年人,双眼累及旁中心凹或旁中心凹毛细血管扩张性改变所致渗出水肿,可致视网膜囊样水肿形成。FFA 可见多个异常毛细血管扩张网,其邻近的小动脉、小静脉呈囊样扩张,伴有大小不等的血管瘤和无灌注区。OCT 显示视网膜囊样水肿表现。FFA 显示的毛细血管扩张为特征的眼底表现是其主要鉴别点。

5. 糖尿病性黄斑水肿　是老年人最常见的渗出性黄斑病变,伴有视网膜微血管瘤、出血、渗出,黄斑拱环外存在广泛的血管征象伴有静脉怒张或串珠样改变。糖尿病眼底特征样改变和 FFA 是其主要鉴别点。

6. 视网膜黄斑分支静脉阻塞　当单独发生黄斑分支阻塞,其出血、渗出、局限于黄斑部时应注意与 AMD 的渗出改变相鉴别;FFA 检查显示黄斑部静脉分支阻塞、管壁着染,邻近毛细血管无灌注,其外周毛细血管扩张,扇形或尖端向后极部的呈三角形分布的病灶。FFA 血管阻塞的征象是其鉴别点。

五、治疗原则与进展

(一) 干性 AMD 治疗

因致病因素尚未明确,高危因素多,缺乏动物模型等原因,至今仍未有明确有效的治疗方法,且地图状萎缩的晚期才会累及黄斑中心凹影响中心视力,故多数干性 AMD 患者就诊时已是晚期,目前干性 AMD 的治疗以抑制炎症反应、抑制氧化应激、营养神经等方法为主。

美国眼科临床指南(*Preferred Practice Pattern*,PPP)建议:

早期 AMD(AREDS 分类Ⅰ)和晚期 AMD(AREDS 分类Ⅳ,双眼黄斑中心凹下地图样萎缩):无须治疗,观察。

双眼中期 AMD(AREDS 分类Ⅲ)和一眼为晚期 AMD(AREDS 分类Ⅳ)按 AREDS 研究建议,服用抗氧化剂补充剂(β-胡萝卜素、维生素 C、维生素 E 和大剂量锌),可减少中期 AMD 进展到晚期的风险。

但研究表明,吸烟者摄入 β-胡萝卜素可能导致肺癌风险增加,更多相关研究,如不饱和脂肪酸、叶黄素和玉米黄素补充剂对 AMD 的长期影响研究正在进行中。

目前抑制炎症药物,如选择性补体 C3 抑制剂 compstatin(坎普他汀)、人单克隆抗体 RN6G 和 GSK933776、醋酸格拉替雷等正在临床试验中。干性 AMD 最新的研究中提出了自噬靶向治疗、线粒体靶向治疗、小热休克蛋白治疗。这些方法的出现为干性 AMD 的治疗提供了新的发展前景。

(二) 湿性 AMD(wAMD)治疗

AMD 中的新生血管治疗是近年来眼科领域中最为关注的热点和突破,特别是自 2006 年美国 FDA 批准雷珠单抗应用于新生血管治疗以来,抗 VEGF 是国内外指南中治疗所有类型的湿性黄斑变性的一线方法,已挽救了众多患者的视功能。国内已将雷珠单抗、康柏西普、阿伯西普三种抗 VEGF 药纳入了治疗湿性黄斑变性的医保范围。

包括美国、英国、欧盟、日本等国家和地区制定的 AMD 治疗指南对 AMD 治疗方法有明确的推荐和建议。国内眼科医生应对国际上共识的治疗策略和方法有所了解,便于尽快与国际同行接轨。下面以 2009 年英国皇家眼科学会发表的 AMD 指南为例。

1. 中心凹外 CNV 病灶　可选择局部热激光光凝,如果激光治疗诱导产生的暗点可能会干扰正常的视觉功能,也可选择抗 VEGF 药治疗,但对于正在进展的大面积的 CNV 病灶(包括典型性、隐匿性),则应采取中心凹下或中心凹旁的 CNV 治疗方案。

2. 中心凹下/中心凹旁 CNV 病灶　由于中心凹光感受器、RPE 损伤和治疗后瘢痕形成会导致视力永久性损害,中心凹下/中心凹旁 CNV 病灶不宜采用激光光凝治疗。对于所有类型的中心凹下/中心凹旁 CNV 病灶,抗 VEGF 药被推荐为一线首选的治疗方法。其治疗最大优势为患者视力收益的最大化。

(三) 光动力疗法(photodynamic therapy, PDT)

维替泊芬(visudyne)是第二代光敏剂,通过静脉注射后与血液中的低密度脂蛋白(LDL)受体结合,选择性聚积于新生血管内皮细胞。当选择 689nm 波长的激光使其激活时,通过形成氧自由基直接和间接启动光化学反应产生细胞毒性,引起新生血管闭塞,损伤纤维血管组织,而正常视网膜血管、脉络膜血管、视网膜光感受器、RPE 组织等较少受到影响。选择性破坏新生血管组织,达到治疗作用和效果。自 2000 年被 FDA 批准用于治疗湿性 AMD,循证医学和临床实践证明,可明确延缓和阻止湿性 AMD 的视力下降,在抗 VEGF 药应用之前,PDT 是治疗典型性或典型为主型的湿性 AMD 的首选方法。由于抗 VEGF 治疗带来的视力收益最大的效果,目前,PDT 已不作为湿性 AMD 的常规方法。

PCV 的治疗目标的认识有一定的过程,既往治疗的目标为消除息肉样病灶,早期的指南中推荐抗 VEGF 联合 PDT 为一线治疗,现治疗理念为患者视力收益最大化,发现对于大部分 PCV 患者,联合治疗与单独抗 VEGF 治疗的视力收益相同,最近的国际共识中推荐 PCV 患者的抗 VEGF 单药治疗为一线治疗方案,在复发性或出血高风险的患者中采用联合治疗。

(四) 其他治疗

如经瞳孔温热疗法(transpulpillary thermotherapy, TTT),但该方法并发症多,且视力也会随着时间的推移显著下降。手术治疗,如脉络膜下新生血管取出术、360° 及局部黄斑转位术、自体 RPE 细胞移植术,效果均不佳,后来出现的视网膜脉络膜移植术被证实有一定的疗效,但术后不确定因素众多,不是常规治疗方案。

六、典型病例

1. 例 1:患者,男性,54 岁。左眼视力不好 10 余年,右眼下降半年,外院诊断"双老年性 AMD,右眼活动期,左眼萎缩期",右眼连续 3 次抗 VEGF 治疗,诉无变化而转诊。检查:视力:右 0.3,左 0.1,矫正无提高,眼压正常。双前节检查未见异常,眼底见图 10-13-43~图 10-13-50。

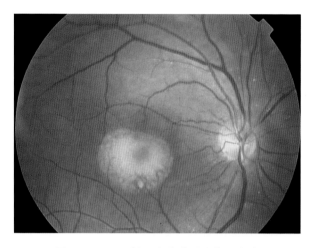

图 10-13-43　例 1 患者右眼彩色眼底像

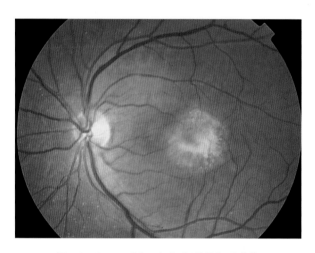

图 10-13-44　例 1 患者左眼彩色眼底像

彩色眼底像:右眼黄斑区黄色隆起病灶,边缘清晰,左黄斑区黄色萎缩性变化。

OCT:右眼中心凹区隆起,神经上皮下穹顶状高反射物带,反射不均,隐约可见 RPE 反光层,视网膜层间无水肿积液。左眼中心凹神经上皮下扁平高反射区,致密,视网膜外层结构破坏,但 RPE 反射层可见,未见积液水肿。

FFA 和 ICG:FFA 荧光造影双侧病灶早期荧光遮挡,晚期不着染,ICG 呈弱荧光灶,左眼晚期病灶周围不均透见荧光。

自发荧光成像:双眼病灶显现强的自发荧光。

诊断:双眼成人 BEST 病。

基因检测:*BEST1* 基因异常。

治疗:随诊,无特殊治疗。

2. 例 2:患者,女性,67 岁。左眼视力下降 1 周,视力:右眼 1.0,左眼 0.05,不能矫正。眼底见图 10-13-51~图 10-13-53。

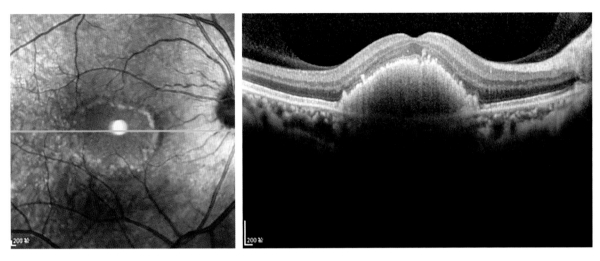

图 10-13-45 例 1 患者右眼 OCT 图像

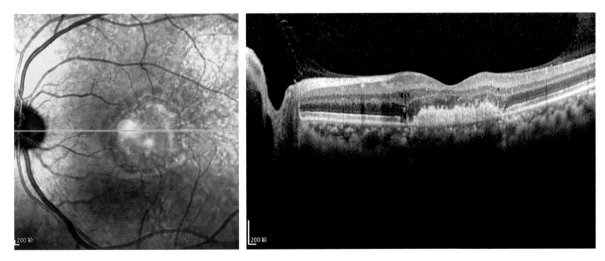

图 10-13-46 例 1 患者左眼 OCT 图像

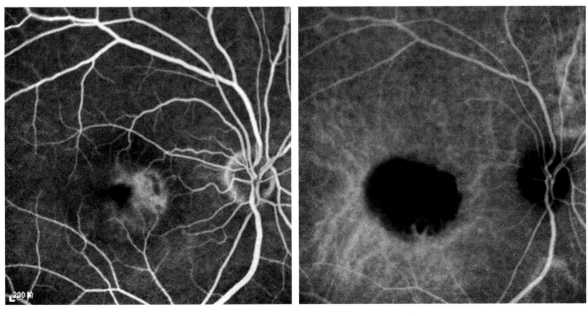

图 10-13-47 例 1 患者右眼 FFA 和 ICGA 图像

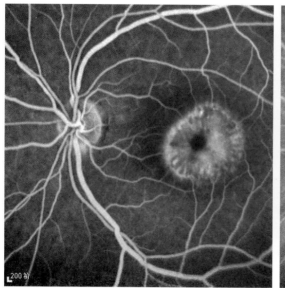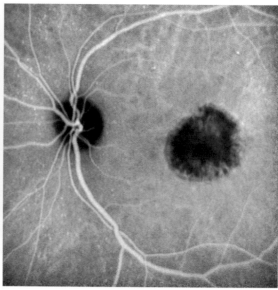

图 10-13-48　例 1 患者左眼 FFA 和 ICGA 图像

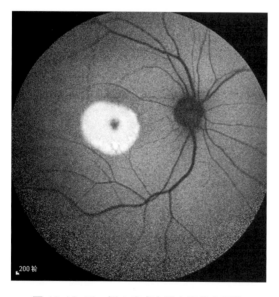

图 10-13-49　例 1 患者右眼自发荧光图像

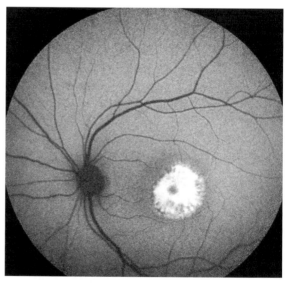

图 10-13-50　例 1 患者左眼自发荧光图像

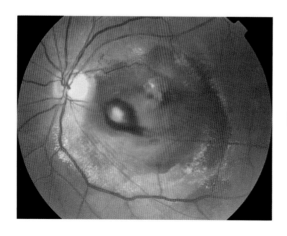

图 10-13-51　例 2 患者左眼彩色眼底像

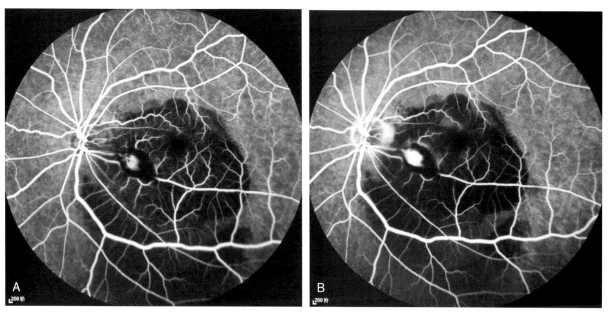

图 10-13-52　例 2 患者左眼 FFA 图像
A. 早期；B. 晚期

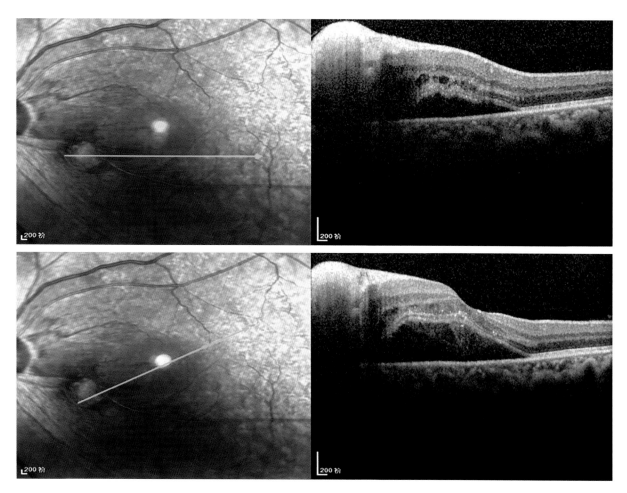

图 10-13-53　例 2 患者左眼 OCT 图像

彩色眼底像:左眼黄斑区上下血管弓范围内视网膜下和表层出血,下缘伴有点状有渗出,出血病灶中心凹鼻下方见黄色隆起病灶,周围伴网膜浅层出血。

FFA造影:出血病灶荧光遮挡,黄色病灶对应处早期强荧光渗漏,随时间增强。

OCT:扫描线经过黄色病灶处可见此处视网膜内层团状高反射病灶,伴周边视网膜增厚、内小囊腔、视网膜积液,在另一扫描线视网膜下积液中可见不均高反射点,提示视网膜下出血存在。

诊断:左眼新生血管性 AMD。

3. 例3:患者,女性,44岁,左眼视力不好数年,下降明显1个月。视力:右眼0.8,左眼0.1。眼底见图10-13-54~图10-13-58。

彩色眼底像:左眼见包绕视盘约上下血管弓范围大小的红色隆起病灶累及黄斑区,中心凹处见点片状出血伴色素变化。

FFA+ICGA:FFA 早期整个病灶轻度着染,晚期黄斑区荧光沉积,ICG 呈示病灶弱荧光。

OCT:整个黄斑区域隆起状,脉络膜层可见致密高射,中心凹域视网膜外层大的囊腔,腔内不规则高反射,伴局限神经上皮脱离。

眼眶 CT:左眼球底端与眼底像病灶相对应处,见与骨密度相当高反射病灶,眼底高反射灶CT:600HU。

诊断:左眼脉络膜骨瘤继发 CNV。

治疗:针对继发 CNV 抗 VEGF 治疗。3次抗VEGF 治疗后,黄斑水肿吸收。

七、误诊原因分析

1. 例1中老年人为黄斑区黄色隆起病灶。双侧黄斑不对称病变,一侧萎缩性改变,类似AMD。OCT:见视网膜下隆起高反射样病灶,与PED 或 CNV 病灶类似。

2. 例2中老年人黄斑区出血是新生血管AMD 常见的表现。

3. 例3黄斑区新生血管病灶表现与 AMD 中CNV 的表现类似。

八、经验教训与防范

1. 例1患者虽然为中老年人,双侧病变,黄斑区黄色隆起的病灶,右侧病灶边缘清晰,左侧呈萎缩性改变,但没有水肿、出血、色素变化、玻璃疣等常见的 AMD 表现。

OCT 显示视网膜神经上皮下穹顶状高反射病灶,视网膜内无水肿、囊腔,RPE 层反射带可见,这种表现与典型的 AMD 表现不相符。在 AMD中,常见 PED 隆起或神经上皮下纤维血管病灶,表现为不规则高反射,常常伴有视网膜内、下水肿积液。

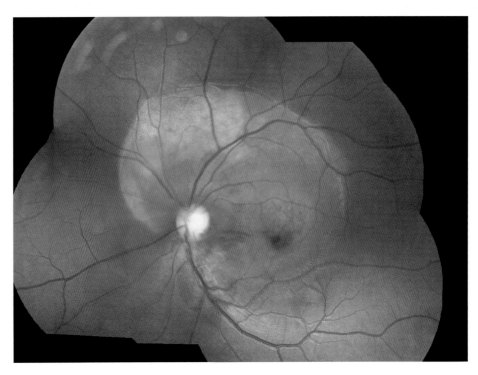

图 10-13-54　例3患者左眼彩色眼底像

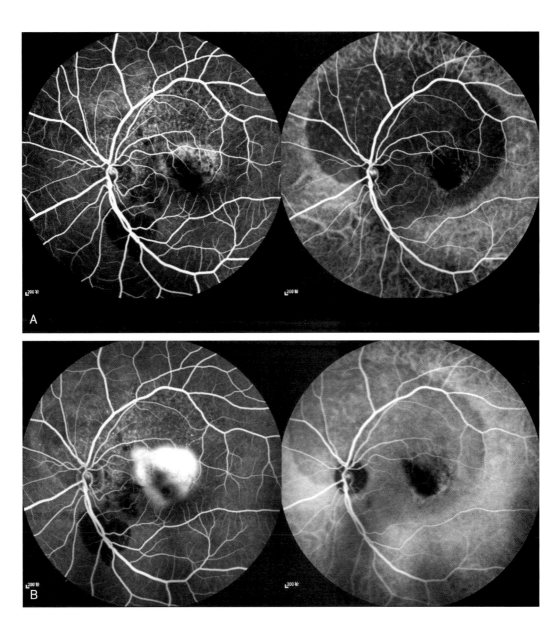

图 10-13-55　例 3 患者左眼 FFA 和 ICGA 图像

A. 早期；B. 晚期

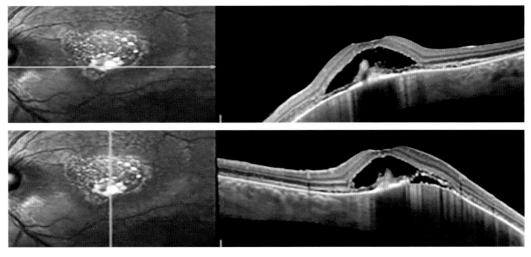

图 10-13-56　例 3 患者左眼 OCT 图像

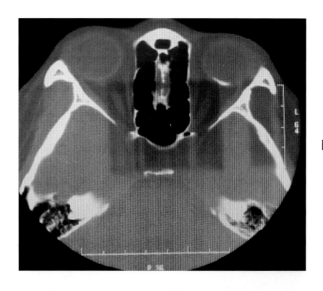

图 10-13-57　例 3 患者眼眶 CT 图像

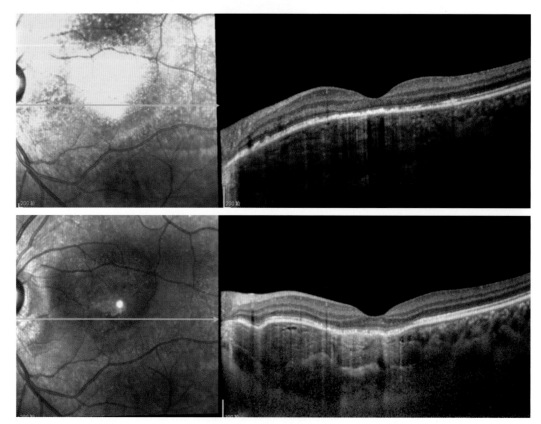

图 10-13-58　例 3 患者治疗后左眼 OCT 图像

在血管造影中未有显示 CNV 病灶表现的早期荧光渗漏或点状荧光的新生血管病灶。

自发荧光成像,双眼病灶高自发荧光表现,明显与 AMD 表现不一致。

此患者从双侧病灶、OCT 及自发荧光成像的较为特征性表现,可临床诊断为成人 Best 病。

以前强调在眼电图在 EOG 中有明显的异常,Arden 比值接近 1.0,对 Best 病诊断有价值。但在成人 Best 病中,部分患者 EOG 检查结果正常,现不作为 Best 诊断的主要依据。

本病的最终确诊依靠基因诊断。

2. 例 2 中老年人黄斑区出血病因众多,除常见的新生血管 AMD 外,还包括其他性质的新生血管性出血:糖尿病性视网膜病变、视网膜静脉阻塞、放射性视网膜病变等;视网膜血管异常破裂,如视网膜大动脉瘤、高血压视网膜病变、血液系统疾病等;视网膜血管撕裂,如视网膜裂孔、玻璃体后脱离等;血管发育异常,如 Coats 病等各类视网膜血管瘤;外伤手术,如 Terson 综合征、Purtscher、眼外伤等多种病因引起视网膜前、内、下的出血而影响黄斑区。虽病因众多但综合病史的采集、临床表现、相关检查的特征等可为黄斑出血的病因作出诊断。

对于黄斑区的出血的区别和判断结合病史和眼底表现作出综合评估,选择检查方法,以便确诊原发病。

此患者表现为黄斑区大范围的视网膜下出血,此类较大范围出血常见为 PCV、视网膜大动脉瘤破裂、外伤等。在荧光造影早期,视网膜动脉处有强的渗漏病灶,随时间增强,说明视网膜动脉出血来源,是大动脉瘤诊断的"金标准"。OCT 显示在视网膜内层相应隆起区可见高反射团,此病灶定位于视网膜内层对原发病的判定有辅助作用,视网膜内小囊腔、视网膜下积液中不均匀反射提示出血进入视网膜下,也可对病变性质的判断提供帮助。

3. 如例 3,临床上多种视网膜脉脉膜疾病可引起黄斑部CNV,如脉络膜炎、血管样条纹、外伤、激光、多种变性病变等。虽然各类黄斑区 CNV 病灶的表现都相似,但引起的病因不尽相同,所伴有的其他临床表现和特征可帮助原发病的诊断,继发性黄斑 CNV 病灶以 II 型病变常见,表现为 FFA 造影中经典型 CNV 表现,OCT 中 CNV 病灶位于 RPE 层之上,抗 VEGF 治疗较为敏感等特点。脉络膜骨瘤诊断中,B 超影像和眼眶 CT 对确诊有帮助,病灶的骨样化的改变可使降低 B 超分辨率时病灶反射强度高于眼底反光带,眼眶 CT 呈示眼底病灶与眼眶骨反射相当,CT 值较高往往大于 200HU。

尽管各类 CNV 的治疗方法相同,但其治疗方案与预后是不尽相同的。原发病的治疗和控制有利于继发的 CNV 病灶的控制,往往也有较好的疗效,与 AMD 治疗方案也是有所区别。

(戴虹)

第十四节 特发性息肉样脉络膜血管病变

一、概述

Lawrence Yannuzzi 于 1982 年美国黄斑学会在迈阿密召开的会议上首先描述了特发性息肉样脉络膜血管病变(idiopathic polypoidal choroidal vasculopathy,IPCV)。随后于 1985 年 Stern 等报告了 3 例黑人妇女的复发性双侧性出血性色素上皮脱离,命名为复发性出血性色素上皮脱离(recurrent serosanguinous retinal pigment epithelial detachments)。1990 年,Perkovich 等报告了 9 例出血性色素上皮脱离合并玻璃体积血,Kleiner 报告了 8 例眼底可见橘红病变,继发于多发性复发性 RPE 和神经上皮下的浆液和出血所致的视力下降,命名为后极部葡萄膜出血综合征(posterior uveal bleeding syndrome)。Yannuzzi 于 1990 年报告了 11 例眼底可见视网膜下橘红色病变,并可见自脉络膜血管来的血管网末端的呈息肉样扩张,定名为特发性息肉样脉络膜血管病变。Guyer 及 Spaide 等分别报告了 IPCV 的吲哚青绿眼底血管造影特征。自此,全世界各地对该病的认识进一步明确,报告的病例数也越来越多。2004 年以后,Yannuzzi 等建议将特发性息肉样脉络膜视网膜病变,简称为息肉样脉络膜血管病变(polypoidal choroidal vasculopathy,PCV),得到了学术界的认可,被普遍使用。

2001 年,易长贤等在国内率先发表了 PCV 的报告,文峰、陈有信等先后在大连和海南眼底病会议上报告了 PCV。此后,有关 PCV 的病例报告越来越多,现已被大家认识。

二、流行病学特征

1. 种族 PCV 在欧洲、美国、亚洲(如我国)均有报道,但一般认为在有色人种中更多见。

2. 年龄 发病年龄平均在 50 岁以上,但有报道称 20~90 岁的病例均可见到。

3. 性别 男女均可发病。

4. 眼别 过去报告该病双眼患病多见,双眼发病者占 80%。但在亚洲,大部分为单眼发病多见。

5. 患病率及发病率 目前尚无该病的患病率或发病率的报告。美国 Yannuzzi(1999)的前瞻性报告中发现,在 AMD 伴隐匿性 CNV 病例中,7.8% 为 PCV。意大利 Scasallati-Sforzolini 等(2001)报告,194 例诊断为年龄相关性黄斑变性患者,经吲哚青绿血管造影(ICGA)检查确诊为 PCV 者 19 例(9.8%)。比利时 Lafaut 等报告在湿性 AMD 中,有 4.0% 为 PCV。希腊 Ladas(2004)回顾性研究发现在湿性 AMD 中 8.2% 为 PCV。亚洲地区报告的 PCV 的患病比例较高,从回顾性的资料看,PCV 在湿性 AMD 的 20% 以上,甚至有高达 54.4% 的报道。

我们回顾性分析了 2001—2007 年 585 例临床诊断为湿性 AMD 的患者,150 例(25.6%)最终经 ICGA 确诊为 PCV,其中 96 例为男性,54 例为女性。平均年龄 67.7 岁(42~89 岁)。单眼患病者占 93.3%。

三、临床表现

(一)症状

可无明显的症状,有的患者是眼底检查时偶然发现。如病变位于黄斑中心或附近可有视力逐渐下降。有的患者突然黄斑区大面积出血,甚至发生玻璃体积血,视力可突然下降。有的患者主诉视物变形。

(二)眼底所见

1. 橘红色病灶 30%~60% 的病例可见眼底多发性或单个橘红色病灶(图 10-14-1),个别患者可见后极部深层连片的橘红色病变(图 10-14-2)。很多患者因为出血浓密,见不到这种典型的橘红色病灶。

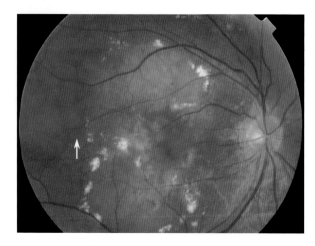

图 10-14-1 典型的息肉样脉络膜血管病变(右眼)彩色眼底像

可见橘红色病变(白箭头)

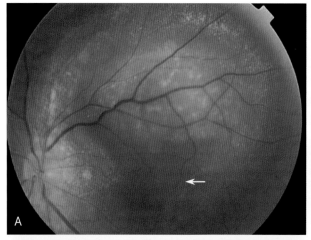

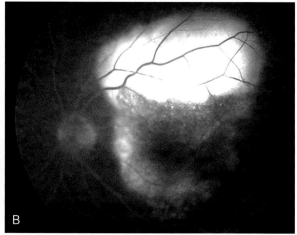

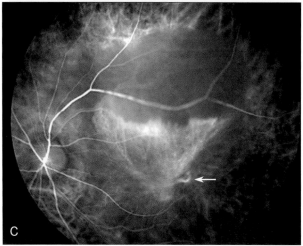

图 10-14-2 息肉样脉络膜血管病变(左眼)
A. 彩色眼底像,可见后极部呈三角形的深层橘红色病变(白箭头),其上方视网膜隆起,表面和周围大量渗出;B. 荧光素眼底血管造影,后极部及上方血管弓处大片荧光素渗漏;C. 吲哚青绿血管造影,黄斑区三角形的异常血管网,颞侧可见一滋养血管(白箭头),异常血管的上方弱荧光区(PED)

2. **出血** 眼底常可见大片深层和/或视网膜前出血,有的患者出血可突破玻璃体后界膜而进入玻璃体腔,只有玻璃体手术后,再行吲哚青绿眼底血管造影才能诊断(图 10-14-3)。

3. **视网膜色素上皮脱离** 可见一处或多处出血性或浆液性色素上皮脱离(pigment epithelial detachment,PED)。尤其出血性视网膜色素上皮脱离更为常见。英国报道的 40 例 PCV 患者中,有出血性色素上皮脱离者 29 例(85%)(图 10-14-4)。

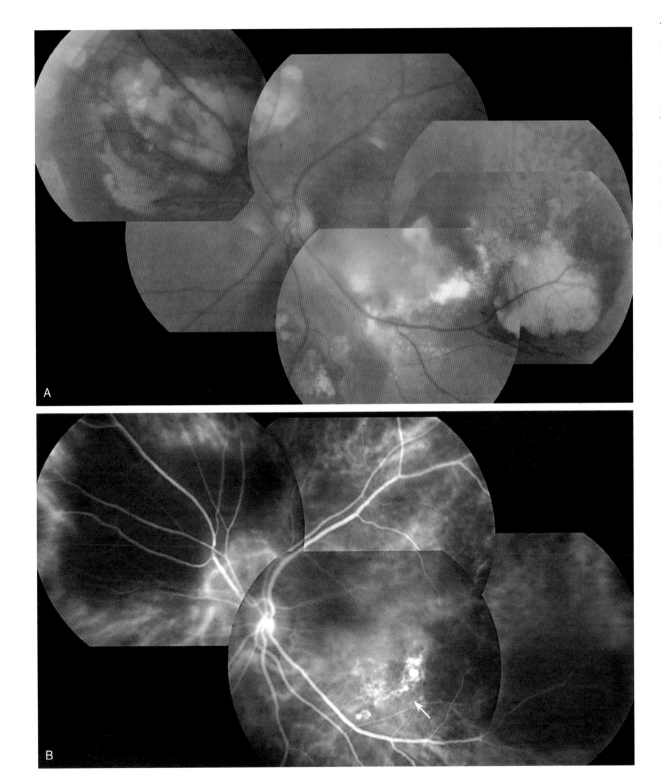

图 10-14-3 息肉样脉络膜血管病变

A. 玻璃体积血手术后彩色眼底像;B. ICG 造影可见下方血管弓附近成串的血管瘤样扩张结构(白箭头)

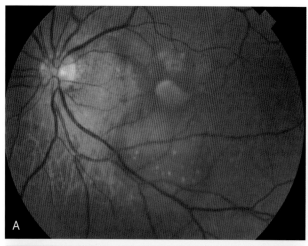
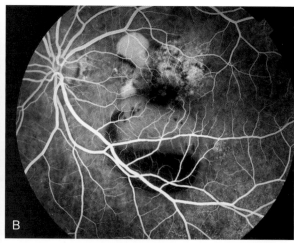
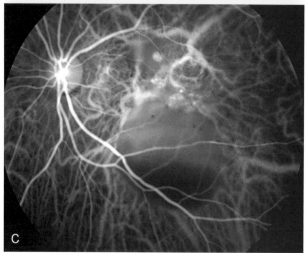

图 10-14-4　黄斑区息肉样脉络膜血管病变（左眼）

A. 彩色眼底像,可见黄斑区橘红色病灶,下方血管弓处圆形视网膜隆起底部出血的液平面(出血性 PED);B. 荧光素眼底血管造影,黄斑区鼻上方及下方可见均匀而边界清楚的强荧光区,下方血管弓处圆形病变区底部荧光遮蔽(出血),黄斑上方有荧光素渗漏;C. 吲哚青绿眼底血管造影,黄斑区中央附近可见多个血管瘤样的病变结构。下方圆形出血性 PED

4. 机化增生膜形成　PCV 患者较之 AMD 患者,形成纤维增生膜相对较少。但如病变严重且久迁延,眼底可见严重的机化膜形成。Sho 等报告 IPCV 患者视网膜下机化膜形成占 7%。但这种机化膜的形成并不一定是从 PCV 的病变而来,可能是由于 PCV 的血管瘤样病灶引起反复的出血、渗出导致继发性视网膜或脉络膜新生血管膜形成。部分病例可见 CNV 和 PCV 合并存在同一眼(图 10-14-5,图 10-14-6)。

5. 其他病变　如渗出,在大部分病例均可见硬性渗出。玻璃疣在年长患者中也较常见(表10-14-1)。

（三）荧光素眼底血管造影

根据病情有所不同。一般在可见病变区有荧光素的渗漏和造影晚期有荧光素的积存。如有深层出血,则可见荧光遮蔽。浆液性色素上皮脱离为边界清楚的强荧光。出血性色素上皮脱离常可见明显的舟状出血的荧光形态。也有作者报告用 FFA 检查,发现了异常的脉络膜分支血管网,尤其

表 10-14-1　北京协和医院眼科 160 例

PCV 患眼眼底检查发现

眼底异常表现	比例
眼底橘红色结节样病灶	52/160(32.5%)
成片的橘红色病灶	6/160(3.8%)
硬性渗出	123/160(75.6%)
可以辨别的玻璃疣	39/160(24.4%)
大片视网膜下出血 >4PD	71/160(55.6%)
浆液性 PED	31/160(19.3%)
出血性 PED	55/160(34.4%)
玻璃体积血	7/160(4.4%)
合并瘢痕和 RPE 及脉络膜萎缩	22/160(13.7%)

当这种异常的分支血管网管径细小,RPE 萎缩,其屏障遮挡作用减弱时,较容易发现。有时可见息肉状病灶部位成簇的但多灶性的不相连续的强荧光。总之,PCV 的 FFA 检查形态没有明显的特异性,其荧光特点类似于湿性 AMD 的隐匿性脉络膜新生血管(图 10-14-7)。

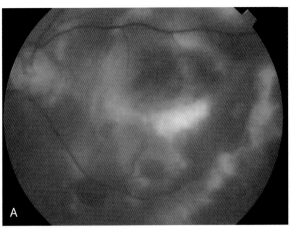

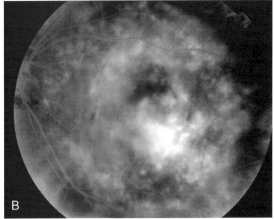

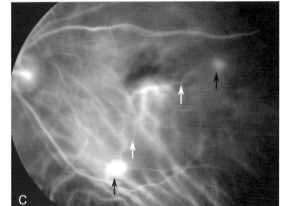

图 10-14-5 息肉样脉络膜血管病变（左眼）

A. 彩色眼底像，可见后极部片状出血，边缘渗出及深层机化膜；B. 荧光素眼底血管造影，整个后极部弥漫的荧光素渗漏；C. 吲哚青绿眼底血管造影，可见异常脉络膜血管（白箭头）与两个血管瘤样扩张结构相连（黑箭头）

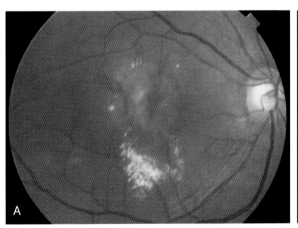

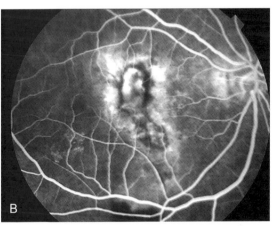

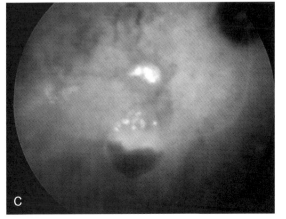

图 10-14-6 脉络膜新生血管与息肉样脉络膜血管病变共存

A. 彩色眼底像，黄斑区可见机化膜及硬性渗出；B. 荧光素眼底血管造影，黄斑区纵形强荧光，边界清楚，下方血管弓处可见荧光遮蔽（深层出血）；C. 吲哚青绿眼底血管造影，可见黄斑区脉络膜新生血管的下端强荧光，在下方血管弓处可见数个血管瘤样的强荧光，其下方为出血性色素上皮脱离区

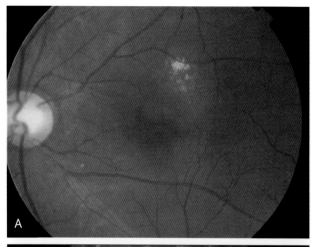

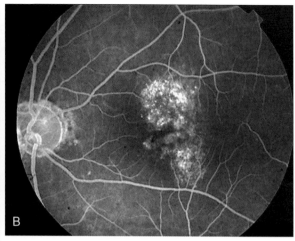

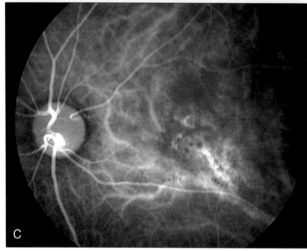

图 10-14-7　息肉样脉络膜血管病变
A. 彩色眼底像,可见黄色渗出,无出血;B. FFA 显示簇状的强荧光;C. ICGA 显示黄斑区的血管瘤样扩张病灶

(四) 吲哚青绿眼底血管造影

ICGA 对 PCV 的诊断至关重要。由于 PCV 为脉络膜层血管异常,因此,只有通过 ICGA 才能清晰显示。典型 PCV 的 ICGA 特征是:①脉络膜的异常分支血管网(branching vascular network,BVN)。这种异常血管网的血管管径一般较 AMD 的脉络膜新生血管粗,走行可以呈扇形、伞状或放射状,常可见滋养血管。②在异常血管网的末端可见血管瘤样扩张的结节或称之为息肉样结构。这种结构可以是单个或多个成串的。可见所谓的冲刷现象(washout phenomenon),即在造影早期,息肉状结构为完全充盈的强荧光,但随着造影过程的延长,囊腔样结构中的液体排空,而出现中间暗、外周亮的影像。在息肉样病变结构的边缘常可见浆液性或出血性的 PED。这是诊断该病的显著影像特征。

在临床上,经常不能见到明显的 BVN,可能由于这种异常的血管非常细小,或由于出血、渗出或色素上皮脱离的遮盖,或息肉样病灶直接从脉络膜的大血管膨出,因而在 ICGA 检查见不到典型的 BVN。大部分作者报告的息肉样病变多位于黄斑区附近,Sho 等报告息肉样病变位于黄斑区者占 85%,Uyama 等报告的病例中,息肉样病灶位于黄斑区附近者更高达 94%。中山眼科中心文峰等报告的病例中病变位于黄斑区者为 70.6%。但 Spaide 等报告的病例 PCV 病变都发生于视盘旁,也有见于周边者报告。北京协和医院眼科的病例中,息肉状病灶在黄斑区及附近者占 58.2%(93/585),在黄斑外占 28.1%,多灶性占 8.1%,视盘旁者仅占 5.6%。

如果使用带有录像的造影设备进行检查,如海德堡共聚焦扫描系统进行 ICG 造影,有时可见搏动的息肉状血管(pulsatile polyppoidal vessel),可以见到两种形态:①脉络膜血管管腔的节律性变化(管腔变异型);②纤曲和相对狭窄的脉络膜血管内的血流呈搏动样流动(搏动状血流型)。两型均在 ICGA 早期出现,一些搏动状息肉状血管甚至在造影 15 分钟之内还可见到。产生的原因不明：①可能与搏动血管附近存在动静脉短路或动静脉交叉压迫有关；②可能是 PCV 的一种独特表现形式（图 10-14-8~图 10-14-11）。

（五）相干光断层扫描成像

与 ICGA 所见结节样强荧光的对应部位，OCT 检查可见色素上皮下呈圆顶隆起。视网膜下橘红色病变在 OCT 上显示高度隆起，与浆液性视网膜色素上皮脱离不同，后者为较扁平的隆起。异常血管位于 Bruch 膜和视网膜色素上皮（retinal pigment epithelium，RPE）之间，用频域 OCT 检查，可以更清晰地显示 Bruch 膜下的异常脉络膜血管网的病变，有时可见到所谓的双层征（double layer sign）。

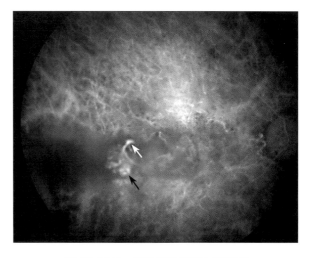

图 10-14-8　息肉样脉络膜血管病变

可见异常的分支血管网（BVN）（白箭头）和成串的息肉状病变（黑箭头）

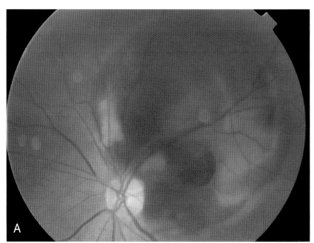
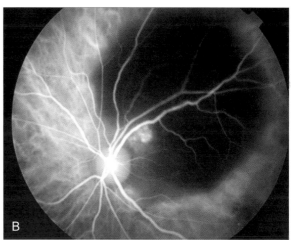

图 10-14-9　视盘旁息肉样脉络膜血管病变（左眼）

A. 彩色眼底像，可见视盘颞上方大片近圆形的深层出血，近视盘旁可见橘红色病变；B. 吲哚青绿眼底血管造影，可见视盘旁成串的血管瘤样病变结构及大片荧光遮蔽区

图 10-14-10　黄斑中心外息肉样脉络膜血管病变（左眼）

A. 彩色眼底像，可见上方两处大的视网膜深层出血，未见渗出

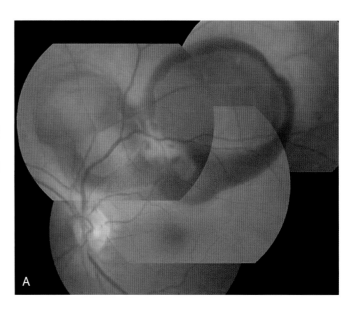

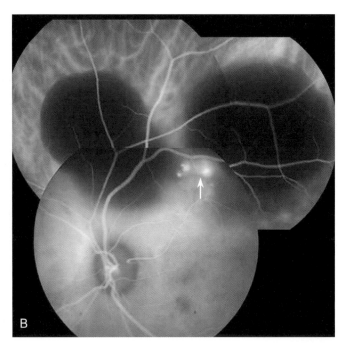

图 10-14-10（续）
B. 吲哚青绿眼底血管造影,可见视网膜血管渗出,类圆形出血荧光遮蔽,在出血的下缘及上方血管弓附近,远离黄斑中心,可见几个血管瘤样的强荧光结构(白箭头)

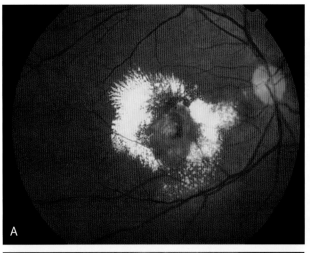

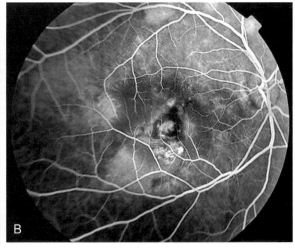

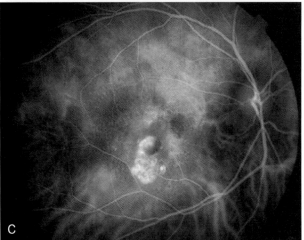

图 10-14-11　息肉样脉络膜血管病变(黄斑区)
A. 黄斑区大量的黄色渗出及少量出血;B. FFA 黄斑区可见多灶性的强荧光渗漏;C. ICGA 黄斑区偏下方可见血管瘤样扩张的强荧光

（六）OCT血管成像（OCTA）

根据息肉样病灶的不同层次，OCTA的显影特征会有不同：PCV "指样" 隆起是上部扫描血流信号更高，部分病灶内血流信号呈血管网形态；脉络膜异常分支网在脉络膜毛细血管层更清晰。但由于息肉病灶内血流流速低，或病灶上方的出血导致信号衰减，目前认为OCTA对PCV息肉样病灶的检出率要低于ICGA。因此，OCTA仍无法替代ICGA在PCV中的应用。

四、分型

（一）北京协和医院眼科建议分型

北京协和医院眼科根据对150例的PCV的临床和ICGA检查观察，建议分型如下：

1. 根据临床表现分型

（1）亚临床型：没有明显临床症状，往往是对侧眼病变做ICGA检查偶然发现。由于病变比较静止，可以观察。如病变不在黄斑中央，可以行激光或光动力治疗。

（2）典型性：眼底可见典型的橘红色结节样病变及浆液或出血性色素上皮脱离。眼底检查即可以作出诊断。视功能可有不同程度的受损。

（3）AMD型：眼底可见出血、渗出和浆液性或出血性PED，眼底表现类似于AMD，只有通过ICGA检查才能明确诊断。

（4）大量出血型：出血范围可达整个后部眼底，甚至进入玻璃体腔，只有在玻璃体切除术后才能作出诊断。这种病例并不少见。因此，老年患者如没有高血压和糖尿病病史，突然玻璃体积血，要高度怀疑为PCV。

2. 根据ICGA分型

（1）典型性：ICGA检查既可以发现异常脉络膜分支血管网（BVN），又可以见到血管瘤样扩张的结构，两者兼备，有时还可以见到出血性色素上皮脱离。在我们统计的病例中，占28.5%。

（2）息肉型：ICGA检查仅可以见到血管瘤样扩张的囊腔样结构，而见不到BVN。在我们统计的病例中，此种类型占67.9%。

（3）分支血管网型：在ICGA检查仅发现异常的内层脉络膜血管网，占少数。在我们统计的病例中，占3.6%。

（二）亚太PCV圆桌会议建议分型

1. 静止型 只有息肉病灶，无渗液或出血（图10-14-12）。

2. 渗出型 可有视网膜神经上皮增厚、脱离、浆液性PED、脂质渗出（图10-14-13）。

3. 出血型 出血<4个视盘面积，伴有或不伴有上述表现（图10-14-14）。

4. 大量出血型 出血>4个视盘面积，伴有或不伴有上述表现（图10-14-15）。

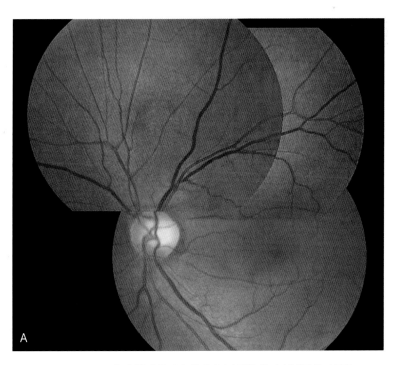

图10-14-12 息肉样脉络膜血管病变（左眼），静止型（亚临床型）

A. 彩色眼底像，视盘上方可见色素变动，眼底未见明显出血和渗出

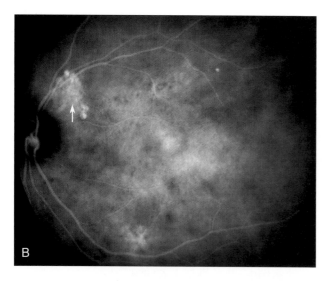

图 10-14-12（续）

B. 吲哚青绿眼底血管造影，视盘颞上附近可见成串的血管瘤样病变结构（箭头）

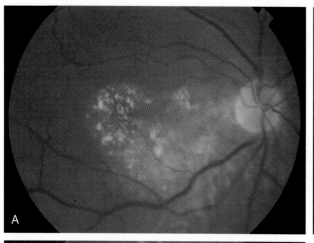

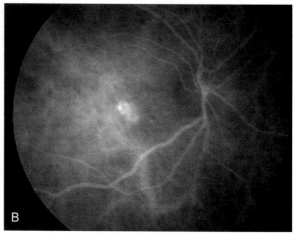

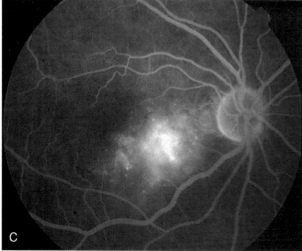

图 10-14-13　息肉样脉络膜血管病变，渗出型

A. 彩色眼底像，黄斑区附近大量渗出，没有明显出血；B. ICGA 黄斑区可见环状的血管瘤扩张结构；C. FFA 黄斑区可见荧光渗漏

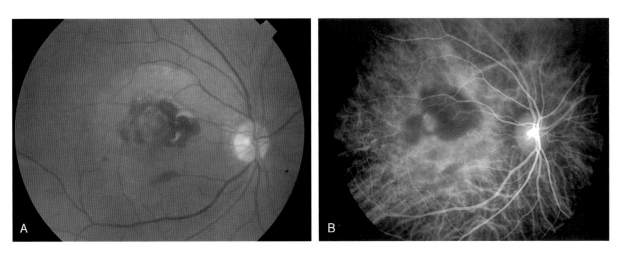

图 10-14-14　息肉样脉络膜血管病变（出血型，出血 <4 个视盘面积）

A. 彩色眼底像，见黄斑区出血，<4 个视盘面积；B. ICGA 黄斑区略偏颞侧可见局灶性的血管瘤样扩张结构

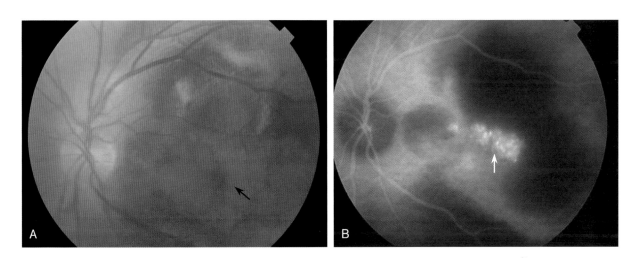

图 10-14-15　息肉样脉络膜血管病变（大量出血型，出血 >4 个视盘面积）

A. 彩色眼底像，整个后极部大片出血，黄斑区附近见橘红色病变区（黑箭头）；B. ICGA 黄斑区成串的血管瘤样扩张结构（白箭头）

五、病理机制研究以及与其他疾病的关联

有关 PCV 的病理研究报道不多。Shiraga 等对手术剥离的异常组织进行组织学检查发现，这种异常的血管膜为脉络膜与视网膜间的纤维血管组织。Lafaut 等对 IPCV 手术取出的膜进行电镜观察，发现 RPE 层不连续，脉络膜侧可见完整弥漫玻璃膜层下呈囊样薄壁血管扩张，即血管瘤样结构。Okubo 等研究发现，患者的脉络膜内层含有较多扩张小静脉和小动脉，静脉扩张明显，管径可达 300μm，因此，认为息肉样病灶是脉络膜本身的小静脉扩张所致。Nakashizuka 等通过对 5 例 PCV 手术切除组织的免疫组化研究，了解 CD34、VEGF、CD68、α-平滑肌肌动蛋白、缺氧诱导因子-1α 的表达情况，结果可见脉络膜血管的透明化，CD68 阳性细胞围绕透明血管，未检测出 α-SMA 阳性细胞，内皮细胞 VEGF 染色阴性。而 HIF-1α 阳性的炎症细胞位于标本的基质中。认为脉络膜血管的透明化应该是血管硬化的表现，推测 PCV 为内层脉络膜本身血管的异常所致。但依然有较多学者认为，PCV 是 AMD 的一种特殊类型。目前尚无定论。

有关 PCV 的基因研究不多。Kondo 等发现 *LOC387715/HTRA1* 基因变异与 PCV 和 AMD 均相关。但在 AMD 中这种相关性更强。表明 PCV 和 AMD 有共同的遗传特性，因而说明 PCV 和 AMD 有相似的病理生理特性。同时他们还发现 *ELN*（elastin）是 PCV 的易感基因，表明 PCV 和 AMD 的病理机制可能有所不同，因而临床表现不一。Sakurada 等研究发现，*LOC387715 A69S* 与

PCV 的严重程度有相关性。Lee 等发现 *CFH* 的 rs3753394、rs800292 的单核苷酸多态性及 *HTRA1* 的 rs11200638 的单核苷酸多态性与华人 PCV 的危险高度相关。由于 PCV 在亚洲多见，因此，加强从基因角度入手，研究 PCV 的发病机制，研究其与 AMD 的关系值得重视。

很多研究者报告了 PCV 与其他疾病的关联，以期发现 PCV 的病因或病理机制，报告的疾病有：视网膜大动脉瘤和高血压视网膜病变、高血压、镰状细胞白血病、放射性视网膜病变、血小板减少症、视盘黑色素细胞瘤、中心性浆液性脉络膜视网膜病变（"中浆"）。国内文峰等报告合并脉络膜血管瘤。

六、诊断及鉴别诊断

（一）诊断

该病主要依据 ICGA 检查结果，即异常的脉络膜分支血管网和血管瘤样扩张的病变结构作出诊断，另外眼底橘红色息肉样病灶及多灶性复发性浆液性或出血性色素上皮脱离也是诊断该病的重要参考依据。但近来很多作者均不强调一定要在 ICGA 检查时发现异常脉络膜分支血管网，认为只要在 ICGA 晚期见明显结节状、血管瘤样的强荧光结构即可作出 PCV 的诊断。确实，同时具备息肉状病灶和异常脉络膜分支血管网的比例并不多见。Lafuat 等报告的 45 眼 PCV 中只有 9 眼同时具有息肉状病灶和异常脉络膜分支血管网的典型的特征。Yannuzzi 等建议的诊断要点包括：①视网膜下橘红色灶；②异常分支状脉络膜血管网；③息肉样脉络膜血管扩张灶。

日本 PCV 研究组制定的 PCV 诊断标准如下：PCV 的确诊至少应符合下列两个条件之一：①眼底检查可见视网膜下橘红色隆起损害灶；②ICGA 可见特征性的息肉样损害灶。可疑病例至少应符合下列两个条件之一：①ICGA 仅见异常脉络膜血管网；②复发性出血性和/或浆液性 PED。日本的诊断标准强调，ICGA 显示息肉样血管瘤扩张的病变结构是该病诊断的必要指征，不强调是否见到异常的脉络膜分支血管网。作者认为，如果患者 ICGA 显示有典型的脉络膜异常的分支血管网结构并伴有浆液或出血性色素上皮脱离，亦可诊断此病。

（二）PCV 的鉴别诊断

首先，必须与年龄相关性黄斑变性鉴别。日本 AMD 诊断研究工作组以及其他不少作者将 PCV 与 AMD 归为一种病的不同类型。但 AMD

多见于 45 岁以上者，白种人更多见，眼底大多可见硬性或软性玻璃疣、眼底不见橘红色息肉样病灶等，有助于鉴别（表 10-14-2）。另外，尚需与高度近视眼的新生血管膜形成、眼底的炎性病变、"中渗"、"中浆"等病鉴别。近年来，人们特别关注中心性浆液性脉络膜视网膜病变（"中浆"）与 PCV 的关系，一方面观察到，很多患者多年前，曾经患"中浆"，以后又发生了 PCV；另一方面，很多过去诊断为老年"中浆"的患者，后经 ICGA 证实应该诊断为 PCV。在鉴别中应该注意两点：一是大部分"中浆"发生在中青年人，二是"中浆"很少有大的视网膜色素上皮脱离，也较少有脂性的渗出，如有出血就更不应该轻易诊断为"中浆"。

表 10-14-2　PCV 与湿性 AMD 的鉴别诊断

	AMD（湿性）	PCV
年龄	中老年	中老年多见，也可见于年轻人
性别	男女无明显差异	男性多见
种族	白种人多见	有色人种多见
眼别	双	单眼多见
病变进展	快	相对较慢
眼底		
橘红色结节病变	无	常见
硬性渗出	多	多
玻璃疣	常见	较少见，尤其软疣少见
视网膜下出血	常见	常见
出血性 RPE 脱离	可见	更常见
形成瘢痕	常见	相对少见
ICGA		
新生血管	可见	常见，异常血管较粗
息肉样结构	无	常见
视力预后	差	相对较好

七、治疗

（一）抗 VEGF 治疗

抗血管生成药物（阿柏西普或雷珠单抗）玻璃体腔注药，可以减轻水肿和渗出，但不能使息肉样病灶和脉络膜内层异常分支血管网消退（图 10-14-16）。

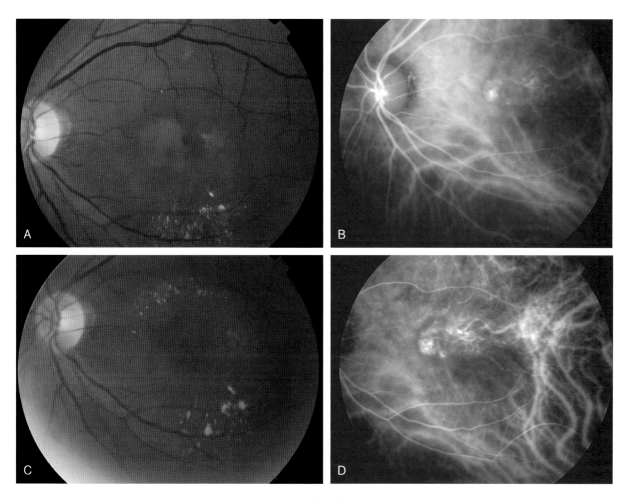

图 10-14-16 息肉样脉络膜血管病变(左眼),视力:0.2
A. 彩色眼底像,黄斑区灰白色病变,下方可见硬性渗出;B. 吲哚青绿眼底血管造影,黄斑中心可见串状血管瘤样病变结构;
C. Avastin 玻璃体腔注药,每月 1 次,剂量 1.25mg,治疗后 3 个月彩色眼底像,出血部分吸收,渗出水肿部分吸收;D. ICGA,显示黄斑区成串的血管瘤样的强荧光结构依然存在

抗 VEGF 治疗可作为单一疗法或与 PDT 联合使用。单一抗 VEGF 治疗 12 个月平均 7~8 针,方案可以是:阿柏西普每月注射 3 次后改为每 8 周注射 1 次;或雷珠单抗每月注射 3 次后每月复查监测,按需重复治疗。目前研究认为,雷珠单抗联合 PDT 治疗的患者在 1 年时间内有更好的视力和血管造影改善,减少了注药次数,优于雷珠单抗单一治疗。过早停止抗 VEGF 治疗,特别是在不能规律复查监测的情况下,可能会影响疗效,残留息肉病灶可能会突发出血。

(二)光动力疗法

对息肉样病灶位于黄斑中心或距黄斑中心 500μm 以内者,或异常的脉络膜分支血管网位于黄斑中心或范围较大者,PDT 可以使得血管瘤样的病变结构消失,随着渗出减轻,出血吸收,患者视力逐渐提高(图 10-14-17)。

在抗 VEGF 时代到来之前,PDT 广泛用于治疗 PCV,并且疗效显著。但随着随访时间的延长,逐渐发现 PDT 治疗后视力远期预后差,不宜用于视力较好的患眼。还可能出现视网膜下出血、脉络膜梗死、RPE 撕裂等并发症。因此,临床中常会结合患者的实际情况(如依从性、经济水平和医疗环境等)联合使用 PDT 和抗 VEGF 治疗。

(三)激光治疗

对于黄斑中心外的息肉样病灶,行 ICGA 检查,仔细确定息肉样病灶的位置,用氪红激光光凝治疗。一般拟激光的边缘应在距黄斑中心凹外 500μm,眼底出现Ⅲ~Ⅳ光斑为限。激光后 3~4 周再次行 ICGA 检查,了解激光的效果。如仍有渗漏,须补激光,直至息肉样病灶完全没有渗漏。Yuzawa 等建议必须同时光凝异常的脉络膜分支血管网的结构,否则效果不佳。但作者治疗几例患者均采用氪红激光光凝息肉样病灶的方法,随访 6 个月以上,病情稳定,出血性色素上皮脱离病变消失。对

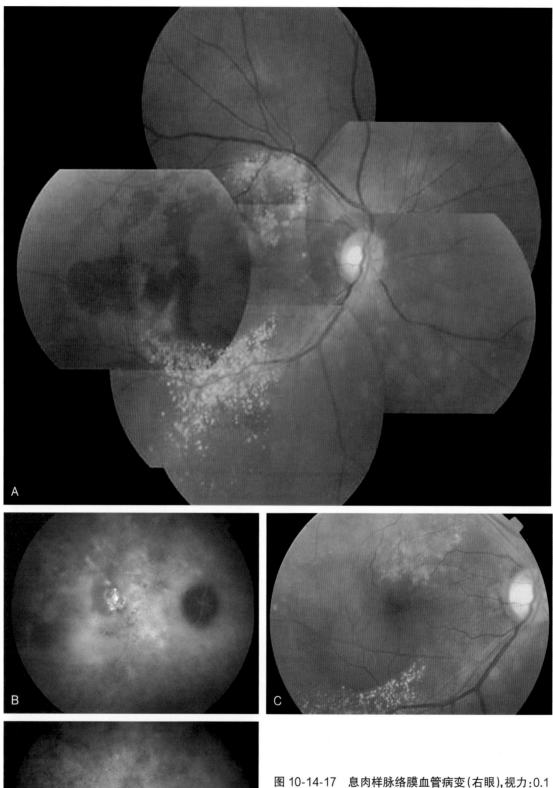

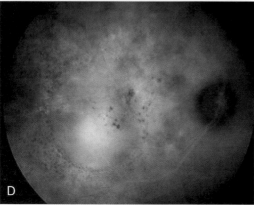

图 10-14-17 息肉样脉络膜血管病变(右眼),视力:0.1
A. 彩色眼底像,可见右眼后极部大量出血、渗出;B. ICGA,黄斑中心可见小于 1PD 大小的成串的血管瘤样病变结构;C. PDT 治疗后 4 个月,彩色眼底像,出血基本吸收,渗出部分吸收,黄斑颞下方仍有部分隆起;D. ICGA,黄斑区成串的血管瘤样的强荧光结构消失

于异常的分支血管网,如范围不大,并且远离黄斑区,可以进行氪红激光光凝治疗,但适合激光治疗的这种病例并不多(图10-14-18)。对于经 ICGA 检查明确病变的滋养血管者,如在黄斑中心 500μm 以外,可以在 ICGA 引导下进行氪红激光光凝。

(四)手术治疗

对于较新鲜的大量的黄斑下出血,可行视网膜切开合并使用纤溶酶原激活剂清除视网膜下积血。也可以使用膨胀气体(如 SF₆)眼内注射驱赶黄斑区的积血。对于已经发生了玻璃体积血的病例,则先行玻璃体切除术,再根据 ICGA 结果,行氪红激光光凝或 PDT 治疗。有时,需要几种技术联合治疗该病,才能取得疗效。值得强调的是,对于大量的视网膜下及色素上皮下比较陈旧的出血,不建议一定手术切开视网膜取出陈旧积血,实践表明所得到的益处不大。

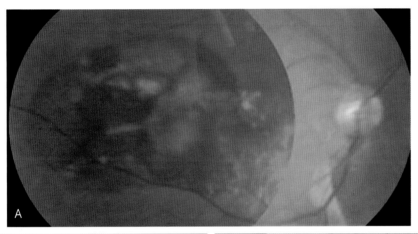

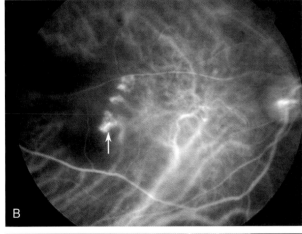

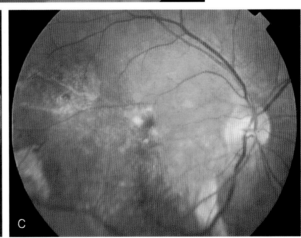

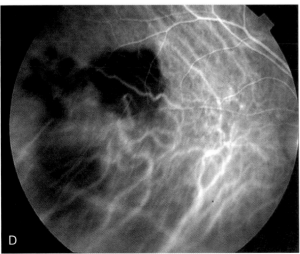

图 10-14-18　息肉样脉络膜血管病变(右眼),视力:0.08
A. 彩色眼底像,后极部大片深层出血;B. 吲哚青绿眼底血管造影,黄斑区偏颞侧,可见数个血管瘤样的病变结构(白箭头);C. 激光治疗后彩色眼底像,出血吸收,可见激光斑;D. 吲哚青绿眼底血管造影,原血管瘤样强荧光结构消失,代之为激光的萎缩斑

八、预后

一般认为,PCV 的预后较年龄相关性黄斑变性好。北京协和医院 1 例患者未经任何处理,随诊近 2 年,视力始终维持在 0.9。Uyama 报告的一组病例中,平均随访 20 个月后 49% 的患眼视力 >0.8。Sho 报告的病例中 PCV 患者的平均视力为 0.31,而 AMD 患者的平均视力为 0.18。严重视力下降(视力 <0.2 以下),在 PCV 为 35%,而在 AMD 为 53%。但 Uyama 的另一篇报道显示,43% 的患眼视力 <0.2。我们诊治的病例中有初诊视力仅为光感者,因此,PCV 对视功能的损害也是相当严重的。PCV 引起视力障碍的原因主要是息肉样病变引起视网膜下大量的渗出、出血,以及周围组织的水肿,从而引起视功能的损害。如病变长期迁延,可引起视网膜的局限脱离、视网膜下机化膜形成,有的患者大量出血进入玻璃体,均严重威胁视功能。

需要特别强调的是,PCV 在临床上并不罕见,应该予以充分重视。另外,要充分重视 PCV 的顽固性和治疗的艰巨性。要有长期密切随诊、反复治疗的思想准备。息肉样病灶破裂导致大量、暴发性视网膜下出血以致出血到玻璃体腔也并不少见,导致预后不良,应该向患者交代。有关治疗的策略、时机,PDT 治疗的参数选择,手术治疗的时机及术式选择等均有待进一步研究。

（陈有信）

第十五节　眼底血管样条纹

一、概述

1889 年,Doyne 首先报道在对一名因外伤引起视网膜出血的患者的检查过程中,发现患者视盘周呈放射状发出的不规则线状改变,从视盘一直延伸到周边视网膜。由于在此种疾病中形成的条纹与血管形态相似,1892 年,由 Knapp 命名为血管样条纹(angioid streaks,AS)。直到 1917 年 Kofler 指出血管样条纹是 Bruch 膜的改变。组织病理学检查显示 AS 病变位于 Bruch 膜,在视盘周围形成放射状的细小裂纹,因其内有钙沉积所致,病变上方的 RPE 萎缩变性。目前研究发现其发病因素包括:①Bruch 膜内的弹力纤维变性;②血红蛋白溶解后弹力纤维中铁沉积引起的继发性矿化作用,Bruch 膜脆性增加;③血管阻塞或血流淤滞导致局部营养障碍。黄斑区 Bruch 膜变性变薄,致使有的患者在外伤下容易发生 Bruch 膜和脉络膜破裂引起黄斑出血,而长期的变性也是继发性脉络膜新生血管生成的原因。约 50% 的血管样条纹合并全身系统性疾病,其余为特发性改变。以弹力纤维假黄瘤(pseudoxanthoma elasticum,PXE)最为常见,主要表现为颈部、腋窝、大关节窝皮肤松弛,心血管并发症,胃肠道出血。还可见于高弹力纤维发育异常综合征(Ehlers-Danlos Syndrome)、畸形性骨病(Paget's disease)、镰状细胞性贫血(sickle cell anemia),此外在肢端肥大症、Marfan 综合征,老年性弹性组织病变、铅中毒等也罕有出现。

二、主要临床表现

在病变累及黄斑区,形成脉络膜新生血管膜,脉络膜破裂,色素上皮细胞损害之前,通常没有任何眼部症状。

眼底检查可见双眼对称的,位于视网膜下,环绕视盘呈放射状走行的暗红色、深棕色或灰黑色粗细不等的不规则条带。部分患者眼底可见斑点状改变,多分布于颞侧视网膜;黄斑区网格状色素改变,视盘玻璃疣在合并有弹力纤维假黄瘤的患者中常常出现;此外,有的患者还在眼底中周部出现白色细小的脉络膜视网膜瘢痕(图 10-15-1~图 10-15-3)。

患者往往因为黄斑区脉络膜破裂或脉络膜新生血管膜引起视网膜下出血、黄斑水肿,导致中心视力下降、视物变形、中心暗点而就医。

荧光素眼底血管造影检查发现这些条纹表现为特征性的点片状或线状强荧光,而吲哚菁绿眼底血管造影中,其晚期显现出的持续性强荧光条带将 Bruch 膜的病变更好呈现出来(图 10-15-4~图 10-15-6)。

三、诊断要点

1. 患者可以表现为单眼视力受累,但是眼底改变是双眼对称的。

2. 围绕视盘呈放射状延伸的不规则暗红色、棕色或灰黑色条带,形态与血管相似,与正常视网膜血管不同,这些条带在荧光素眼底血管造影晚期仍表现为点片状或线状强荧光。

3. 黄斑区出血,伴有脉络膜破裂或脉络膜新生血管膜。

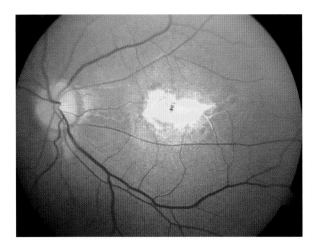

图 10-15-1　彩色眼底像（左眼）
示眼底血管样条纹和黄斑瘢痕

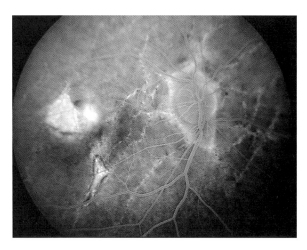

图 10-15-4　图 10-15-2 患者吲哚青绿眼底血管造影
示眼底血管样条纹呈条状强荧光

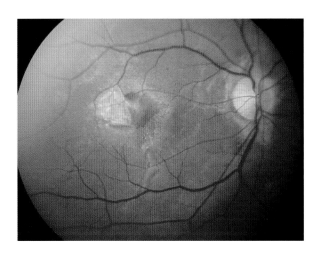

图 10-15-2　彩色眼底像（右眼）
示眼底血管样条纹合并黄斑 CNV

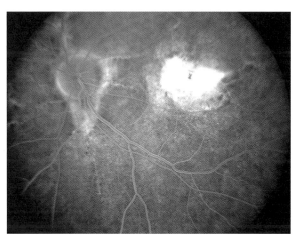

图 10-15-5　图 10-15-1 患者吲哚青绿眼底血管造影
示眼底血管样条纹合并黄斑瘢痕

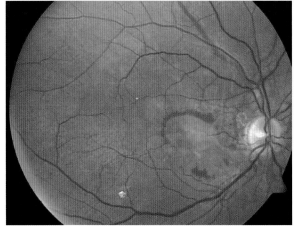

图 10-15-3　彩色眼底像（右眼）
示眼底血管样条纹合并黄斑 CNV

4. 其他体征包括：颞侧视网膜常见斑点状改变、黄斑色素紊乱、视盘玻璃疣、脉络膜视网膜瘢痕。

5. 部分患者合并全身性皮肤或脏器改变。

四、鉴别诊断要点

1. 当患者没有眼部症状时，往往是在体检或其他偶然的情形下发现。根据其特征性的视盘周围条纹状改变，加之部分患者合并的典型性皮肤改变，诊断并不困难。

2. 当因 Bruch 膜变性继发脉络膜新生血管时，应该与年龄相关性黄斑变性、特发性脉络膜新生血管、高度近视继发漆纹样裂纹和脉络膜新生血管，以及任何其他原因引起的脉络膜新生血管

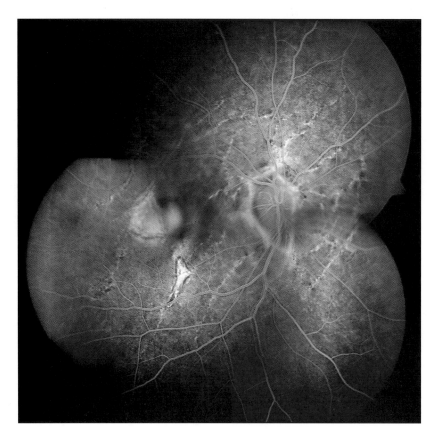

图 10-15-6　图 10-15-2 患者吲哚青绿眼底血管造影
示眼底血管样条纹呈线条状强荧光

性疾病进行鉴别。

3. 外伤引起的脉络膜破裂,眼底为黄白色条纹状病变,往往与视盘呈同心圆样分布,而本病则是以视盘为中心的呈放射状的深色条纹。

五、治疗原则与进展

1. 观察　对于眼底血管样条纹,目前尚无有效的预防性治疗,因此,在没有临床症状之前,以定期复诊,随访为主。

2. 当继发脉络膜新生血管时,临床统计显示约一半的患者在 3.5 年后中心视力丧失,大部分 50 岁以上患者的视力低于 0.01。根据病变的部位和程度,可选择如下治疗。

(1) 抗 VEGF 治疗:与其他引起 CNV 的疾病一样,抗 VEGF 治疗是目前全世界公认的能有效控制病变,并在一定程度内提高视力的治疗。不足之处同样在于因 CNV 持续渗漏或复发,而需多次眼内注射治疗。此外,抗 VEGF 治疗还可联合光动力治疗。

(2) 光动力治疗:由于眼底血管样条纹继发的 CNV 多发生于黄斑中心凹下或中心凹旁,其组成

可同时具有典型性和隐匿性 CNV 两种成分,多以典型性为主。光动力治疗是 2005 年我国通过原国家食品药品监督管理局批准的治疗 CNV 的光化学治疗,它通过 689nm 波长的红色激光激活与新生血管内皮细胞高度结合的光敏剂 verteporfin(维替泊芬),形成氧自由基、单线态氧等光化学反应,导致血栓形成,血管栓塞,新生血管萎缩。一些小样本临床报道显示,光动力治疗可以有效地控制病变,稳定视力。同样由于血管样条纹患者 CNV 的复发率较高,大多数患者需多次治疗。

3. 由于血管样条纹患者的 Bruch 膜变性,其在轻微外力下发生脉络膜破裂,视网膜下出血的危险性远高于正常人,因此,建议患者在运动和体力劳动时注意保护眼睛,如配戴护目眼镜、眼罩等。

六、典型病例

例 1:患者,男性,44 岁。左眼视力下降 3 年,右眼视物变形、中心暗点及阅读困难半个月。眼科检查:最佳矫正视力:右眼 0.02,左眼 0.2。双眼角膜透明、晶状体透明,眼底见双眼视盘周围不规则的发散状红褐色粗细不均的条带,右眼视盘鼻

侧较多,左眼上方较多;均有条带穿过黄斑区。右眼黄斑青灰色脉络膜新生血管纤维膜隆起,边缘有出血。FFA 检查:双眼视盘周围早期可见亮度不均的点片状强荧光影,形成强荧光带,晚期荧光着染。右眼黄斑区新生血管呈强荧光,渗漏荧光素,出血则表现为遮蔽荧光。诊断为双眼眼底血管样条纹。右眼 PDT 治疗后 6 个月视力:0.2(图 10-15-7~图 10-15-10)。

例2:患者,男性,42 岁。双眼视物不清 4 年。眼底检查见图 10-15-11。

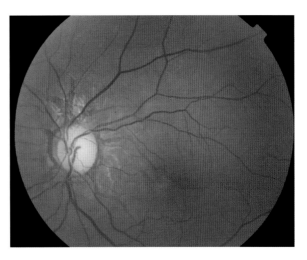

图 10-15-9　左眼彩色眼底像
视盘周围发出的不规则、放射状的线条,累及黄斑区

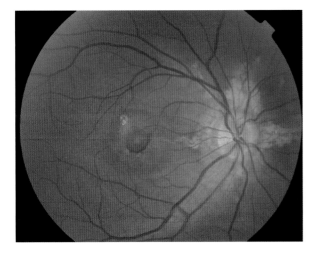

图 10-15-7　右眼彩色眼底像
视盘周围发出的不规则、放射状的线条,黄斑区青灰色隆起圆形病灶,周围伴出血

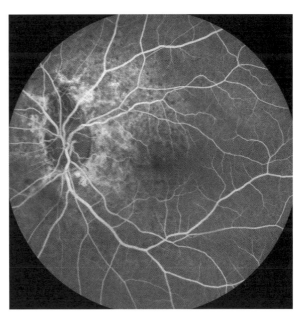

图 10-15-10　左眼 FFA 图像
示视盘周围血管条纹为不规则的强荧光

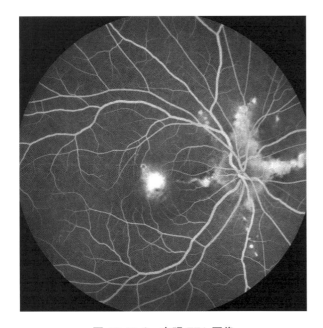

图 10-15-8　右眼 FFA 图像
视盘周围血管样条纹为不规则的强荧光,黄斑新生血管膜渗漏明显

七、误诊原因分析与经验教训及防范

多数情况下,我们很难忽视在视盘周围的这种血管样条带状的改变,有时我们被黄斑区 CNV 引起的出血、渗出、瘢痕、色素改变所吸引,而忽略了视盘和其周围的改变。当然,有时黄斑改变在血管样条纹之前出现。但是在荧光素眼底血管造影检查中,条纹具有典型表现:颗粒状和带状不均匀的强荧光。因此,仔细地检查眼底,特别是双目间接检眼镜的使用和荧光素眼底血管造影可以帮助我们进行正确的诊断。

(陆方)

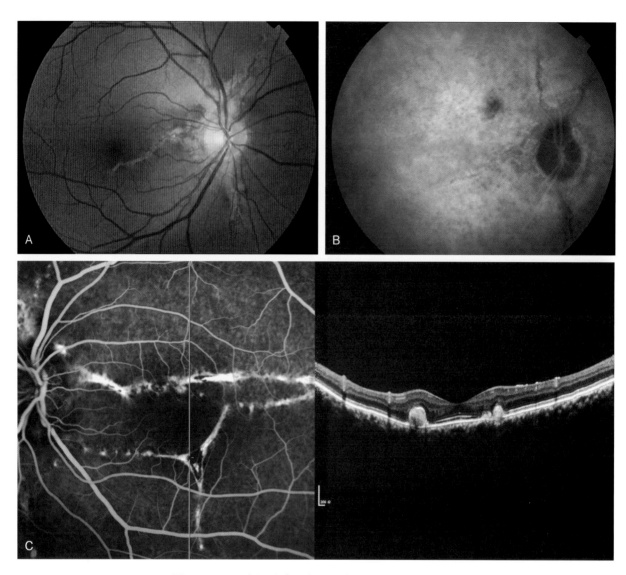

图 10-15-11　例 2 患者彩色眼底像和眼底血管造影表现
A. 右眼彩色眼底像；B. ICGA 图像；C. 左眼 FFA+OCT 图像

第十六节　病理性近视眼底损害

一、概述

近视按程度可分为,轻度近视(simple myopia)(低于-3.00D),中度近视(-3.00~-6.00D之间)和高度近视(high myopia)(高于-6.00D)。如果高度近视伴有眼底病理性改变,称为病理性近视(pathological myopia),又称为变性近视(degenerative myopia)。病理性近视是重要的致盲性眼病之一,在成年人致盲性眼病中列第七位。病理性近视患病率占整个人群的1.7%~2.1%,占近视人群的27%~33.2%。流行病学研究显示,近视与受教育程度、长时间近距离工作及高经济收入成正相关。病理性近视导致视力损害越来越受到关注,是因为其通常为双侧、不可逆,而且常常影响到工作年龄的人群。该病的组织病理学特点如下:①巩膜纵向胶原束变薄,胶原纤维直径减小,横纹消失,板层减少,导致巩膜变薄后极部巩膜局部扩张;②脉络膜变性及萎缩,脉络膜血管减少,管壁变薄,毛细血管层显著变薄;③RPE细胞变扁平并增大,一些区域的RPE细胞或视细胞被Müller细胞取代,可见RPE细胞呈现色素过渡沉着、色素脱失或RPE细胞多层堆积的现象;④Bruch膜变薄、劈裂或撕裂;⑤脉络膜萎缩区神经视网膜变薄,可能与神经节细胞层消失有关。病理性近视的眼底改变,特别是黄斑部病变,是导致视力损伤的重要原因。

二、主要临床表现

1. 症状 病理性近视的主要症状是变性近视屈光度数增加。黄斑中心凹出血，导致视力突然下降。Bruch膜破裂导致视力逐渐下降，及视物变形。

2. 眼底改变

（1）近视弧形斑（myopic conus）：近视眼特别是病理性近视的视盘通常呈颞侧缘低平、鼻侧缘抬高的倾斜状态。视盘颞侧缘通常包绕一无色素弧形区，称为近视弧形斑，呈白色，边界清楚，可透见内层巩膜组织。这是由于随着眼轴不断向后延伸，RPE层及脉络膜无法到达视盘颞侧缘，而脉络膜比RPE层更接近视盘。弧形斑可以含有色素或血管，宽窄不等，少数病例的弧形斑可位于视盘鼻侧缘或下缘甚至环绕整个视盘，并向黄斑区延伸（图10-16-1）。

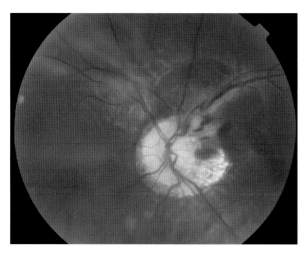

图 10-16-1 病理性近视彩色眼底像
可见近视弧形斑，颞上方可见片状出血

（2）豹纹状眼底（tessellation）及其他脉络膜血管异常：豹纹状眼底，因RPE层及脉络膜萎缩变薄，暴露橘红色的粗大脉络膜血管，呈豹纹状而得名，通常在后极部更明显。ICGA检查可以清晰地显示病理性近视眼脉络膜全层血管减少，黄斑区脉络膜动脉数量减少，管径变细，位于巩膜葡萄肿区域的脉络膜静脉变薄。残留的脉络膜毛细血管层呈不规则淡荧光。病理性近视眼脉络膜静脉分布紊乱，大静脉汇流至黄斑区，或环绕视盘，呈涡状结构（图10-16-2）。

（3）RPE及脉络膜紊乱：RPE及脉络膜变薄主要发生在视盘下方或下半视网膜，严重时脉络

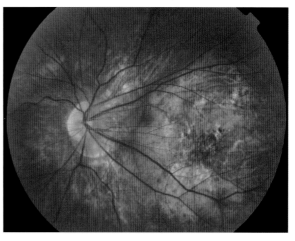

图 10-16-2 病理性近视彩色眼底像
可见高度近视豹纹状眼底，脉络膜大血管清晰可见

膜血流显著减少，巩膜光反射增加，导致荧光素眼底血管造影过程中对比度降低，黄斑无血管区边界不易确定。病理性近视眼黄斑区视网膜变薄，叶黄素显著减少，检眼镜下很难确定黄斑区范围。上述两种情况下，只能通过黄斑毛细血管前小动脉走行来判断黄斑位置。

（4）后巩膜葡萄肿（staphylomas）：后巩膜葡萄肿是病理性近视的特异性体征，指巩膜、脉络膜及RPE层局限性向后扩张，检眼镜下表现为边缘陡峭呈斜坡状的凹陷，视网膜血管自凹陷边缘爬出。后巩膜葡萄肿在病理性近视早期即可出现，随年龄增长，眼轴增长及屈光度增加，逐渐加重，并伴有脉络膜视网膜萎缩。病灶可位于鼻侧，或以视盘、黄斑为中心分布，若病变累及黄斑区，视力下降明显。双目间接检眼镜及B超可以更准确判断巩膜葡萄肿的边缘及深度（图10-16-3）。因红外光可穿透扩张的巩膜，ICGA检查显示病灶呈圆形高反光区，透见眼球壁血管。

（5）后极部视网膜脉络膜萎缩：后极部视网膜脉络膜萎缩有两种类型：弥漫性和局灶性。弥漫性视网膜脉络膜萎缩可呈现黄白色边界不清的脉络膜视网膜萎缩。由于大部分脉络膜组织丢失，仅剩零星的大血管组织，因此在OCT上表现为显著的脉络膜变薄。局灶性视网膜脉络膜萎缩表现为灰白色、边界清楚的脉络膜视网膜萎缩灶。局灶性萎缩部位源于弥漫性萎缩区域内。在局灶性萎缩区域内脉络膜完全消失，伴随RPE和光感受细胞丢失。后极部萎缩灶边缘或萎缩灶内可见色素沉着。进行性萎缩灶内可见粗大的脉络膜血管，当合并RPE改变时，血管壁伴有白鞘。FFA检查

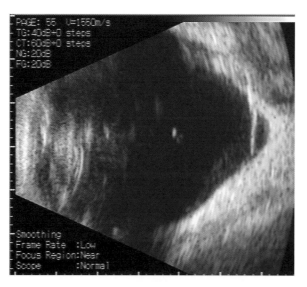

图 10-16-3　病理性近视 B 超图像
示后巩膜葡萄肿

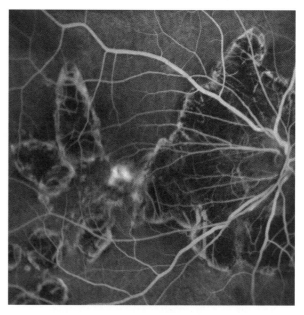

图 10-16-5　病理性近视 ICGA 图像
示脉络膜萎缩灶呈弱荧光,少数粗大脉络膜血管穿行

显示萎缩灶为弱荧光,早期充盈的粗大脉络膜血管穿行其间,表面可见正常视网膜血管。造影晚期,萎缩灶持续着染,不出现荧光素渗漏。ICGA检查显示萎缩灶呈弱荧光,少数粗大脉络膜血管穿行,造影晚期萎缩灶呈弱荧光,而正常脉络膜组织随染料逐渐排空,呈淡荧光(图 10-16-4,图 10-16-5)。

(6)漆裂纹(lacquer cracks):漆裂纹是病理性近视的另一特异性眼底改变,由 Bruch 膜弹力层破裂形成,同时累及脉络膜毛细血管层及 RPE层。漆裂纹通常位于后巩膜葡萄肿内,呈黄白色、细小的线状或星状条纹,可表现为单一或多条,呈水平方向分布,有的交错纵横呈网状。病灶位于视网膜最深层,边缘多有细小色素颗粒,病变区的神经视网膜及视网膜血管正常。如果漆裂纹较大,脉络膜血管可跨越其间(图 10-16-6,图 10-16-7)。细小的漆裂纹在常规眼底检查中易被忽略,FFA 检查有助于发现此类病变。造影早期,透过部分萎缩的脉络膜毛细血管,病灶呈不规则、不连续的强荧光;随后,荧光逐渐增强;晚期,由于巩膜或瘢痕着染减弱对比度,病灶呈微弱淡荧光。单纯漆裂纹不出现视网膜内或视网膜下荧光渗漏(图 10-16-8,图 10-16-9)。ICGA检查可显示更多漆裂纹,且长度大于 FFA 检查

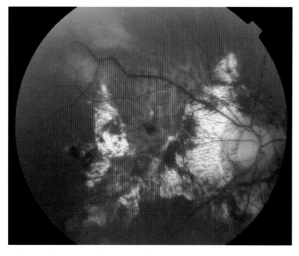

图 10-16-4　病理性近视彩色眼底像
示后极部视网膜脉络膜萎缩

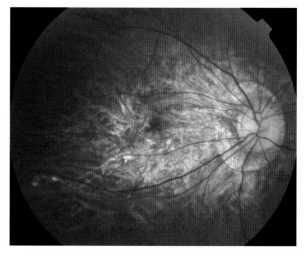

图 10-16-6　病理性近视彩色眼底像
示漆裂纹

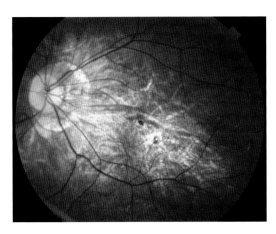

图 10-16-7 病理性近视彩色眼底像
示漆裂纹

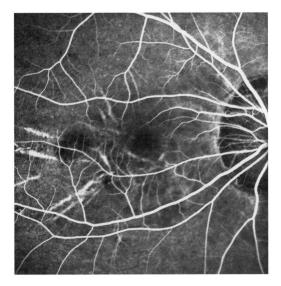

图 10-16-8 图 10-16-6 的 FFA 图像
示漆裂纹

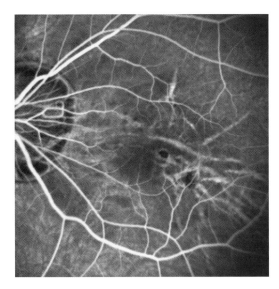

图 10-16-9 图 10-16-7 的 FFA 图像
示漆裂纹

所见;造影晚期,漆裂纹呈边界清楚的弱荧光。有时,极细小的漆裂纹沿视盘边缘呈放射状分布,只有 ICGA 检查能够显示。随病程进展,漆裂纹的数量和范围会逐渐增加。在其远端逐渐出现脉络膜视网膜萎缩灶,并不断扩展,直至累及整个漆裂纹病变区。由于漆裂纹与脉络膜下新生血管和局灶性萎缩密切相关,故中心视力预后不良。

(7) 黄斑出血与 Fuchs 斑:约 96% 病理性近视黄斑区视网膜下出血与漆裂纹密切相关,这是因为 Bruch 膜与脉络膜毛细血管关系紧密。这类黄斑出血与脉络膜新生血管引起的出血在病程及预后方面有很大差异。多为青少年发病,主要症状包括突然出现暗点、视物变形,可能有轻微外伤史。出血位于视网膜深层,局限呈圆形,以中心凹为圆心,不伴视网膜脱离。浓厚的出血遮蔽漆裂纹,FFA 检查无法辨别,ICGA 检查可能会有帮助。出血多沿漆裂纹分布,很少累及其邻近部位,可自行吸收,但可能在同一部位或其他部位复发。

病理性近视眼底后极部出现的黑色或灰色斑块状病灶称为 Fuchs 斑,呈圆形或椭圆形,边界清楚,轻微隆起。有时病灶边缘见出血,病灶形态可以逐渐变化,但不会消失。Fuchs 斑多位于黄斑区及其附近,造成视力下降,也可发生在其他位置。最初,Forster 认为该病灶系由黄斑出血形成,而 Fuchs 认为由 RPE 细胞增生而成。目前普遍认为,脉络膜新生血管延伸至 RPE 下,是形成 Fuchs 斑的主要原因,同时受玻璃体后界膜破裂及脉络膜毛细血管牵拉的影响。Gass 指出,急性出血性 RPE 脱离,以及 RPE 下出血机化,刺激色素上皮细胞增生,最终形成 Fuchs 斑。每支脉络膜新生血管周围都会有 RPE 细胞环绕增生(图 10-16-10)。

(8) 黄斑区视网膜下脉络膜新生血管:脉络膜新生血管是病理性近视患者视力损害的重要因素,其发生与后巩膜葡萄肿形成有关。高度近视眼中有 10% 会出现近视性 CNV,其中 30% 双眼受累。主要症状为急性、无痛性视力下降,多伴有视物变形。由于病理性近视眼底结构拉伸变薄,出血通常不会掩盖 CNV,因此,通过检眼镜很容易观察到 CNV。检眼镜下黄斑区新生血管膜呈灰白色、圆形或椭圆形。病灶通常较小而局限,约 58%~74% 累及黄斑中心区。双目间接检眼镜或

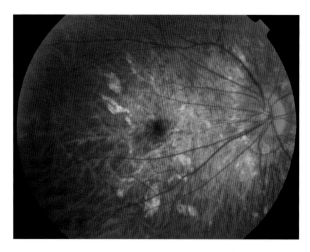

图 10-16-10 病理性近视彩色眼底像
示黄斑区视网膜下出血、Fuchs 斑

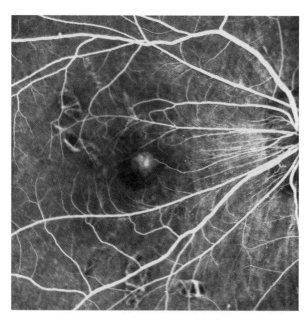

图 10-16-11 病理性近视 ICGA 像
示黄斑区视网膜下脉络膜新生血管

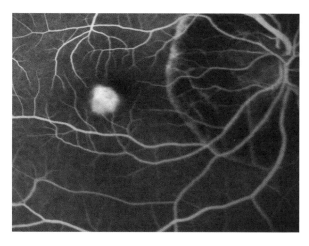

图 10-16-12 病理性近视 FFA 图像(晚期)
示黄斑区视网膜下脉络膜新生血管

OCT 检查可发现较浅的视网膜脱离。出血局限在视网膜神经上皮深层,极少出现硬渗。不同发展阶段的 CNV 眼底表现也不同。早期,CNV 在黄斑区呈深棕色病灶,由出血聚积形成。随着色素退行,病灶逐渐呈灰黄色、圆形或椭圆形微隆起状。急性期之后,随着出血渗出吸收,及旁中心注视逐渐形成,患者视力有部分提高。随病程进展,大片脉络膜视网膜萎缩灶内逐渐形成 Fuchs 斑。随病理性近视病程的不同,新生血管膜的 FFA 检查表现也不同。青年病例,细小新生血管在造影早期呈旁中心凹强荧光,造影晚期荧光素轻度渗漏。老年病例,脉络膜新生血管膜面积较大,渗漏更为明显。ICGA 检查的脉络膜动脉、静脉充盈期,新生血管膜呈网状强荧光,随着染料从大血管排空,病灶荧光逐渐减弱,至造影晚期维持淡荧光。有些情况下,造影晚期病灶的荧光强度与脉络膜背景荧光相似,可通过环绕病灶的弱荧光区加以鉴别。Bruch 膜破裂及萎缩灶形成,是促进 CNV 进展的重要因素。由于脉络膜萎缩灶或漆裂纹在 FFA 检查中呈淡荧光,因此很难判断存在于其中的较小 CNV。在 ICGA 检查晚期,RPE 萎缩及漆裂纹呈弱荧光,而 CNV 仍维持淡荧光,有助于鉴别。视网膜下浓厚出血可遮蔽 CNV 影像,导致漏诊,应结合 OCT 检查全面了解病灶情况(图 10-16-11~图 10-16-13)。

(9) 黄斑劈裂(foveoschisis):病理性近视眼黄斑劈裂多见于出现后巩膜葡萄肿的病例。这是因为随着眼轴向后延长,脉络膜视网膜向后扩张变薄,当向后牵引的力量大于黄斑区视网膜神经上皮层间的黏合力,就会发生视网膜劈裂。病理性近视黄斑劈裂在常规眼底检查中很难被发现。近年来,随着 OCT 检查技术的发展,对该病理现象有了更深入的认识。OCT 影像特征为,黄斑部神经上皮分为两层,中间由柱状反射桥相连,劈裂区常伴有局限性视网膜脱离、黄斑前膜、黄斑裂孔等(图 10-16-14,图 10-16-15)。

(10) 周边视网膜变性:病理性近视眼周边视网膜发生变性的概率高于非病理性近视眼。形态包括铺路石样、格子样或蜗牛迹样变性,不规则色素迁移,压迫白与非压迫白等。变性区边缘或其范围内可伴发视网膜裂孔。马蹄孔或圆孔是导致孔源性视网膜脱离的重要原因(参见本章第六节)。

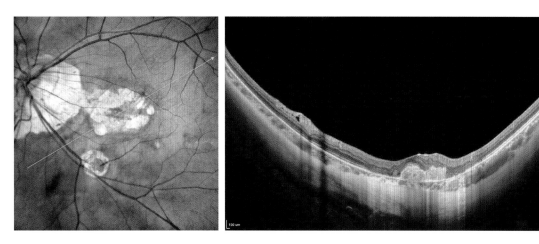

图 10-16-13　病理性近视 OCT 图像
示黄斑区视网膜下脉络膜新生血管

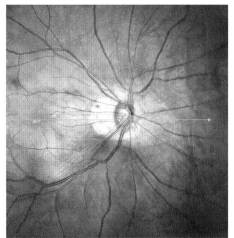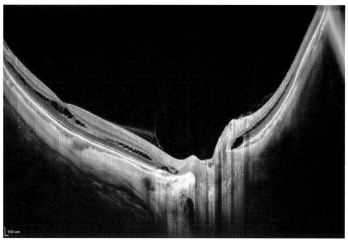

图 10-16-14　病理性近视 OCT 图像
示黄斑区和盘周视网膜劈裂

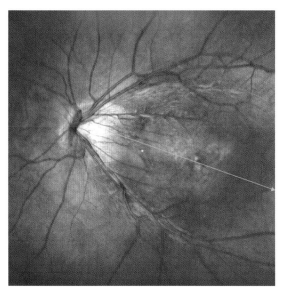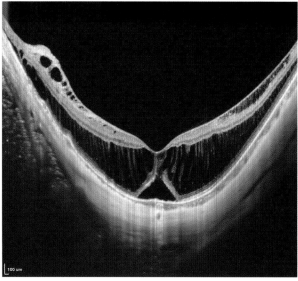

图 10-16-15　病理性近视 OCT 图像
示黄斑劈裂及局限性脱离

（11）穹顶样黄斑：在高度近视患眼的OCT显示黄斑凸出（图10-16-16）。EDI-OCT显示穹顶样黄斑源于高度近视眼黄斑下局部相对增厚的巩膜，其形态分为：圆形穹顶、水平椭圆状穹顶和垂直椭圆状穹顶。穹顶样黄斑出现于约20%的高度近视眼，提示其为病理性近视常见的并发症，可继发黄斑区浆液性视网膜脱离和黄斑劈裂等并发症。

（12）玻璃体视网膜牵引综合征：在后极部眼球壁持续向后扩张的同时，如果黄斑区发生不完全玻璃体后脱离，神经上皮层受到持续牵拉力作用，引起黄斑囊样水肿、黄斑劈裂、甚至黄斑裂孔。当后部玻璃体完全脱离，对黄斑牵拉力消除，部分黄斑水肿可以消退。

3. 眼底并发症

（1）玻璃体异常：近视特别是病理性近视，常发生玻璃体凝胶液化变性。患者主诉眼前出现混浊飘浮物。随后可出现玻璃体后皮质与视网膜内界膜分离，即玻璃体后脱离。玻璃体后脱离是导致玻璃体基底部与视网膜牵拉的重要因素。其他玻璃体异常还包括周边部视网膜玻璃体粘连。

（2）视网膜脱离：玻璃体视网膜粘连，视网膜萎缩变性区均可形成视网膜裂孔。变性、液化的玻璃体经裂孔进入视网膜下，导致视网膜脱离。近视人群视网膜脱离发生率约5%，且危险性与近视度数呈正相关。

（3）青光眼：与正常人群相比，近视人群中开角型青光眼患病率较高。由于病理性近视眼球巩膜壁变薄，压陷式或非接触眼压计测量值偏低；患者出现视力减退或视野缺损往往被认为是病理性近视所致，而忽视发生开角型青光眼的可能。因此，对于病理性近视患者，应定期复查视野，并采用压平式眼压计测量眼压，以免漏诊。

4. 眼电生理 病程早期ERG正常。发生脉络膜视网膜萎缩时，ERG反应轻度非典型减低。EOG反应降低提示早期RPE受损。

5. 视野 病理性近视发生脉络膜视网膜病变，相应部位出现相对或绝对暗点。并发视网膜脱离时，出现脱离相应部位视野缺损。

三、诊断要点

1. 屈光度进行性增长，超过−6.00D。眼轴进行性增长，多大于26mm。

2. 出现上述各种典型病理性近视眼底改变，伴视力下降、视物变形等症状。

3. 排除其他可能导致类似眼底改变的疾病。

四、鉴别诊断要点

1. 年龄相关性黄斑变性 萎缩型AMD黄斑区出现脉络膜视网膜地图状萎缩灶，暴露脉络膜大血管，可能与病理性近视的脉络膜视网膜萎缩灶混淆。但萎缩型AMD发病年龄晚，多超过55岁。病灶周围可见玻璃疣，不伴有高度近视。

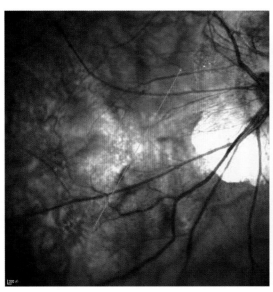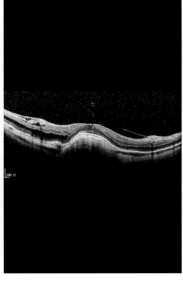

图 10-16-16　穹顶样黄斑的OCT图像
示黄斑凸出，其下巩膜增厚

渗出型 AMD 存在视网膜下新生血管膜，但发病年龄晚，不具有视盘周萎缩弧、漆裂纹等病理性近视特征性改变，患者屈光状态没有特异性。

2. 倾斜视盘 胚胎发育过程中，视盘向一侧倾斜，沿其倾斜方向可出现弧形斑。视盘直径多小于正常视盘，呈横椭圆形，生理凹陷较深。视网膜中央动、静脉自凹陷边缘爬行而出。

3. 回旋状脉络膜视网膜萎缩 因鸟氨酸转氨酶活性缺乏导致的常染色体隐性遗传疾病。眼部症状是该病的主要临床表现，包括少儿期发生夜盲、周边视野缺损。眼底表现为中周部边界清楚的环形脉络膜视网膜萎缩灶，随病情进展，病灶逐渐融合，晚期累及黄斑。ERG 波形降低或消失。不伴有高度近视。

4. 无脉络膜症 X 连锁隐性遗传性疾病。脉络膜全层及 RPE 层弥漫萎缩消失，严重者仅黄斑区残存脉络膜组织。FFA 检查早期显示强荧光，晚期广泛无荧光区，伴稀疏粗大的脉络膜血管影。不伴有高度近视及后巩膜葡萄肿等病变。

5. 脉络膜毛细血管萎缩 按病变发生部位分为中央晕轮状脉络膜萎缩、绕视盘型脉络膜萎缩及弥漫性脉络膜萎缩。多为常染色体显性遗传，个别为常染色体隐性遗传。中青年起病，双眼发病。典型眼底表现为脉络膜毛细血管层及 RPE 萎缩或缺失。但不具有高度近视眼的屈光表现，且病灶区以外眼底正常。

五、治疗原则与进展

病理性近视眼底改变手术治疗的目的是减缓眼轴持续增长，预防或缓解后巩膜葡萄肿。赤道部巩膜缩短术、巩膜兜带术在临床已应用多年，但仍需长期观察疗效，并进行严格的对照研究。后巩膜加固术可以稳定眼轴，降低黄斑中心厚度。目前对于病理性近视周边视网膜变性及裂孔，可采用激光光凝包绕病变区，使病灶周围形成脉络膜视网膜粘连，与周围正常组织隔离，预防发生视网膜脱离。出现黄斑前膜、黄斑裂孔或视网膜脱离时，需进行玻璃体视网膜联合手术，联合视网膜内界膜剥除，或不剥除内界膜或保留中心凹的内界膜剥除，玻璃体腔填充气体或硅油。

抗 VEGF 治疗目前已成为病理性近视 CNV 的一线治疗方案，然而一些患者治疗后随时间推移出现了 CNV 相关的黄斑萎缩。抗 VEGF 治疗后的长期视力预后存在争议，一些研究显示抗

VEGF 治疗远期出现视力下降。因此，病理性近视抗 VEGF 治疗对脉络膜萎缩的影响有待进一步研究证实。激光治疗中心凹外的脉络膜新生血管膜可取得一定疗效，绿、黄激光较红光好。治疗后复发率在 30% 左右，1 年内复发者占 72%，因此需要近期密切随访。对于中心凹下的 CNV 还可以考虑光动力治疗。

六、误诊原因分析

仅表现豹纹状眼底的病理性近视，如果出现黄斑下出血，容易与年龄相关性黄斑变性导致的黄斑出血相混淆。确诊 AMD 的病患年龄一般大于 50 岁，而病理性近视较年轻。病理性近视黄斑出血多由 Bruch 膜破裂引起，有自限性，出血吸收后可以不留痕迹。而 AMD 在 FFA 或 ICGA 检查中可显示明确的新生血管膜，且对侧眼有 AMD 相应病理改变。结合病史、屈光状态及 OCT 检查，可以作出正确判断。

七、经验教训与防范

有研究表明，病理性近视可以为常染色体显性遗传或常染色体隐性遗传。应提倡优生优育，避免家族遗传。培养青少年健康用眼习惯，避免青春期发育阶段接触高度近视危险因素。目前抗 VEGF 治疗是脉络膜新生血管的一线治疗方法。适当的时候也可考虑光动力治疗。普通激光治疗脉络膜新生血管膜，形成的瘢痕多位于靠近中心凹一侧，瘢痕萎缩灶逐渐扩展，可危害中心视力，现基本不采用激光疗法。

（黄瑶）

第十七节　特发性黄斑裂孔

一、概述

特发性黄斑裂孔（idiopathic macular hole，IMH）在 1988 年由 Gass 首次描述。定义为眼部无明显相关的原发病变如屈光不正、外伤及其他玻璃体视网膜病变而出现的黄斑区神经上皮层的全层缺失。

IMH 占所有黄斑裂孔的 85%，好发于 65 岁以上人群，发病率在 0.2%~0.8%，通常是单眼发病，双眼占 10%~15%，女性多于男性，两者大约为 2∶1。近 20 年来，黄斑裂孔才逐渐成为眼科领域

较关注的疾病,尤其是近10年来,随着影像学技术发展和微创玻璃体手术的进步,IMH在发病机制的研究及诊断治疗方面取得了较大的进步。

二、发病机制

目前IMH的发病机制尚不十分明确,但对其发病机制的研究可追溯到20年前。1988年,Gass提出中心凹受到"切线方向的玻璃体牵拉"是IMH的发病原因,并将IMH的发病过程分为四期。随着对IMH的发病机制研究不断深入,目前可大致总结为两点:①一是玻璃体后皮质对黄斑中心凹前后和切线方向的牵拉所致。一开始研究者认为玻璃体前后牵拉是形成黄斑裂孔的主要原因,玻璃体后脱离在IMH的形成中起重要作用,在健康人眼中,玻璃体后皮质缓慢和视盘分离,而在IMH高危人群中,异常玻璃体黄斑的粘连会对这个过程产生动态的牵引力量,这些胶原纤维在纵向上的收缩会导致向前的牵引力,直到Müller帽撕脱。研究表明,中心凹处玻璃体后脱离的面积越小,形成的前后方向的牵引力越大。同时Gass的观察分析得出结论,玻璃体切线方向牵拉是形成特发性黄斑裂孔的主要原因之一。目前,综合文献报道认为,玻璃体前后及切线牵拉在特发性黄斑裂孔的发病中均起作用,其中玻璃体后皮质牵拉向前形成的拉力是特发性黄斑裂孔形成的始动因素,而切线方向的拉力则在裂孔的扩大过程中起重要的作用。②二是内界膜和Müller细胞的作用。包括内界膜充当了视网膜表面增生组织的支架以及其自身的离心张力参与了裂孔的扩大过程。而Müller细胞在中心凹的特殊排列,再结合玻璃体黄斑牵引的力量和范围,则可以决定IMH的裂孔形成类型。

三、主要临床表现和分期

(一)症状

IMH临床症状主要表现为视力下降、视物变形及中心暗点。眼底表现早期裂孔未形成时仅见黄斑区色素紊乱及黄色环,可伴玻璃体牵引及黄斑前膜的存在,裂孔形成后可见基底为暗红色的圆形或半圆形孔洞,直径不等,可伴有裂孔周围的水肿(图10-17-1)。将裂隙灯显微镜调成窄光带检查时,患者可主诉光带中断,称为Watzke征阳性,为诊断黄斑全层裂孔的一敏感体征。Amsler方格表检查很重要,可查出早期视物变形及中心暗点。

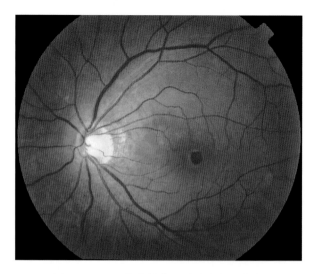

图10-17-1　特发性黄斑裂孔彩色眼底像

随着眼底影像学检查手段的发展,OCT检查是黄斑裂孔诊断的标准手段,它不仅可以清晰地显示裂孔的形态、大小及分期,也能了解病变相关的局部解剖变化,如黄斑部的水肿、玻璃体后脱离及玻璃体黄斑的牵引等(图10-17-2,图10-17-3)。

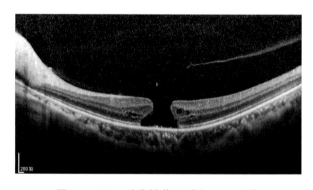

图10-17-2　特发性黄斑裂孔OCT图像
孔缘增厚、水肿

(二)分期

目前IMH的分期主要有两种:一是Gass根据临床观察进行的分期,另一种是国际玻璃体黄斑牵拉研究组(IVTS)的分期。

Gass分期:Ⅰ期,黄斑裂孔初期,中心凹表面的玻璃体皮质收缩,导致中心小凹脱离,眼底可见中心凹反光消失,但还未出现真正的黄斑全层裂孔;Ⅱ期,中心小凹边缘出现黄斑裂孔,并逐渐扩大,由新月形发展至马蹄形,最后形成圆形黄斑全层裂孔,但中心凹玻璃体还未脱离;Ⅲ期,≥400μm的黄斑孔伴或不伴有盖膜,中心凹玻璃体分离;Ⅳ期,黄斑裂孔伴有玻璃体与视盘、黄斑完全分离。

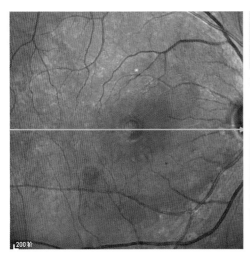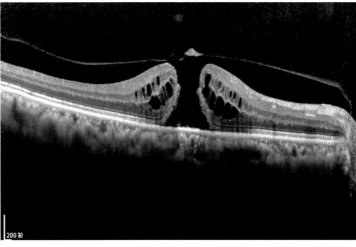

图 10-17-3 特发性黄斑裂孔炫彩眼底像(左图)与OCT(右图)
合并玻璃体后脱离,可见"盖"

IVTS 分期:Ⅰ期,黄斑裂孔初期,中心凹处玻璃体黄斑粘连还未形成黄斑全层孔;Ⅱ期,中心凹处玻璃体黄斑粘连合并小到中等大小黄斑孔;Ⅲ期,中心凹玻璃体黄斑粘连合并中到大的黄斑孔;Ⅳ期,任何孔径的黄斑全层裂孔,并伴有玻璃体与视盘、黄斑完全分离。

四、诊断要点

1. 病史采集 包括患者的主诉,症状持续的时间及视力的变化,既往相关的眼部病史如内眼手术史、眼外伤史、用药史等。

2. 眼底检查 包括对玻璃体状态及眼底的检查,大多数特发性黄斑裂孔通过裂隙灯及检眼镜检查即可明确诊断。强调 Amsler 方格表检查,对早期黄斑区病变的发现及随访有重要的意义。

3. 影像学检查 OCT 检查是特发性黄斑裂孔最重要及标准的检查,建议有条件患者均应行此项检查。超声检查可在屈光间质不清的情况下帮助了解屈光间质的状态及眼底病变,荧光素眼底血管造影检查可帮助了解黄斑水肿及脉络膜视网膜的血管病变及循环状态,可根据具体病情适当选择检查。

五、鉴别诊断要点

1. 假性黄斑裂孔 当黄斑区视网膜前膜时,视网膜增厚并向中央堆积,检眼镜下可误诊为黄斑裂孔,但视网膜神经上皮层没有缺失,OCT 检查可鉴别。

2. 黄斑囊样水肿 多种病变可以并发黄斑囊样水肿,主要表现为黄斑区囊样水肿病变,当小的囊腔破裂合并为大的囊腔时检眼镜下也可误诊为黄斑裂孔。OCT 检查可鉴别。

3. 黄斑板层裂孔 黄斑区神经上皮层部分缺失,裂孔边缘清晰,Watzke 征阴性,OCT 检查可鉴别(图 10-17-4)。

4. 其他类型的黄斑裂孔 主要是指其他原因继发的黄斑全层裂孔,最常见的为眼外伤,其次包括高度近视、黄斑旁毛细血管扩张症、视网膜脱离及内眼手术后等,可根据患者具体病史及影像学检查进行鉴别。

六、治疗原则及进展

在特发性黄斑裂孔治疗之前,医生应根据患者的具体病情进行合理分析然后指定适合个体的治疗方案。文献报道,Ⅰ期裂孔 2 年后有 40% 会发展为全层裂孔,Ⅱ期裂孔 2 年后 85% 会发展,Ⅲ期及Ⅳ期裂孔 5 年后裂孔不变或扩大,视力降至 0.1 以下。因此,对Ⅰ期患者多建议观察随访,Ⅱ期以上的患者可采用手术治疗,但Ⅳ期视力预后有限。手术选择主要取决于黄斑裂孔病程、裂孔大小、术前视力、玻璃体黄斑的牵引状态,黄斑区水肿程度及裂孔缘增厚及卷边等情况,也需要提前和患者进行充分沟通,了解其对手术的意愿及预期。

微创玻璃体手术的出现缩短了手术时间,减少了手术创伤,为黄斑裂孔手术提供了更加高效有利的手术手段。1990 年,Kelly 等第一次报道利用玻璃体手术治疗黄斑裂孔,裂孔闭合率

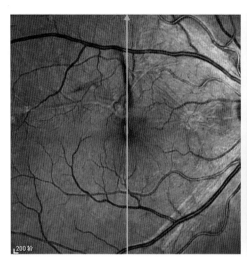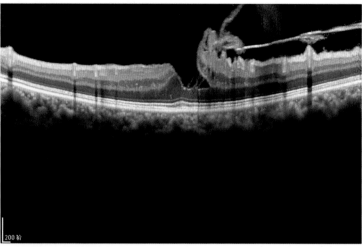

图 10-17-4　黄斑板层裂孔炫彩眼底像（左图）与 OCT（右图）
黄斑前膜牵拉,神经上皮层部分缺失

为 58%。之后关于黄斑裂孔手术治疗研究不断深入,近年来裂孔闭合率甚至达到了 95% 以上。目前最常用于 IMH 手术为 23G 及 25G 微创玻璃体手术,手术治疗的要点包括:玻璃体后皮质的清除、膜的剥除(视网膜前膜和内界膜)及气体填充。

内界膜的处理:内界膜可以为细胞增生及纤维增殖提供支架,因此彻底去除内界膜是促进裂孔闭合并降低术后裂孔再开放的重要手段。早期文献报道撕除内界膜和不撕除的裂孔闭合率分别为 84% 和 48%。内界膜的处理方法包括直接撕除、保留中心凹的内界膜撕除、内界膜填塞,以及其他材料的填塞等。保留中心凹的内界膜撕除理论是基于 Müller 细胞对于中心凹的结构和功能重建都是有益的,因此文献报道保留中心凹的内界膜可能更利于功能的恢复。内界膜填塞的理由是填塞的内界膜一方面可以作为屏障阻止液体进入到裂孔下,另一方面可以刺激胶质细胞增生促进裂孔闭合。文献报道比起单纯撕除内界膜,内界膜填塞的裂孔闭合率提高到 98%。填塞的具体手术操作方法包括:内界膜直接翻转、卷心菜一样的填塞、游离内界膜填塞等。对于多次复发的黄斑裂孔,也可以考虑其他材料的填塞,文献报道晶状体囊膜、人体羊膜、神经视网膜等。这些材料在既往文献报道中,对难治的 MH 都较传统手术有更高的裂孔闭合率。

气体选择:气体填充后可以为裂孔缘搭建桥梁促使它们贴近,同时阻止液体进入裂孔下。文献报道不同的长效气体的裂孔闭合率无明显统计

学差异,C_3F_8 和 SF_6 分别为 92.9% 和 93.3%。因此,理想的气体选择是再不影响闭合率的前提下选择更短效的气体。

术后体位保持是否会提高裂孔闭合率目前尚有争议,最新研究表明长时间的俯卧位不一定会增加裂孔闭合率。Zhang 等报道了 80 例小到中等大小的黄斑裂孔,在气体填充后分别采取俯卧位或不采取俯卧位,结果显示两组之间裂孔闭合率无统计学差异。Pasu 等报道了 185 例大的黄斑裂孔分别采取俯卧位和仰卧位的方式,同样两组之间裂孔闭合率无统计学差异,俯卧位和仰卧位的闭合率分别是 95.5% 和 85.6%。对于术后如何选择体位,医生因根据患者的个体情况进行选择和宣教。

黄斑裂孔在术后 7 天内即可愈合,但裂孔闭合并不意味有理想的视力预后。Michalewska 等报道中心凹光感受器的缺失、外层视网膜的薄变是视力预后不佳的高特异预测指标。Chang 等报道外界膜和椭圆体带的完整性和视力预后高相关。因此由于黄斑区手术操作的风险性及预后的不可预知性,术前应与患者充分沟通,了解患者的要求和需要,并应告知患者理解手术提高视力的局限性等风险。

七、误诊原因分析

随着影像学技术的发展,尤其是 OCT 技术的进步和广泛应用,特发性黄斑裂孔的诊断越来越显容易,特发性黄斑裂孔的误诊并不多见,不过一些早期的黄斑裂孔及合并其他玻璃体视网膜病变

的黄斑裂孔仍有可能被忽略。因此,我们强调基本的病史采集及眼底检查,OCT检查应该作为确诊黄斑裂孔的基本检查,可明显降低误诊率。另外对于黄斑裂孔的病因学分析也应重视,因为不同原因导致的黄斑裂孔所采取的治疗手段及预后是有明显差异的。

八、经验教训与防范

特发性黄斑裂孔是中老年人常见的影响视力的眼底疾病,早期可无症状,之后出现视物变形及视力下降,详细的眼底检查可以确诊大部分病例,OCT检查是最重要的辅助手段,由于黄斑裂孔治疗预后的不确定性,尤其是裂孔的解剖愈合并不意味着术后功能的提高,主要取决于患者的病程、裂孔大小、中心凹视网膜结构是否有损害、手术过程有无视网膜的损伤、术后有无并发症的出现及是否合并晶状体混浊等。所以术前应详细检查并和患者进行有效沟通,选择合理的个体化治疗方案,微创玻璃体手术是目前特发性黄斑裂孔最为有效的治疗手段。另外,由于IMH的自发闭合率在2.7%~8.6%,因此,患者入院准备手术前一定要复查OCT,确认黄斑裂孔的状态,避免发生裂孔已经自愈但错误的进行手术。

(杨琼 魏文斌)

第十八节 特发性黄斑视网膜前膜

一、概述

视网膜前膜(epiretinal membranes)是由于各种原因导致细胞在视网膜内表面增生而形成的纤维细胞膜。视网膜前膜可在视网膜任何部位发生,位于黄斑及其附近的称为黄斑视网膜前膜或简称黄斑前膜。黄斑前膜曾被称为表面皱纹性视网膜病变、玻璃纸样黄斑病变、视网膜前牵拉膜、视网膜内界膜皱纹、黄斑前纤维增生、黄斑皱褶等。根据发生的原因,一般将黄斑前膜分为两类:特发性黄斑前膜(idiopathic macular epiretinal membrane,IMEM)和继发性黄斑前膜。IMEM发生在无其他眼病的患者,可能与玻璃体后脱离有关,20%为双侧,以老年人较为常见。继发性黄斑前膜是指黄斑前膜继发于眼部外伤、玻璃体炎症、眼底血管病变、眼内手术或视网膜冷冻、光凝术后或其他眼病。此病发病率在5.5%~12.0%,其中80%以上的

患者年龄超过50岁,并随年龄的增加发病率升高。

二、主要临床表现

1. 症状 黄斑前膜患者是否有症状、症状的严重程度和视力的下降程度,取决于前膜的厚度、部位,以及是否出现膜收缩。大多数IMEM的患者无症状,视力正常或接近正常。视物轻度变形或模糊是最常见的症状。视力变化幅度很大,可以从正常到0.1以下,位于中心凹以外的前膜对视力无影响,前膜较薄时,患者症状也轻,甚至可以没有症状,或仅有轻度视力下降、视物变形。严重的前膜,视力下降显著,并可出现视物变形,个别患者因中心凹被牵引移位可出现复视。黄斑前膜患者视力下降速度取决于前膜的发展速度。IMEM的发展一般较为缓慢,患者的视力在多年时间内较为稳定。前膜增厚视力下降的患者只占患者总数的10%左右。个别患者经过若干年可自行吸收,前膜减轻或完全消失。

2. 体征 透明膜在眼底检查呈现薄膜样反光,增厚的前膜则呈灰白色,部分发生收缩,牵拉视网膜皱褶,可出现视网膜血管迂曲、不规则扩张,甚至发生黄斑移位。也可出现视网膜脱离、点状出血、黄斑视网膜水肿、棉绒斑等(图10-18-1,图10-18-2)。部分视网膜前膜可合并假性黄斑裂孔,在黄斑中心凹周围的视网膜前膜自发性收缩,中心凹与周围黄斑前膜的颜色形成对比,产生类似黄斑裂孔的眼底表现(图10-18-3)。前膜的机械牵拉亦可导致板层或全层黄斑裂孔。多数黄斑前膜都局限在视盘和血管弓范围内,极少数病例可超越血管弓,甚至达赤道部。

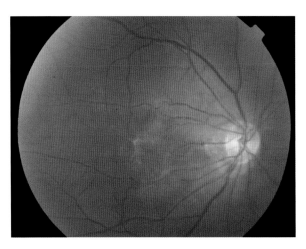

图10-18-1 右彩色眼底像

黄斑区灰白色膜覆盖,黄斑小血管弯曲

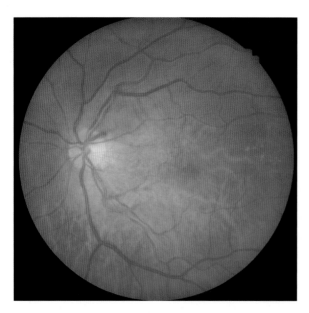

图 10-18-2　左彩色眼底像
黄斑区金箔样反光,黄斑小血管迂曲

60%~90% 黄斑前膜患者在诊断时已经存在玻璃体后脱离(posterior vitreous detachment,PVD)。而部分 PVD 或玻璃体黄斑粘连(vitreomacular adhesion,VMA)的患者更容易出现囊样黄斑水肿,从而导致视力更差。当 PVD 发生后,有 5% 的患者会出现黄斑前膜被牵拉离开黄斑表面,从而出现症状减轻或缓解。

Gass 将此病分为三期:0 期视网膜前玻璃纸样黄斑病变:前膜透明,视网膜内层不变形,黄斑区呈金箔样反光;1 期:透明的视网膜前膜:前膜收缩后下方视网膜内表面变形,出现不规则小皱褶,产生不规则光反射,皱缩有时可产生黄斑小血管弯曲;2 期:半透明视网膜前膜:前膜较厚,灰色,部分遮盖下方视网膜血管,视网膜明显变形、皱缩。

国内根据病理进展过程及临床观察将黄斑前膜分为三期:1 期:黄斑前膜薄而透明,受累视网膜表面粗糙呈锡纸样不规则反光,黄斑区小血管轻度迂曲;2 期:黄斑前膜增生进一步发展,以黄斑为中心视网膜呈放射状皱缩,黄斑区渐呈灰白色透明样反光,同时黄斑区可有水肿及假性裂孔形成,黄斑区小血管迂曲、僵硬,偶见小的出血灶;3 期:黄斑前膜继续增生变厚,形成灰白色不规则不透明膜状或条索状,并可伴有固定皱褶及假性裂孔形成,板层或全层黄斑裂孔。

3. 荧光素眼底血管造影(FFA)检查　轻度的黄斑前膜 FFA 可以正常,或是视网膜小血管轻度弯曲(图 10-18-4),严重的前膜可出现膜牵拉所致的视网膜血管走行异常及荧光素渗漏(图 10-18-5)。有黄斑囊样水肿者呈星形或花瓣状渗漏,黄斑前膜较厚者,可表现为不同程度的荧光遮蔽,合并黄斑裂孔者在裂孔相应处出现窗样荧光缺损。造影晚期可呈现视网膜水肿及前膜荧光染色造成的强荧光。

4. 相干光断层扫描成像(OCT)检查　IMEM 在 OCT 上表现为与黄斑部视网膜内层相连的中高增强增宽的光带,有时前膜与视网膜内表面广泛粘连而难以分辨其边界,有时可呈团块状向玻璃体腔凸起。视网膜增厚,如果伴有黄斑部水肿,可见中心凹变浅或消失(图 10-18-6,图 10-18-7)。如果黄斑前膜围绕中心凹,产生向心性收缩,中心凹呈陡峭状或狭小的外形,形成假性黄斑裂孔。如果神经上皮层部分缺失,则形成板层黄斑裂孔。通过 OCT 检查还可以定量测量黄斑前膜的厚度。

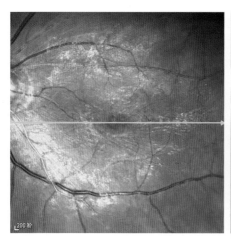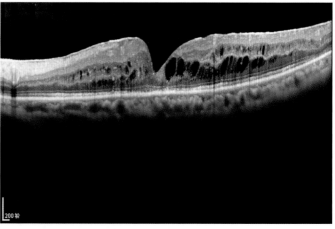

图 10-18-3　黄斑前膜炫彩眼底像(左图)与 OCT(右图)
炫彩眼底像更清晰显示黄斑前膜,假性黄斑裂孔;OCT 显示黄斑前膜、黄斑水肿

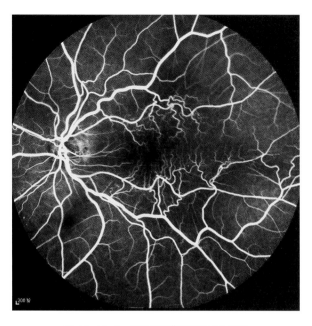
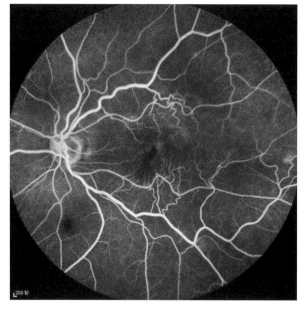

图 10-18-4　黄斑前膜患者左眼 FFA
示黄斑区血管迂曲明显

图 10-18-5　黄斑前膜患者左眼 FFA
晚期黄斑区血管渗漏

图 10-18-6　右眼 FFA 及 OCT 图像
FFA 可见黄斑小血管明显迂曲渗漏,OCT 示黄斑区与视网膜内层相连的高反光带,黄斑水肿,中心凹处隆起

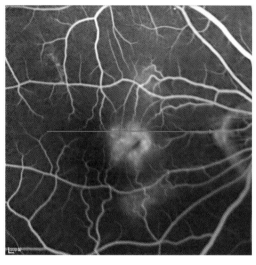
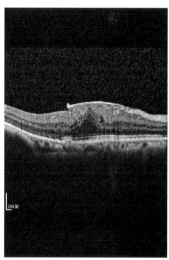

图 10-18-7　左眼 FFA 及 OCT 图像
FFA 可见黄斑小血管轻度迂曲渗漏,OCT 示黄斑区与视网膜内层相连的高反光带,中心凹消失

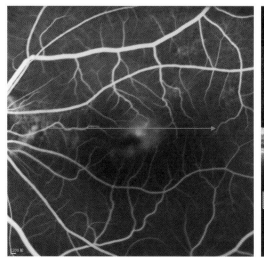
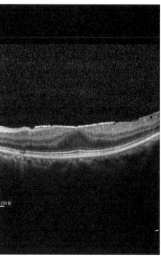

三、诊断要点

1. 视力下降或视物变形，或两者兼有。

2. 黄斑前金箔样反光或灰白色膜组织，视网膜皱缩，血管迂曲。

3. FFA 检查显示视网膜血管走行异常及荧光素渗漏。

4. OCT 检查显示视网膜内层可见光带增强增宽的前膜。

四、鉴别诊断要点

1. 玻璃体黄斑牵拉综合征 脱离的玻璃体呈圆锥形，顶部粘连于黄斑中央，早期可有黄斑皱褶、假孔形成、黄斑水肿，持续牵拉可引起黄斑中央塔形隆起，严重者可致黄斑脱离、黄斑囊肿，偶有黄斑裂孔形成。OCT 检查显示玻璃体后脱离，后皮质呈两条高反光带粘连于黄斑区，黄斑区隆起。

2. 黄斑裂孔 当黄斑前膜出现假孔时需与黄斑裂孔鉴别，后者为黄斑中心凹全层视网膜组织裂开或缺损。

3. 囊样黄斑水肿 囊样黄斑水肿与黄斑前膜有类似的表现。但其与黄斑前膜不同之处在于没有微血管迂曲，水肿通常位于黄斑中心凹，FFA 晚期上表现为黄斑区的花瓣样荧光积存。囊样黄斑水肿可见于多种疾病，也可与黄斑前膜共存。

4. 继发性黄斑前膜 眼部外伤、眼内手术、其他眼病均可继发黄斑前膜。在诊断特发性黄斑前膜前，需排除各种继发性原因，详细询问病史，检查眼底。

五、治疗原则与进展

1. 轻症者视力轻度下降或有轻微视物变形，且比较稳定，一般无须特殊处理，观察。

2. 玻璃体手术 对于黄斑前膜，手术剥膜是唯一有效的治疗方法。但手术指征目前尚无统一标准，手术与否取决于患者症状、视力下降程度、视力要求、是否伴有眼部其他疾病、年龄及对侧眼情况。临床上，当视力在 0.1 以下，或视力虽然在 0.2 以上，但有视力进行性下降、视物严重变形、复视严重、视野缺损，严重影响生活质量，且患者主动要求时，可考虑手术治疗。可采用玻璃体切除术剥除黄斑前膜，内界膜，气液交换后消毒空气填充玻璃体腔，术后保持俯卧位至气体吸收。黄斑

剥膜手术的主要并发症是产生黄斑裂孔，多发生在有视网膜脉络膜瘢痕的眼或前膜与脉络膜有关的眼。应慎重选择手术适应证。

3. 原发病的治疗 对于继发性黄斑前膜，则针对病因进行原发病的治疗，如葡萄膜炎、眼底血管病变等。

六、误诊原因分析

疾病早期，因前膜透明，视网膜内层不变形，黄斑区仅呈现金箔样反光，容易漏诊。该病最容易与玻璃体黄斑牵拉综合征相混淆，两者均可出现视力下降，视物变形，黄斑皱褶牵拉，借助 OCT 检查可明确诊断。当出现黄斑假性裂孔时，眼底改变易误诊为黄斑裂孔。

七、经验教训与防范

无赤光裂隙灯显微镜检查有助于发现早期黄斑前膜，OCT 检查对黄斑前膜的诊断和评估非常有用，FFA 检查能够提示视网膜血管的功能，亦可作为手术指征的评估。此病有特发性和继发性两种类型，后者可发生于眼部外伤、玻璃体炎症、眼底血管病变、眼内手术、视网膜冷冻、激光光凝术后或其他眼病，因此，确定及治疗原发性疾病非常重要。

（黄瑶 魏文斌）

第十九节 原发性脉络膜萎缩

一、回旋状脉络膜视网膜萎缩

(一) 概述

回旋状脉络膜视网膜萎缩（gyrate atrophy of choroidal and retina）是一种常染色体隐性遗传性眼病，致病基因——鸟氨酸转氨酶（OAT）基因位于染色体 10q26，突变导致这种磷酸吡哆醛依赖的线粒体基质酶鸟氨酸-δ-转氨酶缺乏，引起渐进性代谢性脉络膜视网膜变性。最早，Jacobsohn（1888 年）和 Cutler（1895 年）对此病进行了报道，认为它是一种非典型性视网膜色素变性，1896 年，Fcuhs 正式将它命名为回旋状脉络膜视网膜萎缩。此病非常罕见，至今确诊患者不过数百例，其中芬兰占 1/3。大部分患者以眼部异常为主要症状，包括视力下降、夜盲、视野缩小。体内的鸟氨酸蓄积也可导致脑电图和神经功能检测异常，

甚至有患者表现为轻中度的智力异常。此外，当周围神经系统神经连接受累时，还会出现手脚麻木和刺痛。偶有新生儿因高氨血症出现呕吐、抽搐、昏迷，治疗后很快好转。

（二）主要临床表现

1. 眼底回旋状视网膜脉络膜萎缩　病变首先出现于赤道部，大小不等的类圆形全层视网膜和脉络膜萎缩，相互融合形成环形。与正常视网膜交界处边缘锐利，边界清楚，而且在边缘处往往还有一圈色素沉着。萎缩灶逐渐向后极部和锯齿缘扩展，锯齿缘处色素增多，晚期进犯至后极部血管弓以内，与无脉络膜症的眼底表现相似。视网膜脉络膜萎缩灶在荧光素眼底血管造影中显示为与之相对应的无荧光区，区内有稀疏的脉络膜大血管影像，RPE萎缩则显示为透见荧光。

2. 早期白内障　往往在十几岁即出现后囊下晶状体改变，到30岁时形成散在晶状体皮质混浊和后囊下白内障。

3. 高度近视和散光　约90%患者伴有高度近视（-6.00~-10.00D）和散光（≥2.00D）。

4. 电生理检查　ERG和EOG异常，但不具有诊断特异性。

5. 高鸟氨酸血症　各种体液检查（血液、血浆、尿、脑脊液、房水）中均可发现鸟氨酸增高，通常较正常高10~20倍。

6. 全身检查　脑电图和肌电图异常，智力异常少见。

（三）诊断要点

1. 常染色体隐性遗传。

2. 患者在10岁之前出现夜盲、视力下降，同时伴有后囊下白内障、高度近视和散光。

3. 典型的眼底改变　从赤道部开始的边界清楚的脉络膜视网膜萎缩，裸露出下方的脉络膜大血管，病变向周边发展至锯齿缘，向后可进犯后极部，晚期视盘苍白，血管细窄，黄斑受累。

4. 视野改变　环形暗点，向心性缩小，晚期管状视野。

5. 体内鸟氨酸蓄积导致体液中鸟氨酸水平明显高于正常，缺乏此项指标，诊断不成立。

（四）鉴别诊断要点

回旋状脉络膜视网膜萎缩极为罕见，眼底表现需与其他同样形成广泛脉络膜视网膜萎缩的疾病相鉴别，如视网膜色素变性、高度近视、无脉络膜症、眼白化病等。详见无脉络膜症的鉴别诊断。

虽然高鸟氨酸血症是本病的特异性指标，但是并非本病独有。当先天OAT合成减少或降解增加时也会出现轻度的高鸟氨酸血症，高于正常3倍左右，患儿表现出生长迟缓、持续性新生儿黄疸、智力发育迟滞、肾小管功能不良、肝硬化等全身多脏器受累，但是眼底正常。此外，还有一种比回旋状脉络膜视网膜萎缩更为罕见的常染色体隐性遗传性疾病，同时存在高鸟氨酸血症、高氨血症合并同型瓜氨酸尿，因此又称为3H综合征（hyperornithinemia, hyperammonemia, and homocitrullinuria）。但其中高鸟氨酸血症水平仅为本病的一半，也不形成眼部病变。

（五）治疗原则与进展

治疗回旋状脉络膜视网膜萎缩的根本在于降低血浆中高鸟氨酸水平和校正其他相关的异常代谢指标。鸟氨酸不是蛋白质中的氨基酸，不能经饮食直接摄取，大部分甚至全部是在体内通过精氨酸转化形成，因此，限制精氨酸的摄入，或增加精氨酸的降解可以有效地减少鸟氨酸的来源。同时增加OAT活性，将鸟氨酸转化为谷氨酸半醛（glutamic-γ-semialdehyde）也可以达到相应目的。

1. 限制精氨酸饮食　精氨酸来自蛋白质，采取低蛋白饮食可以控制血液鸟氨酸浓度。低蛋白饮食，或者精氨酸摄入量维持在125~250mg/d，可以显著降低血浆鸟氨酸水平，有效控制疾病发展。但是长期的低蛋白饮食会导致高氨血症，患者出现头痛、头晕、呕吐，所以一般难以坚持。

2. 增加鸟氨酸转氨酶活力　维生素B$_6$是磷酸吡哆醛的前体，而后者在鸟氨酸代谢中是重要的辅酶。因此，口服大剂量维生素B$_6$ 300~700mg/d，1周，血浆鸟氨酸水平可下降45%~50%。Weleber等报道了2例维生素B$_6$治疗有效者，4个月后ERG有改善。但也有报道显示即便剂量增加到2 000mg/d，服用10~14天后，仍然没有效果。因此，有人根据残余酶的活性，将患者分为三型：①无残余酶活性型；②少量残余酶活性（1%~8%），但维生素B$_6$治疗无效型；③存在残余活性酶，维生素B$_6$有效型。

3. 补充α-氨基异丁酸　α-氨基异丁酸可以通过利尿加速血浆鸟氨酸水平的降低，不过仅在血鸟氨酸浓度极高的情况下服用。因为α-氨基异丁酸的效用随着血浆鸟氨酸浓度的降低而降低，所以在长期控制鸟氨酸水平的患者效果甚微，一般不常规使用。

4. 调整缺乏的物质　高鸟氨酸血症,同时还伴随血浆中赖氨酸(lysine)、谷氨酸盐(glutamate)和肌酸(creatine)减少。有人建议补充肌酸、赖氨酸和脯氨酸(proline)以缓解鸟氨酸堆积引起的其他氨基酸代谢异常。其中补充脯氨酸,可使萎缩灶变小,病变稳定。

(六) 经验教训与防范

回旋状脉络膜视网膜萎缩的眼部症状和临床眼底改变与视网膜色素变性具有相似性,仅根据眼底色素异常分部和 ERG、EOG 异常,不能轻易诊断为回旋状脉络膜视网膜萎缩,同时,应注意患者是否存在后囊下白内障和高度近视。还应根据患者的血或尿中鸟氨酸水平与视网膜色素变性进行鉴别。

二、无脉络膜症

(一) 概述

无脉络膜症(choroideremia,CHM)是一种引起视力逐渐丧失的 X 染色体连锁隐性遗传性疾病。发病率约为 1/(5 万~10 万),占眼盲的 4%。男性患病,女性为基因携带者。病理改变为弥漫的原发性全层脉络膜和视网膜变性萎缩,早期为脉络膜毛细血管和色素上皮细胞萎缩,继而光感受细胞受累,逐渐形成视功能损害。也有研究认为首先是色素上皮细胞萎缩,脉络膜和外层视网膜萎缩为继发改变。

(二) 主要临床表现

患者一般在 10 岁左右发病,首先表现为暗适应障碍(夜盲)、近视力下降、视野向心性缩小、逐渐形成管状视野;40~50 岁中心视力明显受累,最终恶化到仅余光感。晚期出现色觉障碍。当然由于基因表型的多样性,视力损害程度变异较大,有的在晚期仍然保留正常的中心视力。

检眼镜下,视盘色淡,视网膜血管细,早期于视网膜赤道部可见非典型的色素性改变,椒盐状色素沉着。随着病程进展,病变逐渐向后极部发展,开始出现弥漫的脉络膜和视网膜色素上皮萎缩、色素脱失,萎缩区内可见脉络膜大血管。晚期,萎缩区继续向后极部扩展,仅在黄斑区残留一小片色素上皮和脉络膜,呈棕红色。此时患者视力明显恶化,剩余管状视野,除黄斑区外,由于脉络膜血管和视网膜色素上皮的萎缩,可见白色巩膜背景上放射状分布的脉络膜大血管,反光增强,呈金黄色。周边赤道部以前的萎缩程度较轻,可

残余部分色素,并有不规则色素沉着,晚期视盘苍白。

病变早期即可出现 ERG 异常,最终可呈熄灭型。疾病早期荧光素眼底血管造影中色素脱失形成透见荧光,晚期由于脉络膜毛细血管萎缩,则表现为在广泛背景荧光缺失的基础上,呈现出清晰的脉络膜大血管影像。黄斑区残余色素和脉络膜时可见不规则的背景荧光,与周围的无荧光区形成强烈反差。OCT 通常显示外层视网膜和脉络膜萎缩,黄斑区视网膜厚度相对正常,残留部分外核层细胞,此外,在有的患者还可观察到黄斑前膜、Bruch 膜增厚。

此外,患者还常有屈光不正,近视多见,并发白内障及虹膜萎缩、玻璃体混浊。有的患者还伴有肥胖、耳聋、智力发育迟滞、垂体功能减退,并非本病中基因缺陷所致,可能是 X 染色体同时存在连续的基因缺失。

女性携带者一般不发生视力改变,但是眼底可以呈现局灶性色素上皮萎缩及色素增生,少数携带者在年老时出现夜盲、畏光和视野改变。

(三) 诊断要点

1. X 连锁隐性遗传,男性患病,家族史。

2. 幼年时期即有视力和视野改变,夜盲。中晚期视力严重下降,至盲。

3. 眼底弥漫性色素上皮和脉络膜萎缩,可以见到在浅金色或淡黄色背景下的大量放射状分布的脉络膜大血管,黄斑区残留小片色素正常的视网膜,晚期也可以消失。周边有椒盐状色素沉着。

4. 基因学分析　致病基因位于 Xq13-22。

(四) 鉴别诊断要点

要与其他弥漫性脉络膜萎缩性疾病进行鉴别,如回旋状脉络膜萎缩、视网膜色素变性、病理性近视、X 连锁眼型白化病。

1. 回旋状脉络膜萎缩　极为少见的常染色体隐性遗传,男女均发病,没有性别倾向,致病基因 *OAT* 位于染色体 10q26,鸟氨酸代谢异常。患者多在 10 岁前出现夜盲、散光,同时伴有中度以上近视,后囊下白内障,肌电图和脑电图异常,Ⅱ型肌纤维异常,视野和电生理改变与本病相似。眼底改变为首先出现于中周部的脉络膜和视网膜萎缩,逐渐向前后扩展,萎缩区与正常视网膜边界清楚,边缘锐利。

2. 病理性近视　可以是 X 连锁或常染色体显性遗传,男女均患病,也可在晚期表现为夜盲,

但是高度近视具有很多特征性改变,包括巩膜后葡萄肿、倾斜视盘、视盘周围脉络膜萎缩弧、漆裂纹、黄斑区色素脱失及色素上皮萎缩斑、继发性脉络膜新生血管、Fuchs斑、周边视网膜格子样变性、豹纹状视网膜脉络膜改变等。ERG和EOG多正常。与无脉络膜症相反,高度近视的黄斑不规则萎缩区往往先于其他部位。

3. X连锁视网膜色素变性 以视网膜色素上皮及外层视网膜萎缩为主。男性患病,发病早,症状重,表现为夜盲和严重的视力低下,眼底视盘色蜡黄,视网膜血管变细,周边骨细胞样色素沉着,部分患者出现黄斑囊样水肿、黄斑前膜。ERG和EOG异常。

4. X连锁的眼型白化病 X连锁隐性遗传,男性患病。患者黄斑发育不全,自幼视力低下、眼球震颤、畏光。眼底为白化病表现:无黄斑,无色素。ERG和EOG异常。

（五）治疗原则与进展

目前尚无有效治疗。现有美国和加拿大的研究机构正在进行临床前研究,试图通过整合正常的*REP1*基因片段,增加其表达,以补偿*REP1*缺失导致的细胞萎缩,并已取得一定效果,这为将来的基因治疗奠定基础。

（六）典型病例

例1:患者,男性,32岁。双眼视力逐渐下降20余年伴夜盲,近期加重。父母无视力障碍,兄长亦自幼视力差。眼科检查:视力:右眼0.04,左眼0.08,矫正视力不提高。双眼角膜透明,晶状体透明,色素上皮及脉络膜毛细血管萎缩,大量色素脱失,伴不规则色素沉着;眼底普遍呈浅金色改变,可见稀疏的脉络膜大血管(图10-19-1);黄斑区残余部分色素,左眼较右眼多;视盘色正常,视网膜血管较细。FFA检查:双眼视网膜脉络膜背景荧光缺失,视网膜动脉期前脉络膜大血管即显影,黄斑区及视盘颞侧残余部分视网膜及脉络膜毛细血管,呈强荧光,还可见部分不规则的色素沉着遮蔽荧光。晚期后极部荧光增强。诊断为双眼无脉络膜症。

例2:患者,男性,39岁。双眼视力逐渐下降20余年,15岁开始出现夜盲。父母及兄妹无视力障碍。眼科检查:视力:双眼:0.1,不能矫正。双眼角膜透明,晶状体透明,色素上皮萎缩,大量色素脱失,伴稀疏的不规则色素沉着;眼底可见脉络膜中大血管;黄斑区呈黄色改变;视盘色正常,视网膜血管改变不明显。诊断为双眼无脉络膜症。

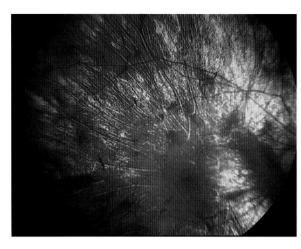

图 10-19-1　无脉络膜症彩色眼底像
右眼视网膜普遍色素及脉络膜毛细血管萎缩,呈金黄色背景,可见少许脉络膜大血管,视盘周围及黄斑区少许色素残余,呈灰褐色

（七）经验教训与防范

无脉络膜症的早期表现不典型,需与视网膜色素变性鉴别。正如人们从视网膜色素变性中分离出了无脉络膜症,两者早期和晚期的眼底改变有时极为相似。视网膜色素变性的眼底改变较多不同,也可表现为早期周边的椒盐状色素改变,当晚期RPE和脉络膜严重萎缩时,也可以暴露出脉络膜大血管。但是不可忽视的是视网膜色素变性的视盘颜色蜡黄,视网膜血管纤细,且常常呈现骨细胞样色素沉着。当然能有基因学检测或抗REP1抗体免疫印迹检测为疾病的确诊提供确凿证据。

误诊病例:患者,女性,51岁。双眼视力进行性下降伴夜盲30余年,加重5年,无家族史。眼科检查:视力:双眼0.05。晶状体皮质点状混浊,核硬化;眼底普遍视网膜色素减少,可见部分脉络膜大血管;中周部视网膜可见少许骨细胞样色素沉着;视盘色稍淡,血管细且僵直。FFA检查:双眼可见大量脉络膜中大血管,背景荧光杂乱,晚期后极部视网膜血管荧光渗漏。初诊为无脉络膜症;然而根据性别、眼底色素改变及脉络膜血管萎缩程度可以帮助我们排除无脉络膜症,而确诊为视网膜色素变性。

三、中心性晕轮状脉络膜萎缩

（一）概述

中心性晕轮状脉络膜萎缩(central areolar choroidal atrophy)也被称为中心性晕轮状脉络膜硬化、中心性晕轮状脉络膜营养障碍、中心性血管硬化、中心性脉络膜炎等。1884年,Nettleship首次对一位60岁女性双眼黄斑区边界清楚的脉络膜萎缩进行了描述,这是一种常染色体显性或隐性遗传性疾病,基因表型复杂,致病基因位于17号染色体。这是一种局限于黄斑区的原发性脉络膜毛细血管萎缩,也有研究认为本病的原发病变位于视网膜色素上皮,而脉络膜毛细血管萎缩是继发性改变。视力损害进展缓慢,患者一般在儿童时期就存在视力障碍,到中年开始视力逐渐下降,其他临床表现还包括旁中心暗点、暗适应异常、阅读困难、眩光、对比敏感度下降。眼底以黄斑区凿壁样脉络膜视网膜萎缩为特征性改变,多为双眼,单眼少见,有家族史。

(二) 主要临床表现

早期眼底检查缺少特征性,表现为轻度的黄斑区色素紊乱,色素脱失或小片色素沉着,中心凹光反射弥散;随着病情的进展,逐渐形成后极部卵圆形或类圆形视网膜色素上皮和脉络膜毛细血管萎缩缺失,正常组织与病灶交界处边缘锐利,称为凿壁状或凿井状萎缩。病理检查发现病灶区内视网膜神经上皮、色素上皮以及脉络膜毛细血管缺失,而与病灶交界处的视网膜结构却很正常。可以扩大并累及视盘,但不会超过后极部;病变以外视网膜及血管形态正常。疾病晚期,由于视网膜神经上皮和色素上皮的严重萎缩,直视下可以见到裸露的脉络膜大血管,甚至白色巩膜背景。

眼电生理检查:疾病早期的视网膜电图(ERG)检查可以正常或轻度异常,随着病程进展,脉络膜和RPE萎缩加重,视锥视杆细胞反应表现出轻中度异常。近年来有研究发现,多焦ERG检查较全视野ERG检查更为敏感,而且提示我们在病灶之外的视网膜也有反应异常,这与本病中存在的光感受器突触前功能异常相吻合。而随着视网膜色素上皮萎缩程度的不同,眼电图(EOG)可以表现为正常或轻度异常。

OCT检查:黄斑区边界清楚的视网膜色素上皮、视网膜神经上皮萎缩,脉络膜变薄。随着病情进展,病变范围缓慢扩大,萎缩区下方脉络膜光反射增强。

荧光素眼底血管造影:早期病变中表现为斑驳的透见荧光点,晚期荧光不增强。病变晚期,视网膜色素上皮和脉络膜毛细血管萎缩,可在造影早期视网膜动脉显影前,就显现黄斑区视网膜下的脉络膜粗大血管形态,同时因为脉络膜毛细血

管萎缩,病变区的背景荧光始终很低,荧光对比更加明显;晚期,由于病灶边缘处色素上皮细胞的色素脱失则形成一强的荧光环。

(三) 诊断要点

1. 多为双眼发病,疾病进展缓慢,多在20~40岁开始出现视功能下降。

2. 早期眼底改变不典型,中晚期逐渐形成后极部凿壁状脉络膜毛细血管和视网膜色素上皮萎缩的特征性改变,中心凹反光消失,裸露出下方脉络膜大血管和巩膜,病灶通常为圆形或类圆形,缓慢扩大,但是不累及视盘和黄斑以外的部位。

3. 受光感受器细胞功能和色素上皮细胞萎缩的影响,眼电生理检查出现不同程度的异常,多焦ERG可能有助于发现一些全视野ERG不能发现的视网膜异常。

4. 多有家族遗传史。

(四) 鉴别诊断要点

由于疾病位于后极部的黄斑区,大多数患者双眼对称,则首先要与一些同样可以出现中心区域脉络膜毛细血管和RPE萎缩的变性类疾病进行鉴别。其中常见的遗传变性性黄斑疾病有Stargardt病、视锥细胞营养障碍、卵黄样黄斑营养障碍,还有年龄相关性黄斑变性的地图样萎缩。

1. **Stargardt病** 多为常染色体隐性遗传,10~20岁发病。病变早期,检眼镜下可以看不到明显改变,荧光素眼底血管造影显示黄斑区类圆形色素上皮脱色素的不均匀透见荧光,多数患者在造影早期还显示"脉络膜淹没征"。随着病程进展,眼底可见中心凹反射消失,双眼对称的黄斑区横椭圆形色素上皮萎缩和色素脱失。但是病灶边界不清,周围有均匀的黄色或黄白色斑点环绕。萎缩程度一般没有中心性晕轮状脉络膜萎缩严重,不会裸露出深层的脉络膜大血管和巩膜,色暗灰,又称"铸青铜样萎缩"。不过,疾病晚期也可以出现脉络膜毛细血管和大血管的萎缩。

2. **视锥细胞营养障碍** 患者发病年龄早,视力损害严重,常有畏光、眼球震颤。黄斑区色素萎缩程度轻,边界不清楚,呈牛眼改变。ERG明显异常,EOG正常。

3. **卵黄样黄斑营养障碍** 眼底通常可以见到典型的卵黄样结构,当卵黄发生破裂后,黄斑区的囊样病灶内形成液平面,与前房积脓相似;或形成炒蛋样外观,一般视力正常或轻微下降。但是当继发脉络膜新生血管,出血或脉络膜视网膜萎缩后,

视力显著下降。眼电生理检查有助于诊断,表现为EOG与ERG分离,即EOG异常,而ERG正常,即使在眼底检查正常的携带者,EOG也明显低于正常。

4. 年龄相关性黄斑变性 这类患者发病前视力多正常,且双眼的眼底改变不对称,病变早期萎缩灶常位于中心凹旁,类似一个或多个孤岛,后逐渐扩大融合,但往往中心凹最后受累,且脉络膜萎缩程度较轻,很少发生中大血管的萎缩,此外,萎缩灶周围常可见大小不等或融合的玻璃疣。部分患者可以转变为新生血管性黄斑变性,伴有黄斑区出血和渗出,这是中心性晕轮状脉络膜萎缩不会出现的改变。

（五）治疗原则与进展

目前尚无有效治疗。

（六）典型病例

例1:患者,男性,34岁。双眼视力下降3年,右眼较重。

眼科检查:最佳矫正视力:右眼0.02,左眼0.08。双眼角膜透明,晶状体透明,眼底见左眼视盘周围新月形脉络膜萎缩弧;双眼黄斑区圆形脉络膜视网膜萎缩,边界清晰锐利,边缘色素增加;左眼黄斑区脉络膜视网膜萎缩面积较右眼小,萎缩灶内色素沉积,双眼萎缩区暴露巩膜,见脉络膜血管。FFA检查:右眼黄斑区圆形边界清楚的萎缩区,中心为弱荧光,外围呈透见荧光,最外层为一圈色素遮蔽荧光,其内可见脉络膜血管荧光。后期无荧光渗漏,左眼黄斑区病灶较小,周围有点状透见荧光(图10-19-2~图10-19-5)。诊断为双眼中心性晕轮状脉络膜萎缩。

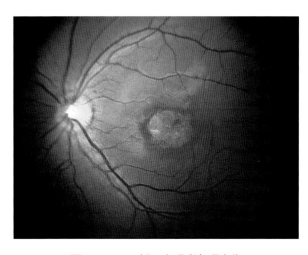

图10-19-3 例1左眼彩色眼底像

黄斑区视网膜脉络膜萎缩灶,其内色素沉积,可见脉络膜大血管

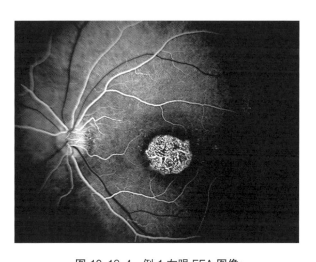

图10-19-4 例1左眼FFA图像

左眼FFA检查显示黄斑区圆形透见荧光灶,其内脉络膜血管显影,病灶边缘为一圈色素沉着形成的遮蔽荧光

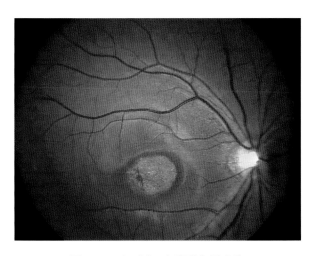

图10-19-2 例1右眼彩色眼底像

右眼黄斑区圆形视网膜脉络膜萎缩,呈白色背景,可见少许脉络膜大血管,萎缩灶边缘色素沉着

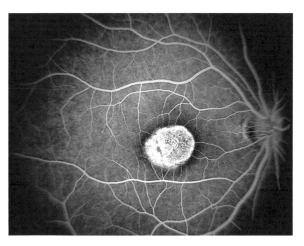

图10-19-5 例1右眼FFA图像

右眼FFA检查显示黄斑区横椭圆形萎缩灶,中心为弱荧光,边缘为透见荧光,外围见数个透见荧光点

例2:患者,女性,45岁。右眼视力下降3年,左眼视物模糊。

眼科检查:最佳矫正视力:右眼0.04,左眼0.5。双眼角膜透明,晶状体透明,眼底见双眼视盘色淡,视盘周围色素萎缩,右眼视网膜血管管径较细;右眼黄斑中心凹旁散在数片色素萎缩区;左眼黄斑区类圆形视网膜色素萎缩,其中大量散在团状色素沉着,下方边界清晰,透见脉络膜血管。视盘及黄斑区色素改变相连。FFA检查:右眼视盘周围和黄斑区环形透见荧光,晚期无改变。左眼黄斑区不规则的透见荧光区,与视盘周围的透见荧光相接,下方为边界清楚的弱荧光区,其内可见脉络膜血管荧光,后期无荧光渗漏。

误诊:双眼中心性晕轮状脉络膜视网膜萎缩。

确诊:双眼 Stargardt 病。

(七)误诊原因分析与防范

正如前面所述,本病早期黄斑区色素上皮改变不典型,容易与 Stargardt 病、视锥细胞营养障碍混淆,而晚期病变以黄斑区视网膜脉络膜萎缩为主,需与年龄相关性黄斑变性、无脉络膜症、回旋状脉络膜视网膜萎缩、黄斑缺损、高度近视黄斑萎缩等鉴别。对于此类患者,根据其发病年龄、视力损害程度,再加上充分的眼底检查如荧光素眼底血管造影、OCT 检查,结合电生理检查,以及家族发病情况,将有助于我们作出正确诊断。

(陆方)

参考文献

1. 李凤鸣. 中华眼科学. 2版. 北京:人民卫生出版社, 2005.

2. 魏文斌. 视网膜脱离诊断与鉴别诊断图谱. 北京:北京科学技术出版社,2006.

3. 徐国兴. 临床眼科学. 福州:福建科学技术出版社,2006.

4. 黄叔仁,张晓峰. 眼底病诊断与治疗. 2版. 北京:人民卫生出版社,2008.

5. 关冠武. 小口氏病一家族两例. 中华眼科杂志,1953,3:44-49.

6. 麦光焕. 小口氏病二例. 中华眼科杂志,1984,20:364-365.

7. 郑建中,肖文娟. 小口氏病一例. 中华眼科杂志,1984,20:62-63.

8. 林顺潮,赵秀琴. 常见眼病综合征. 北京:人民卫生出版社,2008.

9. 徐玉乐,李光辉. Leber 先天性黑矇致病基因研究及基因治疗进展. 中华眼底病杂志,2011,27(5):499-502.

10. 潘珊珊,郑钦象,李文生,等. Leber 先天性黑矇的基因治疗研究进展. 中华眼科杂志,2011,47(1):83-87.

11. 易长贤,欧杰雄,闫宏,等. 特发性息肉样脉络膜血管病变一例. 眼科学报,2001,17:126-129.

12. 文峰,吴德正,李海涛,等. 息肉样脉络膜血管病变的眼底特征分析. 中华眼底病杂志,2003,19(5):269-273.

13. 金陈进,张燕,田臻,等. 维速达尔光动力疗法治疗息肉状脉络膜血管病变的临床研究. 中华眼科杂志,2007,43(7):642-645.

14. 睢瑞芳,赵家良. 先天性静止性夜盲. 中华眼科杂志,2006,42(5):472-475.

15. 李序,刘晓玲. 先天性静止性夜盲研究进展. 国外医学眼科学分册,2004,28(6):397-400.

16. 李文生,郑钦象,孔繁圣,等. 遗传学视网膜疾病的基因研究进展. 中华眼科杂志,2010,46(2):186-192.

17. ORZALESI N,PIERROTTET C,PORTA A,et al. Long-term treatment of retinitis pigmentosa with acetazolamide. A pilot study. Graefes Arch Clin Exp Ophthalmol,1993,231(5):254-256.

18. LAMBA D A,GUST J,REH T A. Transplantation of human embryonic stem cell-derived photoreceptors restores some visual function in Crx-deficientmice. Cell Stem Cell,2009,4(1):73-79.

19. ARAI S,THOMAS B B,SEILER M J,et al. Restoration of visual responses following tran splantation of in intact retinal sheets in rd mice. Exp Eye Res,2004,79(3):331-341.

20. CHOW A Y,CHOW V,PACKO K H,et al. The artificial silicon retina microchip for the treatment of vision loss from retinitis pigmentosa. Arch Ophthalmol,2004,122(4):460-469.

21. LI A,JIAO X,MUNIER F L,et al. Bietti crystalline corneoretinal dystrophy is caused by mutations in the novel gene CYP4V2. Am J Hum Genet,2004,74:817-826.

22. RICHARDS B W,BRODSTEIN D E,NUSSBAUM J J,et al. Autosomal dominant crystalline dystrophy. Ophthalmology,1991,98:658-665.

23. TRABOULSI E I,FARIS B M. Crystalline retinopathy. Ann Ophthalmol,1987,19:156-158.

24. JURKLIES B,JURKLIES C,SCHMIDT U,et al. Bietti's crystalline dystrophy of the retina and cornea. Retina,1999,19:168-171.

25. MEYER C H,RODRIGUES E B,MENNEL S,et al. Optical coherence tomography in a case of Bietti's crystalline dystrophy. Acta Ophthalmol Scand,2004,82:609-612.

26. KAJIWARA K,SANDBERG M A,BERSON E L,et al. A null mutation in the human peripherin/RDS gene in a family with autosomal dominant retinitis punctata albescens. Nature Genet,1993,3:208-212.

27. SARKS S H. Council Lecture. Drusen and their relationship to senile macular degeneration. Aust J Ophthalmol,1980,8(2):117-130.

28. SARKS J P, SARKS S H, KILLINGSWORTH M C. Evolution of soft drusen in age-related macular degeneration. Eye, 1994, 8 (3): 269-283.

29. BRESSLER N M, SILVA J C, BRESSLER S B, et al. Clinicopathologic correlation of drusen and retinal pigment epithelial abnormalities in age-related macular degeneration. Retina, 1994, 14 (2): 130-142.

30. PAULEIKHOFF D, HARPER C A, MARSHALL J, et al. Aging changes in Bruch's membrane. A histochemical and morphologic study. Ophthalmology, 1990, 97 (2): 171-178.

31. RUNGGER-BRÄNDLE E, ENGLERT U, LEUENBERGER P M. Exocytic clearing of degraded membrane material from pigment epithelial cells in frog retina. Invest Ophthalmol Vis Sci, 1987, 28 (12): 2026-2637.

32. PAULEIKHOFF D, BARONDES M J, MINASSIAN D, et al. Drusen as risk factors in age-related macular disease. Am J Ophthalmol, 1990, 109 (1): 38-43.

33. DEUTMAN A F, HOYNG C B. Macular dystrophies.// RYAN S J, OGDEN T E, HINTON D R, et al. Retina. Vol. 2. 3rd ed. St. Louis: Mosby, 2001: 1210-1257.

34. SPAIDE R F, NOBLE K, MORGAN A, et al. Vitelliform macular dystrophy. Ophthalmology 2006, 113: 1392-1400.

35. DE JONG P T U M, ZRENNER E, VAN MED G J, et al. Mizuo phenomenon in X-linked retinoschisis. Arch Ophthalmol, 1991, 109: 1104-1108.

36. FELICIO A C, GODEIRO-JUNIOR C, ALBERTO L G, et al. Familial Behr syndrome-like phenotype with autosomal dominant inheritance. Parkinsonism and related disorders, 2008, 14: 370-372.

37. DEN HOLLANDER A I, ROEPMAN R, KOENEKOOP R K, et al. Leber congenital amaurosis: Genes, proteins and disease mechanisms. Prog Retin Eye Res, 2008, 27 (4): 391-419.

38. KLEINER R C, BRUCKER A J, JOHNSTON R L. The posterior uveal bleeding syndrome. Retina, 1990, 10: 9-17.

39. YANNUZZI L A, SORENSON J, SPAIDE R F, et al. Idiopathic polypoidal choroidal vasculopathy (IPCV), Retina, 1990, 10: 1-8.

40. GUYER D R, YANNUZZI L A, SLAKTER J S, et al. Digital indocyanine-green videoang-iography of occult choroidal neovascularization. Ophthalmology, 1994, 101 (10): 1727-1737.

41. SPAIDE R F, YANNUZZI L A, SLAKTER J S, et al. Indocyanine green videoangiography of idiopathic polypoidal choroidal vasculopathy. Retina, 1995, 15: 100-110.

42. KWOK A K, LAI T Y, CHAN C W, et al. Polypoidal choroidal vasculopathy in Chinese patients. Br J Ophthalmol, 2002, 86 (8): 892-897.

43. YANNUZZI L A, WONG D W, SFORZOLINI B S, et al. Polypoidal choroidal vasculopathy and neovasularized age-related macular degeneration. Arch Ophthalmol, 1999, 117: 1503-1510.

44. Yannuzzi L A, Ciardella A, Spaide R F, et al. The expanding clinical spectrum of idiopathic polypoidal choroidal vasculopathy. Arch Ophthalmol, 1997, 115 (4): 478-485.

45. WEN F, CHEN C Z, WU D, et al. Polypoidal choroidal Vasculopathy in elderly Chinese patients. Grave's Clin Exp Ophthalmol, 2004, 242: 625-629.

46. SHO K, TAKAHASHI K, YAMADA H, et al. Polypoidal choroidal vasculopathy: incidence, demographic features, and clinical characteristics. Arch Ophthalmol, 2003, 121 (10): 1392-1396.

47. UYAMA M, MATSUBARA T, FUKUSHIMA I, et al. Idiopathic polypoidal choroidal vasculopathy in Japanese patients. Arch Ophthalmol, 1999, 117 (8): 1035-1042.

48. LAFAUT B A, LEYS A M, SNYERS B, et al. Polypoidal choroidal vasculopathy in Caucasians. Graefes Arch Clin Exp Ophthalmol, 2000, 238 (9): 752-759.

49. LADAS I D, ROUVAS A A, MOSCHOS M M, et al. Polypoidal choroidal vasculopathy and exudative age-related macular degeneration in Greek population. Eye, 2004, 18 (5): 455-459.

50. BYEON S H, LEE S C, OH H S, et al. Incidence and clinical patterns of polypoidal choroidal vasculopathy in Korean patients. Jpn J Ophthalmol, 2008, 52 (1): 57-62.

51. MARUKO I, IIDA T, SAITO M, et al. Clinical characteristics of exudative age-related macular degeneration in Japanese patients. Am J Ophthalmol, 2007, 144 (1): 15-22.

52. AHUJA R M, STANGA P E, VINGERLING J R, et al. Polypoidal choroidal vasculopathy in exudative and haemorrhagic pigment epithelial detachments. Br J Ophthalmol, 2000, 84 (5): 479-849.

53. TATEIWA H, KUROIWA S, GAUN S, et al. Polypoidal choroidal vasculopathy with large vascular network. Graefes Arch Clin Exp Ophthalmol, 2002, 240 (5): 354-361.

54. YANNUZZI L A, NOGUEIRA F B, SPAIDE R F, et al. Idiopathic polypoidal choroidal vasculopathy: A peripheral lesion. Arch Ophthalmol, 1998, 116 (3): 382-383.

55. OTSUJI T, TAKABASHI K, FUKUSHIMA I, et al. Optical coherencetomography findings of idiopathic polypoidal choroidal vasculopathy. Ophthalmic Surg Lasers, 2000, 31: 210-214.

56. OJIMA Y, HANGAI M, SAKAMOTO A, et al. Improved visualization of polypoidal choroidal vasculopathy lesions using spectral-domain optical coherence tomography. Retina, 2009, 29 (1): 52-59.

57. SHIRAGA F, MATSUO T, YOKOE S, et al. Surgical

treatment of submacular hemorrhage associated with idiopathic polypoidal choroidal vasculopathy. Am J Ophthalmol, 1999, 128(2): 147-154.

58. LAFAUT B A, AISENBREY S, VAN DEN BROECKE C, et al. Polypoidal choroidal vasculopathy patittern in age-reiated macular degeneration: A clinicopathologic correlation. Retina, 2000, 20(6): 650-654.

59. OKUBO A, SAMESHIMA M, UEMURA A, et al. Clinico-pathological correlation of polypoidal choroidal vasculopathy revealed by ultrastructural study. Br J Ophthalmol, 2002, 86(10): 1093-1098.

60. NAKASHIZUKA H, MITSUMATA M, OKISAKA S, et al. Clinicopathologic findings in polypoidal choroidal vasculopathy. Invest Ophthalmol Vis Sci, 2008, 49(11): 4729-4737.

61. KONDO N, HONDA S, ISHIBASHI K, et al. LOC387715/HTRA1 variants in polypoidal choroidal vasculopathy and age-related macular degeneration in a Japanese population. Am J Ophthalmol, 2007, 144(4): 608-612.

62. KONDO N, HONDA S, ISHIBASHI K, et al. Elastin gene polymorphisms in neovascular age-related macular degeneration and polypoidal choroidal vasculopathy. Invest Ophthalmol Vis Sci, 2008, 49(3): 1101-1105.

63. SAKURADA Y, KUBOTA T, MABUCHI F. Association of LOC387715 A69S with vitreous hemorrhage in polypoidal choroidal vasculopathy. Am J Ophthalmol. 2008, 145(6): 1058-1062.

64. LEE K Y, VITHANA E N, MATHUR R, et al. Association analysis of CFH, C2, BF, and HTRA1 gene polymorphisms in Chinese patients with PCV. Invest Ophthalmol Vis Sci, 2008, 49(6): 2613-2619.

65. LI H, WEN F, WU D. Polypoidal choroidal vasculopathy in a patient with circumscribed choroidal hemangioma. Retina, 2004, 24(4): 629-631.

66. YUZAWA M, MORI R, HARUYAMA M. A study of laser photocoagulation for polypoidal choroidal vasculopathy. Jpn J Ophthalmol, 2003, 47: 379-384.

67. SPAIDE R F, DONSOFF I, LAM D L, et al. Treatment of polypoidal choroidal vasculopathy with photodynamic therapy. Retina. 2002, 22: 529-535.

68. CHAN W M, LAM D S, LAI T Y, et al. Photodynamic therapy with verteporfin for symptomatic polypoidal choroidal vasculopathy: one-year results of a prospective case series. Ophthalmology, 2004, 111(8): 1576-1584.

69. KURASHIGE Y, OTANI A, SASAHARA M, et al. Two-year results of photodynamic therapy for polypoidal choroidal vasculopathy. Am J Ophthalmol, 2008, 146(4): 513-519.

70. CHEUNG C M G, LAI T Y Y, RUAMVIBOONSUK P, et al. Polypoidal choroidal vasculopathy: definition, pathogenesis, diagnosis, and management. Ophthalmology, 2018, 125(5): 708-724.

71. GASS J D M. Idiopathic senile macular hole: Its early stages and pathogenesis. Arch Ophthalmol, 1988, 106: 629-639.

72. JOHNSON M W, VAN NEWKIRK M R, MEYER K A. Perifoveal vitreous detachment is the primary pathogenic event in idiopathic macular hole formation. Arch Ophthalmol, 2001, 119: 215-222.

73. HUANG H B, ZHANG Y X. Pigmented paravenous retinochoroidal atrophy (Review). Exp Ther Med, 2014, 7(6): 1439-1445.

74. TIAN L, SUN T, XU K, et al. Screening of BEST1 gene in a Chinese cohort with best vitelliform macular dystrophy or autosomal recessive bestrophinopathy. Invest Ophthalmol Vis Sci, 2017, 58(9): 3366-3375.

75. BURGESS R, MILLAR I D, LEROY B P, et al. Biallelic mutation of BEST1 causes a distinct retinopathy in humans. Am J Hum Genet, 2008, 82(1): 19-31.

第十一章

脉络膜视网膜炎性疾病

第一节 化脓性脉络膜视网膜炎

一、转移性化脓性视网膜炎

(一)概述

转移性化脓性视网膜炎(metastatic suppurative retinitis)是一种眼外感染源通过血源性播散而引起的严重致盲性眼内感染。1856年由Virchow首次提出,是感染性栓子滞留于视网膜循环所致。常见的感染形式是视网膜末梢血管内弥漫而广泛的栓塞病灶,也有少数病例表现为单一大栓子栓塞;较大的感染性栓子也可滞留于视网膜大血管,引起血管的部分或全部阻塞。研究证实,视网膜血管比脉络膜血管更易受感染栓子的侵犯。儿童和老年人免疫力相对较低,易发生脓毒血症,发病率相对较高。长期应用抗生素、肾上腺皮质激素和免疫抑制剂,有全身性感染病灶、合并糖尿病和血管内操作是本病的易感因素。

(二)主要临床表现

本病多由细菌感染引起,其次是真菌,也可由寄生虫等病原体感染。近年来,真菌感染增多,已经超过细菌性转移性视网膜炎。致病细菌以链球菌、金黄色葡萄球菌、克雷白杆菌、大肠埃希菌为主,最常见的菌种为链球菌;真菌以念珠菌(主要的为白色念珠菌)最常见,其次是曲霉菌,其他真菌还包括隐球菌、镰刀菌、夹膜组织胞浆菌、皮炎芽生菌、假霉样真菌、球孢子菌、组织胞浆菌、分枝胞菌属、酵母菌属。近年来,蜡样芽孢杆菌感染的报道增多。随着抗生素的滥用和免疫功能低下患者的增加,各种抗药性细菌和条件致病菌感染性炎症也增多,往往导致玻璃体脓肿、急性化脓性眼内炎或全眼球炎。临床表现因侵袭视网膜循环中的细菌菌种、数量、毒力与机体对此的反应轻重不一。

感染较严重的患者可急性起病,脓性渗出物可以扩展到视网膜下或视网膜与玻璃体之间,并可见稀薄的前房积脓。也可形成视网膜脓肿,多位于视盘旁。

如果感染较轻,或细菌的毒力被抗菌药物抑制时,则出现亚急性局灶性视网膜炎、视网膜血管炎,视网膜有出血、棉绒斑及弥漫水肿,水肿以黄斑区明显。由于栓塞易发生于视盘处,所以局灶性炎症大多发生于视神经及其周围视网膜。

转移性化脓性视网膜炎也有表现为慢性者,病程长达数月。早期检眼镜下可见大量出血斑与灰白色或灰黄色渗出斑,视网膜弥漫性水肿混浊,特别在黄斑及其周围的后极部眼底更为明显。渗出和出血进入玻璃体后,引起玻璃体混浊。晚期形成玻璃体机化膜、纤维血管增生、牵拉性视网膜脱离。预后不良。

(三)诊断要点

1. 病史　可有全身/局部感染灶,如败血症、肝脓肿、胰腺炎、皮肤关节感染等,免疫力低下,血管内操作史,全身性疾病如肿瘤、糖尿病等。无眼外伤及手术史。

2. 临床表现　眼底有脓性渗出物、出血、水肿,可伴有玻璃体团块状混浊、前房积脓等表现。

3. 排除非感染性视网膜炎,糖皮质激素治疗短期内好转又加重者。

4. 辅助检查　血液、尿液、脑脊液、伤口等涂片及培养对诊断转移性化脓性眼内炎非常重要,血培养的阳性率要高于眼内液的阳性率;B型超声、CT等影像学检查除外肝脓肿等感染病灶;房水、玻璃体培养或PCR等病原学检查。

（四）鉴别诊断要点

1. 非感染性视网膜炎 转移性化脓性视网膜炎早期非常容易被误诊为非感染性视网膜炎。转移性化脓性视网膜炎眼部除有一般视网膜炎的体征外，典型者的视网膜可有局灶性的灰白或黄白色的脓性团状病灶，但是应注意与肉芽肿性脉络膜视网膜炎相鉴别。转移性化脓性视网膜炎多有全身菌血症临床表现或可发现感染病灶。血液、房水、玻璃体培养有助鉴别。

2. 急性视网膜坏死 也表现为双眼或单眼视力急剧下降，玻璃体炎性混浊，视网膜黄白色坏死灶、血管炎等，并常发生在免疫功能有缺陷的患者。但无全身或局部感染灶。血液、房水、玻璃体培养有助于鉴别。

3. 眼内占位性病变 眼内占位性病变也可表现为视网膜黄白色病灶，临床表现和眼影像学检查包括 B 型超声、CT 表现均与转移性化脓性视网膜炎的视网膜脓肿较为相似，必须注重鉴别，眼内占位性病变无全身或局部感染灶，必要时经病理检查确诊。

（五）治疗原则与进展

1. 抗感染 及时进行细菌培养及药敏试验，由于细菌尤其是真菌培养需要一定的时间，而在尽可能短的时间内开始治疗，对于内源性眼内炎的患者是非常重要的。因此在未明确病原体时，需要结合临床特点和经验迅速给出临床诊断，采用大剂量广谱抗生素或抗真菌药物治疗。与手术后眼内感染不同，静脉抗感染药的应用非常重要，可以治疗局部感染以及同时发生的败血症。明确病原体后应用敏感药物，需大剂量长疗程使用。静脉用药很难在玻璃体腔内达到有效浓度，因此，临床也常采用玻璃体腔注药（具体用药见本节眼内炎）。

2. 手术 包括诊断性手术和治疗性手术。诊断性手术的目的是了解转移性视网膜炎的病因，常见的方式包括前房穿刺，玻璃体、视网膜取材，脉络膜活检等。治疗性手术主要为玻璃体切除术、玻璃体腔药物注射等。玻璃体切除术主要用于发生视网膜下脓肿、增生性玻璃体视网膜病变的患者，能有效清除病原菌，同时还可以取样进行微生物学检查。在积极全身应用抗菌药物和糖皮质激素的同时，行玻璃体腔抗菌药物注射和玻璃体切除术已成为目前公认的有效治疗手段。

3. 糖皮质激素 治疗中是否应用糖皮质激素及应用时机上仍存有争议。目前认为，如果明确了致病病原体并给予抗感染治疗时可适当用糖皮质激素以控制活动期炎性反应，但必须在强化全身或局部抗感染治疗的保障下酌情使用。

（六）误诊原因分析

1. 转移性化脓性视网膜炎因发病率较低未引起临床医生重视，且初诊时往往不在眼科，使其容易被误诊。

2. 早期表现类似于非感染性炎症，且使用糖皮质激素病情有短暂好转的假象。

3. 部分患者因合并严重的全身疾病无法行进一步眼科检查，大多数病例在症状出现后一般 3~5 天才能够诊断，美国报道 29% 的患者被延误诊治 4 天或更长时间。

4. 由于抗感染、糖皮质激素等药物的应用使血液、眼内液培养的阳性率大大降低，造成误诊。

（七）经验教训与防范

转移性化脓性视网膜炎，应用糖皮质激素也可在短期内出现好转假象。文献报道转移性化脓性视网膜炎患者，因误诊为非感染性炎症全身使用糖皮质激素治疗，造成全身感染扩散的病例。这提示我们在不能除外感染因素时，应在抗感染药物全身应用的前提下，慎用适量的糖皮质激素治疗，以免延误病情。

二、亚急性病灶性视网膜炎

（一）概述

亚急性病灶性视网膜炎（subacute focal retinitis）由 Roth 在 1872 年首次命名为败血病性视网膜炎（septic retinitis），亦称为亚急性感染性视网膜炎、安静型视网膜炎、亚急性心内膜炎眼底病变等。多由亚急性心内膜炎引起。常见致病菌为草绿色链球菌，但近年来已明显减少，各种葡萄球菌、产碱杆菌、溶血性链球菌、肠球菌及革兰氏阴性菌已成为主要致病菌。亚急性感染性心内膜炎常发生于风湿性心脏瓣膜病，当附着于心瓣膜表面的脓性赘生物脱落、碎裂，进入血液循环时，形成菌血症，带有致病菌的栓子随体循环血流播散至全身各器官，如栓塞于视网膜血管，则引起亚急性病灶性视网膜炎。

（二）主要临床表现与分型

1. 临床表现

（1）全身表现：起病缓慢，主要有发热、倦怠、食欲不振、进行性贫血、体重减轻、肝脾大、心脏杂音、皮肤黏膜出血点等亚急性心内膜炎表现。

（2）眼部表现：眼睑可见小出血点，结膜下反复性出血，伴轻度前房炎性反应及角膜后沉着物。眼底典型表现为视网膜出血、白斑、Roth 斑、弥漫性视网膜水肿、视盘水肿和视网膜动脉阻塞。病变可累及单眼或双眼同时出现。本病视力一般无明显改变，只有当出血、渗出累及黄斑区或出现视网膜动脉阻塞时，出现视力明显下降，甚至黑矇。

视网膜出血斑最常见，形态有点状、圆形、椭圆、火焰状、梭形或不规则形等；白斑多位于视网膜浅层，也有位于视网膜血管下方者。Roth 斑典型所见为中央有白斑的出血斑，约 1/3PD。视网膜出血斑和白斑大多分布于视盘附近，血管分支附近或血管两旁。也可见于眼底其他部位。出血及白斑数量不一，发生快、消失较慢。因心内膜炎的赘生物多反复脱落播散，出血和白斑也常反复发生。视盘水肿可与出血、白斑同时存在或单独发生，视盘水肿程度较轻，一般不超过 3D。

2. 分型　本病分为两型。脓毒性视网膜炎型由细菌的脓毒性栓子引起，表现为视网膜出血、渗出、Roth 斑，常伴视盘炎，偶见棉绒斑；视网膜血管栓塞型由心内膜瓣赘生物脱落栓子所致，表现为视网膜中央或分支动脉阻塞。病情严重者可发生转移性眼内炎。

（三）诊断要点

1. 病史　风湿性心脏瓣膜病或亚急性心内膜炎病史。

2. 临床表现　发热、肝脾大、体重减轻、心脏杂音等亚急性心内膜炎全身表现。视网膜出血、白斑、Roth 斑、弥漫性视网膜水肿、视盘水肿和视网膜动脉阻塞的眼底表现。

3. 实验室检查　主要是诊断亚急性心内膜炎的实验室检查。血培养阳性可确定诊断，并为选择抗生素提供依据；为了提高培养的阳性率，需在抗生素应用前，连续培养 4~6 次；血常规有进行性贫血，白细胞计数正常或增高；血沉增快；尿常规有蛋白尿及血尿，约 1/3 晚期患者有肾功能不全；超声心动图心瓣膜或心内膜壁有赘生物及固有心脏病的异常表现。

（四）鉴别诊断要点

1. 非感染性视网膜炎　出血、渗出、视网膜水肿等表现也可见于非感染因素引起的视网膜炎，但亚急性病灶性视网膜炎视网膜出血中央常有白斑，鉴别主要依靠血培养等实验室检查及亚急性心内膜炎的诊断。

2. 白血病　白血病患者也可表现为眼底的出血、Roth 斑、视盘水肿、视网膜水肿，并且有发热、出血倾向等全身表现，但血常规和骨髓穿刺可发现异常白细胞。

（五）治疗原则与进展

1. 抗感染治疗　及时进行血常规和血培养及药敏试验，未明确病原体时采用大剂量广谱抗生素，明确病原体后应用敏感抗生素。由于细菌多被纤维蛋白、血小板所掩盖，位于赘生物的深层，抗生素只能通过血浆渗透进入赘生物。应用抗生素应遵循选用杀菌剂，大剂量、长疗程、尽早治疗的原则，治疗需持续 4~6 周，对抗生素敏感性差的细菌或有并发症的顽固病例可延长至 8 周。在连续血培养 4~6 次后即开始试验治疗，根据临床特点及可能的感染途径，致病菌可选用两种不同抗菌谱的抗生素联合应用。

2. 视网膜动脉阻塞的治疗　吸氧，吸入亚硝酸异戊酯，舌下含服硝酸甘油，球后注射阿托品或妥拉苏林，应用溶栓制剂等。详见相关章节。

（六）经验教训与防范

1. 亚急性病灶性视网膜炎早期表现类似于非感染性炎症，体征、症状相对较轻，且临床工作中较少常规进行血培养的检查，容易漏诊。

2. 由于抗感染药物的广泛应用使血液培养的阳性率大大降低，造成误诊。

3. 必须掌握该病的诊断及鉴别诊断要点，明确诊断，及时、合理地治疗。

三、化脓性脉络膜视网膜炎

（一）概述

化脓性脉络膜视网膜炎为化脓性细菌、真菌引起的眼球内化脓性炎症，多为内源性。常见病因为身体其他部位的化脓性病灶，如眶蜂窝织炎、产褥热、皮肤或肺部感染、一些急性细菌性传染病等。发病率相对较低，但近年来由于全身危重患者抢救和治疗水平的不断提高，体内侵入性操作过程增多，以及抗生素的滥用、不合理地使用糖皮质激素和免疫抑制剂等，使得发病率有所增加。少部分为眼球伤和内眼手术后所致的眼内化脓性感染。

（二）主要临床表现

1. 化脓性细菌感染　局灶型可在视网膜或脉络膜上见散在的一个或多个 1~10PD 大小的白色浸润灶，玻璃体炎性细胞反应（图 11-1-1~图 11-1-3）。FFA 可见位于脉络膜的病灶表现为

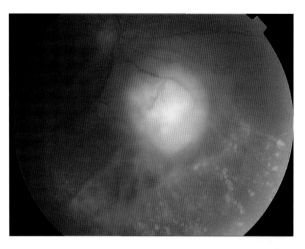

图 11-1-1　化脓性细菌感染所致的化脓性脉络膜视网膜炎

视盘鼻下方病灶,合并视网膜脱离

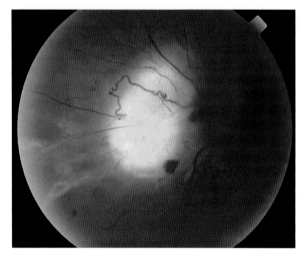

图 11-1-2　化脓性细菌感染所致的化脓性脉络膜视网膜炎

病灶位于黄斑区

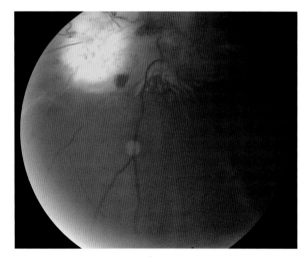

图 11-1-3　化脓性细菌感染所致的化脓性脉络膜视网膜炎

黄斑区病灶合并视网膜脱离

异常血管渗漏,并且有渗液进入玻璃体腔。扩散型可形成玻璃体脓肿,以致完全看不到眼底。如炎症没有得到及时控制,可发展为眼内炎,出现眼睑及结膜水肿、结膜充血、角膜水肿、前房炎性细胞反应或积脓、房角处纤维素团块等。伴剧烈眼痛、头痛、发热恶心呕吐等全身症状。甚至发展为全眼球炎,眼球突出、活动受限或固定,上述全身症状加重。

2. **真菌感染**　表现为一个或多个白色、边界清晰的脉络膜视网膜浸润病灶,多小于1mm,并伴有其前房及玻璃体炎性混浊,可以伴有病灶周围视网膜血管鞘形成。病变发展较缓慢,但也可发展为玻璃体脓肿、眼内炎甚至全眼球炎。不同真菌感染其临床表现亦可不同,白色念珠菌感染的特征为最初感染部位位于玻璃体;曲霉菌感染的特征为感染位于视网膜下和/或视网膜色素上皮下,病灶侵及视网膜和脉络膜血管壁;组织胞浆菌感染晚期的特征为眼底周边散在的脉络膜瘢痕,盘状黄斑病灶,有明显的边界。

（三）诊断要点

1. **病史**　多有蜂窝织炎、产褥热、皮肤或肺部感染、急性细菌性传染病、长期静脉导管滞留、长期全身抗生素应用、免疫抑制剂应用、胃肠道手术、糖尿病等易感因素。

2. **临床表现**　脉络膜、视网膜散在白色浸润灶,伴有玻璃体混浊,重者形成玻璃体脓肿,发展为眼内炎或全眼球炎。

3. **实验室检查**　血液、尿液、脑脊液、伤口等涂片及培养。房水培养(直接前房穿刺取 0.1ml 房水进行培养);玻璃体培养(直接玻璃体穿刺活检或在玻璃体切除时获得 0.3~0.4ml 玻璃体标本进行培养,单独依赖前房穿刺或玻璃体穿刺对真菌培养不可信,扁平部玻璃体切取标本进行真菌培养阳性率较高);或 PCR(由于玻璃体培养阳性率较低,约43%~75%,且需要时间较长,给临床诊断治疗带来困难,此技术对手术后和内源性眼内炎诊断敏感性较高)。血清 β-D 葡聚糖实验是对真菌的一种快速敏感试验。β-D 葡聚糖是一种真菌成分,测量方法为取 1% 血放入消毒的肝素化注射器,用高氯酸对血浆进行预处理后,取上清液行实验分析,分离标准为 20pg,试验的敏感性、特异性较高。

（四）鉴别诊断要点

鉴别诊断包括一系列与急性或亚急性眼内感

染有关的玻璃体视网膜疾病和肿瘤性疾病。当内源性眼内炎发生于全身健康的患者或表现为非典型性感染时，易误诊为非感染性葡萄膜炎。后部局限型眼内炎（表现为一个或多个位于视网膜上的白色病灶，伴随房水与玻璃体炎性细胞）需与眼内肿瘤（包括网织细胞肉瘤和神经胶质瘤）、Behçet病、急性视网膜坏死相鉴别。合并脉络膜病灶的感染需与结核性或梅毒性葡萄膜炎、Vogt-小柳-原田综合征、急性后极部多灶性鳞状色素上皮病变相鉴别。

1. 非感染性脉络膜视网膜炎 化脓性脉络膜视网膜炎早期容易被误诊为非感染性脉络膜视网膜炎。眼底黄白色浸润灶应注意与肉芽肿性脉络膜视网膜炎相鉴别。

2. 急性视网膜坏死 也表现为双眼或单眼视力急剧下降，玻璃体炎性混浊，视网膜黄白色坏死灶、血管炎等，并常发生在免疫功能有缺陷的患者。但无全身或局部感染灶，血液、房水、玻璃体培养有助于鉴别。

3. 眼内占位性病变 眼内占位性病变也可表现为视网膜或脉络膜黄白色病灶，临床表现和眼影像学检查包括超声、CT 检查表现均较为相似，鉴别诊断尤为重要，必要时经病理检查确诊。

4. 弓形虫病性眼内炎 也可表现为眼底黄白色肉芽肿性炎症、玻璃体混浊，弓形虫 ELISA 试验敏感性特异性高，有助于区别两者。间接检眼镜查找周边部脉络膜幼虫行迹对诊断也有帮助。

（五）治疗原则与进展

1. 抗感染 临床一旦怀疑本病应在抗感染药物应用前进行细菌培养及药敏试验。未明确病原体时采用大剂量广谱抗生素或抗真菌药物，明确病原体后应用敏感药物，需大剂量长疗程使用。全身抗生素应用可以治疗局部感染和同时发生的败血症。建议静脉注射万古霉素 1.0g/12h，头孢他啶 1.0g/8h，口服泼尼松 1.0mg/kg 共 5~10天；或环丙沙星 20mg/12h 共 2 天，后改为口服750mg/12h 同时给予泼尼松 60mg/d。全身抗真菌药物治疗的目的是提供玻璃体腔内药物治疗的有效浓度和治疗临床证实或怀疑的全身真菌病，常用药物有两性霉素 B，剂量为 0.5~1.0mg/(kg·d)，氟康唑，剂量为 200~400mg/d，顿服或分 2 次口服，全身应用抗生素 2~3 周或更长至感染根除。静脉用药很难在玻璃体腔内达到有效浓度，因此临床也常联合采用玻璃体腔注药。推荐玻璃体腔注射万古霉素 1mg/0.1ml 联合头孢他啶 1mg/0.1ml。真菌感染应用两性霉素 B 5~10μg 玻璃体腔注射，再次注射时间间隔应在 2 天以上。

2. 玻璃体切除术 如发生玻璃体脓肿，可行玻璃体切除术，去除病原微生物，有利于炎症的控制。可同时进行微生物学检查。临床公认玻璃体切除手术对治疗外伤性眼内感染是一种非常有效的方法，但对内源性细菌性眼内感染的确切作用还不确定，没有确凿证据显示玻璃体切除手术能够提高视力预后，对全身病情严重患者，玻璃体切除手术并非为必需。

（池滢 杨柳）

四、感染性眼内炎

（一）概述

感染性眼内炎，为狭义的眼内炎，由致病微生物在眼内繁殖导致所有眼部组织结构受损，从而影响视力，并可致盲甚至威胁生命的一类疾病。眼部的解剖结构决定了感染性眼内炎有别于机体其他部位的感染。眼部独特的血-眼屏障、血-视网膜屏障，使得视轴通路上的前房、后房、玻璃体腔、视网膜以及视网膜下腔与血液循环中的细胞及大分子物质隔离，保证了良好的光线传导。正是这些屏障的存在，形成眼内多个所谓的"免疫豁免"腔室，一旦这些腔室出现致病菌，机体清除病原菌的难度将增加。虽然在眼内炎病程中，炎性细胞的浸润及炎性因子的产生使这些屏障受到不同程度损害，但机体清除眼内炎致病菌的能力相对于清除机体其他部位的感染而言，仍是低下的。同时，眼内各种细胞对内/外毒素相当敏感，尤其是光感受器细胞和视网膜色素上皮细胞（RPE）。而 RPE 受损后，外层血-视网膜屏障进一步破坏，导致更多炎性细胞和炎性因子浸润。炎性反应本是机体清除致病因子所必需，但致病菌清除后，炎症渗出所致的光学介质透明度下降，功能细胞的失活以及增生性玻璃体视网膜病变的形成，也严重影响了视功能的恢复。治疗感染性疾病的药物对视网膜神经节细胞、视网膜血管及其他重要眼内组织的药物毒性，极大限制了其在眼内的使用，而多处眼部屏障的存在又决定了全身应用抗生素难以在眼内形成有效的治疗浓度。凡此种种原因，使感染性眼内炎的治疗至今仍是临床难题。感染性眼内炎可分为下列几种：术后眼内炎、外伤后眼内炎、内源性眼内炎。各种眼内炎的构成比大致如下:术后眼内炎72%,眼球穿孔伤后眼内炎20%,内源性眼内炎8%。细菌是前两类眼内炎的主要病原体,真菌是内源性眼内炎的主要病原体,其他病原体还可包括寄生虫和病毒。眼内炎病程可以是急性、亚急性或慢性,就诊时的临床表现及病原体的毒性多决定了治疗预后。

(二)术后眼内炎

多个大样本研究报道,内眼术后眼内炎发病率从0.05%至0.3%不等,各种眼内手术或眼球壁手术均可引起,如白内障摘除术、穿透性角膜移植术、青光眼滤过手术、玻璃体手术、眼内注射、巩膜扣带术以及斜视手术等。每年数百万计的白内障手术,使得白内障术后眼内炎占术后眼内炎的90%,其发病率约为0.048%~0.068%。透明角膜切口的广泛应用,可能增加白内障术后眼内炎的发病率。此外,近年来抗青光眼术后滤过泡相关眼内炎发病率也有所上升,可能与青光眼术中应用抗代谢药如5-氟尿嘧啶和丝裂霉素C,造成滤过泡壁过薄易破有关;而微创玻璃体手术中,切口免缝合及晶状体摘除一期人工晶状体植入,也可能增加术后眼内感染风险。随着越来越多的药物被开发用于眼内注射,注射基数量大,发生术后眼内感染绝对例数也会增加。

术后眼内炎中,56%~90%为革兰氏阳性细菌感染,多来源于患者自身菌群;革兰氏阴性细菌次之,为7%~29%;另外3%~13%为真菌感染。感染多为单一细菌,也有报道混杂细菌感染可达33%。革兰氏阳性菌中,凝固酶阴性葡萄球菌(表皮葡萄球菌)占30%~74%,金黄色葡萄球菌占6%~30%,链球菌占10%~30%;在革兰氏阴性细菌中,变形杆菌占30%~40%,铜绿假单胞菌占20%,流感嗜血杆菌占20%。在白内障术后的慢性感染性眼内炎中,痤疮丙酸杆菌为主要病原体;滤过泡相关眼内炎的常见致病原为流感嗜血杆菌和链球菌。

1. 临床表现

(1)急性术后眼内炎:内眼术后数天(特别是48~72小时)出现视力下降、眼痛、眼睑肿胀、球结膜充血水肿、切口水肿、分泌物附着、前房反应加重,甚至絮状渗出与积脓,应高度怀疑术后眼感染。眼后节检查可见玻璃体内细胞渗出性混浊,若视网膜细节可见,多有视网膜浅层点片状出血,血管白鞘形成,以及视盘水肿。严重者视力仅存光感,角膜水肿,后弹力层皱褶,甚至角膜浸润、环形溃疡灶形成,前房积脓,相对性瞳孔传导阻滞甚至瞳孔对光反射消失,眼底红光反射消失,同时合并全身反应,例如白细胞计数升高和发热。应注意,尽管疼痛是眼内炎最重要的症状之一,20%~30%的白内障术后眼内炎病例却表现轻微甚至无疼痛,该情况多见于凝固酶阴性葡萄球菌属,如表皮葡萄球菌眼内感染。另外,角膜移植术后眼内炎也常缺乏明显疼痛感。

(2)慢性术后眼内炎:内眼手术数周甚至数月后发生,为慢性肉芽肿性炎症。内眼术后常规局部滴用糖皮质激素,在一定程度上掩盖炎症,致使感染慢性迁延。患者无明显眼痛,多仅有轻度睫状刺激症状,如流泪和畏光。结膜充血明显但眼睑肿胀较轻,轻中度前部葡萄膜炎,前房反应以细胞渗出为主。给予局部或全身糖皮质激素治疗有效,但停药后症状与体征重新出现,反复如此。玻璃体混浊也逐步加重,视力进一步下降;人工晶状体表面沉着物,瞳孔后粘,甚至膜闭,后囊变混或斑块样变。病程中可有高眼压表现,少数病例甚至出现虹膜红变和虹膜周边前粘连。

(3)滤过泡相关眼内炎:青光眼滤过手术后数月甚至数年后发生,常见于滤过手术成功、眼压控制良好、滤过泡壁薄的患者,一旦感染发生,对视功能的损害常十分严重。典型表现为:起病急,疼痛,视力迅速下降,在明显的结膜混合充血的背景上滤过泡区呈黄白色外观,局部多有脓性渗出物附着;前房絮状渗出或积脓,玻璃体明显细胞性混浊,眼底红光反射消失。滤过泡漏并非总能看到,有时需与单纯滤过泡感染(blebitis)相鉴别,后者无前房和玻璃体细胞渗出反应。

(4)眼内注射后眼内炎:眼内注入气体、抗新生血管生长因子(VEGF)药物或糖皮质激素如曲安奈德等,均可能出现感染性眼内炎,一般于注射后1周内发生,症状和体征与眼内手术后急性感染相似,但需与注入颗粒状物质如曲安奈德播散进入前房表现出的假性眼内炎相区别,后者一般无明显视力下降、眼痛和前房絮状渗出。

2. 诊断

一般根据临床症状和体征可做出诊断,尤其是前房和玻璃体炎性反应较预期严重时,应该警惕眼内炎的发生。细菌性眼内炎早期即可见视网膜静脉炎,因此内眼术后早期,应该重视眼底检查。

同时,症状体征的严重程度,多提示致病菌的种类。比如,急性起病首先考虑毒性强的细菌感染,如金黄色葡萄球菌、链球菌、铜绿假单胞菌等;慢性起病多为毒性较弱的细菌,如表皮葡萄球菌、痤疮丙酸杆菌或者真菌感染。

实验室检查有助于确诊致病微生物种类,并指导玻璃体腔注射抗生素药物的选择。常规抽取房水 0.1~0.2ml 和玻璃体 0.1~0.3ml,或者玻璃体手术中抽取玻璃体 0.5ml,进行涂片和需氧及厌氧细菌培养。玻璃体手术开始时,无灌注下玻璃体取样进行培养的阳性率较高。

近年来不少研究指出,多聚酶链式反应(PCR)用于判定眼内炎病原体不仅迅速,而且具有高敏感性和高特异性,PCR 有望成为眼内炎病原学快速诊断的一大技术。全基因组测序也有望协助判断眼内感染的病原体及预测预后。

3. 鉴别诊断

(1) 白内障术后急性眼内炎需要与下列疾病鉴别:

1) 晶状体过敏性眼内炎:为残留晶状体蛋白所致的免疫反应,表现为肉芽肿性炎,可见到典型的羊脂状 KP,一般不累及眼后节,特别是视网膜。

2) 手术创伤性葡萄膜反应:可表现为前房渗出、玻璃体腔轻微炎性反应。眼痛和进行性视力下降少见。随术后时间的延长而逐渐好转,一般局部给予糖皮质激素即可缓解病情。

(2) 白内障术后慢性眼内炎需要与下列疾病鉴别:

1) 原有葡萄膜炎复发。

2) 无菌性炎性反应:机体针对人工晶状体表面的物质(如抛光物质)产生的反应。

3) 长期局部使用糖皮质激素,突然停药可出现反跳炎性反应。

4) 虹膜或者玻璃体嵌顿于手术切口,刺激葡萄膜所致的低度炎性反应。

5) 葡萄膜炎-青光眼-前房积血综合征:白内障术后的医源性并发症,因人工晶状体位置不稳甚至半脱位,导致晶状体襻甚至光学面接触擦伤虹膜睫状体,色素脱失,反复前房积血,房角前粘连和继发青光眼。超声生物显微镜(UBM)观察人工晶状体襻的位置可协助诊断。

4. 治疗 需要注意的是,白内障术后眼内炎的治疗依据来源于眼内炎玻璃体切除研究(EVS),其结果不一定适用于其他种类的术后眼内炎的治疗。另外,对于白内障术后急性眼内炎的处理可以参考中华医学会眼科学分会白内障与人工晶状体学组于 2010 年提出的治疗方案。

(1) 白内障术后急性眼内炎:

1) 全身用药:一般不推荐全身给药,除非已累及眶部组织。

若怀疑真菌感染,予氟康唑 12mg/(kg·d),口服。

2) 局部用药:①抗细菌类:氟喹诺酮类眼液(氧氟沙星、加替沙星或者莫西沙星等):根据情况选择每日 4 次至每 1~2 小时 1 次。伤口出现浸润或脓肿时,国外推荐强化用药,万古霉素 50mg/ml 加头孢他啶 50mg/ml,每日 4 次至每 1~2 小时 1 次。我国目前尚没有现成制剂,主要还是使用氟喹诺酮类药物;②糖皮质激素:1% 泼尼松,每日 4 次至每 1~2 小时 1 次;③睫状肌麻痹剂:1% 阿托品,每日 2 次。

3) 玻璃体腔注药:①怀疑细菌感染,万古霉素(1mg/0.1ml)加头孢他啶(2.25mg/0.1ml);若对 β 内酰胺类过敏,可使用阿米卡星(400μg/0.1ml)代替。注药后 36~72 小时无好转,可结合实验室检查结果重复注药。细菌感染时,是否玻璃体腔注射糖皮质激素尚无定论,可试予地塞米松 0.4mg/0.1ml。②怀疑真菌感染,玻璃体腔注射两性霉素 B(5~10μg/0.1ml)或者伏立康唑(50~100μg/0.1ml)。不推荐眼内使用糖皮质激素。③临床常用玻璃体腔注射抗生素剂量及配制方法如表 11-1-1 所示。

值得注意的是,不同抗生素在玻璃体腔内的半衰期不同,并且玻璃体切除后,其半衰期均大为缩短。比如,万古霉素在有玻璃体眼的半衰期为 48~72 小时,但是在玻璃体切除眼仅为 15 小时左右;头孢他啶或者头孢呋辛在有玻璃体眼的半衰期为 15~38 小时,在玻璃体切除眼中仅数小时;而两性霉素 B 的半衰期最长,在有玻璃体眼中为 7~15 天,在玻璃体切除眼中为 1~1.8 天左右。另外,炎症会加速药物的清除,使得半衰期进一步缩短。因此,玻璃体腔注射抗生素 36~72 小时后,可根据临床表现考虑是否再次注射。

4) 玻璃体切除手术:当视力降至光感时,应立即行玻璃体切除手术联合玻璃体腔注药术。急性眼内炎时,视网膜缺血水肿,非常脆弱,术中极易出现裂孔,此时的玻璃体切除手术不强调完全的玻璃体切除,在尽量避免医源性视网膜损伤前提下切除炎性玻璃体,手术结束时眼内注入抗生素。白内障术后急性眼内炎手术时,建议去除人

表 11-1-1　玻璃体腔注射抗生素剂量及配制方法

药物	注射剂量	配制方法
去甲万古霉素	0.8mg/0.1ml	400mg/瓶 + 注射用水→5ml（80mg/ml） 取 0.1ml + 注射用水→1ml（8mg/ml） 取 0.1ml（0.8mg/0.1ml）
万古霉素	1mg/0.1ml	400mg/瓶 + 注射用水→4ml（100mg/ml） 取 0.1ml + 注射用水→1ml（10mg/ml） 取 0.1ml（1mg/0.1ml）
头孢呋辛/头孢他啶	2.25mg/0.1ml	1 000mg/瓶 + 0.9% 生理盐水 11ml（90mg/ml） 取 0.25ml + 0.9% 生理盐水 1ml（22.5mg/ml） 取 0.1ml（2.25mg/0.1ml）
两性霉素 B	5µg/0.1ml	25mg/瓶 + 注射用水→5ml（5mg/ml） 取 0.1ml + 注射用水→1ml（500µg/ml） 取 0.1ml + 注射用水→1ml（50µg/ml） 取 0.1ml（5µg/0.1ml）
伏立康唑	100µg/0.1ml	200mg/瓶 + 0.9% 生理盐水→20ml（10mg/ml） 取 0.1ml + 0.9% 生理盐水→1ml（1mg/ml） 取 0.1ml（100µg/0.1ml）

工晶状体和所有晶状体囊膜,以利清除感染原并能增加术中观察的清晰度。

（2）白内障术后慢性眼内炎:一般不推荐全身用药,局部用药原则参考白内障术后急性眼内炎。大多需要玻璃体切除手术治疗,术中同时抽取房水和玻璃体样本,严重者需行人工晶状体取出及囊袋彻底清除。

怀疑真菌类感染时,除全身及玻璃体腔给予抗真菌类之外,还可辅助予 0.15% 两性霉素 B 眼液,每 1~2 小时 1 次,或者 0.2% 氟康唑眼液,每 1~2 小时 1 次。

（3）滤过泡相关眼内炎:由于滤过泡相关眼内炎的主要致病原为流感嗜血杆菌和链球菌,其毒性强,疾病进展迅速,预后差,一般推荐积极多途径联合治疗。

1）全身用药:万古霉素 1g 静滴,每 12 小时 1 次;联合头孢他啶 1g 静滴,每 8 小时 1 次。全身给药应该持续 5~7 天,注意全身药物毒性反应。

2）局部用药:参考白内障术后急性眼内炎。

3）手术:立即行玻璃体手术,方法同白内障术后急性眼内炎。

4）结膜下注射:万古霉素 25mg 和头孢他啶 100mg。

（4）术后眼内炎的特殊性:术后眼内炎为一类医源性疾病,围手术期的防治策略尤为重要。应该重视术前清洁结膜囊、泪道冲洗,术前术后5% 聚维酮碘清洁结膜囊及睑缘,术中眼周区域的无菌覆盖和手术切口的密闭等。近几年来,欧洲白内障及屈光手术学会（European Society of Cataract and Refractive Surgery,ESCRS）推荐白内障手术术毕前房内注射抗生素（头孢呋辛）以预防眼内炎发生。

（三）外伤后眼内炎

眼外伤后眼内炎是眼球壁破损后,致病菌经伤道进入眼球从而引起感染,是感染性眼内炎的第二大原因,男性多见。虽然其病例总数少于术后眼内炎,但是眼球穿孔伤后发生眼内炎的概率达 3%~17%。若合并眼内异物,眼内炎发生率高达 7%~31%。在农村,30% 的眼外伤发生感染;在城镇,仅为 11%。

眼球开放伤后,房水培养可出现 30% 的阳性率,但并不一定发展为眼内炎。与术后眼内炎一样,革兰氏阳性球菌属（葡萄球菌、链球菌）也是创伤后眼内炎最常见的致病菌,占 66%~75%;革兰氏阳性杆菌属（蜡样芽孢杆菌、梭状芽孢杆菌）则是第二大致病菌,约占 10%~15%,此类细菌使得创伤后眼内炎的预后差;再者是真菌性眼内炎,约占 10%~14%,常见为白色念珠菌、镰刀菌和曲霉菌,其中镰刀菌毒性强,常致治疗失败,无光感甚至眼球摘除。

另外,儿童创伤后眼内炎的病原菌与成年人有所不同,链球菌为第一位,占 25%~55%,其次是葡萄球菌(18%)和杆菌(22%)。

1. 临床表现

(1) 症状:畏光、流泪、眼球运动痛。

(2) 体征:伤口脓性分泌物、眼睑水肿、球结膜充血水肿、角膜水肿、前房细胞和纤维素性渗出或者积脓、玻璃体炎性混浊、视网膜血管炎。若进一步出现眼球运动受限,眼球突出,则提示全眼球炎。

2. 诊断 外伤直接导致眼球结构破坏和炎性反应,出现疼痛和视力下降,此时立即诊断眼内炎有难度。倘若在原有创伤所致症状的基础上,出现越来越重的疼痛和眼内炎症(伤口污秽、前房积脓、玻璃体混浊等),应该考虑感染性眼内炎。

详细询问受伤时间和受伤当时情况,如:致伤物是金属还是植物,是否被土壤污染,致伤物侵及眼球时的速度。仔细查体,包括伤口位置及长度,伤口是否清洁,是否有眼内组织嵌顿于伤口,晶状体是否破裂,是否合并眼内异物等。这些对于提示致病菌的种类和指导抗生素的使用非常重要。比如,若致伤物被土壤污染并且合并眼内异物,患者 24 小时内出现严重眼痛,视功能极差,眼睑水肿甚至眼球突出,周边角膜水肿,甚至角膜基质环形浸润,前房积脓,发热及白细胞计数升高,强烈提示杆菌感染。

与术后眼内炎一样,对于可疑病例应及时抽取房水和玻璃体,甚至在伤口和结膜囊进行取样,接种于血琼脂培养基和巧克力培养基,以确定致病菌,其阳性率约为48%~64%。

另外,创伤导致前房积血,并发性白内障以及玻璃体积血等,妨碍眼部检查。此时,眼部 B 超和眼眶薄层 CT 有助于判断是否存在视网膜脱离,眼内异物及其大小、位置,眼球后部巩膜伤口以及脉络膜上腔出血等情况。B 超和 CT 具有互补性。比如,B 超有助于探测 X 线透光的玻璃和塑料类异物,却易于将植物性异物与出血、玻璃体炎混淆,此时需要 CT 进一步确诊。

3. 鉴别诊断

(1) 晶状体过敏性眼内炎:机体针对晶状体蛋白抗原产生的自身免疫反应,临床上可见严重的眼前节肉芽肿性炎症和羊脂状 KP。

(2) 葡萄膜组织嵌顿或者眼内异物所致无菌性炎性反应。

(3) 交感性眼炎:发生于受伤后数天至数年,为 T 细胞介导的自身免疫反应,表现为双眼全葡萄膜炎伴羊脂状 KP,玻璃体炎,RPE 层脱色素结节(Dalen-Fuchs 结节),B 型超声可见脉络膜增厚。

4. 治疗 主张积极给予全身联合局部治疗。

(1) 全身用药:细菌感染:万古霉素 1g 静滴,每 12 小时 1 次;联合头孢他啶 1g 静滴,每 8 小时1 次。全身给药应该持续 5~7 天,注意全身药物毒性反应。若患者肾功能不好,不能使用万古霉素时,或者怀疑杆菌或厌氧菌感染时,可使用克林霉素 0.3g,每 8 小时 1 次。抗生素静滴改为口服时,可考虑左氧氟沙星 500mg 口服,每日 1 或 2 次。

真菌感染:氟康唑每天 6~12mg/kg,或者伊曲康唑负荷剂量每天 0.6g 口服,3 天后改为每天 0.4g口服。

(2) 局部用药

1) 抗细菌类:氟喹诺酮类(氧氟沙星、加替沙星或者莫西沙星等):每 1~2 小时 1 次。

2) 抗真菌类:0.15% 两性霉素 B,每 1~2 小时 1 次,或者 0.2% 氟康唑,每 1~2 小时 1 次。

3) 糖皮质激素:1% 泼尼松,每 1~2 小时 1 次。

4) 睫状肌麻痹剂:1% 阿托品,每日 3 次。

(3) 玻璃体腔注药:怀疑细菌感染,万古霉素(1mg/0.1ml)加头孢他啶(2.25mg/0.1ml);注药后36~72 小时无好转,可重复注药。同时,可予地塞米松 0.4mg/0.1ml。

怀疑真菌感染,玻璃体腔注射两性霉素 B(5~10μg/0.1ml)。

另外,第四代喹诺酮药物,如加替沙星和莫西沙星,因其抗菌谱广,并有良好的组织穿透性,有望成为治疗细菌性眼内炎的一线用药。

抗真菌类药物中,氟康唑的第二代衍生物伏立康唑(voriconazole),因其具有良好的组织穿透性、广谱抗真菌作用、较小的眼内组织毒性以及全身耐受性好,近年来越来越多地用于一线抗真菌治疗。对于严重的真菌性眼内炎或者两性霉素 B 耐药的眼内炎,应该行玻璃体切除手术,联合玻璃体腔注射伏立康唑 50~100μg/0.1ml,并口服伏立康唑 6mg/kg,每 12 小时 1 次,两次负荷剂量后改为 3~4mg/kg,每 12 小时 1 次。

(4) 玻璃体切除手术:与术后眼内炎不同的是,创伤后眼内炎多主张及时行玻璃体切除术,去除感染的玻璃体、细菌和毒素,同时处理创伤所致并发症,比如晶状体皮质残留、眼内异物、玻璃体积血、视网膜裂孔和视网膜脱离等。玻璃体手术中清除伤道周围创伤修复反应物质,可减少日后局部增生所产生的玻璃体视网膜牵引。

与术后眼内炎行玻璃体切除术的原则一样，对于尚无视网膜脱离但是感染严重者，主张初次玻璃体切除时以不出现视网膜损伤为前提，不强求完全去除玻璃体后皮质。手术结束时同时注入抗生素。

创伤后眼内炎的特殊性：较之术后眼内炎而言，眼球外伤后眼内炎的预后很差。首先，外伤直接造成了眼内结构破坏，比如角膜损伤、晶状体混浊、玻璃体积血和视网膜损伤；致伤物携带的病原菌毒性强，血-视网膜屏障破坏严重，炎性反应更强，随之而来的伤道修复使得眼内增生变化严重，视网膜脱离的发生率明显增加；另外，眼内异物，比如铜和铁的化学毒性以及引起反应性眼内炎，进一步加重眼内重要细胞，如 RPE 细胞和神经元的损害。

（四）内源性眼内炎

内源性眼内炎相对少见，占所有感染性眼内炎的 2%~8%，其由机体其他部位感染灶的致病菌经血液循环至眼部，并突破血-视网膜屏障引起感染，往往发生于全身情况差或者免疫功能低下的人群，高危因素有糖尿病、肝肾衰竭、长期应用抗生素或糖皮质激素、器官移植、大面积烧伤、恶性肿瘤、放疗化疗、静脉注射毒品或者艾滋病患者等。在我国常见的高危因素还有消化道手术、不规范人工流产和长期静脉置管等。上述人群易发生致病菌或者条件致病菌的菌血症或败血症，继而眼内感染。

内源性眼内炎 50% 以上为真菌感染，其中白色念珠菌占 75%~80%，其次为曲霉菌和镰刀菌。内源性眼内炎的细菌谱，因地理环境的不同而各异，致病细菌的亚型也不尽相同，在北美和欧洲主要为革兰氏阳性细菌，比如金黄葡萄球菌、B 族链球菌、肺炎链球菌等，在东亚地区主要为革兰氏阴性克雷白菌，可能与亚洲人群中的肝胆管炎和肝脓肿发病率较高有关。

1. 临床表现 内源性眼内炎的早期诊断是一个挑战，50% 患者初诊时不能获得正确诊断。临床上任何葡萄膜炎或者眼内炎症均应详尽询问全身状况，以了解患者是否具备高危发病因素。全面详细的病史采集有助于确定眼外感染灶，最常见的感染灶为肝脓肿、肺炎和心内膜炎。

症状：可单眼或者双眼发病。发病早期，可出现视力下降、眼红、眼痛、飞蚊和畏光等轻微不适。

体征：眼前节反应一般较轻，偶尔先发体征为前房积脓。

真菌感染时，眼底检查较有特征性。白色念珠菌感染时，早期常在赤道和后极部脉络膜内层出现单个或者多个黄白色病灶，边界不清晰，可伴有视网膜出血和棉绒斑；随着病灶突破 Bruch 膜和 RPE 层，可见到视网膜的黄白色绒毛状团块，有融合趋势，也可伴有局部视网膜出血、缺血；最终病灶突破内界膜进入玻璃体，呈灰白色单个或多个大小不一的棉球状（图 11-1-4）或者串珠状

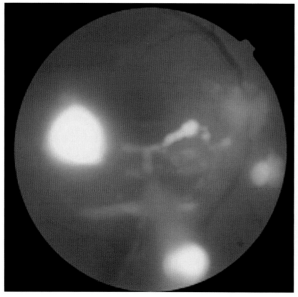
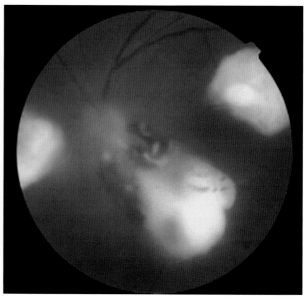

图 11-1-4 内源性眼内炎
49 岁女性患者，消化道肿瘤手术后，双眼视力下降 3 周，双眼眼底照片。可见双眼玻璃体腔白色棉球状团块病灶，左眼伴视网膜出血

病灶;随病情发展相继出现视网膜坏死、牵引性视网膜脱离以及脉络膜新生血管等。若为曲霉菌感染,则表现为严重的脉络膜视网膜炎,如脉络膜血管闭塞、渗出性视网膜脱离、视网膜血管炎、血栓形成致视网膜梗死和出血,病灶边界清晰并且迅速扩大;黄斑区常见黄色浸润,伴视网膜前及视网膜下炎性渗出,有时可似后极部"前房积脓"。

细菌感染时,体征没有特异性:眼睑水肿,球结膜充血水肿,前房炎性反应和积脓,眼压升高致角膜水肿,眼底红光反射减少或者消失,炎性反应多使得眼底细节不可见等。

2. 诊断 起病早期,仅轻度充血和前房少量细胞时,可能误诊为虹睫炎;进一步炎症渗出和眼压升高时,又可能误诊为急性闭角型青光眼。另外,由于多数患者全身情况差,出现眼睑肿胀和结膜水肿的可能原因也包括眼表真菌感染、海绵窦血栓形成、眶蜂窝织炎等,这些都是内源性眼内炎容易被忽视甚至误诊的原因。

当一个具备高危因素的患者,无眼部外伤和眼内手术史而又出现葡萄膜炎症时,首先考虑的应为内源性眼内炎。详细的病史和眼部体征常提示致病菌种类。

在给予抗生素治疗之前,及时进行血培养、尿培养、痰培养、原发感染灶分泌物培养甚至脑脊液培养,其阳性率可达75%以上。房水和玻璃体取样进行涂片和培养有助于诊断,尤其是血尿培养阴性时。疑为眼内真菌感染时,玻璃体标本取样应尽可能靠近视网膜面白色团块样物或者直接以玻璃体切除头抽取白色团块,如此可以增加标本涂片和培养阳性率。细菌培养同时行需氧和厌氧培养,真菌培养至少延至2周,甚至4~6周。PCR技术或者全基因组测序应用可以快速获得菌种种类。

3. 鉴别诊断

(1) 非感染性前葡萄膜炎:多有反复发作病史或体征,详尽体检和眼部检查可以区别,少数困难者可尝试糖皮质激素诊断性治疗。

(2) 眼内淋巴瘤:表现为玻璃体细胞样混浊,RPE层下黄白色浸润和血管白鞘。结合脑部磁共振和脑脊液细胞学检查以排除中枢神经系统淋巴瘤。常需玻璃体活检确诊。

(3) 视网膜母细胞瘤:若患者为婴幼儿,应该考虑鉴别此病。视网膜母细胞瘤引起的"前房积脓"实为肿瘤细胞坏死脱落播散入前房,一般不

会发生瞳孔后粘连。MRI、CT及B型超声检查有助于发现球内肿瘤和钙化影,后者具备鉴别诊断价值。

(4) 眼内结核:曾有活动性结核病史或者与结核患者密切接触史,PPD试验强阳性。眼部体征多种多样,包括慢性虹膜睫状体炎、视网膜静脉周围炎、脉络膜视网膜炎和玻璃体炎等。若皮肤试验阳性,可给予抗结核药物进行诊断性治疗。

(5) 眼弓首蛔蚴病:常见于年龄较大的儿童,多有与幼犬、幼猫接触史,分为慢性眼内炎、后极部"肉芽肿"、周边肉芽肿样炎性团块和非典型表现四种类型。若出现玻璃体大量混浊时很难鉴别。需要借助实验室检查,比如检测血清和眼内液体抗体,以及眼内液体细胞学检查等。

4. 治疗 首先治疗原发感染灶,如去除静脉置管等;并纠正全身免疫低下状况,比如化疗所致白细胞减少等。

目前眼部的治疗尚无多中心大样本随机对照的结论,治疗策略多源自各种病例报道的经验总结。

(1) 真菌感染:早期,感染灶仅累及局限的脉络膜视网膜时,可仅全身给予抗真菌药物。目前静脉用抗真菌药物常用有两性霉素B和氟康唑。两性霉素B 0.5mg/kg,每日1次,或者1mg/kg隔日1次,单次静滴持续4小时。但是,由于两性霉素B全身副作用大,现多推荐氟康唑6~12mg/kg,每日1次,静滴或者口服。也可予伊曲康唑负荷剂量每天0.6g口服,3天后改为每天0.4g口服。同时可给予布洛芬和苯海拉明,缓解药物副作用引起的不适。疗程至少4~6周,根据随访眼部病灶治疗反应来调整剂量和疗程。内源性真菌性眼内炎属机体深部真菌感染,全身治疗多需与感染科医生合作进行,有时疗程长达3~6个月。

如果病灶突破内界膜进入玻璃体腔,或者黄斑明显受累,或者仅全身给药无效,应及时行玻璃体手术,其目的是清除致病菌,清除混浊屈光间质,术中获得足够样本便于微生物及细胞学研究,并最终确定诊断。同时玻璃体腔注射两性霉素B(5~10μg/0.1ml)(图11-1-5)。应注意药物的半衰期,若未进行玻璃体切除手术,其半衰期约为1周;若进行了玻璃体手术,药物将在24小时内清除。根据病情变化决定是否重复注药。此时,全身给药同样不能忽视。

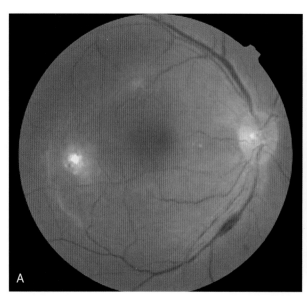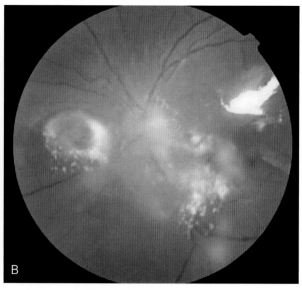

图 11-1-5　图 11-1-4 真菌感染所致眼内炎治疗后彩色眼底像

A.右眼玻璃体切除后彩色眼底像;B.由于患者全身情况较差,左眼仅行玻璃体腔两性霉素 B 5μg 注射。术后视力:右眼 0.6,左眼 0.1

在创伤性眼内炎中已述及,多数抗真菌药物的组织穿透性差,不能通过全身给药、局部滴眼或者结膜下注射的方式在玻璃体腔达到治疗浓度。近年来,临床也开始使用伏立康唑,同时需要密切监测肝肾功能和血常规。

（2）细菌感染

1）全身给药:万古霉素 1g 静滴,每 12 小时 1次;联合头孢他啶 1g 静滴,每 8 小时 1 次。全身给药可能持续数周,直至感染灶消除,其间同样应该注意全身药物毒性反应。

2）局部治疗:玻璃体手术联合玻璃体腔注药可能挽救有用视力,也可能减少眼球摘除的可能性。玻璃体腔注药常规选择广谱抗细菌药物,即万古霉素(1mg/0.1ml),头孢他啶(2.25mg/0.1ml)或者治疗革兰氏阴性菌感染的阿米卡星(400μg/0.1ml)。根据细菌培养结果和药敏调整治疗方案。

5. 内源性眼内炎的特殊性　内源性眼内炎是致盲甚至致命的疾病,死亡率大概为 5%。首先,对于近期住院、大手术后或者全身慢性病等高危患者,视力下降或发生类葡萄膜炎样眼内炎症体征应高度警惕内源性眼内炎。其次,内源性眼内炎的治疗难度大,在行玻璃体手术及眼内注药的同时,眼科医生应该与内科、感染科医生积极合作,继续关注全身情况,包括原发感染灶的有效控制和全身抗生素给药的肝、肾毒性,尽量在降低死亡率的基础上挽回有用的视力。

（张婷　徐格致）

第二节　结核性脉络膜视网膜炎

一、概述

结核在内因性葡萄膜炎中占重要位置。结核发病率近年出现增高趋势。世界上 1/3 的人口感染结核分枝杆菌,WHO 统计 2013 年发病率为 126/10 万,非洲的发病率高达 280/10 万,东亚183/10 万,印度 168/10 万,而 WHO 报道的艾滋病患者感染比例为 3 142/10 万,我国是世界第二位结核病高发的国家。结核杆菌可直接侵犯葡萄膜组织,引起结核性肉芽肿性病变,在病变组织内可以找到结核杆菌,多伴有眼外活动性结核。也可由迟发型超敏反应引起炎症,不常伴有眼外活动性结核,但多数伴有肺部非活动性结核病灶,眼内也查不出结核杆菌。

二、主要临床表现

结核性脉络膜视网膜炎可以同时伴发其他眼部结核表现,如眼睑结核、结膜结核、泪腺结核、结核性眶骨膜炎、角膜结核、巩膜结核,尤其常同时伴发葡萄膜炎,特别为前葡萄膜炎。

1. 结核性前葡萄膜炎　典型的前葡萄膜炎表现为肉芽肿性炎症,角膜后羊脂状 KP、虹膜结节、虹膜后粘连,甚至引起继发性青光眼。也可以表现为非肉芽肿性炎症。虹膜或房角的肉芽肿和虹膜后粘连与羊脂状 KP 是结核性虹睫炎的主要特征。

2. 结核性后和全葡萄膜炎（posterior tuberculous uveitis&tuberculous panuveitis） 是眼部结核最常见的表现,也可以是播散性炎症的最早表现之一。典型的表现为深层、多发、孤立的黄色病灶,约 0.5~3.0mm 直径,数量从数个到数百个不等。

（1）急性粟粒型脉络膜结核:常为双眼,眼底检查见后极部脉络膜血管下圆形、大小不等黄白色斑,1/6~1/2PD 大小,边界不清。

（2）脉络膜结核瘤:一般为单眼,脉络膜有局限性隆起病变,呈黄白色或灰白色肿块,边界不清,多位于后极部,病灶可达 2~6PD,并向玻璃体内呈半球形隆起,形成结核瘤。病灶附近有渗出斑和出血,可发生视网膜脱离（图 11-2-1~图 11-2-6）。

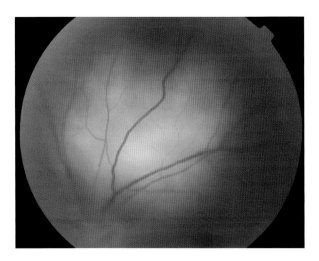

图 11-2-1　脉络膜结核瘤眼底像

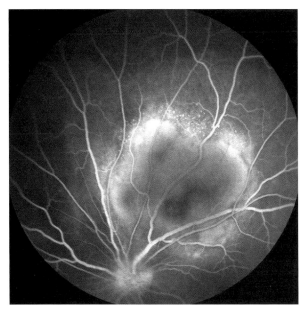

图 11-2-2　图 11-2-1 脉络膜结核瘤患者 FFA 图像

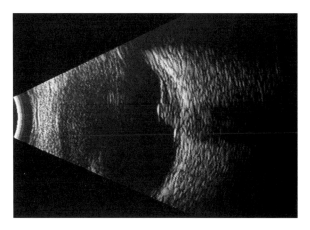

图 11-2-3　图 11-2-1脉络膜结核瘤患者 B 超图像

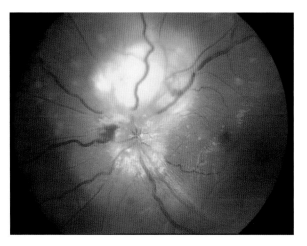

图 11-2-4　脉络膜结核瘤眼底像

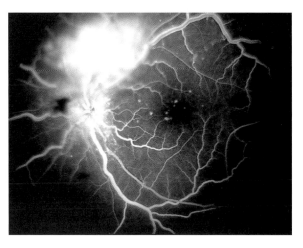

图 11-2-5　图 11-2-4脉络膜结核瘤患者 FFA 动静脉期图像

（3）慢性结核性播散性脉络膜炎:眼底表现为广泛的多发性播散性病灶,新鲜病灶呈圆形或椭圆形黄白色或淡黄色病变,边界不清,有时病灶附近有出血,全视网膜水肿,玻璃体混浊。随病变

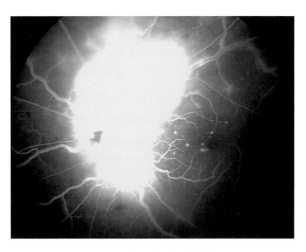

图 11-2-6　图 11-2-4 脉络膜结核瘤患者 FFA 晚期图像

吸收，中心部色素脱失，边缘逐渐清楚。最后病变边缘有色素沉着，中心部可见脉络膜大血管或暴露白色巩膜。本病有复发倾向，眼底常表现为新旧病变同时存在。

（4）局灶性结核性脉络膜炎：病灶为圆形或椭圆形，黄白色或灰白色，边缘不整，位于视网膜下，1~2PD，病灶附近可见小白点或出血点，玻璃体混浊。炎症消退后遗留带有色素的萎缩斑。此型需与匍行性脉络膜炎鉴别。

（5）弥漫性结核性脉络膜炎：比较少见，呈全葡萄膜肉芽肿性炎症，脉络膜变厚，常侵犯视网膜，玻璃体严重混浊。

3. 中间葡萄膜炎（intermediate uveitis） 文献报道中间葡萄膜炎主要表现为慢性葡萄膜炎、玻璃体炎伴雪球混浊、雪堤状渗出、周边视网膜血管鞘膜和视网膜脉络膜肉芽肿，经常并发黄斑水肿。

4. 视网膜炎和视网膜血管炎（retinitis and retinal vasculitis） 视网膜炎多由脉络膜病变蔓延而来，或者是结核杆菌的免疫反应所致，视网膜血管炎本身是感染性的还是对结核分枝杆菌的超敏反应仍是推测性的。沿视网膜静脉存在局灶性脉络膜炎的相关活动性或愈合斑块有助于与 Eales 病区别开来。Eales 病是一种视网膜血管周围炎，主要发生在 20~40 岁成年人，表现为反复的单侧视网膜和玻璃体积血，静脉周围炎最为常见，常伴有静脉阻塞、周边视网膜无灌注、新生血管形成，最终发生牵拉性视网膜脱离，在 Eales 病中未发现活跃或已治愈的脉络膜炎病变。

5. 神经视网膜炎和视神经病变（neuroretinitis and optic neuropathy） 可能是由于脉络膜病变的扩散或者其他部位的结核经血行扩散引起，病变是由分枝杆菌引起直接感染或过敏引起。神经受累可能表现为视神经结节、视盘炎、视盘水肿、视神经炎、球后神经炎、神经视网膜炎或视神经性蛛网膜炎。

6. 眼内炎和全眼球炎（endophthalmitis and panophthalmitis） 呈急性发作的过程，常因前房积脓看不到虹膜表面的结节或肉芽肿，视网膜下的脓肿可向玻璃体和巩膜外破溃造成眼球穿孔。

三、诊断要点

结核的确切诊断需要在体液或组织中找到结核杆菌，眼内液或组织的涂片、培养因微生物的浓度很低通常很难取得阳性结果，而培养需要 8 周的时间才能有结果。利用 PCR 技术检测房水、玻璃体、视网膜前膜等眼内组织，发现有结核杆菌的基因表达可确诊。

Vishali Gupta 和 Narsing A. Rao 教授提出眼内结核的诊断指南，基于临床和实验室结果将眼内结核分为确定诊断和推定的眼内结核。

（一）确定诊断 任一临床症状 + 涂片或培养结核分枝杆菌阳性或眼内液 PCR 检测结核分枝杆菌阳性即可确定诊断眼内结核。

（二）推定的眼内结核

• 任一眼部临床症状；

• 结核菌素皮肤试验、胸部 X 线检查发现陈旧或活跃的结核证据、确定的肺外结核的证据，三者任一阳性；

• 排除其他类型的葡萄膜炎；

• 或试验性的抗结核治疗有效（ATT）。

临床实践中能够确定诊断眼内结核的病例很少，多数情况下是推定结核的诊断并进行试验性的抗结核治疗。诊断中注意以下几方面：

1. 详细询问病史，确有结核病诊断史或与结核病患者有接触史，特别是有密切的接触史。

2. 眼部肉芽肿性葡萄膜炎的表现。

3. 排除其他感染性葡萄膜炎。

4. 抗结核治疗有效。

5. 阳性检查或发现。

（三）结核相关的检测

1. 标本的抗酸染色发现抗酸杆菌。

2. 结核菌素皮肤试验（TST） 测试结核病的皮肤过敏性费用低、有效范围广，但接种卡介苗后可阳性，不能区分是否新近感染。一般人群硬结≥10mm 为阳性；对于高危人群，>5mm 为阳性。

阳性结果对诊断有提示作用,但并不表明患者的葡萄膜炎一定由结核引起。

3. γ干扰素释放试验(IGRA) 利用结核杆菌的特异性抗原,在体外刺激患者的辅助 T 细胞,利用酶联免疫吸附试验或酶联免疫斑点检测技术测定血清上清液中 γ 干扰素的释放量或释放 γ 干扰素的 T 细胞数。特异性高,不受卡介苗接种影响,不受判定偏差和错误影响。对于 HIV 感染、其他免疫抑制人群和年幼者,T-SPOT 的敏感性优于 TST。但费用高,不能区分潜伏或活动结核,采集和运送不当可影响结果。

4. 胸片或 CT 有助于眼外结核的发现。

5. 结核杆菌培养 为"金标准",需 6~8 周时间,阳性率低。

6. PCR 技术 标本扩增后检测结核杆菌 DNA,适用于房水及玻璃体标本。PCR 是一种灵敏且高度特异的技术,可以将细菌 DNA 扩增几倍,以便于检测,报道的结核分枝杆菌 PCR 阳性率在视网膜血管炎病例中为 33.3%,在肉芽肿性全葡萄膜炎中为 66.6%。在 PCR 阳性患者中使用 ATT 可缓解症状,PCR 对结核分枝杆菌的分子检测可能在眼内结核的诊断和管理中起重要作用。但作为一种有创且费用较高的检查技术不可滥用,应进行严格管理。中国葡萄膜炎诊疗中眼内液检测专家共识(2020年)指出,仅对高度怀疑结核感染的患者进行眼内液 PCR 检测,同时还应进行抗酸染色和细菌培养,要避免标本污染和采集不当造成的结果异常。

7. 组织病理学检测 发现朗格汉斯细胞和干酪样坏死有助诊断。

8. 眼科辅助检查 FFA 和 ICGA 检查、OCT、眼 B 型超声有助于明确眼部病变的性质、范围和并发症情况。

四、鉴别诊断要点

1. 其他肉芽肿性前葡萄膜炎

(1) 类肉瘤病性葡萄膜炎:可有房角结节或粘连,玻璃体串珠样混浊等。胸片可见肺门淋巴结增大;血清血管紧张素转换酶(ACE)升高;Kveim 试验阳性可以鉴别。

(2) Vogt-小柳-原田综合征:多有头痛、耳鸣等全身症状,常表现为双眼的肉芽肿性葡萄膜炎,病程数月后眼底表现为晚霞状改变和 Dalen-Fuchs 结节。

2. 匍行性脉络膜视网膜炎 是一种双侧进行性复发性疾病,病变常单个较大,常自后极视盘附近向外围进展,但周边少见。玻璃体炎轻或无,患者常来自非疫区,结核有关检查常阴性,肾上腺皮质激素和免疫抑制剂治疗有效。

3. 脉络膜结核瘤 需与眼内肿瘤相鉴别,特别是小儿眼内团球结核应与视网膜母细胞瘤区别。除根据临床表现及临床经验进行鉴别之外,还必须选择相关的辅助检查,如胸部 X 线摄片、OT 试验、B 型超声、CDI、OCT、CT、MRI 等检查,最后通常需病理检查才能确定。

五、治疗原则与进展

1. 结核性脉络膜视网膜炎的治疗主要是抗结核药与糖皮质激素联合应用,对于眼部结核的治疗应遵循联合、规律及全程的三大抗结核治疗原则。

国际卫生组织建议,异烟肼、利福平、乙胺丁醇及吡嗪酰胺四种药物先联合应用 2 个月,接着再合用异烟肼和利福平 4 个月,糖皮质激素勿单独使用,否则可促进结核菌增生,并加重病情。Rosen 等人报道了一例 TST 强阳性的视网膜血管炎患者,无其他结核感染证据仅全身使用糖皮质激素治疗,随后出现了粟粒性肺结核和脉络膜结节,故对于此类患者应抗结核联合糖皮质激素治疗。也有多篇报道仅使用激素治疗炎症反复发作、加重,联合治疗才控制,对于抗结核药物和激素治疗无反应时,要考虑耐药的可能。

另外,局部也可灵活应用糖皮质激素、散瞳药物及非甾体抗炎药。

2. 近年报道使用激光治疗并发的新生血管,使结核性脉络膜视网膜炎的预后明显好转。

3. 对于结核性脉络膜视网膜炎引起的严重的玻璃体混浊、视网膜脱离、并发性白内障在有效抗结核治疗的基础上可行手术治疗。

4. 必要时应请相关科室专家会诊,共同制订合理的治疗措施。

六、典型病例

例 1:患者,女性,25 岁。因"双眼前黑影 1 周"就诊,无明显视力下降。既往史:有低热 1 年余。家族史:家中老人有结核病史。检查:双眼矫正视力 1.0,Jr1,眼压右 20mmHg,左 21mmHg,双眼前节未见明显炎症,仅右眼虹膜隐窝内可见灰白萎缩。眼底:玻璃体混浊不明显,双视盘边色正常,后极部视盘周围可见多量灰白圆形病灶(图11-2-7)。辅助检查:PPD 试验 24mm×24mm,有硬结。X 线:双肺心膈未见异常,两肺未见结核病灶。B 型超声:右眼玻璃体混浊。化验:ESR(−),CRP(−),ASO(−),肝功(−),血常规(−),尿常规(−)。FFA 检查:造影早期视网膜见散在强荧光点,晚期视网膜散在多片渗漏且部分融合成团片,左眼晚期黄斑颞侧血管边可见荧光渗漏(图11-2-8,图11-2-9)。视野:左眼鼻侧周边暗点,右眼生理盲点扩大,相应病灶区视野缺损。OCT:(−)。诊断:结核性脉络膜炎(双眼)。治疗:异烟肼 0.1 每日 1次,泼尼松 50mg 每日 1 次,给予维生素 C,维生素 B_1、B_6 等口服。2005 年 7 月 25 日复诊,视力:右 0.9,Jr1,左 0.8,Jr1,右眼角膜后灰小 KP(+),前房闪辉及浮游(−),晶状体(−)玻璃体(−),左眼前节(−),

两眼底同前。治疗:泼尼松 50mg 每日 1 次,异烟肼 0.1g 每日 1 次,复方妥布霉素滴眼液(典必舒)右眼每日 3 次,散瞳,补充维生素、钾、钙等。半年后复诊,眼前黑影消失。双眼视力 1.0,Jr1,眼压正常,双眼前节(−),眼底双视盘周偶见淡黄小点,血管(−)。眼底如图 11-2-10。治疗:泼尼松 25mg每日 1 次,余治疗不变。

例 2:患者,男性,62 岁,于 2017 年 4 月 24 日就诊,主诉:右眼视物模糊 2 月余,1 年前左眼视网膜分支动脉阻塞病史,右眼白内障术后,糖尿病 1 年,药物控制好。余无特殊病史,有宠物接触史。检查:视力 OD 0.1,OS 0.8,眼压正常。眼前节:未见明显炎症反应,玻璃体混浊明显,下方周边网膜前灰白片状混浊物,眼底:如图 11-2-11,2 个月前外院就诊考虑血管阻塞予扩张血管治疗。完

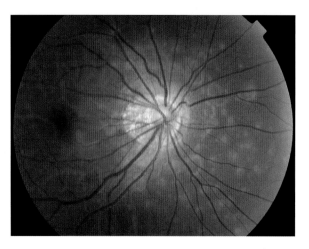

图 11-2-7　结核性脉络膜炎彩色眼底像

玻璃体混浊不明显,双视盘边色正常,后极部视盘周围可见多量灰白圆形病灶

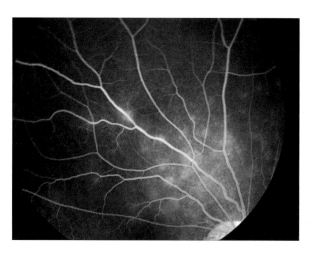

图 11-2-9　图 11-2-7 患者 FFA 图像

晚期视网膜散在多片渗漏且部分融合成团片

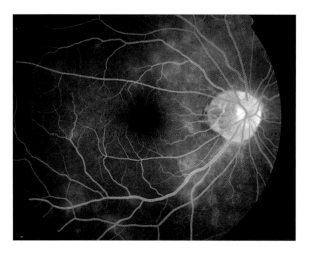

图 11-2-8　图 11-2-7 患者 FFA 图像

早期视网膜可见散在强荧光点

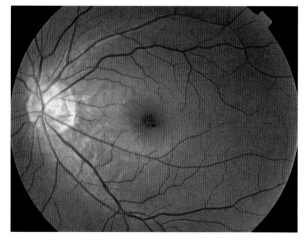

图 11-2-10　图 11-2-7 患者治疗后左眼彩色眼底像

眼底双视盘周偶见淡黄小点,血管未见异常

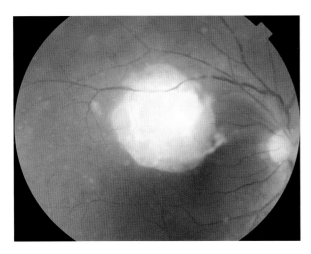

图 11-2-11　右眼视网膜黄斑中心偏上类圆形白色隆起囊样病灶

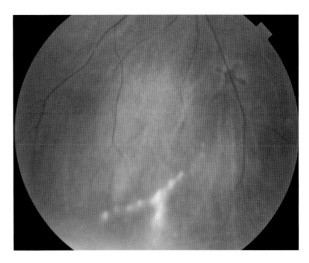

图 11-2-12　右眼下方玻璃体串珠样雪球混浊

善各项检查:弓形虫(-),囊虫(-),血曼氏裂头蚴(-),旋毛虫(-),广州管圆线虫(-),房水 CMV(-),HSV(-),VZV(-),EBV(-),IL-6 升高(98.5pg/ml),IL-10 升高(14.3),血病毒七项(-),T-SPOT(+),胸部 CT(-),感筛四项(-),外院行诊断性玻璃体切除病理检查排除淋巴瘤、寄生虫。2017 年 7 月 12 日再次就诊前房炎症(+),玻璃体炎症(+),下方玻璃体雪球混浊(图 11-2-12),彩照显示病灶扩大(图 11-2-13),OCT 显示病灶区视网膜球形脱离隆起(图 11-2-14)。予四联抗结核(ATT)治疗,乙胺丁醇每日 1 次,每次 3 片,异烟肼每日 1 次,每次 3 片,吡嗪酰胺每日 3 次,每次 2 片,利福平每日 1 次,每次 3 片,2 周后加口服激素 35mg 每日 1 次,逐渐减量,经过 9 个月治疗后眼检查:视力右眼 0.1,左眼 1.0,眼压正常,前房及玻璃体炎症消失,后极黄斑部病灶陈旧发黄(图 11-2-15),OCT

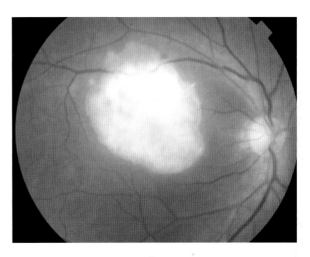

图 11-2-13　病灶范围扩大

显示病灶平复神经上皮脱离消失,黄斑前膜出现(图 11-2-16)。FFA 对比视网膜血管渗漏消失(图 11-2-17),随访 2 年炎症无复发。

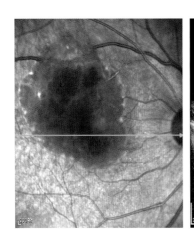
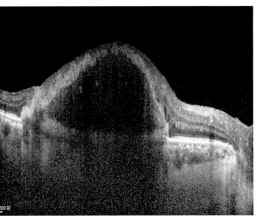

图 11-2-14　OCT 显示病灶区视网膜球形隆起脱离

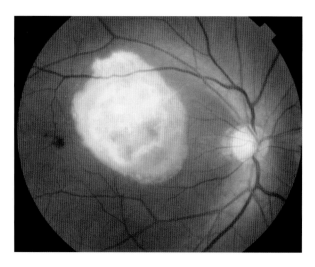

图 11-2-15　后极黄斑部病灶陈旧发黄

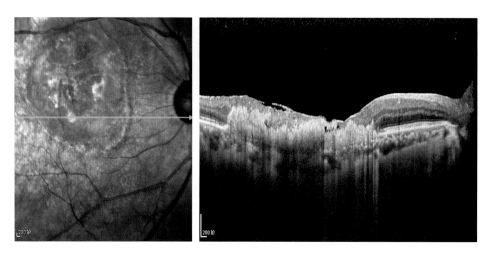

图 11-2-16　OCT 显示病灶平复神经上皮脱离消失,黄斑前膜出现

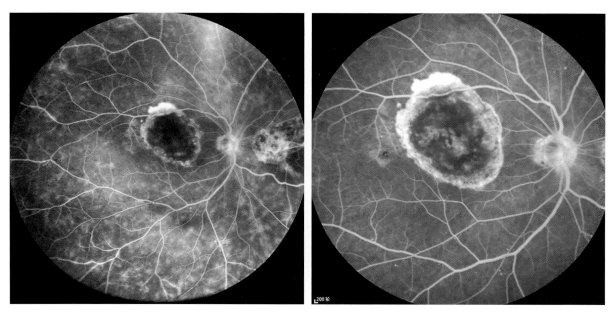

图 11-2-17　FFA 对比视网膜血管渗漏消失

七、误诊原因分析

结核菌感染性疾病在威胁人类健康的感染性疾病中仍居首位,其眼部并发症表现多样且具有非特异性。结核性眼病的误诊和漏诊易造成严重的后果,文献报道有多例患者由于治疗不及时造成眼球摘除的严重后果,甚至导致医疗纠纷。综合文献报道及个人诊治体会,总结误诊原因有以下几个方面:

1. 结核性脉络膜视网膜炎的临床表现缺乏特异性。

2. 由于大多数的肺外结核缺乏特征性的表现,故胸部 X 线摄片常无阳性发现。

3. 对于结核的诊断缺乏特异性的实验室和辅助检查标准。

4. 眼科医生对此病的认识不够,病史询问不全面,检查不仔细。

5. 结核性脉络膜视网膜炎的诊断缺乏统一的标准。

八、经验教训与防范

1. 对于难治的肉芽肿性的葡萄膜炎,要考虑有结核性的可能性。

2. 详细的全身病史询问很重要。

3. 结核菌素皮肤试验尽管缺乏特异性,但仍不失为最初的筛选方法,且价格低廉。

4. 尽管有时不能确定结核感染,但抗结核治疗有效仍作为诊断的一个依据。

5. 有眼内团块和免疫缺陷的患者要考虑结核感染的可能。

(郭春英　杨柳)

第三节　梅毒性脉络膜视网膜炎

一、概述

梅毒是由梅毒螺旋体(苍白螺旋体)引起的一种性传播或血源性感染的疾病。临床上分为获得性梅毒和先天性梅毒两种类型。可引起多种类型的脉络膜视网膜炎和其他异常。

近年来,梅毒的发病率呈上升趋势,特别是随着 HIV 感染的增多,文献报道中有 1/3 梅毒性葡萄膜炎患者中 HIV 检测阳性,双眼多见;另一篇荟萃分析显示合并 HIV 的比例从 7.7% 至 100%

不等,视盘炎和全葡萄膜炎最多见。在美国和法国,梅毒的发病率为 1%~5%。国外有文献报道101 例 HIV 感染者中 52% 患者合并梅毒,HIV 感染者更易感染梅毒,且可以加速梅毒复发。

二、眼部主要临床表现

梅毒的眼部表现多样,梅毒的绰号是"伟大的模仿者",因为它没有独特的临床表现,尽管后葡萄膜炎被认为是最常见的形式。通常双侧发病,葡萄膜炎是最常见的损害,肉芽肿性和非肉芽肿性虹膜睫状体炎最多见,脉络膜炎和脉络膜视网膜炎是常见的后部损害,主要表现包括玻璃体炎、脉络膜视网膜炎、局灶性视网膜炎、坏死性视网膜炎、视网膜血管炎、渗出性视网膜脱离、视神经炎和视神经视网膜炎。梅毒继发的融合性视网膜脉络膜炎典型表现为三角形病变带有毛玻璃样外观。

(一)获得性梅毒性脉络膜视网膜炎

1. 急性梅毒性后极部鳞状脉络膜视网膜炎 (acute syphilitic posterior placoid choroioretinitis, ASPPC) 是眼梅毒具有特征性的表现,甚至有研究认为是眼梅毒最常见的眼底表现,由 Gass 于 1990 年首次命名。为脉络膜毛细血管-色素上皮-光感受器复合体的急性炎症,与病原体的直接入侵导致脉络膜毛细血管阻塞和/或可溶性免疫复合物导致血管炎症有关。眼底表现为后极部鳞状或盾状的浅黄色病灶,位于视网膜深层和脉络膜内层(图 11-3-1)。可作为眼梅毒的独立体征出现,也可伴有玻璃体炎或视神经炎。若未得到及时诊治,晚期出现陈旧性色素增生,如视网膜色素变性样改变。

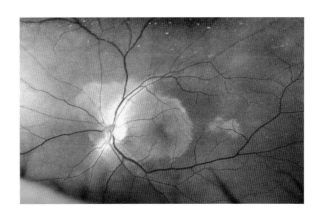

图 11-3-1　急性梅毒性后极部鳞状脉络膜视网膜炎
后极部盾形的浅黄色病灶,可见活动性边缘

2. 视网膜炎 梅毒性视网膜炎可表现为玻璃体混浊,视网膜前黄白色病灶,多见于周边部,为视网膜前奶油样或羊脂状、黄白色、多发、隆起的沉淀物,可游走,周边部多见,可伴出血(图11-3-2);驱梅治疗后沉淀物很快消退,遗留RPE色素紊乱。临床表现与"坏死性"视网膜炎类似,初诊时易被误诊为病毒性视网膜炎,如急性视网膜坏死或巨细胞病毒性视网膜炎。可同时合并其他梅毒性眼底改变,如ASPP、视神经炎或浆液性视网膜脱离。

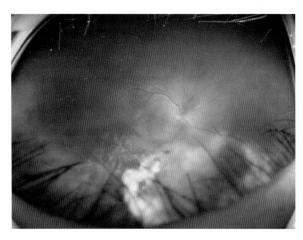

图11-3-2　梅毒性视网膜炎
玻璃体混浊,视网膜前黄白色、奶油样团状病灶,伴出血

3. 视网膜血管炎 少数眼梅毒患者眼底以血管炎的表现为主,重者可表现为霜样树枝状改变,血管迂曲,周围渗出,伴玻璃体炎(图11-3-3);继发视网膜血管阻塞、新生血管、玻璃体积血等。

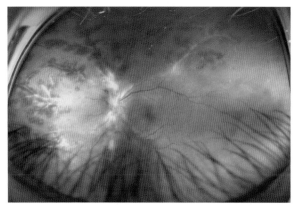

图11-3-3　梅毒性视网膜血管炎
玻璃体混浊,颞侧视网膜静脉霜样树枝状改变,伴出血

(二)先天性梅毒性脉络膜视网膜炎

可伴有前葡萄膜炎,发生于胎内或生后半年内,为急性纤维素性炎症,常发生虹膜后粘连,瞳孔膜闭或玻璃体大量渗出,形成假性黑矇性猫眼。

脉络膜视网膜炎,常发生于出生前,临床常见双眼色素紊乱,呈椒盐样眼底改变,常伴有视神经萎缩和视网膜血管变细,以及大片萎缩。

三、诊断要点

(一)不洁性生活史

1. 高危性行为。

2. HIV感染者。

3. 既往有梅毒感染史。

(二)眼底表现

眼部出现后部盾状脉络膜视网膜炎、坏死性视网膜炎时要高度怀疑。

(三)实验室检查

1. 血清学检测

(1)性病研究实验室试验(venereal disease research laboratory,VDRL)。

(2)快速血浆反应素试验(rapid plasma regain,RPR)。

以上两种为非特异性试验,主要测试血清中的抗心脂抗体,用于评价疾病的活动性。两者之一呈现阳性反应结果,提示有活动性疾病,多见于二期梅毒;呈阴性反应结果,提示疾病痊愈或进入潜伏期。

(3)荧光素密螺旋体抗原吸附试验(fluorescent treponemal antigen absorption,FTA-ABS)。

(4)微血凝集素测定试验(microhemaglutination assay for treponema pallidum,MHA-TP)。

以上两种为特异性试验,用于评价以往和现在的梅毒螺旋体感染。两者之一呈现阳性结果,见于一期梅毒,此阳性结果维持终身。HIV合并眼梅毒患者中,FTA-ABS试验可能阴性。

2. 脑脊液的检查 有助于神经梅毒的诊断,所有脑脊液异常的梅毒均可诊断为神经梅毒。美国CDC建议眼内炎症+脑脊液VDRL阳性和/或FTA-ABS阳性即诊断神经梅毒。也有人认为出现眼葡萄膜炎即认为是神经梅毒。

3. PCR检测 主要用于眼内标本、体液或病变组织进行检查。关于眼内液PCR的检测报道很少,未来房水的PCR检测可能在梅毒葡萄膜炎发病机制方面提供帮助。

（四）眼科辅助检查

ASPPC 具有一定特征性的影像学表现：

1. FFA 表现为病灶早期弱荧光，晚期强荧光渗漏，伴有视盘强荧光，视网膜血管的广泛渗漏等；

2. ICGA 可表现为早期和晚期均呈持续性弱荧光，可能为脉络膜毛细血管的低灌注造成；

3. SD-OCT 急性期可表现为 IS/OS 层中断，RPE 颗粒样、结节样高反射改变（与脂褐质堆积或外节吞噬不完全），视网膜增厚，视网膜下液，腔内可见团状高反射物质，病灶区脉络膜可见点状高反射等，经过治疗炎症消退后恢复正常；

4. ASPPC 病灶早期在眼底彩色照片中显影并不明显，而在自发荧光图像中显影更清楚，表现为高自发荧光（图 11-3-4）。

四、鉴别诊断要点

1. 结核性脉络膜视网膜炎

（1）本病多为肉芽肿性炎症。

（2）可出现脉络膜结节。

（3）常有视网膜炎和视网膜血管炎。

（4）结核菌素试验和 γ-干扰素释放试验有助于诊断。

（5）可有眼部以外的结核表现。

（6）抗酸染色、分枝杆菌培养和 PCR 检测有助于鉴别。

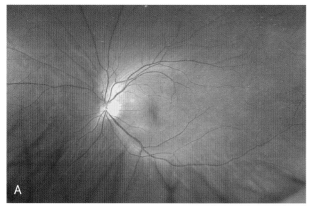
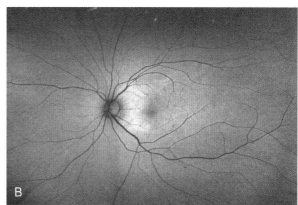
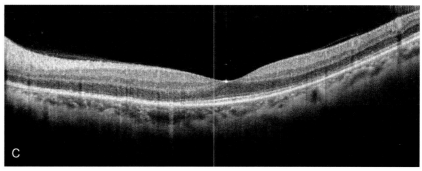

图 11-3-4　ASPPC 多模式眼底影像

A. 激光眼底彩照中病灶不明显；B. 自发荧光图像显示视盘黄斑区高自发荧光病灶；C. OCT 示病灶区 RPE 不规则改变；D. 晚期 FFA 示后极部视网膜静脉荧光渗漏，晚期 ICGA 示病灶区弱荧光改变

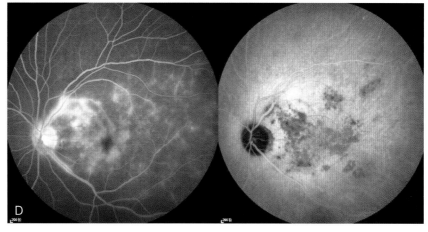

2. 急性视网膜坏死

（1）疾病早期中周部多灶性视网膜坏死，呈环状进展并向后极部推进。

（2）出现以视网膜动脉炎为特征的血管炎、血管闭塞，常伴出血。

（3）中度以上玻璃体混浊。

（4）常有前房反应。

（5）抗单纯疱疹病毒、带状疱疹病毒抗体阳性。

（6）眼内液 PCR 检测有助区别。

3. 巨细胞病毒性视网膜炎

（1）是一种机会感染，常出现于免疫功能受抑制者。

（2）玻璃体及前房反应通常较轻。

（3）典型眼底改变为奶酪-番茄酱样，活动性病变可表现为白色视网膜坏死。

（4）FFA 检查显示小动脉充盈迟缓、血管渗漏、无灌注区及荧光遮挡。

（5）血清学检测 CMV 抗体，IgM 阳性高说明活动性或新近感染。

（6）PCR 测定房水、玻璃体等的 CMV，但阳性率低。

4. Behçet 病

（1）复发性、有痛性口腔溃疡及阴部溃疡。

（2）可见结节红斑等多形性皮肤改变。

（3）反复发作的多种类型的葡萄膜炎，可自动缓解。

（4）易出现前房积脓，而眼部充血不明显。

（5）视网膜血管狭窄、闭塞、最后成为白线。

（6）FFA 检查通常显示视网膜血管渗漏。

（7）皮肤针刺试验阳性。

五、治疗原则与进展

1. 青霉素是治疗梅毒和梅毒性葡萄膜炎的重要药物，用药宜早，剂量宜足，本病可治愈。

2. 无眼部受累及神经梅毒时

（1）普鲁卡因青霉素 G 80 万单位肌注，每日 1 次，连续 10~15 天。

（2）苄星青霉素 G 240 万单位，每周 1 次，连续 3 次。

3. 根据 2006 年国际疾病防治和控制中心的性疾病治疗规范，梅毒若有眼部受累，治疗原则应与神经梅毒相同。

（1）首选水剂青霉素，为 1 200 万~2 400 万单位/d，分 4~6 次静脉滴注，连续滴注 10~14 天，继以苄星青霉素 G 肌内注射 240 万单位，1 次/周，连续注射 3 次。

（2）对于青霉素过敏者可选择头孢曲松钠静脉滴注（2g/d）滴注 10~14 天，或口服多西环素 100mg，2 次/d，连续用药 30 天。

4. 抗菌剂的选择 青霉素 > 头孢菌素 > 大环内脂类（多西环素或四环素），抗生素单药、联合激素或加免疫抑制剂（单一、双重、三联），与抗生素单一疗法相比，联合糖皮质激素和免疫抑制剂没有获得额外的益处。

5. 前房有炎症时局部应用糖皮质激素和非甾体抗炎药点眼、散瞳，同虹睫炎处理。

6. 对于严重病例可以在针对病因治疗的情况下全身糖皮质激素治疗，以加强控制炎性反应。曾有报道应用玻璃体手术治疗梅毒性葡萄膜视网膜炎，但其机制及安全性有待于进一步研究。

7. 最初的误诊、HIV 合并感染、眼后节受累、双侧疾病和视神经病变的出现被认为是不良预后的危险因素。

六、典型病例

患者，女，35 岁，因双眼先后眼红、眼痛 20 多天就诊，外院曾诊断葡萄膜炎，予糖皮质激素点眼和散瞳等治疗效果不好。眼科检查：右眼 0.2，Jr4，左眼 0.4，Jr4，眼压正常，双眼睫状充血（+），角膜后灰小 KP（++），前房浮游物（++），左眼瞳孔部分后粘连，玻璃体混浊（+），双眼视盘边清色红，后极部网膜反光增强（图 11-3-5）。完善各项检查：T-SPOT（－），HIV（－），病毒血清学（－），RPR（+），TP-Ab（+），余常规项目未见明显异常。FFA 显示双眼视盘强荧光，视网膜毛细血管广泛渗漏（图 11-3-6）。追问病史：患者 1 月前曾有文眉史。因患者为外地人，故其回当地行驱梅治疗，眼局部仍予激素点眼及散瞳治疗。3 周后复诊眼部炎症未见明显缓解，OCT 显示双眼黄斑区水肿，右眼中心凹神经上皮脱离（图 11-3-7），故予曲安奈德 40mg 右眼球后注射，醋酸泼尼松 40mg 每日 1 次，局部治疗不变。1 周后复诊双眼前节炎症减轻，OCT 显示双眼黄斑正常（图 11-3-8）。口服激素 3 周后复诊，视力 OU 0.8，眼压：正常，双眼前房（－），玻璃体混浊明显减轻，眼底网膜（－），调整治疗口服激素逐渐减量，当地复查梅毒（－）。患者驱梅治疗后眼部炎症没有变化，可能和 Jarisch-Herxheimer 反应有关，加用口服糖皮质激素后好转。

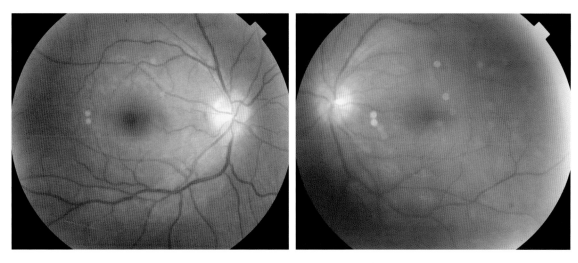

图 11-3-5　双眼视盘色红,左眼边界欠清,网膜水肿反光增强

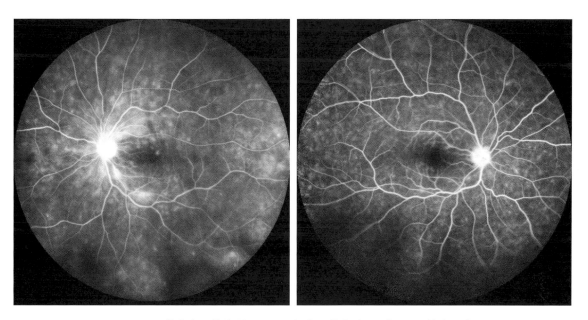

图 11-3-6　荧光素血管造影显示双眼视盘强荧光,视网膜毛细血管广泛渗漏

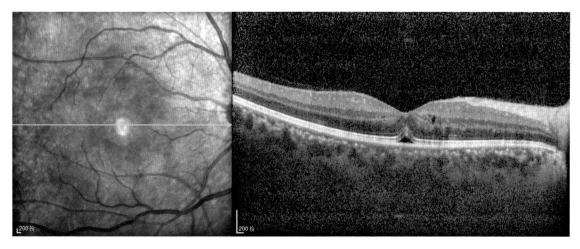

图 11-3-7　OCT 显示双眼黄斑水肿,右眼中心凹神经上皮脱离

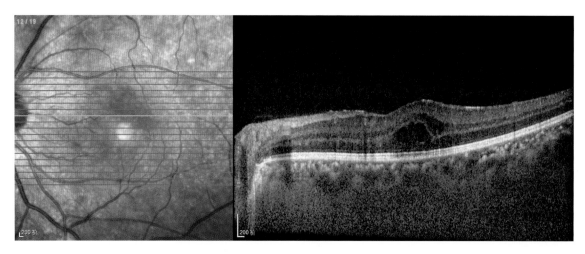

图 11-3-7(续)

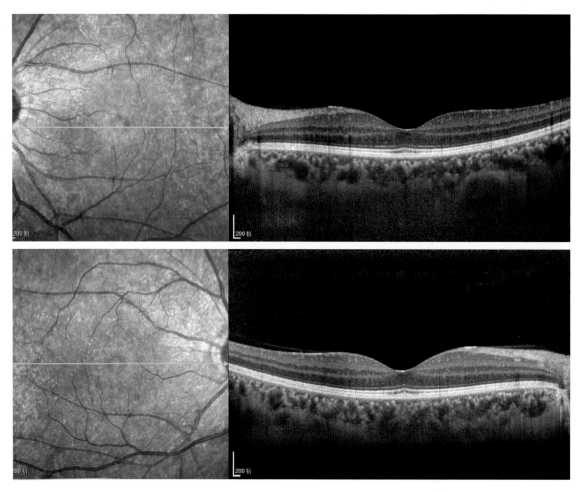

图 11-3-8　经驱梅和激素治疗后 OCT 示双眼黄斑结构恢复正常

七、误诊原因与分析

由于本病是一种可以治愈的眼病,所以早期正确的诊断非常重要,以下可能是造成误诊的原因如下:

1. 由于梅毒引起的眼部表现多样且缺乏特异性,给疾病的诊断带来一定的困难。

2. 眼科医生习惯于对眼部非特异性炎症进行对症治疗,从而忽视进一步的实验室检查,造成漏诊。

3. 葡萄膜视网膜炎症的病因诊断确实复杂,一般的非专业医生感到无从下手。

4. 眼科医生缺乏梅毒的医学知识或怀疑,应重点掌握 ASPPC 的临床表现和影像学特征,具有病因学诊断的价值。

5. 部分地区眼科医疗条件差、患者依从性差、假阴性血清学等都会造成误诊。

八、经验教训与防范

1. 对于难以治愈和反复发作的葡萄膜视网膜炎症要考虑本病的可能。

2. 对于已发现的梅毒患者要仔细进行眼科检查,以免延误病情。

(郭春英　杨柳　杜葵芳)

第四节　麻风性脉络膜视网膜炎

一、概述

麻风是由麻风杆菌所致的慢性传染病,可以侵犯皮肤、皮下组织、神经,眼部也可被侵犯,麻风性葡萄膜炎是其中表现之一,主要侵犯前节,可以表现为虹膜睫状体炎,后节也可以有累及。

二、主要临床表现

后节受累主要表现为周边部麻风性脉络膜视网膜炎,可单眼或双眼发病,常在眼底周边有孤立的白色蜡样高反光性混浊斑,大小不等,从针尖大小到 1PD 大小,似瘢痕样改变,周围有色素沉着。可以合并视网膜血管炎。也可以表现为播散性脉络膜炎,或出现粟粒样麻风斑。

三、诊断要点

一般麻风病有特殊的全身表现,发生眼病时往往已经确诊为麻风病,诊断不难。

四、鉴别诊断要点

主要根据全身典型表现诊断。

五、治疗原则与进展

如有前葡萄膜炎表现,则采取常规的治疗方法,局部糖皮质激素点眼、散瞳、热敷,并用利福平滴眼液点眼。

全身治疗主要针对病因,根据全身表现用药,常用药物是氨苯砜,开始口服剂量 12.5~25mg/d,逐渐增加至 100mg。但一定要注意副作用,此药经尿排出,副作用是溶血性出血。此外合并使用利福平 600mg 每日分服。如全身病已愈,葡萄膜炎只需局部治疗。

(杨柳)

第五节　真菌性脉络膜视网膜炎

一、眼球穿孔伤及内眼手术所致的真菌性脉络膜视网膜炎

(一)概述

真菌性脉络膜视网膜炎按病因可以分为外源性和内源性两种,内源性真菌性脉络膜视网膜炎发病前多有免疫抑制剂全身和/或眼局部的应用或糖皮质激素及广谱抗生素的全身和/或眼局部的应用等诱发因素的存在;外源性真菌性脉络膜视网膜炎通常在真菌性角膜炎、眼球穿孔伤或眼部手术后发生。外源性真菌性脉络膜视网膜炎由 Romer 于 1902 年首次在一例眼球穿孔伤后 9 天的患者发现。手术后真菌性脉络膜视网膜炎的感染率占术后眼内炎的 8.6%~18.6%,白内障术后较多见,多由污染的眼内灌注液、黏弹剂、人工晶状体、污染的空气引起。在穿孔性眼外伤导致的脉络膜视网膜炎中,真菌感染占 13%,常见致病菌为曲霉菌、白色念珠菌、镰刀菌。有学者认为穿孔伤或内眼手术后真菌感染的发生取决于气候,而与受伤机制无关。真菌性脉络膜视网膜炎治疗困难,视力预后差。

(二)主要临床表现

外源性真菌性脉络膜视网膜炎症状较细菌性感染轻,潜伏期较长,一般为 9~15 天。

术后发生的真菌性脉络膜视网膜炎一般至少

在手术后 10 天甚至 2 年后才显示出异常,平均发病时间为术后 5~6 个月,因此易被医生忽视。但也有术后 48 小时内发病者。病程进展缓慢,早期症状轻,可有相当长的时间保持一定的有用视力。主要眼部表现有角膜浸润和水肿,人工晶状体表面纤维蛋白附着。玻璃体浓厚的绒毛团状灰白色渗出,红光反射消失,也可由弥漫性混浊,严重者前房积脓,脓液黏稠不活动。视网膜受累较晚,出现单灶性或多灶性白色边界清晰的局限性散在病灶,直径多小于 1mm,伴视网膜出血、水肿,可以伴有病灶周围视网膜血管鞘形成。玻璃体基底部、Berger 晶状体后间隙有白球样渗出向外延伸。

穿孔伤后真菌性脉络膜视网膜炎症状出现在伤后 1 天~6 个月,平均 1.8 个月,常为植物性外伤或金属致伤物引起。症状较轻,发展缓慢,常表现为前房积脓和眼内的真菌浸润病灶,典型者前房和玻璃体内有绒毛团状炎性肿块。

(三)诊断要点

1. 病史 眼球穿孔伤或内眼手术史,是否植入人工晶状体;气候温暖湿润、致伤物为植物时更应关注;手术或外伤与发病之间的时间间隔;系统性疾病,如糖尿病等;用药史。

2. 临床表现 外伤或手术后炎症加重,出现角膜浸润和水肿,人工晶状体表面纤维蛋白附着,玻璃体浓厚的绒毛团状灰白色渗出,红光反射消失,前房积脓,视网膜单灶性或多灶性白色边界清晰的局限性散在病灶,伴视网膜出血、水肿,可以伴有病灶周围视网膜血管鞘形成。玻璃体基底部、Berger 晶状体后间隙有白球样渗出物向外延伸。

3. 实验室检查 如果病史和体征提示真菌性脉络膜视网膜炎,应行前房、玻璃体涂片及培养。真菌涂片可以找到菌丝和/或孢子,必要时结合银染色和糖原染色观察。前房、玻璃体涂片及培养是确诊真菌性眼内炎的唯一标准。一般来讲,玻璃体培养的阳性率高于前房水,但如果炎症开始于眼前段,则前房水培养的阳性率更高。所以,应尽量同时进行前房水和玻璃体的培养。怀疑真菌性脉络膜视网膜炎但培养阴性的患者,聚合酶链反应(PCR)对于诊断真菌性脉络膜视网膜炎更为敏感,常能早期发现本病。

(四)鉴别诊断要点

1. 葡萄膜炎-青光眼-前房积血综合征 由注塑成型类硬质人工晶状体植入后产生不同程度翘曲、变形,导致严重虹膜睫状体炎,玻璃体炎,前房积血伴眼压升高,称 UGH 综合征。除晶状体翘曲变形外,晶状体边缘粗糙或者锐利亦可使虹膜损伤。多发生在人工晶状体没有植入囊袋的患者。也可以没有前房积血和眼压升高,而仅表现为虹膜睫状体炎。伴随着晶状体设计和质量的提高,这类并发症已罕见。

2. 交感性眼炎 本病为一眼受穿孔伤或内眼手术后发生的双眼慢性或亚急性肉芽肿性葡萄膜炎。可发生于外伤或手术后数天至数十年,多在 1 年内,穿孔伤后发生时间早于手术后。但除手术/外伤眼有刺激症状及肉芽肿性葡萄膜炎表现外,另一眼也出现刺激症状、调节障碍、房水混浊、玻璃体混浊、视网膜水肿、眼底黄白色结节等葡萄膜炎表现。房水、玻璃体培养以资鉴别。

3. Schwartz-Matsuo 综合征 发生于未及时治疗的白内障术后孔源性视网膜脱离的患者,表现为眼压升高、房角开放、虹膜睫状体炎。发生在术后数周至数年。眼底检查发现孔源性视网膜脱离,房水及玻璃体培养可鉴别。

4. 穿孔伤及内眼手术后细菌性脉络膜视网膜炎 一般毒力较强的细菌感染发病时间较真菌感染早,症状重,视网膜脉络膜浸润病灶及前房玻璃体渗出非毛团状,细菌涂片及培养阳性可鉴别。但部分毒力较弱的细菌发病时间晚,症状轻,类似真菌感染。部分真菌,如烟曲霉菌发病时间较早,早期即可出现前房积脓和严重的视力下降,易误诊为细菌感染而延误治疗。需微生物学检查以资鉴别。

(五)治疗原则与进展

1. 药物治疗 穿孔伤或内眼手术后可疑真菌性脉络膜视网膜炎的患者最主要的治疗是抗真菌药物的应用。常用药物为两性霉素 B、伏立康唑、咪康唑、氟康唑等。最早应用于真菌性脉络膜视网膜炎的抗真菌药物为两性霉素 B,全身应用两性霉素 B 不能在眼内达到有效浓度,玻璃体腔注射可以达到治疗浓度并可避免全身毒性。但有报道两性霉素 B 玻璃体腔注射可导致视网膜坏死。有学者认为单独使用某一种抗真菌药对于真菌性脉络膜视网膜炎是不够的,应联合应用多种抗真菌药。

一些新型抗真菌药物近年也已用来治疗真菌性脉络膜视网膜炎。伏立康唑是一种三唑类药物,口服生物利用度高,眼内通透性好,抗菌谱比两性霉素 B 更广。研究表明,伏立康唑玻璃体腔或结膜下注射的安全性较好。已有学者将伏立康唑作为治疗真菌性脉络膜视网膜炎的一线用药。最常见的副作用是可逆性视力下降。泊沙康唑亦是一种三唑类药物，口服生物利用度高，眼内通透性好。卡泊芬净是一种棘球白素，肠道外给药可成功治疗眼内真菌感染。

给药途径根据具体病情决定。如果炎症仅局限于前房，一般采取前房内注射抗真菌药，如果炎症扩散到玻璃体，则采用玻璃体腔注射。如培养结果确定为念珠菌，应联合局部点药。视力下降到光感或穿孔伤后真菌性脉络膜视网膜炎多需进行玻璃体切除术，联合玻璃体腔注射抗真菌药。多数患者联合全身用药，可用于口服的药物有氟康唑、伊曲康唑、氟胞嘧啶，可用于静脉的药物有氟康唑、伊曲康唑、氟胞嘧啶、酮康唑。全身抗真菌药物用药时间多数研究中至少需要 1 个月，一般用药 6~12 周。

给药剂量：两性霉素 B 玻璃体腔注射 5~10μg/0.1ml，联合地塞米松 400μg，未持续好转或好转后又加重的患者可重复注射，静脉给药 1mg/(kg·d)，点眼 0.15% 每小时 1 次，结膜下注射 1mg/d；氟康唑玻璃体腔注射 100μg/0.1ml，口服 200mg 每天 2 次或静脉 200~400mg 每天 1 次，点眼 0.2%；伊曲康唑静脉 100mg，每天 2 次；伏立康唑口服 200mg/12h，玻璃体腔注射 50~100μg/0.1ml，点眼 1% 每小时 1 次。

在没有有效的抗真菌药物联合使用的情况下，全身应用糖皮质激素可以导致真菌在眼组织内的穿透性增加，但联合使用抗真菌药物和糖皮质激素可以对抗真菌毒素和减低机体的免疫反应，加速炎症的清除。

2. 玻璃体切除术 在抗真菌药物的基础上联合玻璃体切除术是治疗内眼手术和穿孔伤后脉络膜视网膜炎的重要方法。玻璃体切除联合注药相对单纯注药能够更好地杀灭玻璃体腔的致病菌，但有研究证实这种方法的治疗效果并未由于单纯注药，所以建议对于较轻的病例可选择单纯注药，而严重病例，如伴有严重玻璃体混浊、伴眼眼内异物的病例，需联合玻璃体切除。

3. 其他 如果穿孔伤造成晶状体破裂，应摘除晶状体，因植入人工晶状体增加感染风险，不主张一期植入人工晶状体。

（六）典型病例

患者，女性，57 岁。主因"左眼视物模糊，下

方明显 20 余天"以"左孔源性视网膜脱离"入院。并于当日下午行玻璃体切除 + 硅油填充术，手术顺利。术后第一天视力矫正达 0.7^{-2}，视网膜复位。术后第三天患者出现视力下降，检查：视力眼前手动，6m 光感，光定位准确，角膜水肿，前房有白色液平及团块状渗出（图 11-5-1），经局部用药疗效欠佳，考虑为眼内炎。于 2007 年 3 月 14 日行左眼前房冲洗 + 注药术，注入复达欣（头孢他啶）2mg，万古霉素 1mg，地塞米松 375μg，术中涂片未见细菌及细菌培养阴性。术后患者病情无明显改善。于 2007 年 3 月 17 日行左眼晶状体摘除 + 硅油取出 + 玻璃体腔注药 + 硅油填充术，注入复达欣 2mg，万古霉素 1mg，术后全身及局部抗感染治疗，效果不明显。其后于入院后第 10 日、第 13 日分别前房注药，前房水涂片找真菌阴性。上述治疗后，炎症有所减轻，但进展缓慢，并发现颞下方球结膜裂开，巩膜融解，于 2 周后行左眼前房注药 + 异体巩膜覆盖、羊膜移植术，注入万古霉素 1mg，复达欣 2mg，地塞米松 375μg。治疗后病情仍无明显好转，推测真菌感染可能性大。2 周后行左眼前房水抽取 + 注射两性霉素 B 5μg，再次行前房水细菌、真菌培养 + 涂片结果均为阴性。球结膜修补处组织，涂片找真菌，未见真菌菌丝，并送刮取的组织作真菌培养阴性，继续局部、全身抗真菌治疗，治疗后前房炎性反应略有好转，但上方角膜炎症浸润，组织刮取物培养结果为：烟曲霉菌。随后继续抗真菌治疗，角膜病变进展，术后 2 周角膜穿孔。于全麻下行眼球探查术，术中发现眼内感染明确，虹膜睫状体萎缩、视网膜脱离已经无法修补，为防止感染进一步向眼眶和颅内扩散，

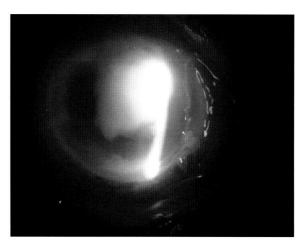

图 11-5-1 内眼手术后真菌性眼内炎
角膜水肿，前房有白色液平及团块状渗出

行眼球内容剜除术。

(七) 误诊原因分析

1. 内眼手术后真菌性脉络膜视网膜炎炎性反应常不剧烈,发病晚,进展缓慢,发现时已对眼组织造成严重损害,导致眼球失明甚至丧失眼球。对于术后发病早、病情进展快的患者,容易误诊为细菌感染。

2. 目前对于眼球穿孔伤后或内眼手术后疑似感染性炎症,多使用广谱抗生素预防和治疗,细菌性眼内炎发病率有所降低,真菌感染发病率有所提高。但真菌感染的早期症状不典型,真菌培养时间长,往往需要反复多次培养,检出率低,临床上不易早期发现,易造成误诊、漏诊。

(八) 经验教训与防范

1. 对于怀疑内眼手术后或穿孔伤后真菌性脉络膜视网膜炎的患者,应立即行房水和/或玻璃体的细菌、真菌涂片及培养,并前房注射抗真菌及抗细菌药物。如药物不能控制炎症,应及早行玻璃体切除术,并向玻璃体腔、结膜下注射抗真菌药物。如前房水及玻璃体涂片、培养阴性,但仍怀疑真菌感染可能性大,应重复多次培养,多部位取材,以提高检出率,避免漏诊。对于眼球穿孔伤应该及早修复眼球伤口,如有眼内异物,尤其是植物性异物,应尽早取出。

2. 目前真菌感染有逐年增高的趋势,这与真菌不易被吞噬杀死及临床滥用抗生素和糖皮质激素类药物有关,因此,合理使用抗生素和糖皮质激素类药物是避免真菌感染的一个重要措施。避免内眼术后发生真菌性脉络膜视网膜炎的关键是手术前发现和处理潜在感染病灶,手术过程中严格执行无菌操作,对免疫功能低下者及服用免疫抑制剂的患者酌情于术前、术后采取预防感染措施。

3. 对于与该例类似的患者,治疗前特别是术前,必须耐心细致地向患者及家属说明病情复杂、严重,疗效差,很可能失明,必要时甚至眼球摘除,以免发生不必要的医疗纠纷。

二、拟眼组织胞浆菌病

(一) 概述

组织胞浆菌病(presumed ocular histoplamosis,POH)是由荚膜组织胞浆菌引起的一种深部真菌病。典型表现为不规则发热,肝、脾、淋巴结肿大、肺、皮肤、黏膜损害。眼部受累表现为脉络膜视网膜炎,称拟眼组织胞浆菌病。临床三联症包括视

盘旁萎缩、周边部凿掘状萎缩性瘢痕和黄斑盘状病变。常并发视网膜下新生血管膜。

(二) 主要临床表现

1. 可发生于任何年龄,20~50岁常见。在感染后2~14天,患者多有轻度的上呼吸道感染。半数以上的患者双眼受累,无明显症状,当病变累及黄斑或发生视网膜下新生血管膜,患者会出现中心视力下降。通常无前房及玻璃体炎性反应。

2. 眼底可表现为播散性脉络膜炎。脉络膜轻度肿胀,眼底周边部散在瘢痕病灶。典型的瘢痕病灶常为0.3~0.7PD,圆形或椭圆形,边缘不规则,黄色的脱色素斑,中心有色素团块。

3. 视盘周围脉络膜炎表现为四种类型。结节型在视盘周围约有1~20个黄色斑点;弥漫型表现为斑点的融合病灶;混合型为前两者共同存在;出血型在以上病变的基础上伴有出血。前三种类型常表现为生理盲点扩大,出血型常引起浆液性视网膜脱离,累及黄斑影响视力。

4. 黄斑部盘状病变常在周边部脉络膜瘢痕发生后10~20年发生。表现为黄斑区黄白色点状病灶,有色素环或色素增生,可伴有出血、水肿,严重者发生白色隆起的浆液性视网膜慢性盘状脱离,伴有小囊样变性及纤维瘢痕,出血易发生在纤维瘢痕内。晚期形成视网膜下新生血管膜。

(三) 诊断要点

1. **临床表现** 眼底周边部、视盘旁、黄斑部典型的瘢痕病灶有助于诊断。肺部可有多发钙化点。

2. **流行区** 多发生于组织胞浆菌病的流行区域,有组织胞浆菌病史者应尤其高度怀疑。

3. **实验室检查** 由于荚膜组织胞浆菌很难分离、培养,很难得到微生物学的诊断。组织胞浆菌素皮肤试验较有价值,但流行区域阳性率很高,需结合临床表现诊断。补体结合试验阳性率低,可能遗漏部分患者。

4. **胸部X线检查** 可发现钙化点。

(四) 鉴别诊断要点

1. **播散性脉络膜炎** 应与结核、梅毒、结节病性脉络膜炎、隐球菌病等鉴别,这些疾病也表现为多发的黄白色小病灶,全身其他特殊表现及实验室检查有助于鉴别(详见相关章节)。

2. **视盘周围脉络膜炎** 如表现为视盘附近出血,应与结核、球状孢子虫病、视盘玻璃疣、良性黑色素瘤鉴别;如表现为视盘旁融合型病变,应与

近视眼的视盘旁、黄斑脉络膜萎缩鉴别,后者色泽更白,呈扇形;如表现为视盘周围结节型病变,易与视盘玻璃疣混淆,后者多在视盘表面,而前者多在视盘周边;结节型还应与视盘小凹鉴别,后者表现为缺损相应部位的视网膜浆液性脱离。

3. 黄斑部病变 应与特发性息肉状脉络膜血管病变鉴别,后者多为单眼,无周边部及视盘旁病灶;眼弓形虫病也可出现黄斑部瘢痕和浆液性脱离,但多有陈旧性病灶或卫星灶,弓形虫血清反应阳性;年龄相关性黄斑病变多见于50岁以上的老年人,黄斑部病灶较大,可见玻璃疣;中心性浆液性脉络膜视网膜病变也表现为黄斑浆液性浅脱离,但无出血,有自愈倾向。

(五)治疗原则与进展

拟眼组织胞浆菌病如仅表现为周边部和视盘旁的病变,无须特殊治疗。

1. 药物治疗 全身组织胞浆菌病主要采用抗真菌治疗。黄斑部病变初期可口服糖皮质激素,泼尼松 50~150mg 隔日 1 次渐减量,根据病情可用数周至数月。

2. 激光治疗 可用于控制黄斑部病变的进展。以往采用氩激光,只能用于黄斑中心凹 1/4PD 以外区域病变。PDT 的出现对于典型性黄斑下脉络膜新生血管是较好的治疗方式,也可采用 PDT 联合曲安奈德玻璃体腔注射,能够达到更好的效果。

3. 抗 VEGF 治疗 也可用于治疗拟眼组织胞浆菌病的脉络膜新生血管,可以单独使用或联合玻璃体切除术,或用于玻璃体切除术后发生的视盘新生血管。

4. 玻璃体视网膜手术 用于治疗发生黄斑区视网膜下新生血管膜的患者。研究表明手术剥除视网膜下新生血管膜与激光治疗相比对神经纤维的损伤更小,能够达到更好的视力预后。

(六)误诊原因分析

该病多见于美国中东部,国内尚未见报道。虽有极少数发现(患者均为国外流行区的归国华人),但尚未见有眼病报道。特介绍此病,以提高对此病的认识。

(七)经验教训与防范

1. 该病在中国人中罕见,须加强关于该病的理论学习,尤其参阅美国的文献报道,以提高对该病的诊断与鉴别诊断的能力。

2. 该病在我国虽有极少数发现(患者均系从国外流行区归国的华人),但检索各种眼科专业杂志,尚未见有眼病之报道。鉴于目前国际交往频繁,此病很难不在我国发生,特介绍此病,以提高对此病的认识。

(池滢　杨柳)

第六节　急性视网膜坏死

一、概述

急性视网膜坏死是一种由疱疹病毒引起的少见的眼内炎症,表现为严重广泛的葡萄膜炎、视网膜血管炎和视网膜坏死。急性视网膜坏死通常发生在免疫力正常个体,但也可以发生在有免疫低下个体。最常见的引起急性视网膜坏死的致病病毒包括水痘-带状疱疹病毒、单纯疱疹病毒(1型、2型)、巨细胞病毒、EB 病毒。1/3 患者双眼发病,第二只眼受累好发于第一只眼发病后 6 周内。75% 患者可发生视网膜脱离。目前急性视网膜坏死的诊断主要依靠临床表现和病程特点。眼内液 PCR 检测有助于确定致病病毒。静脉注射阿昔洛韦及随后口服阿昔洛韦治疗可以减少对侧眼发病机会,早期手术治疗联合现有抗病毒药物玻璃体腔注药是近年出现的新的治疗方法。在疾病早期识别本病是治疗的关键。

二、主要临床表现

本病通常双眼发病,单眼起病。1/3 免疫力正常患者出现对侧眼受累,多发生在第一只眼发病 1~6 周内,但在第一只眼发病数月至数年内皆可发病。在免疫力低下患者中,约 90% 出现双眼受累。

首发症状主要为单侧的眼红、眼痛、畏光。体征表现为伴或不伴 KP 的虹膜睫状体炎。随病情进展后,患者主诉多为眼前黑影飘动及视物不清。急性视网膜坏死典型的临床体征包括玻璃体炎、视网膜血管炎、视网膜坏死。玻璃体炎表现为玻璃体腔大量炎症细胞浸润,随病情进展可表现为玻璃体混浊加重,影响眼底检查。早期的视网膜坏死病灶多位于周边,为小片状、黄白色病灶(图 11-6-1),随时间逐渐增多、融合,变成致密的边界清楚的坏死病灶伴有视网膜色素上皮层色素紊乱(图 11-6-2)。视网膜血管炎多表现为严重的动脉炎伴有视网膜血管闭塞和无灌注区形成,脉络膜血管同时受累(图 11-6-3~图 11-6-6)。

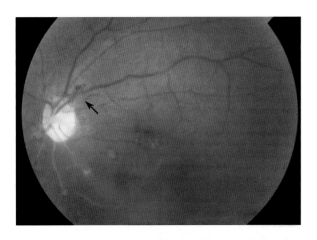

图 11-6-1　急性视网膜坏死早期彩色眼底像
视网膜动脉广泛闭塞

急性视网膜坏死患者早期可出现颜色分辨异常，眼部检查提示相对性传入性瞳孔障碍和视盘水肿。研究表明视神经炎可发生于急性视网膜坏死典型体征出现前。

患者急性炎症多在发病后 2~3 个月逐渐消退。大约 75% 免疫力正常患者和 80% 免疫力低下患者会发生周边多发视网膜裂孔，引起孔源性视网膜脱离（图 11-6-7）。急性视网膜坏死视力预后差的原因主要是视网膜脱离、视神经病变、视网膜脉络膜血管异常和炎症引起的玻璃体混浊。

三、诊断要点

目前国际上采用的是美国葡萄膜炎协会执行委员会 1994 年提出的诊断标准：

1. 急性视网膜坏死完全依靠临床表现和感染病程作出诊断。其中诊断所需的临床表现包括：

（1）周边视网膜一个或多灶性边界清楚的视网膜坏死，黄斑区受累少见但可以存在；

（2）未进行抗病毒治疗时疾病快速进展（病变边缘扩展或坏死病灶增多）；

（3）疾病呈环周进展；

（4）动脉受累的闭塞性血管病变表现；

（5）前房和玻璃体明显的炎性反应。

2. 下述表现提示急性视网膜坏死但不是诊断本病所需：

（1）视神经病变或视神经萎缩；

（2）巩膜炎；

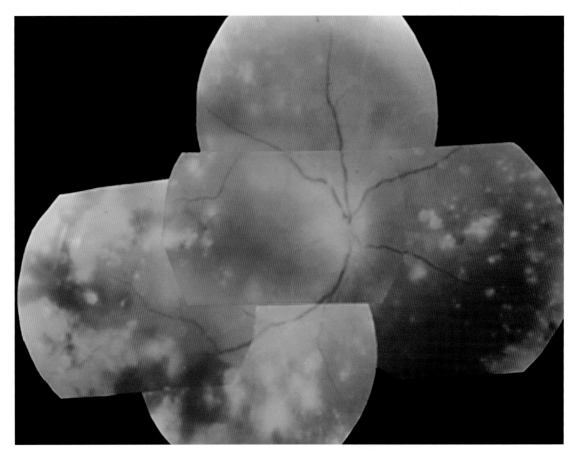

图 11-6-2　急性视网膜坏死彩色眼底像拼图
随时间延长，病灶逐渐增多、融合，变成致密的边界清楚的坏死病灶，伴有视网膜色素紊乱

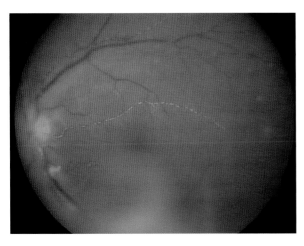

图 11-6-3　急性视网膜坏死
严重的动脉炎伴有视网膜血管闭塞

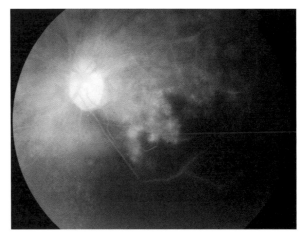

图 11-6-6　急性视网膜坏死 FFA 图像
晚期示大片无灌注区及后极水肿

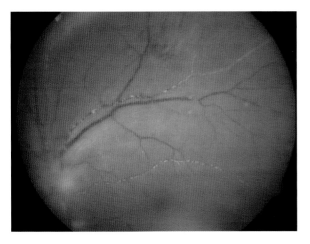

图 11-6-4　急性视网膜坏死
严重的动脉炎伴有视网膜血管闭塞,多支血管呈节段状闭塞

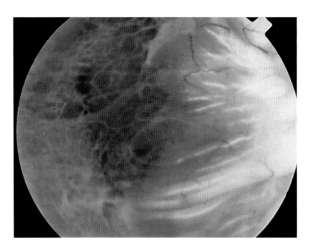

图 11-6-7　急性视网膜坏死继发孔源性视网膜脱离
周边多发视网膜裂孔

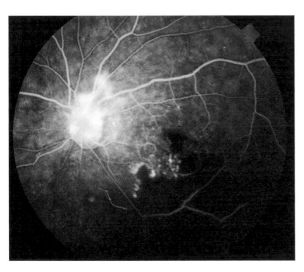

图 11-6-5　急性视网膜坏死 FFA 图像
动静脉期示大片无灌注区

（3）疼痛。

3. 疾病的定义不取决于坏死的程度。

4. 疾病的定义与患者的免疫状态无关。

5. 诊断不受眼内组织或眼内液分离出任何病毒或病原体影响。

最常见引起急性视网膜坏死的病毒为水痘-带状疱疹病毒,其次为单纯疱疹病毒、巨细胞病毒、EB 病毒。其中单纯疱疹病毒-2 型引起的急性视网膜坏死通常发病年龄较轻,而单纯疱疹病毒-1 型和水痘-带状疱疹病毒引起的急性视网膜坏死通常发生在 25 岁以上患者。

急性视网膜坏死原本为临床诊断疾病,但目前实验室检查的作用有三点:①指导用药;②排除其他感染性疾病;③明确病原。

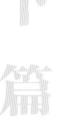
急性视网膜坏死的实验室检查包括血常规、肝肾功能，以评估是否可以进行抗病毒治疗，并且作为基线结果用于监测抗病毒药物的药物毒性和根据患者肾脏功能调整药物剂量。此外，需要利用实验室检查除外人类免疫缺陷病毒、结核、梅毒的感染。疱疹病毒抗体的检测对于诊断急性视网膜坏死无明显帮助。

针对病原学的检测包括血浆/眼内液抗体检测、视网膜玻璃体取材活检、病毒培养、免疫细胞学检测等，但这些检查的敏感性和特异性相对较低。近年来，房水和玻璃体液 PCR 检测疱疹病毒在诊治急性视网膜坏死中发挥着作用，具有较好的敏感性和特异性。但目前房水或玻璃体液的 PCR 检查仅作为辅助支持临床诊断的工具，并不应该因为 PCR 结果未回报而耽误治疗。

四、鉴别诊断要点

急性视网膜坏死的鉴别诊断包括巨细胞病毒视网膜炎、进展性外层视网膜坏死、梅毒性视网膜炎、弓形虫视网膜炎、内源性真菌性眼内炎、结节病、Behçet 病、玻璃体平坦部炎和眼内淋巴瘤。

1. 进展性外层视网膜坏死　是一种疱疹病毒引起的免疫力低下个体的视网膜坏死性病变。此病阿昔洛韦抗病毒治疗多无效，视力预后差。此病与急性视网膜坏死的主要区别表现为多灶性周边深层的视网膜混浊无明显颗粒状边界；疾病快速进展且无明显方向性；血管炎症轻微；眼内炎性反应轻微。

2. 弓形虫视网膜炎　是一种由弓形虫引起的视网膜脉络膜炎。典型表现为脉络膜瘢痕旁的实性急性脉络膜视网膜炎伴玻璃体炎。不典型的表现多出现在人免疫缺陷病毒感染、应用免疫抑制剂和年老的免疫力低下患者，表现为双眼的广泛或多灶性疾病，不伴有脉络膜视网膜瘢痕。此病需要抗弓形虫治疗，如错误使用糖皮质激素或抗病毒治疗可能加重病情。此病与急性视网膜坏死的主要鉴别方法是：①患者有免疫力低下病史，询问患者个人史、用药史以及血常规中性粒细胞、淋巴细胞计数有助于发现患者的免疫力低下状态；②对于不典型的广泛脉络膜视网膜炎或严重的坏死性视网膜炎，必要时可以在治疗前获取前房房水标本进行单纯疱疹病毒、巨细胞病毒、带状疱疹病毒、弓形虫的 PCR 检测，必要时可测定前房水抗弓形虫抗体。对于病毒-PCR 检测阴性的患者

给予试验性抗弓形虫治疗，密切观察治疗效果。

3. 内源性真菌性眼内炎　是一种真菌血源性眼内播散引起的眼内炎性反应。多有免疫力降低病史，眼部表现起病隐匿，表现为前房积脓性前葡萄膜炎、雪球样玻璃体炎、脉络膜视网膜炎等。念珠菌易累及视网膜及玻璃体，而镰刀菌易累及视网膜下或视网膜色素上皮下组织。在疾病早期与急性视网膜坏死体征差异较大，但玻璃体混浊加重后两者体征不易区分。玻璃体液真菌培养阳性及试验性抗真菌治疗有效可以鉴别。

4. Behçet 病　是一种反复发作的慢性、进展性全身血管闭塞性疾病。与急性视网膜坏死不同，患者病史多呈慢性反复发作特点，可伴有口腔溃疡、生殖器溃疡、关节炎、结节性红斑等全身表现。Behçet 病葡萄膜炎后节受累可表现为局灶视网膜血管闭塞及局灶视网膜水肿，但多合并有前节炎症改变，如前房积脓性前葡萄膜炎、虹膜后粘连、并发性白内障等。

5. 结节病　是一种全身受累的慢性炎症细胞聚集。眼部可以表现为慢性的葡萄膜炎、视网膜结节样浸润，如位于周边易于和急性视网膜坏死混淆。患者多伴有肺门淋巴结增大、肉芽肿性前葡萄膜炎、血浆血管紧张素转化酶升高等。

6. 梅毒性视网膜脉络膜炎　梅毒性视网膜脉络膜炎可以表现为玻璃体炎、视网膜浸润、脉络膜炎等，血清学梅毒特异性抗体及非特异性梅毒抗体检测可以确诊本病。但不除外免疫力低下个体同时患有梅毒及急性视网膜坏死，必要时抗梅毒联合抗病毒治疗，观察疗效以明确诊断。

7. 眼内淋巴瘤　多为中枢神经系统淋巴瘤的眼部表现。多起病缓慢，表现多种多样，可表现为前葡萄膜炎、玻璃体炎、视网膜及脉络膜浸润灶等。糖皮质激素治疗效果欠佳。与急性视网膜坏死区别在于患者病史时间长，可合并颅内淋巴瘤改变，必要时需要反复取玻璃体腔标本涂片明确。

五、治疗原则与进展

治疗原则是早期发现及早治疗，预防对侧眼发病及治疗威胁视力的并发症。随着抗病毒药物的发展，越来越多的抗病毒药物被用于治疗急性视网膜坏死。

阿昔洛韦是鸟嘌呤类似物，在体内被病毒的胸腺嘧啶核苷激酶转化为后形成三磷酸阿昔洛韦抑制病毒 DNA 合成。因此阿昔洛韦仅对疱疹病

毒感染的细胞发挥作用,而对未感染的细胞无毒性作用。

阿昔洛韦的经典治疗方案的替代治疗未口服伐昔洛韦,伐昔洛韦在体内转化为阿昔洛韦发挥作用,其生物利用度较阿昔洛韦高。口服剂量为1~2g,每日3次。

泛昔洛韦是喷昔洛韦前体药物,口服吸收好,生物利用度高,是第二代开环核苷类抗病毒药,主要用于疱疹病毒感染,尤其是带状疱疹。泛昔洛韦为喷昔洛韦前药,在肠壁和肝脏经酶转化为喷昔洛韦。在水痘-带状疱疹病毒感染的细胞内半衰期较长,适用于阿昔洛韦耐药的急性视网膜坏死。剂量为1g,每天3次。

膦甲酸钠是无机焦磷酸盐的有机类似物,膦甲酸钠在病毒特异性DNA聚合酶的焦磷酸盐结合位点产生选择性抑制作用,从而表现出抗病毒活性。膦甲酸钠不需要被胸腺嘧啶激酶或其他激酶激活,因此耐阿昔洛韦的疱疹病毒或耐更昔洛韦的巨细胞病毒可能会对膦甲酸钠敏感。给药方式为静脉输液或玻璃体腔注射,后者剂量为膦甲酸钠1.2~2.4mg/0.1ml。

更昔洛韦是病毒DNA聚合酶的抑制剂,可以有效抑制巨细胞病毒和单纯疱疹病毒。静脉给药或者玻璃体腔注射给药,后者剂量为2~5mg/0.1ml。

经典的治疗方案是静脉输入阿昔洛韦10mg/kg每8小时1次,共治疗14天。开始治疗后每24小时评估1次治疗效果,一般治疗开始后48~72小时病变停止进展,出现病灶周色素反应,提示治疗有效。此后维持口服阿昔洛韦800mg每天5次,共治疗14周以减少对侧眼发病机会。

目前,越来越多的研究报道口服抗病毒药物联合玻璃体腔注射抗病毒药物在急性视网膜坏死治疗中发挥了作用。其优势在于:①避免了住院输液治疗;②与抗病毒药物静脉输液治疗在稳定视网膜病变、预防对侧眼复发中效果类似;③联合玻璃体腔注射抗病毒药物可以减少视网膜脱离的发生、视力预后相对较好;④对于不能耐受静脉抗病毒治疗的患者,局部玻璃体腔注射抗病毒药物虽不能预防对侧眼发病,但对于缓解患眼病情有积极作用。玻璃体腔注射抗病毒药物主要为膦甲酸钠(1.2~2.4mg/0.1ml每周1次)和更昔洛韦注射(2~5mg/0.1ml每周3次)以及更昔洛韦缓释剂,主要用于病变累及黄斑或视盘的严重病例或不能耐受全身抗病毒药物治疗的病例。

开始抗病毒治疗1天后,可酌情使用激素控制闭塞性血管炎及视神经炎,起始剂量为40~60mg/d,使用1周后视眼部炎症反应控制情况酌情减量。

对于玻璃体混浊不影响激光治疗的患者应,大剂量抗病毒药物治疗可使视网膜坏死病灶吸收,但对于玻璃体炎症引起的玻璃体条索牵拉,推荐在发病2周内可给予视网膜受累区域后缘激光光凝3~5排包绕治疗,预防视网膜脱离。此类患者病情较轻,视力预后较好。但应该警惕激光引起的炎症反应加重。

玻璃体切除手术主要用于治疗致密的玻璃体混浊、玻璃体积血和继发性视网膜脱离。早期玻璃体切除术联合玻璃体腔抗病毒药物注射及眼内光凝,可以减少继发性视网膜脱离的发生,但是不能改善最终视力预后(图11-6-8,图11-6-9)。

六、误诊原因分析

急性视网膜坏死典型表现为玻璃体炎、闭塞性视网膜血管炎和视网膜坏死。当出现上述表现时不容易误诊,但在病情早期,由于患者仅有前节炎性反应表现或仅玻璃体炎表现明显,易引起误诊。

首先,最常见的误诊原因是对患者眼部的检查不全面,往往在急性视网膜坏死疾病早期误诊为急性虹膜睫状体炎、中间葡萄膜炎。这种误诊的主要原因是没有仔细检查眼底周边部,了解有无周边坏死病灶。间接检眼镜检查对于明确周边部是否存在视网膜坏死病灶及玻璃体混浊形态具有重要意义。使用糖皮质激素作为严重急性虹膜睫状体炎及中间葡萄膜炎的常用治疗方法,对于急性视网膜坏死患者来说不仅延误治疗,还可能引起病情恶化。

其次,对急性视网膜坏死疾病的临床特征认识不足。在不典型病例的早期,可能因为检查发现眼底周边血管白线及黄白色病灶而误诊为Behçet病葡萄膜炎、视网膜血管炎等非感染性葡萄膜炎。这种误诊源于对急性视网膜坏死的临床特征认识不足,对其他引起闭塞性血管炎的疾病累及血管特点认识不足,未详细询问全身病史。糖皮质激素及免疫抑制剂治疗可能加重病情进展。在疾病进展过程中,可能因为玻璃体炎误诊为细菌性眼内炎、真菌性眼内炎、结核性葡萄膜炎等。这种误诊主要是没有询问全身病史、外伤史,仅根据临床玻璃体混浊判断引起。

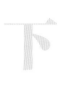
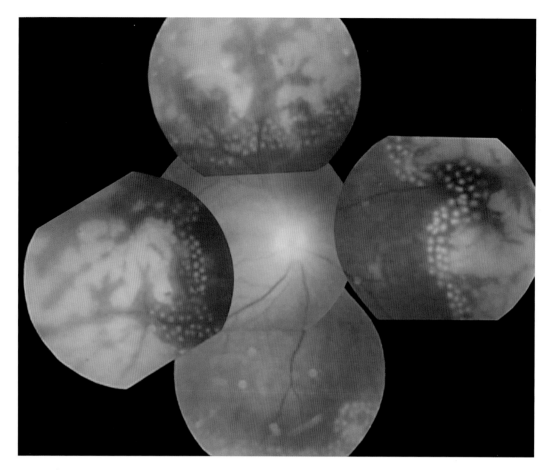

图 11-6-8　急性视网膜坏死玻璃体切除联合眼内光凝术后彩色眼底像

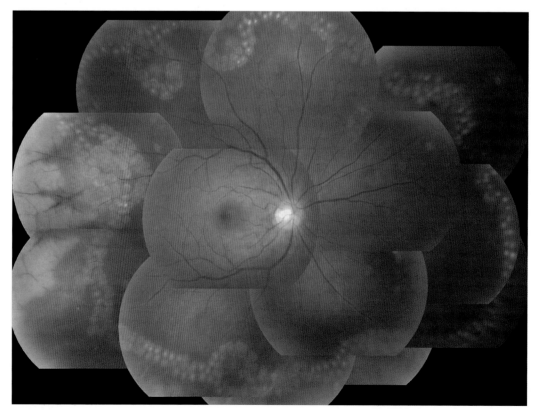

图 11-6-9　急性视网膜坏死激光光凝术后彩色眼底像

再次，对鉴别诊断中罗列的疾病认识不足。例如，对于周边多发坏死病灶、玻璃体混浊不明显的患者，如不询问个人史、既往史，了解全身免疫状态，可能会把进展性外层视网膜坏死诊断为急性视网膜坏死；但对于明确存在免疫力低下的患者，也可能会把存在玻璃体混浊及多灶性视网膜坏死的急性视网膜坏死误诊为外层视网膜坏死；对于存在明显免疫力低下的患者，当其免疫力提高时可能出现玻璃体炎症加重为特征的免疫恢复性葡萄膜炎，不能将这种免疫性炎症误诊为急性视网膜坏死。对于鉴别诊断不清的病例，可进行试验性治疗及必要时眼内液微生物检测以明确诊断。

七、经验教训与防范

1. 加强对急性视网膜坏死发病机制的认识。急性视网膜坏死是疱疹病毒引起的视网膜坏死性炎症。在整个疾病发病的病理机制上涉及两个方面：①病毒对视网膜、脉络膜的损伤，疱疹病毒中易引起急性视网膜坏死的是水痘带状疱疹病毒、单纯疱疹病毒，此两种病毒具有嗜神经的特性，因此对视网膜脉络膜的损伤表现为快速进展的视神经病变、闭塞性视网膜血管炎以及周边视网膜坏死；②机体对病毒入侵的免疫反应，表现为玻璃体炎、前葡萄膜炎。因此诊断急性视网膜坏死必须努力寻找上述两方面的临床证据。

2. 建立正确的葡萄膜炎诊断思路。对于首诊表现为葡萄膜炎的患者应该按照正确的葡萄膜炎诊断思路进行病史询问、临床检查及必要的实验室检查。比较合理的葡萄膜炎诊断思路是按顺序确定患者病程特点、单眼/双眼受累、葡萄膜炎主要累及部位、是急性炎症还是慢性炎症、是否合并已知感染、是否存在免疫力缺陷病史、是否合并全身其他系统疾病、是否有明确的感染因素。对首诊的患者行常规梅毒特异性抗体及梅毒非特异性抗体检测除外梅毒。

3. 加强对易混淆疾病的临床特征的了解。急性视网膜坏死的诊断是以临床特征和病史为基础的诊断。表 11-6-1 列举了常见的国外感染性葡萄膜炎的临床鉴别要点，但值得注意的是，我国的弓形虫视网膜炎发病报道较少，但我国弓形虫感染率不低，因此，弓形虫性视网膜炎的低报道率尚不能除外弓形虫检测并非我国葡萄膜炎常规筛查项目因素影响。对于存在明显免疫力低下的患者应考虑弓形虫视网膜炎的可能。

4. 对于可疑急性视网膜坏死的患者，可给予试验性抗病毒阿昔洛韦口服治疗，密切随访观察病情变化，如治疗 3~5 天病变无明显控制，必要时在条件允许情况下采用眼内液取材 PCR 检测病毒以明确诊断（前房取材为房水≥0.2ml，玻璃体腔液为不打开灌注切取的玻璃体液≥0.5ml，应在取材后 1 小时内−20℃保存送检或迅速保存于−80℃尽快送检，检测常规项目为单纯疱疹病毒-1 型、单纯疱疹病毒-2 型、水痘-带状疱疹病毒、EB 病毒、巨细胞病毒，有条件的尚需要检测单纯疱疹病毒-6 型、风疹病毒等）。

表 11-6-1　常见的表现为玻璃体炎的感染性葡萄膜炎临床鉴别要点

	急性视网膜坏死	巨细胞病毒视网膜炎	梅毒	弓形虫	结核	进展性外层视网膜坏死
位置	周边多灶或后极	随机，以血管为中心	随机，后极部为主	随机	中周部脉络膜	周边多灶
融合	可融合，快速环形向心进展	单一或多灶，中心愈合周边进展	广泛的	单灶，多位于瘢痕旁，多灶可以融合	多灶，可融合，也可散在分布	可融合，可多方向进展
边界	平滑，可伴有大卫星灶	颗粒样小卫星灶	边界不清	平滑	边界不清	边界不清
厚度	全层受累、混浊、水肿	表层坏死	非坏死水肿	致密，内层视网膜或全层受累	脉络膜病灶表面合并渗出性视网膜脱离	外层视网膜受累，病灶深、致密
血管炎	闭塞性动脉炎	病变区域血管闭塞	血管渗漏、静脉闭塞	动脉受累，表现为霜枝状血管炎或静脉白鞘	少见，表现为静脉周围炎或视神经血管炎	少见

5. 在长期应用阿昔洛韦的患者,尤其是免疫功能缺陷人群,应该警惕阿昔洛韦耐药的单纯疱疹病毒和带状疱疹病毒的出现。阿昔洛韦耐药的疱疹病毒患病率在免疫功能正常人群为1%,在免疫功能低下人群为14%。在使用高剂量口服阿昔洛韦、伐昔洛韦、泛昔洛韦后7~10天,单纯疱疹引起的急性视网膜坏死病灶无明显缩小,和/或出现卫星灶,就提示治疗失败。带状疱疹耐药株高剂量治疗10~14天病变不控制,提示治疗失败。其中膦甲酸钠不受胸腺嘧啶激酶影响被证实在此类患者中有效。确诊方法为单纯疱疹病毒 vero 细胞空斑减数试验和带状疱疹病毒纤维细胞空斑减数试验,目前针对胸腺嘧啶激酶的 DNA 序列基因组分析在诊断阿昔洛韦耐药疱疹病毒中发挥着越来越多的作用。可疑出现阿昔洛韦耐药的病毒感染后应给予高剂量阿昔洛韦静脉输液(10mg/kg,每8小时1次),如治疗7天无效,应换用膦甲酸钠静脉输液(40mg/kg,每8小时1次,根据肾功能调整剂量),同时进行活检,进行实验室检测。

(赵萌)

第七节　巨细胞病毒性视网膜炎及其他病毒感染相关的后葡萄膜炎

一、巨细胞病毒性视网膜炎

(一)概述

巨细胞病毒(cytomegalovirus,CMV)是一种广泛存在的病原体人类疱疹病毒(human herpes virus,HHV)。我国人群 CMV 血清学阳性率高达97.03%。在机体免疫功能正常时,CMV 无临床症状,长期潜伏,终身存在;在免疫不成熟和免疫缺陷的个体则会产生病变。近年来,随着器官移植手术和免疫抑制剂的推广应用,以及人类免疫缺陷病毒(human immunodeficiency virus,HIV)感染人群的增加,CMV 相关疾病逐渐受到了重视。

巨细胞病毒性视网膜炎(cytomegalovirus retinitis,CMVR)多见于艾滋病患者,是艾滋病患者最常见的眼底机会性感染。近年来,随着器官移植手术和医源性免疫抑制的应用,CMVR 越来越多地发生于非艾滋病患者,如肿瘤/血液病(造血干细胞移植、霍奇金淋巴瘤、非霍奇金淋巴瘤、大 B 细胞淋巴瘤等)、器官移植术后(肝移植、肾移植等)、风湿类/自身免疫性疾病(系统性红斑狼疮、多发性硬化症、重症肌无力等)、糖尿病、高血压、高龄、慢性肾功能不全等患者。

(二)临床表现

CMVR 患者的症状无特异性,可能无眼部症状,在筛查眼底时发现;或有黑影飘动、视物模糊等。

患者眼前节和玻璃体炎症反应轻或不明显,特征性眼底病灶有以下几种:

1. **出血水肿型**　可见经典型的"奶酪番茄酱"样改变,以及大片黄白色视网膜坏死灶伴出血,位于视网膜后极部或周边部,进展迅速(图 11-7-1)。

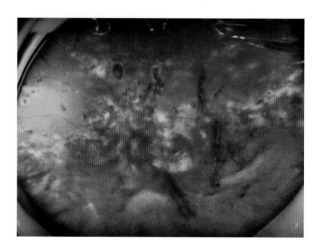

图 11-7-1　巨细胞病毒性视网膜炎超广角眼底像
出血水肿型:经典型的"奶酪番茄酱"样改变

2. **颗粒型**　呈黄白色片状或簇状病灶,活动性边缘呈颗粒状,进展缓慢,无或仅有少许出血(图 11-7-2)。

3. **霜样树枝状视网膜血管炎**　可见视网膜血管白鞘样改变,以静脉为主,如挂满冰霜的树枝,多同时伴有局部视网膜黄白色坏死灶(图 11-7-3)。

4. **视神经视网膜炎**　病变以视神经为中心,累及附近视网膜或黄斑区(图 11-7-4)。

随着病情进展,患眼可同时出现上述不同的眼底病灶特征。

另外,根据眼底病灶的位置,可分为中央型 CMVR(图 11-7-5)和周边型 CMVR(图 11-7-6)。中央型 CMVR 的病灶位于视网膜1区:黄斑中心凹周3 000μm 以及视盘旁1 500μm 范围内;周边型 CMVR 的病灶位于视网膜2区或3区:2区是指1区以外到赤道部的范围;3区是指2区以外到锯齿缘的范围。该分类方法有助于指导个体化治疗方案和预后评估。

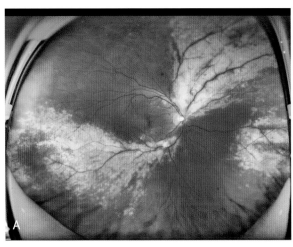 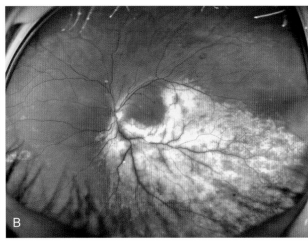

图 11-7-2　巨细胞病毒性视网膜炎超广角眼底像

A 和 B 来自同一患者,呈黄白色颗粒型病灶,无出血

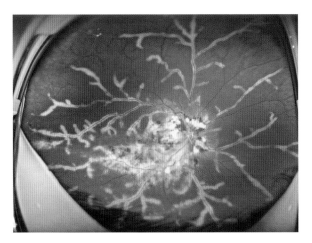

图 11-7-3　巨细胞病毒性视网膜炎超广角眼底像

呈霜样树枝状视网膜血管炎,合并后极部出血水肿病灶

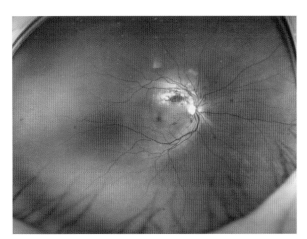

图 11-7-5　巨细胞病毒性视网膜炎超广角眼底像

中央型

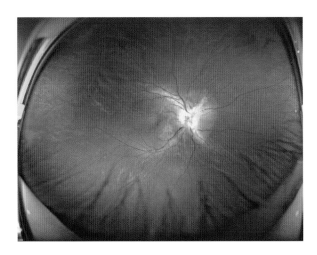

图 11-7-4　巨细胞病毒性视网膜炎超广角眼底像

病灶以视盘为中心,盘周视网膜水肿伴视网膜下积液

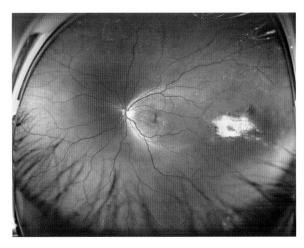

图 11-7-6　巨细胞病毒性视网膜炎超广角眼底像

周边型

CMVR 的病理改变以细胞因子介导的细胞死亡为主,主要表现为全层视网膜细胞和视网膜色素上皮细胞的破坏和坏死而非炎症。病灶区的 OCT 检查可表现为:视网膜全层结构破坏,层次紊乱,伴视网膜水肿或不同程度的视网膜坏死、萎缩(图 11-7-7 和图 11-7-8)。

(三)诊断标准及鉴别诊断

巨细胞病毒性视网膜炎虽然以病原体名命名,但其眼底表现具有特异性,目前仍主要通过眼底检查进行诊断。单纯患者外周血或单纯眼内液检测到巨细胞病毒抗体或 DNA 均不足以诊断本病。

本病主要需要与其他疱疹病毒引起的视网膜炎、弓形虫视网膜炎、梅毒性视网膜炎等疾病相鉴别。

1. HIV 相关视网膜微血管病变 微血管病变是艾滋病患者最常见的眼部表现,临床上表现为后极部棉绒斑,沿血管弓分布。CMVR 初发期病灶范围小,容易与棉絮斑混淆,OCT 检查有助于鉴别(图 11-7-9,图 11-7-10,表 11-7-1)。

2. 其他疱疹病毒性视网膜炎 急性视网膜坏死和进展性外层视网膜坏死也表现为视网膜黄白色坏死灶,两者通常进展较快。急性视网膜坏死多见于免疫力正常患者,多伴有明显的玻璃体炎及眼前节炎性反应,合并视网膜动脉炎。进展性外层视网膜坏死多见于进展期艾滋病患者,通常首先累及周边视网膜,表现为多发的深层视网膜病变,随病变进展逐渐融合,环形发展。

随着 PCR 技术检测眼内液病毒技术的普及,有报道指出,巨细胞病毒、单纯疱疹病毒、带状疱疹病毒引起的眼部体征可存在重叠,但目前的临床诊断仍以眼部体征作为诊断的主要依据。

3. 其他感染性视网膜炎 在免疫功能低下或缺陷的患者群体很可能合并其他感染,因此其视网膜炎需要排除多种感染性可能,如眼梅毒、弓形虫葡萄膜炎等。

眼部梅毒除了可以表现为视神经视网膜炎、视神经周围炎、球后视神经炎、视网膜血管炎,还可以表现为坏死性视网膜炎。当眼梅毒表现为坏死性视网膜炎时,与巨细胞病毒视网膜炎的鉴别存在困难,需仔细寻找其他神经梅毒的神经-眼科体征。当有实验室指标支持时,可同时治疗。

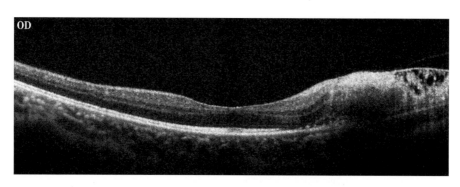

图 11-7-7 巨细胞病毒性视网膜炎 OCT 图像
病灶区视网膜水肿、层次紊乱、内层视网膜开始坏死

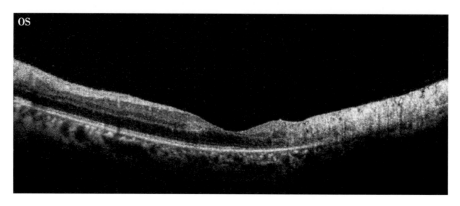

图 11-7-8 巨细胞病毒性视网膜炎 OCT 图像
病灶区视网膜层次紊乱、全层视网膜结构破坏,不伴视网膜水肿

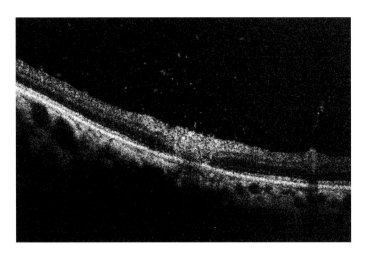

图 11-7-9　巨细胞病毒性视网膜炎初发期 OCT 图像
病灶处全层视网膜结构破坏,局部玻璃体腔可见炎性细胞

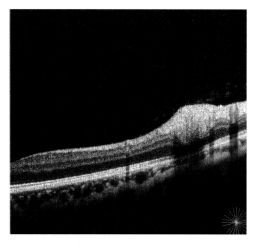

图 11-7-10　棉絮斑 OCT 图像
视网膜神经纤维层水肿隆起,无结构破坏

表 11-7-1　CMVR 初发期病灶与棉絮斑的鉴别

	初发期 CMVR	棉絮斑
眼底表现	白色病灶边界不清,可有卫星病灶	白色病灶边界清
位置	1 区或 2 区(从 1 区延伸到涡静脉)	1 区:距视盘 1PD 以内,黄斑中心凹 2PD 以内
OCT	视网膜神经纤维层凹陷,下方全层视网膜结构破坏,局部玻璃体腔可见炎性细胞	视网膜神经纤维层水肿隆起,无结构破坏
转归	逐渐扩大,少部分萎缩	逐渐消退,局部神经纤维层缺损

弓形虫葡萄膜炎的视网膜浸润灶可以与 CMVR 类似,但多伴有严重的前房、玻璃体腔炎性反应。在免疫力低下个体,弓形虫葡萄膜炎也可以表现为双侧、多发的视网膜浸润灶而眼内炎性反应较轻,在这种情况下必要时可以行眼内液弓形虫 PCR 检测以除外。

4. 非感染性眼底病　CMVR 发病中早期往往病灶范围不大,表现为局灶的视网膜黄白色病灶伴出血,当这类病灶位于视盘、黄斑区或后极部血管弓处时,容易被误诊为前部缺血性视神经病变、视网膜分支静脉阻塞、眼内淋巴瘤等视神经疾病或视网膜血管疾病。进一步的眼部和全身辅助检查有助于鉴别。

当明确患者存在有免疫功能低下或缺陷的情况,应注意监测血液中 CMV-DNA,主动进行眼底筛查。另外,当患者全身病情不明,以 CMVR 到眼科首诊时,应避免漏诊误诊,注意全身病排查。

(四)治疗原则及进展

免疫功能低下或缺陷的个体感染巨细胞病毒可以引起致残及致死。除视网膜炎外,巨细胞病毒尚可以引起肺炎、肠炎、脑炎等严重疾病。为降低死亡率、其他器官 CMV 感染或对侧眼 CMVR 的可能,对 CMVR 患者应首先进行全身抗 CMV 治疗。

1. 全身用药　传统的抗 CMV 药物首选更昔洛韦(5~7.5mg/kg,静滴,每 12 小时 1 次)或膦甲酸钠(60mg/kg,静滴,每 8 小时 1 次)。分诱导期(14~21 天)和维持期给药。维持期选择口服用药:更昔洛韦 1 000mg,口服,每日 3 次,或缬更昔洛韦 900mg,口服,每日 1 次。一般认为,当 CD4$^+$T 淋巴细胞数 >100/μl,且持续 3~6 个月时可停药,此时机体免疫功能恢复了针对 CMV 的特异性免疫。

缬更昔洛韦是一种更昔洛韦前体药物的口服制剂,在国外已经成为治疗 HIV 和非 HIV 相关 CMVR 的首选药物。此外,另一种抗病毒药物马立巴韦(maribavir)在 2022 年 1 月获美国食品药品管理局(FDA)批准用于移植术后 CMV 感染。

对于非 HIV 患者(如移植术后或肿瘤患者)合并的 CMVR,建议进行多学科会诊,结合眼底病情和全身状况(如免疫状态、肝肾功能和造血功能等),慎重考虑或减量全身用药,同时联合玻璃体腔注射给药。同样,CMVR 的抗病毒治疗也分诱导期和维持期给药,维持期给药时间长,停药时间需参考免疫功能的恢复状态。

全身用药具有不同程度的骨髓抑制、肾毒性或电解质紊乱等不良反应。注意监测全身化验指标,必要时调整用药方案。

2. 玻璃体腔注药 当CMVR病灶累及视网膜1区或患者有全身用药禁忌时,可联合更昔洛韦或膦甲酸钠玻璃体腔注射治疗:更昔洛韦2~4mg/0.05~0.1ml或膦甲酸钠2.4mg/0.1ml。具体给药频次需结合眼底病情。

CMVR发病的根本原因在于机体免疫功能异常,眼病治疗过程中应同时重视原发病治疗,加强多科室合作(眼底科和血液科、肿瘤科或感染科等)。

(五)预后

随着高效抗逆转录病毒治疗的应用,艾滋病患者免疫重建,部分患者会出现免疫恢复性葡萄膜炎,表现为玻璃体混浊、黄斑水肿、白内障等;另外,由于CMVR相关的全身病可能会出现病情波动,CMVR也会出现复发或加重。因此,针对CMVR的规范的、系统性诊疗和随访很重要。

(六)误诊原因分析及防范

巨细胞病毒性视网膜炎的诊断是基于临床体征,且见于免疫力低下个体。常见的误诊原因包括:

1. 对疾病的临床特征认识不足 临床上典型的CMVR表现被称之为"奶酪番茄酱样视网膜病变"。但早期CMVR的表现可能仅是周边或血管弓旁的白色颗粒状坏死病变,可伴或不伴视网膜内出血;还有少数CMVR表现为霜枝样视网膜血管炎或视神经视网膜炎。对CMVR眼底表现更全面的认识可避免漏诊误诊。

2. 对免疫低下状态认识不足 当患者不清楚或隐瞒自身全身病史时,很容易对首诊医师产生误导。医师可通过全身病症状的询问或查体获取信息,如有无体重改变、皮疹、咳嗽、发热、腹泻、头晕或头痛等。

二、其他病毒感染相关的后葡萄膜炎

(一)进展性外层视网膜坏死

进展性外层视网膜坏死(progressive outer retinal necrosis,PORN)是另一种疱疹病毒性视网膜炎,临床相对少见,也有文献报道水痘-带状疱疹病毒、单纯疱疹病毒引起的PORN。PORN多发生于免疫力严重低下的患者,如艾滋病及应用免疫抑制的非艾滋病患者。对临床怀疑PORN的患者应排查HIV感染情况。

1. 临床症状

(1)患者在发病前或同时可有带状疱疹感染史,或有病毒性脑膜炎病史;

(2)绝大多数患者双眼同时或短期内双眼先后发病,无痛性视力严重下降或视野缺损;

(3)数天内视力严重下降甚至失明。

(4)患者严重的免疫功能严重缺陷,CD4[+]T淋巴细胞数多小于10/μl;

2. 眼部体征

(1)无明显前节炎症反应。

(2)无明显玻璃体或视网膜血管炎症。

(3)视网膜深层黄白色病灶,伴少许出血,早期累及视网膜外层,内层及视网膜大血管不受累,呈龟裂样外观。

(4)病灶自周边向心性快速融合进展,视网膜外层坏死很快累及全层视网膜(图11-7-11)。

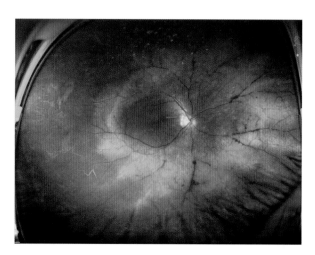

图11-7-11 进展性外层视网膜坏死超广角眼底像
视网膜外层黄白色病灶向心性进展,周边视网膜组织被破坏

(5)晚期黄白色病灶消退,全层视网膜萎缩,周边视网膜可呈破布样改变,视网膜脱离。

(6)OCT:早期视网膜水肿,各层次结构不清,视网膜外层呈虫噬样改变,视网膜组织的坏死分解从外层快速向内层发展,晚期视网膜坏死、变薄或消失,残余视网膜组织脱离。

3. 诊断和鉴别诊断 本病主要根据眼底表现,结合全身病史即可诊断,房水或眼内液的病原学检测有助于鉴别诊断。

(1)急性视网膜坏死:同样是由VZV感染所致,但因机体免疫状态的不同,PORN与急性视网膜坏死的临床表现亦存在明显不同。区别两者的意义在于进展性外层视网膜坏死的预后更差,需要更积极的抗病毒治疗和寻找免疫力低下病因。外层进展性视网膜坏死与急性视网膜坏死的临床区别点在于：①病变为多发性的深层视网膜病变，无颗粒状外观，有迅速融合趋势；②玻璃体炎症轻微；③视网膜血管炎轻微。如发现可疑进展性外层视网膜坏死病变的患者应积极询问病史并检查患者的免疫状态。

（2）巨细胞病毒性视网膜炎：巨细胞病毒性视网膜炎与PORN均可见于免疫功能缺陷患者。但两者的眼底表现不同，病原体亦不相同，PORN进展更快。必要时可通过眼内液病原学检测来进行鉴别。

4. 治疗及预后　PORN发展迅速，破坏性强，一旦临床怀疑本病，应尽快开始强效的抗病毒治疗，同时纠正免疫功能。同为VZV所致的视网膜炎，但PORN的抗病毒治疗方案与ARN略有不同。PORN患者更需要全身抗病毒治疗联合玻璃体腔注射给药，甚至可以高剂量联合两种抗病毒药。研究证实阿昔洛韦对PORN的疗效差，可能与艾滋病患者生物利用度低有关，或因为PORN治疗前曾使用阿昔洛韦治疗皮肤带状疱疹，导致对阿昔洛韦耐药。因此，对PORN推荐采用更昔洛韦，或联合膦甲酸钠静脉给药。

大部分患者尽管应用抗病毒治疗仍可在数周内出现全视网膜脱离、视神经萎缩，约2/3的患者最终视力无光感，70%的患者出现视网膜脱离。PORN是坏死性疱疹病毒性视网膜病变的重症类型，病情凶险、破坏性强、发展迅速，预后极差。

5. 典型病例　患者，男性，39岁，主诉：双眼视力下降20天，全身乏力1周。既往史：2019年2月初，右侧胸部"带状疱疹"。眼科查体：视力：右眼0.5，左眼光感。眼压：右眼9mmHg，左眼8mmHg。双眼前节（–）。眼底如图（图11-7-12，图11-7-13）。辅助检查：HIV初筛实验阳性，血HIV病毒载量246 289拷贝/ml；$CD4^+T$淋巴细胞1/μl；房水病毒检测：右眼VZV $1.23×10^7$拷贝/ml，左眼VZV $5.81×10^4$拷贝/ml；双眼房水CMV/HSV/EBV均为阴性。

眼科诊断：双眼进展性外层视网膜坏死，左眼视网膜脱离。

治疗方案：更昔洛韦静脉滴注联合双眼玻璃体腔注射更昔洛韦。

随诊：治疗第13天后，患者双眼视力进一步下降，眼底病灶明显消退（图11-7-14，图11-7-15），

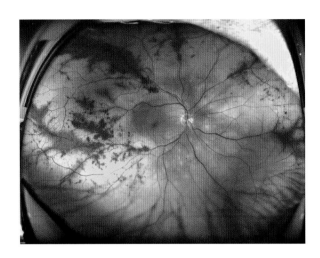

图11-7-12　右眼超广角眼底像
视网膜外层黄白色病灶，由周边向心性进展，伴出血，视网膜血管走行清晰

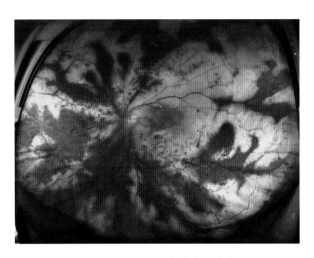

图11-7-13　左眼超广角眼底像
视网膜深层黄白色病灶，由周边向心性进展，伴出血，视网膜血管走行清晰，部分区域视网膜萎缩

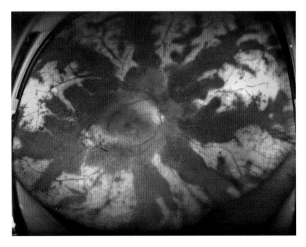

图11-7-14　治疗2周后右眼超广角眼底像
右眼底黄白色病灶大部分消退，视力进一步下降

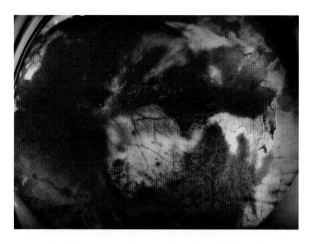

图 11-7-15　治疗 2 周后左眼超广角眼底像
左眼底黄白色病灶大部分消退,萎缩的视网膜隆起

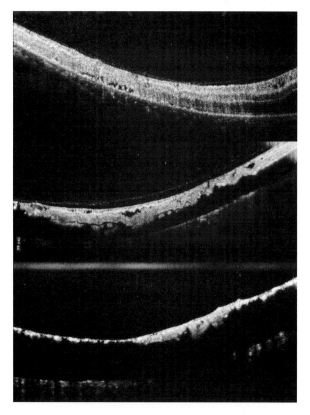

图 11-7-16　进展性外层视网膜坏死 OCT 图像
逐渐消失的视网膜组织

但视网膜结构逐渐消失,双眼视网膜脱离(图 11-7-16),患者放弃眼科治疗。

(杜葵芳)

(二)疱疹病毒相关的其他后葡萄膜炎

疱疹病毒在眼部的表现常见的是前葡萄膜炎、角膜虹膜炎、小梁网炎、急性视网膜坏死,但在免疫正常个体尚有其他的表现。随着眼内液/外周血病毒抗体效价检测、眼内液 PCR 病毒检测的

推广,在实验室检测证实为疱疹病毒感染的患者群体中,疱疹病毒相关的后葡萄膜炎尚可表现为进展缓慢的周边部环形视网膜坏死、周边雪堤样玻璃体炎、伴有玻璃体炎症的视网膜血管炎或视盘视网膜血管炎。

上述非急性视网膜坏死的疱疹病毒相关的临床表现很容易被误诊为中间葡萄膜炎、视网膜血管炎等疾病,给予糖皮质激素治疗效果欠佳,延误病情。因此,临床医生应该了解疱疹病毒在引起急性视网膜坏死外,还可以有广泛的临床表现,对于长期应用糖皮质激素治疗效果欠佳的中间葡萄膜炎、后葡萄膜炎,应取眼内液体进行病毒的抗体或 DNA 检测。

(三)风疹病毒相关葡萄膜炎

风疹病毒是一种感染人的 RNA 病毒,风疹病毒的眼部表现分为先天风疹感染和后天风疹病毒感染。先天风疹病毒感染的常见表现为眼部异常、耳聋、精神发育迟滞、心脏异常等,合称先天风疹病毒综合征。先天风疹病毒感染最常见的眼部表现包括先天性白内障、小眼球、虹膜发育异常、椒盐样视网膜色素变动等。

后天风疹病毒感染相关的眼部表现最常见的为前葡萄膜炎,具有多累及年轻患者、病程慢性化的特点,临床体征可出现 Fuchs 虹膜异色睫状体炎样的尘状或星芒状 KP、虹膜萎缩,多伴有玻璃体炎症、并发性白内障。与 Fuchs 虹膜异色睫状体炎不同,本病多不伴有虹膜后粘连。临床医生应该注意拟诊为 Fuchs 虹膜异色睫状体炎的患者是否伴有玻璃体混浊及后发障,如患者年龄较轻病程较长,可取房水进行风疹病毒抗体检测以除外本病。

此外,后天风疹病毒感染的眼部表现还可以是流感样疾病后出现的视网膜炎和视网膜血管炎。患者表现为视力突然下降。临床体征表现为视神经视网膜炎、黄斑星芒状水肿、视网膜血管炎伴有眼前节和玻璃体轻度的炎性反应及星芒状 KP。病变稳定后表现为椒盐状视网膜色素变动。目前尚无有效治疗办法。其视力预后较好。因其表现为视神经视网膜血管炎,尚需与梅毒、结核、弓形虫以及猫抓病相鉴别。对于表现为视网膜血管炎的患者,应详细询问有无流感样发热史、皮疹史,必要时取房水进行风疹病毒抗体检测以除外本病。

(四)巨细胞病毒在免疫功能正常患者的眼部表现

巨细胞病毒在免疫功能正常的患者可引起

角膜虹膜炎和视网膜炎。其中角膜虹膜炎常见，表现为一组角膜内皮细胞炎、小梁网内皮细胞炎、前葡萄膜炎。多伴随眼压升高。与其他病毒细小非肉芽肿性角膜后沉着物不同，CMV 角膜虹膜炎的 KP 呈特异性钱币样外形，KP 颗粒相互融合呈珊瑚状外观。反复发作患者多伴有虹膜萎缩，表现为广发前基质层萎缩，与疱疹病毒引起的节段性全层虹膜萎缩不同。CMV 小梁网损伤表现为眼压升高。在急性期可伴有角膜水肿，慢性期可见角膜内皮细胞缺失。其病程特征为：①急性期-反复发作高眼压性前葡萄膜炎（包括 Posner-Schlossman 综合征），多累及 30~50 岁人群，单眼发病，表现为急性单眼视力下降、角膜水肿、KP、前房炎症反应细胞、眼压升高通常 50mmHg 以上，病情可自行缓解，多反复发作；②慢性高眼压性前葡萄膜炎（Fuchs 虹膜睫状体炎），多累及 50~70 岁人群，隐匿起病，炎症反应轻，持续眼压升高，角膜内皮结节样改变、星状 KP、虹膜广泛萎缩、虹膜结节、虹膜异色，疾病可自行缓解或在使用抗病毒药物后缓解。两种临床类型多不伴有虹膜后粘连。在眼压升高的单眼前葡萄膜炎的患者进行房水 PCR 检测 CMV/HSV/VZV 有助于指导治疗。对于怀疑 CMV 感染但检测阴性的病例，可以重复 PCR 或进行深基因组序列分析以明确诊断。CMV 前葡萄膜炎需要使用更昔洛韦口服或局部抗病毒治疗。

（五）西尼罗河病毒感染的眼底表现

西尼罗河病毒（West Nile virus，WNV）是一种有包被的单链 RNA 病毒，属于日本脑炎病毒的一种。通过蚊虫叮咬传播，在非洲、亚洲、美洲、中东都有暴发流行，此外此种病毒还可以通过血液、胎盘传播。全身临床表现包括三种类型：①大多数患者感染后无明显症状；②部分患者在感染后 2~14 天出现高热（39℃以上）伴寒战、皮疹、肝功异常等；③其中部分患者在高热后出现神志异常、脑功能异常、呼吸障碍及昏迷等脑膜炎、脑炎表现。诊断主要依据是急性期患者外周血或脑脊液 ELISA 实验检出西尼罗河病毒 IgM 抗体升高。

西尼罗河病毒感染的眼部表现包括多灶性脉络膜炎、玻璃体炎、闭塞性视网膜血管炎、视神经炎、展神经麻痹等。其中脉络膜炎常见。表现为散在分布或线状排列的脉络膜视网膜炎，患者视力下降程度从 0.8 到数指轻重不等。在病变急性期，病灶表现为深的、扁平的、黄白色，直径

200~1 000μm 不等，部分病灶中央可有色素沉着。荧光素眼底血管造影显示急性期病灶早期出现渗漏，非活动期病灶表现为早期强荧光病灶，晚期着染，部分病灶中心出现色素遮蔽荧光。脉络膜视网膜炎可伴有玻璃体炎症、视网膜出血。患者多具有自愈倾向，发病数月后视力可部分提高或恢复正常。部分患者长期随访可出现脉络膜新生血管形成、视网膜新生血管形成等并发症。

目前本病无特效治疗方法，出现全身症状后多给予支持治疗。视力预后较好。表现为脉络膜视网膜炎时，本病需要与其他可能引起脉络膜视网膜炎的疾病相鉴别：包括梅毒、多灶性脉络膜炎、结核等。其中梅毒、结核等疾病可通过病史、临床体征、实验室检测及辅助检查除外。多灶性脉络膜炎多表现为反复发作，陈旧病灶与新发病灶共存。而西尼罗河病毒引起的脉络膜视网膜炎病灶多同时出现，不具备反复发作的特性。表现为闭塞性血管炎时应与视网膜静脉阻塞、Behçet 病等疾病相鉴别，必要时需要详细询问病史、行实验室相关检测以明确。

临床医生应认识此类疾病，因患者具有自愈倾向且视力预后较好。对于夏秋季、流行暴发区域内临床如怀疑本病应避免给予大剂量、长期糖皮质激素或免疫抑制剂治疗，以减少上述药物对患者全身影响。同时应了解本病的病程特点，给予患者密切随访，治疗脉络膜新生血管、视网膜新生血管等相关并发症。

（六）基孔肯雅病毒相关眼部表现

基孔肯雅（Chikungunya）病毒感染是一种经蚊子传播的病毒性疾病，急性期全身症状为高热、严重关节疼痛，尚可出现肌肉疼痛、头痛、皮疹等。基孔肯雅病毒是一种披膜病毒科甲病毒属的 RNA 病毒。目前在非洲、南亚、东南亚都有报道。诊断可采用几种方法：酶联免疫分析（ELISA）血清学检查可证实存在 IgM 和 IgG 基孔肯亚病毒抗体；感染后最初几天可以从血液中分离出病毒；外周血反转录酶聚合酶链反应检测病毒 RNA 等。没有专门治疗基孔肯雅热的药品。主要进行支持性治疗和对症治疗。

基孔肯雅病毒感染眼部表现最常见的是非肉芽肿性前葡萄膜炎，其后节表现包括全葡萄膜炎、视神经炎、球后视神经炎、视网膜炎伴玻璃体炎、视网膜中央动脉阻塞、多灶性脉络膜炎伴囊样黄斑水肿、渗出性视网膜脱离等。患者视力预后与

疾病表现有关,多给予局部糖皮质激素抗炎治疗。

此病在我国也有暴发报道。因此,在夏秋流行季节,对于出现高热伴关节疼痛病史患者如出现眼部症状应考虑此病。必要时请热带病医生会诊。

(七) 人 T 淋巴细胞增生病毒-1 型

人 T 淋巴细胞病毒-1 型是一种反转录病毒,可以引起 T 细胞白血病、T 细胞淋巴瘤等恶性肿瘤。而人类 T 淋巴细胞病毒-1 型血清阳性检出率在一些类型的特发性葡萄膜炎中较正常人群高。人类 T 淋巴细胞病毒-1 型血清学检测阳性的患者的葡萄膜炎多表现为中、重度的眼前节、玻璃体的眼内炎性反应,中重度视网膜血管炎。随病情进展患者可表现为黄斑囊样水肿、黄斑前膜、视网膜出血、继发视网膜退行性变、视神经萎缩等,患者可同时合并角膜白斑、角膜新生血管形成等。

急性期患者可使用局部糖皮质激素治疗,但鉴于患者存在病毒感染,应尽量避免使用全身免疫抑制剂治疗。对于糖皮质激素治疗效果欠佳的患者,眼底吲哚青绿血管造影显示同时存在脉络膜受累。

本病的报道集中于日本南部地区,但对于 T 细胞白血病、T 细胞淋巴瘤的患者应注意眼部随访,以减少视网膜血管炎治疗不及时出现的引起视力不可逆损害的并发症。

其他病毒感染引起眼底病变,如麻疹病毒、流感病毒、登革热病毒、EB 病毒,均可在感染的急性期(1~2 周内)引起眼部轻微的前葡萄膜炎,患者多无明显症状,眼部检查时发现。尚有德国麻疹急性期出现视网膜炎和脉络膜炎的报道。出现亚急性硬化性全脑炎的麻疹病毒感染患者,尚可出现相关的视神经病变。

(赵萌)

第八节　弓形虫病脉络膜视网膜炎

一、概述

弓形虫病(toxoplasmosis)是一种人畜共患的感染性疾病,全球至少有 5 亿感染者。弓形虫感染分先天和后天两种,只有在妊娠期感染时容易传染给胎儿,引起先天性弓形虫病。近年来,弓形虫病的发病率有所增加,因为弓形虫原虫是艾滋

病主要条件致病微生物之一,两者常伴发。

眼弓形虫病(ocular toxoplasmosis)是指弓形虫对眼组织的直接损害或通过引起免疫应答造成的眼组织损害,典型表现为脉络膜视网膜炎,炎症消退后形成色素性瘢痕,如炎症复发,急性炎症常发生于色素性瘢痕周围。国外发病率高,占美国后葡萄膜炎患者病因的 30%~50%。Perkins 提出先天性感染易引起眼部病变。弓形虫通过血行感染眼部,而黄斑部毛细血管网与视网膜其他部位相比较致密,易引起原虫毛细血管栓塞,所以眼部病变多发生于黄斑部。

二、主要临床表现

1. 全身改变　先天性感染如发生在妊娠 1.5~3 个月可致胎儿死亡或流产;发生在 4~6 个月可侵犯各器官致早产、死产、先天畸形;发生在妊娠后期主要表现为脉络膜视网膜炎。先天性弓形虫病主要的临床表现为脉络膜视网膜炎、精神运动障碍、脑内钙化灶、脑水肿四大临床表现及其他发育缺陷。

后天性感染可表现为急性、慢性和亚临床感染。急性感染主要有脑膜刺激症状及皮疹;慢性感染以淋巴结炎症最多,表现为淋巴结肿大,常伴乏力、低热、头痛等;亚临床感染不表现临床症状,当宿主抵抗力下降时可出现症状。

2. 眼部改变　先天性弓形虫感染 80%~90% 伴有眼部改变,以脉络膜视网膜炎为主要表现,严重病例伴有小眼球、眼球震颤、永存瞳孔膜、视神经萎缩及斜视等。急性期多发生于胎内或出生后不久,亦有先天感染成年后发病或复发者,多见于 25~45 岁。眼底检查常见新旧病灶共同存在。以往认为成年人眼弓形虫病可能是先天性感染的复发,感染的复发多发生在 20~30 岁,大多双眼患病。但最近的报道表明,获得性感染可能占更大的比例。

后天性感染约 2%~20% 出现眼部损害,表现为脉络膜视网膜炎或视网膜炎,常为单眼。儿童患者通常有视力下降、斜视、眼球震颤,成年人通常有视物模糊或视力下降,眼前黑影飘动。脉络膜视网膜炎最常侵犯黄斑部(76%),可伴肉芽肿性前葡萄膜炎和显著的玻璃体混浊。2~3 个月逐渐消退。

典型的新鲜病灶多位于黄斑区或视盘附近,也可沿大血管分布。病灶一般为 1~5PD,青白

色或灰黄色,伴有视网膜水肿和出血。玻璃体有点状灰白色混浊,常伴轻度虹膜睫状体炎。一般2~3个月后炎症逐渐消退,病灶边界渐清晰,逐渐出现色素沉积,1~2年后呈典型陈旧性病灶。典型的陈旧性病灶常为双侧性,多位于黄斑部,周边少见,约2~3PD或更大,中心部有灰色或白色增生性组织及色素沉着,其边缘部脱色素,病变边界清楚与黄斑部缺损很难鉴别,也有人认为弓形虫病是黄斑缺损的原因之一。新鲜病灶多出现于陈旧性病灶周围,形成卫星病灶,这是弓形虫病的特点。胎内或生后不久发病者,由于不能及时发现,很多患儿眼底检查时已成陈旧病灶。

患者还可表现为点状内层视网膜炎表现为视网膜色素上皮水平单一或多发的灰色视网膜病灶;视神经视网膜炎表现为视盘水肿、黄斑区星芒状渗出和浆液性视网膜脱离;视网膜血管炎表现为节段性动脉周围炎,静脉周围白鞘;色素性视网膜病变表现类似视网膜色素变性;周边部葡萄膜炎的周边眼底可出现雪堤样改变。

前节炎症可轻可重,可为肉芽肿或非肉芽肿型,儿童患者常合并严重的前葡萄膜炎和并发性白内障。

弓形虫病脉络膜视网膜炎轻度者病灶小于1PD,1~12周可自愈,中度者1~3PD,3~9个月逐渐消退,大于3PD的病灶常需要9~24个月才能稳定,预后不良。弓形虫病性脉络膜视网膜炎是复发性疾病,文献报道超过70%患者在未治疗的情况下1年内有新鲜病灶出现,并且小于10岁患儿出现新鲜病灶的可能性更大。免疫力低下患者(使用免疫抑制剂或获得性免疫缺陷综合征)易发生急性弓形虫感染,表现为坏死性脉络膜视网膜炎、活动性脉络膜视网膜炎,病灶沿血管分布,可出现严重的视网膜融合性坏死病灶,严重者可导致全眼球炎和眶蜂窝织炎。

三、诊断要点

诊断主要依靠典型的临床表现,当表现不典型时,需依靠病史、血清学检查等协助诊断。

1. 病史 详细询问母亲妊娠中病史,有无发热等症状及母亲有无接触病原体机会。成年人应注意职业性质,有无与猫或其他动物接触。

2. 临床表现 有无先天异常,头颅X线有无钙化点;后天性者有无发热皮疹、淋巴结肿大等。眼底特征为黄斑部局限性渗出性青白色或灰黄色

病灶,多伴有陈旧病灶或卫星灶。一般认为,后极部的陈旧病灶多为先天性感染所致。

3. 血清学检查 Sabin-Feldman染料试验是用患者血清与补体和活的弓形虫混合培养,加入染料以定量抗体,敏感性特异性强,但由于使用活的弓形虫,目前已经停用。补体结合试验对循环抗体敏感性高,用于获得性弓形虫感染急性期诊断。血细胞凝集反应试验对急性期和慢性期均有较高敏感性和特异性。酶联免疫吸附试验目前应用广泛,具有高度敏感性和特异性,是弓形虫病诊断的常规方法。免疫印迹试验有很高的敏感性和特异性,对先天性弓形虫感染的诊断有重要价值。IgG和IgM升高出现于感染后1~2周,而IgM阳性可持续至感染后6~9个月,所以IgM阳性不代表疾病一定处于活动期。如果血清学检查结果不明确,可于15~21天后复查。免疫功能不全的患者可仅凭血清IgG升高和接触史判断潜伏感染的存在,即使血清学检查阴性也不能除外弓形虫感染,需测定房水或玻璃体抗体滴度或进行PCR检测。

4. 眼内液抗体滴度检测 是眼弓形虫病重要的辅助检查方式。房水和血清抗体比对诊断眼弓形虫病很有价值,Witmer-Desmonts系数($C=$抗体滴度房水/血清 × 免疫球蛋白血清/房水)≥ 3有诊断意义。

5. 聚合酶链反应(polymerase chain reaction,PCR) 羊水PCR检测对宫内弓形虫感染有帮助,房水和玻璃体PCR检测可用于眼弓形虫病的检测,近期感染患者的房水中可检测到弓形虫DNA。眼内液PCR检测敏感性低,特异性高,敏感性的高低受扩增选择的靶点和患者的免疫状态影响。免疫状态好的患者PCR敏感性更低。

6. 荧光素眼底血管造影和吲哚青绿眼底血管造影 荧光素眼底血管造影早期显示病灶中央弱荧光,之后荧光素渗漏。瘢痕病灶因视网膜色素上皮增生可出现早期弱荧光,色素上皮萎缩可出现窗样缺损,晚期病灶边缘染色。吲哚青绿眼底血管造影早期弱荧光或强荧光,晚期强荧光。

7. SD-OCT 可用于区分急性期和静止期病灶。急性期视网膜神经上皮增厚、反射增强、结构破坏,光感受器细胞层破坏,色素上皮脱离。随着病灶安静神经上皮层变薄,色素上皮萎缩。

四、鉴别诊断要点

1. 其他肉芽肿性病变 结核、梅毒等都可以

发生播散性脉络膜视网膜炎,大多为黄白色或灰色病灶,而非白色病灶。实验室检查结核菌素或梅毒血清学检查阳性,弓形虫血清学检查阴性。

2. 巨细胞病毒感染 特别是在新生儿与弓形虫病很相似,也有视网膜病变和颅脑钙化,并伴有全身病,与弓形虫病的主要区别在于弓形虫病伴有全身病者相对较少,眼底常有新旧病灶并存或卫星病灶。在病灶形态方面,弓形虫病性脉络膜视网膜炎表现为增厚的更为致密的黄白色病灶,边界更清晰,出血较少见。血清学检查和眼内液检查有助于鉴别诊断。

3. 内源性念珠菌感染 容易产生棉絮状渗出呈白色,但常为多发,病灶边缘模糊,伴有出血,不伴有陈旧病灶,常伴前房积脓以资鉴别。

4. 弓首蛔蚴病 有时与弓形虫病很难区别,主要区别在于弓首蛔蚴病病灶更为隆起,呈均匀圆形。弓首蛔蚴 ELISA 试验敏感性特异性高,有助于区别两者。间接检眼镜查找周边部脉络膜幼虫行迹对诊断也有帮助。

5. 拟眼组织胞浆菌病 往往发生黄斑部盘状脱离,弓形虫病有时也可发生,但前者前节和玻璃体没有炎症表现,而弓形虫病有炎症表现。

6. 匐行性脉络膜视网膜炎 复发性眼弓形虫病与匐行性脉络膜炎相似,但匐行性脉络膜炎往往在视盘周围出现螺旋状脉络膜视网膜瘢痕,不伴眼前节和玻璃体炎性反应。

五、治疗原则与进展

对于免疫功能正常的患者,弓形虫病性脉络膜视网膜炎是自限性疾病,通常在 4~8 周自愈。当出现视力下降、黄斑或视盘旁病灶、大于 1PD 的病灶、中到重度玻璃体混浊、多发病灶时才建议进行治疗。对于免疫功能不全的患者,需要尽早治疗。

1. 抗弓形虫药物 主要用于活动性弓形虫病患者,建议在眼部病变影响中心视力时才用于治疗。乙胺嘧啶(pyrimethamin)为二氢叶酸还原酶抑制剂,可抑制弓形虫原虫繁殖,但是有骨髓抑制作用并影响肾功能,妊娠 3 个月内禁用。成年人首剂每日 75~100mg,分 2 次服,2 天后改为 25mg,分 2 次服。并联合使用三磺(trisulfapyrimidmes),首量 2g,每日 4 次,后改为 1g,共用 4 周或 5~10 天一疗程,间歇 10 天第二疗程。螺旋霉素(spiramycin)副作用少,

可用于老年人、儿童或对孕妇做预防性治疗,每次 300mg,每日 4 次,儿童每天 30~50mg/kg,6 周一疗程,可与磺胺类药物或乙胺嘧啶合用,对备孕的女性较为适用。此外复方磺胺甲唑(trimethoprim/sulfamethoxazole)、克林霉素、四环素也可以用来治疗弓形虫病。阿托伐醌(Atovaquone)和阿奇霉素(Azithromycin)的副作用较传统治疗小,一般用阿托伐醌 750mg,每天 4 次,持续 8~12周,阿奇霉素 250mg,每天 1 次,持续 5 周。

2. 糖皮质激素及其他免疫抑制剂 糖皮质激素的应用有一定争议。有人建议一般不用,在抗原虫治疗后 2 周炎症控制不佳的黄斑区病灶,严重的玻璃体炎,视力进行性下降的患者可在抗病原体治疗下口服糖皮质激素。但也有人认为需要在抗弓形虫药物的基础上常规使用糖皮质激素,但停药时间要在抗弓形虫药物之前。剂量为泼尼松 0.5~1mg/(kg·d)。免疫功能不全的患者不建议使用。有糖皮质激素禁忌证者可使用其他免疫抑制剂。

3. 激光光凝 可用于视网膜下新生血管、孕期复发的患者以及不能耐受药物治疗的患者。通常于病灶周围行三排光凝,中央行融合光凝。对陈旧病灶周围采用激光光凝被认为可以破坏其周围包囊及过敏组织,有减少复发的作用。光凝治疗应注意避开黄斑中心区,并避免在病变活动期进行光凝治疗。

4. 玻璃体切除术 主要用于清除持久的玻璃体混浊和玻璃体视网膜牵引。手术应选择在活动性炎症消退后,术前、术后联合使用抗弓形虫药物和糖皮质激素治疗,以避免复发。

5. 预防 本病宿主广泛,应注意避免接触易感动物,应对育龄及妊娠期妇女进行弓形虫病的检测及治疗。

六、典型病例

患者,男性,9 岁。因"发现双眼视力差 2 个月"于 1990 年 12 月 14 日就诊。既往 2~3 岁时有发热史。检查:视力右 0.2,Jr1,左 0.6,Jr1,眼前节检查未见异常,眼底:右眼视盘色泽正常,中心凹反光存在,颞下血管距视盘 1.5PD、距黄斑 0.5PD 处 2PD × 3PD 黄白色病灶,周围可见 1PD 大小卫星灶,距此病灶 0.5PD 处有 3PD × 4PD 大小病灶,病灶边界较清晰,色素聚积,病灶附近视网膜无水肿、渗出;左眼颞下血管距视盘 0.5PD 处

有 2PD×3PD 大小病灶,距此病灶 0.5PD 处有一 3PD×4PD 病灶,附近可见卫星灶,病灶色素脱失、聚积,边界清晰,视网膜无水肿。考虑"弓形虫病性葡萄膜炎",进行人弓形虫荧光抗体试验,结果阴性,其他感染性疾病、免疫性疾病实验室检查阴性。经抗弓形虫试验性治疗,病灶逐渐转为陈旧性。

七、误诊原因分析

1. 过分依赖血清和眼内液抗体检查 弓形虫病性脉络膜视网膜炎的眼底表现与多种感染性和非感染性脉络膜视网膜炎症类似,鉴别主要依靠血清学检查,但是如仅依靠血清学检查和眼内液抗体测定结果,则有可能误诊。一方面,视网膜内感染的弓形虫有时不足以引起血清抗体水平升高,临床上却有复发性眼弓形虫病患者无血清 IgM 或 IgG 升高;另一方面,血清和房水中出现抗弓形虫抗体并不一定能诊断眼弓形虫病,既往感染弓形虫可致血清抗弓形虫抗体升高,各种原因的葡萄膜炎均可使血-眼屏障功能破坏,抗体进入眼内液。

2. 眼底病变表现不典型 眼弓形虫病的典型表现为陈旧瘢痕附近出现新鲜的炎症病灶,但在一些患者病变可以十分不典型。如点状外层视网膜病变、视神经视网膜炎、视神经炎、类似中间葡萄膜炎的雪堤样改变、坏死性视网膜炎等,并且我国弓形虫病较少见,遇到上述病变时不易联想到眼弓形虫病。文献报道发病时表现为中心性浆液性脉络膜视网膜病变,1 周后才出现典型视网膜下灰白色圆形病灶,周边色素沉着,经过弓形虫血清学检查,诊断为眼弓形虫病。抗弓形虫治疗后病变消退,视力恢复。亦有初诊为中心性渗出性脉络膜视网膜炎,抗弓形虫抗体滴度高,抗弓形虫治疗后病变消退。

3. 免疫抑制患者感染弓形虫后眼部病变严重,出现类似急性视网膜坏死、巨细胞病毒性视网膜炎的病变,易忽略眼弓形虫病的病因。文献报道有白血病并接受抗白血病治疗的患儿初诊为中心性渗出性脉络膜视网膜炎,经抗弓形虫抗体检测诊断为弓形虫病。显示弓形虫易在机体功能低下时乘虚而入,攻击视网膜脉络膜,引起炎性反应等病理改变。

八、经验教训与防范

1. 眼弓形虫病是脉络膜视网膜的急性坏死

性炎性反应,有自限性,但亦有病变发展迅速致严重后果者。文献报道 1 例患儿因就诊迟而呈现典型的坏死性炎症,遂致眼球萎缩。应予重视,积极查找病因,及早治疗。

2. 要确定脉络膜视网膜炎是否为弓形虫所致,应测定房水或玻璃体抗体效价和血清抗体效价之比,即 Witmer-Desmonts 系数。<2 表明与弓形虫感染无关,2~4 提示活动性眼弓形虫病,>4 可诊断为活动性眼弓形虫病。

3. 或许由于遗传因素和饮食习惯等原因,我国的眼弓形虫病的发病率不及欧美高,但也可能与对本病的临床表现征象认识不足及有关检测手段欠缺造成的误诊、漏诊有关。对于眼底表现不典型的弓形虫病患者,和眼底病变严重的免疫抑制患者,应考虑到弓形虫所致可能性,必要时进行实验室检查、试验性治疗以排除或明确诊断。

(池滢 杨柳)

第九节 弓首蛔蚴移行症眼内炎

一、概述

弓蛔虫病(toxocariasis)是常见的肠寄生虫病。寄生于犬者称犬弓蛔虫,较多侵犯内脏,造成内脏幼虫移行症(visceral larva migrans,VLM)。VLM 的特点为持久性嗜伊红血细胞过多、肝大、肺炎等,也可侵犯眼组织,特别是葡萄膜组织内可引起肉芽肿性葡萄膜炎,即弓首蛔蚴移行症眼内炎(ocular larva migrans,OLM),是儿童后葡萄膜炎的三大原因之一,严重者导致失明。

二、主要临床表现

(一)全身表现

患者多为儿童,以 4~8 岁多见,也可发病于各年龄段。多单眼发病,可侵犯各器官,引起相应症状。感染后表现为发热、急躁、面色苍白、体重减轻、全身不适,常见肝脾大,并可有一过性肺浸润、腹部和四肢皮疹红斑或丘疹、脑脊髓炎等。亦有患者无全身症状和体征。

(二)眼部表现

1. 眼弓蛔虫可以无症状,或有眼前黑影、视力下降甚至失明。病变可以发生在虹膜,亦可有前节炎性反应,虹膜病灶表现为绒毛状结节,也可表现为白点状改变和前房积脓。

2. 后极部脉络膜视网膜炎发生在眼底后极部特别是黄斑，为肉芽肿性病变，多为单眼，也可双眼。典型者急性期病变区为黄斑部孤立的白色病灶，多为半球形，约 1/2~4PD，病变区夹杂色素增生，往往由于玻璃体混浊导致眼底模糊不清，表面有小血管，周围有放射状视网膜线条，纤维条索伸向玻璃体和平坦部。偶在病灶内可见弓首蛔蚴的新月形暗影。

3. 周边部脉络膜视网膜炎多发生于急性炎症过程，眼底周边部有白色病变，称特发性周边葡萄膜视网膜炎，可伴雪堤样改变。还可表现为周边部肉芽肿，呈半球状肿块，有玻璃体结缔组织条索与视盘相连，晚期往往有视网膜镰状牵引皱褶，严重影响视力。

4. 弥漫性慢性眼内炎表现为单眼的黄白色肿块、玻璃体混浊、前葡萄膜炎、晶状体混浊，严重者发生前房积脓和视网膜脱离。

5. 弓蛔虫感染还可表现为弥漫性单侧亚急性视神经视网膜炎(DUSN)，常造成单眼严重的视力丧失。表现为大量复发性、可消散的、多灶性灰白或黄色病灶，这种病灶位于视网膜外层，伴有轻度或中度的玻璃体炎症和轻度的视盘水肿，急性期可有羊脂状 KP、前房积脓及视网膜脱离。这些活动病灶只特征性地集中于眼底某一节段，在活动性病灶附近可以观察到圆形的反光的白色弓蛔虫，两端呈锥形，病灶在 1~2 周内消失。在弓蛔虫的非活动期，可以没有明显的白色病灶。活动性外层视网膜病变早期为强荧光，晚期荧光素着染，可能有静脉旁荧光素渗漏。随着疾病的进展，血管造影显示广泛强荧光，这是由于色素上皮破坏引起的窗样缺损。

6. 此外弓蛔虫还可引起视神经炎、视网膜分支动脉阻塞、巩膜炎、角膜炎、晶状体混浊等。

三、诊断要点

1. 临床表现 眼底有局限性肉芽肿性炎症，或弥漫性黄白色肿块，玻璃体混浊显著。

2. 血清学检查 血清 IgG、IgM、IgE 升高。血清 ELISA 对弓蛔虫病有高度特异性，与其他蠕虫感染无明显交叉反应，是测定弓蛔虫抗体的一种稳定可靠的诊断试验。抗体效价大于 1:8 为阳性。采用房水、玻璃体检查敏感性更高，Goldmann-Witmer 系数 >4 时可确诊。

3. 嗜酸性粒细胞检查 血常规检查可发现白细胞升高，主要为嗜酸性粒细胞增多，可持续数月至数年。也可吸取房水和玻璃体检查嗜酸性粒细胞。

4. 超声检查 可发现肉芽肿性病变，对眼底不能窥见者超声检查可以提供重要线索。表现为视网膜周边部高反射实体性肿块，连接后极部和肿块的玻璃体膜，可致牵引性视网膜脱离或后极部伸向肿块的视网膜皱褶。

5. OCT 在肉芽肿性炎症的患眼活动期表现为视网膜下牵拉和特发性脉络膜新生血管形成，视盘旁浆液性视网膜脱离和边界清晰的囊样病灶。

四、鉴别诊断要点

1. 视网膜母细胞瘤 眼弓形虫病也好发于儿童，可表现为白瞳征，或眼底有白色肿块，需要与视网膜母细胞瘤相鉴别。眼弓首蛔虫病发病年龄为 4~8 岁，肿块通常无增大，常伴显著的玻璃体炎症和增生性玻璃体病变。而视网膜母细胞瘤多见于 22~24 个月的婴幼儿，少有玻璃体改变，肿块进行性增大，CT 检查可发现钙化灶。对可疑病例进行血清、房水 ELISA 检查，玻璃体细胞学检查等有助于鉴别。

2. Coats 病 因有大片灰白色渗出，单眼患病，应与 Coats 病相鉴别。Coats 病特征性的后极部视网膜下白色纤维化病灶伴有毛细血管扩张和脂质渗出，少有前房、玻璃体炎症，有助于鉴别。血清、房水 ELISA 检查，玻璃体细胞学检查等有助于鉴别。

3. 早产儿视网膜病变 眼底有从视盘向周边延伸的镰状皱褶，有早产、低出生体重及吸氧史，累及双眼。典型表现为增生性病变，一般无玻璃体炎症。而弓首蛔虫病有明显的玻璃体炎症，并有白色隆起病灶，可帮助鉴别。血清、房水 ELISA 检查，玻璃体细胞学检查等有助于鉴别。

4. 中间葡萄膜炎 部分患者有周边多发白色渗出，类似中间葡萄膜炎的雪堤样改变，但中间葡萄膜炎发病年龄较大，多双眼患病，为非肉芽肿性炎症，玻璃体混浊相对较轻，预后良好。血清、房水 ELISA 检查，玻璃体细胞学检查等有助于鉴别。

5. 弓形虫病性脉络膜视网膜炎 弓形虫病也好发于儿童，且多有养狗、猫史，典型表现为后极部白色病变，但白色病变多围绕陈旧瘢痕，较为扁平。而弓首蛔虫病病灶多隆起，易出现增生性玻璃体视网膜病变。血清、房水 ELISA 检查敏感性特异性高，以资鉴别。

6. 感染性眼内炎 感染性眼内炎多有外伤史、内眼手术史、长期应用免疫抑制剂、糖尿病等病史。眼底也可出现白色或黄白色病灶，玻璃体混浊和增生性玻璃体视网膜病变。但病变进展迅速，伴严重前葡萄膜炎。血、尿及眼内液细菌培养、涂片检查等有助于鉴别。

7. 家族性渗出性玻璃体视网膜病变 本病表现为视盘到周边视网膜的增生牵拉，但多为双眼，家族中多有同样疾病患者，以资鉴别。

8. 拟眼组织胞浆菌病 本病也有类似幼虫性肉芽肿病变的黄斑部病变，但是发病年龄较大，有典型的视盘旁脉络膜视网膜萎缩和局灶性周边脉络膜视网膜瘢痕，可鉴别。

五、治疗原则与进展

1. 糖皮质激素 炎症反应较强时应联用糖皮质激素治疗，可局部 Tenon 囊下注射，亦可口服泼尼松 0.5~1mg/(kg·d)，3 周内逐渐减量。亦有人认为活的幼虫并不引起明显的炎症，但死的幼虫引起严重的眼部炎症，因此提出对弓首蛔虫的治疗应以糖皮质激素为主。有文献报道应用小剂量环孢素 A 可以长期控制眼内炎症。

2. 抗蠕虫剂 与糖皮质激素联合使用或在病灶对糖皮质激素治疗反应不完全时应用，噻苯达唑(thiabendazole)用法为 50mg/(kg·d)，连用 7 天；阿苯达唑用法为 800mg，每日 2 次，连用 6 天；甲苯咪唑用法为 100~200mg，每日 2 次，连用 5 天。用药后 24 小时活动性幼虫可消失。新的药物包括硝唑尼特和三苯双脒。

3. 激光光凝 对黄斑区 3mm 以外病变，可用激光光凝杀死幼虫，防止幼虫移行。治疗时应联合糖皮质激素口服。

4. 手术治疗 用于用药效果不佳的患者，最好在虫体死前或死后不久手术取出，以免死后发生继发性炎症。对于有玻璃体视网膜增生的患者可行玻璃体切除术。玻璃体切除术也可用于治疗并发症如黄斑前膜和牵拉性视网膜脱离。

5. 预防 注意个人卫生，养猫、犬者更当注意。对家养动物应定期检疫。

六、误诊原因分析

1. 过分相信血清学检查 虽然抗弓首蛔虫抗体敏感性和特异性较高，但亦有文献报道一例患者抗体效价仅为 1∶2，但经组织学检查确诊为弓首蛔虫病患者。在疾病过程中，特异性抗体效价多随着病程延长而逐渐降低，因此，在对特异性抗体测定结果判断时，一定要与临床结合起来综合考虑。必要时进行房水抗体效价检测计算 Goldmann-Witmer 系数或组织学检查。

2. 疾病认知度低 由于儿童患者视网膜母细胞瘤等眼恶性肿瘤发病率高并被广泛认知，而弓蛔虫病在我国认知度较低，弓蛔虫病肉芽肿性炎症的表现与肿瘤可以十分相近，容易误诊导致过度治疗。

七、经验教训与防范

曾有文献报道一例 4 岁半患儿，下方视网膜脱离波及黄斑，怀疑恶性肿瘤摘除眼球，镜检发现下方锯齿缘和睫状体平坦部有嗜酸性粒细胞脓肿，坏死中央可见弓蛔虫蚴。所以，对儿童患者，在怀疑恶性肿瘤时应进行血清学检查，排除弓蛔虫病等可治性疾病。

（池滢　杨柳）

第十节　特发性脉络膜新生血管

一、概述

特发性脉络膜新生血管（idiopathic choroidal neovascularization，ICNV）是一种发生于黄斑部孤立的渗出性脉络膜视网膜病变，伴有脉络膜新生血管（choroidal neovascularization，CNV）和出血。曾用名为中心性渗出性脉络膜视网膜病变，患者多为中青年，单眼发病居多，病程持久，呈间歇性发作，最后形成机化瘢痕，常常导致视力严重损害。发病机制中脉络膜异常，尤其是脉络膜炎症，被认为与 ICNV 的病理生理有关。然而，ICNV 的确切发病机制尚不清楚。Houfa Yin 等研究显示与对照组相比，ICNV 患者前房水中 IL-2、IL-10、IL-15、IL-17、BFGF 和 GM-CSF 水平显著升高。而且，IL-10、IL-17、GM-CSF 和 VEGF 水平与病变面积有显著相关性。提示了 IL-17 等相关的炎症过程可能参与了 ICNV 的病因。Xu-Sheng Cao 等报道位于 COL8A1 基因上的 rs669676 单核苷酸多态性可能与 ICNV 的遗传易感性有关。

二、主要临床表现

主要症状为中心视力障碍,视物变形等。眼底检查可见黄斑部灰色浸润病灶伴视网膜下出血,病灶呈类圆形,大小约 1/4PD,很少超过 1PD(图 11-10-1A)。在急性阶段,病灶周围可有盘状脱离。病程较长的患者,病灶周围可见亮白色硬性渗出。FFA 检查早期可见脉络膜新生血管显影(图 11-10-1B),呈花边状、轮辐状、树枝状或者不规则形,荧光素很快渗漏形成强荧光灶,后期强荧光灶范围扩大,边界模糊(图 11-10-1C)。

吲哚青绿血管造影(ICGA)检查中可见 ICNV 呈现为一个类圆形的强荧光区,周围有一个低荧光晕。相干光断层扫描成像(OCT)检查可见 ICNV 呈现视网膜下的强反射病灶,可伴有视网膜下液(图 11-10-2)。在 FFA 和 ICGA 上较少能辨认出 ICNV 的血管细节。而 OCT 血管成像(OCTA)因不受血管渗漏的影响,通过视网膜深部分层,可显示非常清晰的 CNV 血管网络形态(图 11-10-3)。有

研究报道 ICNV 患者在 OCTA 上能 100% 检测到 CNV 血管网络形态,而在 ICGA 上则为 57%。

三、诊断要点

1. 大多数发生于中青年人,多为单眼发病,病程持久,呈间歇性发作。

2. 开始中心视力下降,视物变形,最后因黄斑区形成机化瘢痕,常导致视力严重损害。

3. 黄斑区灰色灶伴视网膜下出血。

4. 无高度近视及其他眼底改变。

5. FFA 检查呈典型 CNV 表现。

6. ICGA 检查和 OCTA 检查显示典型的 CNV 血管网络形态。

四、鉴别诊断要点

本病需要与产生 CNV 的其他疾病相鉴别,如年龄相关性黄斑变性(渗出型)、多灶性脉络膜炎、弓形虫脉络膜视网膜炎、点状内层脉络膜病变、高度近视性脉络膜新生血管及息肉状脉络膜血管病变等。

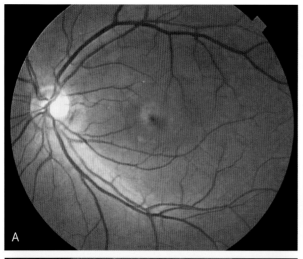

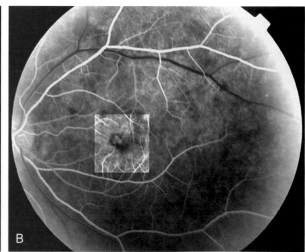

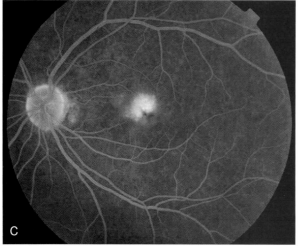

图 11-10-1 特发性脉络膜新生血管
A. 左眼彩色眼底像示黄斑拱环内灰色灶伴视网膜下小片状出血,无高度近视及其他眼底改变;B. 左眼 FFA 检查显示动静脉早期可见黄斑拱环内脉络膜新生血管显影,呈不规则形,视网膜下小片状出血呈遮蔽荧光,其他血管充盈未见异常;C. 左眼 FFA 检查显示晚期荧光素渗漏形成强荧光灶,范围扩大,边界模糊,黄斑囊样水肿,视网膜下小片状出血呈遮蔽荧光

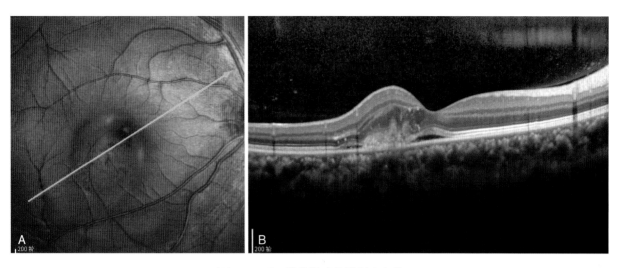

图 11-10-2 特发性脉络膜新生血管

A. 炫彩眼底像示病灶中央橘红色区域为视网膜色素上皮层病变;B. OCT 示黄斑区视网膜增厚隆起,可见囊样无反射区,椭圆体区反射中断,团状不均匀反射,局部神经上皮层与色素上皮层反射分离

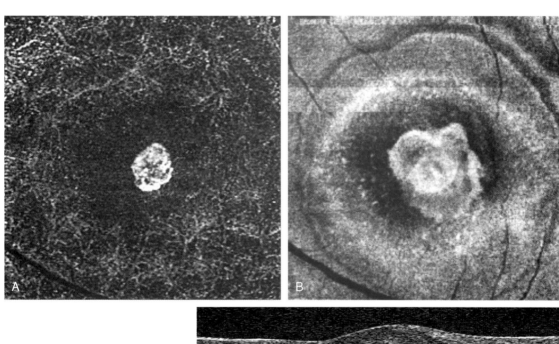

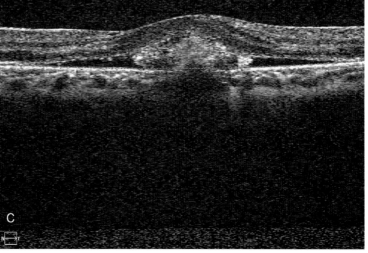

图 11-10-3 特发性脉络膜新生血管

A. OCTA:黄斑区可见新生血管网状高血流信号,并可见视网膜血管血流信号投射伪影;B. En face 图像:可见片状高反射病灶,边界清晰;C. B-scan 图像

（一）年龄相关性黄斑变性（渗出型）

年龄相关性黄斑变性（age related macular degeneration, ARMD）（渗出型）发病年龄较大，多数在50岁以上；病变范围较大（常常超过1PD）；常累及双眼（可先后发病）；有玻璃疣及色素的改变等（图11-10-4）。而ICNV多发生于中青年，多单眼发病，眼底病灶很少超过1PD，无其他眼底改变。

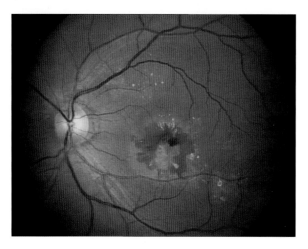

图 11-10-4　年龄相关性黄斑变性（渗出型）
可见黄斑拱环及周围见约1PD的灰色灶伴视网膜下出血，周围可见硬性渗出，后极部散在玻璃疣

（二）多灶性脉络膜炎

多灶性脉络膜炎（multifocalchoroiditis, MFC）可并发CNV，与ICNV相比，两者临床症状类似，均好发于中青年，预后较差。不同之处：①眼别：MFC常双眼发病。而ICNV常单眼发病。②眼前节：MFC早期有前葡萄膜炎临床表现。而ICNV无前葡萄膜炎临床表现。③眼底表现：ICNV患者黄斑区灰色病灶伴视网膜下出血，无高度近视及其他眼底改变。MFC患者视盘周围、后极部及中周部散在多发性（3个至数百个）圆形或椭圆形灰黄色灶（>300μm）（图11-10-5）。④FFA检查：ICNV呈典型CNV，无须再行ICGA检查，黄斑区及周围无或见<2个的病灶染色。伴发CNV在活动性病灶造影早期呈弱荧光，后期染色（图11-10-6）；在非活动性病灶造影呈穿凿样灶、透见荧光和色素遮蔽。1/3病例伴发典型CNV表现，ICGA检查病灶呈弱荧光（图11-10-7），有助于发现早期病灶。

（三）弓形虫病脉络膜视网膜炎

弓形虫病脉络膜视网膜炎（toxoplasmic

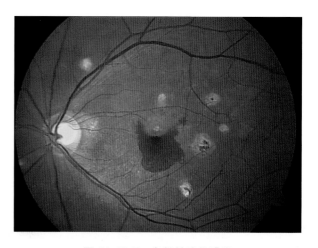

图 11-10-5　多灶性脉络膜炎
示左眼底视盘颞上和鼻下、后极部散在多发性圆形或类圆形灰黄色病灶，部分病灶中心伴有色素沉着，黄斑区视网膜下大片出血

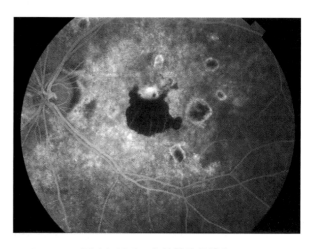

图 11-10-6　多灶性脉络膜炎
示图11-10-5 MFC患者FFA检查早期左眼视盘颞上、后极部散在圆形或类圆形弱荧光灶，边缘强荧光，黄斑拱环内见CNV性强荧光，黄斑区大片出血遮蔽荧光

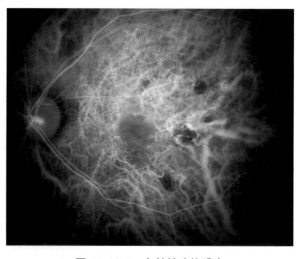

图 11-10-7　多灶性脉络膜炎
示图11-10-5多灶性脉络膜炎患者ICGA早期左眼病灶呈弱荧光

chorioretinitis)患者有猫、狗接触史,常伴有前房及玻璃体炎性反应,眼底特征:黄斑区及周围,中周部穿凿样病灶。如为陈旧病灶表现为2~3PD的类圆形瘢痕,中央灰白色纤维组织,周围色素圈(图11-10-8)。如为再发病灶则表现为新鲜的坏死灶,卵圆形轻隆起的白色绒毛灶,周围伴色素性瘢痕。FFA检查病灶染色。0.3%~19%的患者并发CNV。血清弓形虫抗体检查:弓形虫抗体IgG和IgM阳性。与ICNV易于鉴别。

(四) 点状内层脉络膜病变

点状内层脉络膜病变(punctate inner choroidopathy,PIC)是一种主要累及内层脉络膜和视网膜色素上皮的炎症性疾病,目前病因、发病机制未

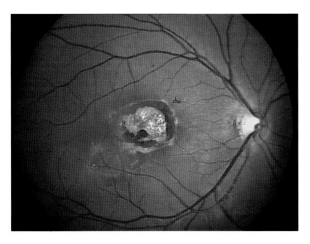

图 11-10-8　弓形虫病脉络膜视网膜炎

先天性弓形虫病性脉络膜视网膜炎患者右眼彩色眼底像,右眼黄斑区及周围色素性瘢痕,周围可见放射状视网膜皱褶

明。PIC好发于中青年女性,多数伴中高度近视,黄斑区CNV伴后极部深层视网膜下黄白色奶油状小病灶及陈旧性色素性萎缩灶(图11-10-9A)。FFA检查显示活动性病灶早期呈强荧光,后期染色或轻渗漏(图11-10-9B)。ICNV好发于中青年,男女发病无明显差异,黄斑区单个CNV病灶,无高度近视及其他眼底改变。

(五) 高度近视性脉络膜新生血管

脉络膜新生血管是病理性近视的严重并发症,常导致黄斑出血和瘢痕形成,造成严重视力丧失。患者有高度近视病史及高度近视眼底改变(脉络膜视网膜萎缩灶、漆样裂纹、视网膜劈裂、黄斑裂孔等)(图11-10-10),两者眼底改变迥异,很容易与ICNV相鉴别。

(六) 特发性息肉样脉络膜血管病变

特发性息肉样脉络膜血管病变(polypoidal choroidal vasculopathy,PCV)以源于内层脉络膜血管系统的异常息肉状膨隆为特征,常导致反复发生的浆液性或血性色素上皮脱离(图11-10-11A),与ICNV相比:①PCV发病年龄更大,多为50岁以上的老年人,ICNV多发生于中青年;②PCV眼底常见橘红色病灶(图11-10-11A),ICNV呈黄斑区灰色病灶;③FFA检查PCV常表现为隐匿性CNV(可为多处),ICNV呈典型CNV;④PCV患者ICGA检查有特征性改变,显示内层脉络膜异常分支血管网,末端呈息肉状或呈动脉瘤样簇状扩张的强荧光(图11-10-11B),随造影时间延长局部荧光素渗漏,晚期管壁着染,出现冲刷现象。

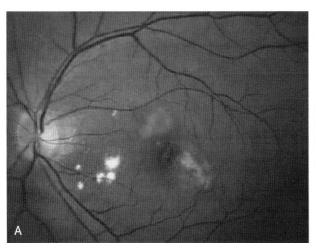

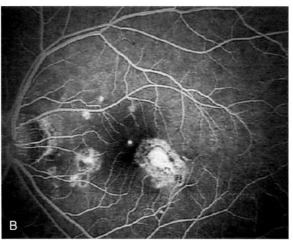

图 11-10-9　点状内层脉络膜病变

A.示左眼黄斑区灰色CNV伴视盘黄斑之间深层视网膜下黄白色奶油状小病灶;B.示左眼FFA检查动静脉期,奶油状病灶呈强荧光伴轻渗漏,黄斑区CNV性强荧光伴渗漏

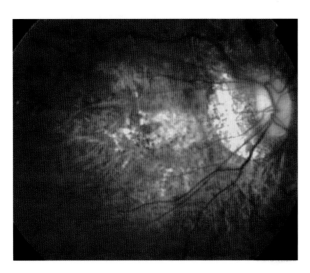

图 11-10-10　高度近视眼底
示右眼底呈豹纹状,视盘颞侧近视弧斑,黄斑区见漆样裂纹

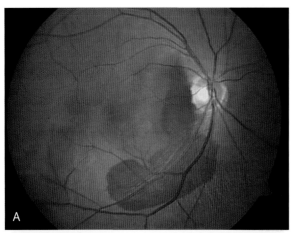

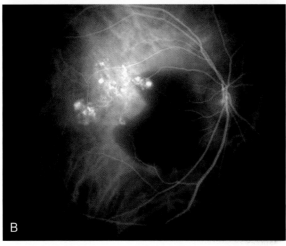

图 11-10-11　息肉样脉络膜血管病变患者右眼彩色眼底像及 ICGA 检查

A. 示右眼视盘颞侧及颞下方见大片视网膜下出血,形成血性色素上皮脱离,后极部见多个橘红色病灶;B. ICGA 检查显示右眼黄斑区内层脉络膜异常分支血管网,末端呈息肉状或呈动脉瘤样簇状扩张的强荧光

五、治疗原则与进展

治疗目的是封闭 CNV,使现有的视功能能得以保存。目前的主要方法是光动力疗法(PDT)、玻璃体腔注射抗 VEGF 药物、光凝治疗,以及联合治疗。

1. 激光光凝　激光治疗作用主要是应用激光光凝固原理,眼内色素性物质吸收激光光能转化为热能,使眼内组织发生凝固。激光光凝曾被广泛应用于 CNV 的治疗,但是仅适用于位于黄斑中心凹 500μm 以外的边界清楚的 CNV。而且激光光凝不能阻止新的 CNV 形成,光凝后 CNV 的复发率也较高。所以,目前临床中已很少使用激光光凝治疗 ICNV,被玻璃体腔内注射抗 VEGF 药物治疗所取代。

2. 光动力疗法(photodynamic therapy,PDT)　PDT 是通过静脉注射一种光活性物质——维替泊芬,联合低能量激光照射引起光化学反应,造成 CNV 血管内皮细胞损伤和血管内血栓形成,达到破坏 CNV 组织的作用,它的重要优势在于能够选择性破坏 CNV 组织,而不损伤 CNV 周围组织的正常功能。适用于所有 CNV 患者(包括黄斑中心凹下 CNV),因此,PDT 也是 ICNV 的有效治疗方法之一。维替泊芬的用量是根据患者的体表面积计算的,使用电子输液泵在固定的时间内进行注射。照射激光光斑大小取决于 FFA 检查记录的 CNV 病灶大小,设置为 CNV 最大直径再加上 1 000μm,激光能量通常设置为 50J/cm²,照射 83 秒。嘱咐患者术后 48 小时内避免阳光照射,建议户外活动时穿长袖衣服,戴防护眼镜。随着临床抗 VEGF 药物的发展和广泛应用,相关研究显示玻璃体腔内注射抗 VEGF 药物治疗在 ICNV 患者视力获益和视力维持方面优于 PDT 治疗。因此,目前在治疗 ICNV 中抗 VEGF 药物的应用使 PDT 的应用大大减少,但病情顽固反复患者或者抗 VEGF 治疗不应答的患者仍可选择。

3. 玻璃体腔内抗 VEGF 剂治疗　近十几年来,抗 VEGF 药物被广泛应用于 CNV 的治疗,也是目前治疗 ICNV 的首选方法。抗 VEGF 药物已从适体类、单抗类发展至第三代融合蛋白类。适体类如哌加他尼纳(pegabtanib),单抗类如贝伐单抗(bevacizumab),雷珠单抗(ranibizumab)。融合蛋白类如康柏西普(conbercept)和阿柏西普(aflibercept)。哌加他尼纳是竞争性阻断 VEGF 亚型 165 的一个配体,美国 FDA 批准治疗继发于 AMD 的 CNV;贝伐单抗是对所有 VEGF 亚型起作用的全长重组单克隆抗体,批准用于转移性直肠癌的治疗,眼科治疗 CNV 属标签外使用;雷珠单抗是重组的人源化单克隆抗体的 Fab 片段,对所有的 VEGF 亚型起作用,FDA 批准用于继发于 AMD 的 CNV 和继发于 BRVO 的黄斑水肿(ME)。康柏西普是中国首个获得世界卫生组织国际通用名的全自主知识产权的生物 I 类新药,由人 VEGF 受体 1 中的免疫球蛋白样区域 2 和 VEGF 受体 2 中的免疫球蛋白样区域 3 和 4,与人免疫球蛋白 Fc 片段经过融合而成,能与 VEGF-A、VEGF-B 及 PlGF 的多靶点结合。阿柏西普是国外首个融合蛋白类抗 VEGF 药物,由人 VEGF 受体 1 中的免疫球蛋白样区域 2 和 VEGF 受体 2 中的免疫球蛋白样区域 3,与人免疫球蛋白 Fc 片段经过融合而成,也能与 VEGF-A、VEGF-B 及 PlGF 的多靶点结合。各种不同类型的抗 VEGF 药物在玻璃体腔代谢速度不一样,半衰期也不一样。通常情况下,约 0.05ml 的抗 VEGF 溶液通过睫状体平坦部注入玻璃体,由于抗 VEGF 药物作用持续时间较短,通常需要根据病情重复注射以控制病情。Houfa Yin 等研究显示,ICNV 患者经玻璃体腔注射雷珠单抗术后视力和视网膜中央厚度有明显改善。玻璃体腔注射雷珠单抗除降低前房液中 VEGF 外,还显著降低 IL-2、IL-10、BFGF 和 IL-12 水平,但 IL-6 水平显著升高,提示抗 VEGF 治疗还参与调节眼内炎症因子。有研究显示玻璃体内注射 Ranibizumab 和 Bevacizumab 治疗 ICNV 具有相同的疗效和安全性。Xu-Sheng Cao 等研示抗 VEGF 治疗的 ICNV 患者最终视力与治疗前椭圆体带和外界膜损伤显著相关。提示外层视网膜的完整性,尤其是椭圆体带和外界膜的完整性,对于 ICNV 玻璃体内抗 VEGF 治疗患者最终视觉结果的预测具有重要意义。Qian-Yan Kang 等研究显示低的脉络膜新生血管厚度,视网膜下液(subretinal fluid,SRF)高度和体积可预测 ICNV 对玻璃体腔注射雷珠单抗治疗的良好反应。OCT 与 OCTA 是目前临床中常用的用于评价玻璃体内抗 VEGF 治疗 ICNV 疗效和随访的一种有用工具,具有快速、无创、可重复等优点。

4. 联合治疗 研究表明,PDT 联合玻璃体腔内抗 VEGF 剂治疗较单一治疗能更好地促使 CNV 的消退,视力恢复更快及减少再治疗次数。

还有学者研究 PDT 联合玻璃体腔注射曲安奈德治疗 CNV 疗效良好。联合治疗的理论支持是光动力治疗可能增加了 VEGF 和色素上皮衍生因子(PEDF)的表达,从而促进新生血管膜的生成,而抗 VEGF 药物及长效糖皮质激素具有抑制新生血管膜形成、生长和复发的优势。故联合治疗能够发挥协同作用。

5. 其他治疗 本病多考虑炎症为其主要病因,其发病与结核、弓形虫病等感染相关,全身有或曾有结核感染、PPD 试验阳性的患者可试用抗结核治疗。

手术治疗(黄斑下 CNV 摘除、黄斑转位手术等)因手术难度高,术中、术后并发症多,术后视力恢复不理想,现已较少使用。美国眼科学会研究得出黄斑下手术对治疗 CNV 并无明显优势,也不能提高患者与视力相关的生活质量,认为在推广这一技术之前还需要大规模的随机对照研究。

经瞳孔温热疗法(transpupillary thermotherapy,TTT)是非特异性治疗,目前也较少单独使用,有报道称 TTT 联合曲安奈德球后注射治疗 ICNV 取得较好疗效,激光能量小,参数较易掌握,治疗后 73% 的患者视力提高。

研究报道吲哚青绿(indocyannine green,ICG)介导的光栓疗法治疗特发性脉络膜新生血管,根据 ICG 的吸收峰(805nm)与 810nm 半导体激光波长相近,使其可成为治疗 ICNV 的光敏剂,该方法被称为吲哚青绿介导的光栓疗法(indocyanine green mediated photothrombosis,IMP)。研究结果显示,IMP 对 ICNV 有一定治疗效果,该方法安全、经济。但 IMP 的治疗参数、远期疗效及并发症需更大样本的长期临床观察。此外,对 IMP 确切的作用机制也需进一步探讨。

国外学者研究认为,曲安奈德仍是一种辅助和联合治疗 CNV 的有效方法。有病例报告利用玻璃体腔注射甲氨蝶呤治疗 CNV,特别是对抗 VEGF 治疗耐受的难治病例。放射治疗能够破坏快速增长的新生血管组织,关于这一方法是否有效的研究结果缺乏一致性。

六、典型病例

例 1:患者,女性,38 岁。右眼视力下降伴视物变性 3 个月。右眼视力 0.5,右眼玻璃体轻度混浊,右眼 FFA 检查见图 11-10-12。曾诊断为右眼特发性脉络膜新生血管。结合病史及眼科检查,应诊断为：右眼多灶性脉络膜炎。给予口服糖皮质激素联合抗 VEGF 药物治疗后 CNV 消退，右眼视力恢复至 0.9。

例 2：患者，女性，32 岁。右眼视物模糊 1 个月。有近视病史，右眼：−3.50DS−1.00DC×170°=0.3；左眼：−3.50DS=1.0。眼底情况及 FFA 检查见图 11-10-13。曾诊断为右眼特发性脉络膜新生血管。结合病史及眼科检查，应诊断为：右眼点状内层脉络膜病变。给予口服糖皮质激素联合抗 VEGF 药物治疗后 CNV 消退，右眼矫正视力恢复至 0.8。

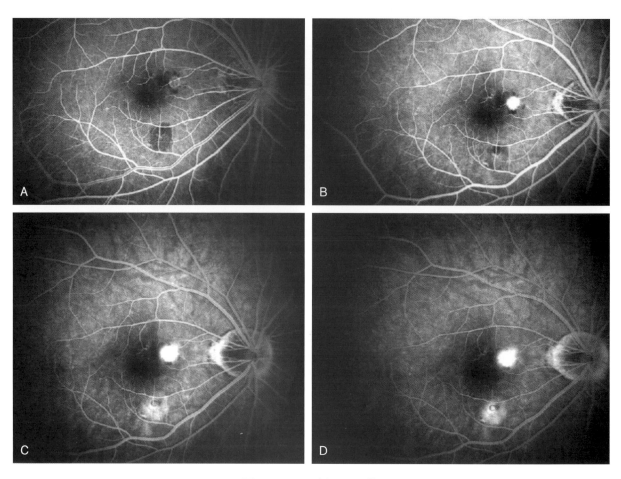

图 11-10-12　例 1 FFA 像

早期右眼底黄斑拱环鼻侧呈典型 CNV 强荧光（A），晚期荧光素渗漏（B，C，D）。黄斑下方早期见一椭圆形弱荧光（A，B），晚期着染（C，D）

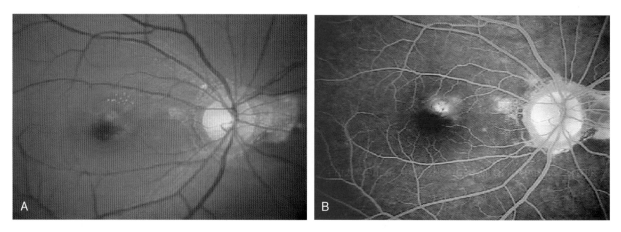

图 11-10-13　例 2 患者彩色眼底像及 FFA 图像

A. 例 2 右眼彩色眼底像，黄斑拱环鼻上方见一灰色小圆形灶，周围少许点状硬性渗出，视盘周围见散在点片状黄色病灶，有的伴色素增生；B. 右眼 FFA 检查见黄斑拱环鼻上方典型 CNV 性荧光素渗漏，视盘周围病灶染色

七、误诊原因分析

通过这两例患者我们看出,首诊医师抓住了黄斑区孤立的典型 CNV 特征,结合中年发病,首先考虑诊断 ICNV。但是忽视了相关的病变特征,如例 1 中存在右眼玻璃体的轻微混浊和右眼黄斑下方的灰黄色病灶,该病灶造影早期呈弱荧光,晚期着染;例 2 中中年女性患者存在中度近视,右眼视盘周围见散在点片状黄色病灶。FFA 检查显示早期视盘周围强荧光灶,后期染色。另外,基层眼科医师对多灶性脉络膜炎、点状内层脉络膜病变等疾病的认识不够,导致了此类误诊。

八、经验教训与防范

ICNV 的诊断需符合中青年发病,FFA 检查呈典型 CNV,而且无高度近视及其他眼底改变。如果眼底还有其他改变或病灶,应考虑其他诊断。

(曾仁攀　文峰)

第十一节　类肉瘤病脉络膜视网膜病变

一、概述

类肉瘤病又称结节病,是一种累及多器官多系统的慢性肉芽肿性疾病,病因及发病机制尚不清楚。结节病主要侵犯肺、肺门淋巴结及周围淋巴结,亦可侵犯脾、皮肤、眼部、神经系统和关节等。15%~25% 有眼部受累,眼部可以累及多个组织,如眼睑、结膜、虹膜、视神经等,而葡萄膜炎是最主要的眼部表现。而葡萄膜炎中约 5% 患有结节病。在眼部结节病中 14%~20% 表现为后节病变。

二、主要临床表现

结节病可累及多种眼部组织,表现亦是多种多样,其中最常见的是前葡萄膜炎,约占所有眼部结节病的 2/3,脉络膜视网膜病变则占 14%~20%。

结节病脉络膜视网膜病变典型的改变是玻璃体、脉络膜、视神经视网膜炎症。

玻璃体炎可以表现为弥漫性混浊,或是形成雪球状、雪堤状或串珠样混浊,常位于赤道前下方视网膜前。

血管旁白鞘在结节病非常常见,有时在血管壁周围出现黄白色渗出斑,称为蜡滴状改变,多为灰白色或黄色,沿血管特别是静脉分布,属于视网膜静脉周围炎的表现。结节病也可以造成视网膜静脉阻塞,尤其是分支静脉阻塞,少见中央静脉阻塞,伴有周边视网膜毛细血管无灌注,进而导致视网膜新生血管形成、静脉出血。黄斑囊样水肿也不少见。

结节性肉芽肿可见于视神经、视网膜和脉络膜,1/4~1PD 大小,视网膜肉芽肿分布在后极或周边部,脉络膜的肉芽肿是深层略黄色的病灶,类似 Dalen-Fuchs 结节样改变。

三、诊断要点

目前,诊断依据国际结节病工作组(IWOS)2017 年修订的标准:

1. 全身结节病表现,尤其以肺部表现最为多见,X 线胸片或 CT 检查可见双侧肺门淋巴结肿大;

2. 除外结核;

3. 肺实质改变符合结节病,呼吸科或影像科诊断结节病;

4. 血清血管紧张素转化酶(ACE)水平升高,血清溶菌酶升高;

5. 支气管肺泡灌洗液 CD4/CD8 升高(大于3.5);

6. 眼部表现为慢性肉芽肿性葡萄膜炎,主要表现为前葡萄膜炎,包括羊脂状 KP、虹膜结节(Koeppe、Busacca 结节)、房角结节、周边前粘连等;

7. 脉络膜视网膜病变典型表现为玻璃体呈雪球、雪堤或串珠样混浊,视盘、视网膜可见结节性肉芽肿性改变,视网膜静脉白鞘或黄白色渗出。

四、鉴别诊断要点

1. 其他肉芽肿性脉络膜视网膜炎　尤其是结核性脉络膜肉芽肿性炎症,患者多有结核性疾病,结核菌素试验阳性,组织病理为干酪性,而且,肺部表现有各自的特征。

2. 特发性中间葡萄膜炎　同样表现为玻璃体雪球状、雪堤状或串珠状混浊,视网膜周边血管炎,但是没有结节病的全身表现。

3. Behçet 病　同样表现为视网膜血管炎,主要是闭塞性动脉炎和静脉炎,而结节病是视网膜静脉周围炎,而且 Behçet 病伴有口腔溃疡等全身改变,而结节病有典型的肺部改变。

五、治疗原则与进展

结节病对糖皮质激素敏感,结节病性脉络膜视网膜炎需要全身应用糖皮质激素(泼尼松 40~80mg/d),反应良好。对于糖皮质激素治疗不敏感或不耐受的患者,可以应用免疫抑制剂,如甲氨蝶呤、硫唑嘌呤、麦考酚酸酯或环磷酰胺等。近几年,应用生物制剂治疗应用抗肿瘤坏死因子(TNF-α)治疗结节病性葡萄膜炎亦有效。

结节病性脉络膜视网膜炎往往视力预后较差,但全身糖皮质激素的治疗显著改善视力预后。

六、典型病例

患者,女性,37 岁。眼红,急性发病,伴有视力疲劳、消瘦、食欲下降,并有干咳、头痛。

眼部检查:视力:右眼 1.2,左眼 1.5,双眼角膜后中等大小羊脂状 KP(++),前房浮游细胞(+),右眼虹膜 4:00~6:00 后粘连,局部膨隆,左眼虹膜 9:00 后粘连,双眼晶状体透明,玻璃体中等大小片状混浊,眼底右眼颞上周边部一片灰白色渗出。FFA 检查显示双视盘轻度渗漏,黄斑部可见少数片状强荧光。

实验室检查:血管紧张素转化酶(ACE)52.4U/L(正常值 25~45U/L)。

胸部 X 线片:双侧肺门淋巴结肿大。

诊断:①结节病。②双眼结节病脉络膜视网膜病变。

七、误诊原因分析

1. 此病在中国比较少见,对此病的诊断与鉴别诊断认识不够。

2. 此病表现为葡萄膜炎尤其是后葡萄膜炎的眼底改变,玻璃体呈不同形态的混浊,必须注意鉴别。

3. 对糖皮质激素治疗敏感。

4. 胸部 X 线或 CT 检查及 ACE 测定有助于诊断。

八、经验教训与防范

凡是出现羊脂状 KP 等肉芽肿性葡萄膜炎患者,应考虑结节病的可能,详细追问病史,有无呼吸道症状,并进行胸部影像检查及血清血管紧张素转化酶的检查,呼吸科会诊也有助于此病的诊断与鉴别诊断。

(杨柳)

第十二节 Vogt-小柳-原田综合征

一、概述

Vogt-小柳-原田综合征(Vogt-Koyanagi-Harada syndrome,VKH)是伴有皮肤及神经系统损害的眼部免疫异常疾病。急性葡萄膜期为以双眼渗出性视网膜脱离为主要特征的全葡萄膜炎。

病因尚不明了,一般认为与自身免疫有关。目前有自身免疫学说、免疫遗传因素、感染学说。机体对黑色素相关抗原、视网膜 S 抗原、光感受器间的维生素 A 类结合蛋白的自身免疫有关。

病理改变为炎性病变,以上皮样细胞、黑色素性巨噬细胞组成,有 Dalen-Fuchs 结节,与交感性眼炎相似。脉络膜毛细血管及视网膜受损,见色素吞噬细胞、成纤维细胞,浆细胞浸润伴色素上皮紊乱,与交感性眼炎不同。

Dalen-Fuchs 结节由巨噬细胞、类上皮细胞、淋巴细胞和改变了的视网膜色素上皮细胞构成,位于视网膜色素上皮和内层脉络膜。大小不等,圆形结节,一般出现在炎症发生 2 个月后,为肉芽肿性炎症。

二、主要临床表现

以前节为主的患者畏光、流泪、眼痛、视力快速下降;以后节为主的患者视力急速下降、视物变形、闪光感,伴或不伴有头痛,耳鸣。

1. 眼部表现 急性发作起病,可伴头痛、发热、恶心,未得到及时的治疗,病变迁延反复。

(1)以前节为主:急性虹膜睫状体炎表现。睫状充血,灰白色 KP,房水闪光强阳性;瞳孔缩小,虹膜后粘连。未得到及时治疗则继发青光眼、白内障。同时可有后节炎症。

(2)以后节为主:前节炎性反应轻微。玻璃体轻度混浊;视盘充血、边界模糊,表面血管扩张;视网膜水肿从视盘周边开始,黄斑呈放射状皱褶,继而发生多湖状渗出性视网膜脱离,视网膜下液较为混浊;此时治疗及时视力可恢复良好,仅有极轻微的视网膜色素上皮改变;如炎症加剧,脉络膜渗液增加,形成以下方为主的球形视网膜脱离,可随体位移动;虽经治疗,晚期视网膜色素上皮及脉络膜广泛脱色素,眼底呈现晚霞样,并伴有色素;未得到及时治疗则反复发作,最终失明。

2. 全身表现

(1) 颅内压增高的表现:出现在眼部症状前或同时。头痛、发热,恶心、呕吐,颈强直;可有病理反射阳性;脑脊液淋巴细胞、白细胞增高;脑电图异常。

(2) 耳鸣,重听。发病同时或几天后出现,程度不等。

(3) 毛发变白,皮肤脱色素,成白癜风。多出现在病变晚期。

三、诊断要点

诊断标准为双侧全葡萄膜炎,伴有脑炎、脱发、白发、白癜风、耳鸣、重听等症状。在双眼前/后葡萄膜炎、神经系统异常、皮肤改变的四项中,有其中三项即可诊断。诊断时应注意其早期表现,并非所有体征具备;早期出现典型的眼后节改变时,及时诊断及时治疗可不出现晚霞样眼底改变。

荧光素眼底造影有非常典型的改变,但无特异性。本病眼后节损害选择性地以脉络膜及色素上皮为主,视网膜尤其视网膜血管损害较轻。葡萄膜炎期 FFA 显示针尖状强荧光点快速渗漏,融合成为多湖状视网膜下荧光积存,这仅仅反映了在脉络膜炎症影响下的色素上皮屏障功能的破坏,不能显示脉络膜改变。

ICGA 则见到脉络膜血管充盈较迟缓,渐呈现后极弥漫强荧光伴灶状不充盈的低荧光斑、点,大中血管像减少。由于本病是以脉络膜黑色素细胞为靶细胞的自身免疫性炎症,可能是其炎性物使脉络膜中小血管阻塞或循环不良;同时,ICGA 还可见到区域性脉络膜血管扩张,管径粗细不均和高渗漏状态,在造影后期,强荧光持续或荧光消退迟缓,且强荧光范围较 FFA 所见的更为广泛,则反映了脉络膜血管处于活动性炎症之表现(图 11-12-1~图 11-12-3)。

四、鉴别诊断要点

1. 多灶性视网膜色素上皮病变 以后节为主的原田病急性期因前节炎性反应轻微,玻璃体轻度混浊,而后极部形成多湖状渗出性视网膜脱离,甚至出现以下方为主的球形视网膜脱离,需与多灶性视网膜色素上皮病变相鉴别。

多灶性视网膜色素上皮病变应是最重要的鉴别诊断之一。多灶性视网膜色素上皮病变也称大泡状视网膜脱离,也可认为是一种特殊的中心性视网膜脉络膜病变。本病也可以看作多个中心性视网膜脉络膜病变的病灶集中的一个眼底,即同时出现的多个色素上皮的渗漏点和/或色素上皮脱离。往往有糖皮质激素使用史。临床表现为后极部多个孤立或融合的浆液性视网膜脱离,甚至出现下方球形视网膜脱离。其区别在于视盘一般不充血、边界清晰;视网膜下液清亮透明。原田病则视盘充血、边界模糊,表面血管扩张;视网膜水肿从视盘周开始,黄斑放射状皱褶,继而发生视网膜下液较为混浊。

最重要的鉴别诊断依靠于 FFA 检查。

原田病 FFA 检查显示急性病变为视盘强荧光,边界模糊这一点非常重要,往往反映了脉络膜炎症所致睫状血管炎性反应;色素上皮弥漫针尖状强荧光,快速渗漏,伴有视网膜下炎性渗出时可有不规则的片状视网膜下荧光遮蔽;造影晚期呈视盘强荧光、渗漏,后极部甚至中纬部多灶性视网膜下荧光积存。慢性期:持续时间长,尤其是视盘增强的荧光。治疗效果好的患者可无异常荧光表现;部分患者出现不同程度色素上皮萎缩所致窗样荧光,脉络膜毛细血管萎缩呈现晚霞样眼底,色素增生导致荧光遮蔽。

多灶性视网膜色素上皮病变 FFA 表现则安静很多。视盘荧光正常,边界清晰;色素上皮渗漏点可有数个,常伴有一或数个 RPE 脱离;伴有视网膜下炎性渗出时可有在渗漏点周小片状视网膜下荧光遮蔽。

多灶性视网膜色素上皮病变糖皮质激素使用史也在鉴别诊断中有重要的意义。

甄别这两种疾病的重要临床意义在于治疗。原田病一经诊断立即全身给予大剂量糖皮质激素类药物冲击治疗,炎症控制后药物剂量渐减;糖皮质激素类药物治疗效果不好时,全身加用免疫抑制剂。而多灶性视网膜色素上皮病变糖皮质激素使用则会加重病情,造成严重视力丧失(图 11-12-4)。

2. 急性闭角型青光眼 急性眼压升高可以是原田病的首发症状,可前房极浅,眼压高达 50mmHg,但伴有前房水闪辉和 KP。经糖皮质激素和睫状肌麻痹剂治疗,眼压快速下降,但往往因视力并不很快提高,甚至继续下降,才注意到眼底的检查。

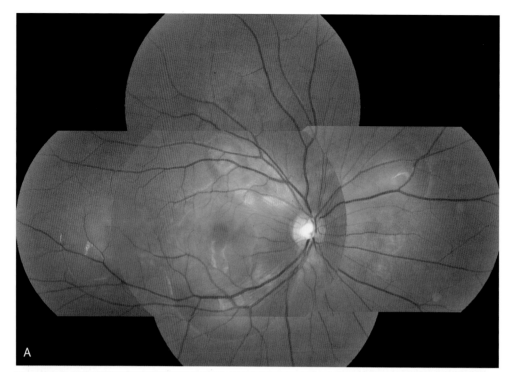

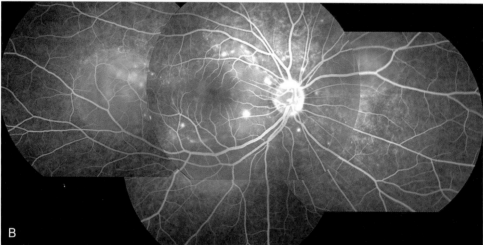

图 11-12-1 Vogt-小柳-原田综合征

A~C. 原田病急性病变。A 为彩色眼底像；B、C 为 FFA 图像。表现为视盘强荧光，色素上皮弥漫针尖状强荧光，快速渗漏（B）；造影晚期呈视盘强荧光，后极部甚至中纬部多灶性视网膜下荧光积存（C）

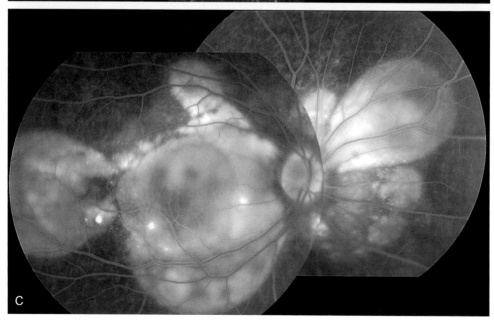

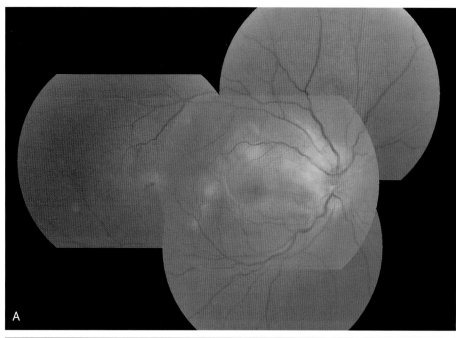

图 11-12-2　急性 Vogt-小柳-原田综合征彩色眼底像及 FFA 图像

表现为视盘边界不清(A)。可见呈强荧光,伴有视网膜下炎性渗出呈现不规则的片状视网膜下荧光遮蔽(B);造影晚期呈视盘强荧光渗漏,后极部甚至中纬部多灶性视网膜下荧光积存(C)

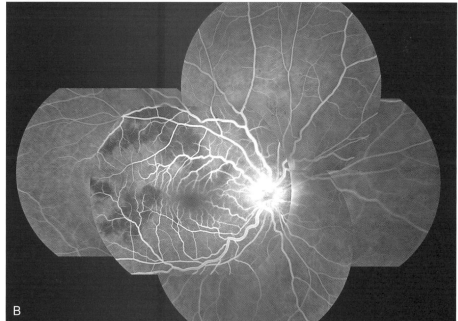

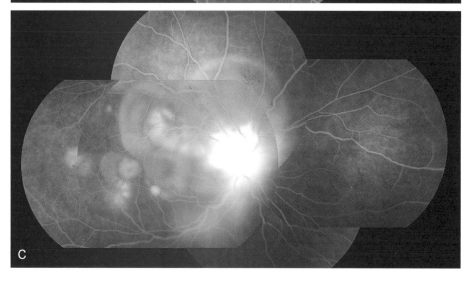

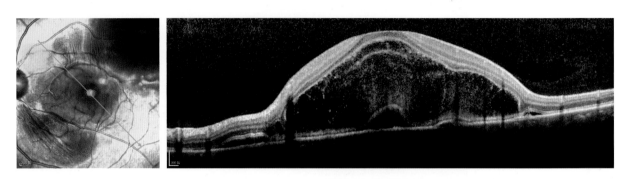

图 11-12-3　OCT 显示视网膜浆液性脱离,呈分格状,视网膜下液大量颗粒状高反射

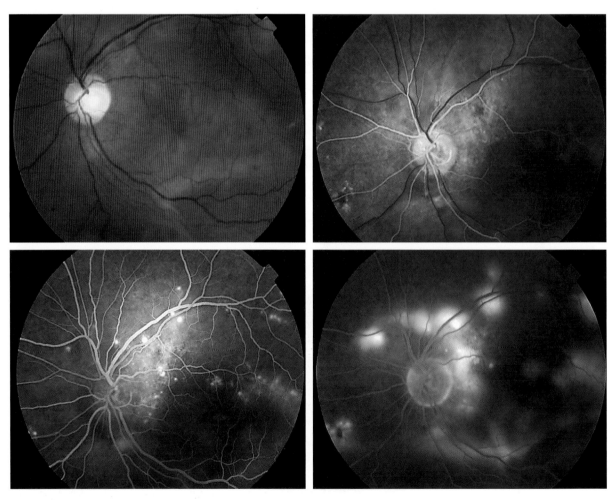

图 11-12-4　多灶性视网膜色素上皮病变

表现为视盘荧光正常,边界清晰;色素上皮渗漏点可有数个,常伴有一个或数个 RPE 脱离

急性闭角型青光眼的发生机制为炎性细胞浸润睫状体后水肿，导致晶状体虹膜隔前移，瞳孔发生阻滞，房角闭塞。

3. 交感性眼炎　以后节为主的原田病急性期因后极部渗出性视网膜脱离，甚至出现以下方为主的球形视网膜脱离，与交感性眼炎急性期表现极为相似。两者均为葡萄膜炎症，仅仅为起因不同。可根据外伤和手术史来鉴别。

4. 急性视网膜坏死　本病是一种综合性眼部炎症，主要表现为闭塞性视网膜脉络膜动脉炎，全层视网膜坏死，中度至严重的玻璃体细胞反应，后期发生严重的视网膜脱离。眼底以坏死性视网膜为主要特征。周边视网膜瓷白色斑块坏死及视网膜动脉变细甚至闭塞；可合并视盘水肿，病变向后极扩展。完全性视网膜坏死时玻璃体混浊加重；由于视网膜坏死形成多发性裂孔，甚至大片视网膜缺损；玻璃体增生性改变牵拉视网膜均可导致视网膜脱离，严重者可有视网膜新生血管，眼内出血，最终眼球萎缩。眼底典型改变可鉴别。

5. Behçet 病　是一种影响全身多器官的慢性疾病，以葡萄膜炎、口腔溃疡、多形性皮肤损害、生殖器溃疡为特征，也可损害关节、中枢神经系统和胃肠道，又称皮肤-黏膜-眼综合征。Hulusi Behçet 于 1936 年首先详细报道，故以其姓氏命名。

本病累及双眼，同时或隔一段时间后另眼发病。男性青壮年多见。

病因至今不明，发病机制极为复杂。所有 Behçet 病患者中，有眼部病变者占 70%~85%。眼病变一般发生于其他器官炎症之后 1~2 年，也有首先出现以眼病变为主要表现者，称眼型 Behçet 病。

眼部表现为非肉芽肿性葡萄膜炎。其特点为易发生积脓性虹膜睫状体炎、脉络膜视网膜炎、视网膜血管炎，受累组织广泛，反复发作，易趋向于慢性化。

FFA 检查可见视盘强荧光，广泛的脉络膜视网膜血管荧光渗漏，可有毛细血管阻塞而有无灌注区，眼部炎症常因治疗或自行缓解而减轻，但不能完全静止。久之继发青光眼、白内障、视神经萎缩甚至眼球萎缩。

6. 急性后极部多灶性鳞状色素上皮病变（acute posterior multifocal placoid pigment epitheliopathy，APMPPE)，又称急性多灶性缺血性脉络膜病变（acute multifocal ischemic choroidopathy，AMIC)。最早由 Gass 报告，当时认为眼底病变原发于视网膜色素上皮层，故以 APMPPE 命名。本病多发于年轻人，单眼或双眼发病，可独立发病、也可伴有全身炎症相关疾病，如呼吸道、胃肠道病毒感染作为本病的前驱症状。

患者可有不同程度的视力下降、视物模糊、视物变形、不规则暗点。眼底病变主要位于眼底后极部，也可在近赤道部。急性期病变表现为视网膜深层多数小片状水肿，扁平，奶黄色或灰白色边界不清的病灶，可融合；数天之后，渐转为灰棕色，边际渐清晰，表现为 RPE 脱色素及色素增生。随病程延长，病变区呈灶状变薄，部分有脉络膜毛细血管及 RPE 萎缩，可见脉络膜中层血管及色素斑块。少数患者可合并视盘水肿、视网膜血管出血、视网膜水肿等炎症表现。

荧光素眼底血管造影（FFA）所见：如伴有视盘水肿或充血，FFA 则见视盘呈强荧光，边界清或模糊；急性病灶区造影早期为脉络膜毛细血管小叶的缺血、充盈不足呈小叶状弱荧光，造影晚期，由于 RPE 屏障功能被破坏，病灶渐有荧光渗漏及周围组织荧光着染；陈旧病灶在 RPE 脱色素处为窗样荧光，在色素增生处为荧光遮蔽，因而呈现小叶状强弱不等荧光斑片。

吲哚青绿血管造影（ICGA）表现：病灶区是小叶状脉络膜充盈缺损，持续到造影晚期。急性病变在病灶周/中可见扩张的中、小脉络膜血管。ICGA 表现证实了本病的主要原因：由于炎症导致多发性脉络膜血管炎、毛细血管前小动脉闭塞，产生脉络膜小叶缺血，RPE 为继发改变，表现为相应斑片状水肿，以及晚期 RPE 萎缩和色素增生。本病可单眼发病，也可同一病例双眼病变程度相差甚远。可以在同一眼内见到新鲜和陈旧的不同时期的病灶。与晚期原田病表现的视网膜色素上皮及脉络膜广泛脱色素，以及眼底呈现晚霞样改变相差甚远（图 11-12-5)。

五、治疗原则与进展

依葡萄膜炎的一般治疗原则处理，但治疗要及时，维持时间要长。

1. 糖皮质激素类药物　一经诊断，立即全身给予大量糖皮质激素类药物冲击治疗，数天至数十天后，眼底状况即可以改善，水肿及浆液性视网膜脱离有所吸收；FFA 显示的点状渗漏、多灶渗出性视网膜脱离即可消失，仅残余不显著的视网膜水肿和色素紊乱，FFA 表现为后极部增强的背景

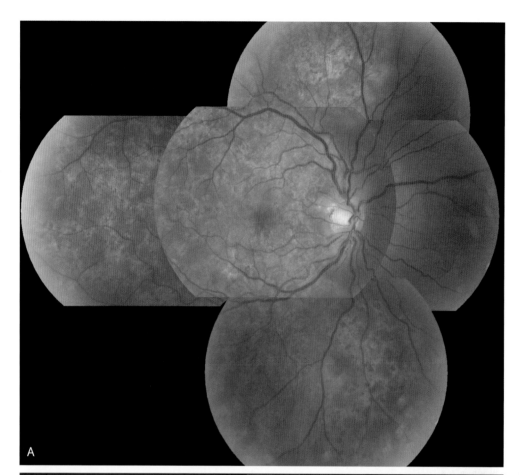

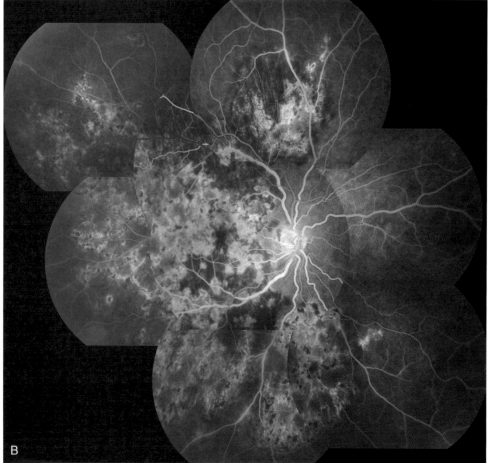

图 11-12-5　急性后极部多灶性鳞状色素上皮病变
A. APMPPE彩色眼底像；B. APMPPE 患者FFA 图像

荧光下的强荧光斑点。ICGA 上述表现则持续存在,为此时的诊断提供旁证。

在持续治疗后,视力好转,眼底改变恢复,FFA 仅为色素紊乱的征象,ICGA 仍有局灶性高渗漏存在。以此可以解释病变复发的原因之一是过早停药。有作者建议以 ICGA 来评价疗效,使用维持药量到高渗漏消失,病变静止为好。

病变恢复后,呈现晚霞样眼底,RPE 的脱色素,FFA 早期可见脉络膜大血管像,ICGA 则为脉络膜血管扩张渗漏消失,但区域性的血管像缺损和减少仍然存在,可不随着病变好转而恢复。

炎症控制后药物剂量渐减,如减量过快,病变反复;病变静止后仍需维持 3~6 个月。

2. 糖皮质激素类药物治疗效果不好时,全身加用免疫抑制剂。

3. 局部用药 糖皮质激素类药水点眼;使用非甾体类药物;前节炎症明显时用强散瞳剂,以防瞳孔粘连。

六、典型病例

例 1:患者,男性,38 岁,双眼视力下降、视物变形 3 个月,其他医院诊断"原田病""葡萄膜炎",用静脉、口服糖皮质激素,效果不好。检查:视力双眼 0.05,眼压为右眼 18mmHg,左眼 16mmHg,双眼轻度充血,角膜透明,KP(-),前房正常,房水阴性,瞳孔圆,直径 2mm 大小,晶状体透明。散瞳眼底检查:视盘边界清,后极部视网膜水肿,RPE 不均匀萎缩,下方渗出性视网膜脱离(图 11-12-6)。FFA 检查显示:视盘荧光正常,边界清晰,后极部视网膜下渗出遮挡荧光,色素上皮渗漏点有数个,渗漏明显;下方视网膜渗出脱离呈球形。诊断:多发性视网膜色素上皮病变,继发性视网膜脱离。

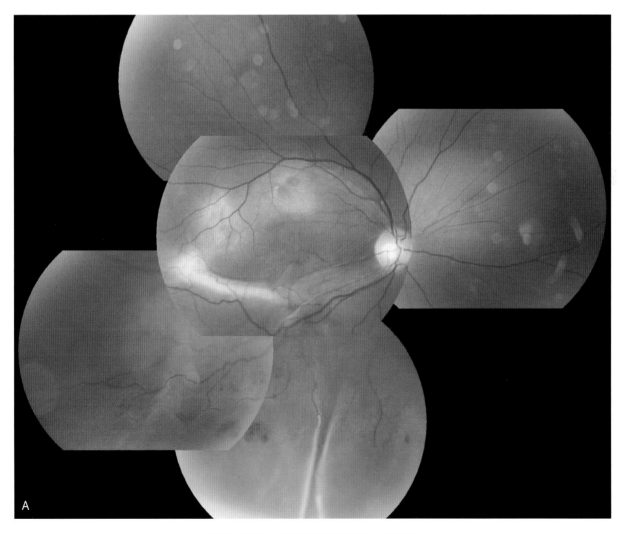

图 11-12-6 多灶性视网膜色素上皮病变
A. 下方球形浆液性视网膜脱离

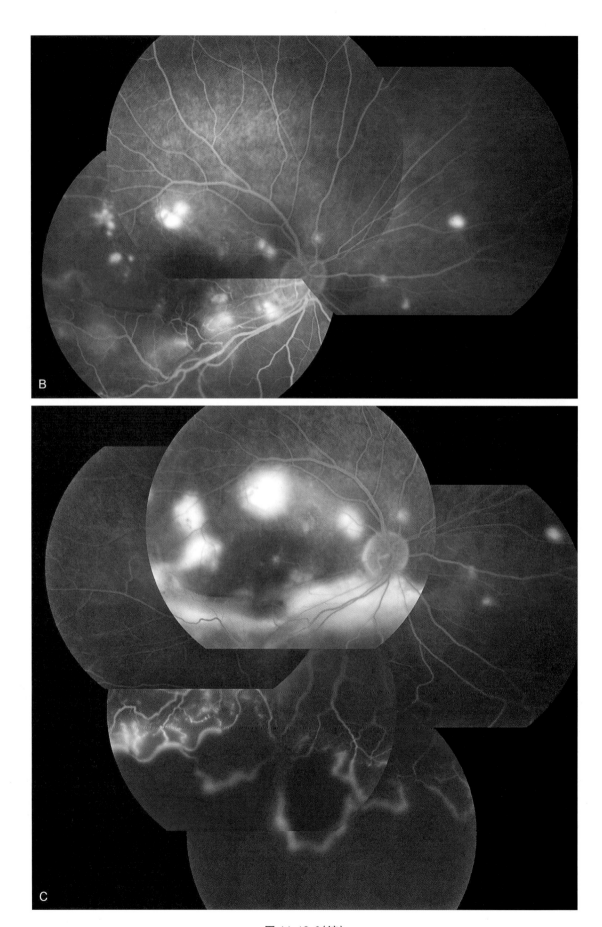

图 11-12-6(续)

B. FFA 表现为视盘荧光正常,边界清晰,数个色素上皮渗漏点;C. 晚期荧光渗漏增强,下方视网膜血管渗漏,伴无灌注区

停用糖皮质激素药物,光凝 RPE 渗漏点,视网膜下液逐渐吸收,残留视网膜下纤维素性渗出。

例2:患者,女性,42 岁,双眼视力下降 3 天伴头疼 2 天就诊。眼部检查:视力为双眼 0.1,眼压为右眼 38mmHg,左眼 40mmHg,双眼轻度充血,角膜透明,KP(-),前房浅,房水闪光可疑阳性,瞳孔圆,直径 2mm 大小,晶状体透明。小瞳孔下未查眼底。诊断:双眼急性闭角型青光眼,给予口服及局部降眼压药,控制眼压。行 YAG 激光周边虹膜切除术,术后眼压控制。2 天后视力仍不恢复,继续下降至 0.05。散瞳后检查眼底见双眼视盘充血,边界不清;后极部视网膜水肿,呈现多个圆形局灶性视网膜浅脱离。修改诊断为双眼 VKH。给予口服泼尼松 1mg/kg,辅助眼部糖皮质激素类眼药水、散瞳药点眼。3 天后视力渐提高,渗出性视网膜脱离消失。泼尼松渐减量,维持治疗 10 个月,停药后未复发。

七、误诊原因分析

1. 正确判断荧光造影结果在鉴别诊断中起重要作用。原田病早期,前节可没有明显的葡萄膜炎表现,但在 FFA 检查中视盘的荧光增强,视网膜血管的荧光着染可与多灶性视网膜色素上皮病变相区别。

2. 原田病以及很多急性葡萄膜炎早期均可有急性闭角型青光眼类似的表现,其发生机制为炎性细胞浸润睫状体后水肿,导致晶状体虹膜隔前移,瞳孔发生阻滞,房角闭塞。在眼压控制后,应注意视力、眼底的表现。

八、经验教训与防范

在原田病的鉴别诊断中,最重要的就是多灶性视网膜色素上皮病变,因为两者的治疗恰恰相反。前者需要使用大剂量糖皮质激素,后者往往是使用糖皮质激素所诱发的。所以鉴别诊断尤为重要。

(张凤)

第十三节　交感性眼炎

见第十五章第四节。

第十四节　Behçet 病

一、概述

Behçet 病(皮肤-黏膜-眼综合征)是一种累及全身多系统的慢性复发性闭塞性血管炎性疾病,可以同时累及眼前节和后节。该病很久以前即有描述,但是直到 20 世纪人们才对该病有了全面的认识。其三大特征性改变是口腔溃疡、生殖器溃疡和葡萄膜炎。Behçet 病多见于古丝绸之路区域。发病率由于地域不同有很大差异,从美国的 0.4/10 000、日本的 (8~10)/10 000,至土耳其的 (80~300)/10 000 不等,Behçet 病所致的葡萄膜炎是我国常见的葡萄膜炎之一。该病具体发病机制尚未完全明了,有研究认为与病毒和细菌感染有一定关联,该病的发病过程与机体的免疫状态失衡有关,表现为全身多系统的血管炎。发病年龄较轻,多在 25~35 岁发病,男性多于女性,男性患者病情往往更重。

二、主要临床表现

Behçet 病最主要的表现是反复的痛性口腔溃疡,一般多于 3 次/年,呈圆形或椭圆形白色浅溃疡,可有清楚发红的边缘,位于口腔黏膜的任何部位,如唇、牙龈、舌、颊,甚至腭或咽部,直径 2~12mm,经常复发,可 5~10 天或每个月复发,除非融合成较大溃疡,一般不留瘢痕。

皮肤改变包括反复发作的结节性红斑、皮肤过敏反应、皮下血栓性静脉炎。结节性红斑多出现在下肢,也可位于上肢、颈、面部,轻隆起,有硬结,边界不清,有压痛,多在 10~14 天消退,愈合后常遗留瘢痕及色素沉着。

生殖器溃疡可发生于阴囊、阴唇,或阴茎、阴道、肛门附近,边界清楚,较疼痛,多在 2 周内消退,愈合后常留瘢痕。

全身其他系统改变:Behçet 病可表现全身血管炎、心脏病变、关节炎、神经系统改变及消化道溃疡。

眼部改变是 Behçet 病的主要部位之一,多双眼发病,反复发作,复发越频繁,炎症程度越重,并导致严重的并发症。前节炎症较后节的改变更常出现,表现为急性渗出性虹膜睫状体炎,角膜后细小尘状 KP,约有 25% 的 Behçet 病形成前房积脓,积脓可随体位的变化而改变,可在无明显睫状充血时出现,积脓出现快,消退也迅速,前房积脓对糖皮质激素治疗敏感。该病的炎症反复发作,常发生虹膜后粘连、并发白内障、继发房角关闭、继发青光眼,也会发生巩膜炎、结膜溃疡和角膜混浊。后节的改变是脉络膜视网膜炎,主要表现为闭塞性坏死性视网膜血管炎,严重威胁视力,血管炎累及动脉和静脉。可以造成视网膜分支静脉阻塞、分支动脉阻塞、分支动静脉阻塞、血管白鞘、玻璃体炎,并伴有黄斑囊样水肿。视网膜缺血可导致新生血管形成,甚至造成虹膜新生血管、新生血管性青光眼。视网膜血管炎反复发作后,血管可变白、僵硬。缺血性血管炎和视网膜炎可以产生类似急性视网膜坏死的眼底表现。25% 的患者可以累及视神经,发生视神经炎,也可能由于供应视神经的小血管的炎症导致视神经萎缩。实验室检查多呈 HLA-B5 阳性。

三、诊断要点

Behçet 病国际研究组诊断标准:复发性口腔溃疡(每年 3 次以上),同时伴有以下任意两项即可诊断:

1. 反复生殖器溃疡;
2. 眼部炎症;
3. 皮肤损害;
4. 皮肤过敏反应阳性。

四、鉴别诊断要点

1. 伴有前房积脓的前葡萄膜炎 如 HLA-B27 相关性前葡萄膜炎、Reiter综合征、溃疡性结肠炎、急性淋巴瘤等,均可发生前房积脓和关节炎,但是没有黏膜和皮肤的改变。

2. 伴有视网膜血管炎的葡萄膜炎 如结节病性葡萄膜炎,多有视网膜静脉周围炎,但其有特殊的全身改变,如肺部病变,没有黏膜和皮肤的改变。

3. 全身性血管炎 包括系统性红斑狼疮、结节性多动脉炎等,这些病除了视网膜血管炎表现外,均有相应的全身改变。

五、治疗原则与进展

Behçet 病治疗的目标是控制急性炎症,以及阻止或减少复发次数。免疫调节剂的应用是必需的。主要治疗药物包括糖皮质激素、细胞毒药物、秋水仙碱、环孢霉素、他克莫司等。

糖皮质激素的作用主要是控制急性炎症,很多患者终会对单一的糖皮质激素治疗不敏感,需要联合免疫调节剂治疗。对炎症急性期的控制以及在细胞毒药物等起作用前,全身应用糖皮质激素非常有效[可用 1.5mg/(kg·d) 的剂量,并逐渐减量]。局部使用最大剂量的糖皮质激素可以迅速控制前房炎症,玻璃体腔植入缓释糖皮质激素装置,可以减少炎症复发,并改善视力预后。但需要注意,在本病的治疗中,糖皮质激素需要联合一种或多种免疫调节剂治疗。

免疫调节剂的早期应用有助于改善视力预后。免疫调节剂的治疗通常需要维持 1~2 年。硫唑嘌呤对保存患者的视力及控制口腔溃疡、关节炎有效。苯丁酸氮芥即使在较低的剂量时仍然有效,并且是单一用药时最为有效。环磷酰胺也是一种有效的治疗药物,可与苯丁酸氮芥交替使用。环孢霉素 A 在 5mg/(kg·d) 的非肾毒性的低剂量治疗中对部分患者有效,可与其他免疫调节剂联合应用。他克莫司可替代环孢霉素 A。秋水仙碱,0.6mg/d 可用于疾病过程中预防再次复发。抗肿瘤坏死因子抗体如益赛普、英夫利西单抗以及阿达木单抗,适用于对免疫抑制剂不敏感的 Behçet 病患者。干扰素 IFN-α2a 也具有好的疗效。

六、典型病例

患者,女性,21 岁。首次发病于 10 年前,眼红,视物模糊,反复口腔溃疡 4~5 年,曾有阴部溃疡和皮肤结节红斑。首诊时视力:右眼 1.5,Jr1,左眼 0.1,Jr1,角膜透明,前房浮游细胞(+),晶状体透明,玻璃体明显混浊,呈片状、条状、灰色,模糊见到眼底,视网膜静脉充盈,动脉白鞘,周边污秽发灰。给予局部滴眼剂治疗及口服泼尼松、秋水仙碱等治疗。

以后平均每年发作 1 次,曾前房积脓,视网膜血管白鞘及闭锁。目前视力双眼均在 0.1(图 11-14-1)。

七、误诊原因分析

葡萄膜炎的病因诊断往往不容易,患者由于前节炎症和/或后节炎症经常泛泛地被诊断为葡萄膜炎,忽视了全身疾病及其他病史的采集,如上述患者曾在其他医院被诊断为"全葡萄膜炎",但第二次就诊经追问病史获知其有反复的口腔溃疡,一次阴部溃疡,并曾有皮肤结节红斑,因此诊断为 Behçet 病。

八、经验教训与防范

详细询问病史,注意口腔溃疡、阴部溃疡、皮肤结节红斑等典型表现,诊断不难。

(张婧 杨柳)

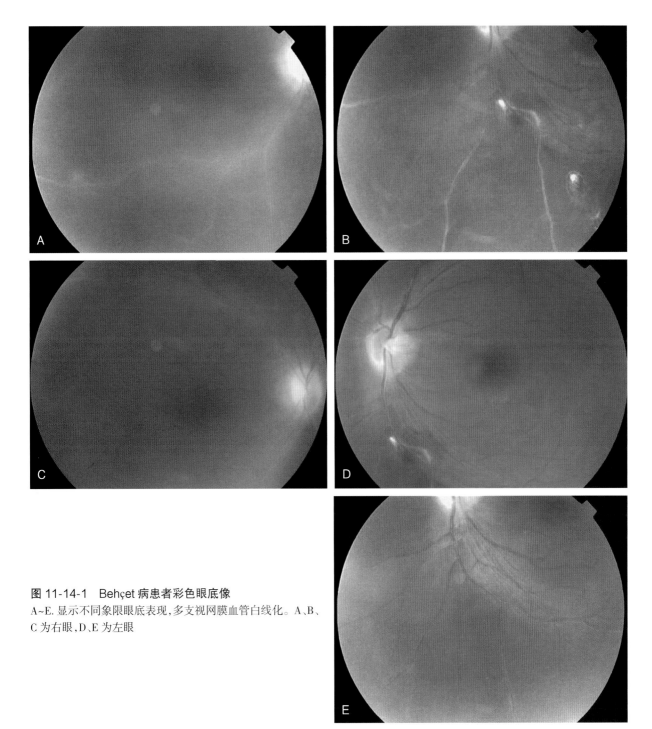

图 11-14-1　Behçet 病患者彩色眼底像
A~E. 显示不同象限眼底表现,多支视网膜血管白线化。A、B、C 为右眼,D、E 为左眼

第十五节　中间葡萄膜炎

一、概述

按照 The Standardization of Uveitis Nomenclature (SUN) Working Group(葡萄膜炎命名标准工作组)的标准,中间葡萄膜炎定位于炎症的主要部位为玻璃体,约占所有葡萄膜炎的 15%,炎症集中在前玻璃体、玻璃体基底部包括睫状体和周边视网膜-睫状体扁平部。前玻璃体的炎性细胞反应明显,在严重的病例可以聚积成雪球状或雪堤状混浊,同时可有视网膜静脉炎的表现。前房的炎症可以出现,但在成年人都比较轻,而且炎性细胞多来源于玻璃体。

中间葡萄膜炎伴有上述相关疾病者称为特异性中间葡萄膜炎,无法确诊其他相关疾病者称为特发性中间葡萄膜炎,也就是通常所说的睫状体平坦部炎。此处讨论的即是特发性中间葡萄膜炎。

二、主要临床表现

80% 的患者双眼发病，但严重程度不一致。儿童开始主要表现为前房炎症，伴有眼红、畏光和不适。青少年和成年人开始往往主诉眼前飘浮物。中间葡萄膜炎眼部表现为前房可有细胞、玻璃体细胞、雪球样混浊、平坦部渗出，常见下方视网膜静脉炎伴有血管白鞘。

并发症主要包括黄斑囊样水肿、并发性白内障、视网膜脱离、虹膜后粘连、角膜带状变性、视网膜前膜、玻璃体混浊等，黄斑囊样水肿和并发性后囊下白内障最为常见。约 10% 的患者发生慢性难治性黄斑囊样水肿，是导致视力下降的主要原因。5%~10% 的患者由于视网膜静脉炎造成的缺血，加上炎症的刺激，视网膜下方雪堤并伴有新生血管形成，进而玻璃体积血、周边牵拉性视网膜裂孔、视网膜脱离。15% 的患者并发白内障，5%~10% 发生视网膜前膜、玻璃体混浊，以上都是影响视力的原因。

三、诊断要点

诊断主要依据临床表现：

1. 多发生于年轻人，双眼患病。

2. 自觉症状轻，自觉眼前飘浮物，早期视力可不受影响。晚期因并发症的产生，视力严重损害。

3. 晶状体后间隙闪光阳性和浮游细胞明显，前玻璃体混浊。

4. 玻璃体下方混浊，多呈雪球状；多于下方睫状体平坦部可见大量渗出物形成的雪堤样改变。

5. 原因不明的视网膜周边静脉炎。

6. FFA 检查显示周边视网膜血管渗漏。

四、鉴别诊断要点

中间葡萄膜炎可与多种疾病相关，包括结节病、多发性硬化症、莱姆病、周边弓首蛔虫病、梅毒、结核、原发性 Sjögren 综合征、嗜人 T 淋巴细胞 1 型病毒感染等，鉴别诊断特发性中间葡萄膜炎应首先除外以上疾病。

1. 结节病 7% 的结节病有中间葡萄膜炎，但静脉旁有蜡滴样渗出是特异表现，并常发生视网膜新生血管，但结合全身改变，如肺门淋巴结肿大等，血清血管紧张素转化酶（ACE）升高可鉴别。

2. Behçet 病 亦有视网膜血管炎的表现，但同时伴有典型的全身改变，如口腔、生殖器溃疡、皮肤改变等。

3. 莱姆病 可以表现为中间葡萄膜炎，但是多有全身改变，有典型流行区，皮肤、关节改变等，BB 抗体阳性可确诊。

4. 弓首蛔虫病 多发生于儿童，眼底周边局限性灰白色混浊可能与雪堤状混浊相混淆，血清学检查可确诊。

五、治疗原则与进展

特发性中间葡萄膜炎的治疗可依据四步法：

1. 眼周糖皮质激素治疗是一线方法，眼周局部注射糖皮质激素，单眼患病者可于后 Tenon 囊下注射曲安奈德或甲泼尼龙，每周注射 1 次，共 4 次，如必要可以重复。需要检测眼压。对于前房有炎症的患者，可用糖皮质激素点眼治疗。

严重或双眼病变者如局部注射糖皮质激素无效，可以考虑全身使用糖皮质激素，一般开始剂量是 1~1.5mg/(kg·d)，以后逐渐减量，每周减量小于 10mg。

2. 糖皮质激素治疗无效时，周边视网膜冷冻或激光光凝可消除雪堤样改变。

3. 如果冷冻治疗无效，而且患者全身免疫调节剂有禁忌或发生全身副作用的危险，可以行玻璃体手术，进行后极部玻璃体后皮质分离、周边雪堤激光光凝，尤其是在玻璃体明显混浊严重威胁视力的患者中，玻璃体手术非常必要。后极部玻璃体后皮质分离对减少黄斑囊样水肿的发生有益。

4. 如果上述治疗措施失败，可以联合糖皮质激素及全身应用免疫调节剂，包括甲氨蝶呤、环孢霉素、硫唑嘌呤、麦考酚酸酯或环磷酰胺等，由于患者多是年轻人，建议使用甲氨蝶呤和环孢霉素 A。此外，肿瘤坏死因子抗体如阿达木单抗作为二线用药也被证明具有较好疗效。

六、典型病例

患者，女性，22 岁。右眼红、视物不清，检查见右眼睫状充血明显（+++），角膜后可见细小灰白色 KP（+++），前房深，闪光（+++），浮游物（+++），晶状体后囊下小片混浊，余无异常。化验检查发现外周血白细胞升高，免疫球蛋白 IgG 升高，结核菌素试验呈强阳性。临床诊断为右眼急性虹膜睫状体炎,右眼并发性白内障。予地塞米松结膜下注射,妥布霉素地塞米松滴眼液点眼、散瞳治疗后症状减轻。其后反复发作,并有左眼同样表现。1年后检查发现玻璃体下方雪堤样混浊,并有雪球混浊改变,眼底周边视网膜血管出现白鞘,诊断更正为双眼中间葡萄膜炎。

七、误诊原因分析

中间葡萄膜炎是一类疾病,通常来讲,除了其他一些原因所致的中间葡萄膜炎,如结节病等,一般是指特发性中间葡萄膜炎。在出现典型的雪堤样、雪球样改变时,诊断比较容易,但是如果仅有非特异的前节炎症表现时,确实难以诊断。

八、经验教训与防范

所有葡萄膜炎患者一定要充分散瞳进行前节与后节的检查,尤其注意玻璃体和周边视网膜改变。并且一定要定期复查,全面掌握疾病变化。此外,UBM 检查有助于早期诊断。

(张婧 杨柳)

第十六节　视盘旁脉络膜视网膜炎

一、概述

视盘旁脉络膜视网膜炎(juxtapapillary chorioretinitis),临床更常用的名称为匐行性脉络膜炎(serpiginous choroiditis),也称为地图状脉络膜炎(geographic choroiditis),是一种少见的累及脉络膜和视网膜的局限性炎症性疾病。病因尚不清楚,可能与自身免疫或结核感染有关。

二、主要临床表现

多见于青壮年,男性多于女性。发病年龄为18~57 岁,平均约 30 岁。双眼可先后发病。部分患者在病变没有累及黄斑部之前并没有自觉症状。典型症状为单眼视力下降、视物变形和视野暗点。

视力下降程度因黄斑累及程度而异,大部分患者视力在 0.5 以下,少数患者视力下降至光感。眼前节检查通常没有炎症表现,一半左右的患者玻璃体中可以发现轻度的色素性细胞。典型的眼底病变位于视盘邻接处,急性期病变可见视盘附

近灰白色或黄白色视网膜下浸润病灶,边界不清,多数病变向周边匐行性进展,少数可以向心性发展。一般 6~8 周后急性病变逐渐消退,病变区形成脉络膜毛细血管和 RPE 细胞萎缩病灶,边界清楚,多呈地图状,因色素脱失和迁移均有存在而呈斑驳状。本病容易复发,复发间隔数月到数年不等。复发病灶通常由萎缩区的边缘开始,因此,往往同一个患者眼底可以观察到处于不同时期的病变。脉络膜新生血管(CNV)是本病最常见的并发症。

视野检查可以发现相当于病变区的绝对性或相对性视野缺损。FFA 检查急性期背景荧光和动脉期病变处背景荧光被掩盖,呈现弱荧光。掩盖范围大于检眼镜下所见的病变范围,与其余眼底有分界线。静脉期起,病变处开始出现荧光着染和渗漏,并逐渐增强扩大,呈强荧光斑,直到造影晚期此强荧光斑仍持续存在。萎缩病灶背景荧光和动脉期病变处由于脉络膜萎缩呈现弱荧光,随着时间荧光逐渐增强,为荧光着染。

少数患者病变起始于黄斑部,病变呈现典型的匐行性的特点,除病变的位置和典型的匐行性脉络膜炎不同以外,其余特点完全一致。此型称为黄斑部匐行性脉络膜炎(macular serpiginous choroiditis),由于病灶位于黄斑部,因此视力预后较差。此型病变临床上往往被误诊为年龄相关性黄斑变性、弓形虫病或黄斑萎缩。

三、诊断要点

1. 病灶位于视盘邻接处。
2. 病灶边界模糊,呈匐行性方式进展,消退后遗留地图状萎缩灶。
3. 视野有与病灶区相应的缺损。

四、鉴别诊断要点

1. 急性后极部多灶性鳞状色素上皮病变(acute posterior multifocal placoid pigment epitheliopathy,APMPPE) 也多见于青壮年,眼底可见黄白色病灶,FFA 检查表现和视盘旁脉络膜视网膜炎没有明显差别。但 APMPPE 一般双眼病变比较对称,病灶为多发,散在分布于后极部眼底。多数 2 周左右自行缓解,视力预后较好,没有 CNV 等并发症。

2. 弓形虫病 其陈旧病灶和视盘旁脉络膜视网膜炎萎缩灶很难区分,而且复发也是从陈旧

病灶边缘开始。但是弓形虫病急性期有比较明显的玻璃体炎症表现,病灶可以位于眼底任何部位,弓形虫血清学检测阳性。

3. 结核性脉络膜炎 其眼底表现和视盘旁脉络膜视网膜炎非常类似,而且有人认为视盘旁脉络膜视网膜炎的病因可能与结核感染有关,因此两者容易混淆。但是典型的结核性脉络膜炎多伴有全身症状,玻璃体有炎性表现,抗结核治疗有效。

五、治疗原则与进展

急性期可糖皮质激素全身应用或球后注射,以促进急性病灶消退,缩短病程,但不能防止病变复发。有人应用环孢霉素 A、硫唑嘌呤和泼尼松三联治疗,病灶消退后使用小剂量维持数月或数年,病情获得了较好的控制,复发减少。但是此种治疗要注意避免全身并发症。

六、典型病例

患者,女性,71 岁。右眼突感视物不清半月余。既往无结核病史。右眼视力 0.07,视盘上方可见大片视网膜下斑驳状病灶,边缘模糊呈灰白色,累及黄斑部(图 11-16-1)。FFA 检查显示右眼病灶区早期为弱荧光,后期病变区逐渐可见斑驳状强荧光,边缘有渗漏。左眼视力 0.04,眼底可见大片视网膜脉络膜萎缩灶(图 11-16-2)。

七、误诊原因分析

本病典型病例不易误诊。对于不典型病例,FFA 检查有助于确诊。

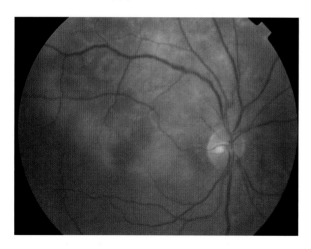

图 11-16-1 视盘旁脉络膜视网膜炎急性期
视盘上方可见大片视网膜下斑驳状病灶,边缘模糊呈灰白色,累及黄斑部

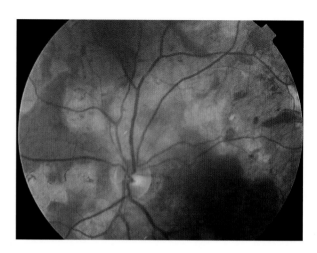

图 11-16-2 视盘旁脉络膜视网膜炎陈旧病灶
大片视网膜脉络膜地图状萎缩灶,色素脱失明显,少量色素团块

八、经验教训与防范

本病通常双眼先后发病,在病变未累及黄斑之前,中心视力通常不受影响。中心视力受影响往往在发病一段时间之后,因此,检查时注意视盘周围有无地图状萎缩灶可以帮助诊断。

(张世杰)

第十七节 鸟枪弹样脉络膜视网膜病变

一、概述

鸟枪弹样脉络膜视网膜病变是一种非感染性、双眼慢性全葡萄膜炎,以眼底多发散在的奶油样脱色素斑为特点,由于这种色素脱失斑如同发射的鸟枪弹而得名。本病几乎只见于白人,女性稍多于男性,发病年龄为成年。病因不明,发病机制不清,但多数患者 HLA-A29 阳性。

二、主要临床表现

患者通常主诉为视物模糊、眼前飘浮物、夜盲、色觉异常,即使中心视力良好,患者也常有视物模糊、眼前飘浮物等不适。

患者眼前节炎症反应轻微,可有少量前房内细胞,无明显 KP 改变,不发生瞳孔后粘连。典型的眼底改变为散在的奶油样脱色素斑,在视盘周围和鼻侧最密集,呈卵圆形,其长径沿视盘向周边方向呈放射状分布,大小为 1/4~1/2PD,也有报道稍大或融合成更大病灶,双眼病变可不对称。病变位于视网膜外层,初起时边界模糊不清,为奶油黄色,逐渐变成白色。

该病还可伴有玻璃体混浊和视网膜血管异常,可有静脉扩张、小动脉变细,或有视网膜血管炎、血管白鞘和/或弯曲。常见视网膜血管渗漏,引起黄斑水肿和视盘水肿。

FFA 检查表现为动静脉时间延长,病变部位早期轻微弱荧光,晚期轻微弥漫性强荧光,部分患者可见荧光渗漏。吲哚青绿眼底血管造影检查显示病灶为弱荧光,以脉络膜中大血管为界。眼底自发荧光成像检查在疾病晚期表现为多发低自发荧光病灶。SD-OCT 可见部分患者存在黄斑囊样水肿、黄斑前膜改变,部分患者外界膜、椭圆体带、RPE/Bruch 膜复合体中断。OCTA 检查可见患者浅层毛细血管层及深层毛细血管层有毛细血管襻、毛细血管扩张、血管密度降低及无灌注区。

视野检查可表现为周边视野缩小、中心暗点或旁中心暗点以及生理盲点扩大。有黄蓝和红绿色盲。EOG、ERG 和 VEP 均可有异常改变。

本病可发生各种并发症,如玻璃体混浊、黄斑囊样水肿、视网膜下新生血管、黄斑瘢痕形成、视神经萎缩。

三、诊断要点

根据临床特点,有特殊的鸟枪弹样脱色素斑、后节炎症和/或各种并发症,诊断容易。HLA-A29 阳性更是诊断依据。2006 年公布的鸟枪弹样脉络膜视网膜病变的国际诊断标准为:

1. 必要特征
- 患者双眼患病;
- ≥3 个视盘周围鸟枪弹样病变(奶油样卵圆形或不规则脉络膜病变,从视盘沿长轴放射状排列);
- ≤1+ 前部玻璃体细胞;
- ≤2+ 玻璃体混浊。

2. 支持特征
- HLA-A29 阳性;
- 视网膜动脉炎;
- 黄斑囊样水肿。

3. 排除标准
- 角膜后沉积物;
- 瞳孔后粘连;
- 存在感染性、肿瘤或其他可能引起多发性

脉络膜病变的炎症性疾病。

四、鉴别诊断要点

多数患者根据病史和临床特征可作出诊断,但本病需与其他可能引起眼底低色素病变的疾病相鉴别,特别是当鸟枪弹样改变不明显时,更需进行仔细鉴别。一些临床表现有助于排除本病,例如:羊脂状 KP、前房积脓、瞳孔后粘连。

1. 中间葡萄膜炎 玻璃体混浊、视网膜血管炎和黄斑囊样水肿均与本病相似,但是中间葡萄膜炎玻璃体呈雪球样混浊,眼底周边部呈雪堤样混浊,但是眼底没有奶油样脱色素斑。

2. 急性后极部多灶性鳞状色素上皮病变(APMPPE) 眼底也有散在奶油样脱色素斑,但多见于青壮年,视力很快减退,急性病灶短期内吸收,遗留不规则色素增生。

3. 多发性脉络膜炎 眼底也有散在的黄白色小病灶和玻璃体混浊,但病变多出现色素,并多伴有视网膜下纤维化。

五、治疗原则与进展

一般采用糖皮质激素,全身应用,口服泼尼松 40~60mg/d,以后酌情减量,必要时后 Tenon 囊下注射进行补充。也有应用免疫抑制剂或静脉注射免疫球蛋白的报道。出现并发症时,根据情况进行治疗。

(朱瑞琳　杨柳)

第十八节　视网膜色素上皮层炎症

一、急性视网膜色素上皮层炎

(一)概述

急性视网膜色素上皮层炎(acute retinal pigment epithelitis,ARPE)又称 Krill 病,1972 年由 Kill 及 Deutman 首先报告 6 例。随着眼底血管造影技术的进步和广泛应用,人们对此病的认识逐渐深入。发病特点为急性起病,吸收快,突然、轻度视力下降,多为 0.6~1.0,一般不低于 0.2,可伴视物变形。起病后 6~12 周或数个月,患者视力逐渐恢复。但病变累及黄斑中心凹者,视力难以恢复正常。推测为病毒感染所致的 RPE 炎症。与中心性浆液性脉络膜视网膜病变(简称"中浆")关系密切,常与之伴随发生,也被认为是中浆的轻

症形式。根据病变的部位分为两型:黄斑型(Krill型)和后极部型(弥漫型)。

(二) 主要临床表现

1. 黄斑型(Krill 型) 本型发病特点与中浆相似。好发于中青年男性,多单眼发病。眼底检查:急性期黄斑区可见 2~4 个小簇暗灰色小斑点状病灶,斑点周围有淡黄白色晕,每一簇病变范围一般不超过 1/4PD。晚期,斑点中心色素不均匀沉着,原周围浅黄色晕消失。FFA 检查:急性期斑点处表现为轻微渗漏的强荧光;病变晚期,由于斑点中心的色素存在,出现中黑外亮、排列呈葡萄串样的典型表现。

2. 后极部型(弥漫型) 是一种弥漫性 RPE 病变。好发于中青年女性,双眼急性发病。眼底检查:后极部广泛 RPE 改变,密集的褐色、黄白色相间的弥漫性斑点。急性期病变区视网膜灰色,晚期为陈旧性色素萎缩斑。双眼病变相似。FFA 检查:早期病灶呈密集的强荧光斑点,间杂典型的中黑外亮斑点;晚期为斑驳的透见荧光。

视野检查:急性期可有视野改变,呈中心、旁中心的环形、半环形暗点。Amsler 表检查可发现中心变形。

EOG 检查:有明显异常,提示病变位于 RPE 层。

ICGA 检查:急性期,造影早、中期显示黄斑区斑片状强荧光,晚期斑驳状荧光区有强荧光晕边。病变吸收后,病灶的强荧光也消失。

OCT 检查:病变累及外核层、光感受器层及RPE 层。急性期,病灶区 RPE 层增厚,外核层及光感受器内节/外节膜盘连接线反光增强,并可见断裂,病变在吸收过程中,断裂处被位于 RPE 层的圆形高反光灶所代替。外核层以内视网膜结构正常。病变吸收后,RPE 层厚度恢复正常、光感受器内外节膜盘连接线均恢复连续性。

(三) 诊断要点

1. 黄斑型

(1) 临床特点类似中浆。

(2) 黄斑区有少量小暗灰色斑,周围有黄白色晕。

2. 后极部型

(1) 好发于中青年女性,双眼急性发病。

(2) 眼底后极部弥漫性 RPE 改变。

FFA 检查:有典型的中黑外亮的葡萄串样改变或斑驳状强荧光,间有中黑外亮病灶。

OCT 检查:病变位于 RPE 层及视网膜神经上皮层外层。

(四) 鉴别诊断要点

本病主要病变位于 RPE 层,FFA 的图像特征是本病与其他疾病鉴别的重要依据,以上两型在急性期均可见典型的中黑外亮的小斑点组成的葡萄串状特殊形态。

1. 中心性浆液性脉络膜视网膜病变 黄斑区有明显的视网膜浆液性浅脱离,范围常在 1PD以上,由于视网膜外屏障损害,脉络膜渗液可进入视网膜神经上皮层下,FFA 检查显示有强荧光渗漏点,而无中黑外亮或葡萄串样荧光。但当ARPE 破坏了 RPE 屏障功能时,两者可同时存在。

2. RPE 脱离 病变呈橘红色、圆形隆起,边界清楚,形如灯笼。FFA 检查特点为动脉早期即显示边界清楚的强荧光,在造影过程中,形状、大小不变,亮度渐增,后期不退。

3. 后极部多发性玻璃疣 是一种年龄相关性脉络膜-Bruch 膜-RPE 改变,无突然视力改变的临床症状,眼底病灶为黄褐色斑点,边界清楚。FFA 检查显示早期为透见荧光,晚期消退或染色。有褐色外环的玻璃疣,FFA 检查表现为中亮外黑,与 ARPE 刚好相反。

4. 多发性一过性白点综合征 眼底有散在的小白点病变,位于视网膜深层,FFA 检查显示急性期有荧光轻度染色,与 ARPE 有明显不同。临床表现也有差异。

5. 内层点状脉络膜病变 好发于青年女性近视患者,后极部多发小的边界清楚的黄白色病灶。FFA 检查显示强荧光,轻微渗漏,可继发CNV。但是没有中黑外亮的小斑点组成的葡萄串状特殊形态。

(五) 治疗原则与进展

本病有自愈倾向,一般病程为 1~3 个月。视力预后良好,无须特殊治疗,累及黄斑者视力恢复较差。目前尚无有效治疗方法,如有病毒感染证据,可给予抗病毒治疗。禁用糖皮质激素,否则易使病情恶化或复发。

二、急性多灶性缺血性脉络膜病变

(一) 概述

急性多灶性缺血性脉络膜病变(acute mulfocal ischemic choroidophathy,AMIC),也称为急性后极部多灶性鳞状色素上皮病变(acute posterior multifocal placoid pigment epitheliopathy，APMPPE)。1968 年，Gass 首次描述 663 位健康女性出现的双眼急性中心视力丧失，表现出眼底"鳞状病灶"位于外层视网膜和 RPE 水平，同时也指出原发病变可能起源于脉络膜炎症。随着 ICGA 技术的进展和应用，明确了起始病变为脉络膜毛细血管前小动脉急性闭塞，继发 RPE 损害，故称为 AMIC。好发于青壮年，报道的发病年龄为 22~57 岁不等；无明显性别倾向，多为双眼(75% 以上)，可先后发病。第二眼可在几天或几周内出现症状。特点为起病急，突然视力下降，病程多为 6 周~3 个月。一般视力预后良好，有自愈倾向，大部分发病 1 个月内视力提高。本病很少复发，一旦复发，视力预后较差。病灶累及黄斑中心凹，视力改善欠佳。Taich 及Johnson 报道显示 50 岁以上患者更容易继发地图样萎缩或 CNV，视力损害相对严重。病因不清，但普遍认为与病毒感染、免疫因素引起的血管炎密切相关。患者可伴发有葡萄膜炎、视网膜血管炎以及大动脉炎、中枢神经系统病变、糖尿病等预后不良的全身性疾病。

（二）主要临床表现

急剧起病，视力突然减退，视物模糊，视野缺损，伴有闪光感。初发视力下降，50%~60% 在 0.5以下，重者仅为数指，轻者视力减退并伴有视物变形，全身伴发头痛及感冒症状，眼部可有眼球、眼眶疼痛等。发病前可有病毒感染或疫苗接种史。

眼底检查：典型的表现为急性期病灶多位于后极部视网膜血管下，散在多个奶油色或灰白色圆形、鳞状或不规则形病变，大小 1/2~1PD，可孤立存在或互相连接呈地图形，随着病变进展，初期时相邻的较小的病灶可以融合成较大的病灶。新鲜的病灶常在数周或数月后，逐渐消退，病变区出现色素增生及色素脱失，特点为病损中央区色素增生，外周环以色素脱失为主，因此，病灶边界清楚。病例报道中，少见的眼底表现有视网膜血管炎，视网膜中央静脉阻塞、CNV 及视盘水肿等。前房、玻璃体无炎症细胞。

视野检查：可有绝对或相对性中心暗点，也可为不规则形多个小片视野缺损。

FFA 检查显示活动性病变处，早期呈弱荧光，这主要是由于脉络膜毛细血管无灌注所致的充盈缺损。急性脉络膜缺血后，相应区域的 RPE 细胞受损，屏障功能破坏，荧光素便可逐渐渗入有病损的 RPE 细胞，所以病变处在造影晚期呈现进行性

不规则着染。疾病恢复期，眼底多处嵌强荧光边的弱荧光斑块(与病灶区内色素分布一致)，弱荧光为窗样缺损，强荧光为色素遮挡。RPE 萎缩区，可显影脉络膜大血管。大部分病例视网膜和视盘血循环正常。

ICGA 检查：脉络膜血管造影的应用对于APMPPE 发病机制的研究有重要意义，急性期鱼鳞状病灶处显示弱荧光，ICGA 证实为脉络膜毛细血管无灌注所致，而非以前认为的外层视网膜炎性渗出导致的荧光遮挡。疾病晚期，色素紊乱病灶边界清楚，为中央色素遮挡的弱荧光，且在数量上可以多与眼底可见的鳞状灶相符。疾病恢复期，急性期弱荧光的无灌注区可以大部分甚至完全消失，提示脉络膜缺血可能是一过性的，也可以解释本病患者视力预后较好的原因。

OCT 检查：原发病损为脉络膜急性缺血，OCT证实病变以外层视网膜异常为主。急性期，鳞状病灶处 RPE 及外层视网膜厚度增加，呈现高反射，认为是含有蛋白质的炎性渗出和因脉络膜缺血导致的水肿；OCT 的应用也证实了以往没有描述过的黄斑水肿，外核层内可有较大的囊腔，神经上皮层下也可见液体聚积；水肿区内可有团块样高反射物质，可能为炎性渗出。黄斑中心凹处可见光感受器层的椭圆体带有断裂。急性期病灶内出现的高反射灶，推测为破坏的光感受器细胞的碎片和炎性渗出。恢复期，渗出和液体可以完全吸收，RPE 和椭圆体带完整性全部或部分恢复，与视力的提高相对应。

FAF 检查：可直接反映 RPE 的健康状态，急性期为低自发荧光病灶，但与其他检查显示的RPE 改变不完全吻合，提示为脉络膜低灌注所致。恢复期，检眼镜下脱色素区为低荧光，中央区斑驳样高自发荧光。

（三）诊断要点

1. 好发于青壮年，单眼或双眼急性视力减退。

2. 急性期眼底可见典型的奶油色鳞状或不规则形病变，晚期病区出现色素紊乱。

3. FFA 检查显示早期病变区呈弱荧光，晚期呈现进行性不规则着染。陈旧性病变为多处嵌强荧光边的弱荧光斑块。

（四）鉴别诊断要点

1. 急性视网膜色素上皮炎　主要病变位于RPE 层，在急性期眼底可见黄斑区散在 2~4 个呈簇的暗灰色、有时为黑色的小圆点状病损。FFA

检查呈现中黑外亮的小斑点组成的葡萄串状特殊形态。

2. VKH 综合征 为葡萄膜炎症,眼前节或玻璃体腔内可有细胞。FFA 检查显示视网膜下多发性点状强荧光,迅速渗漏、扩大,勾勒出神经上皮层脱离的范围。晚期,眼底可呈晚霞样改变。

3. 匐行性脉络膜炎 病变主要侵犯比脉络膜毛细血管前小动脉更大的脉络膜动脉,造成多个小支动脉阻塞,故病变可连接呈地图状。患者一般年龄较大(35~60 岁)。病变呈匐行性进展。FFA 检查显示急性期初期为弱荧光,后期为强荧光。慢性期,病灶中间为弱荧光边上为强荧光。病灶中可透见脉络膜中的大血管,愈后病灶处瘢痕形成明显。

(五)治疗原则与进展

病因明确者以病因治疗为主;到目前为止,多数病例报道均显示,急性期使用糖皮质激素治疗效果良好;合并其他类型的葡萄膜炎、血管炎者,可使用免疫抑制剂;重症者也可试用广谱抗生素。其他辅助治疗包括:非甾体抗炎药、血管扩张剂、维生素、三磷酸腺苷(ATP),以及活血化瘀类中药等。

(六)典型病例

例 1:患者,男性,29 岁。主因左眼视物模糊,伴有眼周轻度疼痛、疲劳感 12 天就诊。1 周前,外院诊断"玻璃体混浊",当时左眼视力 1.2,无特殊治疗。眼科检查:视力 0.2,Jr3,前节无异常,眼底:玻璃体轻度混浊,视盘边色正常,黄斑颞上、下方见数个灰白色近圆形小病灶;鼻上、颞下血管阶段性白鞘。初步诊断为后葡萄膜炎。给予球旁注射地塞米松 + 妥拉唑林治疗。1 周后,左眼视力 0.3,Jr3,眼底:黄斑旁小病灶融合成典型的灰黄色、鳞状病灶,周围部分色素沉着。FFA 检查出现典型的中黑外亮特点,伴有血管渗漏。确诊为APMPPE,合并视网膜血管炎。加用口服糖皮质激素治疗。2 个月后,左眼视力为 1.0,Jr1,眼底病灶以色素不均匀沉着为主。

病例分析:患者为年轻男性,属好发人群;急性视力下降,随着病情进展,黄斑周围小病灶融合为典型病灶,FFA 检查确诊。早期玻璃体的炎症细胞与血管炎有关。经糖皮质激素治疗,最终视力恢复正常。

例 2:患者,男性,70 岁。主因偶然发现右眼视力下降 10 天就诊,无其他不适。检查:视力

0.05,Jr7,眼前节无异常,眼底:视盘轻度水肿,黄斑区多数小的、灰白色圆片状渗出性病灶,1/4PD大小。初步诊断为 APMPPE。因肾功能不全未行FFA 检查。给予球旁注射 + 口服糖皮质激素治疗。3 周后,视力 0.02,Jr7,眼底:视盘色浅,边界清楚,黄斑区病灶大部分吸收,血管变细、闭塞。排除 APMPPE 的诊断,考虑为其他原因的脉络膜炎症。

病例分析:老年人不是好发人群;随着病情进展,视盘变淡,黄斑病灶消失,视网膜血管闭塞,最终视力无提高。虽无 FFA 检查结果,也可排除APMPPE,诊断为急性多灶性缺血性脉络膜病变。

(李骏)

第十九节　多发性一过性白点综合征

一、概述

多发性一过性白点综合征(multiple evanescent white dots syndrome,MEWDS)是 Jampol 于 1984年首先报道的一种少见脉络膜视网膜病变,通过FFA、ICGA 及电生理等检查发现病变累及光感受器-RPE 复合体。其特点是好发于青壮年,单眼发病,视力突然下降,眼底后极部、中周边部出现多发性散在分布的小白点状病灶,位于 RPE 或视网膜深层,黄斑中心凹有颗粒状病灶,伴有玻璃体混浊。随病变消退,视力可恢复或接近正常。有自限性倾向,病程一般为 4~6 周,也可达数月。病因不明,因部分患者先有感冒症状,认为可能与病毒感染有关。

二、主要临床表现

发病初可有眼前黑点、暗点或闪光感(颞侧多),以后视力突然下降,进展快,视力一般为0.3~0.6,重症者可降至 0.1。眼底检查:急性期可见多发的具有特征性的小白点状病灶,散在分布,病灶大小 100~200μm,颜色一般为浅灰色、淡白色,也有黄白色,后极部白点较集中,向赤道部逐渐减少,多沿着视网膜大血管(静脉侧)分布。黄斑区有特殊的细小颗粒状病灶,比其他部位的白点更小且均匀一致,颜色为白色或橘红色(图11-19-1)。数周至数月后,眼底白点和黄斑区颗粒逐渐消失,视力也逐渐恢复(图 11-19-2)。

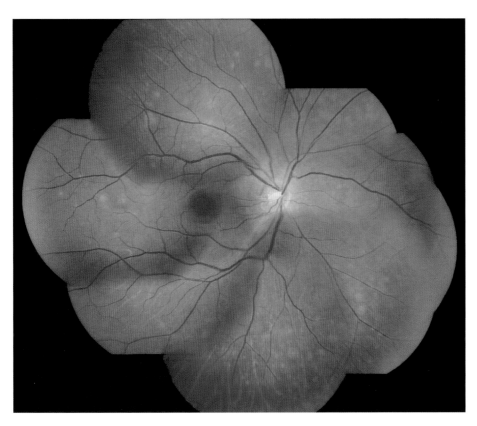

图 11-19-1 多发性一过性白点综合征

彩色眼底像显示多发的具有特征性的小白点状病灶，散在分布

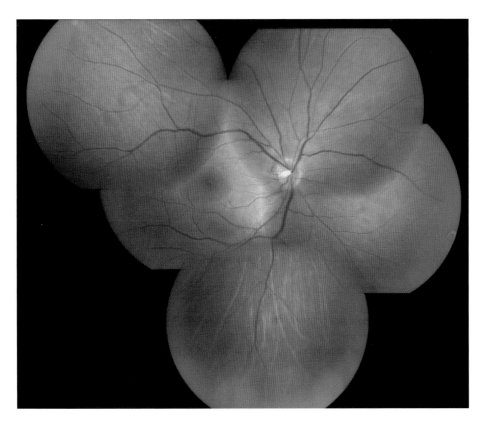

图 11-19-2 图 11-19-1 患者彩色眼底像

数月后病灶消失

此病伴发玻璃体轻度混浊;视盘水肿,为视盘周围毛细血管渗漏所致;有报道可见不伴有视盘水肿的急性特发性生理盲点扩大,认为是视盘周围视网膜功能障碍所致。黄斑 CNV 罕见,一旦出现,则影响视力预后。

FFA:急性期白点病灶早期为强荧光,点状强荧光弥漫、簇状、密集分布。晚期白点病灶着染;黄斑区颗粒表现为透见荧光;这些均表明病变位于 RPE 水平。黄斑区可以出现弥漫的非囊样渗漏,也可出现视盘或视网膜毛细血管渗漏(图 11-19-3)。当病灶消失后,FFA 无明显异常。亚急性期,当眼底病变吸收,FFA 和 FAF 仍可显示病变。

ICGA 检查:白点病灶显示为广泛、弥漫的弱荧光,认为是 RPE 炎性反应遮挡荧光所致。脉络膜大血管循环正常。与眼底所见的白点相比,ICGA 显影的弱荧光灶更大、更多,甚至可以融合呈斑片状。恢复期,眼底白点消失后,ICGA 中的弱荧光灶仍可持续存在数月。对伴有生理盲点扩大的病例,ICGA 有助于发现多发的视盘周围弱荧光灶。

眼底自发荧光成像:早期在与 ICGA 低荧光灶匹配的部位,部分病灶显示高荧光,提示为 RPE 炎性改变。

OCT 检查:急性期与眼底白点对应的部位,视网膜神经上皮层下隆起的高反射灶,其下的脉络膜反射也增强。外层视网膜的椭圆体带粗糙紊乱、多灶性碎片样、完整性破坏,虽然临床以单眼发病为主,这种改变可见于双眼及眼底无典型白点状病灶者,而 RPE 改变不明显。复发病例可见外核层变薄。这些均提示 MEWDS 可能为光感受器细胞的病变。

电生理检查:EOG 和 ERG 均有异常,急性期 ERG 显示视网膜视锥、视杆细胞弥漫性损伤,明适应 a、b 波波幅均降低或消失,但是,mfERG 显示病变早期黄斑区波幅可轻微增加或正常,随着病变进展,逐渐出现波幅降低。此现象提示 MEWDS 发病初期视网膜内层也有受损。轻症者仅 EOG 改变。恢复期随病变消失,ERG、EOG 均恢复正常。

视野检查:常见的是生理盲点扩大。视野结果可以正常,也可出现普遍的视敏度减低、中心暗点及弓形暗点。微视野检查也可以发现生理盲点,以及与 OCT 发现的椭圆体带异常相对应的视敏度减低。

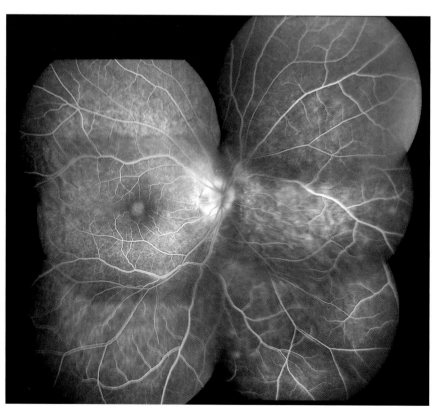

图 11-19-3　多发性一过性白点综合征 FFA 图像
急性期白点病灶早期为强荧光,点状强荧光密集分布,晚期白点病灶着染

三、诊断要点

主要通过临床症状及眼底表现诊断,辅助检查有助于我们进一步证实及鉴别。

1. 好发于青壮年,单眼多见,视力突然减退,发病前可有感冒症状。

2. 眼底检查可见特征性多发、散在的小白点状病灶,黄斑区有颗粒改变,玻璃体混浊,随病变消失,视力恢复。

3. FFA 检查显示急性期表现为小白点早期呈强荧光,晚期着染。白点消退后恢复正常。早期自发荧光成像显示高荧光。EOG、ERG 均为波幅显著降低,mfERG 轻微变化。

四、鉴别诊断要点

1. **APMPPE** 此病也是好发于青壮年,急性发病,视力减退,发病前有感冒症状,眼底也有多发性白色病灶。但病灶如鱼鳞状,较 MEWDS 为大,FFA 检查表现不同,早期呈弱荧光,晚期着染,病变吸收后遗留明显色素性改变。

2. **急性视网膜色素上皮炎** 此病也是好发于年轻人,急性视力下降,眼底黄斑区和/或后极部有斑点状病灶。但病灶为暗灰色,周围有脱色素晕,斑点呈簇状分布,FFA 检查呈中黑外亮的特征性改变。

3. **多灶性脉络膜炎** 病灶位于血管弓内,为视网膜深层灰色圆形,玻璃体混浊明显,可伴有黄斑囊样水肿及视网膜下新生血管膜。

4. **鸟枪弹样脉络膜视网膜病变** 多发生于老年人,双眼发病,眼底多发散在奶油状脱色素斑,并可有眼前节炎症。

五、治疗原则与进展

本病预后良好,无须特殊治疗。可对症治疗,给予糖皮质激素、血管扩张剂、维生素等。如果继发 CNV,可抗 VEGF 治疗。

(李骏)

第二十节　多灶性脉络膜炎伴全葡萄膜炎、复发性多灶性脉络膜炎与点状内层脉络膜病变

多灶性脉络膜炎伴全葡萄膜炎、复发性多灶性脉络膜炎与点状内层脉络膜病变三者的临床特点极为相似,而且可同时或先后发生于同一病例,可能是同一种病因病程前后或病情轻重而表现不同。

一、多灶性脉络膜炎伴全葡萄膜炎

(一)概述

多灶性脉络膜炎伴全葡萄膜炎(multifocal choroiditis and panuveitis,MCP)是 1984 年由 Dreyer 和 Gass 首先报道并命名的一种伴有前部葡萄膜和玻璃体炎症的多发性脉络膜视网膜的炎性病变。MCP 和点状内层脉络膜病变(punctate inner choroidopathy,PIC)以及弥漫性视网膜下纤维化(diffuse subretinal fibrosis,DSF)都好发于中青年女性,为眼底多发的黄白色病灶,因此有人推测这些病变是同一种疾病的不同表现形式,但目前尚无定论。MCP 的病因尚不清楚,推测与病原感染引起机体对光感受器、视网膜色素上皮或脉络膜的自身抗原产生自身免疫有关。组织病理学检查显示脉络膜的炎症表现,并伴有早期的新生血管膜形成、RPE 的增生及大量的淋巴细胞浸润。

(二)主要临床表现

多见于中青年女性,发病年龄 6~69 岁,平均约 35 岁。多数患者有近视史。没有明显其他系统疾病,也无明显的种族倾向及地域分布。双眼发病占 66%~79%,但双眼症状可不对称。典型症状为视力下降、视野暗点、闪光感和飞蚊症。

视力可从 1.0 至光感,但多为 0.4~0.5。一半患者可见轻中度前葡萄膜的炎症,表现如 KP、房水细胞和闪辉现象,虹膜后粘连少见。多数患者出现轻中度的玻璃体炎性细胞。玻璃体的炎症表现往往比前房炎症更为明显。急性期眼底检查见多发性圆或椭圆形的黄白色病灶位于 RPE 和脉络膜毛细血管层,大小为 50~350μm,数量可从数个到数百个,多出现在视盘附近,并散布后极部至中周部的眼底,病灶可呈单个或成簇分布,周边部病灶还可平行锯齿缘呈单列线状排列。偶见少量视网膜下积液。随着病程的进展,病灶渐变为边界整齐、多伴有色素的萎缩性瘢痕。部分患者出现视盘水肿和充血,后期可在视盘周围发生萎缩灶。少数患者可以出现黄斑水肿以及黄斑或视盘周围的 CNV。一些患者可以并发视神经病变。

FFA 检查显示急性期病灶在造影早期为弱荧光,随着时间延长,荧光逐渐增强,后期呈强荧光。陈旧的瘢痕在造影早期表现为窗样缺损的荧光形

态。ICGA 检查后期可见多发性的无荧光暗点，其数量多于检眼镜和荧光素眼底血管造影检查时所见之病灶，多分布在后极部及视盘附近。视野检查可见生理盲点扩大、旁中心暗点。ERG 检查可以出现振幅降低，也可正常，多焦 ERG 可出现不同程度的异常改变。

MCP 可持续存在多年，许多患者可出现单眼或双眼的反复发作。复发的炎症常表现为前房和玻璃体炎症或脉络膜瘢痕的外围水肿，偶见新的病灶出现。反复发作的病例常严重影响视力并易诱发脉络膜新生血管膜形成。

（三）诊断要点

1. 多见于中青年女性，无其他系统疾病。
2. 明显的玻璃体炎症和前葡萄膜炎症。
3. 眼底多发性黄白色病灶。

（四）鉴别诊断要点

1. **点状内层脉络膜病变（PIC）和弥漫性视网膜下纤维化（DSF）**　与 MCP 同样多发于青年女性，为深层视网膜、RPE 和脉络膜的多发性黄色斑点状炎症，后期均可导致脉络膜视网膜的点状瘢痕形成。但 PIC 没有前房和玻璃体的炎症表现，眼底病灶在 FFA 检查显示早期就呈现为强荧光，不合并黄斑水肿、视神经病变等。DSF 在后期可出现视网膜下明显的纤维化样改变。

2. **眼拟组织胞浆菌病（presumed ocular histoplasmosis syndrome，POHS）**　眼底表现与 MCP 极为相似，但患者无性别差异，有疫区停留史，前房和玻璃体无炎症表现，组织胞浆菌素皮肤试验阳性，生理盲点扩大的视野改变少见。

3. **鸟枪弹样脉络膜视网膜病变（birdshot retinochoroidopathy，BSRC）**　眼底也可以出现多发性病灶。但多见于老年人，眼前节无炎症表现，眼底病灶呈簇状分布，形成的瘢痕不伴有色素。

4. **多发性一过性白点综合征（multiple evanescent white dot syndrome，MEWDS）**　眼底出现多发性病灶。但病程短暂，病灶位于外层视网膜，色白且淡，一般不形成脉络膜瘢痕。

5. **急性后极部多灶性鳞状色素上皮病变（acute posterior multifocal placoid pigment epitheliopathy，APMPPE）**　也多见于青壮年，眼底可见黄白色病灶。但一般双眼病变比较对称，眼前节多无炎症表现，眼底病灶较大且形状多样。一般 2 周左右自行缓解，视力预后较好，没有

CNV 等并发症。

（五）治疗原则与进展

急性期可采用糖皮质激素全身或局部给药，多数患者可以控制，但不能防止复发。部分患者对糖皮质激素治疗反应不佳，这类患者可试用环孢霉素 A 等免疫抑制剂。MCP 常出现脉络膜新生血管，对于中心凹外可采用激光光凝治疗，累及中心凹的 CNV 可考虑光动力疗法（photodynamic therapy，PDT）治疗，有一定的效果，但复发率较高。

（六）典型病例

患者，女性，45 岁。左眼视力下降 5~6 天，既往史及全身检查无异常发现。右眼视力 0.7，左眼视力 0.1。眼底检查后极部包括黄斑部及上方血管弓外片状渗出性视网膜脱离，FFA 检查显示静脉期上方中周部可见 2 处强荧光，逐渐增强（图 11-20-1），诊断为渗出性视网膜脱离。其后再次详查，发现左眼角膜 KP（−），房水闪辉（Tyn）（+），细胞（+），玻璃体轻度混浊。右眼后极部眼底见多处视网膜脉络膜萎缩灶，FFA 检查表现为透见荧光（图 11-20-2）。修正诊断为多灶性脉络膜炎伴全葡萄膜炎，给予口服糖皮质激素，治疗好转。

（七）误诊原因分析

此病例眼底有渗出性视网膜脱离，在 MCP 中比较少见，容易引起误诊。而且眼前节炎性反应轻微，不仔细检查容易遗漏，影响诊断。此患者全身无阳性发现，单眼急性发病，眼前节有轻度炎症表现，符合 MCP 的诊断。

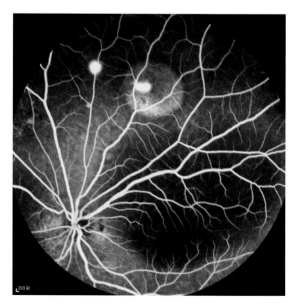

图 11-20-1　例 1 患者左眼 FFA 图像

FFA 静脉期上方中周部可见两处强荧光，逐渐增强

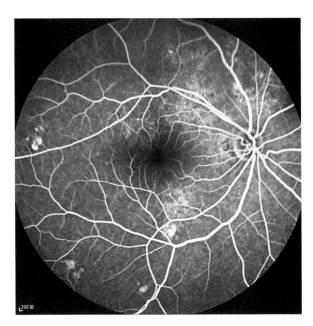

图 11-20-2　例 1 患者右眼 FFA 图像
后极部见多处视网膜脉络膜萎缩灶,表现为透见荧光

(八) 经验教训与防范

MCP 比较少见,多发生于中青年女性。眼前节炎症表现往往轻微,要仔细观察,尤其要注意玻璃体的炎症表现。

(张世杰)

二、复发性多灶性脉络膜炎

(一) 概述

复发性多灶性脉络膜炎(recurrent multifocal choroiditis,RMC),即弥漫性视网膜下纤维化(diffuse subretinal fibrosis,DSF),又名视网膜下纤维化伴葡萄膜炎综合征(subretinal fibrosis and uveitis syndrome),是 1984 年由 Palestine 首先报道的一种少见的早期表现为多灶性脉络膜炎、晚期视网膜下严重纤维化形成的后部葡萄膜炎。本病原因不明,可能是针对 RPE 细胞的自身免疫反应。组织病理学检查可见视网膜呈胶质化,视网膜下增厚的纤维组织,脉络膜大量 B 细胞和浆细胞浸润。纤维组织中可同时见到 RPE 细胞和 Müller 细胞的成分。

(二) 主要临床表现

多见于中青年女性,发病年龄为 20~40 岁。多数患者有近视史。没有明显的其他系统疾病,双眼受累,一般先后发病。典型症状为急性视力下降、视野暗点、视物变形和闪光感。

视力受影响程度是否累及黄斑中心凹而异,

但晚期通常较差。眼前节检查 61% 患者有轻度虹膜睫状体炎,77% 有玻璃体炎症表现,眼底检查后极部和中周部见有黄白色、多发性视网膜色素上皮及脉络膜毛细血管层面的散在性小病灶。病程持续数周或数月,在此期间,眼底有些病灶可以消退,多数病灶扩大并互相融合,病程后期形成多发性星形视网膜下纤维化,病灶周围色素沉积,纤维化随着时间可向周边发展。部分患者可出现黄斑部浆液性视网膜脱离、黄斑水肿、CNV 和视盘水肿等并发症。纤维增生波及黄斑中心凹,中心视力可严重障碍。

FFA 检查显示早期病灶即呈斑驳状强荧光,并逐渐增强,晚期边缘渗漏。FFA 检查中瘢痕化病灶表现为色素上皮脱色素处为透见荧光(窗样缺损),色素堆积处荧光遮盖。

(三) 诊断要点

1. 多发于中青年女性。
2. 眼底多发性病灶,后期视网膜下明显纤维化。
3. FFA 检查病灶早期即呈强荧光。

(四) 鉴别诊断要点

本病与多灶性脉络膜炎伴全葡萄膜炎极为相似。只是 MCP 的病灶 FFA 检查显示早期弱荧光,逐渐增强,直至 FFA 检查的晚期才显强荧光。而且本病视网膜下纤维增生比 MCP 严重而广泛。

(五) 治疗原则与进展

急性期可应用糖皮质激素,促进病灶消退。严重病例可应用免疫抑制剂。一旦纤维化开始形成,以上治疗都没有效果。本病视力预后较差,一般为 0.1 到数指。复发率较高。

(张世杰)

三、点状内层脉络膜病变

(一) 概述

1984 年,Watzke 等报告了一组(10 例)年龄分布在 21~37 岁的女性近视患者(−3.25DS~−10.00DS),其共同的临床表现为视物模糊、闪光感、视野旁中心暗点。眼底检查显示内层脉络膜和视网膜色素上皮层(retinal pigment epithelium,RPE)小的(100~300μm)黄白色损伤,常伴有小的浆液性视网膜神经上皮层脱离。其中,8 眼眼底出现双侧损害,6 眼出现 CNV。所有患眼的前房和玻璃体腔皆无炎症细胞,实验室检查亦未发现任何感染证据。Watzke 等认为这是一种与其他炎症性脉络膜疾病不同的新的临床疾病,并将其命名为点状内层脉络膜病变(punctuate inner choroidopathy,PIC)。一般认为,PIC是一种自限性疾病,视力预后较好,但如并发了脉络膜新生血管(choroidal neovascularization,CNV),则可引起严重的视力损害。Gass等将诸如急性黄斑部神经视网膜病变(acute macular neuroretinopathy,AMN),多发性一过性白点综合征(multiple evanescent white dot syndrome,MEWDS),多灶性脉络膜炎和全葡萄膜炎(multifocal choroiditis with panuveitis,MCP),拟眼组织胞浆菌病(presumed ocular histoplasmosis,POH),急性后极部多灶性鳞状色素上皮病变(acute posterior multifocal placoid pigment epitheliopathy,APMPPE),鸟枪弹样视网膜脉络膜病变(birdshot retinochoroidopathy,BSRC)和急性视网膜色素上皮炎(acute retinal pigment epithelitis,APRE)等均归类于白点综合征。

(二)流行病学

自从PIC被描述和命名以来,尚没有严格意义上的流行病学研究。对其临床特点的认识仅来自为数不多的几项较小的病例系列研究。这些研究显示,PIC主要发生于中度近视的青年女性,年龄范围在15~61岁,平均年龄在30~40岁之间,男女比例范围为1∶(2.6~9.0)。患者近视度数从-0.50DS到-10.00DS不等,平均近视度数为-4.60DS。常为双眼患病,但多半先后发生,患眼并发CNV的概率为22%~63%。

(三)临床表现

1. 临床特征 PIC的主要症状包括眼前固定暗点、视物变形、闪光感等。对77例主要为高加索人的PIC患者的网络调查显示,PIC最常见的症状是视野暗点,91%的患者出现此症状,一般为单眼出现(86%),其他常见症状还包括视物模糊(86%)、闪光感(65%)、视物飘浮感(69%)、畏光(69%)和视物变形(65%)。仅26%的患者首发症状中有周边视野缺损。32%的患者存在无症状期和治疗前间歇性复发,其中84%的患者每年复发1~4次,48%的患者复发持续2周或更长时间。

文峰等对临床诊断为PIC的75例患者的临床资料进行回顾分析显示,单眼发病较多;少数病例没有临床症状。大部分患者有视力下降或视物模糊。

PIC患者的视力(visual acuity,VA)通常较好。Watzke等的研究结果显示12只患眼中8眼(66.7%),视力达到20/50或更好。Reddy等对16位PIC患者的研究也有相似结果,75%的患者视力达20/40或更好。

PIC患者的裂隙灯显微镜检查示前房和玻璃体腔内均无炎症细胞,这是其标志性特征。眼底检查可见随机散布于后极部的多发(12~25个)、小的(直径100~300μm)、黄白色不透明圆形损害,偶可排列成线状。这些损害发生于视网膜神经上皮层下的RPE层和内层脉络膜,可能伴发浆液性视网膜神经上皮层脱离。RPE层和内层脉络膜损害通常发展为脉络膜视网膜萎缩性瘢痕,1个月后患者即无自觉症状。2~3年后,一些瘢痕可变得清晰明显并发生色素化,类似于POHS瘢痕。瘢痕通常累及RPE和脉络膜毛细血管,而非脉络膜全层。而未形成瘢痕的其他损害则逐渐消退以致临床上不可见。

2. 辅助检查

(1)荧光素眼底血管造影(FFA):许多文献报道了PIC患者FFA的特征表现。典型的PIC眼底损害在FFA动脉早期显示强荧光,动静脉期染色,伴发浆液性视网膜神经上皮层脱离者可见荧光素渗漏至视网膜下。随着PIC病程进展,若RPE发生损害,FFA可显示点状RPE缺损。FFA比临床检查可以发现更多PIC眼底损害。但亦有文献报道PIC患者FFA早期表现弱荧光,晚期染色(图11-20-3,图11-20-4)。

(2)吲哚青绿血管造影(ICGA):一些文献报道了PIC患者的ICG表现。PIC患者的眼底损害在ICG中表现为与FFA强荧光相对的早、中、晚期明显弱荧光。

(3)电生理检查(electrophysiology):在一项PIC患者的电生理检查研究中,16例患者中7例表现正常的全视野视网膜电图,其中3例患者的PIC患眼显示轻微不对称的b波增宽。

(四)诊断和鉴别诊断

1. 诊断标准 由于PIC的临床症状无特征性,目前其诊断主要基于眼底检查和眼底血管造影等形态学指标,主要有以下几点:①主要位于眼底后极部视网膜下深层的、直径≤300μm的多发黄白色奶油样点状活动病灶,和/或后极部多发坑凿状萎缩灶,伴或不伴脉络膜新生血管(CNV);②无眼前节及玻璃体炎症体征;③活动病灶在FFA早期表现为强荧光,晚期染色或有轻微荧光渗漏;④排除其他白点综合征。

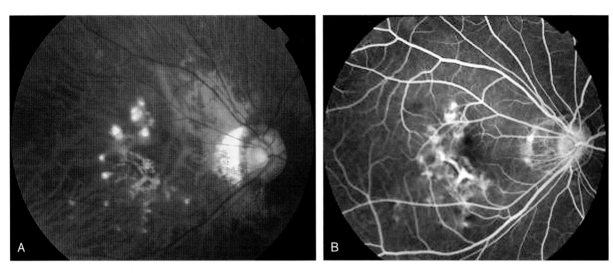

图 11-20-3　点状内层脉络膜病变,女性,34 岁

A.右眼彩色眼底像,可见后极部多个大小不等的黄白色坑凿样萎缩灶,黄斑区可见条状的纤维血管增生膜;B.同一患者荧光素眼底血管造影,可见后极部多个强荧光片。黄斑区增生膜荧光素染色

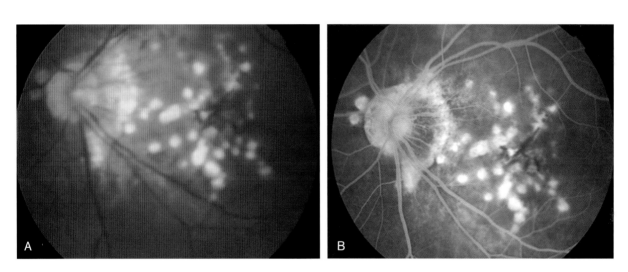

图 11-20-4　点状内层脉络膜病变,女性,38 岁

A.左眼彩色眼底像,整个后极部大量黄白色圆形萎缩灶,黄斑区可见增生膜及色素沉着;B.同一患者荧光素眼底血管造影,可见后极部多个强荧光灶。黄斑区小片增生膜荧光素染色及色素遮蔽荧光

2. 鉴别诊断　PIC、急性黄斑部神经视网膜病变(AMN)、多发性一过性白点综合征(MEWDS)、多灶性脉络膜炎和全葡萄膜炎(MCP)、拟眼组织胞浆菌病(POH)、急性后极部多灶性鳞状色素上皮病变(APMPPE)、鸟枪弹样视网膜脉络膜病变(BSRC)和急性视网膜色素上皮炎(APRE)等都能够引起脉络膜、视网膜色素上皮和视网膜的白色损害。其主要症状及体征均有类似之处,故将所有此类疾病均归类于白点综合征,需加以鉴别。APMPPE 好发于青壮年,男女同等,多为双眼,多有自觉症状,急性发病,视力突然减退,眼底后极部和黄斑区视网膜下有散在的奶油色或黄

白色、灰白色不规则形病灶,边界模糊平如鳞片状,1/3~1/2PD 大小,视力预后多较好,很少再次复发。FFA 示早期无荧光或弱荧光,晚期强荧光。MEWDS 好发于青壮年女性,多单眼,视力突然减退,发病前多有感冒症状,在眼底有多发的散在小白点,为 100~200μm,位于视网膜深层视网膜色素上皮层,黄斑部多有特殊细小颗粒为白色或浅橘色,比眼底其他部位的白点更小,更均匀一致,视力很快恢复后,白点和黄斑颗粒消失。FFA:早期白点表现强荧光,晚期着染。BSRC 多为白种人女性,中老年多,双眼受累,玻璃体混浊,眼底后极部圆形多发性奶油样脱色素斑,小于 1/4PD,位

于视网膜外层。FFA:早期无荧光或强荧光,晚期病变区轻度弥漫性强荧光。ARPE 多见于中青年女性,双眼急性发病,眼底黄斑部或后极部密布褐色与淡黄色相杂的弥漫性斑点。FFA:病灶为小的暗灰色斑,其周围有黄白色晕,即中黑外亮或葡萄样成熟的典型改变。POH 多发于青壮年,男女患病比例相当,病灶位于视网膜周边部及后极部,圆形或椭圆形,边缘不规整的视网膜脉络膜萎缩斑,其中心部有色素团。PIC 与 MCP 最难鉴别,其主要不同在于 PIC 病变较为深在,多有穿凿性病变。而 MCP 病变可累及后极部及达赤道部,病变直径可达 1 000μm 或以上,多出现视网膜下纤维化,并多伴有前葡萄膜炎症及玻璃体炎症,视力预后较差(图 11-20-5 和表 11-20-1)。

（五）病因及病理机制

关于 PIC 的病因及发病机制仍不清楚。但包括 PIC 在内的特发性白点炎症性疾病多发生于年轻女性,而年轻女性也是其他自身免疫病如风湿性关节炎、系统性红斑狼疮等的易感人群,提示白点综合征可能与自身免疫有关。Becker 提出了关于自身免疫/炎症性疾病的共同遗传假说。这一假说认为自身免疫/炎症性疾病的发生与遗传、免疫紊乱和环境诱发因素的相互作用有关。假说重点是这些患者携带共同的可导致对自身免疫病易

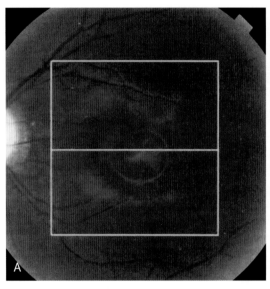
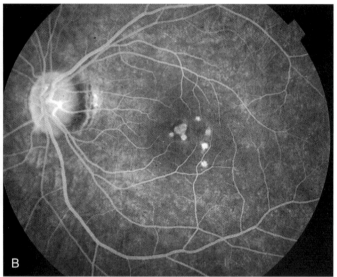

图 11-20-5　多灶性脉络膜炎,女性,42 岁

A. 左眼彩色眼底像。可见后极部多个大小不等的黄白色坑凿样萎缩灶。黄斑区可见灰白色水肿及纤维血管增生膜;B. 同一患者荧光素眼底血管造影。可见绕视盘及后极部多个强荧光灶。黄斑区可见两处荧光素渗漏(CNV)

表 11-20-1　PIC 和 MCP 的鉴别诊断

	MCP	PIC
年龄	6~69(40 岁)	16~40(26 岁)
性别	女性 90% 以上	女性 90% 以上
眼别	双眼 80%	双眼先后发病,90% 双眼
病灶位置	后极部及周边	主要集中于后极部
玻璃体炎症	(+)	(−)
眼前节炎症	50% 可见(+)	(−)
病灶大小	100~1 000μm	100~300μm
CNV	25%~40%,纤维化多见	20%~40%
复发	较多见	复发,但较 MCP 少见
预后	较差	较好

感性的非疾病特异性基因,并且它们倾向于在基因组中形成基因簇。主要组织相容性抗原(MHC)也在其中起一定作用。全基因组关联分析提示,在大多数情况下,MHC 和非 MHC 基因位点联合作用导致对自身免疫病的易感性,同一基因可导致对不同疾病的易感性。由于这些共同的非疾病特异性基因位点的存在,携带人群可以发生一种或多种自身免疫病,并显示疾病种类的重叠。因此,在白点综合征中,可能存在导致免疫紊乱共同易感性基因,而环境诱发因素(包括感染、被动免疫、压力和其他因素)之间互相作用可进一步导致个体对自身免疫病的易感性。若 Becker 假说是正确的,那么鉴定白点综合征的易感性基因位点和调查其环境诱发因素即成为可能,我们也可以借此揭开 PIC 病因及发病机制的神秘面纱。

现存文献中关于 PIC 病理研究的报道较少。Hiroyuki Shimada 等对 14 例患者的 8 只 MCP 患眼和 6 只 PIC 患眼手术切除的脉络膜新生血管进行了免疫组织化学研究,发现所有患眼中均表达 VEGF 和 CD68。8 只 MCP 眼中具有典型眼内炎表现的 3 眼,经免疫组化研究证实有 CD20+B 淋巴细胞渗入 CNV,所有 PIC 患眼均未发现 B 淋巴细胞渗入 CNV。具有典型炎症表现的 MCP 病例中,免疫组织化学亦证实有 B 淋巴细胞渗入,说明前房和玻璃体腔炎症细胞通常指示着活动性炎症性 CNV。而无眼内炎表现的 MCP 眼和 PIC 眼在组织病理上并无差别。

(六)治疗

不伴 CNV 的大多数 PIC 患者视力预后通常较好,无特殊治疗。但如伴发 CNV,则主要针对 CNV 进行治疗。但目前尚无前瞻、随机化临床试验证明现行的任何疗法的安全性和有效性。

1. 药物治疗

(1)糖皮质激素类药物:

1)系统性糖皮质激素类药物治疗:两组小规模案例系列报告和一例个案报告对单独系统性使用糖皮质激素类药物治疗 PIC 所致 CNV 进行了研究。Flaxel 等研究了对最近出现视觉症状的 10 例 PIC 或 MCP 患者(12 眼)中心凹下 CNV 使用系统性糖皮质激素类药物治疗的结果。研究中,患者口服泼尼松初始剂量为 1mg/kg(60~80mg),持续 3~5 天后逐渐减量。结果显示 12 眼中 10 眼视力改善或稳定;9 眼 FFA 示渗漏消失,3 眼渗漏减少;4 例患者需要大于 1 个疗程的糖皮质激素

治疗。但相反,Brown 等发现单独口服或后结膜囊下应用糖皮质激素类药物在控制 4 例 PIC 所致 CNV 患者中 3 例均失败。

Levy 等观察并报告了 1 例 PIC 所致中心凹旁 CNV 患者口服糖皮质激素类药物治疗后,视力从 6/60 提高至 6/9,且眼底后极部多发性脉络膜损害变小,中心凹旁 CNV 面积亦减小,但其研究随访期较短,只有 3 个月。

2)眼内糖皮质激素类药物植入:眼内糖皮质激素类药物植入用于治疗 CNV 是继其有效性在临床前研究和严重葡萄膜炎患者中被证实之后。醋酸氟轻松植入剂(FluA)是一种低溶解度的糖皮质激素类药物,具有特殊的药物动力学,药物可从植入体长期释放。Holekamp 等研究了 14 例典型中心凹下 CNV 患者接受醋酸氟轻松玻璃体内植入剂治疗后的效果,其中包括 1 例 PIC 患者。研究显示,14 眼中 10 眼 CNV 停止进展。10 眼视力稳定或有所提高。但接受持续高剂量眼内糖皮质激素类药物释放治疗的患者存在显著的并发症发生率。但这些并发症在可控范围,患眼仍可以保持良好视力。

3)眼周/眼内糖皮质激素类药物注射:Sim 等报告了 2 例 PIC 导致 CNV 的妊娠患者分别行 40mg 曲安奈德后结膜囊下注射和眼内 4mg 曲安奈德注射后的治疗结果,结果显示这 2 例患者视力稳定(6/36)或有所提高(6/24~6/9)。

(2)其他免疫抑制治疗:用于治疗 PIC 导致 CNV 的其他免疫抑制剂包括雷帕霉素(西罗莫司)、沙利度胺、干扰素 β-1A 等。但相关的研究报道较少,多为个案研究。

(3)玻璃体腔注射贝伐单抗(Avastin):阻断血管内皮生长因子(VEGF)的药物已被广泛用于治疗年龄相关性黄斑变性导致的 CNV,并且疗效显著。最近,抗 VEGF 药物亦被用于治疗炎症性 CNV。一项前瞻性、非随机化、介入性案例系列报告对玻璃体腔注射贝伐单抗治疗 CNV 的疗效进行了研究。研究中,4 例 PIC 所致 CNV 患者每月接受 1.25mg 玻璃体腔贝伐单抗注射,持续 3 个月,且患者不允许同时接受糖皮质激素类药物或免疫抑制剂治疗,所有患者随访期均为 6 个月。结果显示,行玻璃体腔注射贝伐单抗治疗后,脉络膜新生血管完全退化,治疗后 3 个月所有眼 FFA 均无渗漏,治疗后 6 个月 CNV 无复发。所有患者治疗后视力至少改善 1 行,75% 患者为 2 行或更多。

研究中亦未观测到任何系统性或眼部并发症。但有多中心调查显示玻璃体腔注射贝伐单抗的眼部不良反应有角膜擦伤、晶状体损伤、眼内炎、视网膜脱离、葡萄膜炎、白内障进展、急性视力下降、视网膜中央动脉阻塞、视网膜下出血、RPE撕裂;全身不良反应包括血压升高、急性缺血性心脏病发作、脑血管意外等,但发生率均未超过0.21%。表明玻璃体腔注射贝伐单抗在短期内是比较安全的,但鉴于上述不良反应,对伴有较大浆液性视网膜色素上皮层脱离的患者行此治疗还需谨慎(图11-20-6)。

2. 光动力疗法(photodynamic therapy,PDT)使用维替泊芬的光动力疗法包括两个步骤,首先静脉注射光敏剂维替泊芬,随后维替泊芬在眼部激光照射下可被特定波长的激光激发,阻塞被治疗血管。PDT治疗最大的优点在于可选择性破坏脉络膜新生血管,而对正常血管相对作用较小。

Coco等评估了8例PIC所致CNV患者的PDT治疗结果,其中6例患者为中心凹旁CNV,2例患者为中心凹下CNV。患者行PDT前曾接受的治疗包括口服或后结膜囊下注射糖皮质激素类药物(4例)、口服环孢素(3例)和/或传统激光光

凝治疗(2例)。患者随访期平均为22.7个月(6~52个月),平均每例患者接受3.3次PDT治疗。结果显示,全部患者最后一次随访时FFA示眼底渗漏均停止,5眼视力提高,3眼视力下降。

3. 黄斑下手术 通过黄斑下手术除去CNV于1988年首次被介绍。1996年,Olsen等报告了5例女性PIC患者(6眼)行玻璃体切除联合视网膜下CNV取出术后的治疗结果。所有眼视力均较术前有所提高,但6眼中4眼(66.7%,3例患者)出现复发,且每次复发最佳矫正视力均下降。故欲行黄斑下手术成功治疗PIC所致CNV,必须考虑CNV发生时间和眼底位置。鉴于PIC预后较好,并不推荐手术治疗黄斑外CNV。

4. 联合疗法 行PDT治疗并同时系统性使用糖皮质激素类药物,国外有小规模研究证实PDT的新生血管阻塞作用与口服泼尼松的血管稳定作用及抗炎作用联合是对PIC所致黄斑下CNV的安全、有效的治疗。

(七)预后

大部分PIC患者的视力预后较好,视力可达0.5或更好。大约1/5的患者最终形成严重视觉损害,视力<0.1,主要原因是产生了中心凹下脉络膜新生血管和视网膜下纤维化。

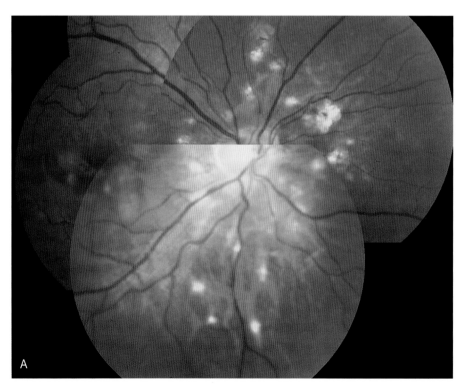

图11-20-6 点状内层脉络膜病变,女性,21岁,右眼视力:0.2
A. 右眼彩色眼底像。可见黄斑区附近有比较新鲜的灰白色病灶

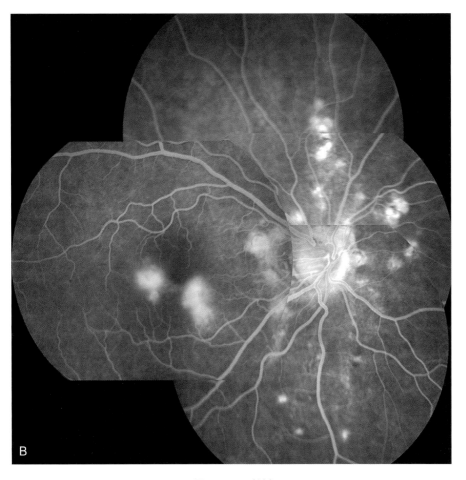

图 11-20-6（续）

B. 同一患者荧光素眼底血管造影。可见黄斑区附近几个强荧光点，轻微渗漏（CNV）；行贝伐单抗（1.25mg）联合曲安奈德（1.0mg）玻璃体腔注射 2 次，视力 0.4

但 Rohan 等对 136 例 PIC 患者（271 眼）进行的随访期为 16 年的报告结果显示，271 眼中 178 眼（66%）最终视力达到 6/12 或者更好，41 眼（15%）视力 <6/60。136 例患者中 4 例患者双眼视力 <6/60。

白点状内层脉络膜病变 1984 年被首次描述并确立为一种新的临床疾病至今已有近 30 年，但由于发病率低，关于其病因、发病机制及病理的研究并无突破性进展。PIC 的主要危害来自累及中心凹的脉络膜新生血管形成，针对该病引起的 CNV 的治疗所进行研究虽多，但由于本病发病率相对偏低，目前缺乏可信度高的大规模随机化研究，因此，治疗上并无标准和指南。我国人口基数大，近视眼发病率高，病例数相对多，应该在临床诊治、病因和病理机制的研究中作出我们的贡献。

（陈有信）

第二十一节　急性区域性隐匿性外层视网膜病变

一、概述

急性区域性隐匿性外层视网膜病变（acute zonal occult outer retinopathy，AZOOR）由 Donald Gass 于 1993 年首次提出并命名，其特点是急性发病，有闪光感和暗点；眼底通常没有明显病变而视网膜电图（ERG）有明显改变。AZOOR 可能与以下一些疾病是同一类疾病的不同表现，如多发性一过性白点综合征（multiple evanescent white dot syndrome，MEWDS），急性特发性盲点扩大综合征（acute idiopathic blind spot enlargement，AIBSE），急性黄斑神经视网膜病变（acute macular neuroretinopathy，AMN），眼拟组织胞浆菌病（presumed

495

ocular histoplasmosis，POHS），点状内层脉络膜病变（punctate inner choroidopathy，PIC），多灶性脉络膜炎伴全葡萄膜炎（multifocal choroiditis and panuveitis，MCP）。这些疾病有很多相似之处，都好发于中青年女性，都可能伴有视野损害和 ERG 异常。Gass 将这些疾病统称为 AZOOR 类复合征（AZOOR complex）。AZOOR 可能是光感受器细胞的变性性疾病，具体发病原因目前尚不清楚，推测可能与病毒感染诱发的自身免疫有关。

二、主要临床表现

AZOOR 好发于女性，男女比例约为 1∶3。发病年龄为 13~79 岁，平均约 36 岁。文献显示 AZOOR 好发于白种人。多数有近视史。多数双眼发病也可单眼发病，部分患者发病前有病毒感染病史。典型的症状为急性出现的视野暗点和闪光感，闪光感和视野暗点出现的时间可不一致，可能出现在视野暗点之前，也可能在此之后。其他症状有视物模糊、视物发白等。

视力受影响较轻，大部分患者视力在 0.5 以上，极少数患者视力下降至 0.02 或光感。眼前节检查基本正常。多数（76%）患者初诊时眼底检查是正常的，少数患者眼底出现区域性 RPE 斑驳状或类似视网膜色素变性样改变。半数以上患者疾病过程中眼底始终正常，部分眼底正常的患者随着病变进展可以出现区域性类似视网膜色素变性样改变。少数患者玻璃体出现细胞，这类患者往往视力恢复欠佳，而且更容易出现临床可见的视网膜病变。

视野检查盲点扩大是最常见的改变，其他改变还有周边视野缩小、中心暗点和环状暗点。荧光素眼底血管造影检查多数患者为正常，少数患者可能出现 RPE 的改变，如弱荧光、窗样缺损等。应用自发荧光成像检查部分患者病变区为低荧光。OCT 检查可以发现病变区光感受器 IS/OS 连接不规则或缺失，外核层变薄或缺失，RPE 层不规则和视网膜厚度减少等变化。

ERG 是诊断 AZOOR 最重要的检查。绝大多数患者全视野 ERG 检查出现振幅降低，多焦 ERG 可以发现病变区振幅明显降低。

三、诊断要点

1. 好发于中青年女性。

2. 急性出现的视野暗点和闪光感，眼底检查基本正常。

3. 视野检查盲点扩大，ERG 检查异常。

四、鉴别诊断要点

1. **自身免疫性视网膜病（autoimmune retinopathy，AIR）**　是一类由特定的自身抗体引发的视网膜疾病，也可以出现视野暗点和闪光感，早期眼底也可能是正常的，视野检查也可以出现 AZOOR 类似的改变，ERG 检查异常。但是 AIR 是进行性的，随着病情进展，眼底出现弥漫性视网膜脱色素改变和血管变细，ERG 为显著异常，往往出现负相波。血清中可以检测出多种抗视网膜抗体，尤其是抗恢复蛋白（recoverin）抗体。

2. **白点综合征（white dot syndrome）**　是一类表现为外层视网膜、RPE 和脉络膜层面多发性黄白色炎性病变的疾病。这类疾病有时可能和 AZOOR 出现在同一患者身上。这类疾病通常好发于年轻女性，多有近视史，也可有视野暗点和闪光感，但是这类疾病仔细检查眼底能够发现黄白色脉络膜视网膜病灶。

3. **急性特发性盲点扩大综合征（acute idiopathic blind spot enlargement syndrome，AIBSE）**　是一种出现明显盲点扩大，但视盘没有水肿的特发性疾病。AIBSE 也可以出现视野暗点和闪光感，盲点扩大。但一般为单侧发病，视野缺损非进行性，闪光感逐渐消失，FFA 检查视盘有荧光着染和渗漏，ERG 仅有鼻侧旁中心凹异常，而不是全视野 ERG 异常。

4. **球后视神经炎**　这类患者也可以出现闪光感和视野暗点，眼底检查也基本正常。但是这类患者往往有眼球转动疼痛，色觉障碍明显，视野改变多为中心暗点，MRI 检查可以发现球后视神经的炎症表现。

五、治疗原则与进展

AZOOR 目前没有确切的治疗方法，糖皮质激素和免疫抑制剂治疗作用不大，抗病毒治疗也没有疗效。AZOOR 患者一般半年内视力、视野比较稳定，有部分恢复，约 1/3 患者出现复发，间隔期平均为 46 个月。

（张世杰）

第二十二节　后巩膜炎

一、概述

后巩膜炎(posterior scleritis)是发生于眼球锯齿缘之后及视神经周围的巩膜肉芽肿性炎症。可以单独发生,也可以和前巩膜炎同时出现。可出现在任何年龄人群,最常见于成人,女性多于男性。多为单眼发病,约30%为双眼发病。分为弥漫型、结节型、坏死型三种类型。大概30%的后巩膜炎患者合并系统性病变。常伴有类风湿性关节炎、系统性血管炎、Wegener肉芽肿、复发性多软骨炎、系统性红斑狼疮(SLE)、类肉瘤病(结节病)等全身性疾病。最常见的并发症是后葡萄膜炎及继发性青光眼。

后巩膜炎的症状和体征具有多样性,而且临床上比较少见,这些都增加了病变的诊断难度。目前,对后巩膜炎诊断的认识除临床经验外,仔细检查眼底及现代眼部影像学检查是必不可少的重要手段。

二、主要临床表现

后巩膜炎临床表现复杂多变,取决于炎症的位置、程度和炎症累及范围及并发症。

1. 持续性眼痛(是一个有诊断价值的症状),有眼球压痛,也可有眼眶深部烧灼痛,疼痛也可以涉及眉弓、颞部或颧部。严重时可影响患者生活工作。常常被误诊为偏头痛、三叉神经痛。

2. 视力不同程度下降,因视网膜及视神经损害程度而悬殊,自接近正常至光感消失不等。

3. 除少数病例有前巩膜炎或虹膜睫状体炎体征外,眼前节大多正常。

4. 结膜水肿、眼球轻度突出、运动受限和复视,少数病例还有上睑下垂。

5. 眼底检查

(1) 浆液性视网膜脱离:范围可大可小,严重者可呈大泡状视网膜脱离,累及周边视网膜。

(2) 视盘水肿:这是后巩膜炎中常见的体征。可引起不同程度的视力下降。色觉、RAPD可能异常。治疗后仍然可能出现视神经萎缩。

(3) 视网膜下肿块:视网膜下橘黄色肿块是结节型巩膜炎的标志性体征。常伴有脉络膜皱褶

和视网膜条纹,但是肿块表面的视网膜和脉络膜纹理正常。病变如果累及黄斑和视神经,可以导致明显的视力下降和视物变形。

(4) 脉络膜脱离:常常累及周边脉络膜和睫状体,可能引起晶状体虹膜隔移位,导致前房狭窄,引起青光眼发作。

(5) 视网膜色素上皮改变:视网膜下液体可能混浊。随着炎症的治疗,液体的消失,相应部位可以残留RPE改变。其范围取决于视网膜脱离、脉络膜脱离的时间及视网膜下液体的数量和吸收时间。可能出现眼底豹斑样改变。

(6) 值得注意的是,可能有高达15%的后巩膜炎患者并没有任何体征。

6. B型超声检查可见巩膜、脉络膜增厚,筋膜囊间隙水肿(此间隙水肿与视神经之无回声区相连,形成T形征);FFA检查可以提示病变是否累及色素上皮层导致荧光渗漏。ICGA可以显示脉络膜是否有弱荧光改变,提示炎症累及脉络膜层次。脉络膜血管与视网膜血管走行相对正常。同时还使脉络膜皱褶、视网膜条纹显示得更加清晰。CT对于眼球壁厚度的变化敏感性低于B超,但是可以帮助排除其他病变,如眼眶肿瘤、甲状腺相关眼病、蝶窦炎等。

7. 伴有全身相关疾病者,全身体检和实验室检查是必需的,如血常规、血沉、抗核抗体、抗嗜中性粒细胞胞浆抗体、血管紧张素逆转酶等检查;胸部X线摄片亦有必要。

三、诊断要点

1. 患者多为中年女性,多为单眼发病。

2. 最常见症状是眼痛和视力下降。

3. 有些病例可出现眼球轻度突出、球结膜水肿、运动受限和复视。

4. 除少数病例有前巩膜炎及虹膜睫状体炎临床表现外,眼前节大多正常。

5. 眼底检查是后巩膜炎的重要内容,眼底表现要与一些相关的眼底原发性疾病相鉴别。

6. B型超声为后巩膜炎不可缺少的检查手段,显示后巩膜与脉络膜增厚。

7. A超、彩色超声多普勒成像(CDI)、FFA、ICGA、CT或MRI检查,可以根据病情需要选择性进行,有助于诊断与鉴别诊断。

8. 有全身相关疾病者,需全身体检和相关的实验室检查。

四、鉴别诊断要点

(一) 球结膜水肿、眼球突出、眼球运动受限

后巩膜炎和眼球筋膜炎、眶蜂窝织炎、眼眶炎性假瘤、眼眶肿瘤、甲状腺相关性眼病都可以出现球结膜水肿、眼球突出、眼球运动受限等症状,应注意鉴别。

1. 眼球筋膜炎 早期即出现眼外肌麻痹,眼球突出不明显,眼底正常,易与后巩膜炎相鉴别。

2. 眶蜂窝织炎 眼球突出较后巩膜炎更明显,球结膜水肿较后巩膜炎轻;伴有发热,白细胞增高等全身中毒症状。易与后巩膜炎相鉴别。

3. 甲状腺相关眼病 B 型超声、CT 检查可发现眼外肌肥厚,并伴有甲状腺功能异常,做相关实验室检查,易与后巩膜炎相鉴别。

4. 眼眶炎性假瘤、眼眶肿瘤 根据病史、临床表现及 B 型超声、CT、MRT 等检查,易与后巩膜炎相鉴别。

(二) 视网膜下肿块

除后巩膜炎外,多种脉络膜病变(包括肿瘤)和眼眶疾病都可出现视网膜下肿块。有时会发生浆液性视网膜脱离,影响黄斑部,易误诊为后巩膜炎。在未侵及脉络膜视网膜的情况下,后巩膜炎所致的视网膜下肿块除界线清楚外,肿块还表现出三个特征:圆顶状肿块与毗邻的正常视网膜色素上皮同样呈橘红色;肿块处脉络膜具有正常的棋盘格样外观;肿块周围有脉络膜皱褶或视网膜条纹。

1. 脉络膜黑色素瘤 后巩膜炎与脉络膜黑色素瘤的鉴别十分重要,有些后巩膜炎的病例都由于误诊为该病而摘除眼球。脉络膜黑色素瘤无论有无色素,其表面的橙黄色脂质色素存在,与毗邻的正常视网膜色素上皮的颜色形成很大差别,其周围少见有脉络膜皱褶或视网膜条纹。

B 型超声检查显示肿块内部特征性的低回声,接近眼球壁处形成无回声区,即出现所谓"挖空"现象;肿块基底部的脉络膜缺乏回声光点,在其周围的视网膜、脉络膜的回声衬托下,呈现脉络膜凹陷;因肿块衰减声能较多,致其后方缺乏回声,显示无眼球后水肿的暗影。

CDI 检查可见肿瘤内出现异常血流信号,肿瘤血供由睫状后动脉直接供应,频谱分析表现为中高的收缩期和较高的舒张期低速阻型血流频谱。

2. 脉络膜转移癌 乳腺、肺、前列腺、肾脏等癌肿转移来的脉络膜转移癌也可以仅表现为单一的视网膜下肿块,肿块常呈淡黄色,表面视网膜色素上皮呈斑驳状,少有脉络膜皱褶包绕。脉络膜转移癌罕有疼痛或外部炎症,脉络膜转移灶可能是恶性肿瘤的首发特征(约占 50%),因此,鉴别诊断相当重要。

B 型超声检查显示肿块内部中、高度回声,强弱分布不均,无球后水肿、球壁处"挖空"现象、脉络膜凹陷、球后暗影等脉络膜黑色素瘤的特征性改变。

CDI 检查在瘤体内可见搏动性高频低阻力的血流模式,与脉络膜黑色素瘤相比,脉络膜转移癌的血流速度较高,后巩膜炎时病变内无血流信号。

3. 位于眼底后极部的孤立性脉络膜血管瘤 应注意与后巩膜炎相鉴别,其眼底表现为后极部及视盘附近杏黄色或橘红色圆形或近似球形的隆起,表面可有色素沉着,无脉络膜皱褶包绕。

FFA 检查在早期动脉期即显影,呈不规则脉络膜血管形态的强荧光,是脉络膜血管瘤较为特征性的荧光图像。

B 型超声检查,见肿块无"挖空"现象及后方暗影。

CDI 检查,可在瘤体内部发现斑点状血流信号,频谱分析为高收缩期高舒张期低阻力的动脉型血流。

4. 眼眶肿瘤和眼眶炎性假瘤 有些眼眶肿瘤和眼眶炎性假瘤,也可仅出现视网膜下肿块,表现为类似后巩膜炎的体征,通过眼眶影像学检查一般比较容易区别。

(三) 脉络膜皱褶和视网膜条纹

很多眼科疾病都可以出现脉络膜皱褶和视网膜条纹,如眼眶肿瘤和眼眶炎性假瘤、甲状腺相关眼病、原发性或继发性脉络膜肿瘤,以及伴有视网膜下新生血管膜的年龄相关性黄斑变性、低眼压、视网膜脱离巩膜扣带术后等。需与后巩膜炎相鉴别。

1. 年龄相关性黄斑变性 发生视网膜下新生血管膜时可导致脉络膜皱褶,但鉴别诊断比较容易,因为年龄相关性黄斑变性多为双眼发病,还有一些其他特有的眼底表现。另外,FFA 检查有助于鉴别诊断。

2. 由视神经鞘膜瘤等疾病引起的视盘水肿也会出现脉络膜皱褶,但此时 B 型超声检查显示

眼球壁无变化,可以与后巩膜炎相鉴别。

3. 眼外伤、内眼手术后低眼压可发生巩膜变形皱缩,出现脉络膜皱褶、视网膜条纹,但明确的外伤或手术史可以鉴别。

(四)浆液性视网膜脱离

除后巩膜炎外,睫状体脉络膜、视网膜的浆液性脱离也可以出现在葡萄膜渗出性疾病、中心性浆液性脉络膜视网膜病变、内眼手术后和脉络膜脱离型视网膜脱离、脉络膜黑色素瘤、脉络膜转移癌、原田病、大泡状视网膜脱离和脉络膜浆液性脱离等。

1. 中心性浆液性脉络膜视网膜病变 仅会出现黄斑部局限性视网膜神经上皮层浅脱离,不出现睫状体脉络膜脱离。此外,眼底有其他特有改变,易与后巩膜炎相鉴别。OCT、FFA 检查有助于鉴别诊断。

2. 大泡状视网膜脱离可以是中浆少见但是重症的一种改变,眼底的特征性改变为大泡状视网膜神经上皮层脱离与后极部多发性色素上皮层病灶;神经上皮层下积液清澈,随体位改变而迅速移动。不会出现睫状体脱离及视网膜脱离。易和后巩膜炎相鉴别。高血压性脉络膜视网膜病变,可能引起与重症中浆非常类似的改变。原田病也可以表现为大泡状视网膜脱离。原田病为双眼葡萄膜炎,以后葡萄膜炎症为主。伴有皮肤及神经系统表现,如白发、脱发、白癜风及耳聋,脑脊液淋巴细胞增多。与后巩膜炎易于鉴别。孔源性视网膜脱离也可以表现为大泡状形态,但是患者多无眼痛,造影无视网膜渗出荧光渗漏,多数可以查到裂孔。

(五)脉络膜脱离

脉络膜脱离经常伴有视网膜脱离,鉴别疾病谱类似,除上述浆液性脱离中需要鉴别的疾病外,还要考虑如下病变:

1. 葡萄膜渗漏综合征 不会出现眼痛,常双眼患病;只有轻度前葡萄膜炎或无葡萄膜炎表现,视网膜色素上皮出现增生斑;有量多而清亮的视网膜下积液,并随体位改变而迅速移动,为此病特征;FFA 检查只有很少的表现,没有色素上皮渗漏,视网膜血管亦无异常;B 型超声检查有助于鉴别。此外,与后巩膜炎不同,糖皮质激素在此病的治疗中无作用。以资与后巩膜炎相鉴别。

2. 其他原因导致脉络膜视网膜脱离或渗出,如低流量颈动脉海绵窦瘘、小眼球、内眼手术、葡

萄膜炎及低眼压等,均有明显的相关病史,易于鉴别。

(六)视盘和黄斑水肿

视盘和黄斑水肿可发生在后巩膜炎以及许多葡萄膜炎症性疾病、视盘炎、视盘水肿和内眼手术后。根据病史,系统回顾,进行眼部检查、实验室检查和影像学检查,可以与后巩膜炎相鉴别。

五、治疗原则与预后

(一)治疗原则

一般情况下,选用非甾体抗炎药,如保泰松、消炎痛(吲哚美辛)等之一,即可控制;严重病例或遇有消化道溃疡等上述药物禁忌证时,用糖皮质激素,如泼尼松口服(于晨 8 时前顿服),开始大剂量,随病情好转而渐减至停,低盐饮食,同时内服氯化钾以免出现低钾;对少数更严重病例,在糖皮质激素应用之同时,加用免疫抑制剂,如环磷酰胺或环孢素 A(不能与非甾体抗炎药同时应用,以免加剧对肾功能之损害)。

眼前节亦有炎症如前部巩膜炎、虹膜睫状体炎时则用普拉洛芬滴眼液、氟米龙滴眼液点眼,1% 阿托品滴眼液或眼膏点眼扩瞳,亦属必要。

伴发全身性疾病者,如类风湿性关节炎、SLE、巨细胞动脉炎等,必须请相关科室会诊,确诊后请相关科室治疗观察。眼科协同治疗后巩膜炎。

必须掌握非甾体抗炎药、糖皮质激素、免疫抑制剂的适应证、禁忌证,在全身无禁忌情况下方可应用。对药物的毒副作用应有足够的了解,特别是免疫抑制剂应用前须征求患者与家属签字同意,以免发生医疗纠纷。在上述药物应用的过程中,须观察药物的毒副作用,定期做相应检查并予相应治疗。

(二)预后

后巩膜炎如能早期诊断,及时合理治疗,预后良好。反之则预后不佳,特别在视网膜或视神经发生不可逆转损害的病例可致失明。后巩膜炎复发率较高(约 40%),应予注意。

六、误诊病例介绍

例 1:患者,女性,44 岁。右眼球突出、眼痛、球结膜水肿 3 天。外地医院住院治疗。双眼视力 1.0,经检查诊断为右眼球筋膜炎。经治疗 7 天无好转。又诊断为右眼眶蜂窝织炎。抗生素静脉滴注 10 天仍无好转而转入上级医院眼科住院治

疗。检查双眼视力 1.0,右眼球轻度突出,轻度压痛,眼球运动轻度受限,外侧球结膜明显水肿,后部玻璃体轻微混浊,眼底外侧中周部少数脉络膜皱褶及视网膜条纹,黄斑正常。诊断为右眼后巩膜炎。按后巩膜炎常规治疗 20 天,症状、体征消失,出院后遵照医嘱继续治疗,随访 2 年未复发(图 11-22-1)。

误诊原因分析:

1. 眼球筋膜炎　早期即出现眼外肌麻痹,眼底正常。该病例后部玻璃体轻微混浊,眼底可见少数脉络膜皱褶及视网膜条纹。所以,可排除眼球筋膜炎,诊断为后巩膜炎。

2. 眶蜂窝织炎　眼球突出较后巩膜炎更明显,球结膜水肿较后巩膜炎轻。此外有发热、白细胞增高等全身中毒症状。所以,易于排除眶蜂窝织炎。

3. 该病例除右眼球突出、眼痛、球结膜水肿外,还有后部玻璃体轻微混浊,眼底可见少数脉络膜皱褶及视网膜条纹。所以诊断为右眼后巩膜炎。因为程度轻,黄斑正常,未影响视力。按此病治疗,症状、体征消失,随访 2 年未复发。

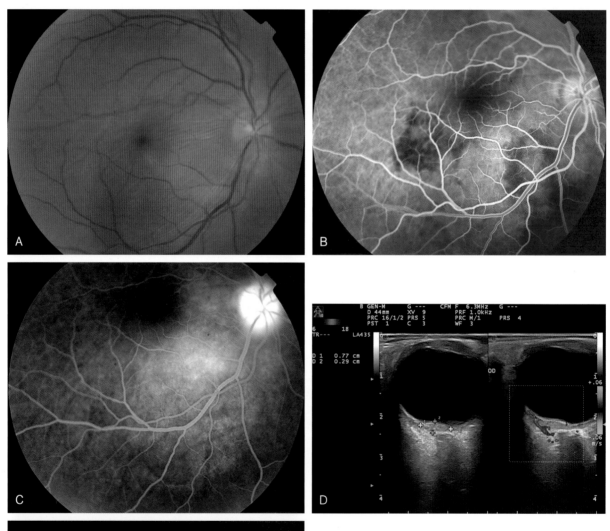

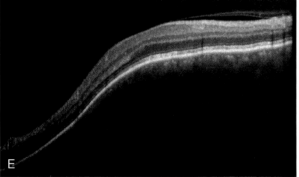

图 11-22-1　后巩膜炎例 1

A. 彩色眼底像,可见脉络膜皱褶;B、C. FFA 图像,可见斑片状弱荧光及荧光渗漏;D. 超声所见,眼球壁实性隆起、增厚;E. OCT 图像示眼球壁隆起

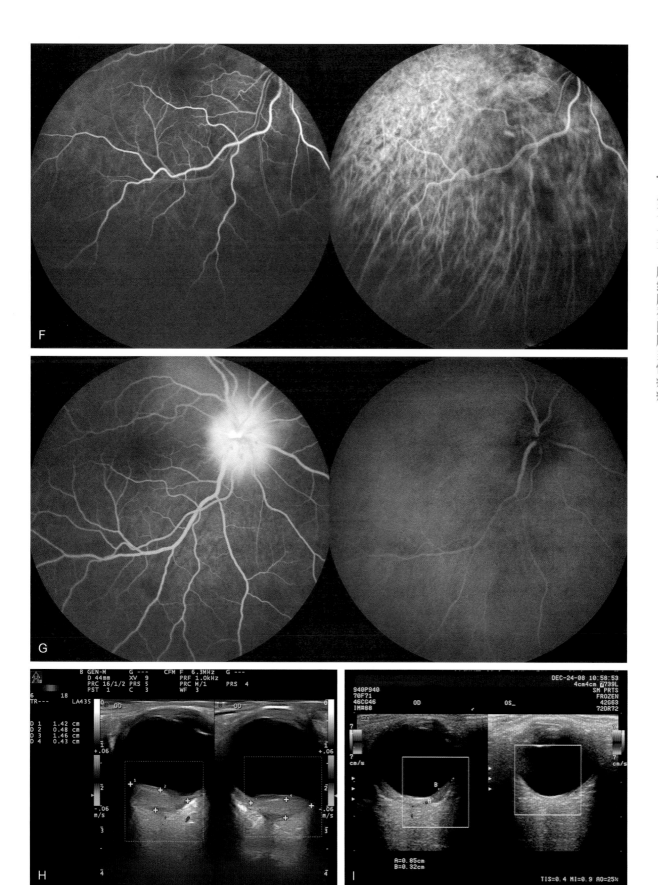

图 11-22-1（续）

F,G. 联合造影,视盘强荧光,脉络膜斑片状弱荧光;H~J. 治疗前后超声所见

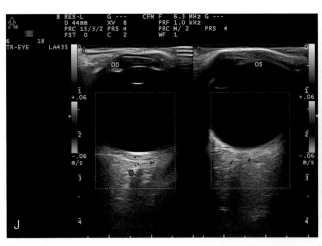
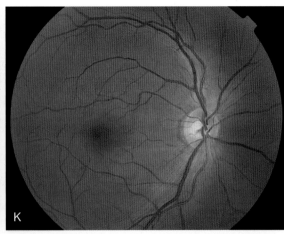

图 11-22-1(续)
K.治疗后彩色眼底像

例 2:患者,男性,15 岁。左眼外侧球结膜水肿,眼痛 1 天。住某市医院治疗。检查:双眼视力 1.0,左眼球压痛,眼球运动正常,眼底正常。诊断左眼球筋膜炎,经口服泼尼松、消炎痛及氟米龙滴眼液点眼,球结膜水肿、眼痛消失。

如此临床表现 2 年内又复发 3 次,均按此治疗而消失。2 年后,左眼球疼痛,视力下降 3 天。又住该院治疗。检查:左眼视力 0.3,右眼视力 1.0。左眼后部玻璃体混浊,眼底较模糊,诊断为左眼葡萄膜炎。经治疗 20 天,左眼视力 1.0 而出院。而后曾去多家医院眼科就诊,因无临床表现,未作诊断,嘱其病情发作及时就诊。3 年后因左眼视物模糊、眼痛 3 天,住院治疗。检查:左眼视力 0.01,

右眼视力 1.0,左眼前节(-),后部玻璃体混浊(+),眼底视盘水肿、充血,黄斑水肿,可见脉络膜皱褶。B 型超声检查提示后极部巩膜、脉络膜增厚。FFA 检查提示视神经炎表现。右眼检查正常。诊断为左眼后巩膜炎。按后巩膜炎常规治疗 32 天。症状、体征消失,视力为 0.8,出院后继续治疗 2 个月,门诊随访 2 年未复发(图 11-22-2)。

误诊原因分析:

1. 根据病史(包括过去史)及临床表现,特别是眼底及 B 型超声检查,诊断为右眼后巩膜炎。按后巩膜炎常规治疗,右眼视力从 0.01 进步到 0.8,眼底恢复正常。出院后继续治疗 2 个月,随访 2 年未复发。

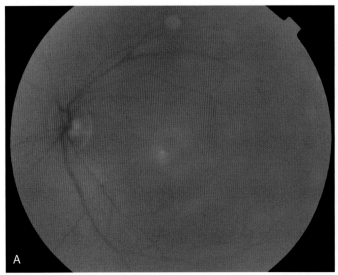
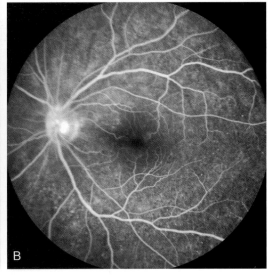

图 11-22-2 后巩膜炎例 2
A.彩色眼底像;B、C.FFA 图像

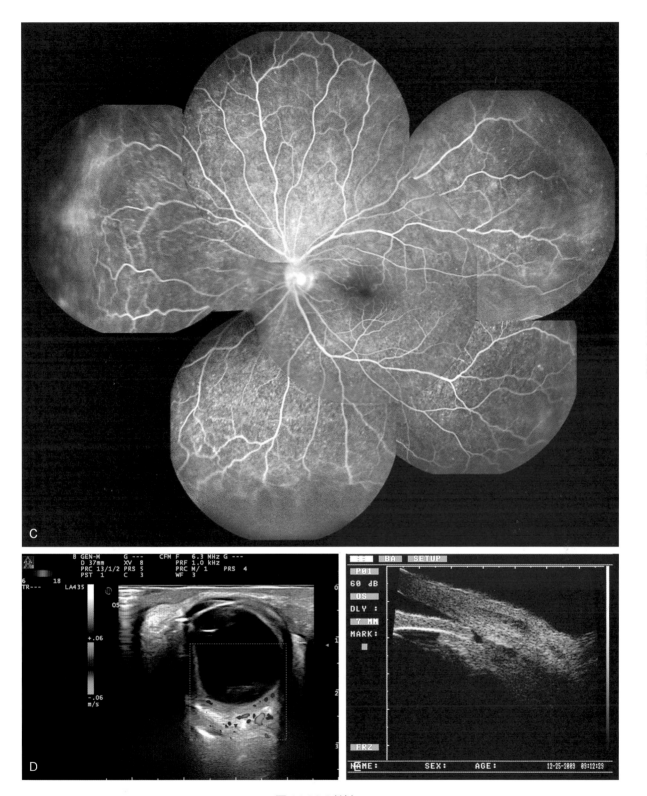

图 11-22-2(续)
D. 超声图像，显示眼球壁增厚；E. UBM 图像示巩膜、葡萄膜增厚

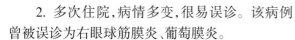

2. 多次住院,病情多变,很易误诊。该病例曾被误诊为右眼球筋膜炎、葡萄膜炎。

3. 眼底及 B 型超声检查是诊断该病例为后巩膜炎的依据。

例3:患者,女性,46 岁。右眼视力下降,不伴眼痛。在某市人民医院治疗。行眼底造影及 B 超检查。检查:右眼视力 0.01,眼底视盘周隆起性病变,造影可见盘周同心圆形强荧光,其间可见条纹样弱荧光线条。诊断右眼后巩膜炎。经口服泼尼松,病情无好在。后视力进一步下降。进一步眼底造影检查同前(图 11-22-3)。CDI 检查可见右玻璃体内可探及少量点状弱回声,不与后极部球壁回声相连,动度(+),球壁可以探及隆起回声病变,其内为中低回声,CDFI 病变内可以探及丰富

血流信号。后极球壁后眶内视神经旁可见不规则低回声病变,CDFI 其内可探及丰富血流信号。左未见异常回声,CDFI 未见异常血流信号。考虑右球内、眶内实性病变可能。后病理检查证实患者右眼淋巴瘤。

误诊原因分析

1. 根据临床表现,特别是眼底及荧光血管造影检查,诊断为右眼后巩膜炎。按后巩膜炎常规治疗,右眼视力无好转甚至进一步下降。提示诊断可能有误。

2. 淋巴瘤眼部表现多样,可能类似后巩膜炎,但本例患者无后巩膜炎中常见的眼痛。

3. 眼底及 B 型超声检查是诊断后巩膜炎的有力依据,发现眶内病变提示占位性病变。

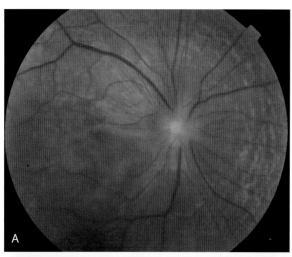

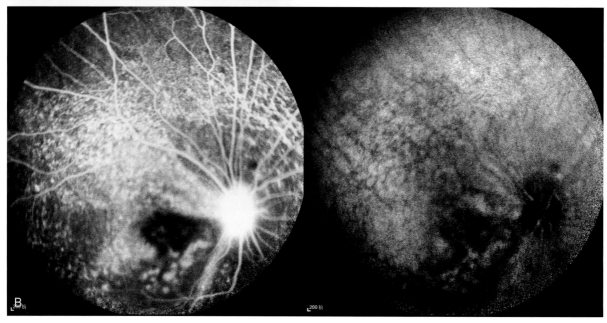

图 11-22-3　误诊为后巩膜炎病例

A. 眼底视盘周隆起性病变,视盘鼻侧同心圆性环形线条样改变,黄斑区隆起可见色素沉着;B. 造影可见盘周同心圆型强荧光,其间可见条纹样弱荧光线条,视盘强荧光,后极可见多个细小点状强荧光渗漏

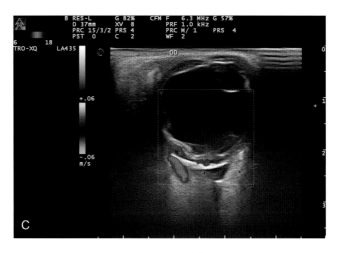

图 11-22-3（续）
C. CDFI 病变内可以探及丰富血流信号，后极球壁后眶内视神经旁可见不规则低回声病变

七、经验教训与防范

1. 1982 年，世界著名的巩膜炎专家 Watson 指出："后巩膜炎是眼科中最易误诊而可治性疾病之一，但其临床表现变化各异且临床很少考虑此诊断。"

2. 后巩膜炎少见，极易误诊或漏诊。临床表现复杂多变，取决于炎症的位置、程度和并发症。

3. 后巩膜炎常表现为眼球突出、球结膜水肿、眼球运动受限而误诊为眼球筋膜炎或眶蜂窝织炎。如例 1 及例 2。

4. 后巩膜炎患者大多眼前节正常，常见后部玻璃体混浊，易被误诊为葡萄膜炎，如例 2。

5. 后巩膜炎可延及眼后部组织，包括脉络膜、视网膜和视神经，使视功能严重损害，如例 2。

6. 后巩膜炎易反复发作，需请风湿科等相关科室会诊，如确诊伴有全身相关疾病应请该科积极治疗观察。病因复杂，需积极寻找病因，除外结核等相关疾病。

7. 后巩膜炎因临床表现不同，需与多种眼病相鉴别，特别是伪装综合征如淋巴瘤。如例 3。

8. 目前，对后巩膜炎的认识除临床经验之外，仔细检查眼底及现代影像学检查是不可缺少的重要手段。特别是 B 型超声检查是后巩膜炎必需的重要检查。根据病情需要选择超声、眼底血管造影或 CT、MRI 检查中之部分检查，有助于后巩膜炎的鉴别诊断。

（陈积中　杨丽红　魏文斌）

参考文献

1. CALLEGAN M C,GILMORE M S,GREGORY M,et al. Bacterial endophthalmitis:therapeutic challenges and host-pathogen interactions. Prog Retin Eye Res,2007, 26:189-203.

2. Results of the Endophthalmitis Vitrectomy Study. A randomized trial of immediate vitrectomy and of intravenous antibiotics for the treatment of postoperative bacterial endophthalmitis. Endophthalmitis Vitrectomy Study Group. Arch Ophthalmol,1995,113:1479-1496.

3. 中华医学会眼科学分会白内障与人工晶状体学组. 我国白内障术后急性细菌性眼内炎治疗专家共识（2010年）. 中华眼科杂志,2010,46（8）:3.

4. WONG J S,CHAN T K,LEE H M,et al. Endogenous bacterial endophthalmitis:an east Asian experience and a reappraisal of a severe ocular affliction. Ophthalmology, 2000,107:1483-1491.

5. PAPPAS P G,KAUFFMAN C A,ANDES D,et al. Clinical practice guidelines for the management of candidiasis:2009 update by the Infectious Diseases Society of America. Clin Infect Dis,2009,48:503-535.

6. BONFIOLI A A,ELLER A W. Acute retinal necrosis. Seminars in ophtalmololgy,2005,20:155-160.

7. HOLLAND G N. Standard diagnostic criteria for the acute retinal necrosis syndrome. Am J Ophhtalmol,1994, 117:663-667.

8. MOSHFEGHI D M,DODDS E M,COUTO C A,et al. Diagnostic approaches to severe,atypical,toxoplasmosis mimicking acute retinal necrosis. Ophthalmology,2004, 111:716-725.

9. PALAY D A,STERNBERG P,DAVIS J,et al. Decrease

in the risk of bilateral acute retinal necrosis by acyclovir therapy. Am J Ophthalmol,1991,112:250-255.

10. LAU C H,MISSOTTEN T,SALZMANN J,et al. Acute retinal necrosis:features,management,and outcomes. Ophthalmology,2007,114:756-762.

11. TIBBETTS M D,SHAH C P,YOUNG L H,et al. Treatment of acute retinal necrosis. Ophthalmology, 2010,117:818-824.

12. HILLENKAMP J,NOLLE B,BRUNS C,et al. Acute retinal necrosis:clinical features,early vitrectomy,and outcomes. Ophthalmology,2009,116:1971-1975.

13. DU K F,HUANG X J,CHEN C,et al. High blood cytomegalovirus load suggests cytomegalovirus retinitis in HIV/AIDS patients:A cross-sectional study. Ocul Immunol Inflamm,2021,14:1-5.

14. JAB D A. Cytomaegalovirus retinitis and the acquired immune deficiency syndrome:Bench to bedside:LXVII Edward Jackson Memorial lecture. Am J Opthalmol, 2011,151(2):198-216.

15. DU K F,CHEN C,HUANG X J,et al. Utility of ultra-wide-field imaging for screening of aids-related cytomegalovirus retinitis. Ophthalmologica,2021,244 (4):334-338.

16. HOLBROOK J T,COLVIN R,NATTA M L,et al. Evaluation of the United States public health service guidelines for discontinuation of anticytomegalovirus therapy after immune recovery in patients with cytomegalovirus retinitis. Am J Ophthalmol,2011,152 (4):628-637.

17. 杜葵芳,黄晓婕,陈超,等. 获得性免疫缺陷综合征合并巨细胞病毒性视网膜炎初发期患者临床特征分析. 中华眼底病杂志,2021,37(7):513-517.

18. 佘海澄,杜葵芳. 病毒性视网膜炎的诊断及治疗. 中国医刊,2022,57(4):5.

19. WENSING B,DE GROOT-MIJNES J D F,ROTHOVA A. Necrotizing and nonnecrotizing variants of herpetic uveitis with posterior segment involvement. Arch Ophthalmol,2011,129:403-408.

20. DE VISSER L,BRAAKENBURG A,ROTHOVA A,et al. Rubella virus-associated uveitis:clinical manifestations and visual prognosis. Am J Ophthalmol, 2008,146(2):292-297.

21. DAMASCENO N,DAMASCENO E,SOUZA E. Acquired unilateral rubella retinopathy in adult. Clin Ophtalmol,2011,5:3-4.

22. GARG S,JAMPOL L M. Systemic and intraocular manifestations of west nile virus infection. Surv Ophthalmol,2005,50:3-13.

23. LALITHA P,RATHINNAM S,BRISHNADAS K, et al. Ocular involvement associated with an epidemic outbreak of chikungunya virus infection. Am J Ophthalmol,2007,144:552-556.

24. BUGGAGE R R. Ocular manifestations of hunman T-cell lymphotropic virus type-1 infection. Curr Opin Ophthalmol,2003,14:420-425.

25. YOON J U,BYUN Y J,KOH H J. Intravitreal anti-VEGF versus photodynamic therapy with verteporfin for treatment of myopic choroidal neovascularization. Retina,2010,30(3):418-424.

26. TAO Y,JONAS J B. Intravitreal Triamcinolone. Ophthalmologica,2011,225(1):1-20.

27. HOLMES S M,MICKA J A,DEWERD L A. Investigation of a Sr-90/Y-90 source for intra-ocular treatment of wet age-related macular degeneration. Medical physics,2009,36(10):4370-4378.

28. LUBIN J R,ALBERT D M,WEINSTEIN M. Sixty-five years of sympathetic ophthalmia. A clinico-pathologic review of 105 cases(1913~1978). Ophthamology,1980, 67:109-117.

29. WATZKE R C,PACKER A J,FOLK J C,et al. Punctuate choroidopathy. Am J Ophthalmol,1984,98:572-584.

30. FOLK J C,WALKER J D. Multifocal choroiditis with panuveitis,diffuse subretinal fibrosis,and punctuate inner choroidopathy.//RYAN S J. Retina. 4th ed. St. Louis:Mosby,2006:1771-1783.

31. AMER R,LOIS N. Punctuate inner choroidopathy. Survey of ophthalmology,2011,1:31-52.

32. GERSTENBLITH A T,THORNE J E,SOBRIN L,et al. Punctuate inner choroidopathy:A survey analysis of 77 persons. Ophthalmology,2007,114:1201-1204.

33. REDDY C V,BROWN J,FOLK J C,et al. Enlarged blind spots in chorioretinal inflammatory disorders. Ophthalmology,1996,103:606-617.

34. ESSEX R W,WONG J,FRASER-BELL S,et al, Punctate inner choroidopathy-clinical features and outcomes. Arch Ophthalmol,2010,128(8):982-987.

35. TAIRA K,NAKAZAWA M,TAKANO Y,et al. Acute zonal occult outer retinopathy in the fellow eye 5 years after presentation of punctuate inner choroidopathy. Graefes ArchClin Exp Ophthalmol,2006,244(7):880-882.

36. SHIMADA H,YUZAWA M,HIROSE T,et al. Pathological Findings of Multifocal Choroiditis with Panuveitis and Punctate Inner Choroidopathy. Jpn J Ophthalmol 2008,52:282-288.

37. QUILLEN D A,DAVIS J B,GOTTLIEB J L,et al. The white dot syndromes. Am J Ophthalmol,2002,109: 2144-2148.

38. BEAULIEU C L,FEELEY S M,AUSTIN J K,et al, Birdshot retinochoroidopathy. Clin Eye Vision Care, 1995,7:99-102.

39. GRAY R H. Uilateral enlargement of the blind spot: a diagnostic dilemma. Br J Ophthalmol,2002,86:936-938.

40. SKAROTE M A,NEWCOMB R. Ocular histoplasmosis, Clinical Eye Vision Care,1997,9:221-225.

41. FLAXEL C J,OWENS S L,MULHOLLAND B,et al. The use ofcorticosteroids for choroidal neovascularisation in young patients. Eye,1998,12:266-272.

42. BROWN J Jr,FOLK J C,REDDY C V,et al. Visual prognosis of multifocal choroiditis,punctate inner choroidopathy,and the diffuse subretinal fibrosis syndrome. Ophthalmology,1996,103:1100-1105.

43. LEVY J,SHNECK M,KLEMPERER I,et al. Punctate inner choroidopathy:resolution after oral steroid treatment and review of the literature. Can J Ophthalmol,2005,40:605-608.

44. SIM D A,SHETH H G,KAINES A,et al. Punctate inner choroidopathy-associated choroidal neovascular membranes during pregnancy. Eye,2008,22:725-730.

45. CHAN W M,LAI T Y,LIU D T,et al. Intravitreal bevacizumab(avastin) for choroidal neovascularization secondary to central serous chorioretinopathy,secondary to punctuateinner choroidopathy,or of idiopathic origin. Am J Ophthalmol,2007,143:977-983.

46. FONG K C,THOMAS D,AMIN K,et al. Photodynamic therapy combined with systemic corticosteroids for choroidal neovascularisation secondary to punctate inner choroidopathy. Eye,2007,22:528-533.

47. COCO R M,DE SOUZA C F,SANABRIA M R. Photodynamic therapy for subfoveal and juxtafoveal choroidal neovascularization associated with punctuate inner choroidopathy. Ocular Immunol Inflamm,2007,15:27-29.

48. OLSEN T W,CAPONE A Jr,STERNBERG P Jr,et al. Subfoveal choroidal neovascularization in punctuate inner choroidopathy:Surgical management and pathologic findings. Ophthalmology,1996,103:2061-2069.

49. Benson W E. Posterior scleritis. Surv Ophthlmol,1988,32:297-316.

50. 李凤鸣. 中华眼科学. 2 版. 北京:人民卫生出版社,2005.

51. 黄叔仁,张晓峰. 眼底病诊断与治疗. 2 版. 北京:人民卫生出版社,2008.

52. 黄叔仁. 眼病辨证论治经验集. 合肥:中国科学技术大学出版社,1997.

53. 张承芬. 眼底病学. 2 版. 北京:人民卫生出版社,2010.

54. 葛坚. 眼科学. 北京:人民卫生出版社,2006.

55. 崔浩. 眼科学. 北京:北京大学医学出版社,2004.

56. 惠延年. 眼科学. 6 版. 北京:人民卫生出版社,2005.

57. 方严,魏文斌,陈积中. 巩膜病学. 北京:科学技术文献出版社,2005.

58. 宋汝庸,陈积中. 甲基强的松龙冲击疗法治疗失明的急性视神经炎. 临床眼科杂志,1994,2:145-146.

59. 陈积中,宋汝庸. 甲基强的松龙冲击疗法治疗病情反复的交感性眼炎. 中国实用眼科杂志,1996,12:752-753.

60. 陈积中,宋汝庸,夏卫东. 甲基强的松龙冲击疗法在脉络膜脱离型视网膜脱离术前应用的临床研究. 临床眼科杂志,2000,8:15-18.

61. 陈积中,李峻岭,宋汝庸. 甲基强的松龙冲击疗法治疗病情反复严重的原田综合征. 临床眼科杂志,2001,9:145-147.

62. 张雄泽,文峰,左成果,等. 点状内层脉络膜病变的临床特征分析. 中华眼底病杂志,2010,26:409-413.

63. 肖利华,鲁小中. 后巩膜炎 3 例. 眼科,2001,4:254.

64. 肖利华,宋国祥. B 型超声波和 CT 诊断后巩膜炎一例. 中华眼底病杂志,1996,12:113.

65. 魏文斌,莫静. 谨慎开展、科学评价抗新生血管生成类药物治疗脉络膜新生血管. 中华眼科杂志,2008,44(3):193-199.

66. 魏文斌,莫静. 抗血管内皮生长因子药物治疗脉络膜新生血管. 国际眼科纵览,2008,32(1):1-7.

67. 史雪辉,魏文斌,田蓓,等. 脉络膜新生血管的预后分析. 中华眼科杂志,2008,44:780-785.

第十二章

视网膜与脉络膜脱离

第一节　视网膜脱离

一、孔源性视网膜脱离

（一）概述

Greg Joseph Beer 在 18 世纪初最早对视网膜脱离进行了描述，Hermann von Helmholtz 在 1850 年提出了检眼镜对视网膜脱离诊断的重要性之后，视网膜裂孔引起视网膜脱离的报道不断增加。1889 年，Jules Gonin 将热凝固封闭视网膜裂孔的技术引入视网膜脱离的治疗，同时，Gonin 也是第一位提出视网膜脱离时间与术后视力恢复关系的学者，他的贡献在于将原本归因于不可避免的致盲性疾病转变为可治愈的疾病。70 年后，Custodis 将巩膜扣带技术和冷凝技术引入孔源性视网膜脱离的治疗，该技术视网膜复位的成功率在 75%~88%，并一直持续至今。1970 年，Norton 提出了将气泡注入玻璃体腔以重新形成视网膜神经上皮层和 RPE 层的紧密黏附的技术。如今，一次视网膜脱离复位术的手术成功率在 80%~95%，如果是二次手术，则视网膜脱离的总复位率在 95% 以上。而应该引起临床医师注意的是，这里提到的手术成功是指视网膜神经上皮层和 RPE 的重新黏附，而并不是指视力的恢复。孔源性视网膜脱离的发生率为 1 /（10 000~15 000）。在不同的研究中，孔源性视网膜脱离的风险水平略有不同，但总体来说，如果排除眼外伤的发生率，男女之间的患病率差不多。

孔源性视网膜脱离是视网膜脱离中最常见的类型。孔源性视网膜脱离必备三个要素：①视网膜裂孔的存在；②玻璃体液化；③玻璃体和视网膜裂孔间存在牵拉。在这三个要素共存的情况下，

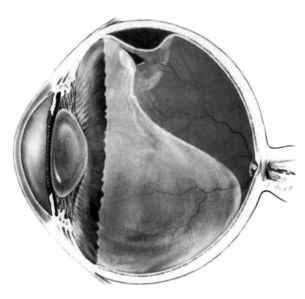

图 12-1-1　孔源性视网膜脱离发病机制模式图

液体会通过视网膜裂孔进入视网膜下腔隙而导致视网膜脱离（图 12-1-1）。

视网膜裂孔的类型分为撕裂孔、萎缩孔和离断孔。撕裂孔是视网膜被牵拉的结果，萎缩孔是视网膜渐进变薄的结果，外伤往往会导致离断孔的发生。绝大多数的视网膜裂孔并不会导致有临床意义的视网膜脱离。总体人群中视网膜裂孔的发生率为 5%~7%。这些裂孔往往为细小的萎缩孔，靠近锯齿缘，并被玻璃体基底部所覆盖，继发孔源性视网膜脱离的危险性很低。在出现部分或全部玻璃体后脱离后，重力的牵拉作用可以导致撕裂性裂孔的发生，而这也是撕裂孔多位于上方象限的原因。

玻璃体液化在视网膜脱离的病理过程中起到了启动和加速视网膜脱离发展的作用。不完全的玻璃体后脱离会在玻璃体视网膜明显粘连处产生

牵拉,从而导致视网膜裂孔的发生。而任何使玻璃体液化、玻璃体后脱离或玻璃体视网膜粘连与牵拉发生率增高的眼部情况都会导致视网膜脱离的发生率增高。能够使玻璃体液化加速的因素:包括近视、手术或非手术创伤、眼内炎症,以及各种先天性、遗传性或获得性的眼部疾病。

很多有视网膜裂孔的眼并未发生视网膜脱离,因为固有的生理作用力可有效保证视网膜存在于生理位置,视网膜黏附最重要的因素是眼压和视网膜液流阻力。正常视网膜通过各种互补机制牢固地黏附在视网膜色素上皮上,只有通过显著的病理应力迫使视网膜分离才会发生视网膜脱离。当玻璃体和视网膜裂孔间存在的牵拉力大于生理作用力时,液化的玻璃体就会循视网膜裂孔进入视网膜下形成视网膜脱离。眼球运动特别是旋转运动会使液化玻璃体持续进入视网膜下腔隙,同时使视网膜下液产生液流,使视网膜脱离范围加大。

(二)主要临床表现

1. 飞蚊症 提示玻璃体液化的存在。在老年人和近视眼患者,常有眼前烟雾状、细点状、片状黑影飘动。此为玻璃体液化或玻璃体后脱离引起。很多发生视网膜裂孔或脱离的患者可无或不自觉有此前驱症状。但当玻璃体后脱离撕破视网膜血管,导致血细胞及血浆成分进入玻璃体,常表现为眼前烟雾样黑影飘动。

2. 闪光感 提示玻璃体视网膜之间存在牵拉力。如果局部玻璃体与视网膜粘连较牢,眼球转动时闪光可频繁发生,直至视网膜裂孔完全形成。因此,如患者突然某一方位出现持续闪光感,应特别注意详查眼底。

3. 视野缺损 当液体循视网膜裂孔进入视网膜下导致局限性视网膜脱离时,患者会觉察出视野出现盲区,往往如幕状逐渐扩展。颞侧视网膜脱离虽为比较常见,但当早期颞侧视网膜局限脱离体现的鼻侧视野缺损区恰在双眼视野范围内时,往往会被患者忽视。通常仅在遮盖另一只眼时,或视力进一步下降,视网膜全脱离时才被发现。下方视网膜脱离时,临床表现为上方视野缺损。因大多数人向上看的机会较少,同时受上眼睑遮挡,所以上方视野缺损常被忽略,往往在视网膜脱离波及黄斑时才被发现。

4. 视力障碍 由于病变部位的不同视力障碍表现各异。可以无任何先兆,以视力下降作为主要症状。周边部的视网膜脱离仅在波及后极部时才会出现明显视力障碍。而黄斑部的视网膜脱离会引起明显的视力障碍,当有浅脱离时除视力减退外,还有视物变形和视物变小的症状。

(三)诊断要点

1. 脱离的视网膜色泽变淡,高度脱离者甚至颜色灰白,呈球形突出于玻璃体腔。新鲜脱离的视网膜表面起伏不平,其上血管迂曲爬行,可随眼球运动而抖动。而陈旧性的视网膜脱离可见增生膜,视网膜下增生膜呈不规则条索,视网膜表面或全层皱襞形成,眼球活动时视网膜活动减弱。

2. 玻璃体呈后脱离、液化、浓缩,可见明显的光学间隙。有时可见圆形 Weiss 环。若玻璃体后脱离时撕破视网膜血管,玻璃体可见悬浮的红细胞和出血混浊,多发的视网膜裂孔和巨大视网膜裂孔及较长时间的视网膜脱离,玻璃体内可见色素颗粒混浊。

3. 视网膜裂孔在大多数孔源性视网膜脱离可以被找到。少数裂孔在视网膜锯齿缘前,只有在间接检眼镜下行巩膜压迫检查才能发现。裂孔有多种形态,以马蹄形、圆形裂孔居多。人工晶状体眼的视网膜脱离常由玻璃体基底部针孔样的小裂孔引起,很难被发现(图 12-1-2~图 12-1-4,表 12-1-1)。

4. 低眼压 视网膜脱离眼的眼压往往低于10mmHg,但相对于对侧眼而言,眼压并不是一成不变的。在陈旧性孔源性视网膜脱离,眼压可以正常或者升高。

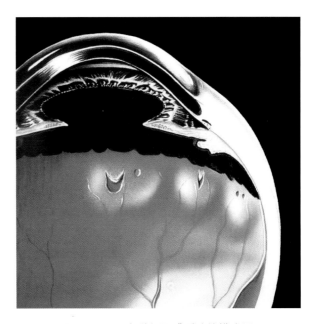

图 12-1-2　各种视网膜裂孔的模式图

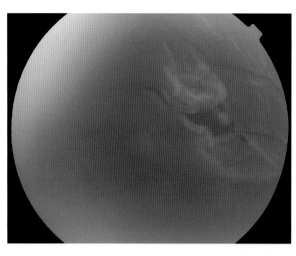

图 12-1-3　视网膜马蹄孔彩色眼底像
可见孔上有血管跨越

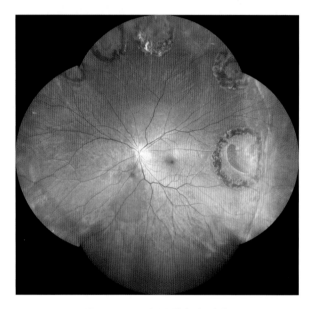

图 12-1-4　视网膜多发裂孔
可见视网膜上方及颞侧多发裂孔,周围陈旧激光斑

表 12-1-1　视网膜裂孔的鉴别要点

类型	病因	形状	常见位置	病程
撕裂孔				
马蹄孔	牵拉	马蹄形	上方(颞上多见)	急
有盖孔	牵拉	圆形	上方(后极多见)	急
萎缩孔	变性、萎缩	圆形	颞侧	慢
离断孔	外伤或家族性	线形	颞下	急

（四）鉴别诊断要点

细心寻找视网膜裂孔是诊断的关键。

1. 视网膜劈裂　常双眼发病,病变部位对

称。视网膜劈裂为视网膜外丛状层或神经纤维层分裂,视网膜呈薄纱样菲薄隆起。而孔源性视网膜脱离呈灰白色厚实的隆起。

2. 渗出性视网膜脱离　渗出性视网膜脱离的形态随体位变动而变动。脱离的视网膜表面光滑,无牵拉皱褶。

3. 牵拉性视网膜脱离　由视盘表面及沿上下血管弓的增生膜形成环状牵拉导致牵拉性视网膜脱离。牵拉性视网膜脱离牵拉力主要由前后方向牵拉引起,视网膜脱离限于赤道部以后,星状皱襞很少见到。

（五）治疗原则与进展

闭合视网膜裂孔,解除玻璃体与视网膜裂孔的牵拉,使视网膜色素上皮与脉络膜相贴并形成解剖粘连,防止玻璃体液流进一步循视网膜裂孔进入视网膜下腔隙是手术的基本原则和复位成功的保证。因此,视网膜复位手术无论考虑巩膜外加压手术或玻璃体手术,目标只有两个:封闭所有的视网膜裂孔;尽可能减轻显著的玻璃体视网膜牵拉。常用的手术方法有如下方式,临床中可结合选择:

1. 冷冻视网膜裂孔　冷冻使视网膜脉络膜组织水肿变性以至瘢痕形成,发生瘢痕粘连,将视网膜裂孔封闭。一项对视网膜脱离的手术医生的调查表明,绝大多数医生在大多数巩膜扣带术中使用冷冻。冷冻的目的是在每一个视网膜裂孔和玻璃体视网膜变性区附近制造损伤,对裂孔进行完全包绕。冷冻应该在双目间接检眼镜直视下进行。被冷冻区域如视网膜变白,出现冰球应立即停止冷冻(图 12-1-5)。但是,在视网膜呈球形脱离的病例则不能等待冰球接触视网膜,只要色素上皮颜色变为橘黄或灰色即可。在冷冻过程中,如果视网膜脱离较高,裂孔周围冷冻不充分,可在进行部分视网膜下液切开引流后再行冷冻。

2. 巩膜外加压及巩膜外环扎　主要目的是视网膜与脉络膜接触,进一步发挥冷凝的作用,同时在一定程度上松解玻璃体对视网膜的牵拉(图 12-1-6)。

巩膜外加压术的适应证包括:

- 一般孔源性视网膜脱离;
- 相互分离的多发性视网膜裂孔;
- 增生性玻璃体视网膜病变(PVR)C 级以下;
- 下方视网膜较大裂孔以及可疑的视网膜裂孔。

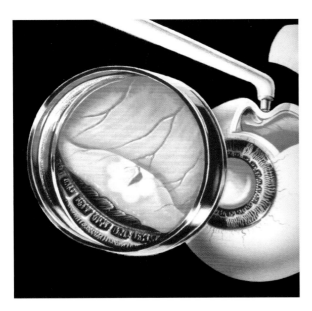

图 12-1-5 冷冻视网膜裂孔

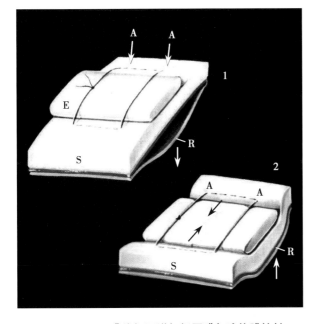

图 12-1-6 巩膜外加压增加视网膜与脉络膜接触

外加压物有两种基本类型:硅胶和硅胶海绵。硅胶又包括硅胶条带、硅胶条、槽型对称以及不对称的加压胎。硅胶海绵有圆形、椭圆形及槽型与环扎带配合使用。最佳的外加压是根据视网膜裂孔的特点、病变的范围、视网膜下液量的多少和玻璃体牵引的程度选择(图 12-1-7)。

以下的情况建议选择环扎:

- 多发性孔源性视网膜脱离;
- 无晶状体或人工晶状体眼;
- 高度近视;
- 广泛格子样变性;

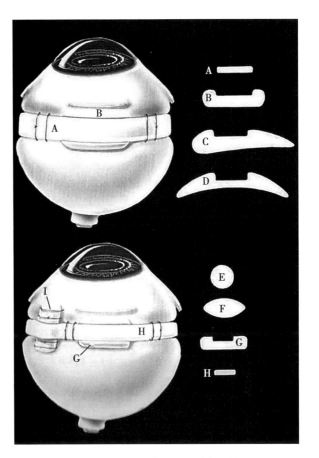

图 12-1-7 巩膜外加压联合环扎

- PVR B 级以上,巨大视网膜裂孔和巩膜菲薄的眼。

3. 巩膜切开放液 不放液手术的视网膜复位成功率很高,但当视网膜下液较多、视网膜脱离较高时,需做巩膜切开放液才能形成有效的加压嵴(图 12-1-8)。放视网膜下液的理由是:①减少

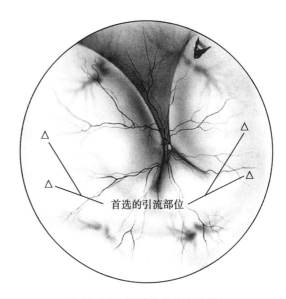

图 12-1-8 巩膜外放液点的选择

首选的引流部位

眼内容积,可以明显降低高眼压的危险性;②使视网膜更好地落到垫压嵴上,可以更容易地封闭视网膜裂孔。

在如下病例中最好选择放视网膜下液:

(1) 球形视网膜脱离:放液后再做视网膜冷冻会形成与脉络膜有效的粘连。

(2) 下方的视网膜裂孔:由于重力的作用,下方视网膜裂孔不易落在加压嵴上,同时,气体填充术对下方视网膜裂孔往往疗效欠佳。

(3) 增生性玻璃体视网膜病变:增生性玻璃体视网膜病变的视网膜僵硬,视网膜动度差,不能与脉络膜形成有效黏附,牵拉力可使视网膜裂孔重新开放。

(4) 高度近视或无晶状体眼、人工晶状体眼玻璃体往往会浓缩液化,同时视网膜色素上皮层对液体的主动转运功能差,视网膜不能复位。

(5) 长期的视网膜脱离:长期视网膜脱离的视网膜下液往往较黏稠,视网膜下液液体渗透压较高,这些高渗液会减缓视网膜色素上皮细胞对液体的吸收。

(6) 不能耐受持续性高眼压的眼:高于40mmHg的眼压对患者来讲是非常危险的。因此,对于有潜在青光眼易患因素或已确诊为青光眼的患者应进行放液。

4. Lincoff 球囊 这种不放液的暂时性球囊垫压被认为是一个裂孔或一个钟点内多个裂孔的视网膜脱离最小量的眼外手术(图 12-1-9)。但遗

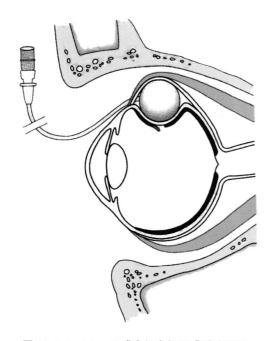

图 12-1-9　Lincoff 球囊闭合视网膜裂孔原理

憾的是,到目前为止其还未被广泛接受。它的优点是无缝线,1 周后就可取出球囊。无须住院,手术室条件要求不高,没有复杂的器械,成本低廉,甚至在诊室就可完成。

实施成功的球囊手术,要保证三个必要条件:

(1) 如果视网膜裂孔被垫压,视网膜下液会被吸收。

(2) 非缝线固定的膨胀的球囊会提供有效可靠的垫压,在视网膜粘连形成期间可保持在裂孔下的正确位置。

(3) 1 周后,由冷冻或激光引起的围绕裂孔的粘连,在取出球囊垫压之后会有足够的强度封闭裂孔。

5. 玻璃体手术 现代玻璃体手术包括的基本设备有双目手术显微镜、玻璃体切除机系统、眼内激光器。基本技术是经睫状体扁平部切口玻璃体切除术,又称闭合式玻璃体切除术。

近年来,玻璃体切除的手术器械有了很大改进。多年以前,手术医师还要考虑玻璃体切割头(玻切头)切除是否充分,放置位置是否牵引玻璃体,是否引起锯齿缘离断和视网膜裂孔。现在的设备能够达到准确控制切割和吸力的程度。现在,不同种类的玻切头包括 20G、23G 和 25G。与20G 比较,23G 玻切头可以减少缝线,缩短手术时间;患者会感到术后更舒适;伤口愈合更快,术后用药更少。与 25G 相比,23G 玻切头有更广泛的适应证和更高的效率。因此,玻切头在极少的病例中能引起视网膜裂孔,眼内剪和眼内镊的多样化设计更适用于不同的手术。

眼内灌注液更接近生理,因此,引起并发白内障的可能性更小。不同眼内填充物(重水、硅油、气体)为玻璃体手术的成功提供了很大保证。广角镜和非接触手术显微镜视觉系统可以使手术医师看到更大的视野,使基底部玻璃体切除变得彻底,从而大大减少了 PVR 的发生率。

对于孔源性视网膜脱离,玻璃体切除术的主要适应证是巨大裂孔性视网膜脱离和增生性玻璃体视网膜病变。在多发和大的异形视网膜裂孔或赤道部的视网膜裂孔引起的视网膜脱离,选择巩膜外加压术还是玻璃体切除术是一个有争议的选择范围。通常对治疗方法的选择取决于每个手术医生的喜好,近年来,更多的手术医生倾向于选择玻璃体切除术。

6. 气体视网膜固定术 与巩膜扣带术和玻

璃体切除术不同,气体视网膜固定术并不能长期解决玻璃体视网膜的牵拉。不进行长期的解除玻璃体视网膜牵拉就可以修复视网膜脱离以及玻璃体内注入气体的安全性是此种手术的理论基础。自 1979 年起,关于气体视网膜固定术与巩膜扣带术研究以及多项多中心研究已经证实,对于 1 个钟点以内视网膜裂孔的简单视网膜脱离,气体视网膜固定术单次手术的成功率为 80%,再次手术的成功率可达 98%。

眼内气体种类:六氟化硫(SF_6)、全氟乙烷(C_2F_6)、全氟丙烷(C_3F_8)是实施气体视网膜固定术最常用的气体。气体视网膜固定术的理论基础是:气泡的表面张力可以闭合视网膜裂孔,防止气泡进入视网膜下间隙。随着视网膜裂孔的闭合,色素上皮泵可以清除视网膜下液。

实施成功的气体视网膜固定术需要有一个足够大的气泡,并能保证覆盖所有的视网膜裂孔保持 5 天。理想的气泡状态是覆盖裂孔 5 天以后,视网膜及脉络膜形成粘连后气泡能尽快地消失。因此,全氟丙烷(C_3F_8)过长的半衰期是其一个缺点。几种气体的半衰期和 1ml 气体存留量如表 12-1-2 所示。

表 12-1-2　填充气体半衰期

	空气	六氟化硫 (SF_6)	全氟乙烷 (C_2F_6)	全氟丙烷 (C_3F_8)
半衰期/天	2	5~6	6	10
达最大膨胀体积天数/天	—	2	3	3
1ml 气体眼内存留时间/天	5~7	10~14	30~35	55~65

鱼卵样气泡、气体进入视网膜下和医源性黄斑区视网膜脱离是气体视网膜固定术的并发症。鱼卵样气泡和气体进入视网膜下均可以通过严格保证体位来使气泡融合至消失。

7. 眼内填充

(1) 气体填充:见前所述。

(2) 硅油填充:又称硅树脂,作为一种玻璃体的替代物,可以提供较好的长期生物学相容性。对于具有较高的平均分子量和较窄的分子量分布的纯化硅油的抗乳化能力更强。所有硅油都会从周围环境中吸收疏水性化学物,从而引起界面表面张力下降,继而硅油乳化。在处理合并严重增

生性视网膜病变的视网膜脱离眼中,随机前瞻性研究表明,硅油的效果优于六氟化硫(SF_6),但与全氟丙烷(C_3F_8)效果大致相当。选择硅油还是选择长效气体大多数情况下更依赖于手术医师的喜好。

在孔源性视网膜脱离病例中,硅油填充的适应证如下:

• 并发增生性玻璃体视网膜病变的孔源性视网膜脱离,特别是前部 PVR。

• 巨大裂孔性视网膜脱离。

• 后极部孔源性视网膜脱离。

相对适应证包括:

• 需要空中旅行的病例。

• 生活在较高海拔地区的患者。

• 预期手术后难于保持俯卧位的患者(如儿童和有精神或身体障碍的患者)。

(3) 氟化硅油填充:又称重硅油,是比重大于水的玻璃体替代物。重硅油在注入后有机械压迫的作用,有利于后部视网膜的复位,对下方的视网膜脱离有利,可以克服比水轻的硅油对下方视网膜顶压的不足,可以对视网膜进行更好的支撑。在患者仰卧位和坐位时,普通硅油容易弥散到前房,而重硅油则倾向于保持在后部,相对较少引起角膜并发症。重硅油的缺点是易乳化及具有视网膜毒性的,所以临床尚未普及。

(4) 折叠式人工玻璃体填充:折叠式人工玻璃体是由我国自主研发并获得国内外多项专利的一种硅橡胶制品,属于Ⅲ类医疗器械。主要由薄膜球囊、引流管和引流阀组成(图 12-1-10)。

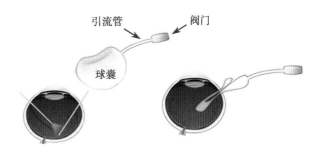

图 12-1-10　人工玻璃体

球囊折叠植入到玻璃体腔后,通过引流阀向球囊内注入硅油,恢复眼压,360° 弧形固体支撑视网膜。这种技术对眼球壁各方向支撑力对等。目前已进入Ⅲ期临床试验。应用适应证控制在对于严重视网膜脱离、硅油填充眼伴视网膜脱离、硅油

取出后复发性视网膜脱离等患者的眼内填充。

眼内填充物的研究还在不断进展中,相信未来会有更多的理想的眼内填充物出现。但我们应该相信手术技术并格外注意解除视网膜牵拉在治疗复杂性视网膜脱离中远比决定使用硅油还是长效气体更为重要。

(六)典型病例介绍

例1:患者,女性,62岁。不慎被孙儿踢伤右眼1个月余,自觉眼前黑影飘浮,伴闪光感。于外院诊为右眼钝挫伤、玻璃体积血,治疗1个月视力下降加重转至上级医院。检查:视力:右眼眼前数指,左眼0.3矫正视力1.0。双眼前节无异常,眼底可见右眼玻璃体混浊,眼底窥不清。左眼可见豹纹状眼底,黄斑中心凹反射不清。玻璃体液化,周边颞上1点~3点可见格子样变性区。诊断:右眼玻璃体积血,右眼底待查,左眼视网膜格子样变性。予药物治疗清除玻璃体积血,左眼激光光凝变性区。同时予右眼B超检查,见右眼视网膜脱离。1周后复诊,右眼玻璃体积血吸收,可见10点周边视网膜处一马蹄形视网膜裂孔,6点~3点视网膜脱离,波及黄斑。行手术治疗,术式选择硅海绵外加压,予裂孔处放射状外加压,并放视网膜下液,眼内注气C_2F_6 0.3ml。1个月后复诊,视力0.3矫正视力0.8。

例2:患者,男性,24岁。自觉左眼前闪光感1周,眼前黑影遮挡感3日。检查:视力:右眼1.0,左眼眼前手动。双眼前节无异常,眼底可见左眼全视网膜脱离,赤道部1点~2点处可见大马蹄孔。玻璃体内少许色素漂浮。右眼底未见异常。追问病史曾在半年前接受准分子激光近视矫正手术。遂收入院行玻璃体切除手术,C_2F_6注入。1个月后复诊,视网膜复位。

(七)误诊原因分析

当视网膜裂孔发生使周边小血管破裂导致玻璃体积血时,往往会误诊为单纯玻璃体积血进行保守治疗而贻误病情,甚至导致脉络膜脱离的发生。特别是老年人,往往因全身性疾病的存在使接诊医师忽略眼底全面检查的必要性。而早期的仔细眼底检查和病史询问是诊断的关键。早期全面检查眼底,发现不健康的视网膜格子样变性区,进行眼底激光光凝是最大限度保留患者有用视力的关键。

(八)经验教训与防范

1. 不明原因的玻璃体积血常由视网膜裂孔和急性玻璃体后脱离引起,所以对有玻璃体积血或飞蚊症加重的眼睛,一定要在双目间接检眼镜下仔细检查周边视网膜,以发现隐匿的裂孔。

2. 如果患者报告突然发生墨渍样团块条状上升,视力模糊,那么很有可能是一个大的视网膜血管发生了撕裂,并有大量血液释放进入玻璃体后间隙。

3. 应先检查患者的健眼,并仔细询问病史,排除其他可导致玻璃体积血的原因。如糖尿病性视网膜病变等的另一眼会有相应改变。

4. 如周边部眼底细节均不可见,可以双眼包扎,使血沉降在下方。沉降的时间为1天~1周。

5. 如血细胞已进入玻璃体凝胶,则包扎不会有效果。超声检查会明确视网膜、玻璃体的解剖关系。

6. 应注意对健眼的检查,及时对视网膜变性区实行光凝。

二、渗出性视网膜脱离

渗出性视网膜脱离又可称之为非孔源性视网膜脱离。诸多的眼底疾病状态都会出现视网膜下液的积聚,视网膜脱离的范围可以从很小的视网膜下液局限性积聚,直至出现整个视网膜广泛的大泡状隆起。

Coats病、特发性中心性浆液性视网膜病变;炎症,如眶蜂窝织炎、视神经视网膜炎;各种葡萄膜炎,如Vogt-小柳-原田综合征、中间葡萄膜炎、梅毒、巨细胞病毒性视网膜炎;各种血管炎,如结节性多动脉炎;血液病,如白血病、血小板减少性紫癜等;肿瘤,如脉络膜黑色素瘤、脉络膜转移癌、淋巴瘤;先天性疾病,如家族性渗出性玻璃体视网膜病变、视盘小凹、牵牛花综合征等;手术后,如大量全视网膜光凝、出血性脉络膜脱离、视网膜脱离修复术后等都会引起渗出性视网膜脱离。因此,渗出性视网膜脱离是一种具有许多可能病因的变化多端的疾病。

眼内尤其是视网膜内液体流动的动力学是一个极其复杂的过程。我们所了解到的眼内液体外流,除房水通过小梁网外流以外,还有葡萄膜巩膜外流途径、玻璃体视网膜-脉络膜外流途径、脉络膜巩膜液体外流途径和透巩膜外流途径。同时,硬脑膜和眼眶的动静脉短路也能引起脉络膜和视网膜的自发性脱离。上述这些疾病都有异常血管或血-视网膜屏障破坏后产生过度渗漏而导致液体内流增加、外流减少的病理过程的存在。因此,在治疗上,我们要牢记可能引起渗出性视网膜脱离的原发病因,并对原发性疾病予以治疗(如葡萄膜炎、白血病、妊娠高血压等)。这样往往可以很好地促使液体吸收,视功能可以得到一定程度的恢复。相应疾病的诊断与鉴别可参见其他章节(图 12-1-11~图 12-1-14 魏文斌提供)。

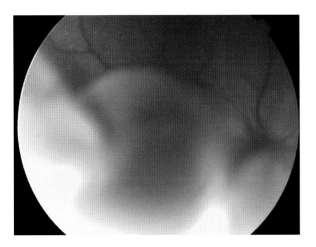

图 12-1-11　特发性葡萄膜渗漏综合征患者彩色眼底像

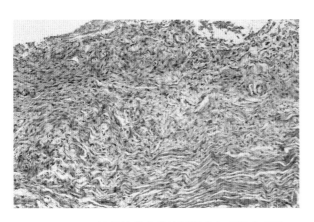

图 12-1-12　**特发性葡萄膜渗漏综合征巩膜病理图**
奥新蓝染色阳性,巩膜纤维排列紊乱

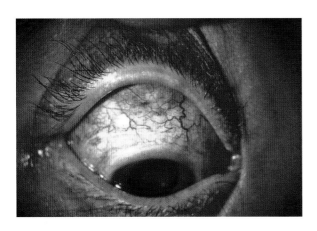

图 12-1-13　**特发性葡萄膜渗漏综合征上巩膜静脉扩张**

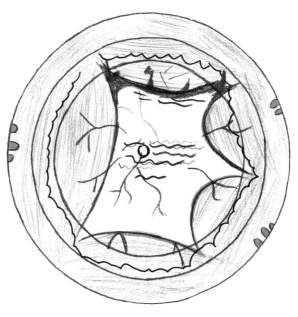

图 12-1-14　特发性葡萄膜渗漏综合征眼底形态模式图

三、牵拉性视网膜脱离

(一)概述

由玻璃体视网膜的增生膜或机化组织收缩而牵拉视网膜所致,也可发生视网膜裂孔。牵拉性视网膜脱离的部位、程度、范围与增生膜或机化组织和视网膜粘连部位、程度密切相关。增生膜的多少和机化组织的多少与视网膜脱离的范围、程度并不相关。当视网膜脱离牵拉粘连处,也可形成视网膜裂孔,从而使视网膜脱离的形式更为复杂。而孔源性视网膜脱离伴发增生性玻璃体视网膜病变时,机化增生膜形成也会引发部分视网膜发生牵拉性视网膜脱离。

本节所探讨的牵拉性视网膜脱离特指在玻璃体内有机化膜或纤维血管性条索与视网膜之间存在粘连,由机化膜或瘢痕收缩而引起的视网膜脱离。

引起牵拉性视网膜脱离的病因很多,积血和炎性反应形成的常见者如糖尿病性视网膜病变、视网膜静脉阻塞、视网膜静脉周围炎、视网膜血管炎、葡萄膜炎、外伤等。先天异常是牵拉性视网膜脱离形成的另一个重要原因,如早产儿视网膜病变、Norrie 病、家族性渗出性玻璃体视网膜病变、Coats 病等。

(二)主要临床表现

玻璃体视网膜有明显增生膜或机化组织,小的局部粘连可牵拉视网膜呈局部脱离,其余部位视网膜表面光滑。而广泛粘连可使视网膜全脱离,并伴有视网膜皱襞。在血管性疾病所引起的增生膜上常有血管生长,严重者可出现玻璃体积血。积血进一步机化,再次使牵拉性视网膜脱离加重。

在早期,牵拉性视网膜脱离可以引起局部的视野缺损和某个方向的固定闪光感。当牵拉性视网膜脱离波及黄斑时,会引起视力急剧下降。眼血管疾病导致血管牵拉破裂后反复玻璃体积血亦可导致眼前黑影飘动和视力下降。而远周边或下方的牵拉性视网膜脱离患者可能毫无症状。

引发牵拉性视网膜脱离的病因多种多样,所形成的纤维增生膜形式各样,视网膜脱离的形式也有所不同。眼外伤异物穿入眼内引起的牵拉性视网膜脱离的形状为伤道内嵌顿的玻璃体,出血的玻璃体和脱离的视网膜常有定向性(图12-1-15),放射性收缩皱襞和伤道相连。玻璃体后皮质纤维增生牵引黄斑可以导致黄斑脱离或中心凹移位,这些增生膜没有或只有极少的血管成分(图12-1-16,图12-1-17)。增生性糖尿病性视网膜病变引起的牵拉性视网膜脱离往往是增生膜形成桌布样外观,后极部大量纤维血管膜增生(图12-1-18)。早产儿视网膜病变(ROP)或家族性渗出性玻璃体视网膜病变(FEVR)的视网膜固定皱襞在儿童多见,其形成机制为周边毛细血管发育不全而在无血管区和有血管的交界处形成新生血管和纤维膜(其诊断和鉴别诊断请参见相关章节)。

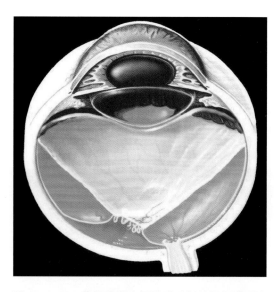

图 12-1-16　黄斑前增生纤维膜引起的视网膜脱离

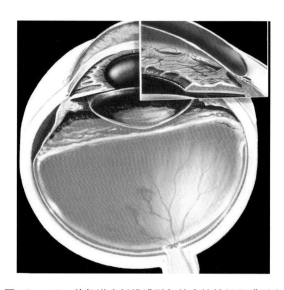

图 12-1-17　前部增生纤维膜引起的牵拉性视网膜脱离

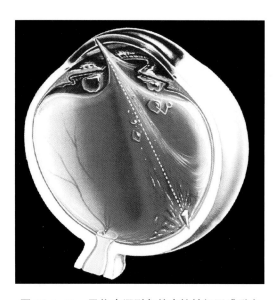

图 12-1-15　异物穿通引起的牵拉性视网膜脱离

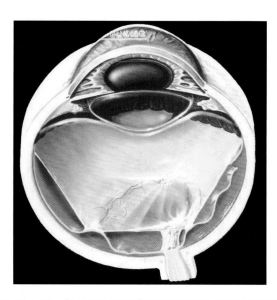

图 12-1-18　糖尿病性视网膜病变引起牵拉性视网膜脱离

（三）诊断要点

1. 玻璃体视网膜有明确增生膜和机化组织。

2. 长期的视网膜脱离未复位可有视网膜下增生膜生长，膜紧张收缩导致牵拉性视网膜脱离。

3. 有明确原发病因，如糖尿病、玻璃体积血、先天异常等。

（四）鉴别诊断要点

与孔源性视网膜脱离和渗出性视网膜脱离相鉴别，注意对原发病因的分析。此两者的视网膜脱离形态为凸起球形，而牵拉性视网膜脱离则为帐篷状、有凹陷的边界和表面。

（五）治疗原则与进展

因牵拉性视网膜脱离早期并不合并视网膜裂孔，因此，原发病的治疗和解除牵拉仍是治疗牵拉性视网膜脱离的基本原则。在牵拉因素解除后，脱离的视网膜往往能自动复位。但因引起牵拉性视网膜脱离的原因复杂、病情不同，所以是否选择手术要考虑各方面的情况。玻璃体切除手术能解决牵拉因素，仍是治疗的首选；而视网膜外垫压可很好地解除周边的牵拉，外放液对下方视网膜脱离复位很有帮助。

（六）典型病例介绍

患者，男性，45岁。因左眼视物不清1个月就诊。患者个人史、家族史无特殊。检查：视力：右眼1.0，左眼0.2（不能矫正）；眼压：右眼14mmHg，左眼15mmHg。右眼前节及眼底无异常，左眼前节无异常，玻璃体混浊，可见伸向黄斑部的牵拉性增生条索，眼底视盘边界清，色泽正常，颞侧12点~6点处可见视网膜脱离，周边视网膜可见局限性视网膜毛细血管异常扩张，粟粒状动脉瘤，视网膜血管管径变细，周围有白鞘。荧光素眼底血管造影检查：左眼视网膜毛细血管瘤状扩张，无灌注区形成，颞侧视网膜隆起，右眼未见异常荧光。眼B型超声检查：左眼玻璃体内病变，视网膜脱离。诊断：左眼Coats病，左眼视网膜脱离。

（七）误诊原因分析

成年人Coats病伴发牵拉性视网膜脱离时很容易与陈旧性孔源视网膜脱离相混淆。荧光素眼底血管造影对鉴别诊断很有帮助。牵拉视网膜的增生膜可以出现在玻璃体和视网膜，也可出现于视网膜下。对于一些陈旧长期不复位的渗出性视网膜脱离，色素移行导致视网膜下亦会出现增生条索，条索收缩引起牵拉从而改变原有渗出性视网膜脱离的形态，成为牵拉性视网膜脱离。

（八）经验教训与防范

牵拉性视网膜脱离是一个逐渐进展的病变过程。在早期屈光间质清晰、局部玻璃体视网膜牵拉并未形成视网膜脱离者仅需要定期观察。位于赤道前的局限性牵拉已发生视网膜脱离者，则需进行巩膜外加压和环扎术。位于赤道后的局限性牵拉、广泛固定性牵拉、伴玻璃体混浊的牵拉、黄斑牵拉、PVR、PDR引起的牵拉等，则需要选择玻璃体视网膜联合手术。充分松解牵拉、复位视网膜、恢复部分视功能是手术的主要目的。因此，选择术式时要充分考虑到原发病、视力预后、牵拉膜情况、松解牵拉的可能性等多种情况，从而避免手术失败的可能。

（田蓓）

第二节 视网膜劈裂症

视网膜劈裂（retinoschis，RS）是指视网膜神经上皮层间分离，多发生在神经纤维层或外丛状层。视网膜劈裂临床上分为三种类型：遗传性、退行性、继发性型。其中遗传性包括X性染色体连锁遗传，常染色体隐性遗传，常染色体显性遗传及遗传方式不确定。退行性视网膜劈裂也称获得性或老年性视网膜劈裂，最为常见。

一、先天性视网膜劈裂（遗传性视网膜劈裂）

（一）概述

先天性视网膜劈裂症，又称X连锁遗传性青少年型视网膜劈裂症（X-linkRetinoschisis，XLRS），是一种少见的遗传性退行性致盲性眼病。多为男性，常双眼对称性发病，发生在视网膜神经上皮层本身的层间分裂，视力多低于0.3。其特点是中心视力差，乃由视网膜神经上皮层囊样变性，神经纤维层的劈裂所致。多数患者儿童时便出现视力差，但是往往在入学后学习困难才被发现，其实，本病在婴幼儿期已经出现。

（二）主要临床表现

1. 患者最初可表现为视力障碍，常于学龄期或学龄前期视力缺陷就诊而被发现，也有少数是婴儿时期出现斜视或眼球震颤被发现。

2. 视力 不同患者的视力往往差异很大，光感到1.2的良好视力均可出现，绝大部分患者视力集中于0.2~0.8。近22%的患者在儿童时期出现视力恶化,很少一部分人出现视力丧失。随着年龄增长,玻璃体积血及视网膜脱离等并发症的发生是视力下降的主要原因。

3. 黄斑部表现　黄斑中心凹劈裂被认为是先天性视网膜劈裂的特征性表现,有98%~100%的患者发生黄斑中心凹劈裂,但典型的黄斑中心凹劈裂的患者只有大约70%。黄斑中心凹劈裂在年幼患者中最常见,被认为是儿童和青少年中最常见的黄斑部病变之一,患者黄斑区可出现车轮状囊样形态。年长的患者则出现典型的放射状条纹或色素界线和黄斑缺损等眼底表现。50岁以上患者发生黄斑色素变性,视网膜色素上皮萎缩较为常见。

4. 周边部视网膜劈裂　约50%的患者发生视网膜周边部视网膜劈裂,最常发生于颞下方。周边部的劈裂发生于视网膜神经纤维层,在视网膜劈裂部位的血管可位于劈裂腔外层、内层或者穿过劈裂腔。随着病程的进展,劈裂腔内壁可破裂成碎片,劈裂腔塌陷,残留的透明膜被称为玻璃体膜。有时,劈裂腔只有无支撑的视网膜血管。周边视网膜劈裂的显著变化是血管的变化:血管周围白鞘,树枝状血管,大血管异常甚至有时可发现新生血管。视网膜表面可出现银色反光及毯样反光合并Mizuo现象,少数患者也可发生视网膜血管牵引、视网膜下渗出、视网膜出血斑。

5. 电生理表现　视网膜电流图(ERG)示b波显著降低、a波降低不明显或轻度降低;OPs波显著降低或消失,绝对阈值测验可在正常范围内。相干光断层扫描成像(OCT)能有效地区别黄斑裂孔与黄斑中心凹劈裂。荧光素眼底血管造影(FFA)显示黄斑区花瓣样强荧光,未见荧光素渗漏。周边劈裂可见内劈洞周围视网膜形成强荧光带,洞内见不规则的强荧光斑和色素遮盖的暗区,劈裂内层分离,晚期内劈洞内荧光斑渐退,洞周围强荧光带略退,但依然存在。

(三)诊断要点

1. 自幼视力不佳,男性多见。

2. 眼底表现　双眼发生黄斑中心凹劈裂,直接检眼镜可见黄斑中心附近浅黄色放射状线纹,中心反光消失,前置镜下可见黄斑区囊样改变,黄斑中心颞侧可有较大范围的视网膜色素上皮萎缩病灶。部分患者可合并周边部视网膜劈裂,同时可见周边视网膜呈纱网状隆起或血管周围白鞘,树枝状血管。

3. OCT、FFA和ERG是有帮助的辅助检查手段。

(四)鉴别诊断要点

1. 获得性视网膜劈裂　获得性视网膜劈裂多见于成年人,特别是40岁以上,为非遗传性,视力往往较好;一般无黄斑部劈裂,存在周边部囊样变性,玻璃体较少发生条索、积血、膜形成等改变,视网膜血管较少出现白线化及白鞘;劈裂发生于视网膜外丛状层。根据患者的发病年龄、眼底改变及家族特性,不难与获得性视网膜劈裂相鉴别。

2. Goldmann Favre综合征　黄斑中心凹劈裂不仅是XLRS的特征,也是Goldmann Favre综合征的特征。Goldmann Favre综合征眼底较XLRS粗糙。属常染色体隐性遗传,表现为严重的夜盲症及视网膜色素变性,在ERG中,a波和b波均降低可帮助两种疾病的鉴别。

3. Turner综合征　Turner综合征的女性患者视锥细胞和视杆细胞营养障碍等也可表现为黄斑中心凹劈裂。另外,当黄斑中心凹劈裂变化轻微时,XLRS患者往往被误诊为屈光不正性弱视或斜视性弱视;当周边视网膜病变表现明显时,XLRS往往被误诊为锯齿缘离断、先天性感染、视网膜血管炎或其他视网膜营养障碍如Stargardt病及X连锁视网膜色素变性。对家族中其他成员的仔细检查会发现典型的黄斑中心凹劈裂及家族发病,通过ERG中b波/a波比值降低(<1.0)、眼底表现,结合家族特征来诊断。

(五)治疗原则与进展

该病为先天异常,目前尚无针对病因的有效治疗手段。主要治疗原则是针对并发症的治疗。本病的主要并发症为玻璃体积血和视网膜脱离,George等报告发生率分别为21%和16%。对玻璃体积血可考虑手术和内科治疗,但对合并视网膜脱离的患者则必须进行手术治疗,激光治疗可应用于下方无视网膜下液处,堤坝样光凝以阻止病程进展;对有症状的外层劈裂洞也可考虑行高度精细的玻璃体视网膜手术,以挽救部分患眼的视力,术前和术后OCT的监测是必要的。

(六)典型病例介绍

例1:患儿,男性,10岁。自幼视力差,5年前就诊时诊为双眼弱视,并坚持4年严格弱视训练。视力无明显进步。双眼视力0.3,散瞳验光视力不提高。眼底检查:双黄斑中心凹反射不清,似有车辐样条纹。OCT检查可见黄斑区小囊腔样结构。

诊断:双先天性黄斑劈裂。

例2:患儿,男性,10个月。家长发现其右眼发灰就诊。眼压:右眼28mmHg,左眼正常,双眼晶状体后有灰色物聚集,超声检查拟诊为视网膜母细胞瘤后,摘除右眼,新鲜的解剖标本有像瘤一样的晶状体后纤维聚积团与脱离的视网膜紧密相连,视网膜呈漏斗样脱离,视网膜下腔内有血液。显微镜检查,除结构破坏胶质形成外,还见大量的神经节细胞分布于视网膜大部分区域,内层视网膜劈裂。本例表明对于婴儿伴有视网膜脱离的视网膜劈裂诊断可能很困难,普通超声检查疑为眼内肿瘤往往会考虑为视网膜母细胞瘤。

(七) 误诊原因分析

严重的视网膜劈裂并不难鉴别诊断,与视网膜脱离的鉴别诊断见表12-2-1。主要的误诊原因还是在有玻璃体积血时眼底情况观察不清。认真询问病史、彩色超声多普勒的检查均会给诊断提供帮助,尤其是婴儿亦误诊为肿瘤的病例。另外一类误诊就是在视力较好的患者尤其是患儿,忽略了眼底检查,而误诊为弱视。认真的眼底检查和OCT是良好的诊断手段,扫描激光广角眼底照相也可提供良好的帮助。

表 12-2-1 视网膜劈裂与视网膜脱离的鉴别诊断

临床所见	视网膜劈裂	视网膜脱离
隆起处的视网膜透明度	良	不良
隆起处的表面	光滑	有皱襞
马蹄形裂孔	少见	多见
裂孔盖膜	无	有
头位变动时液体随体位移动	无	可有
对视网膜光凝的反应	阳性	阴性
视野边界	绝对缺损	相对缺损
玻璃体	无变化	有棕色小点

(八) 经验教训与防范

此病诊断除了根据眼底所见,更主要的是判清有无劈裂视网膜的外层。为此目的有两种检查方法:①巩膜压迫法:用巩膜压迫法如出现"压迫白",即可确定有劈裂视网膜的外层;②诊断性光凝法:用诊断性光凝法如出现白色光凝斑,即可确诊为此病。

二、退行性视网膜劈裂

(一) 概述

退行性视网膜劈裂亦称获得性或老年性视网膜劈裂,在不特别注明时,视网膜劈裂是指退行性视网膜劈裂。患者年龄多在50~70岁,无家族史及性别差异,临床眼底检查显示病变多位于眼底颞下象限,常累及颞上象限,较少累及后极部。视网膜劈裂内层表现为表面光滑,有硬化血管或细小白斑的球形隆起。劈裂后缘可呈现白色的弧形分界线,隆起度可高达8mm,累及范围可为1~12个钟点。多为双侧,病变损害程度不一定对称。

(二) 主要临床表现

男女发病机会相等,多在40岁以后发病,与屈光情况一般认为无明显关系。但有些作者提出远视者居多。视网膜劈裂常为双侧性,多位于颞下象限。常起始于锯齿缘,患者无自觉症状,多于体检时发现。当进展达后极部时,则可出现症状,如合并视网膜脱离,症状加重。但一般发展极为缓慢,偶有自然消退者。

获得性视网膜劈裂的发展分为三期:

第一期:囊样变性仅在视网膜周边部,尤以颞下方、颞侧者显著。该部视网膜内层扁平隆起,表面光滑。

第二期:囊腔相互融合,一方面沿锯齿缘发展,可蔓延到眼底的全部周边。另一方面自周边部向视盘进展。如超越赤道部,患者即有视力障碍及视野缺损。

第三期:眼底的颞侧或颞下象限形成如半球状隆起,表面光滑,边界清,较固定,隆起不随眼球转动或体位变动而改变。

(三) 诊断要点

Lee将获得性视网膜劈裂分成不伴有视网膜脱离和伴有视网膜脱离两型。其中,伴有视网膜脱离的变性性视网膜劈裂因临床表现、处理不同又分为两型:①视网膜脱离范围局限于劈裂范围以内,劈裂完全掩盖了脱离者称为视网膜劈裂,为脱离Ⅰ型;②视网膜脱离范围超过劈裂范围以外,劈裂掩盖不了脱离者称为视网膜劈裂,为脱离Ⅱ型。

(四) 鉴别诊断要点

1. 视网膜囊肿 视网膜囊肿和视网膜劈裂都是在囊样变性基础上发展的。多数学者认为这两种病是相同的,仅是程度不同而已。所谓视网膜囊肿,并不是真性的有上皮衬里的囊肿,而仅仅是具有一个充满液体的腔隙。在临床上区分则为囊肿较劈裂小,更局限,呈球形。而劈裂时则基底较宽,较扁平,甚或围绕整个视网膜的锯齿缘。

2. 视网膜脱离 其隆起部表面有皱褶,透明度稍差,马蹄形裂孔较多见而有孔盖,视网膜下液体可随体位变换而移动,压迫巩膜检查不呈"压迫白"现象,诊断性光凝固阴性,常伴玻璃体改变。定量视野检查有相对缺损,缺损边缘为斜坡状。老年性视网膜劈裂的表面光滑而透明,其上可有雪花状白斑点。视网膜隆起不随体位移动可呈"压迫白"现象,诊断性光凝固阳性。玻璃体一般无变化,视野呈绝对缺损,边缘锐利。对于那些原有视网膜劈裂,然后发生视网膜脱离者,则不容易鉴别。

3. 脉络膜黑色素瘤 多篇病例报告临床及超声波检查诊断为脉络膜黑色素瘤的病例,而摘除眼球后经病理证实为视网膜劈裂,囊腔内充满血液。当视网膜劈裂发生血管破裂,囊腔内充满血液时,易误诊为脉络膜黑色素瘤。此时两种病的眼底形态难以区别,最好用双目间接检眼镜合并巩膜加压法检查,可见视网膜劈裂的内层为透明膜,腔内为液体,有时透过此膜可以见到脉络膜的纹理。而脉络膜恶性黑色素瘤在间接检眼镜下很容易看到视网膜为实体性隆起。该处视网膜下有色素丰富的肿块,透照法检查也可帮助鉴别。超声造影这项新技术由于可探测到瘤体内的血流动态情况,是鉴别此两种疾病的良好手段。

(五)治疗原则与进展

本病发展缓慢,最大的危险为继发视网膜脱离。可试作视网膜光凝、巩膜外垫压等预防性手术。伴有视网膜脱离者可行视网膜脱离复位术或玻璃体切除术。

预防手术的适应证为:

1. 内外层均有裂孔者,有发生视网膜脱离的可能。

2. 由于外层裂孔致使继发性视网膜脱离超越劈裂边界者。

3. 劈裂向后极扩展至黄斑区 25° 内者。

4. 若一眼由于劈裂而视网膜脱离,而另眼有外层裂孔者。

由于手术技术的成熟经平坦部玻璃体切除术亦是合理的选择,尤其是伴有后极部外层孔者。术中内引流可通过原有的内层孔、内层造孔或者

内层切除(但内层切除是胶质细胞增生、视网膜色素上皮细胞进入玻璃体腔导致术后 PVR 形成的危险因素,应尽量避免)。由于劈裂腔内液体黏稠,采用重水会增加重水残留的机会,而且完全引流劈裂腔或视网膜下液不是手术成功的必要条件,劈裂腔塌陷也不是手术的目的。采用玻璃体切除联合巩膜外环扎术,可以取得满意效果。

(六)典型病例介绍

患者,男性,72 岁。因左眼视力渐进性减退 2 年余,加重 1 个月就诊。首次眼部检查:左眼视力 0.6,右眼 0.1 矫正 0.6。左眼角膜透明,晶状体后极部混浊,玻璃体内可见絮状混浊。视网膜鼻上方呈球形灰棕色隆起,表面尚光滑。荧光素眼底血管造影:视网膜中央血管未见充盈,视网膜隆起处无荧光素渗漏。双眼眼压正常。视野:左颞侧生理性盲点上下方扩大,视野颞侧部分缺损,视野的中部边界陡峭。A 超:左眼内实质性肿物波形。患者辗转数家医院眼科,行眼底检查、荧光素眼底血管造影及超声波检查。其中两次超声提示视网膜脱离,伴脉络膜实质性占位。多家医院诊断:左眼脉络膜恶性黑色素瘤可能性较大,并建议眼球摘除术(眼摘)。一家医院诊断:巩膜透照试验示左眼鼻上方暗,其余均透光。检查:视网膜下积液较多,未见实质性肿物。1 年后就诊,眼部情况:左眼视网膜隆起较前明显增高。在隆起肿物的前下方,可见棕色团块,并稍突入玻璃体内,余隆起处为灰白色并可见许多淡棕色斑点,1/2 的视盘被肿物遮挡。超声示:浆液性视网膜脱离。视野:颞侧视野缺损。数家医院建议眼摘。病理结果证实:视网膜劈裂,囊腔内含铁血黄素和红细胞吞噬团块。未见瘤细胞。

(七)误诊原因分析

对视网膜劈裂症的临床表现的病理基础认识不足往往是误诊的原因。视网膜劈裂处视网膜变薄,表面极不平整,似被锤击后高低不平的金属箔,或似斑点状仍有少许光泽的旧丝绸,视网膜血管变细伴有白线。脉络膜恶性黑色素瘤发生坏死的机会可能存在,但并不多见,若发生坏死,其周围组织必有血管充盈或炎性反应等,透照试验阴性,可见瘤体不透光。当诊断困难时应借助超声造影和 MRI。

(八)经验教训与防范

内外层均有裂孔者可发生视网膜脱离,对此类患者可实行预防性治疗。一般手术方法为在视

网膜劈裂的后缘,正常视网膜处行光凝固术,使术后组织反应形成瘢痕,防止病变进展。在相应外壁的巩膜穿刺放液,同时行冷冻或光凝,也可行巩膜垫压手术使劈裂视网膜的内外层黏着。老年性视网膜劈裂如无视网膜脱离者,不急于治疗但需定期观察。

三、继发性视网膜劈裂

(一) 概述

继发性视网膜劈裂包括牵拉性视网膜劈裂和高度近视眼视网膜劈裂。牵拉性视网膜劈裂是糖尿病等眼底病变及外伤所致玻璃体积血后粗大的机化条索和眼球穿孔伤后瘢痕的收缩牵引,致视网膜内层脱离,形成牵拉性视网膜劈裂。而高度近视眼引起的继发性视网膜劈裂近年来日益引起临床重视。

视网膜劈裂是指感光视网膜发生层间分离,形成一个或多个似囊样的巨大空隙,劈裂多发生在神经纤维层与外丛状层,偶尔发生于内核层。位于中心凹处的高度近视眼视网膜劈裂(myopic foveoschisis,MF)称为黄斑劈裂,是高度近视眼患者视力损伤的主要因素之一。根据视网膜劈裂形态的不同分为外层劈裂、内层劈裂、全层劈裂等。目前,高度近视黄斑劈裂具体发病机制还未十分明确,可能有多种因素共同参与,包括后巩膜葡萄肿、玻璃体牵拉、视网膜血管牵拉、视网膜及脉络膜变性等。

(二) 主要临床表现

牵拉性视网膜劈裂常有如糖尿病性视网膜病变、眼外伤等玻璃体积血病史。玻璃体腔内可见粗大机化牵拉条。

高度近视黄斑劈裂是一种慢性进行性的病理变化,在相当长的一段时间内可以不出现视力变化,然而只要黄斑劈裂存在就会在一定程度上损伤黄斑功能,伴随黄斑劈裂的发展,黄斑区可能会产生一系列病变。一般认为在黄斑劈裂病程进展过程中,大部分患眼黄斑区厚度会不同程度增加,且可进一步并发视网膜脱离、黄斑裂孔、玻璃体黄斑牵拉性结构等病变,会严重影响视力。

(三) 诊断要点

1. 有原发眼底病或眼外伤等明确病史。

2. 牵拉性视网膜劈裂玻璃体腔内可见粗大机化条。高度近视眼者可有后巩膜葡萄肿。

3. 视网膜内层脱离,可有内外层孔沟通导致视网膜全层脱离。

(四) 鉴别诊断要点

由于高度近视视网膜脉络膜萎缩,传统的眼底检查很难区分此类视网膜微囊样外观是由视网膜脱离、劈裂还是视网膜裂隙引起的,而通过 OCT 可以观察到视网膜劈裂的主要特征有视网膜神经上皮层间分离形成的低反射空隙,劈裂的内外层之间由垂直柱状组织支撑,视网膜色素上皮层内表面覆盖较薄中等反射光带等。而视网膜脱离时,RPE 内表面非常光滑,可借此鉴别。

(五) 治疗原则与进展

黄斑劈裂是高度近视眼重要眼底并发症之一,病变的发展及其产生的并发症是视力下降的主要因素。对于无临床症状、非进展的早期高度近视黄斑劈裂,仍以定期随访观察为主要措施。玻璃体切除术在治疗合并视网膜脱离的黄斑裂孔、病理性黄斑前结构等并发症的黄斑劈裂方面有良好疗效;巩膜加固术主要适用于伴有后巩膜葡萄肿的黄斑劈裂。对于最佳手术时机、术式的选择及口服药物的疗效等,有待进一步大量临床研究证实。

(田蓓)

第三节　脉络膜脱离

一、概述

睫状体脉络膜脱离通常被称为脉络膜脱离(choroidal detachment)。脉络膜血管内皮细胞无紧密连接,仅为疏松的结合。脉络膜静脉血管是一种无肌肉的组织,主要由少量结缔组织和单层内皮细胞构成的窦腔组成。当血管外压力突然降低时,血浆成分便会由疏松的连接处渗出血管外,积聚于脉络膜上腔而发生脱离,这称为浆液性脉络膜脱离。当脉络膜血管发生破裂时,血液成分会进入脉络膜上腔,称为出血性脉络膜脱离。

由于睫状体和脉络膜与巩膜之间有一潜在的间隙,即睫状体上腔和脉络膜上腔,两腔相联通,所以脉络膜脱离往往合并睫状体脱离。

脉络膜脱离的发病原因往往有以下几种:

1. 低眼压,特别是内眼手术后,如抗青光眼滤过手术后、白内障术后、视网膜脱离复位外放液术后、眼外伤后。

2. 睫状体脱离或睫状体水肿导致房水分泌

减少,如过度的重复的视网膜冷冻后。

3. 脉络膜循环障碍,多见于环扎过于靠后,导致涡静脉受压。脉络膜静脉回流组织阻力增大,从而引起渗出增加。

4. 在严重肾病患者,由低蛋白血症导致血浆胶体渗透压降低引发脉络膜脱离。

5. 老年人、高度近视和无晶状体眼患者,在发生孔源性视网膜脱离后由于低眼压和脉络膜循环障碍可并发脉络膜脱离。此时,病情进展往往迅速,如治疗不及时,可迅速导致玻璃体和视网膜周围增生,从而致盲。

二、主要临床表现

1. 轻度的脉络膜脱离在赤道部前可见周边部视网膜呈球形或环形棕褐色隆起,严重的脉络膜脱离在赤道后可由涡静脉分割四个象限呈球形棕褐色隆起(图 12-3-1)。

2. 因眼压过低可有角膜后弹力层皱褶,前房加深,可有虹膜同心圆皱褶(图 12-3-2)。

3. 眼底检查有时无须压迫即可见隆起的锯齿缘结构。

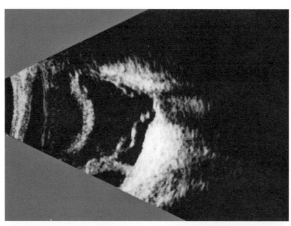

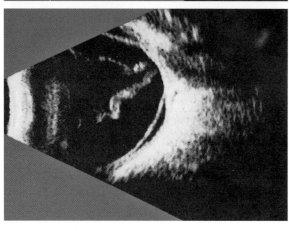

图 12-3-1　脉络膜脱离 B 超所见

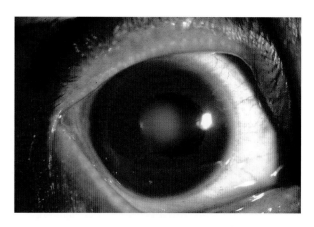

图 12-3-2　脉络膜脱离虹膜同心圆皱褶

4. 伴发孔源性视网膜脱离的脉络膜脱离常常会伴发严重的葡萄膜炎;房水闪辉(+)、KP(+);低眼压;可伴晶状体虹膜震颤。玻璃体混浊并可见大量色素颗粒。

三、诊断要点

1. 低眼压　内眼手术后的脉络膜脱离可有前房延缓形成或低眼压。

2. 眼底可见棕褐色环形或球形隆起。出血性脉络膜脱离可影响黄斑区导致视力严重下降。严重的出血性脉络膜脱离可致玻璃体积血、眼底不可窥见。

3. B 超和 UBM 对屈光间质混浊的患者是非常有用的辅助检查。在浆液性脉络膜脱离病例,B 超可以看到玻璃体暗区出现单个或多个圆顶形强回声光带。大的脉络膜上腔出血可迫使两侧脱离的脉络膜上面的视网膜彼此接触形成"视网膜对吻"(图 12-3-3)。

四、鉴别诊断要点

1. 息肉样脉络膜血管病变息肉样脉络膜血管病变一般认为在有色人种更多见,患者可发生视力突然下降,大面积脉络膜出血,甚至发生玻璃体积血。在大量出血的病例,出血范围可达整个后极部眼底,甚至波及视网膜四象限。B 超亦可出现"视网膜对吻"。与低眼压引起的浆液性脉络膜脱离不同。息肉样脉络膜血管病变引起的脉络膜脱离更多表现为正常眼压或是高眼压。需仔细检查对侧眼有无橘红色结节样病灶或认真复习患者既往病史予以鉴别。

2. 脉络膜黑色素瘤　脉络膜黑色素瘤在眼底的表现一般是某一象限的局限性脉络膜实性隆

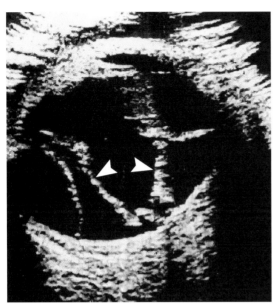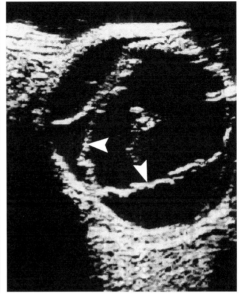

图 12-3-3　脉络膜脱离 B 超所示对吻征

起,病情进展缓慢,仅在瘤体波及黄斑时才会有视物遮挡的表现。当瘤体较大引起脉络膜循环障碍时可导致渗出性视网膜脱离。无葡萄膜炎反应,无低眼压表现,对糖皮质激素治疗无反应。超声检查可见均质结构的实性肿物。

3. 葡萄膜炎　早期的葡萄膜炎并无视网膜脱离表现,眼前节及玻璃体腔炎性反应明显。晚期严重的葡萄膜炎可合并视网膜脱离及脉络膜脱离。同时,对糖皮质激素治疗敏感。

4. 特发性葡萄膜渗漏综合征　眼前节炎性反应不明显,视网膜下液透明,并随体位移动。特发性葡萄膜渗漏综合征不合并增生性玻璃体视网膜病变(PVR),眼压正常,一般双眼病变,脑脊液压力有时增高,蛋白含量增高。

五、治疗原则与进展

1. 单纯浆液性脉络膜脱离的治疗原则　针对病因治疗,如找出低眼压的原因,如角膜伤口瘘或青光眼滤过泡滤过过强。重新密闭伤口或加压包扎。药物治疗可给予大剂量糖皮质激素和局部治疗,静脉输入甘露醇等脱水剂,口服碳酸酐酶抑制剂加速脉络膜上腔积液吸收,增加视网膜脉络膜黏合力。

2. 出血性脉络膜脱离　较小量的出血性脉络膜脱离主张药物治疗待其吸收。对于手术中大量的急性出血性脉络膜脱离(驱逐性出血)在闭合伤口后,应用止血剂治疗并应用高渗剂治疗。待

急性期过后 10~14 天考虑手术治疗。

3. 合并孔源性视网膜脱离的脉络膜脱离　此病病情进展迅速,确诊后应积极治疗。在术前准备中,应用糖皮质激素全身及局部治疗,目的是降低血管通透性、抑制炎症物质释放、延缓 PVR 的进程。同时,散瞳是必需的,可以避免瞳孔粘连。

六、典型病例介绍

例 1:患者,女性,50 岁。右视力下降 1 个月,加重 10 日,伴眼痛。1 个月前诊为孔源性视网膜脱离。入院检查:视力:右眼前手动,左眼 0.1 矫正视力 0.8。眼压:右眼 8mmHg,左眼 20mmHg。右眼睫状充血(+),右角膜后弹力层皱褶,KP(+),房水闪辉(+),瞳孔欠圆,虹膜可见同心圆皱褶,虹膜晶状体震颤,虹膜后粘连。玻璃体混浊,可见色素颗粒,余窥不清。左眼可见豹纹状眼底、近视弧形斑,后巩膜葡萄肿。B 超诊断:视网膜脱离、脉络膜脱离。UBM 诊断:睫状体脱离。收入院行晶状体切除、玻璃体切除、视网膜切开术,硅油注入术,术中可见 PVR D3,前部增生性玻璃体视网膜病变(aPVR)。

例 2:患者,男性,60 岁。右眼视力下降 3 年,加重 3 个月。曾诊断为老年性黄斑变性,脉络膜新生血管。4 个月前曾接受光动力疗法(PDT)治疗。治疗后 1 周突发视力下降加重。查:视力:右眼前手动,左眼 0.3。双眼前节未见异常,晶状体皮质轻混浊。眼底:右玻璃体下方积血,后极可见

棕黑色隆起。左后极视网膜可见多量玻璃疣,部分融合。诊断:右眼出血性脉络膜脱离,右眼年龄相关性黄斑变性,右眼脉络膜新生血管膜,左眼玻璃疣,双眼皮质性白内障。予药物治疗并行玻璃体腔注射抗 VEGF 治疗,3 个月后脉络膜上腔出血吸收,后极残留黄色机化物。

七、误诊原因分析

孔源性视网膜脱离合并的脉络膜脱离往往在高度近视眼或无晶状体眼中发生,由于周边孔较小又合并环形脉络膜脱离,从而造成裂孔在早期不能被及时检出,脉络膜脱离进一步加重,形成恶性循环。伴发的葡萄膜炎症和 PVR 迅速发展,导致眼球最终萎缩。在这个病理过程中,早期孔源性视网膜脱离极易被漏诊。在发生虹膜后粘连时,常易误诊为葡萄膜炎。

而出血性脉络膜脱离的误诊则较为复杂。老年黄斑变性、PCV 等引起的脉络膜出血由于病因复杂,病程较长,往往更易误诊,需要仔细与脉络膜占位病变等疾病鉴别。急性的出血性脉络膜脱离,又称驱逐性脉络膜上腔出血,是眼科手术中最凶险的并发症。对于高度近视眼、无晶状体眼、青光眼眼压极高而做抗青光眼手术者要严加防范。

八、经验教训与防范

对浆液性脉络膜脱离的患者,术后应密切观察,对脉络膜脱离早期应用大剂量糖皮质激素和高渗剂治疗后大多数预后良好。对于驱逐性脉络膜上腔出血的患者,在术中对驱逐性脉络膜上腔出血的早期症状鉴别很重要。视网膜脱离复位术中避免放液过快、高度近视眼的患者避免做宽大的环扎;对于眼压高患者,做滤过时避免房水流出过快是避免急性出血性脉络膜脱离发生的防范措施。发现患者躁动、诉眼疼痛、眼底发现有棕黑色隆起时,应迅速关闭手术切口,镇痛止血治疗,应用高渗剂等。

(田蓓)

第四节 葡萄膜渗漏综合征

一、概述

葡萄膜渗漏综合征是自发的伴有睫状体、周边脉络膜脱离的浆液性视网膜脱离。报道真性

小眼球患者易患本病,也有不少患者为正常眼球轴长。有人推论本病的发生机制是巩膜异常增厚或巩膜成分异常(如胶原纤维增宽,硫酸黏蛋白沉着,并得到证实),导致涡静脉引流受阻和巩膜导水管排出障碍,液体聚积于脉络膜层间及脉络膜上腔形成脉络膜增厚和睫状体脉络膜脱离。患者大多为中年男性,双眼先后发病。发生于真性小眼球者称为继发性葡萄膜渗漏综合征;发生于非小眼球者称为特发性葡萄膜渗漏综合征。

二、主要临床表现

临床特征为双眼特发性浆液性视网膜脱离,伴环形睫状体、周边脉络膜脱离,视网膜脱离随体位移动,而无裂孔。眼前节无或轻微的炎性反应。虽然睫状体、周边脉络膜脱离,但眼压正常。可伴上巩膜静脉扩张,血管充血。双眼同时或先后发病,间隔时间不等,可长达数年。可自行缓解。

因本病发病缓慢,由于重力作用,视网膜脱离开始于下方周边部,所以患者早期常无症状,当脱离达后极部,视力受损后才被发现。但仔细询问病史仍可发现慢性发展的病理改变过程。双眼患病的病例,因一眼视力受损而就诊,另一眼无自觉症状,检查时发现睫状体及周边脉络膜脱离,有或无视网膜浅脱离,此时才能见到早期改变。

三、诊断要点

诊断本病时临床特征最为重要。

1. 睫状体和周边脉络膜脱离为本病最先出现的体征,也是诊断本病的基本依据。明显的睫状体脉络膜脱离可在眼底检查中发现,使用间接检眼镜可提高睫状体、周边脉络膜脱离的发现。早期的可疑病例行 UBM 检查有助于诊断。应用 UBM 技术,检查本病的双眼发病发现率增加。

2. 伴有脉络膜脱离的视网膜脱离往往是眼压降低,前节伴有葡萄膜炎性反应。本病则不具有这些体征,也是临床考虑本病的一个不可忽视的方面。

3. FFA 检查显示

(1)早期病例除轻微色素紊乱外无显著改变。

(2)"豹斑"样改变是本病的诊断依据之一。

但这一表现并非为本病所特有。

（3）病变晚期脉络膜充盈迟缓，豹斑状色素上皮改变，即在广泛色素上皮脱失的背景下出现均匀的灰色斑点，后极部为著，在增强的背景荧光下弥漫的、均匀的荧光遮蔽斑点和条纹。因本病的视网膜下液蛋白含量高，高蛋白液体受重力作用使视网膜脱离的移动性大，又可刺激视网膜色素上皮细胞发生迁移、增生或肥大，而产生"豹斑"。因此可认为"豹斑"的产生与色素上皮的色素脱失同时发生，继发于视网膜脱离，呈慢性过程。这些眼视网膜脱离范围较大、病程较长、症状明显、视力损害明显。

FFA 检查可排除色素上皮的渗漏及眼内占位病变等疾病，因此对本病的鉴别诊断有很大的帮助。

4. A 型超声检查测量眼球轴长，估计脉络膜厚度和了解视网膜、脉络膜的脱离情况，在治疗后的随访观察中也可起到重要作用。彩色多普勒声像仪检查显示双眼血供阻力增高，血供减少。

符合以上特征、眼轴正常者诊断为特发性葡萄膜渗漏综合征；眼轴短者（<19mm）考虑为真性小眼球引起的继发性葡萄膜渗漏综合征（图12-4-1~图 12-4-6）。

四、鉴别诊断要点

诊断及鉴别诊断主要依靠典型的临床表现，荧光素眼底血管造影在临床上的意义不作为早期诊断，而在于有助于本病与其他浆液性视网膜脱离的疾病相鉴别。

1. **泡状视网膜脱离**　又称多灶性后极部视网膜上皮病变。眼底特征性改变为水泡样视网膜神经上皮脱离与后极部多发性色素上皮层病灶。本病为脉络膜血管扩张、渗漏，导致视网膜色素上皮继发性损害，产生多灶性色素上皮渗漏，视网膜神经上皮脱离。此类浆液性视网膜脱离可随体位移动，但不伴脉络膜脱离。荧光素眼底血管造影为多灶性色素上皮渗漏点及色素上皮脱离。

2. **原田病**　前节可有炎性反应，玻璃体轻度混浊；视盘充血、边界模糊，表面血管扩张；视网膜水肿从视盘开始，黄斑放射状皱褶，继而发生多湖状渗出性视网膜脱离，视网膜下液较为混浊，偶有脉络膜脱离。荧光素眼底血管造影为多灶性墨渍状视网膜下渗漏，晚期呈多湖状荧光积存。本病可出现毛发变白、白癜风、耳聋等表现。

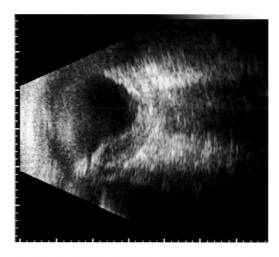

图 12-4-1　真性小眼球继发葡萄膜渗漏综合征患者 B 超示眼轴短

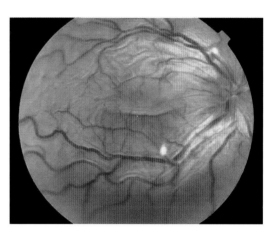

图 12-4-2　真性小眼球继发葡萄膜渗漏综合征患者的彩色眼底像

后极部视网膜水肿，RPE 紊乱，视网膜脱离

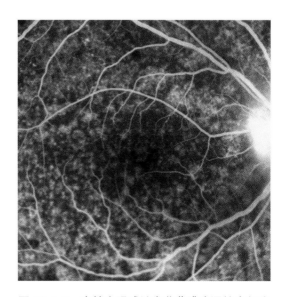

图 12-4-3　真性小眼球继发葡萄膜渗漏综合征患者的 FFA 图像

后极部 RPE 紊乱

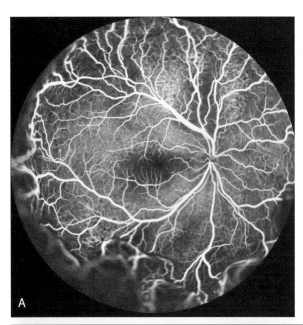

图 12-4-4　A~F 真性小眼球继发葡萄膜渗漏综合征
患者 FFA/ICGA 像
右眼后极部视网膜血管迂曲,中纬部以外 4 个象限脉络膜
视网膜脱离,下方视网膜下有积液

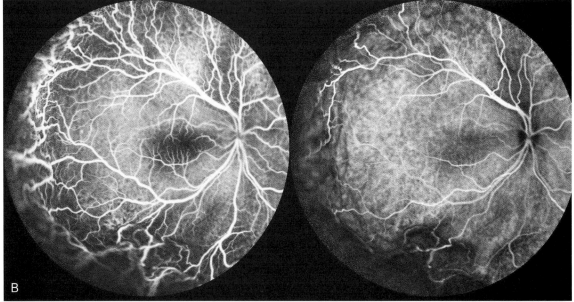

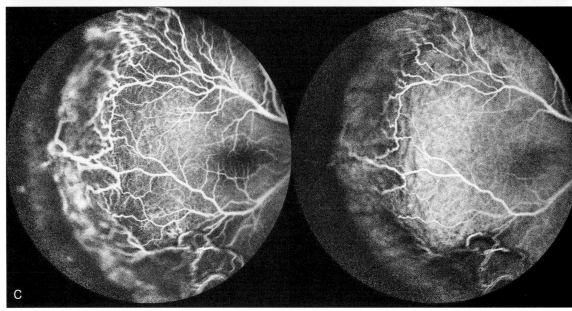

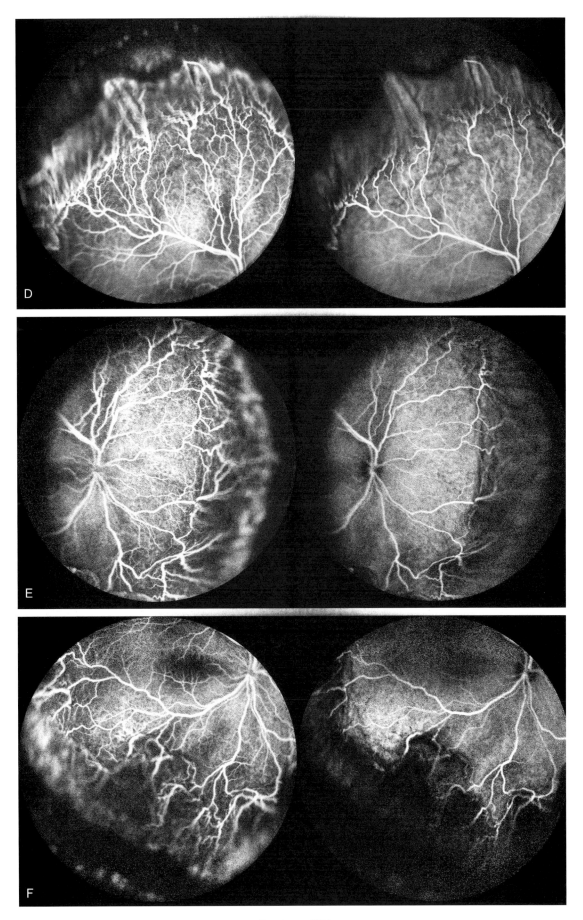

图 12-4-4(续)

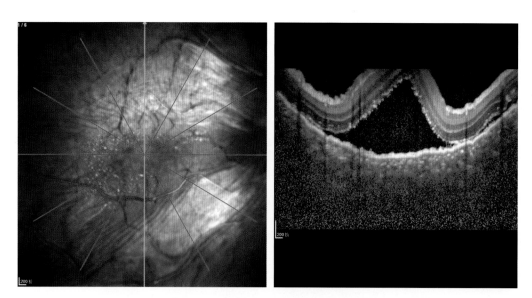

图 12-4-5　真性小眼球继发葡萄膜渗漏综合征患者 OCT 图像
右眼黄斑中心凹发育不全,视网膜下积液

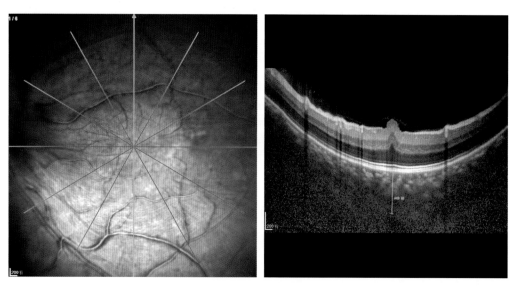

图 12-4-6　真性小眼球继发葡萄膜渗漏综合征患者 OCT 图像
左眼黄斑中心凹发育不良

3. 伴有脉络膜脱离的原发性视网膜脱离
眼前节炎性反应明显、眼压极低,视网膜脱离进展快速,多有视网膜裂孔。

4. 弥散型脉络膜黑色素瘤或脉络膜转移癌
视网膜脱离为实性、灶状。荧光素眼底血管造影偶见局灶的豹斑状改变,且程度轻;多为多灶状墨渍状、视网膜下渗漏。白血病、淋巴瘤眼转移者也可见类似改变。超声、CT、MRI 检查有助于诊断与鉴别。

五、治疗原则与进展

葡萄膜渗漏综合征可能为巩膜成分和/或厚度的异常而导致的涡静脉引流受阻和巩膜导水管排出障碍,液体聚积于脉络膜层间及脉络膜上腔形成脉络膜增厚和睫状体脉络膜脱离。渗出的液体还可引起非孔源性视网膜脱离。本病药物治疗效果差。

行巩膜切除术可减轻眼内液外流阻力并可建立眼内液外流旁路,是治疗该病的理想方法。4 个象限赤道部板层巩膜切除术:沿角膜缘环形剪开球结膜,分别暴露 4 个象限巩膜至赤道部后,以赤道为中心,每个象限均切除 5mm×7mm 长方形板层巩膜,为 1/2~2/3 巩膜厚度,以可透见脉络膜的青色为宜。伴渗出性视网膜脱离者在行 4 个

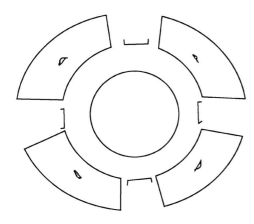

图 12-4-7　巩膜切除术示意图

象限板层巩膜切除的同时,于 2~4 个象限板层巩膜床的中央行 1mm×2mm 的全层巩膜切除。术毕缝合球结膜(图 12-4-7)。

仅有睫状体脉络膜脱离、无视网膜脱离、有视力下降患者行板层巩膜切除术,经过 1 年以上的随访未发生视网膜脱离。睫状体脉络膜脱离合并视网膜浅脱离,坐位时范围不超过 3 个钟点患者行巩膜全层切除时,脉络膜上腔液体流出,术后睫状体脉络膜脱离很快复位,视网膜脱离在较长的时间内逐渐恢复,长期随访发现患者的视力逐渐提高。如果患者双眼视功能均差且迫切要求尽快恢复视力,可同时行放视网膜下液术。需注意的是这种患眼由于脉络膜增厚,视网膜下液移动明显,放视网膜下液的危险性较大,应慎重考虑。

六、典型病例介绍

例 1:患者,男性,42 岁。右眼视力下降 3 个月来诊。自幼视力不好,戴远视眼镜。其他医院诊断"葡萄膜炎",静脉注射、口服糖皮质激素,效果不好。检查:视力:双眼 0.05,右 + 9.00DS=0.2,左 + 7.50DS=0.5。眼压:右眼 18mmHg,左眼 16mmHg。双眼轻度充血,浅层巩膜血管轻度扩张,角膜清亮,KP(-),前房正常,房水阴性,瞳孔圆,直径 2mm 大小,晶状体清亮。散瞳眼底检查:右眼视盘边界清,后极部视网膜水肿,RPE 不均匀萎缩,下方渗出性视网膜脱离,环状周边脉络膜睫状体浅脱离。左眼视盘边界清,后极部视网膜正常。FFA 所见:右眼视盘荧光增强,边界清晰,后极部视网膜下未见色素上皮渗漏点,下方视网膜脱离约 3 个钟点范围。左眼视盘荧光正常,边界清晰,视网膜下色素上皮少许色素紊乱。UBM 检查:右眼周边脉络膜及睫状体脱离,左眼睫状体

浅脱离。超声波检查测量眼球轴长右 17mm,左 18mm;后极部脉络膜增厚,右眼视网膜下方脱离。诊断:双眼先天性小眼球,双眼继发性葡萄膜渗漏综合征,右眼继发性视网膜脱离,双眼高度远视。双眼行 4 个象限赤道部板层巩膜切除术。

例 2:患者,女性,38 岁。双眼视力下降 6 个月,因视网膜脱离在其他医院行左眼视网膜脱离复位术 1 周来诊。当时在其他医院病历记录行巩膜外冷冻,环扎术,术中未找到明确视网膜裂孔,放视网膜下液未成功。术后 1 日手术眼眼压升高至 40mmHg,用降眼压药物不能缓解,第二日再次手术,拆除环扎带,眼压恢复正常。入院检查:视力:右眼 0.3,左 0.05。眼压:右眼 18mmHg,左眼 16mmHg。双眼轻度充血,浅层巩膜血管轻度扩张,角膜清亮,KP(-),前房正常,房水阴性,瞳孔圆,2mm 大小,晶状体清亮。散瞳眼底检查:右眼视盘边界清,后极部视网膜水肿,RPE 不均匀萎缩,下方渗出性视网膜脱离,周边脉络膜睫状体浅脱离;左眼视盘边界清,后极部及下方视网膜脱离,随体位移动改变,颞下方中周部见视网膜星形皱褶,视网膜嵌顿。FFA 所见:右眼视盘荧光增强,边界清晰,后极部视网膜下未见色素上皮渗漏点,下方视网膜脱离约 3 个钟点范围。左视盘荧光增强,视网膜下荧光积存。超声波检查测量眼球轴长右 22.5mm,左 23mm;后极部脉络膜增厚,双眼视网膜下方脱离。诊断:双眼葡萄膜渗漏综合征,继发性视网膜脱离,左眼术后视网膜嵌顿。入院后分别行双眼 4 个象限赤道部板层巩膜切除术。

七、误诊原因分析

本病的特点之一是在有脉络膜睫状体脱离的情况下,眼压并不降低,因为其发生的原因是巩膜增厚或巩膜成分异常,导致眼内液体排出阻力增加,蓄积在脉络膜、视网膜下,形成脉络膜、视网膜脱离。例 2 在诊断不明确时,把本病当作一般的孔源性视网膜脱离,错误行巩膜外环扎术,进一步加重了眼内液体排出困难,使得眼压急剧升高;这种患眼由于脉络膜增厚,视网膜下液移动明显,放液前定位时有视网膜下液的部位,在放液操作时改变至方便操作的角度,视网膜下液移开,导致放液穿刺导致视网膜嵌顿。

八、经验教训与防范

1. 视网膜脱离的患者如果不能确定是孔源

性的,应注意进行渗出性视网膜脱离的鉴别诊断。应注重临床表现,如眼压、眼前节表现、视网膜脱离的特点。当伴有脉络膜脱离时,注意除外肿瘤、炎症及伴有脉络膜脱离型原发性视网膜脱离。

2. 睫状体和周边脉络膜脱离为本病最先出现的体征,也是诊断本病的基本依据。明显的睫状体脉络膜脱离可在眼底检查中发现,早期的可疑病例行 UBM 检查有助于诊断。当单眼发病病例临床诊断证据不足时,UBM 检查对侧眼可能发现极早期的睫状体脱离,有助于诊断。

3. 视网膜脱离手术时,如果发现视网膜下液移动性较大时,放液应慎重。放液点应尽量靠后,穿刺时放液点应尽量放在低位。

(张风)

第五节　中心性浆液性脉络膜视网膜病变

一、概述

中心性浆液性脉络膜视网膜病变(简称"中浆")于 1886 年由 von Graefe 首次报告,直至 1965 年有了荧光素眼底血管造影(FFA)技术以后,Maumenee 才肯定了中浆是视网膜色素上皮(RPE)屏障功能受损导致浆液性 RPE 和/或视网膜神经上皮层脱离;1967 年,Gass 对该病发病机制和临床特征进行了经典描述,并将该病称为特发性中心性浆液性脉络膜病变。由于该病累及脉络膜和视网膜,目前较为通用的名称为中心性浆液性脉络膜视网膜病变。

中浆患者中,A 型行为特征者比较常见,发病前常伴有应激情况发生,此时患者血液中儿茶酚胺和皮质醇水平升高。在动物实验中,反复注射去甲肾上腺素和糖皮质激素即能诱发类似中浆的临床表现。其他高危因素还包括抽烟、酗酒、应用抗生素和抗组胺药物、自身免疫病、高血压、肾上腺肿瘤等。多数中浆患者急性发病后 4~6 个月自行好转,视力多可恢复正常,所以,被认为是一种自限性疾病。但部分患者视物变形、对比敏感度下降、色觉异常等视功能改变可持续存在。少数患者病程迁延持续 6 个月以上。病变区域弥漫性 RPE 失代偿者,则定义为慢性中浆。这部分患者病变多较严重,常伴有永久性视力下降。长期迁延不愈可继发脉络膜新生血管(CNV),甚至

导致永久视力丧失。中浆患者首次发病后,约 30%~50% 可再次复发。10% 患者可复发 3 次以上。

二、主要临床表现

患者轻度视力下降,视物变形、变小并伴色觉改变;中心或旁中心暗点;对比敏感度降低;由于黄斑区浆液性脱离导致患者远视性屈光改变。

眼底检查,黄斑或黄斑区外卵圆形或圆形视网膜神经上皮层脱离,脱离的视网膜呈半透明泡状隆起,隆起的边缘可见反光晕,中心凹光反射消失,脱离区视网膜下可有黄白色点状沉着物,对应荧光素眼底血管造影渗漏点部位常可见脱色素黄色小点,神经上皮脱离区内或毗邻可伴有水泡样 RPE 脱离,病程较久者可伴色素紊乱或 RPE 萎缩区。少数患者表现为单纯浆液性色素上皮脱离,并可以长期存在。

偶有患者在浆液性脱离区见到浅灰色混浊,组织病理学研究发现视网膜下和/或 RPE 下有纤维素存在,随着浓度的增加,纤维素分子聚合,形成卵黄色或灰色混浊,此为伴有纤维素渗出的中浆,在 PDT 治疗后随着 RPE 渗漏终止该渗出迅速消退。

一些患者病程迁延 6 个月以上,眼底表现为弥漫性视网膜色素上皮层失代偿,FFA 检查常无明确渗漏点,而 OCT 检查有明确浆液性脱离,此时称为慢性中浆(chronic central serous chorioretinopathy,CSCR)。慢性中浆长年迁延不愈可继发脉络膜新生血管(choroidal neovascularization,CNV),甚至导致永久视力丧失。

一些患者由于接受了不适当或由于全身性疾病必须使用的糖皮质激素治疗,导致浆液性脱离加重,表现为下方视网膜渗出性大泡状脱离,此为重症中浆的表现,可伴有 RPE 撕裂与永久视力丧失。

三、特殊检查

1. 荧光素眼底血管造影检查　中浆典型的 FFA 检查表现是一个或多个 RPE 水平的荧光素渗漏,随造影过程表现为墨渍或冒烟状渗漏扩大,造影晚期在视网膜脱离区形成淡淡的盘状强荧光。慢性中浆患者可不表现为典型的荧光素渗漏点,代之以后极部视网膜弥漫的 RPE 脱色素或色素沉着引起的窗样透见荧光或色素遮蔽荧光,在

此基础上,有些患者合并存在 RPE 渗漏点。在大泡状视网膜脱离恢复后的患者,可见到由后极向下的带状透见荧光区,此为 RPE 萎缩所致。大多数中浆患者合并浆液性 RPE 脱离,FFA 检查表现为造影后期界线清楚、形态大小不变、染色均匀的强荧光池。

2. 吲哚青绿眼底血管造影检查 在造影早期和中期可见脉络膜血管扩张渗漏所致的强荧光区。这些强荧光区的范围常毗邻或包含 FFA 检查渗漏点位置。

3. 相干光断层扫描检查 OCT 检查能定性、定量检测视网膜神经上皮层和 RPE 的浆液性脱离并追踪视网膜下液消退过程并能观察脉络膜厚度变化,为临床病程提供了客观的检测方法。

4. 视野检查 急性期中心视野存在相对或绝对中心暗点,尤其是 Amsler 表检查暗点更明确,且有视物变形,恢复期后中心视野可以正常。但是对于病程长的病例,或反复多次发作病例,中心视野可能存在相对的暗点。

四、诊断要点

1. 患者有典型临床表现,急性期轻度视力下降,视物变形、变小并伴色觉改变;慢性中浆患者可有中度甚至重度视力下降伴视物变形、变小、色觉异常等改变。眼底检查可见黄斑区典型视网膜神经上皮脱离伴或不伴视网膜色素上皮脱离。

2. FFA 检查可见典型 RPE 渗漏点,慢性中浆表现为后极部 RPE 失代偿所致的弥漫性透见荧光或伴有 RPE 渗漏点。

3. ICGA 检查可见病灶区域脉络膜血管扩张渗漏所致的强荧光。

4. OCT 检查显示后极部浆液性视网膜神经上皮层脱离或伴有浆液性 RPE 脱离,或脉络膜增厚。

五、鉴别诊断要点

根据临床症状、典型的眼底表现和 FFA 检查、ICGA 检查可以作出诊断。但须与下列眼底疾病鉴别。

(一) 脉络膜肿物

无论是良性或恶性,无论位于后极部或周边部肿物,均可能合并浆液性黄斑脱离,最多见于脉络膜血管瘤。对这些病例,应用间接检眼镜检查、FFA 检查、ICGA 检查、眼超声检查,以及 CT、MRI

检查,可以明确诊断。

(二) 先天性视盘小凹(congenital optic pit)

该病为先天性视神经发育异常,常在合并黄斑区浆液性脱离导致视力下降或视物变形时被发现,容易与中浆混淆。鉴别要点为:①视盘有典型的小凹状缺损,多位于视盘颞侧边缘;②FFA 检查显示小凹处早期弱荧光,晚期强荧光不退,黄斑脱离区无 RPE 渗漏点;③OCT 检查显示黄斑脱离与劈裂及视盘小凹。

(三) 下方裂孔或较小裂孔的孔源性视网膜脱离

孔源性视网膜脱离刚刚波及黄斑区时可类似中浆症状,散瞳详细检查眼底特别是周边部眼底不难明确诊断。

(四) 黄斑部脉络膜新生血管(choroidal neovascularization,CNV)

包括湿性老年性黄斑变性以及特发性脉络膜新生血管等一大类疾病。典型 CNV 病灶黄斑区灰黄色渗出伴出血,与中浆易于鉴别。当 CNV 很小合并黄斑浆液脱离且不伴出血时与中浆不易鉴别,这一类病例要靠 FFA 检查以及 ICGA 和 OCT 检查作鉴别。

(五) 后葡萄膜炎

如 Vogt-小柳-原田综合征(Vogt-Koyanagi-Harada syndrome,VKH syndrome),是一种影响葡萄膜组织的多系统自身免疫性疾病,双眼患病,中重度视力下降,在疾病早期可以引起黄斑区浆液性视网膜浅脱离,FFA 显示细点状、多湖样渗漏形态,OCT 显示波浪样 RPE 隆起,合并脉络膜水肿,但使用激素治疗后该 OCT 特征可以完全恢复或呈中浆样改变。该病还可同时合并玻璃体炎、视盘充血、全身性病变以及对抗炎治疗敏感,通过仔细询问病史、检查眼前节和后节及 FFA 检查检查,可以作出正确诊断。

少部分 VKH 患者激素治疗炎症被控制后表现为类似中浆的黄斑下液,FFA 可呈典型的中浆样渗漏点,此时疾病的性质已发生改变,可能为激素治疗诱发的 RPE 病变,可采用 50% 剂量的 PDT 疗法按照中浆治疗。

VKH 发生双眼渗出性视网膜脱离时需与重症中浆大泡状视网膜脱离相鉴别,鉴别要点除了 VKH 的眼部炎症表现,FFA 渗漏形态两者有明显不同。中浆大泡状视网膜脱离的 FFA 荧光素渗漏表现为多发的典型中浆渗漏点,而 VKH 的 FFA

表现为多湖状细点样渗漏。

VKH 的 ICGA 表现,在造影晚期为多发弱荧光点,通常与脉络膜缺血相对应,而中浆的 ICGA 造影晚期表现为病灶对应的脉络膜血管扩张。

(六)息肉样脉络膜血管病变(polypoidal choroidal vasculopathy,PCV)

典型 PCV 的临床诊断比较容易,眼底黄斑区视网膜下浓密出血,ICGA 检查显示脉络膜异常血管网以及脉络膜毛细血管末端囊样扩张。但孤立静止的 PCV 的表现可类似于中浆,这些不典型的 PCV 病例可表现为孤立的 RPE 脱离或者神经上皮脱离,甚至表现为中浆样的 RPE 渗漏点。此时,ICGA 检查在鉴别诊断上起到决定性作用。中浆患者 ICGA 检查表现为脉络膜血管的扩张和渗漏,而 PCV 则表现为脉络膜毛细血管末端囊样扩张。甚至有一些病例,年轻时曾患中浆,年老时呈现典型的 PCV 表现,提示中浆和 PCV 可能存在某种内在联系。

近年来,随着相干光增强深度成像技术(Enhanced depth imaging,EDI-OCT)及 OCT 血管成像(OCT angiography,OCTA)等视网膜成像技术的进步,最早由 Warrow 等提出脉络膜增厚谱系疾病(pachychoroid spectrum disease)的概念,该类疾病的共同特点为脉络膜增厚,脉络膜血管扩张。该谱系疾病包括中浆,PCV,脉络膜增厚性色素上皮病变(pachychoroid pigment epitheliopathy,PPE),厚脉络膜性新生血管(pachychoroid neovascularization,PNV),其相互间的鉴别诊断与进展演变已成为近年来研究的热点。

(七)成人卵黄状黄斑变性

为 BEST1 基因突变导致的黄斑营养不良,是一种常染色体显性遗传性疾病,有明显家族史,也有个别报告常染色体隐性遗传或性连锁遗传者。多为婴幼儿发病,典型眼底表现为黄斑下卵黄样病变或卵黄破碎乃至晚期黄斑区视网膜脉络膜萎缩。成人发病患者可类似中浆的眼底表现,轻微视力下降或无症状,常双眼对称发病,少数病例可先后发病。OCT 黄斑下液,FFA 无中浆样渗漏点,也无对应的 ICGA 脉络膜血管扩张,PDT 治疗无效,眼电图 Arden 比下降有诊断价值,确诊依靠遗传学基因检测。

六、治疗原则与进展

基于中浆属于自限性疾病这一认识,很多眼科医生奉行的中浆治疗策略是采用保守疗法。一种情况是不给予任何治疗,对疾病采取听之任之的态度;另外一种情况是给予维生素 C、维生素 B₁、芦丁、地巴唑、肌苷等"安慰剂"治疗。由于中浆的自限性,这些治疗似乎也能使患者获得满意的"疗效"。对于保守治疗,多数患者于患病 4~6 个月后自行好转,但仍有 5% 的患者迁延不愈或病情加重导致视力严重受损。

此外,中浆比较常用的治疗手段是激光光凝。既往对中浆发病机制的认识主要来源于 FFA 检查结果。由于 FFA 检查可发现明确的 RPE 渗漏点,故认为中浆原发病变位于 RPE 层。但导致 RPE 屏障功能受损以及浆液性 RPE 和/或神经上皮层脱离的深层次原因并不清楚。而中浆激光光凝治疗的理论依据建立在 FFA 检查发现的 RPE 渗漏点基础之上。采用激光光凝治疗是通过激光的热效应凝固 RPE 渗漏点从而达到治疗目的。临床实践表明,激光光凝治疗可以封闭 RPE 渗漏点,加快浆液性 RPE 脱离的吸收,缩短病程,有利于视力恢复;但长期观察发现,激光光凝治疗并未显示可以提高患者远期疗效或减少复发率。

吲哚青绿血管造影(ICGA)检查用于中浆的临床研究后发现,中浆患者病灶对应处脉络膜血管通透性过高,导致脉络膜组织内静水压过高,引发局部 RPE 脱离,进而机械性破坏 RPE 屏障,液体渗漏进入神经上皮层下,导致视网膜神经上皮脱离。这就进一步加深了对中浆病理基础的本质的认识。所以,目前的观点是,中浆发病是由脉络膜毛细血管扩张和渗漏所致,而激光光凝不能解决脉络膜毛细血管的扩张和渗漏,因此治疗后仍有不少患者复发。除此之外,中心凹下或黄斑无血管区以内的渗漏点显然不适合激光治疗;对于采用激光治疗的患者,还可能引起旁中心暗点甚至损伤 Bruch 膜导致 CNV 形成。近年来,国内外文献报道采用 PDT 治疗中浆获得成功,其机制为 PDT 导致脉络膜毛细血管网栓塞,从而阻止了由脉络膜毛细血管通透性增加导致的渗漏。

采用 PDT 治疗中浆最初主要是针对继发于慢性中浆的 CNV。对这一类患者,采用治疗渗出型 AMD 的 PDT 治疗参数取得了较好的疗效。Yannuzzi 和 Piccolino 等最先采用吲哚青绿(ICG)介导的 PDT 治疗未合并 CNV 的慢性中浆,治疗后患者视力平均上升 0.5 到 1 行,FFA 检查显示渗漏消失,黄斑区渗出吸收;随访约 6 个月均未出现复发,表明 PDT 治疗慢性中浆有较好的效果。Battaglia 等则首先报道了采用以注射用维替泊芬介导的 PDT 治疗慢性中浆取得成功。Ober 等报道了采用 PDT 治疗急性中浆的临床观察,随访 6 个月视力平均从 20/80 上升至 20/40,没有出现治疗相关的并发症。Chan 等报道使用半量药物的 PDT 治疗急性中浆的前瞻、随机、双盲、安慰剂对照的临床研究。注射用维替泊芬剂量采用常规剂量的一半,药物注射时间为 8 分钟,注射完毕 2 分钟开始激光照射。治疗后 1 年的结果显示,治疗组 94.9% 患眼黄斑区视网膜下渗漏消退,而对照组仅有 57.9% 视网膜下液消失;治疗组 100.0% 视力稳定或提高,而对照组仅有 78.9% 的患者视力稳定或提高。

研究发现,采用注射用维替泊芬的 PDT 治疗可以导致脉络膜血管改变,例如使扩张和充血的脉络膜血管口径恢复正常,同时减少血管外渗漏。但值得深入思考的问题是,PDT 治疗中浆和治疗 CNV 是遵循同样的机制吗?众所周知,注射用维替泊芬治疗 CNV 的理论基础是作为增生活跃组织的 CNV 内皮细胞上有较多低密度脂蛋白(LDL)受体,LDL 作为载体运送注射用维替泊芬与 CNV 内皮细胞结合,再与激光发生光动力反应,其结果是光动力反应产物活性氧自由基攻击 CNV 内皮细胞导致脉络膜的新生血管闭锁。因此,很容易想到,中浆患者病变区域扩张的脉络膜血管是否也可以与 LDL 结合,其结合能力是否与 CNV 相同?Barcelona 等的研究回答了这一问题。该研究检测了正常人和增生性疾病患者眼脉络膜毛细血管的 LDL 受体,发现正常人眼脉络膜毛细血管有较弱的 LDL 受体表达,而增生前期糖尿病性视网膜病变和增生性镰状细胞视网膜病变则有较强的 LDL 受体表达。Schlötzer-Schrehardt 等更是直接证明了人眼正常脉络膜视网膜经 PDT 治疗后发生生理性脉络膜毛细血管闭锁而未累及深层脉络膜血管。

PDT 治疗中浆的成功,引起了眼科医生的关注。尤其是 Chan 等采用半剂量注射用维替泊芬 PDT 成功治疗中浆,启发人们思考传统的治疗 CNV 的 PDT 治疗方案可能并不适用于中浆的治疗。其中的内涵既包括了 PDT 治疗中浆的安全性,也包括减低药物剂量可能会降低患者的经济负担。

基于以上思考,笔者于 2007 年开始观察采用不同剂量注射用维替泊芬治疗中浆的疗效,采用 PDT 治疗急性中浆患者 15 例 15 眼,按就诊顺序,患者 1 至 7 分别采用 PDT 治疗 CNV 的注射用维替泊芬常规剂量的 70%、60%、50%、40%、30%、20%、10%。在发现临界有效剂量为 20%~30% 时,重复验证 20% 和 30% 剂量。结果显示,30% 常规剂量为最低有效剂量,进而对其余患者均采用 30% 常规剂量加以验证。以上治疗除了注射用维替泊芬剂量,其余治疗参数与治疗 CNV 相同。激光照射的光斑大小根据 ICGA 检查所显示的脉络膜毛细血管扩张区域确定,激光光斑需覆盖渗漏点所在的脉络膜毛细血管扩张区。采用 70% 常规剂量治疗的 1 例患者治疗后黄斑区完全平复,FFA 检查渗漏消退,但随诊至 1 个月时 PDT 治疗区发生 CNV,予眼内注射抗血管内皮生长因子单克隆抗体贝伐单抗(bevacizumab,Avastin)1.25mg 后新生血管退行。其余采用 30%~60% 常规剂量的患者,FFA 检查所见荧光渗漏与 ICGA 检查所见的脉络膜血管渗漏完全消退,相干光断层扫描成像(OCT)检查黄斑区视网膜下液在治疗后 1~3 周内逐渐吸收,视力均不同程度提高。2 例采用 10%、20% 常规剂量无效者再次治疗采用 30% 剂量有效。除 70% 常规剂量外,其余剂量患者随诊期间未发生其他并发症。表明 PDT 治疗急性中浆时注射用维替泊芬的最低安全有效剂量大约为常规治疗 CNV 剂量的 30%,采用此剂量治疗急性中浆安全有效,可缩短患者病程,同时减轻患者的经济负担。在接下来的随机对照多中心临床试验中,以 30% 光敏剂剂量为研究组,50% 光敏剂剂量作为对照组比较两个剂量组的大样本临床疗效,结果表明,30% 剂量组随诊 6 个月 OCT 治愈率为 73.3,FFA 治愈率为 68.85;50% 剂量组 OCT 治愈率为 92.86%,FFA 治愈率为 91.07%,结论为 50% 剂量组较 30% 剂量组有更好的疗效。如今这个结论已为国际上众多眼科学者达成共识。

虽然部分中浆的临床过程具有一定的自限性,但较长的病程仍将产生不可逆的视功能损伤,如有安全有效的治疗方法,仍建议对其进行积极治疗;对比以往的药物和激光光凝治疗,降低药物剂量的 PDT 治疗中浆安全、有效,值得进一步探索和推广。中浆的其他治疗还包括减少患者应激因素,停止使用糖皮质激素,降低血压,减少血液中儿茶酚胺、糖皮质激素浓度等针对病因的治疗。也有尝试采用微脉冲激光、经瞳孔温热疗法、眼内注射抗血管内皮生长因子药物等治疗。但迄今这些方法并未获得广泛认可而成为临床选择的共识。

七、典型病例介绍

患者,男性,41岁。右眼无诱因视力下降、视物变形2周。远视力:右眼0.6,左眼0.8;近视力:右眼Jr6,左眼Jr2。既往病史:21年前曾因外伤发生右眼黄斑下方脉络膜破裂。眼底所见及特殊检查:右眼黄斑区大约3PD×2PD浆液性脱离,黄斑中心凹颞上方1PD处可见视网膜下2/3PD的灰白色病灶;FFA检查:黄斑颞上灰白病灶处RPE渗漏,随造影过程逐渐扩大;ICGA检查:黄斑颞上RPE渗漏点位置脉络膜弱荧光;OCT检查:黄斑中心凹视网膜神经上皮脱离,黄斑颞上灰白病灶处视网膜神经上皮脱离合并RPE脱离(图12-5-1)。

病例分析:本例患者男性,41岁,右眼无诱因视力下降视物变形,结合眼底检查以及FFA检查、ICGA检查、OCT检查结果,初步诊断:右眼中浆可能性大。但对黄斑中心凹颞上方的灰白色病灶尚不能确定其性质,并且在RPE渗漏点部位ICGA检查显示了脉络膜弱荧光表现,不似中浆的脉络膜血管扩张渗漏。通过查询文献以及再次分析患者的ICGA检查表现,提示患眼中心凹颞上方的灰白病灶可能是中浆合并的纤维素渗出,而RPE渗漏点部位ICGA检查显示的脉络膜弱荧光恰好是视网膜下纤维素渗出遮蔽了脉络膜荧光。至此,本例诊断仍考虑为右眼中浆。

治疗:采用治疗CNV时30%维替泊芬剂量的PDT方法,激光照射以RPE渗漏点为中心向外扩展至直径4000μm范围的脉络膜血管异常扩张部位,1周后患者黄斑下液体以及纤维素渗出完全消退,右眼视力提高至1.0(图12-5-2)。

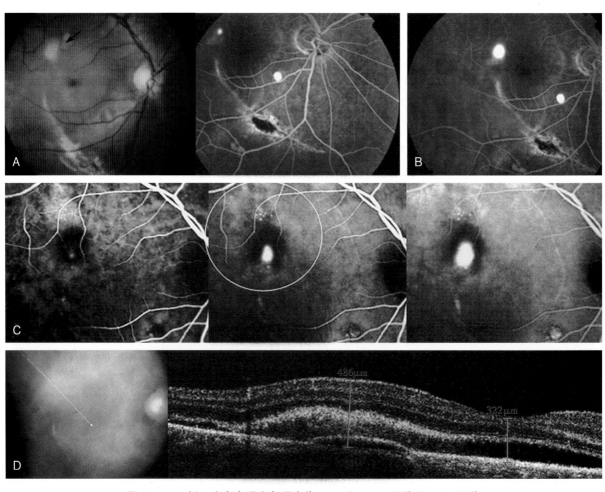

图12-5-1　例1患者右眼彩色眼底像、FFA和ICGA图像及OCT图像

A.患者初诊彩色眼底像,箭头所示灰白病灶为视网膜下纤维素渗出;B.FFA检查显示眼底纤维素渗出部位RPE渗漏点,随造影过程逐渐扩大;C.ICGA检查显示纤维素渗出部位遮蔽脉络膜荧光,但其外围仍可见脉络膜血管扩张,白色圆圈显示PDT治疗时激光照射范围;D.OCT显示纤维素渗出部位高反射影像

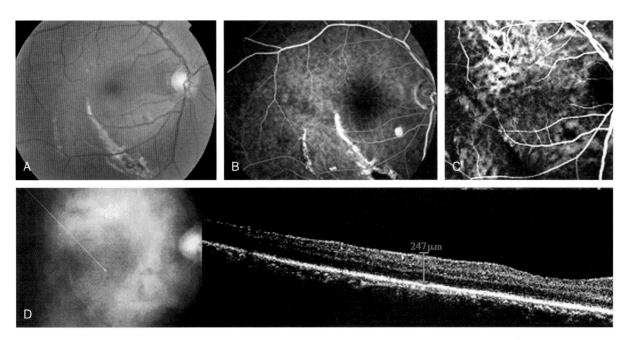

图 12-5-2　例 1 患者 PDT 治疗后 1 周彩色眼底像、FFA 和 ICGA 图像及 OCT 图像
A. PDT 治疗后 1 周,彩色眼底像,黄斑下液以及纤维素渗出完全消退;B. PDT 治疗后 1 周,FFA 检查显示 RPE 渗漏终止;C. PDT 治疗后 1 周,ICGA 检查显示纤维素渗出消退后暴露出扩张的脉络膜血管;D. PDT 治疗后 1 周,OCT 显示黄斑下液以及纤维素渗出完全消退

经验总结:本例中浆的特点是 RPE 渗漏部位合并了纤维素渗出,此种表现约占中浆病例的 10%~15%。由于纤维素渗出位于视网膜下,ICGA 检查时可遮蔽脉络膜荧光,所以在 ICGA 检查时可能见不到典型中浆的脉络膜血管扩张与渗漏。此种纤维素渗出应与视网膜下结核病灶相鉴别。鉴别要点是除患者有结核病史或全身结核病表现外,病变部位的 RPE 渗漏点更提示患者的诊断应为中浆。

(赵明威)

第六节　大泡状中心性浆液性脉络膜视网膜病变

一、概述

多见于中年男性,和慢性中浆相比,双眼发病更为多见,是中浆病的重症亚型,也可见于女性。多数患者起病即表现为大泡状改变,仅 1/3 患者有明确的中浆病史。Gass 于 1973 年报告,将其描述为大泡状视网膜脱离(bullous retinal detachement)。

因系统性疾病如红斑狼疮、克罗恩病、风湿性关节炎、血液透析病、肾脏移植术后、溶血性贫血、冷球蛋白血症、嗜酸细胞性筋膜炎、过敏性支气管炎等接受糖皮质激素治疗的患者,可能罹患该病。局部使用激素可能也是该病的危险因素,如鼻炎患者使用了含有激素的喷剂,如硬膜外类固醇注射治疗慢性背痛也被报道为该病的危险因素。和典型的中浆病不同,该病预后欠佳。

二、主要临床表现

1. 患者常常主诉视物变形、视力下降。

2. 前节没有炎症表现,玻璃体多数情况下清亮,少数情况下可见黄白点状混浊。

3. 眼底可见后极黄白色视网膜下渗出,有些黄白色渗出表现为视网膜深层的包圈样改变。伴有渗出性视网膜脱离,脱离在检查体位情况下位于下方。卧位时后极部视网膜下液体增多。在脱离区下或者脱离区附近,可见到一处或多处色素上皮脱离灶。其中,位于脱离区视网膜下方的色素上皮脱离可能由于视网膜隆起较高或者视网膜下液体混浊而被隐藏。部分患者中,可见到由于色素上皮脱离发生撕裂后产生的新月形病变。

4. 荧光素眼底血管造影可见到一处或多处强荧光点,通常荧光渗漏显著。脱离区域的视网膜深层的荧光渗漏灶可能无法显示出来。吲哚青绿血管造影中可以见到由于脉络膜通透性增强导致的脉络膜强荧光。

5. OCT 除了显示神经上皮层脱离,可见视网膜深层的纤维素性渗出表现为高反射病变,及穹窿样的色素上皮层脱离。色素上皮脱离内可见到低反射、中反射或者高反射病变。可以发现视网膜皱褶、脉络膜皱褶、色素上皮撕裂及脉络膜裸露。

6. 脉络膜深层成像 EDI-OCT 可以见到脉络膜增厚,脉络膜内大血管扩张及脉络膜毛细血管薄变。

三、诊断要点

1. 多发生于身体健康的中青年男性。

2. 无痛性视力下降。

3. 常常有局部或全身糖皮质激素使用史,其中局部激素药物使用史常常被患者忽略而漏报。

4. 眼部检查前节没有炎症反应

5. 眼底彩像中可见视网膜下灰白色渗出性病变

6. 玻璃体清亮或少数情况下可见颗粒样混浊。

7. 视网膜脱离呈半球形,随体位变动而移动,少数伴有脉络膜脱离。

8. 色素上皮脱离可能由于视网膜隆起较高被忽略,部分患者对侧眼中可见色素上皮脱离。

9. 双眼脉络膜增厚,脉络膜中大血管扩张,脉络膜毛细血管薄变。

10. 荧光素眼底血管造影可见数个强荧光点渗漏,常常不伴视盘强荧光表现。吲哚青绿眼底血管造影可见脉络膜高通透性改变。

四、鉴别诊断要点

(一)孔源性视网膜脱离

也可以表现为大疱样形态。多见于老年人、近视眼患者,常常有闪光感等前驱症状,多数情况下周边视野缺损早于中心视力受损,多数查体可见视网膜裂孔,脱离不随体位改变而移动,玻璃体内可见烟尘样改变。FFA 检查中没有源自色素上皮水平的渗漏灶。ICGA 中没有来自脉络膜的高灌注表现。

(二)原田病

没有性别差异。在视网膜脱离之前,患者常有头痛、恶心呕吐等不适症状。可见轻微的虹膜睫状体炎、玻璃体内炎症反应。除视网膜脱离外,视盘边界模糊,FFA 检查可见密集针尖样强荧光

点,并随时间扩大彼此融合,晚期视盘有强荧光表现,染料积存在视网膜下形成多囊状、钱币状改变。ICGA 中可见到脉络膜中弱荧光点及脉络膜血管边界不清。IOCT 可见视网膜下高反射点、视网膜下膜样结构、视网膜色素上皮皱褶及高度的视网膜脱离。

(三)巩膜炎

女性发病多见。常伴有持续性眼痛。常伴有类风湿性关节炎、系统性红斑狼疮(SLE)、痛风、巨细胞动脉炎、Wegener 肉芽肿、类肉瘤病(结节病)等全身性疾病。除少数病例有前巩膜炎或虹膜睫状体炎体征外,眼前节大多正常。

眼底检查可见玻璃体(特别是后玻璃体)混浊,脉络膜水肿、皱褶,视网膜水肿、视网膜条纹,有时甚至出现眼底局限性肿块;亦可以出现视盘水肿、黄斑水肿、环形脉络膜脱离、渗出性视网膜脱离等。B 超中可见 T 征改变。

(四)脉络膜转移癌

转移癌中黄白色转移灶和泡状视网膜脱离中的黄白色纤维渗出有时类似,而且这两种病变均可伴有视网膜脱离,可引起误诊,FFA 检查中强荧光点常常集中在瘤体表面呈针尖样改变,ICGA 检查中瘤体部位以弱荧光为主。B 超、CT 或 MRI 检查以资鉴别。

(五)葡萄膜渗漏综合征

该病系巩膜内氨基多糖积聚、巩膜增厚导致涡静脉引流受阻,使得脉络膜液体引流不畅而渗漏至视网膜下,早期睫状体、脉络膜脱离,晚期累及视网膜。病变早期造影眼底改变不明显,至晚期可有豹斑样色素改变。

五、治疗原则与预后

1. 停用糖皮质激素是治疗的第一步。

2. 药物治疗 盐皮质激素受体拮抗剂可以减少脉络膜血管舒张和视网膜下液。抗 VEGF 对脉络膜内皮细胞有抗增殖和抗通透性增高的作用。

3. 激光光凝治疗 氩激光或氪激光针对渗漏点进行光凝。对于视网膜隆起较高的病例,可以先封闭脱离较浅的渗漏点,待视网膜脱离部分吸收后复查造影,对于新出现的或者新暴露的渗漏点再次光凝。或者可以行微脉冲激光治疗。经瞳孔温热疗法(TTT),可长时间低功率将热传递给 RPE 和脉络膜的色素细胞,减少来自脉络膜的液体渗漏。

对于位于黄斑区中心的渗漏灶可以采用光动力治疗。

4. 必要时可联合手术治疗。手术治疗包括内引流和外引流两种方式。手术后视网膜下液体的减少有利于进一步检查明渗漏点的位置及激光治疗。

六、典型病例介绍

例1：患者，男性，37岁。主诉右眼视力下降1个月余，视力眼前数指，当地曾经给予糖皮质激素治疗（图12-6-1，图12-6-2）。

例2：患者，男性，42岁。主诉右眼视物不清1个月，视力0.02。5年前有中浆史。本次发病后诊断为"葡萄膜炎"给予糖皮质激素治疗（图12-6-3~图12-6-5）。

七、误诊原因分析

大泡状中浆性视网膜脱离常常因黄白色视网膜下渗出灶而误诊为炎症性病变而予以糖皮质激素治疗使得病情加重；早期视网膜下液体清亮，可能误诊为孔源性视网膜脱离而予以手术治疗而使

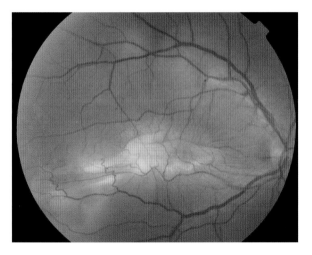

图 12-6-1　例 1 患者右眼彩色眼底像
显示黄斑区浆液性脱离，黄斑区视网膜下可见黄白色纤维条索，伴有视网膜皱褶。下方视网膜脱离

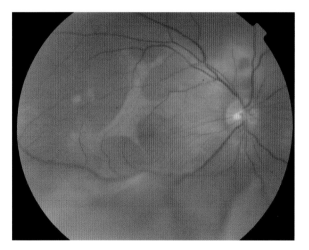

图 12-6-3　例 2 患者右眼彩色眼底像
显示黄斑区视网膜下黄白色纤维条索，视盘上方灰白色病灶中央有透明水泡样改变。下方视网膜脱离

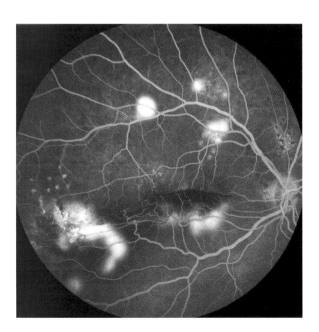

图 12-6-2　例 1 患者的荧光素眼底血管造影表现
静脉期后极部可见多个强荧光点，至晚期渗漏明显增强

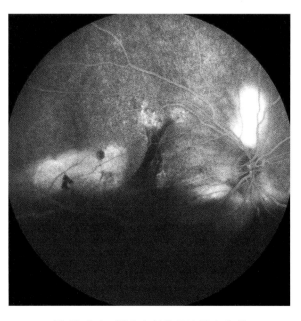

图 12-6-4　例 2 患者的 FFA 检查表现
可见黄斑区纤维条索遮蔽背景荧光，其颞侧强荧光点及视盘上方强荧光点，两者晚期渗漏显著。下方弱荧光灶为视网膜脱离，因造影没有聚焦在脱离的视网膜平面而无法清晰显示

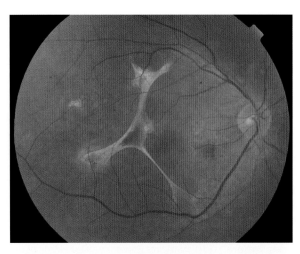

图 12-6-5　例 2 患者激光治疗后彩色眼底像

激光治疗视盘上方渗漏点后,视网膜脱离复位,但黄斑区残留视网膜下纤维条索

得病情恶化。认识黄白色病灶的眼底特征及该病的眼底血管造影表现,可以提高诊断正确率。

八、经验教训与防范

对于中年男性,没有发现明确裂孔视网膜脱离患者,在给患者用激素类药物治疗前进行 FFA 检查联合 ICGA 检查有助于明确诊断,对于不典型改变的患者,需要联合 OCT、B 超等多模式影像检查来鉴别诊断。其中,对双眼、多灶性渗漏的病变,临床医生应当牢记将大泡状中浆作为首要考虑的鉴别诊断。

(杨丽红)

参考文献

1. GASS J D M. Pathogenesis of disciform detachment of the neuroepithelium. II. Idiopathic central serous choroidopathy. Am J Ophthalmol, 1967, 63: 587-615.

2. JUMPER J M. Central serous chorioretinopathy. Br J Ophthalmol, 2003, 87: 663.

3. BARAN N V, GÜRLÜ V P, ESGIN H. Long-term macular function in eyes with central serous chorioretinopathy. Clin Experiment Ophthalmol, 2005, 33: 369-372.

4. YAP E Y, ROBERTSON D M. The long-term outcome of central serous chorioretinopathy. Arch Ophthalmol, 1996, 114: 689-692.

5. WANG M, MUNCH I C, HASLER P W, et al. Central serous chorioretinopathy. Acta Ophthalmol, 2008, 86: 126-145.

6. GILBERT C M, OWENS S L, SMITH P D, et al. Long-term follow-up of central serous chorioretinopathy. Br J Ophthalmol, 1984, 68: 815-820.

7. CASTRO-CORREIA J, COUTINHO M F, ROSAS V, et al. Long-term follow-up of central serous retinopathy in 150 patients. Doc Ophthalmol, 1992, 81: 379-386.

8. BRANCATO R, SCIALDONE A, PECE A, et al. Eight-year follow-up of central serous chorioretinopathy with and without laser treatment. Graefes Arch Clin Exp Ophthalmol, 1987, 225: 166-168.

9. OTSUKA S, OHBA N, NAKAO K. A long-term follow-up study of severe variant of central serous chorioretinopathy. Retina, 2002, 22: 25-32.

10. LEAVER P, WILLIAMS C. Argon laser photocoagulation in the treatment of central serous retinopathy. Br J Ophthalmol, 1979, 63: 674-677.

11. LADAS I D, ROUVAS A A, APOSTOLOPOULOS M, et al. Diffuse retinal pigment epitheliopathy: Treatment with laser photocoagulation. Eur J Ophthalmol, 2004, 14: 315-220.

12. FICKER L, VAFIDIS G, WHILE A, et al. Longterm results of treatment of central serous retinopathy-a preliminary report. Trans Ophthalmol Soc U K, 1986, 105: 473-475.

13. FICKER L, VAFIDIS G, WHILE A, et al. Long-term follow-up of a prospective trial of argon laser photocoagulation in the treatment of central serous retinopathy. Br J Ophthalmol, 1988, 72: 829-834.

14. CHAN W M, LAM D S, LAI T Y, et al. Treatment of choroidal neovascularization in central serous chorioretinopathy by photodynamic therapy with verteporfin. Am J Ophthalmol, 2003, 136: 836-845.

15. ERGUN E, TITTL M, STUR M. Photodynamic therapy with verteporfin in subfoveal choroidal neovascularization secondary to central serous chorioretinopathy. Arch Ophthalmol, 2004, 122: 37-41.

16. Yannuzzi L A, Slakter J S, Gross N E, et al. Indocyanine green angiography-guided photodynamic therapy for treatment of chronic central serous chorioretinopathy: A pilot study. Retina, 2003, 23: 288-298.

17. CARDILLO PICCOLINO F, EANDI C M, VENTRE L, et al. Photodynamic therapy for chronic central serous chorioretinopathy. Retina, 2003, 23: 752-763.

18. BATTAGLIA PARODI M, DA POZZO S, RAVALICO G. Photodynamic therapy in chronic central serous chorioretinopathy. Retina, 2003, 23: 235-237.

19. OBER M D, YANNUZZI L A, DO D V, et al. Photodynamic therapy for focal retinal pigment epithelial leaks secondary to central serous chorioretinopathy. Ophthalmology, 2005, 112: 2088-2094.

20. CHAN W M, LAI T Y, LAI R Y, et al. Half-dose verteporfin photodynamic therapy for acute central serous chorioretinopathy: one-year results of a randomized controlled trial. Ophthalmology, 2008, 115: 1756-1765.

21. CHAN W M, LAM D S, LAI T Y, et al. Choroidal

vascular remodelling in central serous chorioretinopathy after indocyanine green guided photodynamic therapy with verteporfin:A novel treatment at the primary disease level. Br J Ophthalmol,2003,87:1453-1458.

22. SCHMIDT-ERFURTH U,MICHELS S,BARBAZETTO I,et al. Photodynamic effects on choroidal neovascularization and physiological choroid. Invest Ophthalmol Vis Sci, 2002,43:830-841.

23. BARCELONA P F,LUNA J D,CHIABRANDO G A,et al. Immunohistochemical localization of low density lipoprotein receptor-related protein 1 and alpha (2)-Macroglobulin in retinal and choroidal tissue of proliferative retinopathies. Exp Eye Res,2010,91:264-272.

24. SCHLÖTZER-SCHREHARDT U,VIESTENZ A, NAUMANN G O,et al. Dose-related structural effects of photodynamic therapy on choroidal and retinal structures of human eyes. Graefes Arch Clin Exp Ophthalmol, 2002,240:748-757.

25. ZHAO M W,ZHOU P,XIAO H X,et al. Photodynamic therapy for acute central serous chorioretinopathy:The safe effective lowest dose of verteporfin. Retina,2009, 29:1155-1161.

26. SAITO M,IIDA T,KISHI S. Ring-shaped subretinal fibrinous exudate in central serous chorioretinopathy. Jpn J Ophthalmol,2005,49:516-519.

第十三章

眼 底 肿 瘤

第一节 视网膜与视盘肿瘤

一、视网膜母细胞瘤

（一）概述

视网膜母细胞瘤（retinoblastoma,Rb）是婴幼儿最常见的原发性眼内恶性肿瘤,总体发生率约为 1/15 000,性别和种族倾向性不明显。我国每年约有 1 000 余例新发病例。

Rb 中 60% 为单眼发病,40% 为双眼发病,双眼发病代表生殖细胞 *RB1* 基因突变,有遗传性。Rb 诊断的平均年龄是 18 个月,其中单眼者 24 个月,双眼者 12 个月。也有少数病例为一出生就发生或大龄儿童（10 岁左右）发生的,甚至成年人发生的。

Rb 起源于视网膜核层,为 *RB1* 基因突变导致,少数为染色体畸变。*RB1* 基因是人类发现的第一个抑癌基因,位于 13q14（13 号染色体长臂 1 区 4 带）。Rb 发生的第一个遗传事件是 *RB1* 双等位基因失活。

生殖细胞和体细胞均发生 *RB1* 基因突变的为遗传型 Rb,否则为非遗传型 Rb。遗传型 Rb 的表现型超过 10 种,主要包括:发生于双眼、多个病灶、有家族遗传史、易患第二恶性肿瘤等,其遗传特征传给下一代的概率约为 50%。而非遗传型 Rb 只有一种表现型,即发生于单眼、单个病灶。

生殖细胞突变的患儿有患第二恶性肿瘤的倾向,尤其是肉瘤,长骨骨肉瘤最常见,同时也容易患松果体母细胞瘤。三侧性视网膜母细胞瘤是指双眼视网膜母细胞瘤合并独立的颅内肿瘤,表明遗传型 Rb 患儿易发生多种肿瘤。

（二）主要临床表现

Rb 最常见的临床表现是白瞳征,俗称"猫眼",即瞳孔区黄白色反光。在中国约有 73% 的 Rb 患儿最初表现为白瞳征。另外,斜视也是 Rb 常见的临床表现,中国的 Rb 患儿有 12% 表现为斜视,在美国则达 20%。20% 的 Rb 患儿临床表现不典型,包括:视力下降、眼红、前房积脓、前房积血、青光眼、葡萄膜炎、玻璃体积血、眼球萎缩等。

Rb 早期表现为小而透明的视网膜病变,不易被发现。继而肿瘤长大并获得滋养血管,也可能发生继发性视网膜脱离。

随着肿瘤进一步长大,肿瘤表现为外生型、内生型或混合型的生长方式。外生型表现为肿瘤向视网膜下生长,导致继发性视网膜脱离,在视网膜尚未受到破坏时在瞳孔区仅见脱离的视网膜,易与 Coats 病相混淆。内生型表现为肿瘤向玻璃体腔内生长,并产生子瘤,在玻璃体内可见黄白色肿瘤团和玻璃体种植,看不到正常的视网膜结构。弥漫浸润型即混合型生长较少见,在年长的患儿中表现较为典型。通常发生在后极部视网膜,少数情况下肿瘤局限于锯齿缘和睫状体,后部视网膜不受累。此型肿瘤细胞向视网膜呈广泛弥漫浸润生长,而不形成明显的肿块,易被误诊为葡萄膜炎。当肿瘤侵犯睫状体和虹膜根部时,可致由肿瘤细胞碎屑而形成的伪前房积脓。

Rb 的不典型症状:①继发性青光眼:17% 的 Rb 患儿发生继发性青光眼,主要原因为虹膜新生血管和继发性房角关闭;②前房积血:近半数 Rb 病例有虹膜新生血管,常常自发性出血,有些患儿碰巧会有外伤史的主诉,容易误导致误诊为外伤性前房积血,因此对于儿童无原因的前房积血要注意排除 Rb;③伪前房积脓:少数弥漫扁平生长的 Rb 常累及睫状体部,游离的肿瘤细胞通过房水循环进入前房或前房角聚集,形成"前房积脓",这些白色颗粒状或片状肿瘤细胞,可以随体位改变在前房内移动,通过这点可以与真性前房积脓相鉴别;④玻璃体混浊似眼内炎症:由于 Rb 细胞黏合性差、松散,容易脱落到玻璃体内与渗出物混合,在玻璃体内漂浮,形似眼内炎。

既往国内 Rb 临床分为四期:

• 眼内期:肿瘤局限于眼球内,无侵犯至眼球外迹象。

• 青光眼期:发生继发性青光眼,患儿眼胀痛,眼压高,角膜水肿。

• 眼外期:肿瘤穿破眼球壁至眼眶内生长,可致眼球突出。

• 转移期:肿瘤经视神经向颅内转移,或经巩膜导管向周围组织扩散转移,或经血管向全身转移。

Rb 国际分类法(ICR)对眼内期 Rb 进行了分类以指导化疗为主的综合治疗。当肿瘤局限于眼内时,临床可分为 A、B、C、D、E 五类。

A:肿瘤小,肿瘤大小不超过 3mm,位置远离黄斑和视盘。

B:无播散,肿瘤无玻璃体内和视网膜下播散,但不属于 A 类。

C:局部播散,肿瘤玻璃体内和视网膜下播散范围不超过肿瘤周围 3mm。

D:广泛播散,肿瘤玻璃体内和视网膜下大范围播散。

E:眼球无法挽救,出现新生血管性青光眼、眼内大出血、角膜血染、无菌性眶蜂窝织炎、肿瘤侵犯眼前节等。

Reese-Ellsworth 分级(1963 年)曾用来指导 Rb 放疗:

Ⅰ级:肿瘤 <4PD,位于赤道或其后部。

Ⅱ级:肿瘤 4~10PD,位于赤道或其后部。

Ⅲ级:位于赤道前部的肿瘤或单个肿瘤 >10PD,位于赤道后。

Ⅳ级:多个肿瘤中至少有 1 个肿瘤 >10PD,或病变超过锯齿缘前部。

Ⅴ级:大肿瘤累及一半以上的视网膜或玻璃体种植。

(三) 诊断要点

1. 结合临床病史进行仔细的眼前后节检查(裂隙灯显微镜和间接检眼镜或全景眼底像)。

2. 超声检查 B 超检查显示肿瘤回声图像多呈半球状或不规则状,内回声不均匀,其内有强回声。CDI 检查显示瘤体内有血流信号,频谱为高阻型。

3. CT 检查 可显示肿瘤呈半球状稍高密度影,有"钙斑"者可显示高密度影。

4. MRI 检查 在辨别肿瘤的侵犯范围,尤其是肿瘤向球后视神经内的侵犯方面较有优势。

5. 细针穿刺活检 鉴于肿瘤细胞通过针道种植转移的风险较大,应极为谨慎地应用。在通过常规手段无法辨别眼内病变性质时可考虑运用。

(四) 鉴别诊断要点

本病主要与 Coats 病(外层渗出性视网膜病变)、PHPV(永存原始玻璃体增生症)、ROP(早产儿视网膜病变)、白内障、转移性眼内炎、眼弓蛔虫病等相鉴别。

(五) 治疗原则与进展

以化疗为基础的综合治疗是目前 Rb 的主要治疗模式。化学减容术联合局部治疗已在相当一部分患儿中取得较好疗效。全身化疗方案最常用的为长春新碱、依托泊苷、卡铂联合(CEV 方案),此外,还有经眼动脉化疗和玻璃体注射化疗,常用的药物为美法仑和拓扑替康。局部治疗包括冷冻、激光、巩膜外敷贴放射治疗、外放射治疗等。由于外放射治疗有诸多的副作用和诱发第二肿瘤的潜在危险,通常作为最后的选择。

具体治疗方法的选择要综合考虑患儿眼别,肿瘤的大小和位置,肿瘤玻璃体,视网膜下种植情况,肿瘤与周围组织的关系(视神经、葡萄膜、巩膜、眼眶等),患儿年龄和健康状况,患儿家长的意愿等。

通常对于单眼患儿,如病变范围广泛,没有希望恢复有用视力,则考虑眼球摘除,如国际分类法为 E 期的。眼球摘除术后,对于无肿瘤眼外扩散迹象的患儿,常规植入义眼台可以使患儿保持良好的外观;对于有高危病理因素的患儿,则予以术后辅助化疗以预防肿瘤转移。对于 A、B、C 期和部分 D 期的患儿,化学减容术联合局部治疗对于肿瘤有良好的控制效果,但肿瘤复发率高,有初步研究显示筋膜囊下注射卡铂能提高患眼的救治概率。

对于双眼患儿,应首先考虑化疗减容,然后再针对具体情况综合采用适宜的局部治疗,力争至少为患儿保留病情较轻的眼球。

对于眼外期和转移期的患儿,目前尚无公认一致的治疗方案,治疗措施主要为大剂量化疗和相应的局部治疗。

(六)典型病例介绍

例1:患者,女性,2岁6个月。右眼发现黄白色反光3个月(图13-1-1~图13-1-4)。

例2:患儿,男性,11个月。右眼发白1个月(图13-1-5)。

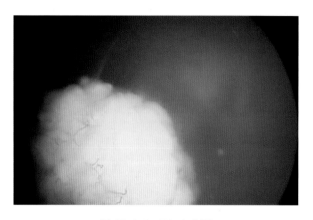

图 13-1-1 Rb 内生型
肿瘤呈灰白色,突出于玻璃体腔内生长,瘤体表面可见滋养血管

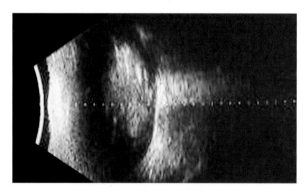

图 13-1-2 B 超示球内肿物
其内强回声为"钙斑"

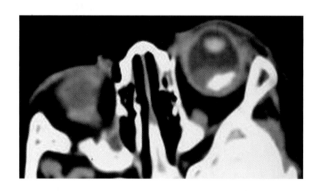

图 13-1-3 CT 示球内肿物
其内高密度影为"钙斑"

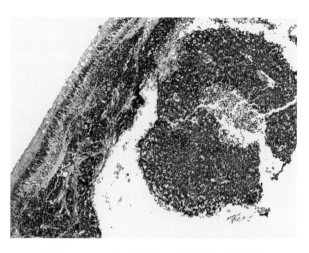

图 13-1-4 病理切片显示典型瘤细胞结构

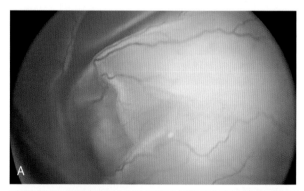

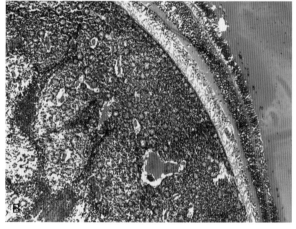

图 13-1-5 Rb 外生型
肿瘤位于视网膜下生长,继发性视网膜脱离(A),尚可见大致正常的视网膜结构(B)

(七)误诊原因分析

临床表现不典型的 Rb 容易被误诊为其他眼内病变,如外生型 Rb,在一部分病例中眼底检查仅能见到晶状体后呈球形脱离的视网膜,视网膜下看不到明显的肿物,这时就要特别注意与 Coats 病相鉴别。再如弥漫浸润型 Rb,通常无明显的眼内肿物征象,反而表现为假性前房积脓等,加之患

儿发病年龄通常偏大,容易被误诊为葡萄膜炎等。另外,因虹膜新生血管发生前房积血的患儿,有时碰巧合并偶然的外伤史,容易被误诊为外伤性前房积血。在临床上遇到如此种种不典型的临床表现时,要时刻警惕 Rb 的可能,B 超检查是最简便有效的辨别球内病变的手段。必要时需做眼眶 CT 或 MRI 检查以明确诊断。

(八) 经验教训与防范

1. Rb 误诊为其他眼内良性病变 Coats 病、眼内炎等,延误恶性肿瘤的及时治疗,导致肿瘤扩散、转移,威胁患儿生命,后果特别严重。发生此类误诊的 Rb 通常临床表现不典型:外生型肿瘤、大龄患儿、肿瘤扁平弥漫生长、假性前房积脓、前房积血、玻璃体混浊似眼内炎等,部分病例还会在误诊的基础上误治,行多次眼内手术治疗,进一步加重了肿瘤的扩散转移,预后很差。预防此类情况发生的关键是对于儿童不典型的眼内病变,要考虑到 Rb 的可能,B 超和 CT 检查对于辨别球内病变很有帮助,绝大多数 Rb 可以发现球内实性肿物,并且伴有特征性的"钙斑"。

2. 眼内良性病变误诊为 Rb 此类情况通常是通过临床常规办法难以做出诊断,在向患儿家长说明情况并取得家长的理解和同意后,可考虑摘除视力差或无视力的眼球,可以通过组织病理学检查最终明确诊断。

(项晓琳)

二、视网膜细胞瘤

(一) 概述

视网膜细胞瘤(retinocytoma,Rc)由 Mawa 于 20 世纪初提出,是一种与视网膜母细胞瘤(retinoblastoma,Rb)有一定相关性的视网膜良性肿瘤。患者家族中常有 Rb 患者,甚至患者本身一眼为 Rb,而另眼却是 Rc,所以国际视网膜肿瘤会议曾称之为良性视网膜母细胞瘤。国内易玉珍等于 1987 年首次报道 5 例,认为是 Rb 的良性变异型。该病常伴有患者的另一只眼睛及家族有视网膜母细胞瘤。

病因不明。1980 年,Kundson 等提出 Rb 基因二次突变说(第一次突变发生于父母生殖细胞,第二次突变发生于体细胞),引起了学者的注意。Gallie 等报道 30 例 Rc 生育的 32 名子女中,22 名发生 Rb;易玉珍等报告的 5 例 Rc 中,3 例成年人所生的子女中 4 例是 Rb,说明 Rc 和 Rb 有共同

的 Rb 基因。Rc 是 Rb 基因的另一表现形式。

根据 Kundson 二次突变说,Gallie 等推测 Rb 与 Rc 的基因突变分别发生于视网膜母细胞分化的不同时期,如最终突变发生于一个未分化的视网膜母细胞,导致 Rb;如突变发生于分化接近成熟的细胞,则导致 Rc。所以 Rc 和 Rb 可由同一系列突变引起,主要差异在于突变发生时间的不同。Rc 发病率低于 Rb,提示从视网膜母细胞分化而成为成熟视网膜细胞的时间极为短促。也能理解为何 Rc 及 Rb 可以同时发生于同一病例的原因。

(二) 主要临床表现

检眼镜下见有一至数个类圆形或不规则形病灶,鱼肉色,半透明,扁平或略有隆起,边缘比较清晰,有时有不均匀的色素沉着。病灶表面及其周缘有视网膜血管经过。中部可见垩白色钙化斑块。如视网膜萎缩则可见其下的脉络膜血管。玻璃体透明(图 13-1-6)。

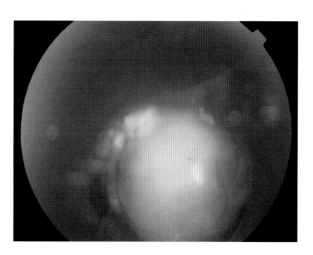

图 13-1-6 视网膜细胞瘤彩色眼底像
肿瘤呈半透明,白色,表面有血管,边缘为萎缩斑

FFA 早期,病灶处的脉络膜背景荧光被掩盖,病灶表面及其周围的视网膜动静脉充盈时间与充盈情况无异常,无渗漏。造影后期,在病灶附近的正常脉络膜毛细血管有荧光渗漏,部分巩膜染色。

病灶是静止的,经数年至数十年的追踪观察无改变。

(三) 诊断及鉴别诊断要点

根据上述各项眼底检查所见,即可初步诊断。如 Rc 患者另眼或其直系亲属中(特别是子女与父母)有 Rb 时则可确诊。否则必须与陈旧性外伤性视网膜脉络膜瘢痕、视网膜错构瘤等鉴别。

Rc 和早期 Rb 鉴别最属重要,活跃生长的 Rb

增长迅速,肿块隆起,其内富有血管,与 Rc 眼底表现不同,有怀疑时必须严密观察。定期进行 B 型超声波、彩色超声多普勒成像(CDI)、CT 检查有助于诊断。

(四)治疗及预后

凡确诊为 Rc 的患者,至今尚无危及生命的报道,不必治疗,但是为了谨慎起见,长期随访警惕其恶变,还是有必要的。

三、视网膜血管增生性肿瘤

(一)概述

视网膜血管增生性肿瘤(vasoproliferative tumors of tretina,VTR)是一类发生在周边视网膜、与血管组织及神经胶质细胞增生有关的肿瘤样病变。分为原发性和继发性两种。原发性肿瘤在临床上占大多数,患者发病前没有其他的眼部疾病;而继发性肿瘤则继发于某些视网膜或脉络膜疾病,如 Coats 病等视网膜血管性疾病。可能是这些疾病破坏了血-视网膜屏障,从而导致视网膜神经胶质细胞和血管组织的增生,形成肿瘤。

(二)主要临床表现

VTR 发病年龄较大,国外文献报道多为 35 岁以上,女性患者约为 75%,无明显家族史,除少数病例有高血压病史,余无其他病变。因 VTR 是一类发生在周边视网膜的疾病,早期大多数患者没有明显症状,随着病情的发展,可能由于轻度的玻璃体积血、累及黄斑的渗出性视网膜脱离、黄斑囊样水肿、黄斑区前的神经胶质增生等而引起视力下降。

(三)诊断要点

1. 眼底表现多为单发的粉红色或黄色肿瘤样病变,肿瘤大小不一,直径多为 2~6mm,隆起1~3mm,边界清楚,好发于颞下方周边部视网膜的神经上皮层内。肿瘤内表面可见血管组织,周围还有略微扩张的视网膜动静脉分别充当肿瘤的滋养和引流血管。肿瘤周边常可见渗出性病变,严重的可以继发黄斑囊样水肿和渗出性视网膜脱离。

2. FFA 特征为瘤体在造影早期即快速的荧光素充盈,静脉期瘤体血管多发生明显渗漏,造成周围视网膜弥漫性染色。造影晚期多数肿瘤有轻到中度渗漏的荧光素进入玻璃体。

3. A 型超声检查可显示肿块前的单高峰及肿瘤的中等回声。B 超可显示肿块实性回声,但不呈现脉络膜的空穴现象。

4. 病理　肿瘤内有较多的血管组织和部分神经胶质组织。

(四)主要鉴别诊断

1. **外层渗出性视网膜病变(Coats 病)**　最常出现在青少年男性,以单眼多见。是一种视网膜小血管发育异常性疾病,主要表现为毛细血管的异常扩张,有时伴有小动脉的瘤样扩张及小静脉的迂曲、扩张、血管鞘等改变。这些异常血管改变以颞侧最为多见。在异常血管的基础上,视网膜层间可出现水肿、渗出和出血,其中以黄白色的硬性渗出最为重要和醒目。FFA 对诊断该病很有帮助。典型的改变为毛细血管呈鱼网状扩张,小动脉管径不均,瘤样扩张,异常扩张的血管周围可见到微血管瘤和无灌注区,极少伴发视网膜新生血管。

2. **视网膜毛细血管瘤**　视网膜毛细血管瘤是视网膜和视盘的毛细血管错构瘤,可以发生在眼底的任何部位,该病常见于 10~30 岁的患者,可合并小脑血管瘤、嗜铬细胞瘤或其他脏器损害,部分患者可有家族史。早期发生的血管瘤可小至眼底微血管大,瘤体周围无渗出也无明显的滋养血管,随时间推移,小的瘤体渐长大,由视网膜层内的扁平状过渡到突向玻璃体腔的瘤状,在此过程中伴行滋养血管渐成熟。该病的诊断核心是橘红色的瘤体、迂曲扩张的滋养血管及瘤体大小与滋养血管扩张的一致性。FFA 可见瘤体在动脉期迅速充盈,并逐渐荧光渗漏,当造影时间观察足够长时,尚可见到瘤体在晚期的冲洗现象。

(五)治疗原则与进展

VTR 是良性肿瘤,其发展缓慢,如果没有影响视力多不进行治疗干预,只需要定期观察。当肿瘤伴随的渗出或出血影响到视力或发觉肿瘤有增大的迹象时,则可根据肿瘤的大小和位置对肿瘤进行激光光凝、冷冻、巩膜放射敷贴,以及 TTT 和 PDT 治疗等。

(六)典型病例介绍

例 1:患者,女性,35 岁。主诉:左眼前闪光感伴黑影遮挡 1 个月。既往体健,否认家族病史。眼科检查:视力:双眼矫正后 1.0,眼前节无明显异常。左眼散瞳查眼底及 FFA 如图 13-1-7 和图13-1-8 所示。

例 2:患者,男性,38 岁。主诉:右眼视物模糊半年。既往体健,否认家族病史。眼科检查:视力:右眼 0.6,左眼 1.0,前节无明显异常。右眼散瞳查眼底及 FFA 如图 13-1-9 和图 13-1-10 所示。

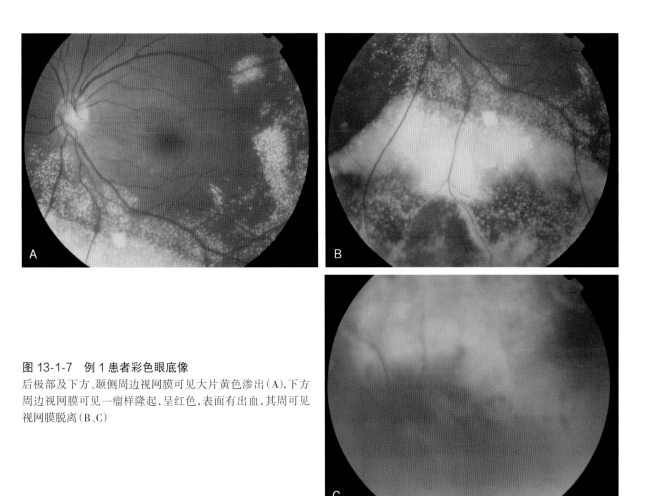

图 13-1-7 例 1 患者彩色眼底像
后极部及下方、颞侧周边视网膜可见大片黄色渗出(A),下方
周边视网膜可见一瘤样隆起,呈红色,表面有出血,其周可见
视网膜脱离(B、C)

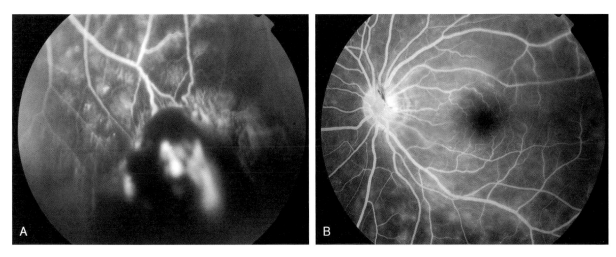

图 13-1-8 例 1 患者 FFA 图像
早期可见下方瘤体迅速充盈,其表面可见片状弱荧光遮挡(出血),瘤体周可见毛细血管扩张渗漏(A)。后极及周边视网膜可见
毛细血管弥漫性渗漏,散在点状强荧光,视盘荧光略高(B~D)

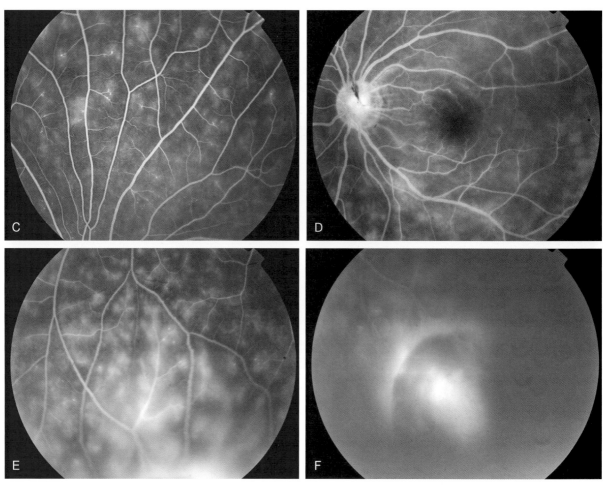

图 13-1-8（续）

晚期下方周边瘤体明显渗漏,部分荧光素进入玻璃体内(E、F)

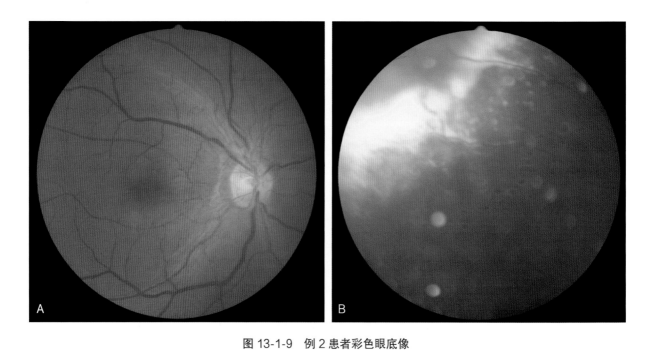

图 13-1-9　例 2 患者彩色眼底像

视盘周围可见毛细血管扩张,其颞侧可见膜状物(A)。颞上周边视网膜可见一黄色瘤样隆起,其周可见黄色渗出物伴视网膜脱离(B)

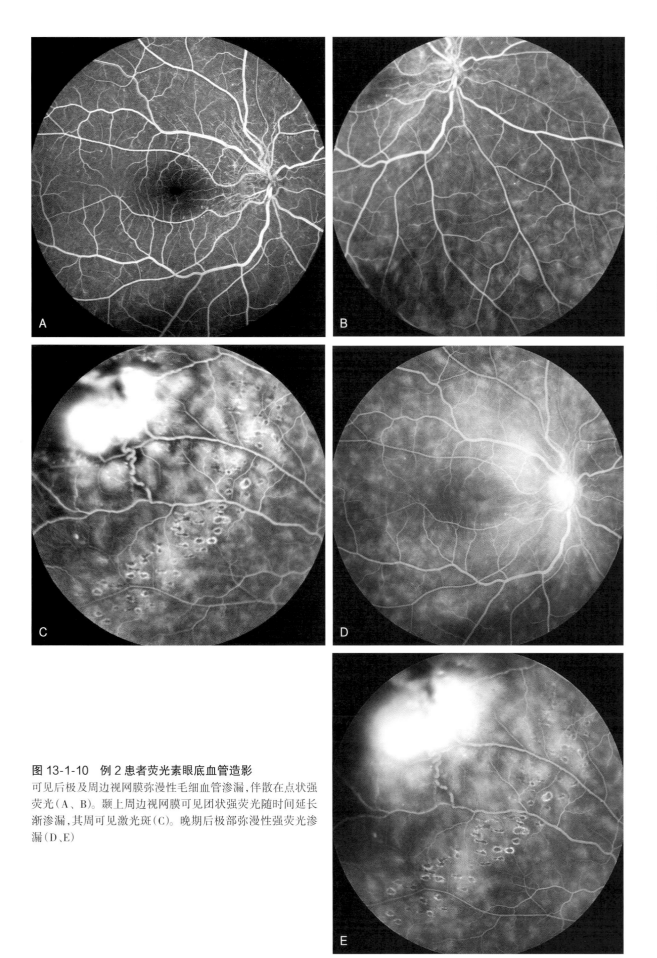

图 13-1-10　例 2 患者荧光素眼底血管造影

可见后极及周边视网膜弥漫性毛细血管渗漏,伴散在点状强荧光(A、B)。颞上周边视网膜可见团状强荧光随时间延长渐渗漏,其周可见激光斑(C)。晚期后极部弥漫性强荧光渗漏(D、E)

（七）误诊原因分析

仅从眼底观察早期的视网膜血管瘤和VTR难以鉴别，容易出现误诊。因为早期发生的视网膜血管瘤，瘤体周围无渗出也无明显的滋养血管，随时间推移，小的瘤体渐长大，在此过程中伴行的滋养血管渐成熟。故需要从年龄、家族史及全身病史方面对两者进行鉴别。VTR造影静脉期瘤体血管多发生明显渗漏，晚期多数肿瘤有轻到中度渗漏的荧光素进入玻璃体。这种荧光造影特征提示了该肿瘤血管通透性较大，这可能是眼底多呈现明显的渗出性及出血性病变的原因，同时这也是与外层渗出性视网膜病变（Coats病）难以鉴别的原因之一。但VTR眼底表现多为单发的粉红色或黄色肿瘤样病变，而Coats病主要表现为毛细血管的异常扩张，其FFA亦有典型特征，故不难鉴别。

（八）经验教训与防范

临床上，视网膜血管增生性肿瘤应注意与视网膜毛细血管瘤、Coats病相鉴别，仅从眼底表现有时难以明确诊断，这就需要医生从患者各方面考虑进行鉴别，比如年龄、性别、家族史、全身病史、疾病病程等，同时还要关注眼底病变的特点，比如瘤体的大小、颜色、边界是否清晰，有无滋养血管，该滋养血管的扩张程度与瘤体大小之间有无一致性，有无毛细血管异常扩张等，并辅以荧光素眼底血管造影、A超、B超等检查的应用，相信在临床上会减少误诊或漏诊的发生率。

（焦璇　魏文斌）

四、视网膜血管瘤

视网膜血管瘤（retinal hemangioma）为系统性母斑病之一，又称斑痣性错构瘤。属于中胚层来源的血管异常。广义的视网膜血管瘤包括：视网膜毛细血管瘤，视网膜海绵状血管瘤和视网膜蔓状血管瘤，后两者均为罕见的视网膜血管异常。详见本章第三节。

五、视网膜大动脉瘤

见第九章第十节。

六、视盘黑色素细胞瘤

（一）概述

视盘黑色素细胞瘤（melanocytoma of the optic disk，MOCD）是一种原发于视盘并可累及葡萄膜的良性肿瘤。肿瘤细胞呈圆形或椭圆形，色素分布密集，含有丰富细胞质，细胞核形态均一。一般认为视盘黑色素细胞瘤是一种独立发生的疾病，曾有人提出可能与颅内脑膜瘤有关，但未得到证实。大多数视盘黑色素细胞瘤长期不引起临床症状，很多病例是在常规体检时发现，因此就诊年龄较晚。国外文献报道平均就诊年龄为45~52岁。目前研究资料认为不同人种患病率没有明显差异。在病患的性别构成比中，女性占62%~63%，略高于男性。视盘黑色素细胞瘤大多单眼发病，可能并发脉络膜黑色素细胞瘤。视盘黑色素细胞瘤患者眼部伴发黑色素细胞增多症的比例为8%，高于正常人群。经数年观察，多数视盘黑色素细胞瘤长期处于静止状态，仅10%~15%缓慢增长。约1%~2%病例转化为恶性视盘黑色素瘤。

（二）主要临床表现

多数患者长期无症状。少数患者主诉眼前飘浮物。约26%病例因视网膜渗出累及黄斑或瘤体坏死导致视神经视网膜炎，出现轻度视力下降。极少数情况下，继发视网膜中央静脉阻塞、肿瘤坏死或恶变，造成视力严重下降。

1. 瞳孔反射　约6%~30%视力正常的患眼表现相对性传入性瞳孔障碍（Marcus Gunn瞳孔），可能系瘤体压迫视盘神经纤维所致。

2. 视野　当瞳孔反射表现异常时，绝大多数（90%）患者出现各种视野缺损。包括：不同程度生理盲点扩大，鼻侧视野阶梯及弓形暗点。多数视野异常患者的视力正常。

3. 眼部查体　检眼镜下多数视盘黑色素细胞瘤表现为深棕色或黑色肿物，极少数呈无色素性，占据部分或全部视盘。瘤体可沿神经纤维或浅层视网膜血管浸润生长，呈羽毛状延伸至视盘外，累及附近脉络膜或神经视网膜。还可向后生长至筛板后。瘤体可导致视盘或视网膜水肿，形成视网膜下积液、黄白色硬性渗出、视网膜静脉阻塞、局部出血。肿瘤坏死时部分瘤体脱落至玻璃体腔，坏死细胞进入前房，形成黑色假性前房积脓，眼底表现为视盘炎、继发性视网膜静脉阻塞。视盘附近脉络膜新生血管可能造成局限性视网膜下或视网膜内出血，多无症状。极少数情况下，肿瘤细胞广泛侵袭视盘，伴视力严重下降，提示肿瘤恶变可能。其他少见伴随体征还包括结膜或虹膜色素痣，视网膜前膜。

4. 荧光素眼底血管造影检查 由于肿瘤细胞排列紧密、含有大量色素,因此,大多数视盘黑色素细胞瘤在 FFA 造影过程中表现弱荧光。若合并视盘水肿,则水肿部位显示较强荧光。少数情况下,当 FFA 检查显示存在肿瘤血管,晚期出现渗漏,则提示肿瘤增大。在 ICGA 检查中,肿瘤显示弱荧光更为明显。

5. OCT 用于了解继发性视网膜下积液及黄斑水肿情况。

6. OCTA 视盘 En face 血流图 浅层毛细血管丛可见瘤体表面血流丰富,呈放射状高血流信号,血管形态细小密集而曲折(图 13-1-11),瘤体内部可见稀疏血流信号(图 13-1-12)。

7. 超声和 CT 检查可检出隆起度超过 0.5mm 的瘤体,但不能鉴别其性质。且超声无法确定病变是否累及筛板后部。MRI 虽然可以了解筛板后部情况,但无法检出微小病灶。

(三) 诊断要点

1. 患者无症状,或主诉眼前飘浮物、轻度视物模糊。

2. 视盘表面深棕色或黑色肿物,边缘呈羽毛状,可侵入附近脉络膜或视网膜组织。

3. 经长期观察,肿瘤形态无变化或仅缓慢增大。

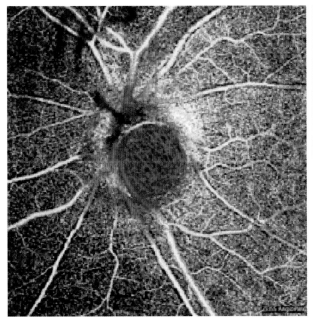

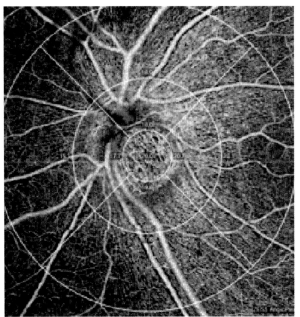

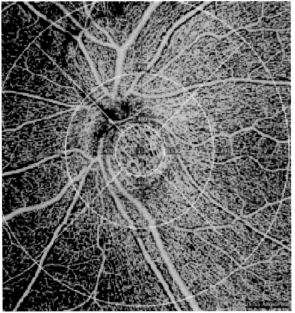

图 13-1-11 视盘黑色素细胞瘤 OCTA 视盘 En face 血流图

可见瘤体表面血流丰富,呈放射状高血流信号,血管形态细小密集而曲折

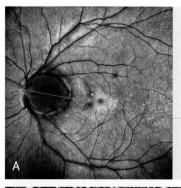
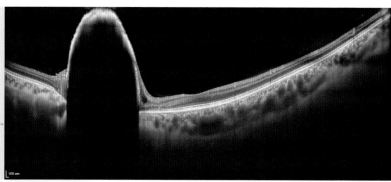

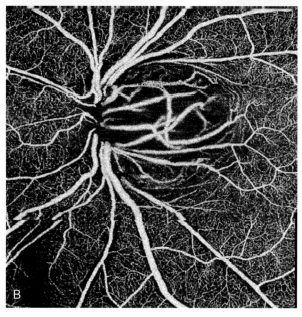

图 13-1-12　视盘黑色素细胞瘤
A. OCT 可见左眼瘤体高度隆起,表面高反射,其下组织反射未显示;B. OCTA 视盘 En face 血流图可见瘤体内部可见稀疏血流信号

4. 患眼可出现相对性传入性瞳孔障碍,及与肿瘤生长特点相关的各种视野改变。

（四）鉴别诊断要点

1. 脉络膜黑色素瘤　大多数视盘附近的脉络膜黑色素瘤侵入视盘时,表现为灰色或黄白色蘑菇状肿物,生长速度远高于视盘黑色素细胞瘤。偶见视盘旁黑色素瘤累及 Bruch 膜后止端,并侵入神经视网膜,使瘤体形成纤维样边缘,容易与视盘黑色素细胞瘤混淆。极少数原发于视盘的黑色素瘤很难与视盘黑色素细胞瘤相鉴别。

2. 脉络膜痣　典型的脉络膜痣,病灶扁平,或脉络膜轻微隆起,不会累及视盘。如果视盘黑色素细胞瘤累及视盘周围脉络膜组织,则脉络膜病灶表现与脉络膜痣相似。极个别较大脉络膜痣也会累及部分视盘。上述两种情况下很难判断病灶的起源部位。

3. 视网膜色素上皮细胞（RPE）增生　发生在视盘边缘的 RPE 增生,形态不规则,通常有眼部外伤或炎症病史,并伴有视网膜和/或脉络膜瘢痕。先天性 RPE 增生不会累及视盘,且增生病灶肥厚扁平、边界清楚。

4. 视网膜与视网膜色素上皮联合错构瘤　位于视盘或其附近的视网膜与视网膜色素上皮联合错构瘤表现为轻度隆起伴不同程度色素沉着的肿物。该病与视网膜神经胶质增生有关,受牵拉的视网膜血管迂曲呈螺旋状,多伴有视网膜前膜。视盘黑色素细胞瘤无此类改变。

5. 视网膜色素上皮（RPE）腺瘤　视盘附近 RPE 腺瘤的形态与视盘黑色素细胞瘤相似。与后者相比,RPE 腺瘤附近视网膜更容易出现硬渗,且可能呈无色素表现。曾有报道一例诊断为视盘黑色素细胞瘤的病例在尸检时确诊为 RPE 腺瘤。

6. 发生在视盘的黑色素瘤转移灶　皮肤恶性黑色素瘤转移至视盘十分罕见,形态上易与视盘黑色素细胞瘤混淆。但前者生长更为迅速,弥漫浸润视盘时,更类似视盘水肿或视盘炎症,很少表现为单独的黑色瘤体。

（五）治疗原则与进展

极少数视盘黑色素细胞瘤可能发展为恶性黑色素瘤，因此患者应每年进行体检并拍摄彩色眼底像。如果瘤体迅速增长或出现视力严重减退，提示肿瘤可能恶变，应行眼球摘除。当然也有部分未行眼球摘除的病例，视力下降可自行恢复，提示瘤体一过性缺血性坏死或炎症。有报道对视盘黑色素细胞瘤合并脉络膜新生血管，进行光动力治疗有一定疗效。

（六）典型病例介绍

例1：患者，女性，31岁，左眼偶发胀痛6个月，左眼视力 0.3（矫正 0.9）（图 13-1-13）。

例2：患者，女性，53岁，右眼前黑影2周，右眼视力 0.6（图 13-1-14）。

（七）误诊原因分析

大多数处于静止状态或生长缓慢的视盘黑色素细胞瘤，通过生长部位和形态特点，容易确诊。当肿瘤出现局灶性坏死，引起视力损害和眼底改变时，应与侵入视盘的脉络膜黑色素瘤进行鉴别。脉络膜黑色素瘤生长迅速，呈蘑菇状，因瘤体所含色素量的不同，颜色从黄白到棕黑色不等。极罕见的视盘黑色素细胞瘤恶变，也有视力急剧下降、视盘水肿、视网膜血管阻塞等类似表现。因此需密切观察，综合肿瘤形态学、影像学改变，以及眼部和全身体检结果进行判断。

（八）经验教训与防范

应密切随诊，观察肿瘤形态及大小，定期进行

相关影像学检查，并关注全身及眼部伴随症状和体征。一旦出现肿瘤迅速增大，视力急剧下降，玻璃体内肿瘤细胞种植，或假性前房积脓，则提示肿瘤坏死或恶变。若短期密切观察无法确定是否单纯由肿瘤坏死所致，或视力已无恢复可能，则应摘除眼球，进行病理检查，以便明确诊断，评估预后。

（魏文斌）

七、视盘毛细血管瘤

（一）概述

当视网膜毛细血管瘤生长位置位于视盘表面或附近，称为视盘毛细血管瘤（juxtapapillary capillary hemangioma），和视网膜其他部位的毛细血管瘤、弥漫性脉络膜血管瘤等同属于母斑病，是视网膜或脉络膜血管先天发育异常的一组疾病。视盘毛细血管瘤和视网膜毛细血管瘤两者可以单独或同时存在，也可以是 von Hippel Lindau 病的眼部表现。

按照生长方式的不同，视盘毛细血管瘤可分为两种类型：内生型和外生型。内生型相对多见，血管瘤边界清晰，瘤体呈红色或橘红色，易于辨认。瘤体大小可占视盘直径的一部分或超过视盘直径，遮挡视盘。外生型边界不清，不易辨认。源自视盘边缘的视网膜外层，往往容易与视盘水肿或视盘新生血管相混淆。

（二）主要临床表现

早期患者往往无明显症状，部分患者是经常

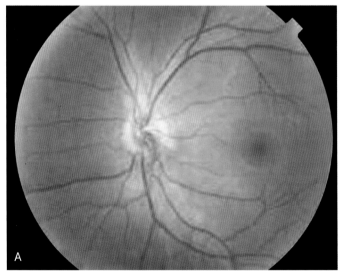
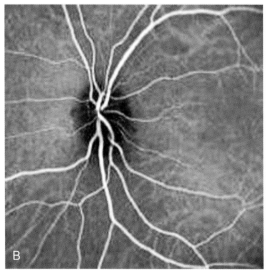

图 13-1-13　视盘黑色素细胞瘤

A. 例 1 患者彩色眼底像。左眼视盘下部 4 点~7 点位置见灰黑色肿物，延伸至视盘外，色素分布不均；B. 例 1 患者 ICGA 7′24″ 影像显示视盘下部病变位置呈更弱荧光，病灶边缘呈羽毛状伸出视盘外，无荧光渗漏

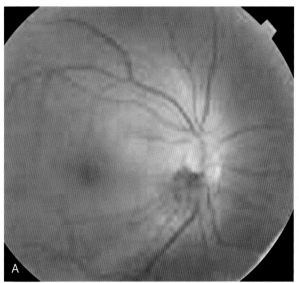

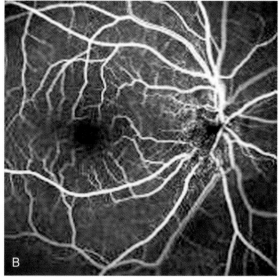

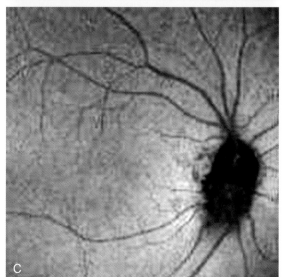

图 13-1-14　视盘黑色素细胞瘤

A. 例 2 患者彩色眼底像。视盘颞下缘见黑色肿物,呈羽毛状延伸至视盘外;B. 例 2 患者 FFA 显示肿瘤导致视盘毛细血管扩张,荧光渗漏;C. 例 2 患者 ICGA 显示肿瘤呈弱荧光。除彩色眼底像显示部位外,视盘颞侧也可见小片弱荧光,提示肿瘤累及附近脉络膜组织

规体检后发现。引起视力下降的主要原因是视盘毛细血管瘤多位于视盘颞侧,继发渗出性视网膜脱离累及黄斑区引起黄斑区水肿、渗出损害了中心视力。也可引起黄斑区以外区域视网膜下黄色渗出,视网膜下出血或玻璃体积血。也有少数患者可以继发严重的视网膜脱离,继发青光眼,甚至失明。

检眼镜下内生型血管瘤橘红色瘤体可向玻璃体内突出生长,遮挡部分或全部视盘,没有典型的滋养动脉和回流静脉之特征。视盘边界可清晰。外生型血管瘤瘤体边界不清,呈橘黄色,肿瘤跨越视盘边缘进入邻近视网膜深层,视盘边界不清,与视盘水肿相似。视盘旁视网膜深层组织由于血管瘤瘤体内血管扩张,异常渗漏,可有较多量视网膜下渗出(图 13-1-15)。

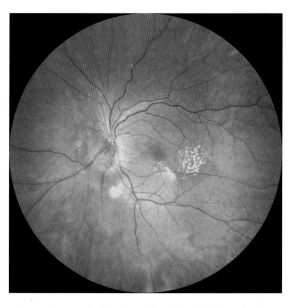

图 13-1-15　视盘毛细血管瘤超广角光学眼底彩照

FFA 检查动脉期瘤体迅速充盈呈强荧光,是由于瘤体受视网膜中央动脉和睫状血管系统的双重供应。随造影时间延长,强荧光区域和瘤体大小形态基本一致,呈球团状。晚期荧光染料可有轻度渗漏。视网膜下继发出血可明显遮蔽荧光,浆液性或脂性渗出则显示轻度荧光遮蔽。

OCT 检查表现为视盘区域瘤体表面无视网膜结构的穹顶样宽隆起光带,其后视网膜色素上皮及脉络膜组织光反射被遮挡,呈低反射暗区(图13-1-16)。OCT 对于外生型视盘毛细血管瘤也很难辨别,但可以用来密切随诊肿瘤周围组织(黄斑区)继发病变的发展变化。OCTA 有助于探查视盘血管瘤的实际结构和大小,在视网膜各层面都可以显示异常毛细血管网丛,但脉络膜层面血管正常,但不能显示 FFA 中的荧光渗漏和继发水肿。

(三)诊断要点

1. 患者临床症状无明显特异性,主要特征是检眼镜检查发现视盘表面典型的橘红色边界清晰肿瘤病灶。外生型可以视盘边界不清,邻近视网膜异常增厚为主要特征,也可见淡红色瘤体。

2. FFA 检查早期可见视盘表面边界清晰的强荧光聚积团,造影晚期瘤体轻度荧光渗漏。

(四)鉴别诊断要点

1. **视盘黑色素细胞瘤** 视盘表面可见深黑色肿物,大小可以与视盘毛细血管瘤类似,但瘤体颜色有显著差别。视盘黑色素细胞瘤表面可有机化物,视盘可水肿,黄斑区也可并发水肿或星芒状渗出。但 FFA 检查视盘黑色素细胞瘤瘤体以弱荧光遮蔽为主。

2. **视盘玻璃疣** 视盘玻璃疣因所在位置不同眼底表现可不同,部分为双眼发病,可有家族史。视盘表面高低不平,边缘不规整,生理凹陷不清,视盘颜色可较正常淡白,亦可表现为假性视盘水肿。可并发视网膜浅层出血或玻璃体积血。但视盘附近没有典型的橘红色肿瘤病灶。

FFA 检查未注射造影剂前,激发光下瘤体即可显示自发荧光。造影过程中荧光逐渐增强,晚期荧光着染。

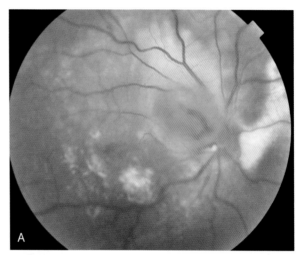

图 13-1-16 视盘毛细血管瘤
A. 颞上方盘缘处可见橘红色实性隆起肿物,肿物边界清晰,瘤体周围见视网膜下黄色渗出;B. OCT 检查可见瘤体向玻璃体腔突出,表面呈高反射光带,其后呈低反射暗区

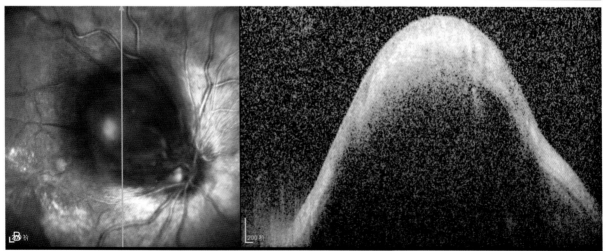

3. 视盘错构瘤 视盘错构瘤为视盘附近半透明隆起机化组织,青少年或儿童多见。检眼镜下可呈边界模糊,半透明或混浊的结节状外观。病灶可缓慢发展至类似桑葚状外观。FFA 检查动脉期可以因色素成分遮蔽荧光,静脉期可见视盘表面不规则弯曲的小血管荧光充盈,晚期荧光渗漏,呈持续强荧光。

4. 视盘水肿 外生型视盘毛细血管瘤视盘可呈水肿增厚或轻度隆起表现,需与单纯视盘水肿或视神经炎继发视盘水肿鉴别。视盘水肿眼底检查可见视盘充血,隆起明显,合并视神经炎者可有显著视力下降,中心暗点等特征。一般不会合并像外生型视盘毛细血管瘤那样明显的视网膜下渗出改变。

（五）治疗原则与进展

视盘毛细血管瘤如没有明显发展趋势,并未引起严重出血、渗出性视网膜脱离等并发症,可暂时随诊观察,不必治疗。

当病灶明显发展扩大或渗出物增多视力明显下降时,为使瘤体机化萎缩,可选择激光光凝或冷冻血管瘤,但效果往往欠佳。位于视盘乳斑束区域的肿瘤治疗存在中心视力进一步下降的风险。部分病例选择 TTT 有一定疗效。也有报告 PDT 治疗视盘毛细血管瘤安全有效,可以减少其并发症。抗 VEGF 治疗对减少视盘血管瘤继发渗出病变有一定疗效。

当血管瘤继发新生血管膜或表面玻璃体有明显纤维增生时,选择经平坦部玻璃体切除对继发的牵拉性视网膜脱离有一定疗效。

（六）典型病例介绍

患者,女性,49 岁。左眼进行性视力下降 3 年余。左眼视力:0.03（图 13-1-17）。

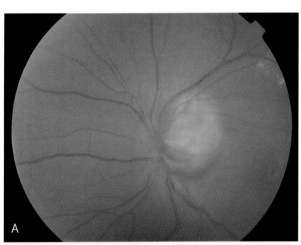

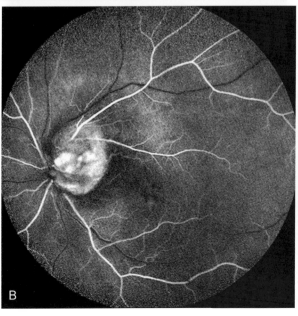

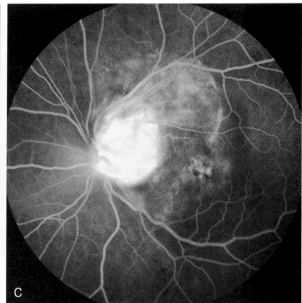

图 13-1-17 视盘毛细血管瘤
A. 视盘被一直径超过视盘直径的橘红色实性隆起肿物遮盖,肿物边界清晰,视盘颞侧血管走行隐约可见;B. FFA 检查动脉期瘤体迅速荧光素充盈,呈球团状;C. 造影晚期瘤体内明显持续强荧光,边缘轻度荧光渗漏。视盘黄斑间视网膜下轻度荧光渗漏,黄斑水肿

(七) 误诊原因分析

内生型视盘毛细血管瘤瘤体特征明显,于视盘表面向玻璃体腔生长,不易误诊。外生型视盘毛细血管瘤因源自视盘边缘的深层视网膜,瘤体边界不清,视盘周围常合并视网膜下多量脂性渗出,容易漏诊误诊,需警惕。

(八) 经验教训与防范

视盘血管瘤重要的是诊断明确,内生型注意与视盘附近的色素性肿物鉴别,外生型要与其他合并视盘水肿的疾病鉴别。同时,由于可能同时合并视网膜其他位置的血管瘤或为VHL病的眼部表现,眼底检查除后极部以外,也需进行全面的周边眼底的检查,并注意排查全身其他部位血管瘤。

即使是很小的血管瘤病灶,患者没有明显的视力下降症状,也需定期随诊观察。

(周丹 魏文斌)

第二节 脉络膜肿瘤

一、脉络膜黑色素肿瘤

(一) 脉络膜痣

1. 概述 脉络膜痣(choroid nevus)即脉络膜良性黑色素瘤,生长极慢,少数可能恶变。该痣可能在眼底任何部位出现,黄斑区比较少见,较常见于近赤道处。

2. 主要临床表现 患者一般无自觉症状,不出现视功能损害。眼底检查通常可见视网膜下青灰色斑,圆形或类圆形,无隆起或微隆起,边界较清楚(图13-2-1)。脉络膜痣表面可有脱色素、散在的玻璃疣、黄色颗粒等。少数会形成脉络膜新生血管及视网膜下积液。

FFA显示遮蔽荧光,瘤体及瘤体周围无荧光渗漏(图13-2-2)。超声波检查及CT扫描无特殊征象,不能见到隆起。视野如有缺损,应与瘤体面积相符。

3. 诊断要点

(1) 良性黑色素瘤是静止性的。

(2) 眼底检查无隆起或微隆起,表面视网膜和血管无异常。

(3) B超及CT等辅助检查无特征改变。

4. 鉴别诊断要点

(1) 脉络膜黑色素瘤:眼底检查可见网膜下隆起黑色蘑菇样肿物,B型超声可探及蘑菇形肿块、"挖空"征及脉络膜凹等特征表现;彩色超声则用于观察肿瘤内部的血流情况;脉络膜黑色素瘤在MRI中呈现特征性短T_1短T_2信号;FFA及ICGA显示瘤体荧光渗漏。肿瘤进行性生长。

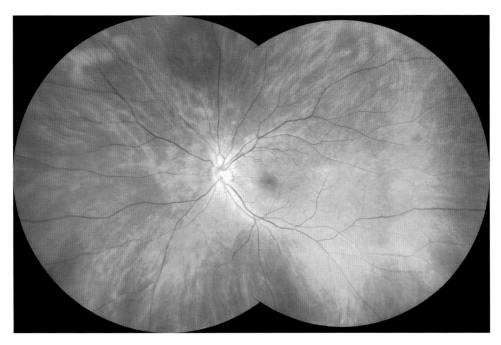

图13-2-1 脉络膜痣超广角眼底彩照

彩色眼底像显示视网膜下青灰色椭圆形、边界清楚的脉络膜痣病灶

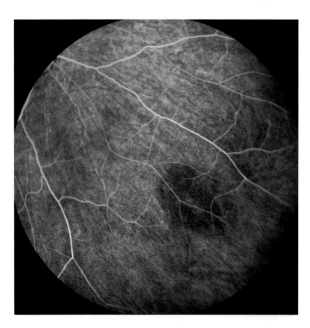

图 13-2-2 脉络膜痣
FFA 显示脉络膜痣病灶呈现弱荧光

（2）视网膜下出血：患者可有外伤史或大量饮酒史，眼底检查出血形状可类似肿物，但总能看到一些暗红色或鲜红色出血，FFA 检查出血块会遮蔽脉络膜荧光。

（3）脉络膜转移癌：孤立的扁平状隆起，边界不规则，形态多样，多为黄色或黄白色，瘤体上方视网膜水肿，多伴有视网膜脱离，进展迅速，可双眼发病，全身体检时有时可发现原发病灶。

5. 治疗原则与进展 一般无特殊治疗，需随访瘤体大小以防恶变。

6. 误诊原因分析 多因为褐色或黑色病变被误诊为黑色素瘤。如果患者并发视网膜下液或新生血管，更容易出现误诊和漏诊，详细的眼底检查和必要的辅助检查有助于诊断。

7. 经验教训与防范 详细的散瞳眼底检查，建议每次复查保留眼底照片资料及超声测量数据，建立病患档案，以便随访观察肿瘤的变化。

（二）脉络膜黑色素瘤

1. 概述 葡萄膜黑色素瘤（uveal melanoma，UM）是成年人最常见的原发性眼内恶性肿瘤，约占全身原发性黑色素瘤的 5%~6%。大约 90% 的葡萄膜黑色素瘤为脉络膜黑色素瘤（choroid melanoma），其余 10% 为睫状体和虹膜黑色素瘤。肿瘤主要经血循环转移，全身转移主要见于肝脏。

脉络膜黑色素瘤群体发病率与种族有关，白种人发病明显高于其他种族。好发于 40~60 岁人群，男性略多于女性，单眼发病多见。患者可有染色体异常，如 3 号、8 号、6 号染色体的扩增或丢失。

根据转移侵袭程度 Ehlers 将 UM 分为两类：

1 类肿瘤恶性度较低，2 类肿瘤恶性度高，易发生转移导致患者死亡。2 类肿瘤表现出一些类上皮细胞的特征，比如：多角细胞形态、上皮黏附分子 E-钙黏蛋白的表达上调、E-钙黏蛋白和 B-连环蛋白共区域化等。根据瘤细胞形态及排列结构，Callender 将本病分为四型：梭形细胞型、束状细胞型、上皮样细胞型及混合型。梭形细胞型分化较好，恶性度较低，上皮样细胞型反之。混合型中两种细胞均有，上皮样细胞越多，恶性度越高。

通常，肿瘤细胞及周围的间质细胞旁会分泌大量的促血管生成因子，与组织中的血管生成抑制物失去平衡，启动血管生成开关，通过新生血管生成，以获得血液供应。有研究发现脉络膜黑色素瘤内血管丰富，电镜下可见由黑色素瘤细胞直接相互连接形成的规律的襻环状结构网络，这种结构中可以见到红细胞，血管造影证实为血管样结构。因这种途径类似胚胎期血管形成（vasculogenesis），将其命名为血管生成拟态（vasculogenic mimicry，VM）。这也是脉络膜黑色素瘤易出血及全身血行转移的重要原因。

脉络膜黑色素瘤一般富含色素，但有少数肿瘤不含色素，称为无色素黑色素瘤，色素含量与恶性程度无关，常误诊。

2. 主要临床表现 患者多出现视力下降，视物遮挡，视物变形或变色等症状。肿瘤在眼内生长时，间接检眼镜眼底检查可见肿瘤两种常见生长方式。一种为局限性向玻璃体腔隆起，通常可见视网膜下圆形或类圆形，隆起的黑棕色蕈状肿块，肿瘤表面可有脱色素，出血或伴有视网膜脱离。另一种为水平面弥漫生长，呈弥漫性扁平肿块，很少累及视网膜。肿瘤体积达到一定程度时，患者可有眼压升高，出现眼前后段葡萄膜炎。

肿瘤眼外扩散者，向眶内及颅内转移，可见眼球突出、眼球运动障碍及球结膜下出血。全身转移者可导致死亡。

（1）血管造影：FFA：早期肿瘤无荧光，如肿瘤表面视网膜屏障有破坏，早期可出现异常血管，发生荧光渗漏。动静脉期可出现肿瘤血管与视网膜血管双循环现象并且逐渐增强。肿瘤血管持续渗漏，出现弥漫荧光，周围可有强荧光晕。ICGA：受瘤体色素多少的影响，形态多样。通常初期色素遮挡不能显示荧光,晚期瘤体血管渗漏可见荧光。

(2) 超声检查:对于屈光介质混浊或是视网膜脱离的患者更有意义。对于 B 型超声,隆起 2mm 的肿物即可显示。典型超声图像为肿物形状呈半球形或蘑菇状。声像图上则前缘回声光点多而强,向后光点渐少。接近球壁形成无回声区,即所谓"挖空"现象。肿瘤部位的脉络膜被瘤细胞浸润,与前部之"挖空"区连接,形成局部脉络膜无回声,与轴位眼球壁相对比,有一盘状凹陷带,即"脉络膜凹"。彩色多普勒超声(CDI)显示肿瘤内出现异常血流信号,表现为睫状后动脉直接供血,频谱分析表现为中高的收缩期和较高的舒张期低速低阻型血流频谱。超声造影(ultrasonic contrast)又称声学造影(acoustic contrast),是利用造影剂使后散射回声增强,来动态、清晰显示微细血管,特别是肿瘤血管的新型显像技术。杨文利等报道超声造影在眼部占位病变的初步应用,恶性肿瘤中造影剂呈快进快出型,良性肿瘤中造影剂较正常组织为慢进慢出型,视网膜下出血的病灶内一般无造影剂充填,为眼部占位病变的鉴别诊断提供了新的依据。杨文利等研究还发现,超声弹性成像检查在脉络膜黑色素瘤和脉络膜血管瘤鉴别诊断中可以发挥一定的作用,应变率比值法诊断价值高于弹性评分法。

(3) CT:多表现为向眼内突出的半球形或蘑菇状均质的实性病变,边界清晰,强化后呈较明显的均质强化。

(4) 磁共振(MRI):脉络膜黑色素瘤组织内含有的黑色素物质具有顺磁作用;呈现特征性短 T_1 短 T_2 信号。视网膜和脉络膜出血,会造成假象需警惕避免误诊,强化扫描有助于鉴别。

(5) 脉络膜黑色素瘤的 SD-OCT 特征表现为视网膜色素上皮层增厚、脉络膜毛细血管光带隆起,隆起的光带信号不均匀,有密集的高反射信号点;继发视网膜下液时表现为视网膜下低反射信号区,继发视网膜感光细胞萎缩、变性可见光感受器层变薄或囊性间隙。使用 SS-OCTA 可评估脉络膜黑色素瘤的视网膜及脉络膜血流密度特征,充分显示肿瘤血管。与正常视网膜对比,脉络膜黑色素瘤的血管为高密度、环样血管,结构紊乱;肿瘤区域血管密度和血流灌注密度显著低于患眼和对侧黄斑区。

3. 诊断要点

(1) 眼底黑棕色肿块,进行性增大,可弥漫也可隆起生长,典型者呈蘑菇状。

(2) 超声检查显示半球状或蘑菇状脉络膜肿块,肿瘤基底部可见脉络膜凹陷及瘤体内异常血流信号。

(3) 脉络膜黑色素瘤在 MRI 中呈现特征性短 T_1 短 T_2 信号。

(4) 眼底造影可见瘤体荧光渗漏,异常肿瘤血管。

(5) 玻璃体活检病理诊断可确诊。

4. 鉴别诊断要点

(1) 脉络膜痣:眼底检查可见视网膜下圆形或类圆形扁平青灰色斑,一般为静止性,表面血管及视网膜正常,超声及 MRI 检查无特征表现。

(2) 视网膜下出血:患者可有外伤史或大量饮酒史,眼底检查出血形状可类似脉络膜黑色素瘤,但总能看到一些暗红色或鲜红色出血,FFA 检查出血块会遮蔽脉络膜荧光。对于渗出性黄斑变性的视网膜下出血,OCT 及 FFA 可证实视网膜下新生血管膜。玻璃体活检有助诊断。

(3) 脉络膜转移癌:孤立的扁平状隆起,边界不规则,形态多样,多为黄色或黄白色,瘤体上方视网膜水肿,多伴有视网膜脱离,进展迅速,可双眼发病,全身体检时有时可发现原发病灶。

(4) 脉络膜血管瘤:弥漫型血管瘤为范围较大的平实性病变。孤立性脉络膜血管瘤眼底可见后极部的橘红色实性占位病变,隆起度不高,表面可有色素。超声检查在玻璃体内可探及扁平或半圆形实性隆起,为均匀的中强回声,没有脉络膜凹和"挖空"征。彩色多普勒超声频谱分析为高收缩期高舒张期低阻力的动脉型血流。FFA 显示瘤体于动脉前期或动脉早期出现不规则网状荧光,至动静脉期呈强荧光,晚期染料渗漏更明显;而 ICGA 于脉络膜荧光刚开始出现的 1~5 秒内可清晰显示瘤体由脉络膜血管团所组成,随后荧光素渗漏,呈强荧光灶。通过眼底检查、超声检查、FFA 和 ICGA 检查,有助于鉴别。

5. 治疗原则与进展
肿瘤是全身性疾病,各种治疗手段都有其价值和局限性,所以脉络膜黑色素瘤的治疗应强调个性化综合治疗。目前,针对不同患者、不同部位和大小的肿瘤而采取不同的治疗方法或多种方法的联合治疗是一发展趋势。

(1) 定期观察:初诊且肿瘤较小、表现为静止状态者;大部分静止状态的中等大小者;表现出缓慢生长迹象的大部分小的或中等的肿瘤;高龄患者或患有全身性疾病者;唯一有视力眼的小的或中等大的缓慢生长的肿瘤患者均可定期随访。

（2）光凝治疗:经瞳孔温热疗法治疗(TTT)对脉络膜黑色素瘤的疗效明确。TTT适用于瘤体较小(厚度 <4mm)位于后部的患者,局部切除手术中肿瘤周围的正常组织切除不充分、怀疑有瘤细胞残存,或手术后复发的小肿瘤。但如肿瘤太大或颜色较浅,则需密切观察,往往需要多次治疗或联合其他方法,如巩膜表面敷贴放射治疗。

（3）放疗

1）巩膜表面敷贴放射治疗是最有效和应用最广泛的治疗手段之一,常用的放射源有 ^{106}Ru、^{125}I、^{90}Sr、^{103}Pt 等,适用于肿瘤高度为 10mm 以内、直径小于 16mm 的患者。选择有效的最低照射剂量,更好地采用联合治疗,以减少并发症,更好保存视力,提高存活率,仍是今后的关注重点。

2）γ 刀治疗也是一种可以选择的方法,但其有效性和安全性仍在观察中。其疗效的评估主要依据临床表现的改善与否,也要看肿瘤的影像学变化,经足够时间的随访,影像学检查肿瘤缩小或不增长,即提示治疗有效。它的疗效不同于手术切除,随着随访时间的延长,肿瘤缩小的百分率会逐渐增多,影像学上显示肿瘤没有增大,应视为有效,需继续观察。

3）立体定向放射治疗(SRT):借助 CT 等精确定位技术和标记靶区的头颅固定器,使用放射源对照射靶区实行聚焦照射。20 世纪 90 年代,改良常规直线加速器,实施放射外科治疗,即 X 刀,拓宽了放射外科的应用范围,作为脉络膜恶性黑色素瘤的治疗手段,适用于肿瘤位于后极或位于赤道后、肿瘤最大径线 <20mm、厚度 <15mm 的患者。治疗时眼球固定是关键。

（4）肿瘤局部切除术:适应证包括:赤道部或赤道前的脉络膜黑色素瘤,直径小于 15mm,高度小于 10~15mm;视盘及黄斑附近的直径小于 2PD 的小肿瘤;无视网膜或玻璃体肿瘤种植;无眼部及全身转移表现;手术眼仍有一定视力;对于独眼患者、年轻患者或肿瘤性质不明确的患者可适当放宽适应证。但手术复杂,并发症较多,应联合巩膜表面敷贴放疗,以减少手术后复发的概率。手术后需密切随访,包括眼部和全身体检,及时辅以其他治疗方法。

（5）眼球摘除手术和眶内容剜出手术:肿瘤直径超过 15mm、累及视神经、无视功能、肿瘤虽不大但患者异常恐惧、其他治疗失败或复发者应考虑眼球摘除手术。肿瘤已侵犯巩膜致眶内蔓延者,则考虑眶内容剜出手术。手术后亦应密切观察,定期进行眼部和全身检查。

（6）联合治疗:影响脉络膜黑色素瘤治疗效果的关键因素包括肿物所在位置及体积大小。近年常采用联合治疗,首选的是联合 TTT 治疗,可以起协同作用。局部切除手术后肿瘤复发率较高,切除的局部板层巩膜中也常有肿瘤细胞浸润,切除组织边缘亦容易残留肿瘤组织,应联合巩膜表面敷贴放射治疗。局部切除的患眼手术区域常有色素组织残留,手术中常联合激光光凝。复发的较小肿瘤也可选择巩膜表面敷贴放射治疗或 TTT 治疗。尽管脉络膜黑色素瘤尚无有效的化学治疗方法,但联合各种免疫治疗和中医药治疗也在观察研究中。脉络膜黑色素瘤易早期发生转移,转移后预后差,有显著的耐药性。基因、免疫疗法尚未成熟。积极探索其转移浸润的发生机制,寻找早期诊断方法和更有效的治疗方法,对于改善患者的生存质量具有十分重要的意义。

6. 典型病例介绍

例 1:患者,男性,31 岁。因右眼前黑影飘动半个月余就诊。否认既往病史。眼科检查:右眼视力 0.05(矫正 1.0);左眼视力 0.1(矫正 0.8)。眼压:右眼 10mmHg,左眼 8mmHg。双眼外眼正常,双眼前节正常,眼底及其他检查如图 13-2-3 所示。

例 2:患者,女性,39 岁,因左眼视力下降 2 个月余就诊。既往体健,否认全身病史。视力:右眼 1.2,左眼 0.1;非接触眼压:右眼 12mmHg,左眼 10mmHg。双外眼未见明显异常,双眼前节未见明显异常,眼底及其他检查如图 13-2-4 所示,临床诊断脉络膜黑色素瘤。

例 3:女性,患者,48 岁。因左眼视物模糊 1 周就诊,否认全身病史。双眼视力:右眼 0.2(矫正 1.0),左眼 0.02(矫正 0.3);双眼眼压正常。双前节未见异常,右眼底未见明显异常,左眼底及其他检查如图 13-2-5 所示。眼 B 超显示左眼视网膜脱离,左眼球内占位性病变,病变内低回声,但"挖空"征(−),临床拟诊为脉络膜黑色素瘤。

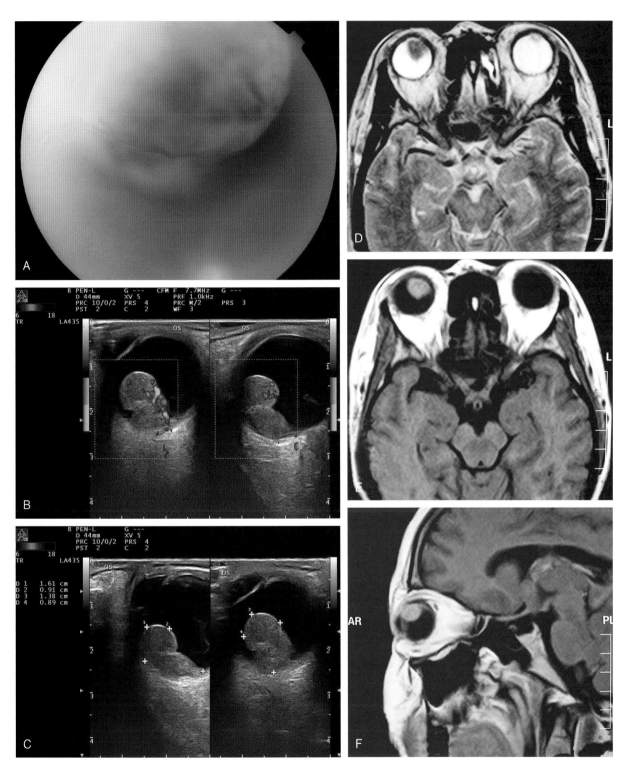

图 13-2-3　脉络膜黑色素瘤

A. 右眼底上方近赤道部可见表面光滑褐色的蘑菇样肿物,表面可见视网膜血管,突向玻璃体腔,边界清晰,未见明显视网膜脱离;B、C.CDFI 显示上方球壁可探及蕈状实性占位病变,"挖空"征(+),脉络膜凹陷(+),病变内血流丰富;D~F.MRI 检查可见上壁鼻侧跨赤道前后可见宽基底蘑菇状肿块影,呈短 T_1 短 T_2 信号,前部呈短 T_1 等 T_2 信号,边界清晰,增强后肿块明显强化,不均匀

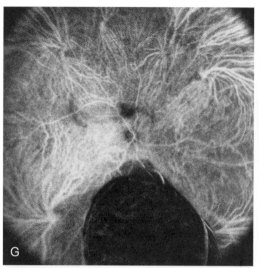

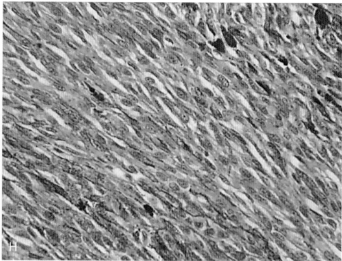

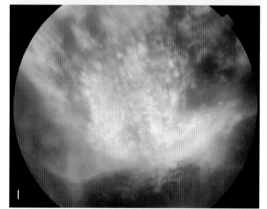

图 13-2-3(续)

G. 150°广角 ICGA 造影显示上方肿物弱荧光,肿物内部网状血管荧光充盈,未见渗漏;H. 在低血压全麻下行肿瘤局部切除术,病理结果:左眼脉络膜黑色素瘤(梭形细胞型),免疫组化:S-100,HMB-45,bcl-2 染色阳性;I. 术后 9 个月随访彩色眼底像,视力 0.1,矫正 0.3,眼压正常,视网膜复位,未见肿瘤复发和转移

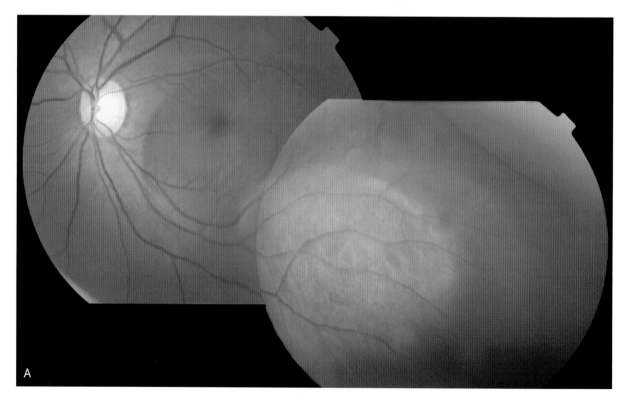

图 13-2-4 脉络膜黑色素细胞瘤

A. 左眼底颞下方血管弓处可见褐色半球形肿物,基底宽边界清晰,周围视网膜脱离累及黄斑

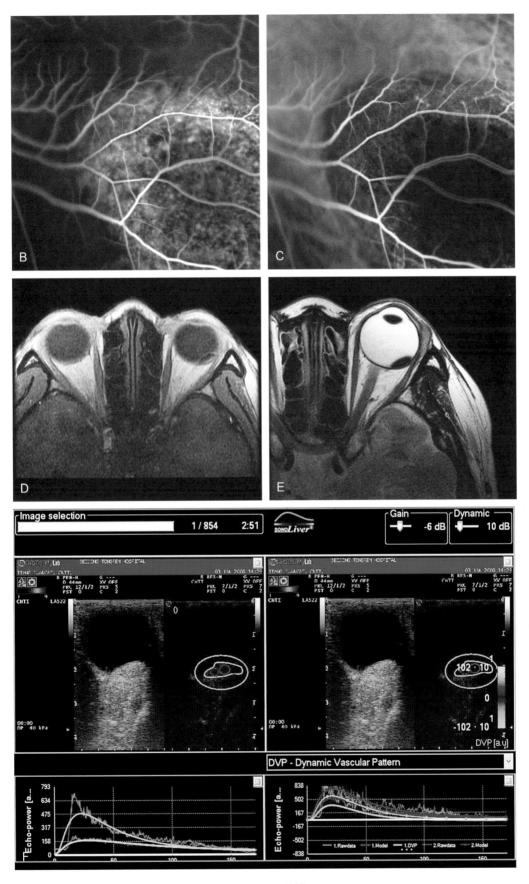

图 13-2-4(续)

B、C.眼底血管造影早期:FFA 显示斑驳状强荧光,ICGA 显示脉络膜遮蔽荧光;D、E.MRI 显示长 T_1 短 T_2 信号,增强后强化不均匀,以边缘强化为主;F.超声造影曲线显示为慢进慢出型曲线

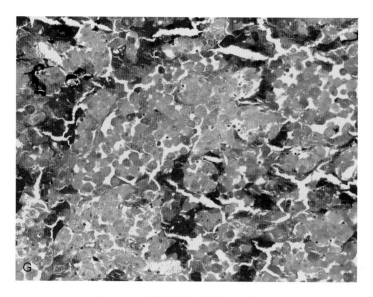

图 13-2-4(续)

G.脉络膜肿瘤局部切除术后病理检查:病理切片脱色素后染色显示脉络膜
黑色素细胞瘤(HE 染色,×10)

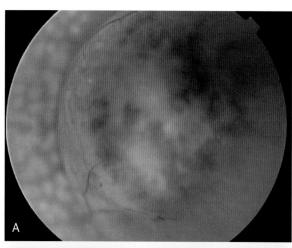

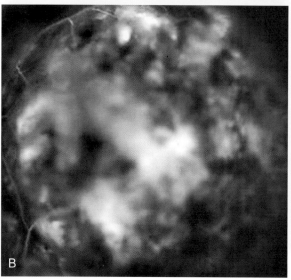

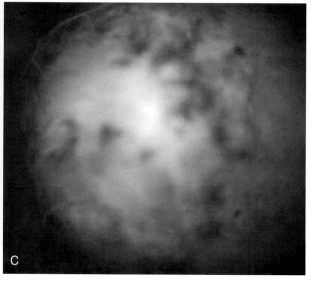

图 13-2-5　脉络膜神经纤维瘤

A.左眼底颞侧脉络膜蘑菇样占位病变,橘黄色,表面有色素,边
界清楚,下方视网膜脱离;B、C.眼底血管造影显示:FFA 早期
出现荧光渗漏伴荧光遮蔽

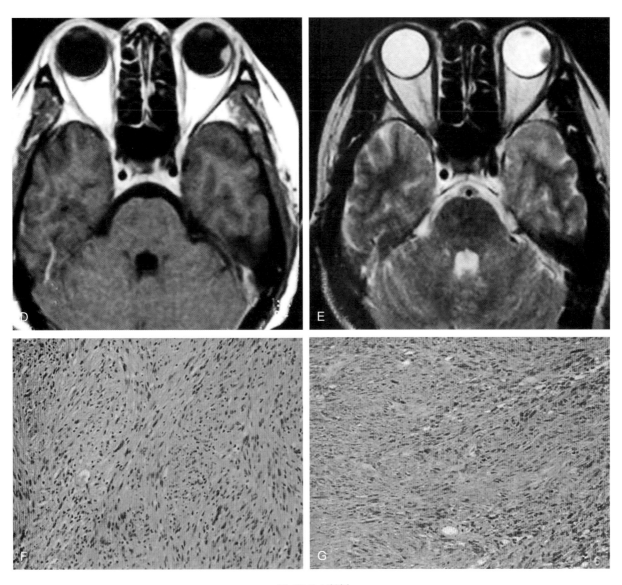

图 13-2-5(续)

D、E. MRI 显示:左眼球颞侧壁蘑菇形肿块影,边界清晰,呈短 T_1 稍长 T_2 信号影;F. 行左眼内肿瘤局部摘除后病理结果显示脉络膜神经纤维瘤(HE 染色,×10);G. 免疫组化结果显示 S-100 呈阳性

7. 误诊原因分析 如果患者并发视网膜下出血,或是临床表现不典型,无色素黑色素瘤容易出现误诊和漏诊,详细的眼底检查和必要的辅助检查有助于病情分析。视网膜脱离患者应做超声检查明确眼底有无占位病变。

8. 经验教训与防范 详细的散瞳眼底检查,尤其是间接检眼镜检查结合多模态超广角眼底成像最为重要。要注重病史询问。辅助检查很重要但要注意假阳性。除眼部检查外,同时应行全面体检,如:胸片、腹部 B 超、肝功检查、妇科检查等,以明确有无眼外蔓延和全身转移。

二、脉络膜转移癌

(一)概述

脉络膜转移癌发生于单眼或双眼,多见于40~70 岁,好发于女性。男性患者原发癌主要为肺、支气管,其次为肾、前列腺。女性则多继发于乳腺癌,其次为肺或支气管癌。患者可有明确的恶性肿瘤或手术治疗史,也有一些患者原发癌始终不明。眼内转移癌可先于原发癌发现。脉络膜血流丰富,血流中的瘤栓多由睫状后短动脉进入脉络膜。

(二) 主要临床表现

早期即有视力减退、闪光感,晚期患者如继发青光眼、视网膜脱离等会出现视野缺损及头痛眼痛等症状。

由于病情发展迅速,眼底短期内可出现较大变化。间接检眼镜检查常见后极部视网膜下一个或多个边界不清的黄白色、宽基底实性肿物,少数也可高度隆起。常伴有视网膜脱离,发展较快,数周后成球形甚至全脱离,具有渗出性视网膜脱离的特点,玻璃体一般很少受累,无明显混浊。肿瘤生长迅速,可出现虹膜睫状体炎及继发性青光眼等症状。若转移癌向眼外扩散,或侵犯巩膜导血管或后部巩膜向球后蔓延导致眼球突出。

1. 血管造影

(1) FFA:早期瘤体呈无脉络膜背景荧光的暗区,以后出现针尖或斑点样荧光,晚期渗漏而有斑驳样强荧光,在肿瘤边缘由许多细点组成较宽的强荧光环带,也是脉络膜转移癌的特征性表现之一。肿物坏死部位始终为弱荧光,坏死部位边缘可见荧光素渗漏。王光璐等将脉络膜转移癌的眼底造影图像分为三种类型:①孤立型:FFA 早期不显荧光,后逐渐显现小点状或斑片状荧光。晚期荧光渗漏逐渐融合成斑驳样荧光,外围有一弱荧光环;②弥漫型:早期在无背景荧光下很快出现点片状荧光渗漏,晚期呈不均匀强荧光,色素块遮挡荧光;③小转移癌灶:FFA 早期均呈弱荧光,晚期呈不强的斑点状荧光,仅较少脉络膜转移癌可见瘤体血管。

(2) ICGA:比 FFA 荧光强度弱而出现较晚。常在 FFA 检查鉴别困难时,可行 ICGA 检查。

2. 超声检查 B 超扫描显示厚薄不一的扁平隆起,宽基底,无蒂。肿瘤内回声较多,强弱分布不均。常有视网膜脱离。

3. CT 眼后节有等密度的隆起或扁平增厚,可有轻度增强。常伴有视网膜下积液。

4. 磁共振(MRI) MRI 检查 T_1/T_2 多为高信号,常伴视网膜脱离。MRI 检查还可显示颅内有无病灶,这对诊断及治疗有一定帮助。

5. 视野检查 早期即可出现实性暗点,视野缺损区域小于视网膜脱离范围。

6. 超声造影 早期病变被造影剂填充并快速达到最大强度,此时造影剂浓度高眶内正常组织,随后病变内造影剂浓度开始快速消退,逐渐低于眶内正常组织直至造影剂完全消失,时间-强度

曲线呈“速升速降”特点。

7. SD-OCT 表现为瘤体表面凹凸不平,瘤体隆起致 RPE 层表面多是粗糙的,且高反射的渗出物质较多,可分布在神经上皮层下及神经上皮层间。脉络膜血管瘤、脉络膜黑色素瘤等其他肿瘤前表面相对光滑。OCTA 中显示外层视网膜血流密度降低,瘤体内无血管网络,在脉络膜黑色素瘤、血管瘤、骨瘤中多会出现致密或不规则的血管网。

(三) 诊断要点

1. 单眼或双眼眼底后极部可见单个或多个宽底,边界不清的,黄白色扁平肿物,肿物本身无色素。

2. 病情进展迅速,眼底变化快,常伴有视网膜脱离。

3. 超声检查可见扁平微隆起宽基底肿物。

4. 视野缺损范围小于视网膜脱离范围。

5. 早期可有眼痛及头痛。

6. 全身体检可发现原发病灶。

(四) 鉴别诊断要点

1. 脉络膜黑色素瘤 眼底检查可见视网膜下隆起棕褐色蘑菇样肿物,B 型超声可探及蘑菇形肿块、“挖空”征及脉络膜凹等特征表现;彩色超声则用于观察肿瘤内部的血流情况;脉络膜黑色素瘤在 MRI 中呈现特征性短 T_1 短 T_2 信号;FFA 及 ICGA 显示瘤体荧光渗漏。肿瘤进行性生长。脉络膜转移癌通常瘤体无色素,进展迅速,可累及双眼。而脉络膜黑色素瘤多为单眼发病。无色素脉络膜黑色素瘤常与此病鉴别困难。

2. 脉络膜结核瘤 较多发于年轻人,为一种慢性肉芽肿,结核瘤为炎性改变,玻璃体可有严重混浊,视网膜水肿,出血,渗出严重。眼底检查常见高隆起黄白色肿物。病变数月后渐渐萎缩,出现白色萎缩斑,旁有色素沉着。脉络膜转移癌较常见于中老年人,玻璃体反应轻,进展迅速,常伴视网膜脱离,隆起度通常不高。

3. 脉络膜骨瘤 脉络膜骨瘤是一种发生在脉络膜的罕见良性肿瘤,最早由 Gass 于 1978 年报告。多发于健康青年女性,以视盘周围的脉络膜出现网状骨质为特点,单侧或双侧发病。CT 检查有特征性改变:眼球后极部眼环上圆形、卵圆形、弧形或半环状光滑锐利的致密影。

4. 脉络膜血管瘤 弥漫型血管瘤在玻璃体内可探及范围较大的平实性病变。孤立性脉络膜血管瘤眼底可见后极部的橘红色实性占位病变,隆起度不高,表面可有色素。超声检查在玻璃体

内可探及扁平或半圆形实性隆起,为均匀的中强回声。彩色多普勒超声频谱分析为高收缩期高舒张期低阻力的动脉型血流。FFA显示瘤体于动脉前期或动脉早期出现不规则网状荧光,至动静脉期呈强荧光,晚期染料渗漏更明显;而ICGA于脉络膜荧光刚开始出现的1~5秒内可清晰显示瘤体由脉络膜血管团所组成,随后荧光素渗漏,呈强荧光灶。通过眼底检查、超声检查、FFA和ICGA检查,有助于鉴别。

(五)治疗原则与进展

脉络膜转移癌主要根据原发病灶的特性制订眼部治疗方案,如定期观察、激光治疗、冷冻、放疗、化疗、内分泌治疗及手术治疗。如仅有脉络膜而无身体其他处的转移灶,原发肿瘤又无复发,全身情况良好,可摘除患眼。已有继发性青光眼且失明,药物治疗无效疼痛难忍者也可摘除眼球以解除症状。

(六)典型病例介绍

例1:患者,男性,53岁。因左眼视力突然下降伴色觉异常1个月余就诊。有糖尿病史15年,慢性支气管炎病史10年,双眼糖尿病性视网膜病变史1年,双眼PRP各2次。发病前有剧烈咳嗽史及头痛史。内科诊断为支气管炎急性发作行抗炎处理。眼部发病后在当地应用糖皮质激素治疗无效。视力:右眼0.5,左眼0.05;非接触眼压:右眼19mmHg,左眼15mmHg。双外眼未见明显异常,双眼前节未见明显异常,眼底及其他检查结果如图13-2-6所示。

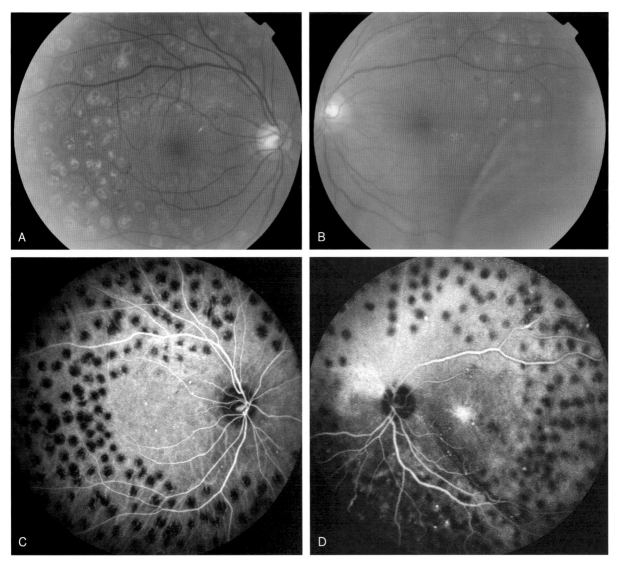

图13-2-6 脉络膜转移癌

A、B.右眼底可见全视网膜光凝斑,未见视网膜脱离及裂孔。左眼底玻璃体清亮,视网膜脱离,视网膜下液清亮、移动性大;C、D.眼底吲哚青绿血管造影显示:左眼视网膜脱离,双眼糖尿病性视网膜病变(激光后)

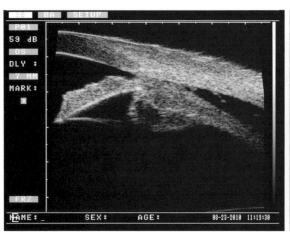

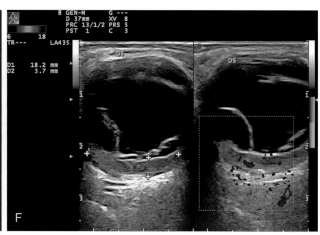

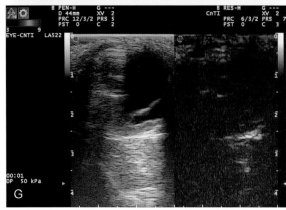

图 13-2-6（续）

E. 2 个月后，左眼视网膜下液增多，UBM 显示左眼睫状体上腔渗漏；F、G. CDI 显示：左眼球内实性病变，不除外转移病灶，继发视网膜脱离。超声造影显示：视盘鼻侧球壁回声局限性隆起，内可探及血流信号，8′显影，球壁回声被造影剂填充，呈快进快出型

进一步行胸部 CT 检查：显示左肺尖及左肺门小结节影，性质待定，双肺陈旧性病变。患者数日后出现声音嘶哑，耳鼻喉科会诊诊断为左侧声带固定，喉返神经麻痹。最终确诊为左侧肺尖部肿瘤，左眼脉络膜转移癌。

例 2：患者，女性，37 岁。因左眼前视物遮挡感 5 个月就诊，8 个月前有左眼部外伤史。既往史：乙肝表面抗原阳性 20 年，否认糖尿病，高血压，无手术外伤史，否认肺病史。28 岁顺产一子，母乳喂养。全身体检：乳腺增生，胸片未见异常。右眼视力 0.3（矫正 0.9），左眼视力光感；眼压：右眼 14mmHg，左眼 10mmHg。双前节未见异常，右眼底未见明显异常，左眼底及其他检查结果如图 13-2-7 所示，眼 B 超显示左眼视网膜脱离，左眼球内占位性病变。临床怀疑脉络膜转移癌。全身检查未发现异常。

（七）误诊原因分析

以眼部症状为首发无全身病史者很容易误诊。无色素脉络膜黑色素瘤以及一些少见的良性肿瘤与此病有时难以鉴别，易引起误诊或漏诊。玻璃体活检及全身检查有助诊断。

（八）经验教训与防范

详细询问既往史，是否有恶性肿瘤史。患者视力下降迅速，伴头痛眼痛者，要详查眼底及全身情况。渗出性视网膜脱离的患者需注意行 B 超检查，以防漏诊。

三、脉络膜骨瘤

（一）概述

脉络膜骨瘤（choriod osteoma）又称为脉络膜骨性迷芽瘤。病因不明。多见于 20~30 岁的健康女性青年，单眼发病多见，也可见双眼发病，在双眼病例中有多个家系报道，呈现出遗传倾向。因肿瘤生长呈相对静止性，所以临床就诊年龄明显晚于肿瘤发生年龄，也有在体检时发现。

组织病理学显示脉络膜骨瘤由致密的骨小梁及衬以内皮细胞的大血窦和毛细血管所组成，可见大量的成骨细胞、骨细胞和破骨细胞。骨小梁间的髓腔可见疏松的纤维血管成分、肥大细胞和泡沫间质细胞。脉络膜毛细血管变薄或消失，Bruch 膜上可见聚集的含色素颗粒的噬黑色素细胞。

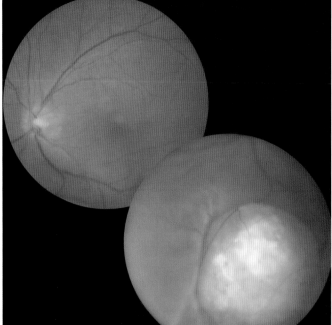

图 13-2-7 脉络膜占位病变
A. 左眼底下方视网膜脱离,下方脉络膜球形占位病变,无色素,黄白色,边界清楚。B、C. 眼底血管造影显示:FFA 及 ICGA 早期为弱荧光占位病变;D、E. 晚期荧光渗漏

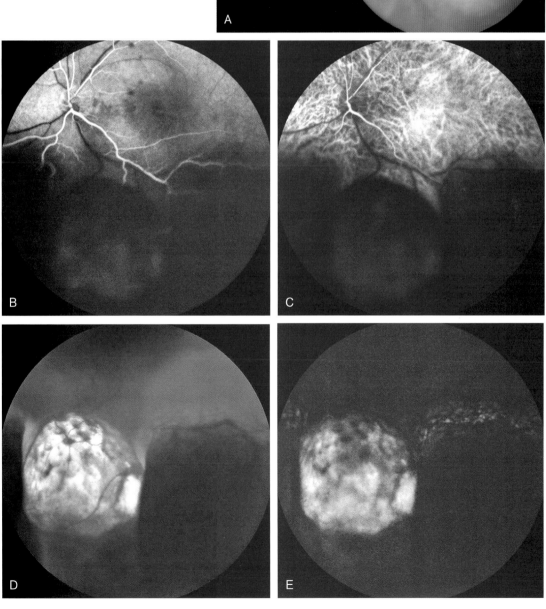

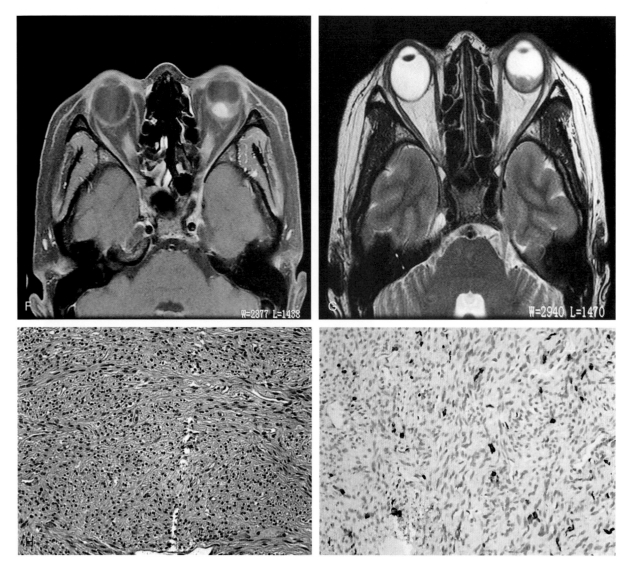

图 13-2-7(续)

F、G. MRI 显示:左眼球后壁圆形肿块影,边界清晰,呈等 T_1 等 T_2 信号影,增强后明显均匀强化。H. 行左眼诊断性玻璃体手术,病理结果显示脉络膜神经鞘瘤(HE 染色,×10);I. 免疫组化结果显示 S-100 呈强阳性

(二) 主要临床表现

1. 症状 本病发展缓慢,早期患者一般无自觉症状,随着肿瘤增大,视网膜下新生血管形成,可伴有出血或视网膜下液。如果发生在黄斑区域,可有急性中心视力下降、视物变形、视力预后不良。慢性的视力障碍多为肿瘤表面的视网膜变性所致。

2. 体征 眼底检查见肿瘤主要位于后极部,多呈扁平状生长,边界清楚并常有圆钝的伪足状突出,发病时间较长的肿瘤可呈丘陵状隆起但表面平滑。瘤体呈黄白色或橙红色,近似圆形或椭圆形,也可呈扇形或地图状(图 13-2-8,图 13-2-9)。双眼发病者病变多为对称分布,部分可

不对称或先后发病。瘤体的表面可见散在的色素斑块。肿瘤视网膜血管除随肿瘤表面形状起伏走行以外,有时可见由肿瘤深部发出短的血管分支在瘤体表面所形成的蜘蛛状血管丛,这些血管丛并不引起出血和渗出。有些病例可于黄斑中心凹附近发生脉络膜新生血管膜,可引起视网膜下出血及渗出。

3. 特殊检查

(1) 血管造影

1)FFA:早期病变处呈斑片状强荧光,且逐渐增强。晚期为弥漫性荧光染色。如有新生血管形成,早期可见网状荧光渗漏。如有出血或色素沉着,则为荧光遮蔽。

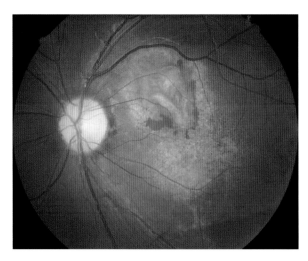

图 13-2-8 脉络膜骨瘤
后极部可见黄白色、扁平、边界清楚的病灶,黄斑中心凹附近脉络膜新生血管膜形成

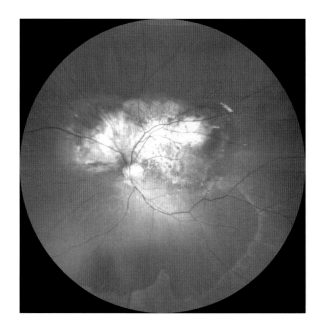

图 13-2-9 脉络膜骨瘤
超广角光学眼底彩照,可见病灶全貌,后极部黄白色、扁平、边界清楚的病灶,病灶表面可见色素斑块

2)ICGA:早期为弱荧光,周围脉络膜血管迂曲,晚期常见持续弱荧光。

(2)超声检查:B 型超声检查可见肿瘤的强反射,并且大部分形成回声,球后大部分软组织被遮挡。降低增益至眼内其他组织回声消失,但肿瘤回声仍然存在。

(3)CT:CT 扫描脉络膜骨瘤呈现与眶骨一致的高密度影像。眼球后极部眼环上圆形、卵圆形、弧形或半环状光滑锐利的致密影,既不突向玻璃

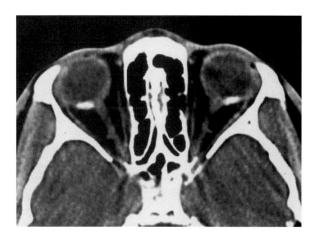

图 13-2-10 脉络膜骨瘤
CT 显示双眼脉络膜骨瘤患者后极部眼环弧形致密影

体,也不向球后发展(图 13-2-10)。

(4)OCT 检查:可发现脉络膜骨瘤脱钙及钙化的高反射、外层视网膜小管结构、局限性脉络膜凹陷等特征表现。SS-OCT 图像中瘤体可呈现特征性的海绵状、丝瓜络样、板层样、混合型以及不规则样五种外观,伴有瘤体内特有的强反射板层线、水平线和弱反射管腔(图 13-2-11)。

(5)OCTA 检查:可发现脉络膜骨瘤伴 CNV。血管形态表现为主干血管及缠结簇样结构的海扇状血管网(SFVNs)。

(三)诊断要点

1. 多见于年轻女性,单眼多见,发病缓慢。

2. 眼底后极部可见较扁平的黄白色或橙红色的地图状或类圆形肿物,周边可见伪足,表面呈丘陵状起伏,可有色素沉着。

3. 超声检查显示肿瘤的强反射,降低增益肿瘤回声仍然存在。

4. CT 扫描检查呈现眼球后极部圆形、卵圆形、弧形或半环状光滑锐利的与眶骨一致的致密影。

5. 眼底造影可见瘤体强荧光并逐渐增强,并发新生血管时可有荧光渗漏。

6. OCT 及 OCTA 可见一些特异性改变。

(四)鉴别诊断要点

1. 脉络膜黑色素瘤 脉络膜黑色素瘤多见于中老年人,肿瘤进行性生长,眼底检查可见视网膜下隆起棕褐色蘑菇样肿物,B 型超声可探及蘑菇形肿块、"挖空"征及脉络膜凹等特征表现;脉络膜黑色素瘤在 MRI 中呈现特征性短 T_1 短 T_2 信号,但在 CT 中无骨性改变;FFA 及 ICGA 显示瘤

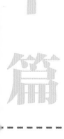

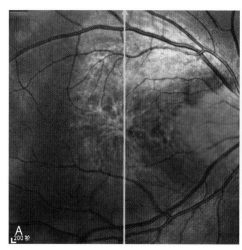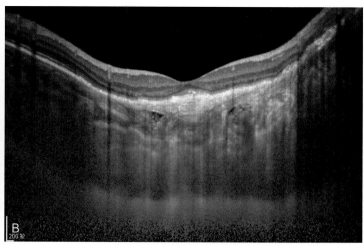

图 13-2-11　脉络膜骨瘤

(左图)炫彩眼底像(A)和(右图)OCT(B):可见脉络膜增厚,病灶夹杂点状强反射和窦腔样改变,RPE 增殖

体荧光渗漏。无色素性或少色素性脉络膜黑色素瘤易与本病混淆。

2. 脉络膜转移癌　孤立或多发的扁平状隆起,边界不规则,形态多样,多为黄色或黄白色,瘤体上方视网膜水肿,多伴有视网膜脱离,进展迅速,可双眼发病,全身体检时有时可发现原发病灶。

3. 脉络膜血管瘤　孤立性脉络膜血管瘤眼底可见后极部的橘红色实性占位病变,隆起度不高,表面可有色素。超声检查在玻璃体内可探及扁平或半圆形实性隆起,为均匀的中强回声。彩色多普勒超声频谱分析为高收缩期高舒张期低阻力的动脉型血流。FFA 显示瘤体于动脉前期或动脉早期出现不规则网状荧光,至动静脉期呈强荧光,晚期染料渗漏更明显;而 ICGA 于脉络膜荧光刚开始出现的 1~5 秒内可清晰显示瘤体由脉络膜血管团组成,随后荧光素渗漏,呈强荧光灶。通过眼底检查、超声检查、FFA 和 ICGA 检查,有助于鉴别。注意脉络膜血管瘤钙化时与脉络膜骨瘤的鉴别。

4. 巩膜脉络膜钙化　临床表现为轻度隆起的眼底黄白色地图状病灶,CT 及超声波检查可见与脉络膜骨瘤相同的影像。但巩膜脉络膜钙化多见于中老年患者,病灶多位于周边部眼底,表面有时呈现火山岩状隆起。患者可伴有以低钾性代谢性碱中毒为特征的常染色体隐性遗传性综合征。

5. 眼内骨化　脉络膜骨瘤只发生在脉络膜。眼内骨化除了脉络膜,眼部其他部位也可有骨化。常发生在由外伤、炎症或先天性发育异常等原因

所致的长期萎缩眼内,CT 和超声波检查可见与脉络膜骨瘤相同眼内骨质影像,常因并发性白内障或其他的眼前节异常而无法查见眼底,影像学检查眼轴可短于正常眼,视力丧失及病史有助于鉴别诊断。

(五)治疗原则与进展

无症状的脉络膜骨瘤以临床观察为主。若并发视网膜下新生血管膜且位于中心凹附近时,激光光凝治疗多影响视力,可考虑光动力疗法治疗。VEGF 参与脉络膜骨瘤的发生和生长,抗 VEGF 治疗可以抑制脉络膜骨瘤的生长,提高视力。

(六)误诊原因分析

无色素脉络膜黑色素瘤,钙化的脉络膜血管瘤需与此病鉴别。脉络膜肉芽肿、视网膜下出血、黄斑变性等病,可有相似临床表现,但超声检查及 CT、OCT、OCTA 有助于鉴别。注意询问病史及患者性别年龄。

(七)经验教训与防范

此病发病缓慢,一旦并发黄斑区域视网膜下新生血管,视力预后不佳。定期随访很有必要。对于青壮年体检也应检查眼底。视网膜下新生血管病因较多,注意多留意病史及警惕漏诊。

四、脉络膜血管瘤

(一)概述

脉络膜血管瘤(hemangioma of choroid)分弥漫性和孤立性两种。属先天性血管畸形所形成的错构瘤。弥漫性病变,如 Sturge-Weber 综合征,可分布整个葡萄膜组织及眼外其他组织(颅脑、颜面

部）。孤立性病变多位于后极部,病变主要占据脉络膜大中血管层,多见于青年人,单眼发病,男性多于女性。瘤体可突破 Bruch 膜,病程长者瘤体表面色素上皮化生为纤维组织甚至骨化。瘤体附近可见视网膜变性甚至形成视网膜劈裂,后期几乎均伴有渗出性视网膜脱离。

（二）主要临床表现

1. 弥漫性脉络膜血管瘤 因常有眼外表现,多较早发现眼底改变。颜面部及皮肤血管瘤多沿一侧三叉神经分布,少数患者双侧分布,部分有脑部多发血管瘤。典型患者眼底后极部表现为广泛脉络膜增厚,呈紫红色,视网膜及脉络膜血管多扩张扭曲。病变后期引起并发性白内障、虹膜红变、青光眼、视神经萎缩等。

2. 孤立性脉络膜血管瘤 常见症状为视力下降、视物变形及视野缺损。眼底检查瘤体多位于后极部,肿瘤呈橘红色隆起,边界清楚,瘤体表面可有色素沉着(图 13-2-12)。早期渗出性视网膜脱离多局限于肿瘤附近,后期视网膜广泛脱离,坐位即可见下方视网膜明显隆起,甚至达晶状体后。邻近视盘的肿瘤能引起视神经缺血性改变。

3. 特殊检查

（1）血管造影

1）FFA:动脉前期或动脉早期出现不规则网状荧光,动静脉期荧光迅速渗漏融合扩大,并继续增加荧光或荧光亮点,持续至晚期不退。

2）ICGA:是目前对脉络膜血管瘤最具诊断价值的检查,于脉络膜荧光刚开始出现的 1~5 秒内可清晰显示瘤体由脉络膜血管团组成,可以清晰看到肿瘤的供应血管为睫状后短动脉,随后荧光素渗漏,呈强荧光灶。肿瘤远端脉络膜局限性缺血,以及后期特征性的染料自瘤体内快速清除。

（2）超声检查:超声检查在玻璃体内可探及扁平或半圆形实性隆起,为均匀的中强回声,没有脉络膜凹和"挖空"征(图 13-2-13)。彩色多普勒超声频谱分析为高收缩期高舒张期低阻力的动脉型血流。超声造影显示强度参数 IMAX 较高,而时间参数 RT、TTP、mTT 均低于恶性肿瘤。

（3）CT 及磁共振（MRI）:提示占位病变。CT 检查往往显示后壁局限性增厚,眼环上界线不清的密度略高的肿块,向内侧隆起,增强明显。MRI 则显示 T_1WI 低信号,T_2WI 高信号,增强扫描可显示脉络膜血管瘤的增强。

（4）弥漫性脉络膜血管瘤 OCT 最常见特征是瘤体部位脉络膜毛细血管呈蜂窝状外观,视网膜下液、光感受器外节和外丛状层异常明显。OCTA 对弥漫性血管瘤的血流形态观察发现,在血管瘤内部存在暗区,周围有血管拱廊。可用于评估血管特征,监测治疗后的病情变化。孤立性脉络膜血管瘤 OCT 最常见特征为脉络膜血管形态的

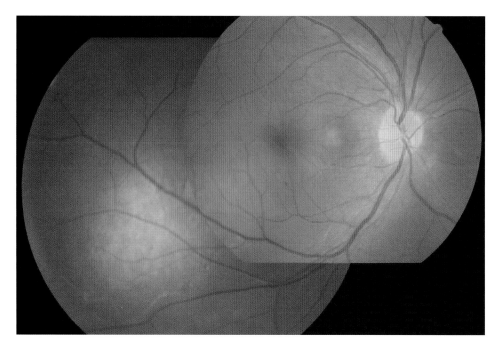

图 13-2-12　脉络膜血管瘤
瘤体位于右眼后极部,呈橘红色隆起,边界清楚

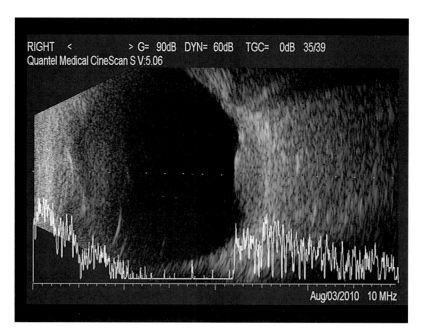

图 13-2-13 脉络膜血管瘤
B 超显示玻璃体内可探及扁平实性隆起

消失,脉络膜厚度增加和巩膜脉络膜界面消失。OCTA 发现活动性肿瘤中较深脉络膜血管常出现球棒状外观,而相对静止的肿瘤脉络膜深层则出现信号空洞区域。

(三) 诊断要点

1. 弥漫性脉络膜血管瘤伴颜面血管瘤诊断容易,注意详细检查眼底及头颅。

2. 孤立性血管瘤瘤体多位于后极部,肿瘤呈橘红色隆起,边界清楚,瘤体表面可有色素沉着。

3. FFA 及 ICGA 有特征性改变。

4. 超声检查可见扁平或半圆形实性隆起,为均匀的中强回声。彩色多普勒超声频谱分析为高收缩期高舒张期低阻力的动脉型血流。

(四) 鉴别诊断要点

孤立性脉络膜血管瘤需与其他眼内占位病变或变性疾病鉴别。

1. 脉络膜黑色素瘤 肿瘤进行性生长。眼底检查可见视网膜下隆起棕褐色蘑菇样肿物,B型超声可探及蘑菇形肿块、"挖空"征及脉络膜凹等特征表现;彩色超声则用于观察肿瘤内部的血流情况;脉络膜黑色素瘤在 MRI 中呈现特征性短 T_1 短 T_2 信号;FFA 及 ICGA 显示瘤体荧光渗漏。

2. 视网膜下出血 患者可有外伤史或大量饮酒史,FFA 检查出血块会遮蔽脉络膜荧光。对于渗出性黄斑变性的网膜下出血,OCT 及荧光素眼底血管造影可证实视网膜下新生血管膜。

3. 脉络膜骨瘤 脉络膜骨瘤是一种发生在脉络膜的罕见的良性肿瘤,最早由 Gass 于 1978 年正式报告。多发于健康青年女性,以视盘周围的脉络膜出现网状骨质为特点,单侧或双侧发病。CT 检查有特征性改变:眼球后极部眼环上圆形、卵圆形、弧形或半环状光滑锐利的致密影。

4. 脉络膜转移癌 孤立或多发的扁平状隆起,边界不规则,形态多样,多为黄色或黄白色,瘤体上方视网膜水肿,多伴有视网膜脱离,进展迅速,可双眼发病,全身体检时有时可发现原发病灶。

(五) 治疗原则与进展

1. 弥漫性脉络膜血管瘤 若无视网膜脱离可定期观察,若出现视网膜脱离时,可试行光凝和外冷冻。有文献报道广泛视网膜脱离时可切开后巩膜,电凝脉络膜后穿刺放出视网膜下液,眼内注入平衡液或气体维持眼压,再行激光或冷凝治疗,但这一过程易发生脉络膜脱离。

2. 孤立性脉络膜血管瘤

(1) 定期观察:无任何症状时,定期检查眼底。

(2) 激光光凝:氩激光光凝是目前应用最广泛的方法。光凝并非为了摧毁整个瘤体,主要目的是封闭瘤体表面的渗漏血管。光凝应依瘤体部位、大小和伴随视网膜脱离高度不同而个性化。若伴高度视网膜脱离,无法辨清瘤体或无法产生光凝反应,可切开巩膜放出视网膜下液,也可选择玻璃体手术,通过眼内彻底引流视网膜下液,眼内光凝瘤体,硅油填充以利于术后的继续光凝治疗。而这些治疗均可造成治疗部位视网膜的萎缩及明显瘢痕形成,对黄斑区,特别是黄斑中心凹部位的脉络膜血管瘤会造成明显的视力损害。

(3)经瞳孔温热疗法(TTT)和光动力治疗(PDT):位于视盘周围和黄斑下瘤体,激光、电凝、冷冻等传统治疗方法操作困难,且易严重损伤黄斑和视神经。TTT的激光波长为红外波段,比普通激光具有更好的穿透能力,同时,因为它使局部组织升温明显低于激光光凝的效果,对肿瘤周围组织的影响相对较小(图13-2-14,图13-2-15),但

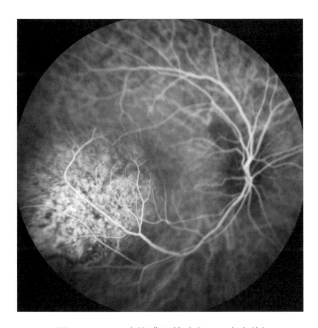

图 13-2-14　脉络膜血管瘤(TTT 治疗前)

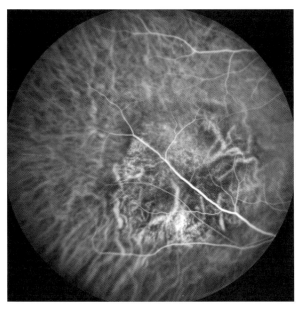

图 13-2-15　脉络膜血管瘤(TTT 治疗后)

对于中心凹下肿瘤,仍然会对中心视力造成损伤。PDT疗法利用光化学原理对脉络膜新生血管的内皮细胞进行有选择的破坏,而对正常视网膜血管及神经感觉层结构无损害。临床上可选择两种治疗方法联用,可以降低TTT治疗对局部正常视网膜组织的损害,还能减少单一PDT治疗给患者带来的沉重经济负担,各发挥其优点,可使瘤体萎缩并保存或提高视力。

(4)放疗:局部低剂量的外敷贴和光热辐射、质子束辐射也可作为治疗首选,来促使视网膜下液吸收和瘤体的萎缩。此外也有使用伽马刀放射技术治疗脉络膜血管瘤的个案报道。但远期效果仍然不明,可能出现一些并发症如放射性视网膜病变、视神经病变及白内障。

(5)眼内注射药物:近年来,玻璃体腔注射抗血管生成因子药物,能有效治疗眼底新生血管疾病。有文献报道PDT联合玻璃体注药治疗脉络膜血管瘤,无明显副作用,视网膜平复,视力恢复显著。

(6)手术治疗:瘤体较大,视网膜脱离广泛者,可能需要视网膜放液或是玻璃体手术复位视网膜;若继发青光眼者,少数患者因无法控制的高眼压而最终失明,摘除眼球。

(六)典型病例介绍

患者,女性,46岁,因无意发现右眼下方固定黑影4个月余就诊。双眼视力:右眼1.0,左眼1.5,双前节未见异常,右眼底视盘边界清,色淡红。视盘正上方可见淡红色球形占位病变,有色素,边界清晰,周围浅视网膜脱离(图13-2-16A)。占位病变表面光滑,无破溃,出血。下方视网膜脱离,随体位变动。未见视网膜裂孔。左眼底未见明显异常。诊断为右眼脉络膜血管瘤。患者曾于外院行TTT治疗2次,治疗10天后瘤体明显扩大。FFA显示:视盘上方11点~1点球形占位病变,早期可见瘤体脉络膜视网膜双循环,造影始终色素样遮蔽荧光伴多处荧光渗漏。瘤体内血运丰富(图13-2-16B)。ICGA:可见粗大不规则脉络膜血管增生,造影始终色素样遮蔽荧光,晚期染料积存(图13-2-16C)。CDI:右视盘上方半球形占位病变,界清,大小10.4mm×7.1mm,内回声均匀,未见"挖空"征及脉络膜凹陷,病变区域可见明确血流信号,周边可见带状回声(图13-2-16D)。超声造影显示:右眼占位性病变,病变中可见造影剂填充。造影曲线为"快进快出"型,性质符合脉络膜黑色

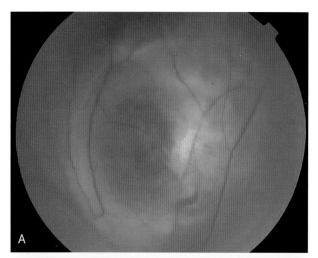

图 13-2-16　脉络膜黑色素瘤
A. 视盘正上方可见淡红色球形占位病变,有色素,边界清晰,
周围浅视网膜脱离;B. FFA 显示:视盘上方 11 点~1 点球形
占位病变,早期可见瘤体脉络膜视网膜双循环,造影始终色
素样遮蔽荧光伴多处荧光渗漏。瘤体内血运丰富;C. ICGA:
可见粗大不规则脉络膜血管增生,造影始终色素样遮蔽荧
光,晚期染料积存

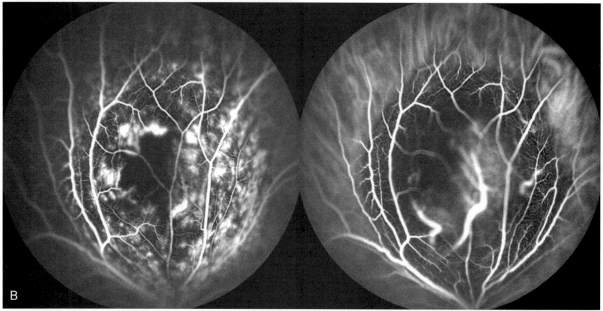

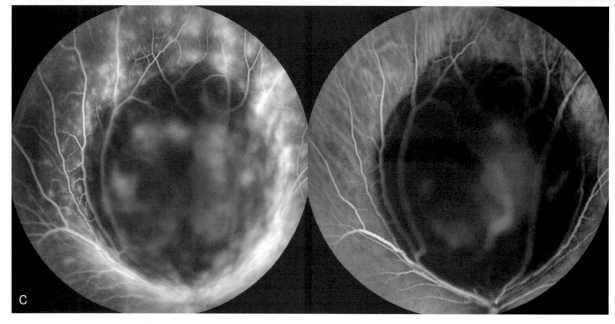

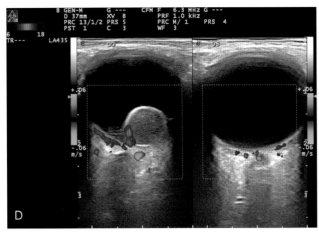
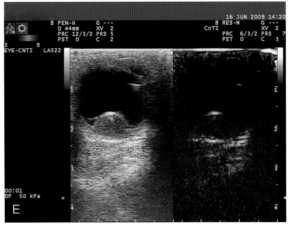

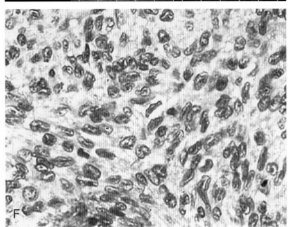

图 13-2-16(续)

D. CDI：右视盘上方半球形占位病变，界清，大小 10.4mm×
7.1mm，内回声均匀，未见"挖空"征及脉络膜凹陷，病变区域可
见明确血流信号，周边可见带状回声；E. 超声造影显示：右眼
占位性病变，病变中可见造影剂填充。造影曲线为快进快出
型，性质符合脉络膜黑色素瘤表现特征；F. 行右眼球摘除后
病理结果显示脉络膜黑色素瘤（HE 染色，×10）

素瘤表现特征（图 13-2-16E）。MRI 显示：右眼球
后上壁类圆形肿块影，约 0.9cm×1.0cm×0.7cm，
边界清晰，呈短 T_1 等 T_2 信号影，视盘上缘累及，
增强后中高度强化，考虑脉络膜黑色素瘤。行右
眼球摘除后病理结果显示脉络膜黑色素瘤（图
13-2-16F）。

（七）误诊原因分析

无色素脉络膜黑色素瘤、脉络膜骨瘤有时
与此病有时难以鉴别，易引起误诊，如以上病
例。脉络膜血管瘤生长缓慢，如果缺乏其他系
统或其他眼部表现，更是不易被发现，家长往往
在患儿因视功能受损或出现失用性外斜视时才
到医院就诊，并且由于血管瘤的颜色和正常眼
底非常接近，如果隆起度不高，则检查时也很容
易被忽视，要定期随访，对比对侧眼的眼底颜
色，必要时行眼底造影检查等辅助检查以明确
诊断。

（八）经验教训与防范

详细检查眼底及全身情况。渗出性视网膜脱
离的患者需注意行 B 超检查，以防漏诊。特别是

瘤体在眼底周边或是扁平小的肿瘤，容易漏诊或
误诊。

（康媚霞　魏文斌）

第三节　错构瘤

一、von Hippel 病

（一）概述

1904 年，德国眼科专家 von Hippel 报道了
一种少见疾病——视网膜毛细血管瘤，并将该病
命名为 von Hippel 病。1926 年，瑞典病理学家
Lindau 发现该病可以合并小脑血管瘤性囊肿，大
约 20% 的患者有中枢神经系统症状。因此，现将
孤立视网膜毛细血管瘤称为 von Hippel 病，而伴
有小脑的血管母细胞瘤及其他内脏组织异常的
视网膜毛细血管瘤称为 von Hippel Lindau 综合
征，后者为一种常染色体显性遗传性疾病，是由
于 *VHL* 抑制基因（其位点为第 3p25-p26）突变导
致。von Hippel 病多见于 10~30 岁的青少年，男

女均可受累,单眼或双眼发病,双眼发病者达到30%~50%,是眼内良性病灶,来源于视网膜神经感光组织或视神经的内皮和胶质细胞成分。

(二) 主要临床表现

早期瘤体可独立存在于视网膜周边部,仅为微血管瘤样的红色病灶。无明显异常临床症状,甚至检眼镜下难以辨认,通过 FFA 检查特别是广角 FFA 可早期发现。

随着瘤体的增长,眼底检查可见到的典型表现为迂曲扩张的滋养动脉及回流静脉,和与之相连的橘红色瘤体(类似"红太阳"改变)。

由于视网膜血管瘤和其周围的视网膜血管内皮屏障功能障碍,主要引发出血、脂性渗出、渗出性视网膜脱离等病理改变。少数患者可发生瘤体周围增生膜改变甚至继发牵拉性视网膜脱离,极少数可见视网膜裂孔。患者随之出现不同程度的视野缺损、视力下降、视物变形等症状。病变持续发展,晚期可导致继发性青光眼、并发性白内障、葡萄膜炎等并发症。

FFA 检查动脉期滋养动脉及瘤体荧光素迅速充盈,回流静脉出现层流时间较视网膜其他静脉回流早。瘤体始终呈强荧光,后期可有荧光素渗漏。即使是渗出性视网膜脱离明显,检眼镜下仅能看见迂曲粗大的滋养血管,血管瘤已被"掩盖",造影时仍可看见渗出液下的强荧光聚集区。同时,由于瘤体周围可合并视网膜微血管瘤及毛细血管扩张,随造影时间延长,也可发生荧光素渗漏,形成瘤体周围强荧光区。造影时间继续延长,瘤体内聚积的荧光素可发生"冲洗"现象。部分病例瘤体周围可有无灌注区或出血性荧光遮蔽区。

OCT 检查表现为瘤体表面与其直径接近的隆起光带,内层视网膜增厚,其后视网膜组织光反射被遮挡,呈低反射暗区。同时合并渗出性视网膜脱离时,脱离区内也呈神经上皮层隆起的低反射暗区。当视网膜血管瘤位于后极部时,OCTA 可以显示视网膜不同层面毛细网,并分析血流灌注情况,在肿瘤治疗随诊过程中,尤其是抗 VEGF 治疗后,可以早期提供治疗后血管网灌注降低的征象。

超声检查作为眼内肿瘤的重要检查手段,尤其在屈光间质混浊时可以探查肿瘤的范围和体积大小,B 超显示瘤体部位为边界清晰视网膜病灶,不累及脉络膜,A 超探及强回声。合并颅内病变时,头颅 CT 或 MRI 检查有助于诊断。

(三) 诊断要点

1. 眼底可见粗大迂曲的滋养血管和引流血管与周边部视网膜橘红色的球形瘤体相连,周围及黄斑区有渗出、水肿。瘤体较大者可伴有渗出性视网膜脱离。

2. FFA 检查显示快速而明显的供养动脉及回流静脉的充盈,后期可见瘤体荧光着染及明显的荧光渗漏。

3. 眼部诊断发现孤立视网膜血管瘤存在时,尤其是年轻患者,要警惕 VHL 病,需进行排查。

(四) 鉴别诊断要点

视网膜血管瘤由于其特征性的滋养血管与瘤体诊断并不困难,但有时由于瘤体较小或者渗出性视网膜脱离掩盖瘤体及粗大迂曲的血管时,容易误诊为其他视网膜疾病。

1. **视网膜血管增生性肿瘤** 孤立的视网膜血管瘤在未明确 VHL 诊断之前和血管增生性肿瘤不易鉴别,后者多发于中老年人,瘤体粗大迂曲的滋养血管不明显,肿瘤边界不如视网膜血管瘤清晰,伴发视网膜下渗出较多。

2. **视网膜大动脉瘤** 多发于患有高血压等心血管疾患的老年患者,为第 3 分支以前的视网膜动脉壁膨出,而非实性瘤体,其周围有渗出及出血。

3. **渗出性视网膜脱离** 由明显的其他视网膜和脉络膜疾病引起。无粗大迂曲的滋养血管及红色瘤体。

4. **Coats 病** 当视网膜血管瘤患者渗出较多时,可误诊为 Coats 病。Coats 病也可引起严重的视网膜渗出及视网膜脱离,但无粗大迂曲的滋养血管及红色瘤体。多为单眼发病,男性儿童多见。

5. **视网膜蔓状血管瘤** 也可见粗大的动脉血管从视盘发出,在视网膜内迂曲蜿蜒与静脉吻合后,形成粗大静脉回到视盘,但两者之间无红色瘤体存在。

6. **视网膜母细胞瘤** 视网膜母细胞瘤可出现粗大迂曲的视网膜血管及浆液性视网膜脱离,但视网膜肿瘤为白色,且多见于婴幼儿。

(五) 治疗原则与进展

视网膜血管瘤的治疗应当依据肿瘤大小、位置、视网膜下液体持续时间或者有无视网膜牵引及视力下降来决定治疗方案。对于小的视网膜血管瘤(<500μm)无渗出及视网膜下液存在并且视

力不受影响的患者,尤其位于视盘旁的视网膜血管瘤,自然病程相当稳定,可观察。

大的视网膜血管瘤随时间推移而增长,出现各种并发症,因此,早期发现,早期破坏血管瘤,控制其发生发展是关键。瘤体较小时,可行激光直接光凝血管瘤,治疗后瘤体萎缩机化,滋养血管闭塞。从瘤体成分血红蛋白的吸收光谱而言,氩黄光应用较多。当瘤体大于 1 个视盘直径(>1 500μm),可先激光光凝滋养动脉,减少瘤体血供量,但因血管粗大不易封闭,此法封闭肿瘤有难度。激光光凝肿瘤有瘤体出血的风险,但一般不会导致严重的玻璃体积血。激光治疗后的随诊中,可根据肿瘤的变化和 FFA 的渗漏情况反复多次进行。

当渗出性视网膜脱离较高或者瘤体较大者,特别是瘤体表面有出血及纤维化组织的患者,激光光凝效果较差,需要联合手术放液或者巩膜外冷冻等其他的治疗方式。近年来,光动力疗法治疗视网膜血管瘤取得了一定的疗效,光动力可导致血管闭塞从而瘤体缩小。如果肿瘤较大(>4mm),激光光凝或者冷冻效果不显著,可应用放射敷贴疗法或者低剂量射线外照射放疗。对于伴有孔源性视网膜脱离或者牵拉性视网膜脱离的患者,可行玻璃体手术。

抗 VEGF 药物可以通过减轻视网膜内层的出血和水肿使血管瘤体和滋养动脉体积缩小,临床上已证实抗 VEGF 治疗能促进视网膜血管瘤继发出血和渗出的吸收,进而改善视功能。激光联合抗 VEGF 药物还可以治疗后极部视网膜血管瘤继发黄斑水肿。目前新的治疗方向是针对阻断 HIF(缺氧诱导因子,hypoxia-inducible factor)的调控通路有望改善 VHL 患者的临床预后。

(六)典型病例介绍

例 1:患者,男性,37 岁,发现右眼视力下降近半年,视力 0.4(图 13-3-1)。

例 2:患者,男性,14 岁。因右眼视力下降,视物变形数月就诊。无头痛、头晕病史,视力右眼 0.5,左眼 1.0,双外眼未见明显异常,双眼前节无异常,右眼底可见视网膜大量黄白色渗出,黄斑区星芒状渗出,视网膜颞上静脉明显迂曲扩张,下方视网膜脱离(图 13-3-2A)。初诊诊断:右眼 Coats 病。散瞳后详细检查眼底,沿异常迂曲扩张的血管检查至视网膜上方周边发现一红色瘤体与血管相连(图 13-3-2B)。FFA 检查早期可见滋养动脉充盈(图 13-3-2C);造影中期瘤体荧光素充盈,视

网膜周围毛细血管扩张,渗漏荧光素,瘤体周围有出血遮蔽荧光(图 13-3-2D),后期瘤体及视网膜渗漏荧光素,视网膜呈强荧光表现(图 13-3-2E)。给予头颅 MRI 及全身检查,未见异常,因此诊断:右眼 von Hippel 病。

(七)误诊原因分析

早期患者自觉症状不明显,瘤体较小或未出现明显继发病变时,如眼底检查不详细,容易漏诊。看到可疑迂曲扩张滋养血管时,要顺着血管走行路径直至远周边视网膜,可以排查出有无橘红色瘤体。

有的患者因为黄斑区渗出病变视力下降就诊,眼底检查发现后极部较多星芒状渗出,可同时合并出血和渗出性视网膜脱离,掩盖瘤体,难以发现。则需借助 FFA 检查找到血管瘤的位置。也有部分患者合并严重玻璃体新生血管膜增生性病变,视网膜广泛缺血,已不具备典型的视网膜血管瘤特征,视力预后差。

(八)经验教训与防范

von Hippel 病由于典型的眼底表现临床上较易诊断,对于从视盘上发出粗大迂曲的血管,一定要对患者进行散瞳检查,沿着异常血管查至患者视网膜周边部,对视网膜进行详尽而全面的检查。视网膜血管瘤可以单眼多发,也可发生于双眼,对于发现有视网膜血管瘤的患者,应当对患者另眼及全身进行检查,以排除 von Hippel Lindau 综合征。FFA 检查对视网膜血管瘤的诊断和治疗具有重要意义,可以判别滋养动脉和回流静脉,可以发现检眼镜下不易发现的血管瘤,可以判断瘤体渗漏的程度及视网膜血管的病变情况,从而为治疗提供参考。此外,CDI 检查有助于诊断与鉴别。

瘤体较小,黄斑区未出现渗出性病变时,早期发现,早期治疗,血管瘤瘤体对激光或冷冻反应良好,可以明显机化萎缩,视力预后好。部分治疗前合并黄斑区渗出性脱离患者,瘤体萎缩后,渗出液也可逐渐减少至吸收,视力可以提高。当病变发展至严重渗出性视网膜脱离时,不仅对上述治疗反应差,即使后期黄斑区渗出减少,视网膜功能也已严重受损。诊断和治疗后长期随诊很重要,以便及时发现问题、及时处理。

(张美霞　张军军　周丹)

二、Sturge-Weber 综合征

见第十七章。

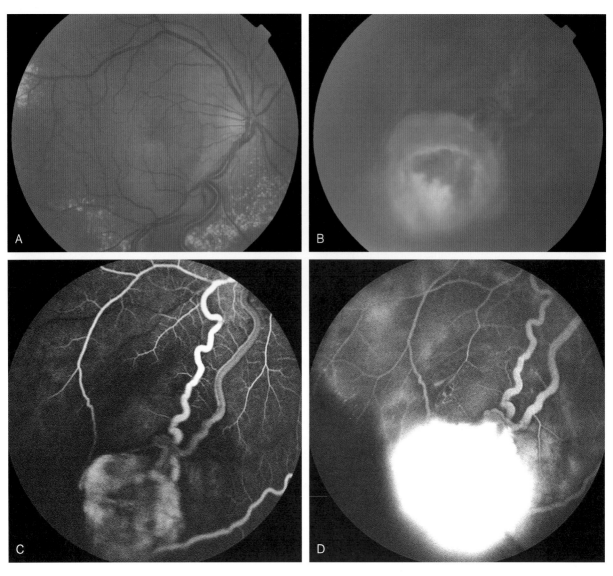

图 13-3-1 例 1 患者彩色眼底像及 FFA 图像

A. 自视盘始向颞下走行可见一对迂曲扩张的滋养动脉及回流静脉。后极部渗出性视网膜脱离,波及黄斑。下方可见硬性渗出;
B. 颞下周边可见橘红色瘤体与滋养血管相连;C. FFA 检查动脉期,滋养动脉及瘤体迅速荧光素充盈,回流静脉出现层流时间较视网膜其他静脉早;D. 造影晚期,瘤体内明显强荧光素渗漏,周围可合并视网膜微血管瘤及毛细血管扩张荧光素渗漏

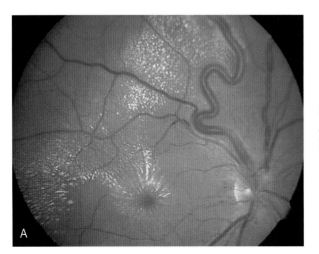

图 13-3-2 右眼 von Hippel 病

A. 右眼底可见视网膜大量黄白色渗出,黄斑区星芒状渗出,视网膜颞上静脉明显迂曲扩张,下方视网膜脱离

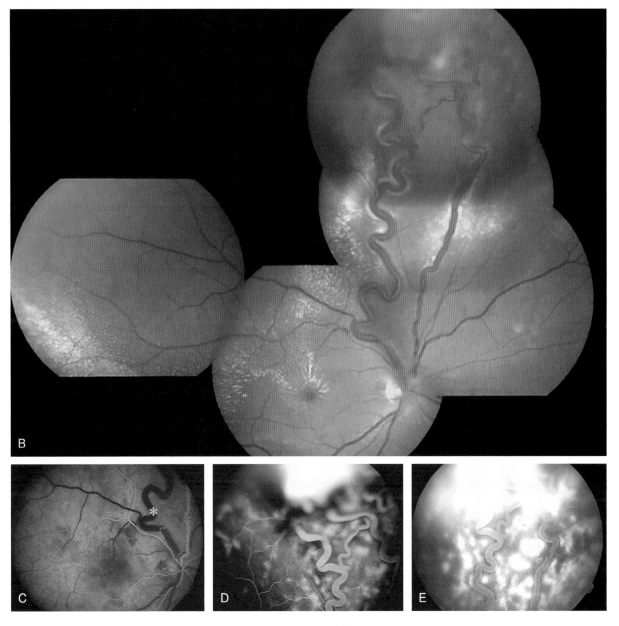

图 13-3-2(续)

B. 全视网膜拼图见异常迂曲扩张的血管与视网膜上方周边一红色瘤体相连;C. FFA 检查早期,可见滋养动脉充盈(红星为滋养动脉,蓝星为回流静脉);D. 造影中期,瘤体荧光素充盈,视网膜周围毛细血管扩张,渗漏荧光素,瘤体周围有出血遮蔽荧光;E. 后期,瘤体及视网膜渗漏荧光素,视网膜呈强荧光表现

三、von Recklinghausen 病

von Recklinghausen 病,也称为 von Recklinghausen 综合征,多发性神经纤维瘤病(multiple neurofibromatosis),见第十七章。

四、Bourneville 病

Bourneville 病,即结节性硬化症(tuberous sclerosis,TS),见第十七章。

五、视网膜蔓状血管瘤

(一)概述

视网膜蔓状血管瘤(retinal racemose hemangioma)为先天性动静脉吻合,可累及小范围视网膜或者整个视网膜。如果患者合并中脑、眼眶、皮肤或肾脏的血管畸形,则称为 Wyburn Mason 综合征。30% 的视网膜蔓状血管瘤患者合并中脑血管畸形,但仅有 8% 中脑血管畸形的患者合并视网膜蔓状血管瘤,该病多见于青年患者。

(二) 主要临床表现

1. 视网膜蔓状血管瘤患者眼底表现具有特征性,从视盘发出粗大迂曲的视网膜血管,根据血管畸形的严重程度可分为三型:第一型在视网膜动静脉之间仍有不正常的毛细血管丛存在;第二型视网膜动静脉之间直接交通无毛细血管网;第三型具有广泛而复杂的视网膜动静脉交通,无法分辨是动脉还是静脉系统。

2. FFA 检查对该病的确诊及分型具有十分重要的意义。FFA 可显示不正常的动静脉交通以及中间有无毛细血管网的存在。在大多数第三型患者中,动脉和静脉在 FFA 上也难以分辨。与其他的视网膜错构瘤不同,视网膜蔓状血管瘤在晚期无渗漏。超声和 OCT 检查也可用于辅助诊断。

(三) 诊断要点

1. 眼底可见粗大迂曲的血管从视盘发出,向视网膜内延伸与静脉吻合后形成粗大静脉回到视盘。

2. FFA 检查早期视网膜异常动脉迅速充盈,经动静脉交通后回到视盘。异常血管及吻合血管均无荧光素渗漏。

(四) 鉴别诊断要点

视网膜蔓状血管瘤可根据其典型的眼底表现及特征性的 FFA 特点,临床上比较容易诊断。但有时合并视网膜静脉阻塞时容易误诊为其他疾病。

1. 先天性视网膜血管迂曲 视网膜所有血管均迂曲,无明显扩张迂曲的动静脉吻合。

2. 视网膜静脉阻塞 视网膜静脉迂曲,FFA 检查显示粗大迂曲的血管是静脉,造影后期静脉管壁渗漏荧光素。

(五) 治疗原则与进展

视网膜蔓状血管瘤患者可引起严重的视力下降,但该病对目前所有的治疗都无明显疗效。与颅内的蔓状血管瘤不同,视网膜蔓状血管瘤一般不会出血,视力下降可由多种原因引起,最常见的原因为视网膜静脉阻塞,这可能是由于随着病程的延长,视网膜血管畸形更加迂曲从而导致血管阻塞,或者是由于视盘受压,造成视网膜缺血最终引起新生血管性青光眼。并发视网膜静脉阻塞的患者如有明显的缺血表现,可行激光光凝无灌注区及新生血管,或者玻璃体腔注射抗 VEGF 药物联合激光治疗。第三型视网膜蔓状血管瘤患者由

于对视盘或视神经纤维层的直接压迫引起视网膜血管阻塞的危险性最大,因此,对此型患者应当加强随诊,防止出现严重的缺血性并发症。

(六) 典型病例介绍

患者,女性,18 岁。因右眼突然视力下降 2 个月就诊,全身情况无特殊。眼科检查:视力:右眼 0.1,左眼 1.0;眼压正常;双外眼及眼前节未见异常;右眼底见视网膜静脉迂曲扩张,颞下方及黄斑区可见大片出血,周围黄白色渗出(图 13-3-3A)。初诊诊断:右眼视网膜静脉阻塞。FFA 检查早期即可见有明显的不正常的动静脉交通,充盈迅速,但可明显分辨出动脉与静脉(图 13-3-3B);可见整个视网膜有三个异常的动静脉交通(图 13-3-3C),血管从视盘发出,与静脉吻合后形成粗大静脉回到视盘;FFA 晚期示静脉管壁局限性染色(图 13-3-3D)。最终诊断为:右眼视网膜蔓状血管瘤合并视网膜静脉阻塞。

(七) 误诊原因分析

本例患者开始诊断为单纯的视网膜静脉阻塞,主要原因如下:

1. 有明显的视网膜静脉阻塞的眼底表现:视网膜血管迂曲扩张,可见颞下方及黄斑区浓厚的视网膜出血,周边视网膜有散在的点、片状出血,出血周围有黄白色渗出,视盘充血水肿,这些都符合视网膜静脉阻塞的表现。

2. 视网膜大量出血掩盖了异常的视网膜动静脉交通。

(八) 经验教训与防范

1. 典型的视网膜蔓状血管瘤患者检眼镜下即可见明显异常的视网膜动静脉交通。但如同时合并视网膜静脉阻塞时,可引起突发的视力下降和视网膜的出血,严重的出血可能掩盖异常动静脉交通表现。

2. 对此类患者,FFA 检查可显示动静脉交通的位置及形态,FFA+ICGA 联合造影更有助于明确诊断。

(张军军 张美霞)

六、视网膜海绵状血管瘤

(一) 概述

视网膜海绵状血管瘤(retinal cavernous hemangioma)是一种少见的视网膜血管错构瘤。瘤体可位于视网膜或视盘上,Gass 在 1971 年报道 3 例明确其为一种独立的疾病。该病一

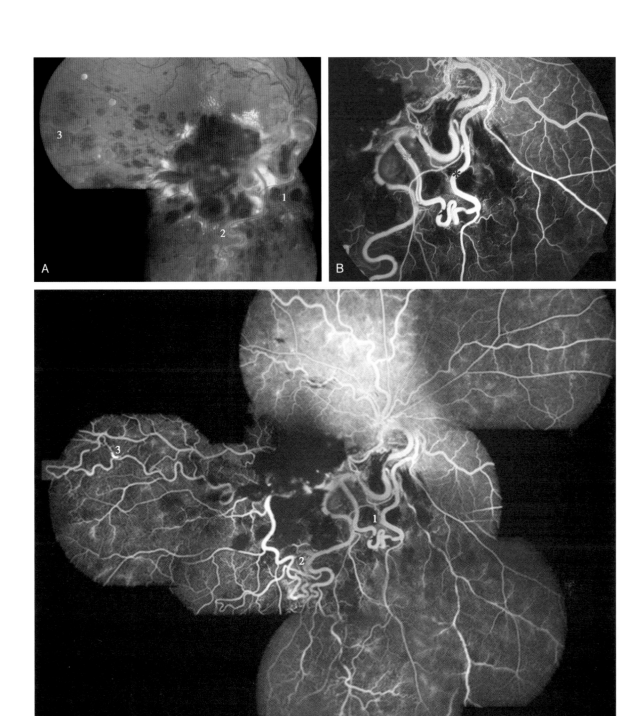

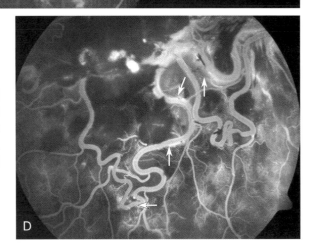

图 13-3-3　右眼视网膜蔓状血管瘤合并视网膜静脉阻塞
A. 右眼底彩图：右眼底见视网膜静脉迂曲扩张，颞下方及黄斑区可见大片出血，周围黄白色渗出。迂曲扩张的血管形成三个血管襻（1、2、3）；B. FFA 造影早期，可见不正常的动静脉交通，充盈迅速，但可明显分辨出动脉与静脉（红星为动脉，蓝星为静脉）；C. FFA 造影拼图可见三个异常的动静脉交通襻（1、2、3）；D. FFA 晚期，静脉管壁局限性染色（白箭头）

般不发展,如伴颅内、皮肤类似病变,则称为神经-眼-皮肤综合征,为一种常染色体显性遗传疾病。视网膜海绵状血管瘤多单眼发病,双眼发病少于4.5%。

(二)主要临床表现

1. 患者常无自觉症状,视力一般正常,除非病变位于黄斑区则视力有下降。若有玻璃体积血或者黄斑区增生牵拉,患者可有视力下降或视物变形。

2. 典型眼底表现为暗红色、大小不一的无蒂葡萄串状、薄壁小囊,位于视网膜内层,可突出视网膜表面轻微隆起、表面可有白色薄膜,有些病例可见血球/血浆分离平面,一般无脂质渗出,少有出血。有些病例由于瘤体存在时间长,继发胶原纤维增生,牵拉血管,造成出血。

3. FFA检查对该病具有确诊意义,显示其特征性的改变。早期瘤体充盈极缓慢,呈遮蔽荧光;中晚期由于血球/血浆分离,出现典型的帽状荧光,这主要是由于上方血浆强荧光,下方血球弱荧光而呈现出的特征性的改变。造影全程无荧光素渗漏。

(三)诊断要点

1. 眼底可见葡萄串样血管囊样瘤体,扁平分布,表面可有白色胶质纤维膜覆盖,周围无渗出。

2. FFA检查显示特征性的瘤体帽状荧光。

(四)鉴别诊断要点

视网膜海绵状血管瘤可有其典型的眼底表现及特征性的FFA特点,临床上比较容易诊断。但有时由于瘤体表面有大量白色胶质纤维膜覆盖而误诊为其他疾病。

1. 视网膜毛细血管瘤 瘤体有粗大迂曲的滋养血管易于鉴别。

2. 视网膜大动脉瘤 多发于高血压等心血管疾患的老年患者,多为单个,瘤体周围有渗出及出血。

3. Coats病 多为单眼发病,男性儿童多见。眼底局部血管呈梭形或球形瘤样扩张。晚期可发生视网膜脱离,并发性白内障,甚至继发性青光眼等。

4. Leber多发性粟粒状动脉瘤 多为单眼,多位于眼底周边小范围区域内,病变周围可有散在硬性渗出。

(五)治疗原则与进展

视网膜海绵状血管瘤大多稳定,因此多数无须治疗,仅随诊观察。有些视网膜海绵状血管瘤自发血栓形成随后产生表面胶质增生。另有报道大约10%患者可有自限性的玻璃体积血但不影响视力,5年长期随访发现大多数瘤体呈缓慢进行性生长,通常伴有纤维增生。

另有报道应用激光光凝、冷冻可破坏瘤体,但仍存在争议,治疗后发生的玻璃体积血、纤维增生及瘢痕收缩可使患者视力下降。大量的玻璃体积血可行玻璃体切除手术。当前有报道应用肿瘤坏死因子α单克隆抗体英利昔单抗(infliximab)玻璃体腔注射治疗视网膜海绵状血管瘤取得很好的疗效,但因病例数过少尚无明显的临床参考价值。

(六)典型病例介绍

患者,女性,14岁。因右眼视力逐渐下降就诊,就诊时最佳矫正视力:右眼数指/1m,左眼1.0,双外眼及眼前节正常,右眼底可见下半视网膜呈色素变性样改变,黄斑颞侧可见视网膜前出血及玻璃体积血,自视盘至颞侧周边部可见一条索样纤维增生条带(图13-3-4A);左眼底未见异常。初诊诊断:右眼陈旧性视网膜脱离;右眼玻璃体积血;右视网膜静脉阻塞。

患者随后转为眼底病门诊,仔细检查发现在右眼视网膜出血附近可见多个囊样葡萄串样改变,暗红色,与出血颜色相近,不容易分辨。FFA检查在黄斑区及黄斑颞侧多个典型的帽状荧光出现,后期无明显渗漏(图13-3-4A~C),因此诊断为右眼视网膜海绵状血管瘤。

(七)误诊原因分析

本例患者之所以误诊原因如下:

1. 下半视网膜呈典型的视网膜色素变性样改变,大量骨细胞样色素沉着,仅考虑曾有视网膜脱离的发生。

2. 玻璃体积血及视网膜出血掩盖了视网膜海绵状血管瘤的形态和位置。

3. 视网膜出血的位置位于视网膜颞下及视网膜颞侧,与视网膜颞下静脉阻塞的位置相同。

4. 瘤体表面的纤维增生自视盘至颞侧周边部,与先天性视网膜皱襞形态相似,但是该增生膜位于视网膜表面而不是视网膜本身的皱褶。后者是一种先天性视网膜发育异常,主要在视网膜上有一束卷起的皱褶带,有与之平行行走的血管,起自视盘,横越黄斑,呈带状向周边延伸至锯齿缘,甚或到达晶状体赤道部。如终止于黄斑者,称之为不完全型。

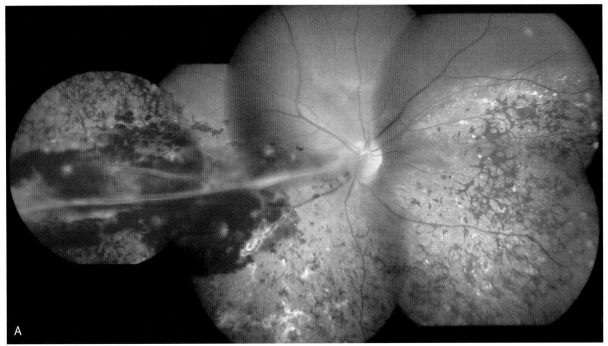

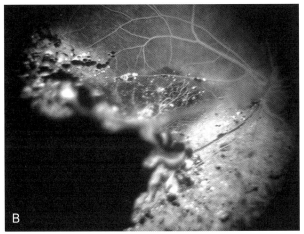
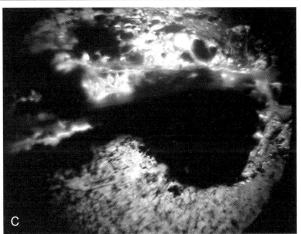

图 13-3-4　右眼视网膜海绵状血管瘤

A. 右眼彩色眼底像:右眼底可见下半视网膜呈色素变性样改变,黄斑颞侧可见视网膜前出血及玻璃体积血,出血附近可见多个囊样葡萄串样改变,自视盘至颞侧周边部可见一条索样纤维增生条带;B. 右眼 FFA 可见黄斑区及黄斑颞侧多个典型的帽状荧光出现,黄斑颞下方出血遮蔽荧光;C. FFA 后期瘤体无明显渗漏

(八) 经验教训与防范

　　视网膜海绵状血管瘤多不发生出血和视网膜脱离,因此,本例患者开始仅凭眼底表现而误诊,最后经 FFA 确诊。对于眼底病变,要仔细观察掩藏在出血或者纤维增生下的病变,视网膜海绵状血管瘤瘤体呈暗红色,与出血类似,因此容易将瘤体看作出血的一部分,特别是在已经有出血的患者中。该患者视力差主要是海绵状血管瘤及纤维增生累及黄斑区共同作用的结果。对于视网膜海绵状血管瘤,FFA 为必不可少的检查手段,有条件可行 FFA+ICGA 联合造影,更有助于鉴别诊断及

确诊。

(张军军　张美霞)

七、视网膜和视网膜色素上皮联合错构瘤

(一) 概述

　　视网膜和视网膜色素上皮联合错构瘤是一种罕见的色素性的良性肿瘤,多见于儿童,单眼多见,偶见双眼发病。该病最开始被认为是不伴有全身性疾病的肿瘤,但在进一步的研究中发现患有神经纤维瘤病Ⅱ型的患者有类似的眼部表现,

还有研究发现患有神经纤维瘤Ⅰ型、青少年鼻咽血管纤维瘤等的患者亦有类似表现。视网膜和视网膜色素上皮联合错构瘤虽是良性肿瘤，但可以引起严重的视力丧失，故本病在临床上常被误诊为脉络膜黑色素瘤或其他肿瘤，故诊断方面需要引起重视。

视网膜和视网膜色素上皮联合错构瘤多累及视盘及黄斑部，少数发生在周边部。常见体征为轻度隆起的病灶伴有不同程度的色素分布紊乱和血管迂曲，可伴有视网膜前膜形成。病理上该肿瘤含有视网膜及视网膜上皮组织内多种成分，即视网膜色素上皮细胞、纤维血管组织、胶质细胞等。一般以一种成分组织为主，故不同的视网膜和视网膜色素上皮联合错构瘤表现多种多样。

（二）主要临床表现

视网膜和视网膜色素上皮联合错构瘤无明显症状，患者多因肿瘤直接累及视神经、乳斑束或黄斑区引起无痛性视力下降就诊，或因肿瘤继发的视网膜前膜出现视物变形症状就诊，或是因为出现斜视而就诊才得以诊断。亦有少部分患者是由于出现了渗出性病变、视网膜脱离、黄斑囊样水肿、脉络膜或视网膜新生血管而就诊。约45%的患者首诊时视力好于0.5，40%患者视力低于0.1。

视网膜和视网膜色素上皮联合错构瘤可以出现在视网膜任何部位，但好发于视盘、盘周、黄斑区。其中18%患者病灶出现在视盘及其周围视网膜，28%患者病灶出现在视盘旁，10%的患者病灶同时累及视盘、黄斑，38%病灶出现在黄斑区，仅有5%的患者病灶出现在中周部视网膜。瘤体的颜色各异如呈深棕色、绿色、黄色、灰色或橙色。

视网膜和视网膜色素上皮联合错构瘤的临床特征取决于错构瘤内的主要组织成分。其共同的特征是视网膜病变内血管由于收缩而走行迂曲，远端的血管由于牵拉而较细且走行僵直，有轻度隆起的富含色素的病灶以及视网膜前膜形成。位于周边的病灶可伴有视网膜大血管走行变化。

（三）诊断要点

1. 视网膜和视网膜色素上皮联合错构瘤主要依靠眼底检查诊断，病变不仅仅累及视网膜，应同时注意累及视网膜前、视网膜内层、视网膜下的表现，故不难诊断。

2. 荧光素眼底血管造影　早期瘤体表现为荧光遮蔽及血管迂曲、走行改变伴渗漏，病变周围放射状强荧光（RPE色素脱失）；晚期病变部位弥漫性荧光渗漏。造影期间病变之外的视网膜血管未见明显异常血管渗漏。

3. OCT　瘤体表现为正常的视网膜层次结构模糊，视网膜内层呈强反射信号的隆起性病变，病变下方的组织呈现弱反射信号。部分病例亦可见到视网膜前膜，水平或是垂直地牵拉视网膜。

4. B超　B超无特征性表现。可为视盘前局限性隆起的实性病变或者视网膜前强回声光带，似视网膜前膜。

（四）鉴别诊断要点

主要需要与眼底局部隆起的伴有色素紊乱的病灶相鉴别。

1. **特发性视网膜前膜**　部分视网膜前膜也可以伴有视网膜-玻璃体内界膜改变及局部视网膜血管迂曲，但视网膜前膜周围视网膜色素紊乱少见。可以行OCT了解视网膜前膜下有无实性占位，必要时可以行玻璃体切除术，剥除前膜后了解其下有无与前膜紧密附着的组织。

2. **脉络膜黑色素瘤**　是一种起源于葡萄膜色素细胞的恶性肿瘤，常见于50~70岁，多发于单眼。脉络膜黑色素瘤通常原发于视网膜下。累及视网膜的脉络膜黑色素瘤通常较厚。多不伴有玻璃体内界膜-视网膜部分的改变及视网膜血管迂曲。

3. **视盘星形胶质细胞错构瘤**　是一种先天性发育性主要累及视盘的星形细胞错构性良性肿瘤，也可以累及视网膜，该病常伴有结节性硬化病。眼底表现有主要两种：一是黄白色钙化的边界清晰的肿瘤，并可见多个小赘疣，呈鱼卵样外观；二是表面光滑的灰白色圆形或卵圆形肿瘤。

4. **视网膜母细胞瘤**　是儿童时期最常见的眼内恶性肿瘤，源自神经外胚层，对视力及生命有严重的威胁和危害。多发生在5岁前，可单眼及双眼发病。重要的辅助检查是CT显示"钙斑"及视神经增粗。

5. **脉络膜痣**　是一种来源于神经脊的非典型性黑色素细胞局限性聚积于脉络膜组织而形成的良性肿瘤。发病无年龄、性别差异。分为色素性和非色素性脉络膜痣两类。好发于后极部及赤道部，扁平或轻微隆起，表面光滑，边界清晰但不规则。多不伴有玻璃体内界膜-视网膜部分的改变及视网膜血管迂曲。

6. **先天性视网膜色素上皮肥厚**（congenital

hypertrophy of retinal pigmented epithelium）为先天发病的边界清晰的色素性的扁平的病变,不伴有血管迂曲。FFA 表现为增生的 RPE 遮蔽了脉络膜的背景荧光,增加了视网膜血管的明亮对比。

7. 牵牛花综合征 是一种累及视盘的眼球后极部的先天性凹陷,主要表现为视盘呈漏斗状扩大,视网膜血管呈轮辐状从盘沿放射状发出,难以区分动静脉,常单侧散发。

（五）治疗原则与进展

目前还没有治疗错构瘤的具体指导方案,有些由于视网膜牵拉或视网膜增生累及黄斑中心凹导致视力下降的病例可以行视网膜玻璃体手术及视网膜剥膜术使牵拉缓解,从而达到稳定或提高视力的目的。

（六）典型病例介绍

例 1:患儿,男性,12 岁。主诉双眼自幼视力差,当地诊断为弱视。眼科检查:视力:右眼 0.1,左眼 0.8,眼前节无明显异常。双眼散瞳查眼底及 FFA 图像如图 13-3-5 所示。

例 2:患儿,男性,12 岁。主诉发现左眼视力差 1 年。眼科检查:视力:右眼 0.4 左眼 0.08。前节无明显异常,双眼散瞳查眼底及 FFA 图像如图

13-3-6 所示。

（七）误诊原因分析

视网膜和视网膜色素上皮联合性错构瘤的病变可能会与其他良性的视网膜上皮病变相混淆,同时亦可能与一些眼内的恶性肿瘤如脉络膜黑色素瘤或视网膜母细胞瘤相混淆。视网膜和视网膜色素上皮联合错构瘤主要依靠临床眼底检查诊断,病变不仅仅累及视网膜,故应同时注意累及视网膜前、视网膜内层、视网膜下的表现,同时,FFA、ICGA、超声、OCT 等重要的辅助检查对于诊断也是必要的。

（八）经验教训与防范

在对视网膜和视网膜色素上皮联合性错构瘤认识还不够清晰的年代,曾经有些患者因为可能的脉络膜黑色素瘤诊断而行患眼的眼球摘除术,但之后的病理则显示联合错构瘤的病理特点,所以,准确的诊断对于避免眼球摘除术是必要的。在临床工作中,若遇到类似眼底病变,就需要仔细观察其特点,如病变的位置、大小、有无隆起、有无色素沉着、边界是否清晰、有无异常血管及血管走行,病变的层次、有无前膜及牵拉,等等,再辅以适合的辅助检查,相信得到准确的诊断不是难事。

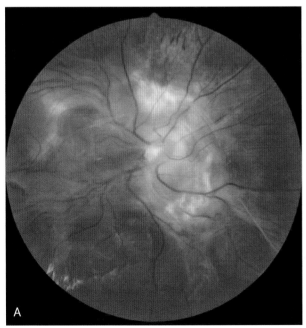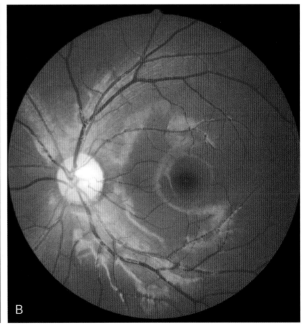

图 13-3-5　视网膜和视网膜色素上皮联合性错构瘤(例 1)
右眼彩色眼底像显示视网膜和视网膜色素上皮联合性错构瘤位于后极部,病变累及黄斑区,其上伴有视网膜血管迂曲和表面纤维增生膜形成,周边视网膜血管走行僵直(A)。左眼眼底大致正常(B)

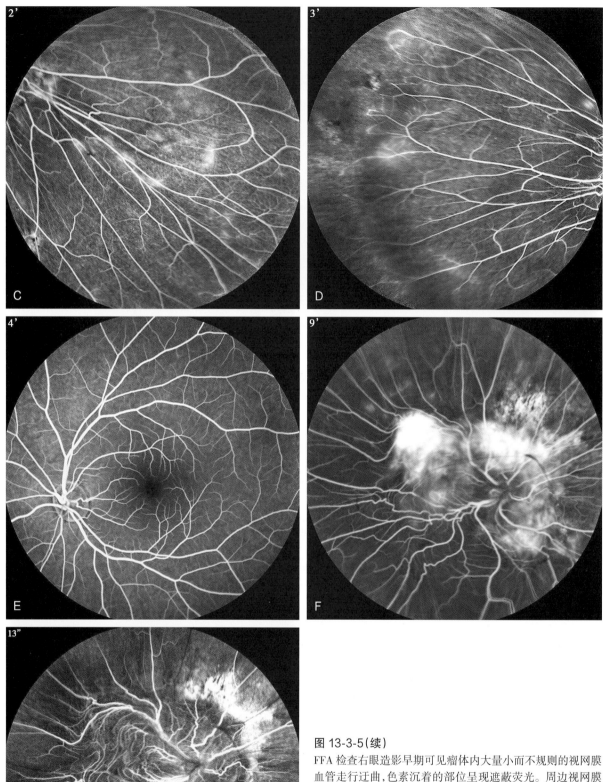

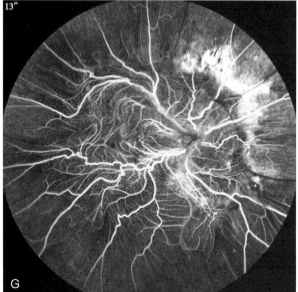

图 13-3-5(续)

FFA 检查右眼造影早期可见瘤体内大量小而不规则的视网膜
血管走行迂曲,色素沉着的部位呈现遮蔽荧光。周边视网膜
血管走行僵直,伴有血管壁着染。造影晚期显示小血管渗漏
荧光增强(C、D、F、G)。左眼造影大致正常(E)

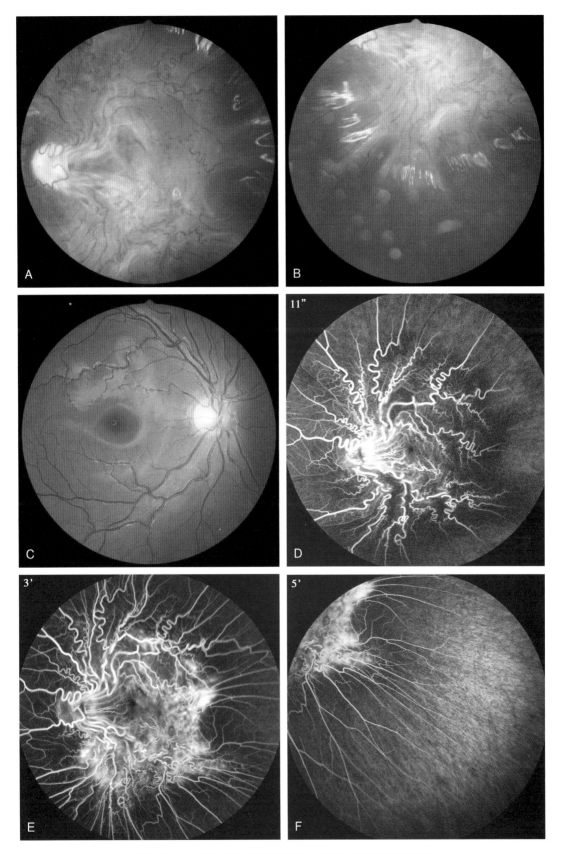

图 13-3-6　视网膜和视网膜色素上皮联合性错构瘤（例 2）

右眼彩色眼底像见视网膜血管走行略迂曲。左眼彩色眼底像可见视网膜和视网膜色素上皮联合性错构瘤位于后极部，其上可见大量视网膜血管走行迂曲和表面纤维增生膜形成，周边视网膜血管走行僵直（A、B、C）。左眼FFA 早期可见瘤体内大量小而不规则的视网膜血管走行迂曲，随时间延长渐渗漏，周边视网膜血管走行僵直。造影晚期显示病变区小血管渗漏荧光增强（D、E、F、I）

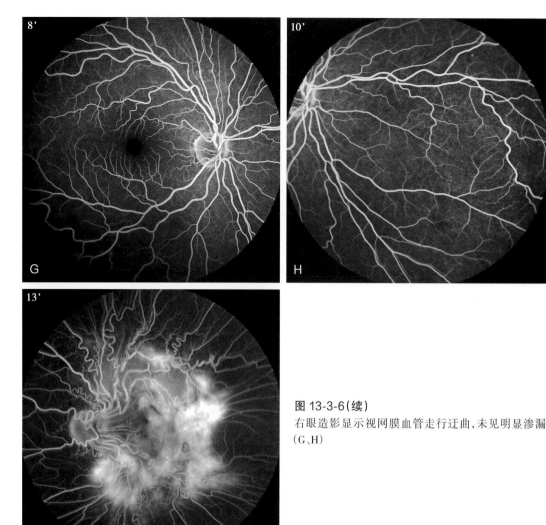

图 13-3-6(续)
右眼造影显示视网膜血管走行迂曲,未见明显渗漏
(G、H)

(焦璇　魏文斌)

参考文献

1. SHIELDS J A,SHIELDS C L. Retinoblastoma.//
   SHIELDS J A,SHIELDS C L. Intraocular Tumors. A Text
   and Atlas. Philadelphia:WB Saunders,1992:305-391.

2. KIVELA T. Trilateral retinoblastoma:a meta-analysis of
   hereditary retinoblastoma associated with primary ectopic
   intracranial retinoblastoma. J Clin Oncol,1999,17:1829-
   1837.

3. ZHAO J Y,LI S,SHI J,et al. Clinical presentation and
   group classification of newly diagnosed intraocular
   retinoblastoma in China. Br J Ophthalmol,2011,95:
   1372-1375.

4. ABRAMSON D H,FRANK C M,SUSMAN M,et al.
   Presenting signs of retinoblastoma. J Pediatr,1998,132:
   505-508.

5. MURPHREE A L. Intraocular retinoblastoma:the case for

   a new group classification. Ophthalmol Clin North Am,
   2005,18:41-53.

6. ELLSWORTH R M. The practical management of
   retinoblastoma. Trans Am Ophthalmol Soc,1969,67:
   462-534.

7. 易玉珍,马巧云,毛文书,等. 视网膜细胞瘤. 眼底病,
   1987,3:193.

8. ZIMMERMAN L E. Retinoblastoma and retinocytoma. //
   SPENCER W H. Ophthalmic Pathology. An atlas and
   textbook. Philadephia:WB Saunders,1985,1292-1299,
   1321.

9. MARGO C,HIDAYAT A,KOPELMEN J,et al.
   Retinocytoma a benign variant of retinoblastoma. Arch
   Ophthalmol,1983,101:1519.

10. GALLIE B L,Retinoma:Spontaneous regression of
    retinoblastoma or benign manifestation of the mutation.
    Br J Cancer,1982,45:513.

11. SHIELDS J A,DECKER W L,SANBORN G E,
    et al. Presumed acquired retinal hemangiomas.

Ophthalmology,1983,90:1292-1300.

12. SHIEDS C L,SHIELDS J A,BARRETT J,et al. Vasoproliferative tumors of the ocular fundus. Arch Ophthalmol,1995,113:615-623.

13. LAQUA H,WESSING A. Peripheral retinal telangiectasis in adults simulating a vascular tumor or melanoma. Ophthalmology,1983,90:1284-1291.

14. SHIELDS C L,THANGAPPAN A,HARTZELL K,et al. Combined hamartoma of the retina and retinal pigment epithelium in 77 consecutive patients. Ophthalmology, 2008,115(12):2246-2252.

15. SCHACHAT A P,SHIELDS J A,FINE S L,et al. Combined hamartoma of the retina and retinal pigment epithelium. Ophthalmology,1984,91:1609-1615.

16. AVITABILE T,FRANCO L,REIBALDI M,et al. Combined pigment epithelial and retinal hamartoma: long-term follow-up of three cases. Can J Ophthalmol, 2007,42(2):318-320.

17. SHIELDS C L,MATERIN M A,SHIELDS J A. Review of optical coherence tomography for intraocular tumors. Current opinion in ophthalmology,2005,16:141-154.

18. 张军军,张美霞,唐健,等. 视网膜血管增生性肿瘤的临床特征分析和治疗初探. 中华眼底病杂志,2006,22 (3):177-180.

19. 鞠燕,苏玉民,孙时英,等. 多发性神经纤维瘤病累及双眼一例. 眼科研究,2003,21(5):510.

20. 施玉霞,吴世信. von Recklinghausen 氏综合征四例. 眼科研究,2000,18(5):476-477.

21. 孙宪丽. 眼部肿瘤临床与组织病理诊断. 北京:北京科学技术出版社,2006.

22. 徐亮,吴晓,魏文斌. 同仁眼科手册. 2 版. 北京:科学出版社,2011.

23. 林顺潮,赵秀琴. 常见眼病综合征. 北京:人民卫生出版社,2008.

24. WEI W,MO J,JIE Y,et al. Adenoma of the retinal epithelium:A report of 3 cases. Can J Ophthalmol, 2010,45:1-5.

25. WEI W B,YANG W L,HU S M,et al. Local exision of ciliary body tumors:a long-term prospective cohort study in China. Chin Med J,2008,121:2152-2156.

26. 陈伟,魏文斌. 脉络膜黑色素瘤的三种影像学检查对比分析. 眼科,2010,19(5):349-353.

27. 丁宁,魏文斌. 脉络膜转移癌荧光及吲哚青绿血管造影的影像分析. 眼科,2010,19(5):344-347.

28. 莫静,魏文斌. 相干光断层扫描在眼内肿瘤诊断中的临床应用. 眼科,2010,19(6):422-425.

29. 史雪辉,魏文斌. 光动力法治疗脉络膜血管瘤的临床分析. 眼科新进展,2010,30(10):945-949.

30. 魏文斌. 脉络膜黑色素瘤多中心随机对照研究 22 年回顾. 国际眼科纵览,2009,33(2):73-80.

31. 周金琼,魏文斌. 葡萄膜黑色素瘤经巩膜表面敷贴放射治疗的预后及其影响因素. 国际眼科纵览,2009,33 (2):81-85.

32. 魏文斌,田蓓,王凤华,等. 影响葡萄膜黑色素瘤局部切除手术治疗预后的多因素分析. 中华眼底病杂志, 2006,22(3):154-156.

33. 魏文斌. 进一步提高我国脉络膜黑色素瘤的诊断治疗水平. 中华眼底病杂志,2006,22(3):147-149.

34. 田蓓,魏文斌,王光璐等. 广角激光扫描血管造影技术在脉络膜黑色素瘤诊断中的应用价值. 中华眼底病杂志,2006,22(3):166-169.

35. 杨琼,魏文斌. 眼内肿瘤的影像学进展. 中华眼视光与视觉科学杂志,2011,13(3):238-240.

36. 魏文斌,屠颖,李彬,等. 眼内活组织检查技术诊断脉络膜肿瘤的临床价值. 中华眼科杂志,2011,47(6): 487-491.

37. 周金琼,魏文斌,王光璐,等. 敷贴放射联合经瞳孔温热疗法治疗脉络膜黑色素瘤的初步观察. 中华眼底病杂志,2011,27(1):29-32.

38. 朱瑞琳,魏文斌,李彬,等. 葡萄膜黑色素瘤临床病理特征与预后的相关因素分析. 中华眼底病杂志,2011, 27(5):435-439.

39. 杨丽红,王光璐,田蓓,等. 视网膜血管瘤样增生的眼底影像特征. 中华眼底病杂志,2011,27(6):584-586.

40. 杨承勋,魏文斌. 脉络膜黑色素瘤 miRNA 表达谱的初步研究. 中国科学 - 生命科学,2010,40(6):484-487.

41. 史雪辉,魏文斌. 葡萄膜恶性黑色素瘤肿瘤标志物研究进展. 眼科新进展,2007,27(4):304-307.

42. PASU S,BELL L,ZENASNI Z,et al. Facedown positioning following surgery for large full-thickness macular hole:A multicenter randomized clinical trial. JAMA Ophthalmol,2020,138(7):725.

43. SPITERI CORNISH K,LOIS N,SCOTT N W,et al. Vitretomy with internal limiting membrane peeling versus no peeling for idiopathic full-thickness macular hole. Ophthalmology,2014,121(3):649-655.

第十四章

全身性疾病与中毒引起的眼底改变

第一节 内科病的眼底病变

一、原发性高血压的眼底病变

(一) 概述

国内目前采用的高血压诊断标准是 2005 年中国高血压防治指南建议标准,如表 14-1-1 所示。

表 14-1-1 血压水平的定义和分类

类别	收缩压 / mmHg	舒张压 / mmHg
正常血压	<120	<80
正常高值	120~139	80~89
高血压	≥140	≥90
一级高血压(轻度)	140~159	90~99
二级高血压(中度)	160~179	100~109
三级高血压(重度)	≥180	≥110
单纯收缩期高血压	>140	<90

注:如患者的收缩压与舒张压分属不同级别时,以较高的分级为准。单纯收缩期高血压也可按照收缩压水平分为一、二、三级

体循环小动脉(arteriole)管径痉挛性狭窄、硬化性狭窄或硬化加痉挛性狭窄,是血压升高的病理生理基础。视网膜动脉是全身唯一能在活体见到的小动脉,因此,检查眼底可以观测视网膜动脉的管径狭窄程度、管壁硬化程度,以及是否出现视网膜病变、视神经视网膜病变,对高血压的诊断、鉴别诊断、预后等方面有所裨益。

临床上,在排除了泌尿系统、内分泌系统、大动脉病变等所引起的继发性高血压后,无导致血压升高的确切原因的高血压患者,称为原发性高血压(essential hypertension,EH)。所有高血压患者中,95% 以上为原发性,继发性高血压不足 5%。

原发性高血压又可分慢性进行性(简称缓进型)与急性进行性(急进型)两型,前者占绝大多数,后者较少见(<1%)。

(二) 眼底病变

眼底病变在一定程度上可以反映 EH 的全身血压情况和心、肾、脑等重要靶器官有无损害,以及损害轻重程度,分别叙述如下:

1. 视网膜动脉病变

(1) 痉挛狭窄(以下简称痉挛):是高血压最先出现的眼底体征,是体循环小动脉痉挛的局部所见,也是诱发各种眼底病变的病理基础。以视网膜中央动脉二级分支为例,同与之伴行的同名静脉管径之比,在血压升高时可由正常的 2:3,变成 1:2、1:3,甚至 1:4,但痉挛的程度、各分支间并不一致,即使在同一分支亦不相等。

视网膜动脉痉挛强度与血压之高度成正比,即血压愈高痉挛亦愈强烈,但均能随血压下降而恢复到原来管径,是可逆性的。

痉挛发病机制未明,可能与神经-体液失调有关(例如肾素-血管紧张素-醛固酮系统平衡失调等)。另外,视网膜小动脉有自主调控(autoreguletion)功能,当此功能受高血压刺激而活力增强,也可能是导致该动脉管径收缩的原因之一。

痉挛亦可发生于业已硬化狭窄的视网膜动脉,使硬化狭窄与痉挛同时存在。一般为缓进型 EH 病程经过中受到外在不良因素作用下(例如精神紧张、焦虑、烦躁、过度劳累等),血压突然上升所致。

(2) 硬化狭窄(以下简称硬化):硬化是在视网

膜动脉痉挛经历了一段时间后发生并逐渐加强的（究竟需要多少时间，由于患者知晓度、控制度及个体差异等难以界定）。视网膜动脉因痉挛而使内膜负荷增加，缺血、缺氧诱发玻璃样变性；管壁中层则因平滑肌细胞增生、肥大，出现血管壁重构（remodeling），管壁纤维化，管腔变窄。

　　检眼镜下，以二级及以下分支为准，因视网膜动脉管壁反射光增强、增宽的程度，由轻而重，自轻度硬化、显著硬化，乃至铜丝状动脉形成。例如青年患者动脉管壁反射增强，但仍能透见交叉其下的静脉血柱者为轻度硬化，不能透见者为显著硬化；中年患者管壁反射光带加宽超过整个管径的 1/4 者为轻度硬化；超过 1/3 者为显著硬化；老年患者的动脉管壁反射增强，还必须见到与其交叉的静脉行径改变（例如 Salus 征等），以除外年龄因素。铜丝状动脉是视网膜动脉硬化的进一步发展，成因是：一方面管壁透明度消失（完全看不到血柱反射），另一方面，管腔虽已狭窄，但尚有血流灌注，因而形成亮铜色外观。以上硬化改变与视网膜动脉痉挛一样，各分支之间、同一分支各段之间，轻重不一，呈粗细不匀的豇豆荚状（图 14-1-1）。

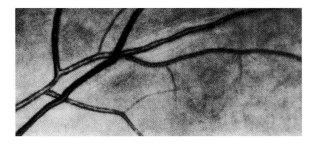

图 14-1-1　视网膜动脉硬化
视网膜动脉硬化呈铜丝状，粗细不匀，似豇豆荚

　　银丝状动脉呈有光泽的银白色，行径强直，见于末梢分支。通常是由管壁高度增厚，管腔闭塞，为视网膜动脉硬化的最严重结果。

　　（3）视网膜动静脉交叉征：动静脉交叉处大多数是动脉横跨于静脉之上，也有少数相反，称为逆性交叉。Scheerer（1923）从组织学检查证实，视网膜动静脉交叉处被一层共同血管外膜包绕（adventitial sheath），但并不紧密，即交叉处动、静脉均有一定的移动余地。当视网膜动脉因高血压而硬化后，常可见到交叉处具有特征性的下列病理改变。

　　1）Salus 交叉征：是位于交叉下方的静脉在

动脉管壁硬化与动脉血管内压强增高等因素作用下，向视网膜组织深层移位（回避）所致。移位处静脉仍保持其原有管径（不是压瘪），此一情况，FFA 检查静脉血流无回流障碍，足以说明组织学方面亦早经证实（小柳美三，1941）。

　　Salus 交叉征根据交叉处检眼镜下静脉的形态改变，由轻而重分成三级，程度与交叉其上的动脉硬化轻重一致。第一级：交叉处动脉下两侧的静脉管径似乎变细，同时或可见两侧静脉偏离正常径路略 S 样弯曲（图 14-1-2）；第二级：动脉两侧的静脉管径瘦削如笔尖状，行径可呈弓形弯曲，弓背大多朝向动脉远端，一般理解为静脉受动脉血流冲击所致（图 14-1-3）；第三级：动脉两侧静脉隐匿不见，离开稍远处重又出现，故在检眼镜下似已中断，但两侧静脉管径不变，提示除静脉向视网膜深层移位更强外，尚有局部视网膜水肿混浊的掩盖（发展至第三级时，均有轻重不等的血-视网膜屏障损害）（图 14-1-4）。

　　2）静脉拱桥样隆起（亦称静脉驼背）：动脉显著硬化，横越于其上的静脉（逆性交叉）呈拱桥样隆起，是静脉向玻璃体方向移位（回避），管径不变（图 14-1-5）。

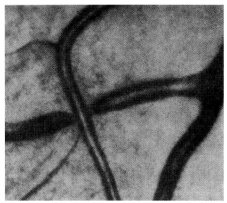

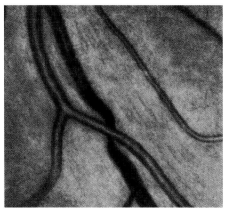

图 14-1-2　Salus 交叉征（一级）

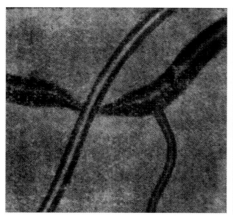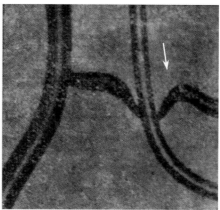

图 14-1-3 Salus 交叉征（二级）

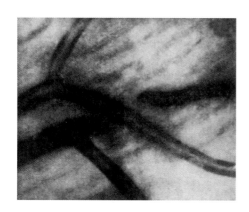

图 14-1-4 Salus 交叉征（三级）

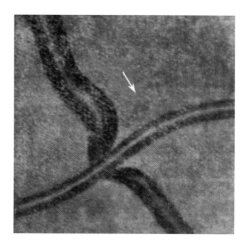

图 14-1-6 Gunn 交叉征
静脉上流端呈壶腹状扩张，其下流端管径变窄

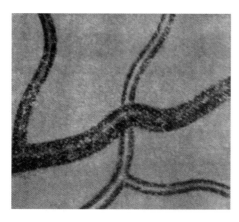

图 14-1-5 静脉拱桥样隆起
动脉显著硬化，横越于其上的静脉呈拱桥样隆起

3）Gunn 交叉征：交叉处位于动脉之下的两侧静脉管径有明显差异。静脉上流端呈壶腹状扩张，其下流端（即流向视盘一侧）管径变窄（图 14-1-6），是由动脉硬化而周围组织增生，使交叉处动静脉牢固结合，静脉无法移位，管腔受到压迫而塌陷（压瘪）所致。

2. 视网膜动脉以外的眼底病变

（1）视网膜病变：高血压患者除上述视网膜

动脉管径、管壁改变外，因血压急剧（三级高血压）或持续升高（二级高血压），不能获得有效控制，导致血-视网膜屏障破坏，出现下列病变者称为高血压视网膜病变：

1）视网膜弥漫性水肿混浊：由血液中血浆漏出进入视网膜组织，使视网膜失去正常透明度所致。检眼镜下视盘周围及整个眼底后极部呈雾状混浊，并有零乱反光。有时在血管某些部分，似被薄纱掩盖。

2）硬性渗出斑：由血浆漏出后脂质、脂蛋白等沉着于视网膜深层所致。散在或簇状聚合，黄白色，边界清晰，大小不一。位于黄斑部者沿 Henles 纤维排列，呈完全或不完全的星芒状斑。

3）软性渗出斑：亦称棉绒样斑（cotton wool patches），是视网膜毛细血管小叶（或称毛细血管床）前微动脉阻塞使小叶缺血所致。组织学检查为视网膜局限性水肿，水肿系轴浆流受阻，轴索肿胀形成。位于视网膜浅层，呈松软的灰白色，边界欠清,大小 1/4~1/2PD,亦可数个融合而 >1PD。FFA 检查为无灌注,其周围或有毛细血管扩张、微血管瘤。

4) 出血斑:是视网膜浅层或深层毛细血管破裂所致。浅层者位于神经纤维层,大多见于视盘周围 5~6PD 范围内,依神经纤维走行呈线条状、火焰状,大小、多少不等;深层者,出血斑呈圆点状(图 14-1-7)。

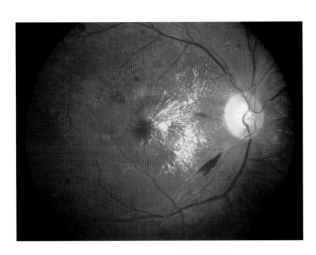

图 14-1-7　高血压视网膜病变
星芒状渗出、棉绒斑、火焰状出血

(2) 脉络膜病变:脉络膜毛细血管小叶前小动脉路径很短,呈直角通向小叶;同时,脉络膜毛细血管内皮细胞间结合松散;所以当血压升高,特别是急剧升高时,比视网膜血管更易受到损害(如图 14-1-8)。

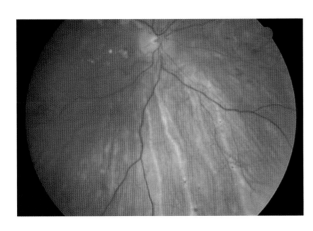

图 14-1-8　高血压脉络膜病变
Elschnig 斑及 Sigrist 条纹

1) Elschnig 斑:是血压急剧升高使脉络膜毛细血管小叶前小动脉、毛细血管小叶发生纤维蛋白样坏死,管腔内纤维蛋白与血小板集结,血-视

网膜外屏障损害所致。Elschnig 斑位于视网膜下方,边界不清,为含有色素的白色渗出斑,大小 1/4~1/2PD,见于视盘周围及眼底中周部(FFA 检查可见点状、片状荧光渗漏)。如高血压缓解,则渗出逐渐吸收而色素增生或脱失(FFA 检查见色素增生处荧光掩盖,脱失处为透见荧光)。

2) Sigrist 条纹:是脉络膜动脉硬化所致,少见。有两种不同表现,一种为放射状分布的色素斑点,另一种为扇形的类似硬化血管线条。

(3) 视盘水肿:血压上升持续至三级高血压,特别是舒张压 >130mmHg 时,常引起视盘水肿。与颅内压增高亦有相当密切的关系,腰椎穿刺可证实脑脊液压力上升,死亡后尸检大多有脑水肿存在。检眼镜下视盘水肿混浊,隆起于周围视网膜平面,一般 >3D,边界模糊,甚至消失。

由高血压引起的视盘水肿,双眼同时发生,水肿程度基本一致,绝大多数与上述视网膜动脉病变(痉挛、硬化)、视网膜病变和 / 或脉络膜病变同时存在(高血压视神经视网膜病变)。

(三) 诊断要点

EH(无论缓进型、急进型)的诊断,主要依据全身症状、体征、化验室检查及静动态心电图、超声心动图、CT、MRI 等检测所见,但眼底观察,亦有一定的参考价值:

1. 视网膜动脉痉挛强度提示血压的高度;视网膜动脉硬化程度提示血压增高的时限(病程长短)。因此,急进型 EH 眼底只能见到视网膜动脉的强烈痉挛,无动脉硬化。反之,如仅见动脉不同程度硬化及不同等级、不同类型交叉征,而无明显痉挛者,为缓进型 EH;如上述硬化改变与强烈痉挛同时存在者,则为缓进型 EH 在种种致病因素作用下的病情恶化,并可据此除外急进型。

2. 血压升高至一级或二级水平,休息或应用镇静剂后如能恢复正常,且视网膜动脉管壁无硬化,动静脉管径亦随之恢复至原来比例者(以二级分支为准,动静脉管径比 A∶V=2∶3),为缓进型高血压早期,心、肾、脑等重要靶器官尚未受损。如血压升高必须应用降压药才能降至或维持正常水平,视网膜动脉出现轻度硬化或显著硬化及一、二级动静脉 Salus 交叉征者,为缓进型高血压中期,靶器官有程度不等的器质性损害而功能尚可代偿。

3. 当检眼镜下见有视网膜水肿混浊,硬性、星芒状渗出斑以及棉绒样斑等,线状、火焰状、圆点状等出血斑时,为高血压视网膜病变(仅有视网膜动脉强烈痉挛者为急进型;合并硬化者为缓进型的恶化)。视网膜病变和/或脉络膜病变提示上述重要靶器官已有严重器质性损害,功能失代偿。

4. 高血压视网膜病变合并视盘水肿时,称高血压视神经视网膜病变。此种病变的出现,显示靶器官损害已极度严重,功能已趋衰竭,患者生命预后已处于高危状态,如无有效治疗,死亡率极高。

5. 前述的1~4项眼底改变,均为双眼性,病变程度双眼亦基本相等。

(四)鉴别诊断要点

1. 高血压视网膜动脉硬化应与老年人的视网膜动脉老化相鉴别,后者虽有管壁反射增强,不能见到血柱反射,但在动静脉交叉处,无各种交叉征(即静脉行径及管径无改变)。

2. 视网膜动静脉绞扼现象(Gunn's crossing sign),极易引发视网膜静脉阻塞。由本病并发者伴有动脉显著硬化,甚至有铜丝状动脉表现。

3. 有视网膜动脉强烈痉挛者,应注意与肾小球肾炎等继发性高血压进行鉴别。有视网膜动脉显著硬化者,应注意与动脉粥样硬化所引起的继发性高血压进行鉴别。

(五)治疗原则与进展

1. 眼底病变是原发性高血压全身病变的局部所见,多数由心血管科转来会诊以求诊断及治疗之参考。首诊于眼科者,常因其并发症(如视网膜动脉阻塞、静脉阻塞、急性非炎症性视神经前段或后段缺血性病变等)所致,眼科医师除治疗其并发症外,亦有必要请心血管科会诊,指导原发病的治疗(例如降压药之选择、剂量等)。

2. 如已有高血压视网膜病变而影响中心视力时,可以辅助使用改善微循环的药物,如芦丁、银杏叶片等。如果FFA检查显示视网膜严重缺血,大量无灌注区出现,为了防止新生血管生长,可试用激光亚全视网膜光凝,以抑制血管内皮生长因子(VEGF)产生,消除视网膜水肿,减少渗出。对改善视力、预防并发症出现有较好作用。

(六)典型病例

例1:患者,男性,32岁。血压不稳定,心血管科诊断为缓进型EH早期。图14-1-9左眼彩色眼底像,摄于血压升高时(一级高血压),视网膜动静脉管径之比约为1∶2,动脉管壁反光不增强,有一级Salus交叉征,不固定,随血压下降而消失。

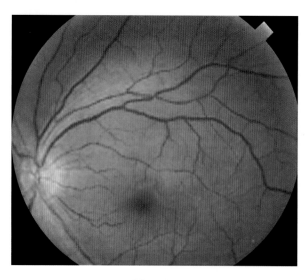

图14-1-9 缓进型EH早期眼底
视网膜动静脉管径之比约为1∶2,动脉管壁反光不增强,有一级Salus交叉征,不固定,随血压下降而消失

例2:患者,男性,65岁。确诊缓进型EH已10余年,长期内服降压药控制于正常高值,但有时仍出现短时间一级或二级高血压。图14-1-10摄于血压146/95mmHg时,动静脉管径之比约为1∶2,动脉管壁反射增强,部分接近铜丝状,有一级及二级Salus交叉征。下颞侧静脉小分支曾有阻塞性出血,现已消退。

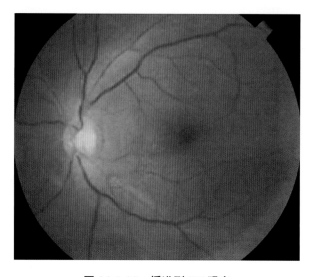

图14-1-10 缓进型EH眼底
动脉管壁反射增强,部分接近铜丝状,有一级及二级Salus交叉征

例3:患者,女性,47岁。确诊为缓进型 EH 8年,服用降压药可控制,但不规则,常间断。双眼底病变基本相等,图 14-1-11 为其左眼彩色眼底像,摄于一级高血压时。动脉呈铜丝状或接近铜丝状,动静脉管径之比约为 1:2,黄斑小静脉迂曲(Guist 征),颞下方动静脉交叉处有 Salus 二级交叉征,其附近有视网膜轻度水肿混浊,上下血管弓间有硬性渗出斑及出血斑。

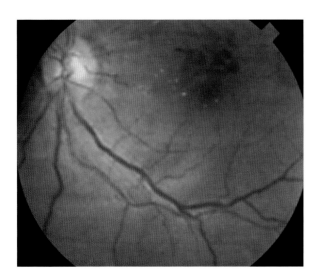

图 14-1-11 原发性高血压(缓进型)视网膜病变
动脉呈铜丝状或接近铜丝状,黄斑小静脉迂曲(Guist 征),颞下方动静脉交叉处有 Salus 二级交叉征,其附近有视网膜轻度水肿混浊,上、下血管弓间有硬性渗出斑及出血斑

例4:患者,男性,51岁。确诊缓进型 EH 近20年,常规服药控制在正常高值及一级高血压之间,近月余因家庭纠纷致血压波动,一度上升至三级高血压水平,自觉视力下降而就诊于眼科。门诊检查:视力:右眼 0.5;左眼 0.3,不能矫正,两眼前节及屈光间质均正常,眼底见视网膜动脉铜丝状,动静管径之比约 1:2~1:3,动静脉交叉处有二级及三级 Salus 交叉征,上、下颞侧动脉附近有线状、火焰状出血,后极部眼底水肿混浊,黄斑及其周围见点状硬性渗出斑与不全型星芒状斑,图 14-1-12 为其左眼底,眼底照相时为二级高血压。

例5:患者,男性,62岁。患缓进型 EH 10 多年,常年服药控制。近 1 年多来,因情绪不良,睡眠欠佳而血压波动,徘徊于二级至三级高血压之间。时有头痛、恶心,视物模糊。经眼底检查:双眼均有视盘充血水肿,面积扩大,边界不清,

隆起约 2~3D。视网膜动脉显著硬化,动静脉管径之比约为 1:3,交叉处有二级 Salus 征。后极部视网膜水肿混浊,棉绒状斑及黄斑星芒状斑(图 14-1-13)。

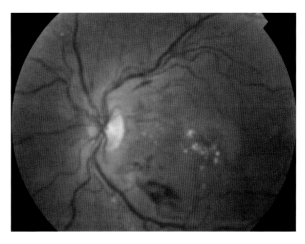

图 14-1-12 原发性高血压(缓进型)视网膜病变
视网膜动脉铜丝状,动静脉交叉处有二级及三级 Salus 交叉征,上、下颞侧动脉附近有线状、火焰状出血,后极部眼底水肿混浊,黄斑及其周围见点状硬性渗出斑与不全型星芒状斑

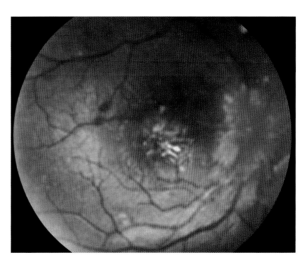

图 14-1-13 原发性高血压(缓进型)视网膜病变
视盘充血水肿,视网膜动脉显著硬化,交叉处有二级 Salus 征,后极部视网膜水肿混浊,棉绒斑及黄斑星芒状斑

例6:患者,女性,23岁。心血管科诊断为急进型 EH,三级高血压。因双眼视力不良而会诊于眼科。图 14-1-14 为其右眼彩色眼底像,视盘水肿(边界不清,隆起于周围视网膜面约 1.5D)动静脉管径比例约 1:2~1:3,动脉无硬化改变,有火焰状及形态不规则的出血斑,硬性圆点状渗出斑,棉绒状渗出斑。

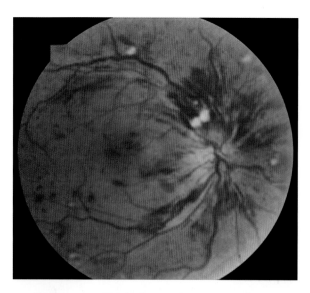

图 14-1-14　原发性高血压(急进型)视网膜病变
视盘水肿、火焰状及形态不规则的出血斑,硬性圆点状渗出斑,棉绒状渗出斑

二、继发性高血压的眼底病变

(一)肾小球肾炎继发性高血压的眼底病变

1. 概述　肾性高血压是临床最常见的继发性高血压,由肾实质性病变、肾血管性病变、肾周围病变引起。其中尤以急性、亚急性或慢性肾小球肾炎更为多见。急性、亚急性肾小球肾炎之局灶性者无高血压,亦无眼底病变。反之,弥漫性者,虽在反复多变病程中,血压均有升高(随病程之延续,始于一级高血压,渐至二级,甚至突然升至三级高血压),但仅有部分病例出现眼底病变。

2. 主要临床表现　全身症状、体征、化验室检查(血、尿)及彩色多普勒超声等辅助检查所见,详见肾内科专著,本书从略。眼底病变只见于血压持续升高病例,表现为视网膜动脉痉挛,动静脉管径之比约 1:2~1:3。当血压突然升高至三级高血压时,可见视网膜动脉强烈痉挛(A:V≥1:3)、视网膜水肿混浊、软性或硬性渗出斑、出血斑,乃至发生视盘水肿。

3. 眼底病变鉴别诊断要点

(1)与缓进型原发性高血压眼底病变的鉴别:本病视网膜动脉硬化表现少见,无显著硬化及因之而产生的各种动静脉交叉征表现。

(2)与急进型原发性高血压的鉴别:因本病常伴有贫血(部分病例红细胞数降至 2×10^{12}/L以下),整个眼底显得苍白化,特别是在视盘水肿

时,色泽淡于正常,异于急进型原发性高血压视盘水肿的红色(故以往文献中称之为"白色高血压"),此外,有时还能遇见含有白色中心的出血斑(Roth 斑)。

4. 典型病例

例1:患者,男性,21岁。肾内科诊断为弥漫性急性肾小球肾炎。会诊时血压 145/110mmHg,视网膜动脉强烈痉挛,动静脉管径之比≥1:3,有的因过于狭窄而隐匿不见;有火焰状出血斑、Roth 斑;硬性点状渗出斑、棉绒状斑及星芒状斑(图 14-1-15)。

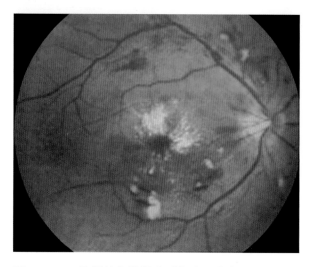

图 14-1-15　弥漫性急性肾小球肾炎继发高血压视网膜病变
视网膜动脉强烈痉挛,有火焰状出血斑、Roth 斑、硬性点状渗出斑、棉绒状斑及星芒状斑

例2:患者,男性,25岁。肾内科诊断为慢性弥漫性肾小球肾炎急性发作,会诊时血压 165/112mmHg。两眼底所见基本相同,图 14-1-16 为其右眼彩色眼底像:视网膜动脉强烈痉挛,管径高度细窄,动静脉管径之比 >1:3;有线状出血及深层圆点状出血斑;后极部视网膜水肿混浊,有多发硬性及软性渗出斑。

(二)嗜铬细胞瘤继发性高血压眼底病变

1. 概述　嗜铬细胞瘤(pheochromocytoma)绝大多数发生于肾上腺髓质嗜铬细胞,但也有部分发生于肾上腺以外的交感神经节残余嗜铬细胞。约 70% 发生继发性高血压。导致高血压的原因是大量肾上腺素、儿茶酚胺进入体循环,引起阵发性或持续性血压强烈上升(三级高血压)。患者有头痛、心动过速、皮肤苍白、冷汗、阵发性视物模糊、一过性黑矇等主诉。

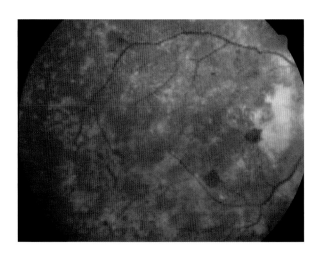

图 14-1-16　慢性弥漫性肾小球肾炎继发高血压视网膜病变

视网膜动脉强烈痉挛,有线状出血及深层圆点状出血斑,后极部视网膜水肿混浊,有多发硬性及软性渗出斑

2. **眼底病变**　与急进型原发性高血压相同,即一开始可见视网膜动脉痉挛狭窄,其强度和血压之高度成正比,随病程延续,心、肾、脑等器官受到损害而出现视网膜水肿混浊、出血、渗出,甚至视盘水肿。

3. **鉴别诊断的重要性**　本病如果首诊于眼科,当见有上述主诉,测量血压,若年轻人而有二级乃至三级高血压,初步排除急进型原发性高血压后,应高度怀疑本病,从速转请肾内科或泌尿外科会诊。本病是一种能够治愈的继发性高血压,如能早期诊断,及时手术,可以完全康复(包括视功能在内)。反之,倘若拖延日久,引发心、肾、脑等严重损害,则危及生命。

4. **典型病例**

患者,女性,27 岁。泌尿外科确诊为肾上腺髓质嗜铬细胞瘤,因双眼视力高度不良而会诊于眼科。三级高血压(220/120mmHg)。视力:双眼0.08,双侧眼底病变基本相同,右眼可见视盘水肿,色淡,边界消失,面积略有扩大,隆起于周围视网膜面约 2D。视网膜动脉狭窄,动静脉管径之比 ≥1:3,动脉管壁反光不增强。视网膜普遍水肿混浊,视盘周围有大片软性渗出及形态不规则的浅层出血斑,黄斑鼻侧有放射状皱褶,隐约可见星芒状斑(图 14-1-17)。

(三)皮质醇增多症继发性高血压的眼底病变

1. **概述**　皮质醇增多症(hypercortisolism)或名 Cushing 综合征,由肾上腺皮质增生、肾上腺皮

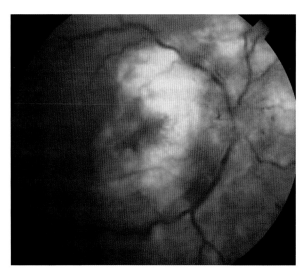

图 14-1-17　肾上腺髓质嗜铬细胞瘤继发高血压视网膜病变

视网膜普遍水肿混浊,视盘周围有大片软性渗出及形态不规则的浅层出血斑,黄斑鼻侧有放射状皱褶,隐约可见星芒状斑

质瘤、垂体瘤(ACTH 分泌增多)等使肾上腺皮质分泌以皮质醇为主的过量糖皮质激素所致;亦可由肾上腺皮质激素应用不当引起。有向心性肥胖、满月脸、多血质外貌、宽大皮肤紫纹、皮肤变薄、多毛、痤疮和骨质疏松等全身典型表现。本病多数病例(约 80%)有继发性高血压。

2. **眼底病变**　多见视网膜动脉痉挛狭窄,动静脉管径之比,1:2、1:3、>1:3 不等,视血压水平不同而异;少有硬化狭窄,特别是显著硬化。严重病例,在血压急剧升高、视网膜动脉强烈痉挛的作用下,血-视网膜屏障破坏,眼底发生视网膜弥漫性水肿混浊、软性及硬性渗出斑、黄斑星芒状斑等高血压视网膜病变。甚至出现视盘水肿而形成高血压视神经视网膜病变。

3. **典型病例**

患者,女性,29 岁,Cushing 综合征 1 年。就诊时血压 299/110mmHg。眼底视网膜动脉痉挛,动静脉管径之比 ≥1:3,后极部大量出血与棉绒状斑(图 14-1-18)。

(四)动脉粥样硬化继发性高血压的眼底病变

1. **概述**　动脉粥样硬化(atherosclerosis)患者大多为中老年人,病变发生于全身大、中动脉,如主动脉、冠状动脉、脑动脉等。视网膜动脉组织学上属于小动脉(arteriole),因而很少累及。但约有半数病例继发高血压,在高血压的作用下,加上血脂代谢紊乱,视网膜动脉亦可出现硬化狭窄,偶见管壁粥样斑。

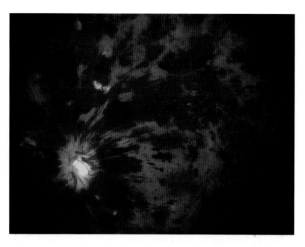

图 14-1-18　继发性高血压视网膜病变
眼底视网膜动脉痉挛,后极部大量放射状视网膜出血,可见硬性渗出及黄斑水肿

2. 眼底鉴别诊断要点　主要与缓进型原发性高血压视网膜动脉硬化鉴别,详见表 14-1-2。

表 14-1-2　大、中动脉粥样硬化继发性高血压与缓进型原发性高血压眼底的鉴别诊断

大、中动脉粥样硬化	缓进型原发性高血压
双眼视网膜动脉硬化,往往有较大差异	两眼基本一致
视网膜动脉分支角度明显变小	正常或接近正常
视网膜动脉硬化始于较大分支。硬化也以较大分支显著。有时可见管壁粥样斑	始于末梢分支,硬化程度也以末梢分支为显著,见不到粥样斑
视网膜动脉比正常僵直,管壁狭窄均匀	行走相对迟缓,管径不均匀狭窄
Guist 征(黄斑部静脉螺旋状迂曲)阴性	有 10% 阳性,此时多伴有不同程度的视网膜病变
当出现有第三级动静脉交叉征时视网膜病变并不显著,可以见到后极部脉络膜血管硬化	偶见周边部脉络膜血管硬化

3. 典型病例

患者,男性,65 岁。心血管科确诊缓进型高血压、高血脂、冠心病已多年。1 年前曾行颅脑 CT 扫描,发现有多处脑梗死病灶,但患者并无相关自觉症状。数月来定期检测血压,不能用药控制至正常水平,尤以收缩压为然。眼底检查见视网膜动脉管壁有超越其年龄的反光增强,有的分

支段已接近铜丝状。左眼视盘上缘视网膜动脉一级分支处有一粥样斑(黑箭头所示),其上静脉小分支阻塞,可见线状出血(图 14-1-19)。

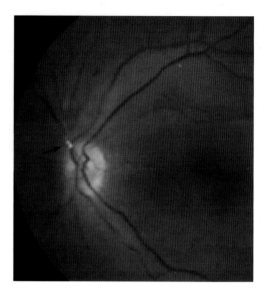

图 14-1-19　动脉粥样硬化继发性高血压的眼底病变
视盘上缘视网膜动脉一级分支处一粥样斑(黑箭头),其上静脉小分支阻塞,可见线状出血

(五)妊娠高血压综合征

1. 妊娠高血压综合征(pregnancy-hypertension syndrome,PHS)继发血压升高,大多发生于妊娠 12 周之后或 24 周之前,孕妇有高血压、头痛、全身水肿、蛋白尿等症状、体征及化验室所见。此种情况在产后可自行消退,但亦可在产后短期内持续。依病情轻重(主要为血压高度)不同,可分成轻度、中度、先兆子痫、子痫四级。

2. 眼底病变与临床意义　PHS 患者常见的眼底病变为视网膜动脉痉挛,占所有 PHS 眼底病变的 67%~86%,与原发性高血压不同的是:①动脉的痉挛狭窄程度重于血压升高的程度,例如血压为一级高血压水平时,其动静脉管径之比大多已超过 1:2;②动脉痉挛狭窄常见于视盘附近,并以鼻侧分支最早出现。

眼底有上述情况时,应提醒产科医师注意予以药物干预,降低血压、纠正电解质不平衡,在密切观察下,妊娠可以继续。如血压仍持续上升、先兆子痫、眼底在某一动脉支配区发生视网膜水肿混浊、渗出斑、出血斑等高血压视网膜病变时,可考虑终止妊娠,当子痫发生、上述眼底病变波及整个眼底,甚至出现渗出性视网膜脱离、视盘水肿时,则不论胎儿何等特殊,为保护孕妇生命安全,

必须终止妊娠。

PHS眼底病变的严重程度对患者生命预后和视功能预后来说，均优于原发性高血压或其他某些肾性高血压。PHS即使已经出现种种视网膜病变，甚至已经出现视盘水肿，只要终止妊娠，血压很快下降，全身及眼底病变随之消退，视力可完全或部分恢复。

3. 诊断及鉴别诊断要点

（1）PHS见于妊娠期育龄妇女。

（2）PHS眼底病变不见视网膜动脉的硬化，如果见到，则提示妊娠前已有缓进型原发性高血压存在。高血压不是由妊娠引发，是妊娠加重了高血压。

4. 典型病例

例1：患者，34岁。第二次妊娠，妊娠第24周，二级高血压。有下肢水肿、阵发性头痛头晕、蛋白尿，因自觉右眼视力严重下降就诊于眼科。检查两眼底均有视网膜动脉痉挛狭窄，动静脉管径之比1：2~1：3，但右眼底上半部动脉支管径狭窄更为明显，其支配区视网膜水肿混浊，并有出血、渗出，视力下降是黄斑中心凹处有类似星芒状的硬性渗出斑所致（图14-1-20）。

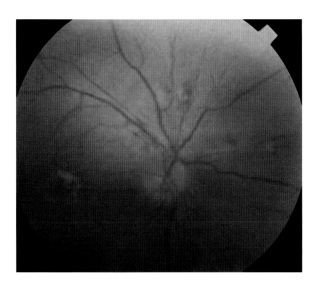

图14-1-20　妊娠高血压综合征眼底改变
眼底上半部动脉支管径明显狭窄，视网膜水肿混浊，伴出血、星芒状硬性渗出斑

例2：患者25岁。第一次妊娠，由产科申请会诊，三级高血压。两眼底视网膜动脉痉挛狭窄，动静脉管径之比≥1：3，视盘水肿，色淡，周围视网膜大片软性渗出，杂有边界不清的出血斑（图14-1-21）。

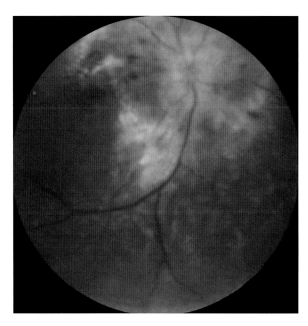

图14-1-21　妊娠高血压综合征眼底改变
眼底视网膜动脉痉挛狭窄，视盘水肿、色淡，周围视网膜大片软性渗出，混杂边界不清的出血斑

（张晓峰　陈积中）

三、高血压危象伴视网膜病

高血压危象伴视网膜病（hypertensive crisis with retinopathy），旧称恶性高血压。为了更准确地反映疾病本质，2010年版《荷兰高血压危象处置指南》将恶性高血压改称为高血压危象伴视网膜病。随后Kaplan和Victor在2015版《卡普兰临床高血压》（*Kaplan's Clinical Hypertension*）一书中也采纳此概念。高血压危象伴视网膜病是高血压最严重的类型，临床表现为高血压伴双侧视网膜火焰状出血、硬性渗出斑、棉绒样软性渗出斑，可有或无视盘水肿。

尽管近年在高血压治疗中引入多种药物降压疗法后血压得到更好控制，预后明显改善，但高血压危象伴视网膜病仍是高血压危及生命的重危急症。在长期随访过程中，以心血管疾病高危险性，发生终末期肾脏病风险增大为其特点。

（一）概述

高血压危象伴视网膜病相对少见，高血压患者中每100人约有1人发生高血压危象伴视网膜病。高血压危象伴视网膜病以男性多见，男：女约为2：1。随着高血压防治知识的逐步普及，新型降压药的广泛开发应用，以及人群高血压知晓率、治疗率和控制率不断提高，近年来，由高血压危象伴视网膜病引起的肾衰竭、脑卒中和心功能衰竭的发病率和病死率呈逐年下降趋势。新近的研究表明,过去几十年中高血压危象伴视网膜病新发病例的绝对数无明显变化,每10万人中每年有2~3例新增高血压危象伴视网膜病患者。

高血压危象伴视网膜病可以是新发,也可以是在原发性或继发性高血压等疾病基础上出现的并发症。尽管任何原因的继发性高血压都会引起高血压危象伴视网膜病,但临床上很多继发性高血压的原因都难以确定,特别是不可逆性肾衰竭时,因无法获取肾脏组织病理学资料而难以明确诊断。原发性高血压和继发性高血压的相对频数随种族、年龄和研究时期而变化。在高血压危象伴视网膜病发病过程中,遗传因素和环境因素相互作用起重要作用。社会经济状况不良、医疗保健条件不佳和依从性差的患者更易罹患高血压危象伴视网膜病。

除动脉硬化性肾动脉狭窄引起的高血压危象伴视网膜病外,原发性高血压平均起病年龄高于继发性高血压。80%的继发性高血压由肾实质疾病引起,以慢性肾小球肾炎和慢性肾盂肾炎最多见。近年来,由肾动脉狭窄引起的高血压危象伴视网膜病呈增加趋势。高血压危象伴视网膜病大系列研究显示,3.6%高血压危象伴视网膜病由肾动脉狭窄引起。引起肾动脉狭窄的原因,在年轻人多为肌纤维结构不良,老年人则以广泛动脉硬化多见。

偶可见到继发于原发性醛固酮增多症、嗜铬细胞瘤和肾素瘤的高血压危象伴视网膜病。

高血压危象伴视网膜病的病理生理机制主要包括血压急剧升高、压力性利尿和尿钠排泄、严重肾血管收缩、缺血、肾素-血管紧张素-醛固酮系统激活、微血管病、溶血性贫血和视网膜病。血管病变包括肌内膜增生和纤维素样坏死。

(二)主要临床表现

靶器官损害程度反映高血压危象伴视网膜病的严重程度,与血压升高的幅度和速度、此前已有的高血压和基础性疾病密切相关。

血压:高血压危象伴视网膜病患者血压变动范围很大,舒张压波动范围为120~180mmHg,收缩压波动范围为150~290mmHg。在高血压危象伴视网膜病起病前已有的高血压可稳定数年,但不是所有患者都是这样。

眼底:Ⅲ级和Ⅳ级高血压视网膜病是高血压危象伴视网膜病的鲜明标志。此类患者中约

35%~60%的患者出现视力损害。高血压危象伴视网膜病患者因自身调节功能丧失而发生视网膜血管狭窄或扩张区域早于出现视网膜硬性渗出物和出血。毛细血管和前毛细血管小动脉壁坏死引起视网膜出血。内皮损伤导致视网膜血浆蛋白渗漏并沉积而形成硬性渗出物。在黄斑区形成星芒状硬性渗出斑。神经纤维缺血梗死引起棉绒样软性渗出。视盘水肿时视盘肿胀,生理凹陷消失。视盘水肿的早期征象为静脉过度充盈,静脉搏动消失,视盘充血和边界模糊。在得不到有效治疗的高血压危象伴视网膜病患者,视盘水肿是预后不良的重要标志。

心脏:高血压危象伴视网膜病时容易出现急性心力衰竭,并因压力负荷过重而引起肺水肿。高血压危象伴视网膜病患者中约11%发生心力衰竭。多达25%的高血压危象伴视网膜病患者有左心室肥大,但血压突然升高时可无左心室肥大。高血压危象伴视网膜病患者常有缺血性心脏病,其中4.1%有心绞痛,3.7%有心肌梗死,主动脉夹层较少见,89例尸检病例中仅发现1例主动脉夹层。

神经系统:高血压危象伴视网膜病时常有神经系统受累表现,其中60%的患者有头痛,28%的患者有头晕,7%的患者出现脑血管事件,包括短暂脑缺血、局灶性脑出血、脑和蛛网膜下腔出血等。

目前在高血压危象伴视网膜病患者中很少见到真正的高血压脑病。高血压脑病以头痛、恶心、呕吐、视物模糊为特征,常和认知功能损害、全身抽搐及皮质盲同时出现。偶可出现局灶性神经症状。突发血压急剧升高是高血压脑病的促成因素。发生高血压脑病时绝对血压可能并不很高,可无高血压视网膜病,特别是此前无高血压的患者如子痫。高血压脑病多因血压严重升高脑血管失去自身调节功能所致。正常情况下,脑血流灌注压在中等范围内波动,但脑血流量保持恒定。在慢性高血压患者,允许在高灌注压时保持血流量相对恒定,并提供某种保护机制以防止血压突然升高时发生高血压脑病。全身血压很高时可能打破这种自身保护机制。先前血压正常的患者,即使血压不超过160/120mmHg,也可能发生高血压脑病。而慢性高血压患者,血压低于200/120mmHg时罕见发生高血压脑病。因血压突然升高而自身保护机制遭到破坏,出现脑血管扩张、高灌注状态、血脑屏障崩溃、血浆渗出和局灶脑水肿。病理

可见脑微循环梗死、斑点状出血,脑小动脉纤维素样坏死和脑水肿。当血压降低后液体外渗减少,脑血流自身调节作用恢复。在慢性高血压患者重建血流自身调节需要时间。严重高血压患者应缓慢降低血压,以免引起脑缺血。

肾脏:高血压危象伴视网膜病时肾脏损害多见,但严重程度不同。小到中量蛋白尿多见,大量蛋白尿患者容易出现血肌酐升高,典型的肾病综合征不常见。肾小球肾炎和高血压患者尿蛋白排出量重叠范围很大,一般情况下前者尿蛋白较严重。尿液分析常可提示各种肾脏病变。约31%的高血压危象伴视网膜病患者血肌酐水平超过203.3μmol/L。

电解质和血液学异常:血容量不足和继发性醛固酮增多症可引起低钾性代谢性碱中毒。大多数高血压危象伴视网膜病变患者血浆肾素活性和醛固酮水平升高,经治疗后血浆肾素活性很快下降,而醛固酮水平升高仍维持一段时间,呈现血浆肾素活性与醛固酮水平分离现象,酷似原发性醛固酮增多症。

高血压危象伴视网膜病患者常有微血管病性溶血性贫血,表现为红细胞碎片、血小板减少、纤维蛋白降解产物和纤维蛋白原增加。肾衰竭和贫血时红细胞沉降率增快。

(三) 治疗原则及预后

翔实的病史资料和系统规范重点突出的体格检查,以及必要的诊断试验,有助于决定在诊断实验完成前是否需要将高血压危象伴视网膜病患者转移至重症监护病房治疗并给予有创血压监测。初步评估重点放在心血管、神经、肾脏和眼损害方面。应尽快明确伴随疾病如卒中、心肌梗死和主动脉夹层。基本检查应包括全血细胞计数、血细胞涂片;测定血清电解质、血尿素氮(BUN)和肌酐浓度;尿液分析;胸部X线片和心电图。对于疑为肾动脉狭窄的患者,肾脏彩色超声多普勒检查有助于明确诊断,并可探测肾脏大小。有神经系统改变的患者,则需要做脑部CT或磁共振成像检查以排除脑部局部病变。肾功能异常的患者,应避免应用静脉造影剂,以免诱发急性肾衰竭。

很有必要密切监测血压、液体平衡、电解质和肾功能变化,但不是所有患者都需要有创监测。血压快速正常化可能诱发脑和心脏缺血,多数情况下血压没有必要快速正常化,并应避免快速降低血压。必须权衡快速降压的可能获益与可能

发生的靶器官损害风险。在并发器官衰竭和其他高血压急症的高血压危象伴视网膜病患者,快速降压很有必要。在无并发症的高血压危象伴视网膜病和其他类型高血压急症患者,血压降低幅度不宜超过20%,目标血压以24小时内降至160~170/100~110mmHg为宜。

慢性高血压患者和老年人脑血流自身调节功能异常,若血压下降过快则风险很大。老年人多有潜在心血管疾病并对降压药敏感性增加,同时应用其他降压药可能影响代偿反应,引起血压骤降并减少末端器官血流灌注。高血压危象伴视网膜病患者血容量不足很常见,治疗过程容易导致血压过低。容量不足时,静脉补充晶体溶液往往能够恢复器官血流灌注。除非存在容量负荷过重,如肾实质性疾病或肺水肿,否则应避免应用利尿剂。

患者病情稳定后,应根据临床表现和实验室检查结果着手查找高血压危象伴视网膜病患者有无继发性因素。肾脏大小正常、尿沉渣检查疑为急性肾小球肾炎或肾血管炎的患者需要进行肾活检以明确肾脏损害性质。这些患者的血压一旦得到控制后应尽早进行肾活检。老年人或肾脏大小不对称、肾血管杂音和动脉硬化性疾病其他表现的患者需要排除肾动脉狭窄。嗜铬细胞瘤和原发性醛固酮增多症等内分泌疾病尽管少见,但应排除。若发现继发性原因,应予以纠正。长期防治包括改变生活方式如戒烟、密切随访和强化治疗高血压等。

未经治疗的高血压危象伴视网膜病患者预后恶劣,Ⅲ级高血压视网膜病的患者1年存活率为65%,而Ⅳ级高血压视网膜病患者1年存活率仅21%。在尚未广泛开展透析之前,高血压危象伴视网膜病主要死亡原因是尿毒症(50%~60%),其次为心功能衰竭和脑血管疾病(30%~40%),由心肌梗死和主动脉夹层引起的死亡较少见。近年来,抗高血压治疗手段的进步和透析治疗的普及显著改善了高血压危象伴视网膜病患者预后,Ⅲ级和Ⅳ级高血压视网膜病的高血压危象伴视网膜病的患者预后已无明显差别。

(张伯科　陈积中)

四、低灌注压性视网膜病变

(一) 概述

低灌注压性视网膜病变(hypoperfusion retinopathy)见于颈内动脉严重狭窄或完全闭塞的患者,

多见于老年人,男性略多于女性。患者多有高血压、周围血管疾病、脑血管疾病、缺血性心脏病或糖尿病病史。常单侧发病且多见于颈内动脉狭窄严重的一侧。

其发病机制是慢性动脉低灌注压导致视网膜的缺血缺氧,视网膜血流循环时间延长,静脉扩张,毛细血管壁功能破坏,视网膜浅、深层出血,黄斑水肿;同时,因血管生成因子的释放,最终导致视网膜及虹膜新生血管的形成。

(二)主要临床表现

低灌注压性视网膜病变的眼底表现为视网膜动脉细、静脉不规则扩张但迂曲不明显,后极部可有棉绒斑,80% 患者眼底有点片状出血及微血管瘤。严重病例视网膜新生血管形成,虹膜红变甚至继发新生血管性青光眼(图 14-1-22A)。

FFA 检查显示:臂—视网膜循环时间和视网膜循环时间变长,可见动脉和静脉血管内荧光素呈串珠样流动,周边部无灌注区形成,黄斑水肿,新生血管及微血管瘤区见荧光渗漏(图 14-1-22B)。

(三)鉴别诊断要点

需要鉴别的疾病包括:糖尿病性视网膜病变、非缺血型视网膜中央静脉阻塞、血高黏滞综合征等。低灌注压性视网膜病变的眼底改变酷似糖尿病性视网膜病变,但有两点可资鉴别:前者在早期阶段病变累及中周边部视网膜而非后极部;多单眼发病。与视网膜中央静脉阻塞的鉴别要点是:视盘无水肿,视网膜出血见于中周边部。

(四)治疗原则与进展

治疗原发病,必要时邀请心血管科等相关科室协同诊治。眼科治疗主要针对并发症,如控制炎症反应,治疗新生血管性青光眼、黄斑水肿及增生性视网膜病变。

五、无脉病的眼底改变

(一)概述

无脉病(pulseless disease):一般称为大动脉炎(Takayasu arteritis)、高安病(Takayasu's disease),为主动脉及其主要分支的慢性进行性非特异性病变,常引起不同部位的狭窄或闭塞,造成病变动脉供血组织的缺血性临床表现。病因不明,多发于青年女性。

(二)主要临床表现

本病由日本眼科医生 Takayasu 首先发现。全身体征主要是脑和上肢供血不足所产生的一系

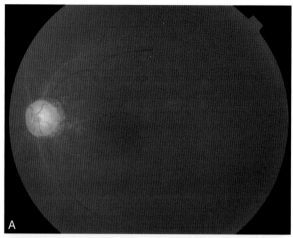

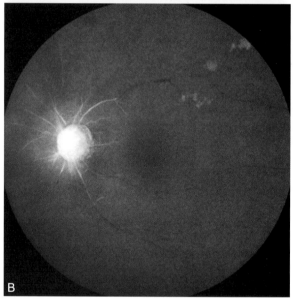

图 14-1-22　低灌注压性视网膜病变

A. 视网膜动脉、静脉均变细甚至闭锁呈白线状;B. 臂—视网膜循环时间和视网膜循环时间变长,动脉和静脉血管大范围闭锁,仅视盘周围 1PD 范围动静脉内荧光素充盈,周边部大片灌注区形成

列症状,包括上肢脉搏消失,故称无脉病。本病在眼科的主要表现为反复突发性视力障碍,可为视物模糊直至黑矇,视野向心性缩窄或全盲。视力下降随体位改变而变化是其特点。

该病的眼底变化为本病的一种特异性改变,主要表现为视网膜血管的慢性缺血性改变。有的文献中将其分为四期,即血管扩张期、微血管瘤期、血管吻合期和并发症期。但就该病分期目前尚未取得一致意见。眼底检查:视网膜动脉变细,轻压眼球,视网膜动脉即无血流,尚可见视网膜中央动脉搏动,血流呈节段状改变;视网膜静脉迂曲扩张,串珠状改变,静脉内血流缓慢;视盘表面及周围毛细血管扩张;微血管瘤常见于视盘及其周

围,环状或花圈状;视网膜可有点状或火焰状出血及渗出;视盘和/或视网膜可有新生血管形成;晚期视神经萎缩,视网膜脉络膜萎缩,色素沉着,血管闭塞;新生血管破裂可产生玻璃体积血,严重可致牵拉性视网膜脱离(图 14-1-23A)。

FFA 检查:臂—视网膜循环时间延长,视网膜动脉管径细,静脉扩张;毛细血管扩张充盈,微血管瘤呈现点状强荧光(图 14-1-23B);新生血管呈强荧光并有荧光素渗漏;视盘附近可见环状动静脉吻合支;周边部无灌注区,附近可见动静脉短路。

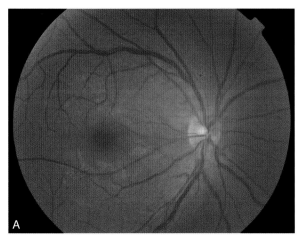
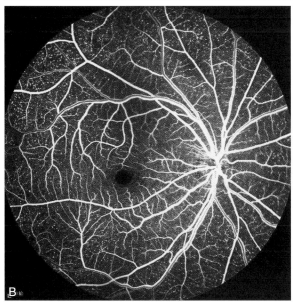

图 14-1-23　无脉病

A. 无脉病患者彩色眼底像:视网膜动脉变细,视网膜静脉迂曲扩张,串珠状改变,静脉内血流缓慢;B. 臂—视网膜循环时间延长,静脉扩张,毛细血管扩张充盈,微血管瘤呈现点状强荧光

(三)鉴别诊断要点

需要鉴别的疾病包括:糖尿病性视网膜病变、视网膜静脉阻塞、视网膜血管炎、血高黏滞综合征等。鉴别要点是全身症状及体征,以及进一步的全身检查。

(四)治疗原则与进展

治疗原发病,眼科对症治疗。

六、颈动脉海绵窦漏的眼底改变

(一)概述

颈动脉海绵窦漏(carotid cavernous fistula,CCF),即颈动脉与海绵窦直接交通,是一种常见的神经眼科综合征,可为外伤所致,亦可自发形成。80% 以上的患者首先发生眼部症状和体征。外眼及眼前节表现为,搏动性眼球突出,眼球表面血管怒张和红眼,复视及眼外肌麻痹,高眼压及眼前节缺血改变。

(二)主要临床表现

眼底改变主要与静脉压增高,动脉低灌注有关,表现为:视盘充血水肿,视网膜静脉迂曲扩张,可伴发视网膜静脉阻塞;视网膜出血,一般量少,短期可以吸收,视网膜水肿,部分发生渗出性视网膜脱离或脉络膜脱离;视网膜动脉细,压迫眼球部分可见动脉搏动,可伴发视网膜动脉阻塞,黄斑樱桃红斑;长期高眼压,低灌注压可致视神经萎缩。

(三)鉴别诊断要点

根据病史及临床症状、体征,结合彩色多普勒超声等影像学检查,可以确诊。

(四)治疗原则与进展

眼科无特殊治疗,在于治疗原发病。

(柯根杰)

七、糖尿病性视网膜病变

(一)概述

糖尿病性视网膜病变(diabetic retinopathy,DR)是糖尿病最常见的微血管并发症之一。世界卫生组织预测在未来 20 年,全球糖尿病患者将迅速增加,而且主要在亚洲。近期文献报道,2019 年全球糖尿病患者 4.64 亿,到 2030 年,20~79 岁的糖尿病患者将达到 5.78 亿,2045 年预计达到 7 亿。那就意味着 DR 将成为越来越常见的眼病,DR 成为工作人群致盲的首要疾病。

自 20 世纪 90 年代至今,我国糖尿病患者已超过 1 亿,且每年至少新增 120 万患者。与此同时,DR 的患病率也在迅速增长中。糖尿病性黄斑水肿(diabetic macular edema,DME)是糖尿病患者失明的主要原因,在糖尿病人群中的发病率为 7.6%,

截至 2015 年,据估计,中国糖尿病黄斑水肿患者已突破 540 万;预计 2040 年,中国 DME 患者将达到 750 多万。对 DR 的认识、正确诊断和合理治疗已成为我国眼科医生面临的主要任务之一。

研究表明,糖尿病的病程是影响 DR 最重要的因素,血糖水平是影响 DR 进展的公认的危险因素,长时期的高血糖是发生视网膜病变的决定因素,而年龄、性别和糖尿病类型则影响不大,血糖控制良好有助于预防 DR。流行病学研究显示糖化血红蛋白(HbA1C)每减少 1%,视网膜病变并发症风险的降低比例约为 30%。贫血也是增生性 DR 发展和视力严重丧失的高危因素,视网膜病变的严重程度和贫血情况直接相关。血脂异常与 DR 存在一定的关系,血脂代谢异常可能成为引起 DR 病理损害的原因之一,并与 DR 的硬性渗出直接相关,血浆脂蛋白水平越高,渗出的脂蛋白越多,病变越严重。血脂升高与黄斑渗出和中等程度的视力损害有关,但与 DR 的严重程度无关。高血压和高体重指数也与 DR 的发生发展有关,2 型糖尿病患者中,血压高于 185/105mmHg 的患者比血压低于 150/80mmHg 的患者进展为 DR 的风险要高得多。相比没有患糖尿病的人群,罹患糖尿病患者的高血压可破坏视网膜血流的自我调节,加重内皮细胞的损害,上调血管内皮细胞生长因子(vascular endothelial growth factor,VEGF)及其受体的表达。因此,高血压的控制可以延缓或阻止 DR 的发展。

DR 的发病机制复杂,其病因、发病机制尚未完全阐明,一般认为与遗传和环境因素及其相互作用有关。长期慢性高血糖是其发病基础和始动因素,持续的高血糖环境会使血-视网膜屏障在 DR 早期即被破坏,具体表现为:微血管内皮细胞间的紧密连接松弛,通透性增加;毛细血管基底膜增厚、微血管硬度增加;包绕在毛细血管外的周细胞消失,毛细血管壁形成气球样变的空洞;内皮细胞过度增生,导致毛细血管闭塞、出血及脂质沉积,最终视网膜微血管结构完全丧失并出现毛细血管的无细胞化。视网膜细胞是高度协调的,但易于被高糖环境损害,视网膜的微血管结构通过一系列机制对高糖环境起反应,主要有以下几点:多元醇代谢通路的异常、蛋白激酶 C(PKC)激活的血管紧张素转换酶系统的作用、糖基化终产物累积、氧化应激及生长因子和细胞因子过度表达等。

DR 指的是视网膜毛细血管、小动脉、小静脉的病理性改变,以及这些微血管组织渗漏或阻塞而导致的一系列病变。糖尿病可以影响头、颈和视网膜的大血管,但这些大血管的病变不属于 DR。视网膜微血管的病变包括:基底膜的增厚、周细胞的丧失、内皮细胞紧密连接松弛、内皮细胞的丧失。DR 是几乎所有长期罹患糖尿病的患者最终发展至某种程度的视网膜病损的一类病变。最早的病变包括微血管瘤和小片出血,此后,血管的改变可进展为毛细血管无灌注,从而导致出血、玻璃体异常和视网膜内微血管异常(intraretinal microvascular abnormality,IRMA),晚期病变则包括微小动脉和静脉的闭塞、视盘新生血管、视网膜、虹膜和房角新生血管的形成及增生。在糖尿病进程中,由于血管通透性增加导致视网膜增厚(水肿),患者常常由于黄斑水肿、黄斑区毛细血管无灌注、玻璃体积血和牵拉性视网膜脱离而丧失视力。

(二)主要临床表现

早期可无自觉症状,后期可因玻璃体积血、牵拉性视网膜脱离或病变累及黄斑导致不同程度的视力减退,甚至失明。

为利于了解该疾病的预后和确定治疗方案,按病变严重程度将糖尿病性视网膜病变分为:非增生性或背景性(nonproliferative diabetic retinopathy,NPDR/background diabetic retinopathy,BDR)和增生性(proliferative diabetic retinopathy,PDR)。

1. 非增生性糖尿病性视网膜病变

(1)微血管瘤:微血管瘤是最早可见的眼底病变,呈现为边界清楚的红色斑点,有的位于棉绒斑的边沿,有的位于出血斑中心。微血管瘤大小不一,一般 <125μm(大约等于视盘边沿的静脉的宽度),也有少量微血管瘤 >125μm,难以与出血点鉴别,但如果边界清楚、光滑,中心有反光,则多为微血管瘤。小的微血管瘤肉眼难以用检眼镜发现,但荧光素眼底血管造影则可清晰显示,多在造影的静脉早期出现,以后陆续增多,可沿动脉或静脉分布。它多位于毛细血管闭锁区周围的毛细血管上,微血管瘤的形成是糖尿病性视网膜病变过程中重要的一步。它出现在毛细血管内皮细胞基底膜增厚、周细胞减少、内皮细胞增生后,微血管瘤渗漏是视网膜水肿的重要原因,其数目的多少可反映糖尿病性视网膜病变的严重程度。微血管瘤一般长期存在,但也可因管壁增厚、玻璃样变性,囊腔逐渐闭塞从而变成粉色,甚至变成白色的小圆点。因此,荧光素眼底血管造影的表现不一,有的染料渗漏明显,有的轻微,亦有不渗漏者。造影所显示的微血管瘤数目也比检眼镜下的数目多。

(2)出血:小的视网膜出血是边界不规则的斑点,密度不均,长度一般 >125μm。大的视网膜出血位于神经纤维层下,则表现为片状或火焰状。暗红色卵圆形出血是深层出血,因渗漏血液的扩散被 Müller 细胞突所限制。它的出现提示着该区域的视网膜缺血,因此,大量的深层卵圆形出血是视网膜显著缺血的标志。小的出血点在检眼镜下不易与微血管瘤鉴别,在造影中它表现为遮蔽荧光,而微血管瘤则多为强荧光。

(3)硬性渗出:硬性渗出是边界清楚的小的白色或黄白色斑点,通常位于外丛状层,但当视网膜水肿明显时,它的位置可以更表浅。可数个或成簇出现,有时围绕微血管瘤呈环形排列,有时则融合成大片状。有的密集于静脉旁呈白鞘状。病情好转时,可逐渐被吸收。一般认为它是水肿后视网膜神经组织分解产生的脂质、蛋白质分子沉积。荧光素眼底血管造影中,硬性渗出本身不显影,也不遮蔽荧光,但大片硬性渗出可呈假荧光,环形渗出的中央可见渗漏的微血管瘤及扩张的毛细血管。

(4)棉绒斑:棉绒斑是边界不清的灰白色斑块。早期多在动脉附近,也可在动脉分叉处出现,在其周围常常可以见到出血和视网膜内微血管的异常。它的形成是由视网膜小动脉的阻塞所致,血管闭塞缺血,使神经纤维轴浆流阻滞、细胞水肿。由于棉绒斑的毛细血管闭塞,内皮细胞消失,因此在荧光素眼底血管造影中可被荧光素染色。典型的棉绒斑造影下表现为毛细血管无灌注的弱荧光区,其外围扩张的毛细血管有荧光素渗漏。它通常持续存在,消退慢,消退后显出轻度色素紊乱。棉绒斑消退后,闭锁的毛细血管肿胀,断裂呈无结构的细胞样小体,日久被胶质组织所代替。因此,陈旧的棉绒斑色淡且薄。它的出现常和高血压有关。

(5)视网膜内微血管异常(IRMA):视网膜内微血管异常定义为不同大小的视网膜内血管节段的扭曲,因此,不会位于视网膜表面,也不会突破视网膜内界膜。它来源于毛细血管阻塞区域视网膜毛细血管和侧支的重新构建,因此常位于视网膜无灌注区的边沿。与微血管瘤一样,IRMA 是视网膜严重缺血的征象,两者均渗漏导致视网膜水肿。

(6)视网膜动脉异常

1)小动脉狭窄甚至闭塞:在糖尿病性视网膜病变晚期或个别早期患者,视网膜动脉小分支细窄,有的几乎呈白线状。病情严重者,有的较大支动脉也呈白线状或有白鞘,其附近的视网膜则因缺血缺氧严重水肿。

2)小动脉硬化:在中年以上年龄且病程长的患者中,视网膜动脉呈现类似于高血压视网膜病变中视网膜动脉硬化的改变,动脉管壁光反射增宽,血管变窄,甚至如铜丝状,有的有动静脉交叉压迹,但这类患者其实有的并无高血压,有的多次测量血压正常。但如果糖尿病患者合并高血压,则眼底动脉硬化的程度远远比同年龄没有高血压者严重得多。

(7)视网膜静脉异常:在早期非增生性糖尿病性视网膜病变中,常见静脉充盈扩张,颜色暗红,以颞侧静脉为重。而在晚期增生性糖尿病性视网膜病变中,当动脉已有改变时,静脉可发生以下一系列特殊改变。

1)静脉环和 / 或重叠:静脉环是静脉在某处突然偏离正常的走行形成环状,静脉重叠是由于静脉扩张或增生,在原有静脉上出现粗细相似且相连的静脉。

2)静脉串珠:静脉串珠是由于静脉的扩张形成串珠样外观,它的严重程度取决于受累静脉的长度和扩张的直径。它也与视网膜缺血有关,常被用来评价糖尿病性视网膜病变的严重程度和激光治疗的效果。

3)静脉扩张:在 DR 中很常见。

4)静脉变窄。

5)静脉壁混浊(静脉鞘 / 白线)。

6)静脉周围的渗出。

2. 增生性糖尿病性视网膜病变

(1)新生血管:增生性 DR 最重要的标志是新生血管的形成和增生。早期,新生血管出现在毛细血管无灌注的边沿,位于视网膜平面内,以后可穿破内界膜位于玻璃体和后界膜之间。当视网膜缺血严重,新生血管在视盘上生长,开始表现如红色细线,最初可在 1 个象限,以后可布满整个视盘并延伸至邻近视网膜。视盘上及其附近 1PD 范围内的新生血管称视盘新生血管(neovessels on the disc,NVD),其他部位的称为视网膜新生血管(neovessels elsewhere,NVE)。90% 的视网膜新生血管出现在视盘旁 6PD 的圆周附近，多沿颞侧血管走行，或在环形渗出斑处长出。早期的新生血管如线状、芽状、花瓣状，超出视网膜平面后则呈扇状或不规则团状，荧光素眼底血管造影早期即出现渗漏，视网膜表面及玻璃体内的渗漏迅速而显著。新生血管均易于破裂出血，导致玻璃体积血。

毛细血管闭塞是导致新生血管发生的主要因素，但在年轻的患者中，由于玻璃体牵拉及激素的作用，新生血管生长可更为旺盛，而在老年患者、眼底动脉硬化明显、青光眼、视网膜动脉阻塞及高度近视患者中，新生血管生长较少。

在新生血管发生的同时，即伴发纤维组织的增生，最初较细，只有很少的纤维组织，以后逐渐增多形成纤维血管膜。病变晚期，新生血管膜上血管可退行，但纤维组织在玻璃体内可形成半透明膜，对附着处视网膜形成牵拉，导致牵拉性视网膜脱离和/或黄斑异位。有时牵拉处可形成裂孔，则可合并孔源性视网膜脱离。牵拉性视网膜脱离开始时范围局限，常与黄斑保持一定距离，并可维持一段时间，一旦黄斑受累，则视力急剧下降。在少数患者中，新生血管逐渐闭塞、萎缩，没有出现出血和视网膜脱离，因而保留了视力。但大多数患者则会由于并发症出现而导致视力下降。

（2）玻璃体后脱离：常在纤维血管增生的情况下发生，进展缓慢，多不引起明显症状。形成玻璃体后脱离的原因不清，但它的形成提供了新生血管生长的空间。玻璃体后脱离的同时可伴有玻璃体液化和收缩，这些又可加重增生性糖尿病性视网膜病变。

新生血管一般在玻璃体后界膜和视网膜之间的潜在间隙生长、增生，形成扁平的膜，如有玻璃体后脱离，则生长在玻璃体后脱离和视网膜之间的空隙。然后可进入玻璃体，一般多在视盘处，沿脱离的玻璃体后表面生长。新生血管膜往往与视盘或血管弓相连。

（3）视网膜及玻璃体积血：在该新生血管单独或伴随纤维组织增生时常黏附于玻璃体皮质层，以后发生玻璃体脱离，由于牵拉使新生血管破裂出血，有时还有来自静脉的较大量的出血，可位于内界膜下或视网膜与玻璃体后界膜之间，常靠近后极部附近。遮挡该处视网膜。眼底可见大小不一的上沿为水平状或稍凹的半圆形或舟形出血。当出血进入玻璃体，或在玻璃体增生的新生

血管破裂出血时即形成玻璃体积血。小的积血可在短期内吸收，大的要数月才能吸收，如积血不能完全吸收，则逐渐形成白色或灰白色机化条索，其上可含新生血管。

（4）牵拉性视网膜脱离：病变晚期，新生血管膜上血管可退行，而纤维组织形成半透明膜牵拉附着处的视网膜，增生膜和条带一旦收缩，将牵拉视网膜使之扭曲，导致牵拉性视网膜脱离或黄斑异位。

（5）虹膜红变和新生血管性青光眼：由于广泛的毛细血管闭锁，虹膜与房角也可出现新生血管，继而使房水排出受阻、眼压升高，新生血管性青光眼由此形成。

3. 糖尿病性黄斑水肿　糖尿病黄斑水肿（diabetic macular edema，DME）可发生于糖尿病性视网膜病变病程任何阶段，是视力下降的主要原因。中国糖尿病视网膜病变临床诊疗指南将DME 分为三型：

（1）临床有意义的黄斑水肿（clinical significant macular edema，CSME）：又称局限性黄斑水肿。是由于局部视网膜内微循环的异常、微血管瘤及扩张的毛细血管渗漏所致。该类水肿中硬质渗出常以渗漏点为中心形成环形，如硬性渗出长期侵犯黄斑中心凹，该处组织严重受损，即使以后渗出吸收，视力亦无好转。临床表现：黄斑区有出血点，通常有环形或三角形硬渗，FFA 显示局部早期分散的强荧光点，后期渗漏，液体来自毛细血管瘤样膨出，如果黄斑中心 500μm 内视网膜增厚；黄斑中心 500μm 内有硬性渗出伴邻近视网膜增厚；≥1PD 视网膜增厚，并影响位于中心周围 1PD 范围的任意部分则称为 CSME。

（2）弥漫性黄斑水肿：由于血-视网膜屏障的破坏，弥漫扩张的毛细血管渗漏，常伴随着黄斑囊样改变。环形硬性渗出少见，多见于年轻起病的糖尿病患者，常迅速发展至严重的增生性糖尿病性视网膜病变。可能是病变快速发展的预兆。

长期存在的黄斑水肿，积液长期积存于视网膜外丛状层，日久形成黄斑囊样水肿，导致不可逆的视力损害。临床表现：黄斑区毛细血管造影晚期广泛渗漏，通常看不到毛细血管瘤样膨出，常无硬渗，黄斑区视网膜弥漫性增厚，可以有视网膜内囊性改变。

（3）缺血性黄斑水肿：由于毛细血管闭锁导致中心凹无血管区扩大，早期可不影响视力。但

逐步加剧的毛细血管和小动脉的闭塞将导致视力的损害。因此,治疗原发性高血压对缺血性黄斑病变尤其重要。轻微的黄斑缺血在造影下显示为黄斑拱环扩大及局部毛细血管消失。严重时,末梢小动脉闭塞使大片毛细血管无灌注。临床表现:黄斑区内毛细血管部分闭锁,可出现在黄斑中心凹旁或中心凹部,表现为毛细血管拱环扩大。无论是局灶还是弥漫性黄斑水肿均可合并缺血性改变,又称混合型黄斑水肿,与视力预后密切相关。

4. 糖尿病性视盘病变 增生性糖尿病性视网膜病变中,会出现视盘新生血管或纤维增生,但有时也会单独出现视盘病变。

(1)糖尿病性视盘水肿:青年起病的胰岛素依赖型糖尿病患者可能出现视盘水肿,可不伴视力下降或相应的视网膜病变,水肿可在短期内吸收,若眼底改变明显,则有可能是增生性糖尿病性视网膜病变在视盘的早期表现,应对患者密切随访。糖尿病性视盘水肿可加快眼底病变的恶化和新生血管的出现。

(2)缺血性视神经病变:也有患者表现典型的缺血性视神经病变,晚期有视神经萎缩。该发病机制尚不清楚,多是局部血液循环障碍所致,不一定伴有颅内压增高。

(三)诊断要点

1. 轻度非增生性糖尿病性视网膜病变 只见到微血管瘤(图 14-1-24),微血管瘤是非增生性糖尿病性视网膜病变的早期表现。

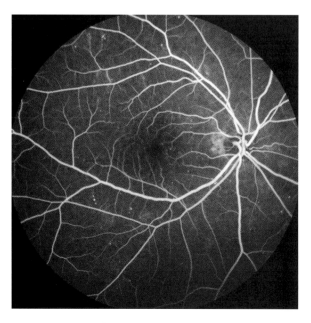

图 14-1-24 轻度非增生性糖尿病性视网膜病变
FFA 53″视网膜面可见散在微血管瘤

2. 中度和重度非增生性糖尿病性视网膜病变 包括微血管瘤、视网膜出血、硬性渗出、棉绒斑和微血管病损(图 14-1-25)。视网膜出血常为

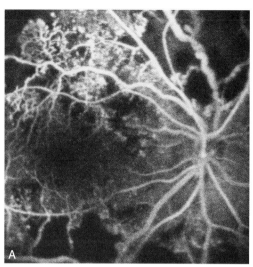

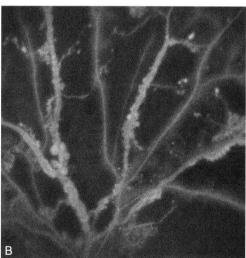

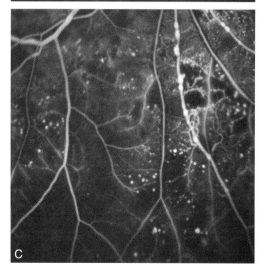

图 14-1-25 重度非增生性糖尿病性视网膜病变
A. 多发微血管瘤,视网膜内微血管异常及无灌注区;B. 静脉串珠;C. 微血管瘤、静脉串珠及无灌注区

小的点状或火焰状,小的出血常常难以和微血管瘤区分,火焰状出血在神经纤维层下。暗红色卵圆状出血位于视网膜深层,是缺血的表现之一。出血的增加,尤其是深层卵圆形出血的增加,提示着视网膜缺血和糖尿病性视网膜病变的进展。静脉串珠也与视网膜缺血有关,IRMA也是视网膜缺血的体征之一,因此可用于评价糖尿病性视网膜病变的严重程度。

3. **重度非增生性糖尿病性视网膜病变** 遵照"421原则",也就是如果发现4个象限均有视网膜内出血、2个象限有静脉串珠样改变或1个象限出现视网膜内微血管异常(IRMA),就说明病变已进展到重度非增生性糖尿病性视网膜病变阶段(图14-1-26)。随着视网膜缺血程度的增加,1年后发展为增生性糖尿病性视网膜病变的危险也随之增加。当然,此期不伴有虹膜或眼底新生血管的形成。

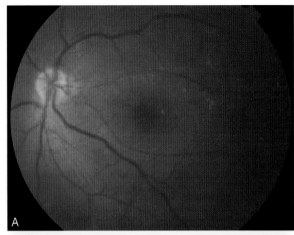

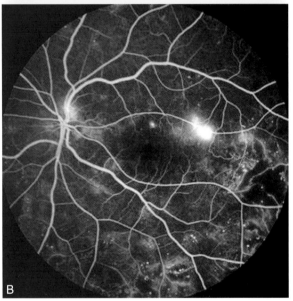

图14-1-27 增生性糖尿病性视网膜病变
A.彩色眼底像,视网膜面可见微血管瘤、出血、黄白色渗出,颞上方可见扭曲的新生血管;B. FFA 1′44″黄斑颞侧新生血管荧光素渗漏明显,周围可见大片无灌注区、IRMA、微血管瘤

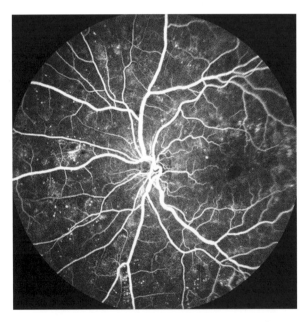

图14-1-26 重度非增生性糖尿病性视网膜病变
FFA 38″视网膜面可见大量微血管瘤,鼻侧可见IRMA,颞上方和颞下方静脉迂曲,部分节段呈串珠样改变

4. **增生性糖尿病性视网膜病变** 一旦眼底或虹膜出现新生血管(图14-1-27),即意味着病变进入增生期,此期可发生玻璃体积血(图14-1-28)、牵拉性视网膜脱离(图14-1-29),甚至新生血管性青光眼。

为正确反映眼底病变的严重程度及采取相应治疗,曾有不同的分期标准。2002年国际眼科学会为视网膜专科医师拟定了更为简便的国际糖尿病性视网膜病变分型标准(表14-1-3)及黄斑水肿分级标准(表14-1-4)。

5. **检查** 荧光素眼底血管造影在糖尿病性视网膜病变的诊断中起着重要作用,它不仅可以显示在临床检查或眼底彩色照相中可见的血管系统,还可以显示它们无法或很少显示的病变如视网膜毛细血管,并有助于指导激光治疗。吲哚青绿眼底血管造影较少用于DR,但通过它检查可以发现:大部分增生性糖尿病性视网膜病变和50%背景性糖尿病性视网膜病变可见脉络膜充盈不规则或充盈迟缓,激光斑处可见脉络膜毛细血管闭塞。

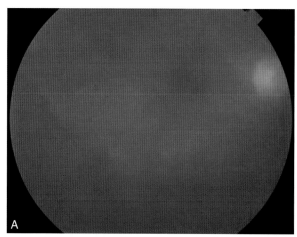

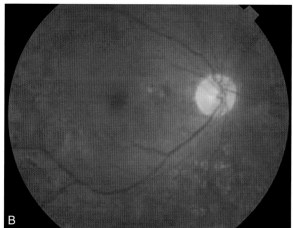

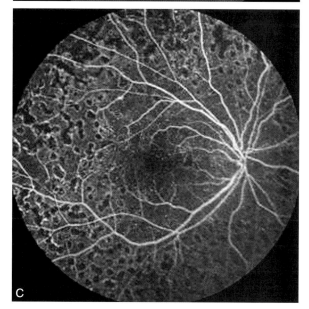

图 14-1-28　增生性糖尿病性视网膜病变

A. 彩色眼底像,玻璃体积血,眼底模糊可见;B. 彩色眼底像,同一患者玻璃体积血吸收,全视网膜光凝术后,可见大量激光斑;C. FFA 示大量激光斑

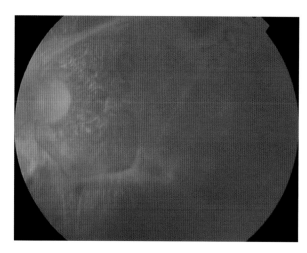

图 14-1-29　增生性糖尿病性视网膜病变

视盘上及周围机化的新生血管纤维膜牵拉视网膜

表 14-1-3　糖尿病性视网膜病变国际临床分型

分型	散瞳眼底检查所见
轻度非增生性糖尿病性视网膜病变	仅有微动脉瘤
中度非增生性糖尿病性视网膜病变	除微动脉瘤外,还存在轻于重度非增生性糖尿病性视网膜病变的改变
重度非增生性糖尿病性视网膜病变	出现以下其中任何一种病变("421 原则"),但无 PDR 体征: • 4 个象限中每一象限出现>20 处视网膜内出血 • 在≥2 个象限出现静脉串珠样改变 • 至少 1 个象限出现明显的视网膜内微血管异常(IRMA)
增生性糖尿病性视网膜病变	出现以下任何一种病变: • 新生血管 • 玻璃体积血或视网膜前出血

表 14-1-4　国际糖尿病性黄斑水肿分级

分级	散瞳眼底检查所见
轻度糖尿病性黄斑水肿	远离黄斑中心的后极部部分视网膜增厚或出现硬性渗出
中度糖尿病性黄斑水肿	视网膜增厚或硬性渗出接近但未累及黄斑中心
重度糖尿病性黄斑水肿	视网膜增厚或硬性渗出累及黄斑中心

OCT（optical coherence tomography）检查是近年来临床常用的一种检测手段，在评价和监测黄斑水肿方面起着越来越重要的作用。用它来检测不仅可以提供定量的检测值，还可提供形态的信息，因而有助于诊断黄斑水肿和观察黄斑水肿对治疗的反应。OCT 的形态还有助于判断 DR 的预后，如果呈黄斑囊样的改变预示着慢性病程，对治疗的效果也差；如果检查发现有玻璃体黄斑牵引，则意味着应实行手术治疗。OCT 血管成像（OCT angiography，OCTA）的出现更是 OCT 领域的突破性进展，不用造影剂就可以获得活体视网膜脉络膜血管影像，且可以分层显示眼底微血管的形态，直接观察到毛细血管无灌注区或病理性新生血管，是一种非常方便的无创性检查糖尿病性视网膜病变的新方法。

此外，海德堡视网膜断层扫描仪（Heidelberg retina tomograph，HRT）和视网膜厚度分析（retinal thickness analyser，RTA）也可用于检测视网膜和黄斑的状况。Amsler 表格则是检查黄斑水肿及激光疗效的一种简便方法。当然，在临床上我们还是应该通过眼底检查，用裂隙灯前置镜检查来诊断显著性的黄斑水肿，而不是仅仅依赖于 OCT 和各种检查仪器。

在诊断糖尿病性视网膜病变时，立体眼底数字照相已被公认为筛选威胁视力的糖尿病性视网膜病变的最好的方法。Scanlon 和 Murgatroyd 利用非散瞳照相诊断 DR 的有效率仅为 19.7% 和 26%，年龄是其低敏感性的主要原因；而扩瞳数字眼底照相和裂隙灯显微镜下专业眼底病医生相比，前者对 DR 的诊断有效率达到了后者的 93%。尽管这些技术不能完全代替专业的临床检查，但对于那些难以得到眼科医生检查的人群来说，它们仍不失为有效的筛选 DR 和黄斑水肿的方法。

DR 中视网膜电生理的改变可用闪光 ERG、图形 ERG 和视觉诱发电位来检测，也有人运用多焦 ERG 来预测和计算新的非增生性 DR，但多焦 ERG 目前主要用于研究，在临床上运用于黄斑功能检测。如果没有电生理的检测设备，也可用色觉检查来协助判断视功能的丧失。当玻璃体积血时，我们可以利用 B 超来判断积血的量以及是否合并牵拉性视网膜脱离。视野则用于检测因 DR 带来的视力损害的程度及判断有无糖尿病性视神经病变。微视野计将视网膜影像和视网膜敏感度直接对应，实现了结构检查和功能检测的结合。

微视野计可以评估糖尿病黄斑水肿常见的形态改变与视网膜敏感度的关系，也可以评估 DR 引起视网膜光感受器解剖结构的破坏与视网膜敏感度的关系。微视野计在糖尿病性视网膜病变的早期诊断及治疗评估中的作用正逐步受到重视。

（四）鉴别诊断要点

1. 高血压视网膜病变　糖尿病患者常常合并高血压，因此，有时很难区分视网膜病变究竟是何原因引起。在年轻的患者，如果出现了可见的动脉变窄和扭曲，可以判断是由高血压所致，但如果病变发生在老年患者，那就很难判断，因为动脉硬化很可能是因为老化导致。Coise 曾指出：动脉变直、动脉变细、动静脉交叉改变和光反射增宽，不是高血压血管疾病可靠的指征。高血压视网膜病变的渗出期和 DR 有相似的病损，如视网膜出血、棉绒斑、硬性渗出和明显的血管阻塞。但在高血压视网膜病变中，由于病变累及视盘周围视网膜神经纤维层，出血常表现为火焰状，围绕着视盘，且出血尖端指向视盘。急进型高血压则可导致视盘水肿和毛细血管扩张。但微血管瘤、视网膜内微血管异常（IRMA）和静脉串珠较少见于高血压视网膜病变。视网膜微血管瘤不是糖尿病性视网膜病变所特有，在很多眼部疾病，如视网膜静脉阻塞、视网膜静脉周围炎、慢性葡萄膜炎，和全身性疾病，如高血压、肾病、贫血等也可出现，但在糖尿病患者，其出现最早也最为多见。

2. 视网膜中央静脉阻塞　视网膜中央静脉阻塞（central retina vein occlusion，CRVO）分为两种类型：轻型和重型。轻型又称部分阻塞型或非缺血型，自觉症状轻微或无症状，根据黄斑受损的程度，视力可正常或轻度减退，视野正常或有轻度改变，眼底检查：早期视盘正常或有毛细血管扩张、边界轻度模糊、水肿，黄斑区正常或有轻度水肿、出血，动脉管径正常，静脉迂曲扩张，沿着视网膜静脉有少量或中等量火焰状和点状出血，没有或偶见棉绒斑，视网膜轻度水肿。荧光素眼底血管造影显示：视网膜循环时间正常或稍延长，静脉壁轻度渗漏，毛细血管轻度扩张及少量微血管瘤形成，黄斑区正常或有轻度荧光渗漏。但轻型视网膜中央静脉阻塞可转化为重型视网膜静脉阻塞。重型又称缺血型，或完全型阻塞。大多数患者有视物模糊，视力明显减退，严重者视力减至手动甚至光感。可有浓密中心暗点的视野缺损或周边视野缩窄。眼底检查可见：视盘高度充血水肿，边界模糊并可被出血遮盖,黄斑区可有明显水肿和出血,可呈弥漫水肿或囊样水肿,动脉管径正常或变细,静脉高度迂曲扩张,由于缺氧,静脉呈暗红色,视网膜水肿明显,尤其是后极部,视网膜大量点片状出血,沿静脉分布,严重者围绕视盘形成花瓣状出血,甚至进入或突破内界膜导致玻璃体积血。视网膜常有棉绒斑(图14-1-30A)。荧光素眼底血管造影:视网膜循环时间延长,视盘毛细血管扩张,荧光素渗漏,静脉壁有大量荧光渗漏,毛细血管迂曲扩张,形成微血管瘤(图14-1-30B)。黄斑区有点状或弥漫荧光渗漏,如有囊样水肿则出现花瓣或蜂窝状荧光渗漏。晚期也可因毛细血管、小动脉、小静脉闭塞,形成广泛的无灌注区,

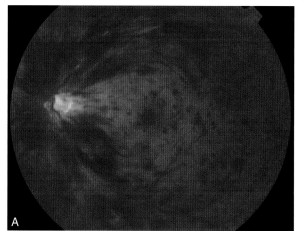

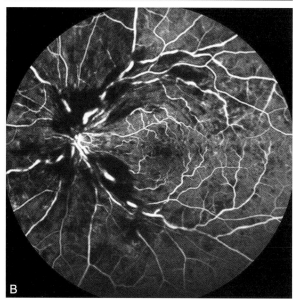

图 14-1-30 视网膜中央静脉阻塞

A. 彩色眼底像,视盘边界模糊,部分被出血覆盖,视网膜面大量沿神经纤维层排列的火焰状出血,尖端指向视盘,静脉血管迂曲扩张,黄斑部被累及;B. FFA 51″见视盘被出血遮盖,视网膜大片遮蔽荧光,清晰可见血管迂曲扩张,呈腊肠状

视盘和视网膜新生血管形成,导致玻璃体积血、牵拉性视网膜脱离、虹膜红变,甚至新生血管性青光眼。

在老年患者中,CRVO 的发生常常与糖尿病、高血压和动脉硬化有关,而在年轻的患者中,阻塞有时与全身性疾病如类肉瘤病、Behçet 综合征或炎性反应相关。在很多病例中,尤其是年轻患者,找不到确切的病因。缺血型的 CRVO 由于有典型的临床特征,即使没有通过荧光素眼底血管造影检查,也较易和 DR 区别。但轻型的 CRVO 有时不易鉴别。但 CRVO 多为单侧发病,静脉高度迂曲扩张如腊肠状,出血沿静脉分布。荧光素眼底血管造影中视网膜循环时间延长的特点可资鉴别。而 DR 一般为双侧,视网膜静脉也有扩张,但不严重,且视网膜静脉压不增高,出血散在,不如静脉阻塞量多,常有硬性渗出,此外,血糖增高,有全身症状可以鉴别。但有时两者可合并出现。

3. 眼缺血综合征 与非缺血性视网膜中央静脉阻塞一样,眼缺血综合征也很容易与糖尿病性视网膜病变相混淆。眼缺血综合征是颈内动脉狭窄或阻塞所致的眼部前后节缺血,患者主要是老年人,少见 55 岁以下的患者。颈内动脉狭窄或阻塞患者中 5% 有此并发症。患者可出现反复发作的暂时性或永久性偏瘫,有的发作脑血管意外而致死。90% 的患者有视力下降,少数无视力减退。典型的早期症状为暂时性同侧黑矇,可合并暂时性对侧偏瘫,可突然发作,持续很短时间即恢复视力,也有逐渐恢复者,但反复发作后视力缓慢下降,也有急性发作后永久失明者。也有人因新生血管性青光眼或严重眼后节缺血而致失明。40% 的患者伴有眼部或眼眶部疼痛。眼部检查约 70% 患者虹膜上可见新生血管,严重着虹膜色素外翻。早期,黑矇发作前或恢复后视网膜血管无异常改变,视力丧失时检查眼底可见视网膜动脉塌陷,未见血柱,因为当时眼动脉压低于眼压,血流暂时断流。长期供血不足后,可出现缺血导致的一系列病变,包括:视网膜动脉狭窄、视网膜静脉扩张、视网膜出血和微血管瘤、视盘新生血管和/或视网膜新生血管,棉绒斑、视网膜动脉搏动等异常。类似于糖尿病性视网膜病变。还可能有缺血性视神经病变、急性视盘水肿。95% 的患者荧光素眼底血管造影显示循环时间延长,严重者造影晚期也不充盈。85% 患者有血管着染,大小血管均受累,小动脉比静脉更明显。有患者急性期有

扇形视野缺损。ERG 检查 a 波、b 波均降低,颈动脉造影如发现同侧颈内动脉或颈总动脉阻塞,则可明确诊断。阻塞原因常为动脉粥样硬化。

4. 视网膜分支静脉阻塞 在糖尿病患者中,也常见视网膜分支静脉阻塞。颞上支和颞下支静脉容易累及,其中又以颞上支阻塞最多见,约占 62%~72%。早期,视力减退情况根据压迫点位于静脉主干或小分支而有不同,阻塞位于主干和黄斑分支者,视力有不同程度的减退。不供应黄斑的分支阻塞,视力可不受影响。视野有与视网膜受损区域对应的改变。眼底检查:视网膜动脉常有动脉硬化,阻塞点在动静脉交叉处,该处静脉常位于动脉下,受硬化动脉的压迫,静脉管径变细呈笔尖状,甚至断流。若位于动脉之上,则在动脉表面走行如过桥状,管径变窄或不规则。阻塞远端静脉迂曲扩张呈腊肠状,沿静脉出现扇形分布的浅层和深层出血,也可出现视网膜前出血或玻璃体积血。累及的视网膜水肿,可见棉绒斑。如黄斑受累则表现为黄斑水肿,并被出血遮盖。视盘及其他处视网膜正常。荧光素眼底血管造影可见受累静脉充盈迟缓,阻塞点静脉呈笔尖状或完全压断无荧光通过(图 14-1-31)。晚期阻塞点静脉可呈强荧光,表明血管内皮细胞受损,阻塞点远端静脉扩张,管壁有渗漏。毛细血管迂曲扩张形成微血管瘤,也有渗漏。视网膜

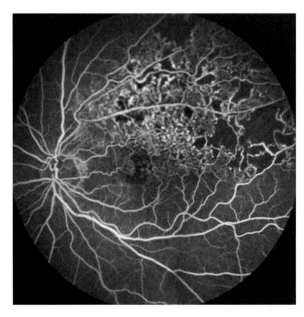

图 14-1-31 视网膜分支静脉阻塞荧光素眼底血管造影
21″颞上支静脉阻塞点以外大片无灌注区形成,毛细血管扩张,黄斑区毛细血管扩张,可见 IRMA,静脉壁荧光着染,黄斑区累及

出血处可呈遮蔽荧光。黄斑拱环可部分断裂,有点状荧光渗漏,如有黄斑囊样水肿则形成不完全花瓣状荧光。

5. 放射性视网膜病变 是由于眼部或眼周放射治疗时使眼睛受到辐射损伤而导致的病变。放疗任何时间均可发病,多在头几年之内。多有肿瘤病史,曾行眼及周围组织如脑、筛窦、鼻咽部放疗。放射性视网膜病变与糖尿病性视网膜病变的眼底表现相似,可以表现为缺血无灌注区或新生血管,但微血管瘤相对少见。病史是重要诊断依据。即使放疗时有眼罩保护,也要高度警惕放射性视网膜病变。一般放疗量 3 000cGy 即可致病,但有 1 500cGy 致病的报道。

6. 镰状红细胞性视网膜病变 镰状细胞贫血又称地中海贫血,是一种血红蛋白遗传缺陷病,多发于非洲或地中海后裔。患者常有腹痛,肌肉骨骼痛造成的疼痛危象。部分患者可出现镰状细胞性视网膜病变,眼底表现与糖尿病性视网膜病变相似,但视网膜新生血管多位于周边部,呈海扇形;周边视网膜血管僵硬;由于视网膜周边小动脉栓塞和缺血,眼底常呈暗灰色。黄斑一般不受累。而糖尿病性视网膜病变位置常偏后极部,多见点状或片状出血,黄斑水肿多见。患者血糖升高。

7. Coats 病 又称外层渗出性视网膜病变或外层出血性视网膜病变或毛细血管扩张症,好发于男性儿童,绝大多数是单眼发病。眼底典型的改变为:玻璃体正常或稍混浊,视网膜渗出和血管异常,早期视盘正常,黄斑可正常或受侵犯,病变开始可出现于眼底任何位置,但以颞侧,尤其围绕视盘和黄斑附近最为常见,可局限于一两个象限,或遍及整个眼底。渗出为白色或黄白色,点状或融合成片,常排列成不规则的条状,或呈半环状或环状,渗出位于视网膜深层血管下,也可部分遮盖血管,有时渗出可隆起高达数个屈光度。在渗出附近常见发亮的胆固醇结晶小体,及点、片状出血。病变区的血管显著异常,动静脉均可受累,尤其是小动脉(图 14-1-32A)。病变主要发生在血管的第二或第三分支,血管迂曲扩张,管壁呈瘤样、索状或豆状,或排列成串珠状,血管也可呈花圈状、螺旋状或纽结状,可伴有新生血管和血管间交通支。病变位于黄斑附近者可侵犯黄斑,产生黄斑水肿、星芒状渗出(图 14-1-32B,C)。晚期,可出现视盘充血,血管瘤增多,病变区域扩大,大块渗出可占据整个眼底,同时引起渗出性视网膜脱离。

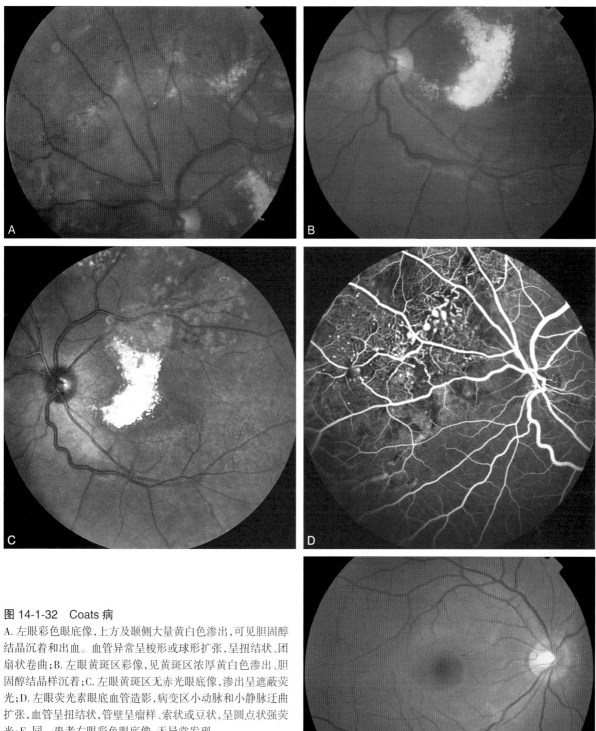

图 14-1-32 Coats 病

A. 左眼彩色眼底像,上方及颞侧大量黄白色渗出,可见胆固醇结晶沉着和出血。血管异常呈梭形或球形扩张,呈扭结状、团扇状卷曲;B. 左眼黄斑区彩像,见黄斑区浓厚黄白色渗出、胆固醇结晶样沉着;C. 左眼黄斑区无赤光眼底像,渗出呈遮蔽荧光;D. 左眼荧光素眼底血管造影,病变区小动脉和小静脉迂曲扩张,血管呈扭结状,管壁呈瘤样、索状或豆状,呈圆点状强荧光;E. 同一患者右眼彩色眼底像,无异常发现

荧光素眼底血管造影的典型表现是:血管改变,病变区小动脉和小静脉迂曲扩张,以小动脉为重,管壁呈囊样扩张,或呈串珠状动脉瘤(图 14-1-32D),表现为圆点状强荧光。如动脉闭塞和毛细血管闭塞,形成岛状或大片状无灌注区,在动脉瘤和无灌注区附近,可见动静脉短路,病变区附近可有新生血管形成。病程晚期,也可并发白内障、新生血管性青光眼、虹膜睫状体炎等严重并发症。

典型病例根据患者年龄小,单眼发病及眼底血管异常和大片渗出,不难作出诊断,但不典型病例易混淆。该病的诊断基于发病年龄不同,性别差异,眼底主要表现在静脉和毛细血管的动脉瘤样扩张,且数量较多,合并大量的脂质渗出。FFA显示:较大范围的毛细血管扩张。成人 Coats 病也同样具有出现在黄斑颞侧的较多的直径较小的毛细血管扩张。

有的糖尿病性视网膜病变中,视网膜面大量脂质渗出,连接成片,加之血管异常,类似 Coats 病,但糖尿病性视网膜病变多为双眼发病,且大多数病变程度相同,视网膜迂曲扩张血管为静脉,视网膜动脉可有硬化,少见不规则扩张。而 Coats 病中,动脉血管异常明显,一般不细,颜色暗,动脉本身可有局限瘤样扩张。此外,DR 还有新旧不等的棉绒斑,全身有糖尿病症状或实验室检查有异常的依据。

8. 年龄相关性黄斑变性 在糖尿病性视网膜病变中,最常需要与硬性渗出相鉴别的是玻璃疣。随着年龄的增长,色素上皮细胞的吞噬和消化光感受器外节膜盘的功能逐渐减退,致使不能消化的残余体增多,色素上皮细胞内的脂褐质随着年龄的增长而增多,残余的代谢物积存在色素上皮和 Bruch 膜之间,形成大量的玻璃疣(drusen),位于其上的色素上皮可萎缩,周围色素上皮可增生,其下的 Bruch 膜有不规则增厚、变薄或并发胶原组织的钙化。荧光素眼底血管造影检查早期显示为强荧光的"窗样缺损",晚期有着染,但没有荧光渗漏。眼底表现为:大小不一的黄白色沉着物,可为单个或融合成片(图 14-1-33),单个玻璃疣一般大于静脉主干直径的 2 倍。大的玻璃疣一般位于黄斑附近或后极部。而硬性渗出是位于视网膜中层的脂质沉积,在糖尿病性视网膜病变中,常是由于微血管瘤的渗漏导致。FFA 检查中不显影。而玻璃疣位于视网膜的深层,与糖尿病性视网膜的病变无关。

玻璃疣是年龄相关性黄斑变性的早期表现,一般不引起视力下降。但它最终将引起色素上皮变性、色素堆积并有可能导致色素上皮脱离。而在湿性年龄相关性黄斑变性,由于 Bruch 膜受损,脉络膜新生血管形成,一旦破裂出血,将使视力急剧下降。年龄相关性黄斑变性多为双眼发病,但两眼的进程可能不同。多发生于 50 岁以上的老年人。

9. 糖尿病性视盘病变和缺血性视神经病变 它们在糖尿病各期及无 DR 的患者均可出

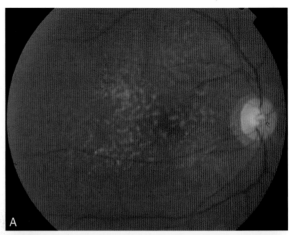

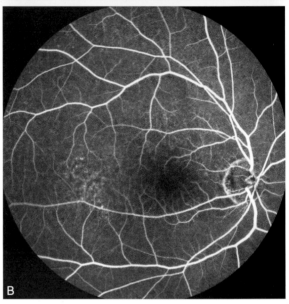

图 14-1-33 玻璃疣
A. 右眼彩色眼底像,黄斑区密布大量黄白色沉着物,部分融合;B. 右眼 FFA,1′09″有点状沉着物荧光着染

现,如果合并糖尿病性视网膜病变出现时容易漏诊。

糖尿病视盘病变好发于年轻患者,可双眼同时发病,视力下降程度轻,预后较好。缺血性视神经病变多为中老年人,发病迅速,视力损害严重,预后较差。眼底、荧光素眼底血管造影、视野有不同。糖尿病视盘病变的眼底为:视盘轻或中度水肿,视盘周围有放射状毛细血管扩张,FFA 检查:早期见视盘表层扩张的辐射状毛细血管,随即扩张的毛细血管渗漏荧光,晚期视盘及周围荧光着染,视野表现为生理盲点扩大或中心暗点,也可正常。而缺血性视神经病变眼底见:视盘色稍淡,或呈节段状或扇形水肿,FFA 检查早期见视盘充盈迟缓或缺损,可见视盘上荧光强弱不均,晚期视盘代偿性扩张的毛细血管荧光渗漏呈强荧光,视野表现为:与生理盲点相连的上半或下半的弧形视野缺损,可为象限盲或垂直偏盲。

10. 糖尿病性视网膜病变中视盘新生血管和糖尿病性视盘病变 它们在发病因素、病程及预后等方面都有很大不同,应予以鉴别。视盘新生血管是视盘及其周围 1PD 范围内的新生血管,形成原因是视网膜缺血缺氧,新生血管开始可见于视盘的某一象限,以后可布满整个视盘并可延伸至邻近视网膜或长入玻璃体,形态上呈线状、网状或团状。荧光素眼底血管造影中渗漏明显,且常伴有毛细血管无灌注区。而糖尿病视盘病变中扩张的毛细血管仅局限于视盘表面,呈辐射状扩张,荧光素眼底血管造影中早期先见扩张的毛细血管,随即才见扩张的毛细血管荧光渗漏。

(五) 治疗原则及进展

1. 全身病情的控制 对所有糖尿病患者,均应严格控制血糖,控制高血压、高血脂,定期检查眼底。控制高血糖是糖尿病性视网膜病变的根本治疗。尽可能用饮食控制联合药物将血糖控制在正常范围,长期稳定控制血糖能延缓 DR 的发展,但如在较短时间内迅速降低血糖,因为视网膜血流量减少,视网膜自主调节能力减弱,导致视网膜缺血加重,反而促进 DR 的发展。糖尿病患者常合并高血压和高血脂,因此,需同时兼顾其治疗。

2. 光凝治疗 长期大量严格的临床对照研究证实,激光光凝是治疗糖尿病性视网膜病变的标准方法。光凝治疗有助于防止增生期糖尿病性视网膜病变的视力丧失。局灶光凝可以通过减轻临床典型性黄斑水肿,进而减少视力丧失的风险。任何能被黑色组织吸收的激光均可用于视网膜光凝。氩离子激光是常用的,它不仅在黑色组织吸收率高,还能被血红蛋白吸收,除可用于大面积视网膜光凝,还可直接光凝微血管瘤和新生血管。一般而言,对于增生性糖尿病性视网膜病变、黄斑水肿或有新生血管形成的高危人群推荐使用激光治疗。

激光光凝技术分为全视网膜光凝、局灶光凝、格栅样光凝和微脉冲激光。

(1) 全视网膜光凝:也称播散性光凝,主要应用于治疗增生性糖尿病性视网膜病变和重度非增生性糖尿病性视网膜病变,一般要分次光凝。常用的氩激光光凝使用 1 200~2 000 个光斑点,光斑直径 500μm,曝光时间 0.1 秒。能量以刚好能产生轻度白色的光斑但不会扩大超过 500μm 为宜。一次光凝不宜超过 900 个光凝点。激光光凝可分两次或多次,时间间隔至少 4 天,但不超过 2 周。后极部光凝的范围是在黄斑区颞侧和下方至少 2PD 以外,视盘鼻侧 500μm 以外的椭圆形区域。推荐从下方开始首次光凝,整个治疗周期控制在 6 周以内。全视网膜光凝的理论依据是:糖尿病性视网膜病变与视网膜缺血缺氧有关,视网膜缺血缺氧后,释放有关血管生长因子促使视网膜及视盘新生血管形成。全视网膜光凝后,广泛的脉络膜视网膜瘢痕形成,视网膜新陈代谢速度减慢,对氧的需求减少,因而新生血管形成因子减少;此外,光凝后视网膜变薄,有利于脉络膜的氧气供应视网膜内层,从而改善视网膜缺氧状态。

局灶光凝和格栅样光凝主要用于治疗糖尿病性黄斑水肿,可根据情况单独使用其中一种或联合应用。

(2) 局灶光凝:被推荐治疗黄斑中心凹外 500~3 000μm 范围内的局部病损,主要是微血管瘤。选用低能量、小光斑(50~100μm)光凝黄斑区(中心凹血管区外)渗漏的微血管瘤。光凝能量选择使大的微血管瘤(≥40μm)变白或变暗,或使小的微血管瘤(<40μm)轻微或中等变白。持续时间为 0.05~0.1 秒。

(3) 格栅样光凝:对于 FFA 检查显示荧光渗漏导致视网膜增厚的病例,推荐使用格栅样光凝。格栅样光凝则是应用格栅样排列的激光(小光斑)光凝导致水肿的毛细血管渗漏区或无灌注区。光斑选用 50~200μm,在有渗漏的区域选用一个光斑的间距,没有渗漏的区域选用更宽的间距。距离黄斑中心凹 500μm 或距离视盘 500μm 均不建议使用格栅样光凝,但可用于视盘黄斑束。距离黄斑中心凹外 2PD 的各个方位也可选用格栅样光凝。光凝一般选用表面麻醉即可,必要时也可用球周或球后麻醉。在治疗中,不管使用何种波长的激光,重要的是尽量避免过度密集和过量的激光光斑,尤其是局灶光凝。术后 6 周可以对遗漏处补充激光,如果黄斑水肿持续存在,须密切随访。

(4) 微脉冲激光:传统激光治疗(conventional laser,CL)可有效消退黄斑水肿,但其热量传导可造成视网膜及脉络膜的不可逆损伤。为了减少这种附带损害,引入了阈值下微脉冲激光

(subthreshold micropulse diode laser, SDM)。微脉冲是一种短促、高频、重复的脉冲激光,能将靶点的热能传播限制在较小范围,防止视网膜损伤的形成。目前常选用微脉冲激光的波长有 810nm 与 577nm 两种。577nm 微脉冲激光通过将连续波激光分割成一系列重复短脉冲来选择性作用于视网膜色素上皮层,从而在达到治疗目的,同时避免损伤黄斑区的光感受器和视网膜神经纤维层。阈值下微脉冲激光的出现,提供了更安全的新的 DME 激光治疗方法,也是目前临床常用的治疗 DME 的一种选择。但是由于阈值下微脉冲激光斑不可见,操作难度大,存在着治疗不足和治疗失败的高风险。

3. 手术治疗 现代玻璃体手术技术提供了相对安全有效地祛除玻璃体积血和增生的组织的方法。23G、25G 甚至 27G 技术的发展使手术的切口及创伤进一步减小。玻璃体手术主要包括:通过清除积血的玻璃体、剪除增生条带及新生血管组织、清除视网膜前膜、解除黄斑牵引从而消除纤维组织赖以生长的支架、松解对视网膜的牵拉、恢复正常的视网膜解剖关系。

清除玻璃体后,视网膜表面氧的张力增加、后极部氧供增加导致 VEGF 浓度下降,从而减少了血管的通透性和黄斑厚度。玻璃体手术适应证为:较长时间不吸收的玻璃体积血、牵拉性视网膜脱离合并玻璃体积血、对激光治疗反应欠佳的严重的黄斑囊样水肿、中心视力迅速下降的严重的黄斑囊样水肿。但随着药物如贝伐单抗的应用,其有效性给针对严重黄斑囊样水肿的玻璃体手术带来了挑战,更多的多中心研究将比较两者的有效性。

4. 药物治疗 目前的治疗着重于通过有效控制血糖、血压、体重和血脂以减缓糖尿病性视网膜病变的进程,在合适的阶段运用激光治疗保存视功能,但缺乏特效的药物治疗。阿司匹林对血小板凝集有抑制作用,在临床上并对微血管血栓形成的预防有一定帮助。口服药物导升明(化学名 2,5-二羟基苯磺酸钙)用于早期 DR,有可能通过减轻糖尿病性视网膜血管的渗漏、降低血的高黏稠度和血小板的凝聚力,来达到减轻糖尿病性视网膜病变的目的。在球周或玻璃体腔内应用短效或者长效糖皮质激素或可减轻黄斑水肿。但也有研究表明,与局灶或格栅光凝相比,糖皮质激素的使用没有明显优势。近年来,抗 VEGF 药物逐渐成为治疗 DME 的一线治疗方案。蛋白激酶 C 抑制剂和生长激素拮抗剂,虽然没有足够的证据来证实其有效性,但在治疗糖尿病黄斑水肿及新生血管形成方面仍有乐观的前景,有望成为激光和手术治疗的辅助疗法。此外,眼内长效药物缓释系统、治疗 DR 的局部滴眼液也在不断研究和改进中。

(1)血管内皮细胞生长因子(vascular endothelia growth factor, VEGF)抑制剂:VEGF 是目前所知最强的内皮细胞选择性促有丝分裂因子和血管生成因子,能特异性刺激血管内皮细胞增生,参与新生血管的形成,被认为是与增生性糖尿病性视网膜病变关系最密切的因子。VEGF 主要作用是通过旁分泌和自分泌与血管内皮细胞上的酪氨酸激酶受体结合,使之磷酸化,促进细胞有丝分裂,使内皮细胞增生、游走,诱发新生血管形成。VEGF 在视网膜缺血与 PDR 的新生血管形成之间发挥桥梁作用,而 VEGF 与其受体的结合,又是其行使各项功能的主要途径。若阻断 VEGF 的作用,可以抑制白细胞淤滞、视网膜细胞间黏附分子-1 的表达和血-视网膜屏障的破坏,减少视网膜微血管的渗漏,有效治疗 DR。目前用于治疗 DR 的 VEGF 抑制剂主要有四种:雷珠单抗(ranibizumab)、贝伐单抗 bevacizumab(avastin)、阿柏西普和康柏西普。雷珠单抗和贝伐单抗是抗 VEGF 人源化单克隆抗体,阿柏西普(Aflibercept)和康柏西普(Conbertcept)是人源化的融合蛋白,间接阻断 VEGF 和其受体的结合从而抑制新生血管的形成和发展。近年来,抗 VEGF 治疗已成为治疗 DME 的一线治疗方案。基于 OCT 的表现,DME 可分为四型:A 型,海绵样弥漫型视网膜增厚;B 型,黄斑囊样水肿;C 型,浆液性视网膜脱离;D 型,综合型:前三种模式特征皆有。黄斑水肿 OCT 分型对 DME 的临床治疗有指导意义,多项研究证实抗 VEGF 治疗 DME 疗效最显著的是 A 型,其次是 B 型、D 型及 C 型。临床中有一些 DME 患者对抗 VEGF 治疗应答不良,我们要积极寻找原因。我们知道 DR 及 DME 的发生发展受全身因素的影响,因此治疗 DR 及 DME 的首选是系统性医疗干预,积极控制血糖及血压,降低血脂,以及抗血栓治疗等。同时炎症因素在 DME 的发病机制中也有重要作用,因此,对一些难治性 DME 应该考虑联合糖皮质激素治疗。对于有后极部玻璃体黄斑牵拉,黄斑前膜形成的 DME,玻璃体切除术应该首先考虑。格栅光凝及微脉冲激光治疗部分 DME 患者也取得良好疗效。总之，我们应该根据每个患者的具体情况采取个体化及综合性治疗。

（2）蛋白激酶 C（protein kinase C，PKC）抑制剂：高血糖状态下可激活 PKC，特别是 PKC-B 表达持续增高，内皮素-1 表达增强，从而产生一系列的生物效应，损伤视网膜血管内皮细胞及周细胞，加速周细胞凋亡。PKC 的 B 异形体主要在血管内皮细胞表达，其过度激活是糖尿病性视网膜病变微血管缺血、渗漏、血管生成的基础。2005年，Joy 报道了使用 ruboxistaurin mesylate（LY333531），一种高度选择性的口服 PKC-B 抑制剂，可以减少中度、重度非增生性糖尿病性视网膜病变患者的视力丧失。2005 年，PKC-糖尿病性视网膜病变研究组进行了一个多中心随机双盲对照研究。该研究比较了 252 例中度至重度非增生性糖尿病性视网膜病变患者口服不同剂量的 ruboxistaurin（RBX）或安慰剂 36~46 个月，结果发现，服用最大剂量的 RBX 患者显著减少了视力损害，且能良好耐受，但不能阻止 DR 的进程。2006 年，该研究组又报道了 70 个临床中心随机选取的 685 例患者研究的结果，12 个月后药物治疗组患者的平均视力要更好。总之，虽然研究还没有发现治疗对终止 DR 的进展有显著的统计学上的差别，但在减少视力损害方面，它起着积极的作用。初始的临床实验研究发现 PKC 抑制剂安全、耐受性好、可能有助于减少视力的损害。在得到最终肯定以前，还有待于进一步的临床实验来证实。此外，LY333531 还可抑制 PKC 的活性，产生抗黏附作用、抑制血管收缩，改善糖尿病早期视网膜低灌注状态，减少白细胞在视网膜的积聚，从而改善异常的视网膜血流动力学。

（3）糖皮质激素：常用的有曲安奈德和地塞米松植入剂（Ozurdex）。糖皮质激素能降低血管通透性；减少 VEGF 的表达；降低血管舒缩反应；稳定溶酶体膜及稳定血-视网膜屏障，因此也被用于治疗糖尿病性黄斑水肿。为了调查这种治疗的安全性和有效性，在一个临床三期多中心随机对照研究中，糖尿病性视网膜病变研究将 840 只患眼随机分为三组：标准局灶／格栅样光凝组、玻璃体腔注入 1mg 曲安奈德组、玻璃体腔注入 4mg 曲安奈德组。经过 2 年的随访观察，结果认为：对糖尿病黄斑水肿患者，局灶／格栅样光凝比 1mg 和 4mg 的曲安奈德玻璃体腔注药要有效，且副作用更

少。因此，局灶／格栅样光凝仍然被认为是治疗黄斑水肿的标准方法。同时也有临床研究表明，糖皮质激素联合抗 VEGF 或激光光凝治疗部分 DME 患者可以获得良好疗效。

（六）典型病例介绍

患者，男性，24 岁。因左眼视力下降 20 天就诊，既往否认高血压、糖尿病，在当地医院就诊，诊断为"左眼视网膜中央静脉阻塞"，并予以糖皮质激素口服。1 周后患者感觉视力无改善且出现头昏及全身不适而入眼科门诊。体查：视力：右眼 0.8，左眼 0.05，眼压：右眼 16mmHg，左眼 18mmHg，双眼行眼底检查、眼底照相和荧光素眼底血管造影检查（图 14-1-34A~C）。诊断为：①左眼视网膜中央静脉阻塞；②左眼糖尿病性视网膜病变；③右眼糖尿病性视网膜病变（中度非增生期）；④视网膜动脉硬化。立即建议患者停用糖皮质激素，急查血糖、血压，血压达 185/105mmHg、血糖高至 22mmol/L，立即就诊于内分泌科和心血管内科，经检查后诊断为 2 型糖尿病、高血压病，给予降糖、降压和对症处理，眼科嘱定期复查眼底，并告知眼底病变的预后及必要时可能进行的治疗如激光治疗等。

（七）误诊原因分析

本例中，患者的诊断应为：左眼 DR 合并 CRVO，但当地医院仅诊断为 CRVO，忽略了 DR 的诊断。可能为医生仅通过患者否认糖尿病病史和高血压病史，且患者的视力丧失眼有典型的 CRVO 表现而满足于该诊断。其实，如果检查患者的对侧眼，很容易发现对侧眼眼底也有病灶，因为糖尿病多为双眼发病，且程度多相似。临床上，常常会遇到眼科首诊发现糖尿病性视网膜病变继而诊断为糖尿病的患者，因此，检查眼底时一定要注意检查双眼，对侧眼的检查将会给疾病的诊断和鉴别诊断提供更多的信息。

CRVO 的发生常常与糖尿病、高血压和动脉硬化有关，它最典型的临床表现是：围绕着视盘的大量的火焰状的神经纤维层的出血，轴指向视盘中心。而在视网膜周边，则表现为大量簇状深层出血，说明视网膜下的病损累及视网膜深层。黄斑和视盘也常常出现水肿。而该患者的左眼眼底除了 CRVO 的典型表现外，还满布视网膜微血管瘤，后极部可见大片黄白色渗出，而这些均提醒我们该病变是因长期缺血，而非急性发作所致。视网膜微血管瘤不是糖尿病性视网膜病变所特有，

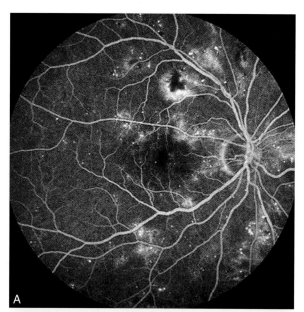

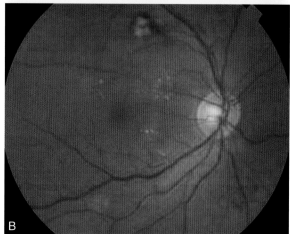

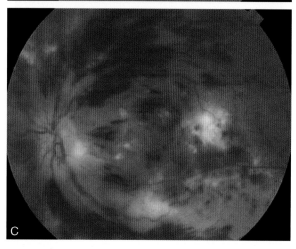

图 14-1-34　视网膜中央静脉阻塞合并糖尿病视网膜病变

A. 右眼 FFA,2′39″ 显示的微血管瘤多于眼底照相彩图,晚期微血管瘤荧光素渗漏;B. 右眼彩色眼底像,视网膜面可见微血管瘤、片状出血、硬质渗出、棉绒斑;C. 左眼彩色眼底像,围绕着视盘的大量火焰状出血,视网膜面可见微血管瘤,后极部可见大片黄白色渗出

在很多眼部疾病如视网膜静脉周围炎、慢性葡萄膜炎,和全身性疾病如高血压、肾病、贫血等也可出现,但在糖尿病患者,其出现最早也最为多见,且 DR 中的微血管瘤数量众多。因此,在诊断中,我们要注意蛛丝马迹,有任何异常,都要进行分析判断。

另外,DR 还可能被误诊为 Coats 病。虽然有的 DR 中视网膜面出现大量黄白色脂质渗出,类似 Coats 病,但 DR 的特点是:多为双眼发病,且大多数病变程度相同。如果遇到单眼的病变,则要结合眼底特点、年龄、性别特点、全身情况来鉴别这两种疾病。当然也有可能两种疾病合并出现,就如该患者,如果血糖控制不良,将来也很有可能出现 DR。此外,DR 中视网膜迂曲扩张血管多为静脉,视网膜动脉少见不规则扩张。而 Coats 病中,动脉血管异常明显、动脉本身可有局限瘤样扩张,但管径一般尚可。

(八) 经验教训与防范

由于糖尿病有诸多的全身并发症,且患者常常合并高血压、高血脂、动脉硬化等疾病,因此,在糖尿病眼病的诊治中,除了正确、及时诊断与治疗,一定首先要注意全身情况,注意糖尿病全身并发症的发生与否,以及治疗时间的选择。尽量在全身病变得到有效控制之后进行相应的激光治疗或手术治疗,以避免在眼部治疗的同时出现严重并发症而致残甚至致死,以及由此带来的医疗纠纷。在临床上,我们还遇到许多因严重的糖尿病性视网膜病变导致视力急剧减退甚至丧失的病例,而他们从来没有做过任何糖尿病的检查和治疗。对于他们的治疗,同样要和相关科室的医生一起,根据他们的全身状况和眼部病变来制定个性化的治疗方案。

如果得不到有效治疗,DR 会不断进展,因此,在诊治的过程中,一定要和患者进行沟通,使其能理解定期随访和及时治疗的意义和重要性。在激光治疗、手术治疗以及药物治疗中,要告知患者治疗的意义和风险,在得到患者的理解和同意后才进行。

在临床上,对糖尿病眼部并发症的探讨,目前更多关注 DR 及糖尿病性黄斑病变,但对糖尿病视神经病变的研究不多,非常容易被临床医生忽略,糖尿病性视网膜病变合并视神经病变并不少见,也应引起我们的重视。糖尿病视神经病变包括糖尿病视盘病变和缺血性视神经病变,它们在糖尿病各期及无 DR 的患者均可出现,如果合并 DR 出现时更容易被漏诊。有些医生可能只注意到 DR 的诊断,而忽略了视神经的病变,从而导致对患者预后的错误判断、检查的遗漏和治疗的延误。由于糖尿病视神经病变的视野和荧光素眼底血管造影表现较复杂、缺乏特异性,因此,在诊断糖尿病视神经病变要综合考虑患者的全身情况、病史及体征,排除颅内压增高、视神经炎等疾病。

(唐罗生)

八、视网膜脂血症

(一) 概述

视网膜脂血症(lipemia retinalltis)为不同病因致血脂过高时眼底主要是视网膜血管呈现的改变。对于血脂高于多少时会出现相应眼底改变,目前尚无一致结论。多发生于糖尿病并发酮症酸中毒的患者,少数见于原发性血脂过高或高脂血症患者。

(二) 眼底表现

其眼底改变具有特征性:周边血管改变最早,表现为乳汁样外观,动静脉颜色难分,呈扁平带状;随着血脂的增加,血管改变向心性扩展,逐渐累及更大的血管,视盘的静脉呈橙红色。眼底背景颜色大致正常,但当脉络膜血液循环受累时,表现为苍白色。后极部可有广泛的硬性渗出,形态不一。

(三) 治疗原则与进展

眼底的这些改变并不直接导致视网膜功能受损,因此,治疗上主要治疗高脂血症。

九、血卟啉病(血紫质病)

(一) 概述

血卟啉病(hematoporphyria)又称血紫质病,属代谢性疾病,大多是因为遗传缺陷造成血红素合成途径中的有关酶缺乏导致卟啉代谢紊乱而发生的疾病。常于 20~40 岁发病,女性发病略多于男性。

该病有不同亚型,其主要的临床表现有腹痛、光感性皮肤损害和神经精神症状。合并眼部表现很少,眼底改变罕见。

(二) 治疗原则与进展

内科治疗血卟啉病。如出现眼部病变,对症治疗。

十、黑矇性家族性痴呆与 Niemann-Pick 病

(一) 黑矇性家族性痴呆

1. **概述** 黑矇性家族性痴呆是一种罕见的包括视网膜在内的神经系统异常的综合征,是一种常染色体隐性遗传家族遗传病。黑矇性家族性痴呆主要是由于缺乏氨基己糖苷酶,阻断了鞘脂质即神经节苷质、脑苷质和鞘磷脂分解变性,引起类脂质在人体内的异常沉积,其中脑和视网膜最常受累,神经细胞崩溃坏死,最后遍及脑组织和视网膜各部,使其完全丧失功能。

2. **眼底表现** 多发生于婴儿至少年时期。经典的黑矇性痴呆出生时往往正常,出生后 3~6 个月内出现症状。主要表现为初起时患儿对声、光等刺激敏感,后逐渐变得易激惹,继而全身肌张力低下、头下垂等,而后迅速发展,肌阵挛发作频繁,肌张力由低转高,呈角弓反张状态。

按发病年龄可分为:

(1) 婴儿型:即 Tay-Sachs 病,于生后数月发病。眼底黄斑部可见环状白色混浊区,其中心呈樱桃红斑。视网膜血管及视盘早期正常,晚期发生血管变细,视盘萎缩。

(2) 少年型:即 Batten-Mayou 综合征,于 5~15 岁发病。眼底检查于视网膜周边部可见散在的小黄点及色素小粒,呈椒盐状眼底,色素呈骨细胞样,黄斑部色素沉着而无樱桃红斑,晚期血管变细及视盘萎缩。

(3) 晚期婴儿型:起始于 2~3 岁,眼底樱桃红斑不明显,发病早者眼底表现同婴儿型,发病晚者眼底表现同少年型。

3. **诊断依据** 婴儿或少年时期发病,眼底表现为黄斑部环状白色混浊区,中心有樱桃红点,或视网膜周边部散在骨细胞样色素沉着,疾病进展快。

4. **鉴别诊断**

(1) 视网膜中央动脉阻塞:婴儿型的眼底所见需与视网膜中央动脉阻塞鉴别。视网膜中央动脉阻塞一旦发生,则整个视网膜发生水肿呈白色混浊,但唯独黄斑部位不混浊,可透见正常脉络膜的色调而成樱桃红斑。

(2) 视网膜色素变性:视网膜色素变性早期症状为夜盲、视野逐渐缩小,青少年期开始发病,病情进展缓慢,眼底可见骨细胞样色素沉着首先

出现于赤道部,逐渐向后极部扩展,色素多聚积于血管前面,部分遮盖血管。

(3) Niemann-Pick 病:又称神经磷脂沉积症,为常染色体隐性遗传疾病,主要是由于神经鞘磷脂酶缺乏引起神经髓鞘磷脂、胆固醇及其他磷脂沉积于肝脾、神经系统等器官的巨噬细胞内,形成Niemann-Pick 细胞。其临床表现有肝大、神经系统症状、聋、盲及智力低下,眼底改变主要表现为视网膜黄斑部的樱桃红斑。诊断需通过骨髓或脾穿刺涂片寻找 Niemann-Pick 细胞,这是同黑矇性家族性痴呆鉴别的要点。

5. 治疗方法 无有效治疗方法。

(二) Niemann-Pick 病

1. 概述 Niemann-Pick 病即神经鞘磷脂沉积病(sphingomyelin lipidoses),是中枢神经系统和视网膜的神经鞘磷脂代谢异常的常染色体隐性遗传性疾病。根据发病年龄和有无神经系统症状将该病分为六型,临床观察到该病除全身及神经系统症状外,有些类型尚有眼部及眼底改变。

2. 眼底表现 眼底所见有黄斑区樱桃红斑或黄斑晕轮即黄斑中心凹外围白色环。

3. 诊断及治疗 确诊需依赖临床表现及实验室检查,眼底改变能提示该病。该病无特殊治疗方法,必要时需行脾切除术。

十一、血液病的眼底改变

(一) 贫血

1. 概述 贫血(anemia)是指单位容积血液内红细胞数和血红蛋白含量低于正常。我国海平面地区,成年男性 Hb<120g/L,成年女性(非妊娠)Hb<110g/L,妊娠期女性 Hb<100g/L,即为贫血。各种疾病导致的红细胞或血红蛋白生成减少、破坏增多、丢失,超过机体的代偿能力时,导致贫血的发生。

2. 眼底表现 眼底改变与贫血的严重程度关系较为密切,难以反映贫血类型。绝大多数轻度贫血不会出现眼底改变,只有当血红蛋白减低到一定程度时才会出现可见的眼底改变。其发生机制不明,可能系缺血缺氧损害毛细血管内皮细胞功能,导致血管活性物质释放,静脉扩张,血管渗透性增加,发生出血及渗出等改变。

眼底改变:背景色淡或苍白;视盘色淡,多轻度水肿;视网膜动脉外观正常或轻度扩张,静脉色淡,接近视盘处与动脉颜色难于区分;视网膜出血

较常见,表现为多分布于后极部和视盘附近的浅、深层出血;视网膜由于缺血缺氧而水肿,严重缺血眼底可见棉绒斑、硬性渗出、黄斑区星芒状渗出;血管渗漏严重,甚可致视网膜神经上皮层脱离。

3. 诊断及鉴别诊断 主要依据全身症状及基础疾病,配合血液学检测结果与以下疾病相鉴别。

(1) 糖尿病性视网膜病变:出血渗出多位于后极部和/或视盘附近,微血管瘤多见;无合并贫血者,血管颜色无明显改变;严重病例可见新生血管或微血管异常。

(2) 低灌注压性视网膜病变:视网膜动脉细、静脉不规则扩张但迂曲不明显,后极部可有棉绒斑,眼底有点片状出血及微血管瘤。FFA 检查有较特征改变。

4. 治疗原则与进展 治疗原发病,眼科对症治疗。

(二) 白血病

1. 概述 白血病(leukemia)是血液系统的恶性肿瘤,占成年人恶性肿瘤第七位,儿童和青少年恶性肿瘤的首位。其特点是白血病细胞在骨髓及全身浸润,导致造血异常及全身症状,当累及眼部,引起眼底改变时,称为白血病视网膜病变(leukemic retinopathy)。其发生率报道不同,较为一致的看法是急性白血病发生眼底改变较慢性更为常见。

2. 眼底表现 白血病视网膜病变的典型特征是视网膜静脉充盈、扩张、迂曲,视网膜出血等。视网膜静脉改变是最早出现的明显体征,静脉迂曲扩张,静脉管径增大,不规则,呈节段状或腊肠样,若伴有贫血,静脉血液颜色淡,与动脉血不易区分。动脉早期改变不大,晚期亦可扩张。视网膜出血可位于浅层和深层,形态多样,呈火焰状或点状、斑状,多位于眼底周边部。典型的出血灶称为 Roth 斑,为出血灶中央可见一白芯,认为与白细胞、成纤维蛋白和血小板聚集有关。静脉及毛细血管血流缓慢,导致视网膜水肿、增厚,色泽橘黄或黄白色。黄斑部可见硬性渗出,呈星芒状改变;局部小血管的闭塞,形成棉绒斑。视盘水肿轻重不等,与视盘局部白血病细胞浸润或颅内白血病细胞浸润引起高颅压有关。

3. 鉴别诊断 需要与单纯贫血的眼底改变、低灌注压视网膜病、无脉病的眼底改变等相鉴别。主要鉴别依据是基础疾病。

4. 治疗原则与进展 白血病视网膜病变无特殊治疗,主要是治疗原发疾病,眼部对症处理。

(三) 红细胞增多症

1. 概述 红细胞增多症(polycythemia)是一组综合征,指血液中红细胞计数、血红蛋白浓度高出正常范围。多种病因可以导致红细胞增多症的发生,但其眼底改变基本一致,主要与血液容量和血液黏滞度增加,循环缓慢,导致组织细胞及毛细血管受损有关。

2. 眼底表现 视盘可正常亦可出现充血水肿改变;视网膜血管走行迂曲,静脉更为显著,可累及小分支,眼底所见似视网膜血管增多。视网膜动脉正常或轻度扩张,色较暗,与正常视网膜静脉颜色接近。视网膜静脉高度扩张,颜色暗紫色,静脉扩张不均匀,扩张显著者与动脉交叉处受压迫,呈腊肠样改变。动静脉旁偶见白线条伴随。视网膜出血或渗出常见。部分病例可出现视网膜发绀伴发视网膜动脉痉挛性阻塞或并发视网膜静脉阻塞。

3. 诊断、鉴别诊断及治疗 该病需与视网膜血管性疾病、视盘水肿、视盘炎等鉴别,诊断主要依赖于血液系统的检查及全身体检,明确原发疾病。一般不影响视力,治疗上以治疗原发病为主,眼科对症治疗。

(四) 出血性紫癜

1. 概述 出血性紫癜(purpura hemorrhagica)是指各种原因所致出凝血功能异常,形成多发皮肤和黏膜出血灶,同时其他器官和组织也可受累及。最常见的体征是皮肤出现多发瘀斑,散在分布于小腿、上臂及臀部,同时鼻腔黏膜、消化道黏膜、泌尿道亦可出血。

2. 眼底表现 眼底改变多为双眼发生,视网膜出血最为常见,多分布在视盘周围,呈斑点状,色深红,也可呈火焰状,甚至视网膜前出血。黄斑水肿或星芒状渗出。视盘正常或轻度水肿。视网膜血管无明显异常。

3. 诊断及治疗 诊断依据全身体征及实验室检查,根据不同病因采取治疗,眼科对症治疗。

(五) 镰状细胞贫血

1. 概述 镰状细胞贫血(sickle cell)是一种血红蛋白遗传缺陷疾病,红细胞镰状改变,导致红细胞运动能力受损,寿命缩短,贫血及微循环阻塞,并以此引起一系列临床症状及体征。

2. 眼底表现 该病的眼底改变主要与小血管及毛细血管阻塞所致视网膜、脉络膜的缺血、出血有关。视网膜的出血表现为鲑斑出血、虹色斑和黑旭日斑。鲑斑出血的大小常为 1/4~1PD,圆形或椭圆形,位于视网膜内界膜下,边界清楚,出血开始亮红,后变成红黄色(鲑鱼色)。虹色斑是鲑斑出血吸收后残留的一小的视网膜劈裂腔,其内如黄色或铜色颗粒。黑旭日斑是一环形黑色脉络膜视网膜瘢痕,呈圆形或椭圆形,典型大小为 1/2~2PD,位于周边视网膜。视盘表面毛细血管阻塞表现为节段状暗红色小点。黄斑因为毛细血管阻塞视网膜变薄而向下凹,周围隆起呈环形暗区,中心凹反光明显,此为黄斑下凹征。周边视网膜出现扇贝形新生血管是该病的重要特征,新生血管向玻璃体腔突起,可发生玻璃体积血,牵拉性视网膜脱离等。

以 Goldberg 提出的方法将镰状细胞视网膜病变分为五期:

第一期:背景性改变。包括黑旭日斑、鲑斑出血及阻塞的周边血管。

第二期:小动静脉吻合。远周边有银丝状小动脉。赤道外周边有短路血管连接小动脉与中等大小的静脉,常在视网膜有灌注与无灌注区的边界处。

第三期:新生血管改变。此期标志为扇贝形视网膜新生血管。荧光素眼底血管造影中,新生血管呈现典型的荧光素渗漏,并在玻璃体内聚集成无定形云彩状。

第四期:玻璃体积血。新生血管因玻璃体内条带收缩、小创伤、玻璃体运动而出血。

第五期:视网膜脱离。扇贝形视网膜新生血管可致玻璃体液化、牵拉性视网膜条带及膜形成,膜收缩可致牵拉性视网膜脱离。

3. 治疗原则与进展 治疗原发病。该病眼科无特殊治疗,争取在并发症出现前,激光封闭新生血管组织。抗 VEGF 药物可以抑制新生血管。

(六) 淋巴瘤

1. 概述 淋巴瘤(lymphoma)是原发于淋巴结或淋巴组织的恶性肿瘤,分为霍奇金淋巴瘤和非霍奇金淋巴瘤两大类。无痛性淋巴结肿大最为典型,但由于病变部位及范围不尽相同,临床表现很不一致。眼底改变因肿瘤是否侵犯眼部而不同。

2. 眼部表现 原发于全身其他部位的淋巴瘤在侵犯眼部前引起的眼底改变与贫血、凝血功能障碍、白细胞异常增加引起的血液瘀滞、缺血、缺氧等有关。当淋巴瘤侵犯眼部或原发于眼部则可引起更为复杂的眼底改变,可表现为葡萄膜病变、视网膜病变、继发性青光眼等。其中以葡萄膜、视网膜病变报道居多。淋巴瘤导致的葡萄膜病变并无特征性,慢性、糖皮质激素治疗无效或易反复为其特点。视网膜也是淋巴瘤常侵犯的部位,临床表现为视网膜血管炎、视网膜脱离、视网膜静脉阻塞、急性视网膜坏死等。当玻璃体受累及可表现为玻璃体混浊、积血、玻璃体脱离等。

3. 诊断及鉴别诊断 淋巴瘤性的眼底改变并无特异性,需要与贫血、葡萄膜炎、视网膜血管炎等相鉴别,确诊需依赖于组织病理学检查。

4. 治疗原则与进展 治疗原发病,眼科对症治疗。

十二、风湿性疾病

(一) 系统性红斑狼疮

系统性红斑狼疮(systemic lupus erythematosus, SLE)是一种慢性的、累及多器官的自身免疫性疾病。

1. 眼底改变 在眼部可表现为巩膜炎、眼球运动障碍、脉络膜视网膜炎、视网膜动静脉栓塞及视神经病变。眼底改变中以视网膜血管炎最为常见,视网膜可见棉绒斑及出血,严重病例黄斑区可出现白色斑片,视网膜中央静脉或动脉阻塞及新生血管形成。脉络膜病变也常见。亦可表现为浆液性视网膜神经上皮或色素上皮脱离。视神经病变表现为视盘水肿及缺血性视神经病变。

2. 治疗原则与进展 控制 SLE 病情,发生视网膜血管阻塞,出现缺血区和新生血管时需要眼科激光光凝治疗。

(二) 结节性多发性动脉炎

结节性多发性动脉炎(polyarteritis nodosa, PAN)是一种全身性结缔组织疾病,病理特征是中小动脉的非化脓性炎症,全身多处器官和组织受累。

1. 眼底表现 约 10%~20% 有眼部表现,除巩膜炎、筋膜炎、虹膜睫状体炎、泪腺病变、眼球突出等外,眼底亦可受累及,表现为:视网膜血管炎,动脉炎症使视网膜动脉管腔狭窄,肿胀或结节,形成梭形动脉瘤,附近视网膜可有水肿、渗出、棉绒斑和出血,晚期血管白线化。视网膜静脉表现为充血、扩张;渗出性视网膜脱离;视盘水肿;脉络膜病变,表现为眼底周边散在白色病灶,后变为色素

沉着及瘢痕。荧光素眼底血管造影显示后极部及附近视网膜动脉扩张,管径不规则,管壁着色,周围弥漫性荧光素渗漏。

2. 治疗原则与进展 以全身治疗为主,眼科对症治疗。

(三) 皮肌炎

皮肌炎(dermatomyositis)是一种皮肤和肌肉的慢性非感染性炎症疾病,皮肤发红、水肿,肌肉发生炎症和变性,引起无力、肿胀、疼痛,可伴有关节、心肌等多器官损害。眼部肌肉偶有受累及,导致眼外肌麻痹。眼底改变表现为视网膜血管炎,棉绒斑等,无特异性。

治疗原则与进展:全身治疗为主,眼科对症治疗。

(四) 硬皮病

硬皮病(scleroderma)又称系统性硬化症,是一种慢性结缔组织疾病,分为局限性、系统性和新生儿性硬皮病。特征为真皮增厚及纤维化,并有皮肤与内脏纤维变性,皮肤僵硬。

1. 眼部改变 眼睑是眼部最常受累的部位,眼底改变在未出现恶性高血压之前少见。当该病并发恶性高血压时眼底可见视网膜棉绒斑、视网膜水肿出血,视盘水肿、静脉迂曲,最终可致视神经萎缩。

2. 鉴别诊断及治疗 眼底改变无特征性。全身治疗该病,眼科无特殊有效治疗。

十三、结节病

结节病(sarcoidosis)是一种多系统发病的肉芽肿性疾病。临床最常侵犯肺及肺门淋巴结,其次是皮肤和眼。眼部受累及的发生率报道不一致,最常见的是葡萄膜炎和结膜结节。

1. 眼底表现 眼后节病变包括玻璃体炎、脉络膜视网膜炎、视网膜静脉周围炎、血管阻塞、视网膜新生血管形成及视盘肉芽肿。

结节病的玻璃体炎为非特异性玻璃体炎,较为典型的呈雪球状或珍珠串状,少见雪堤状渗出。

视网膜静脉周围炎或视网膜炎常见血管旁灰白色或灰黄色渗出,血管周围白鞘,可合并视网膜分支静脉阻塞;位于深层的脉络膜病损可见于眼底任何部位,大小不同,小如 Dalen-Fuchs 结节,大者如脉络膜转移癌状的脉络膜结节。

病变后期发生视网膜新生血管,位于周边或视盘前,周边新生血管呈海扇状,类似镰状细胞贫

血患者的视网膜新生血管。

视盘上可有肉芽肿形成,有些慢性病例出现视盘水肿,而无肉芽肿形成。

2. 治疗原则与进展 以全身治疗为主,眼部结节病对糖皮质激素治疗反应良好,治疗时间较长。无视力损害,无须行糖皮质激素治疗。

十四、败血症及感染性心内膜炎

败血症(septicemia)和感染性心内膜炎(infective endocarditis)是严重的感染性疾病。

1. 眼底表现 视盘附近视网膜可见出血和渗出,出血数量、大小和形状不一,一般小而圆,也可呈火焰状或视网膜前出血。渗出多呈圆形和椭圆形白点状,约1/3PD大小,多位于后极部视网膜浅层,单独存在或绕有出血圈,称为Roth斑,多双眼出现。细菌栓子尚可导致视网膜血管栓塞和转移性眼内炎。

2. 诊断及治疗 确诊需依赖临床表现及实验室检查,眼底改变能提示该病。治疗上主要是内科抗感染及治疗全身性疾病,眼科对症治疗。

十五、急性胰腺炎

急性胰腺炎(acute pancreatitis)是胰腺消化酶对胰腺自身消化所致的急性炎性反应,在发病过程中,这些消化酶可经血液循环至全身其他组织器官,造成脂肪栓塞、组织坏死及循环障碍。

对于急性胰腺炎所致的眼底改变,国内外文献有过少量报道,并认为眼底表现与Purtscher视网膜病变相似,其视网膜和脉络膜血管的脂肪栓塞病因类似,故又称为类Purtscher视网膜病变。

治疗原则与进展:以全身治疗原发病为主,眼科对症治疗。

(柯根杰)

十六、获得性免疫缺陷综合征

(一) 概述

获得性免疫缺陷综合征(acquired immunode-ficiency syndrome, AIDS)由人免疫缺陷病毒(human immunodeficiency virus, HIV)感染引起,导致机体的细胞免疫系统被破坏,发生难于控制的条件致病微生物感染和恶性肿瘤等。自1981年发现第一例AIDS病例后,全球HIV感染的病例数一直在持续增长,据世界卫生组织2006年公布的数据,全球HIV感染者约有3 950万,中国有HIV感染者65万,其中包括约7.5万名AIDS患者,而近年这一数字还在不断增加。尽管高效抗反转录病毒疗法(highly active antiretroviral therapy, HAART)已经广泛应用于临床,但仍有50%~75%的HIV/AIDS患者出现眼部并发症,包括眼部的机会性感染、肿瘤,以及视神经视网膜病变等。

(二) 主要临床表现

1. 微血管病变 微血管病变是AIDS最常见的眼部表现,约40%~60%的HIV阳性患者可有微血管病变,其患病率与CD4$^+$T细胞计数成反比,临床上表现为后极部棉绒斑,且可伴有小片巨细胞病毒性视网膜炎病灶。然而与巨细胞病毒性视网膜炎不同,此病变不伴有大量出血,棉绒斑多呈圆形,沿血管弓分布,代表局部神经纤维层缺血。多数具有视网膜微血管病变的患者无临床症状。

2. 眼后节机会性感染 眼后节机会性感染是播散性AIDS的临床表现之一,临床上表现为坏死性视网膜炎或脉络膜炎,其中以视网膜炎更为常见。如眼部炎性反应严重,通常患者CD4$^+$T淋巴细胞数较高,多由急性视网膜坏死、弓形体感染、梅毒感染或晚期隐球菌感染所致。如患眼炎性反应轻微,则多由巨细胞病毒引起,患者常伴有CD4$^+$T淋巴细胞数减低。临床上CD4$^+$T淋巴细胞计数有助于鉴别诊断,但确切诊断需依据病原学检查结果。

(1) 巨细胞病毒性视网膜炎(cytomegalovirus retinitis, CMVR):是最常见的AIDS相关眼部机会性感染,在HAART治疗之前,40%~50%的AIDS患者发生巨细胞病毒性视网膜炎。应用HAART治疗以后,CMVR的发生率明显下降,但其仍为患者首位致盲原因。CMVR可以单眼起病,但52%的患者最终发展为双眼。CMVR多发生于CD4$^+$T细胞计数小于50/μl的患者,但当患者接受HAART治疗时,并不能根据CD4$^+$T细胞计数除外CMVR。

(2) 疱疹病毒性视网膜病变(necrotizing herpetic retinopathy, NHR):是由疱疹病毒引起的一系列眼后节炎症。主要病原体为水痘带状疱疹病毒(varicella zoster virus, VZV),临床上主要表现为两种类型:急性视网膜坏死(acute retinal necrosis, ARN)和进行性外层视网膜坏死综合征(progressive outer retinal necrosis, PORN)。前者多发生在健康人群或免疫功能受损不严重的 AIDS 患者,后者则多出现在免疫功能严重低下的 AIDS 患者。除了水痘带状疱疹病毒,单纯疱疹病毒和 CMV 也可以引起本病。

(3) 眼弓形体病:在大部分 AIDS 患者中,眼弓形体病为原发感染而非再活化,AIDS 患者的眼弓形体病,多为双眼、多灶性,且不伴有脉络膜视网膜瘢痕。临床改变包括虹膜炎、玻璃体炎、脉络膜炎、球后视神经炎或弓形体视网膜炎。弓形体视网膜炎的表现可与 CMVR 类似,但其眼内炎性反应更重,出血较少。

(4) 肺囊虫性脉络膜炎:眼部卡氏肺囊虫感染的表现包括结膜炎、眼眶肿物、视神经病变和脉络膜炎。眼部卡氏肺囊虫感染的发生率 <1%,一旦发生囊虫性脉络膜炎,则提示患者肺囊虫感染已经全身播散,患者免疫力极低。临床上囊虫性脉络膜炎进展缓慢,视力下降不明显,眼底表现为后极多发性黄色边界清晰的脉络膜病灶,炎性反应轻微或无。组织病理学检查可发现囊状或新月形肺囊虫,周围包绕泡沫样物质。

(5) 隐球菌性脉络膜炎:可表现为多灶性、孤立的或融合的病灶,可伴有眼睑结节、结膜肿物、虹膜肉芽肿、玻璃体炎、坏死性视网膜炎、眼内炎和视神经炎。

(6) 眼结核:发生率低,通常表现为后极部多灶性脉络膜结节伴有分散的黄色病灶,可有渗出性视网膜脱离和不同程度的玻璃体炎症。有时也可表现为后极部单一的肉芽肿样肿物。

(7) 梅毒:临床上眼部梅毒感染可表现为虹膜炎、玻璃体炎、球后视神经炎、视神经炎、视网膜血管炎,甚至视网膜坏死。

3. 罕见肿瘤 非霍奇金淋巴瘤,临床表现包括坏死性视网膜炎、多灶性脉络膜炎、视网膜血管炎、玻璃体炎、视网膜下肿物、假性前房积脓性葡萄膜炎。当患眼对抗病毒、细菌及弓形体治疗均不敏感时,要考虑眼内淋巴瘤的可能性。组织活检联合分子免疫病理检查有助于此病的诊断。

4. 神经眼科异常 约 6% 的 AIDS 患者可见神经眼科异常,通常提示脑部淋巴瘤或脑膜炎的发生。常见的临床表现包括中枢神经系统病变及视神经病变。前者包括瞳孔异常、眼球震颤、脑神经麻痹、视野缺损等;后者包括神经束膜炎、视盘水肿、视神经炎、球后视神经炎及视神经萎缩。

5. 免疫恢复性葡萄膜炎(immune recovery uveitis,IRU) 随着 HAART 在 AIDS 治疗中的应用,患者的免疫功能得到一定恢复,一方面使患者的生存期限大大延长,明显改善了一些机会性感染的转归;另一方面引起一些免疫相关性并发症的出现,即 IRU。对 HAART 治疗起反应的患者中,16%~63% 发生 IRU。CMVR 患者在对 HAART 起反应之后发生葡萄膜炎,而过去在免疫缺陷状态下 CMV 感染很少引起葡萄膜炎。炎症的程度取决于免疫重建的程度、CMVR 的程度、眼内 CMV 抗原量以及既往治疗。免疫恢复性葡萄膜炎包括前葡萄膜炎和玻璃体炎、全葡萄膜炎伴前房积脓、视神经炎和黄斑囊样水肿、视网膜前膜、白内障、玻璃体黄斑牵拉综合征,以及增生性玻璃体视网膜病变。

6. 其他 除上述眼底病变外,AIDS 患者常可伴有眼睑、角膜或葡萄膜的带状疱疹病毒感染;单纯疱疹病毒性角膜炎;细菌性角膜溃疡;眼睑、结膜、泪腺的 Kaposi 肉瘤;眶内 Burkitt 淋巴瘤、继发性青光眼、巩膜炎、眼内外肌麻痹等。

(三) 诊断要点

临床上主要根据病史、高危人群、全身多系统症状和体征,反复性多种或一种条件致病微生物感染,结合罕见的 Kaposi 肉瘤、肺囊虫肺炎等,可作出 AIDS 的拟诊。实验室免疫学检查对确定诊断极为重要,包括末梢血淋巴细胞绝对值、CD4+T 淋巴细胞,TH 和 TS 细胞值及其比值;HIV 分离检测 HIV 抗体及核酸或反转录酶试验。

(四) 治疗原则与进展

自从 1996 年起,发达国家开始广泛应用 HAART 诱导患者的"免疫恢复"(immune recovery) 状态,取得很好的疗效。

视网膜病变目前尚无有效治疗方法。

AIDS 条件致病微生物感染引起的 CMVR、NHR 等的治疗,请参见第十一章。

(赵萌)

十七、流行性出血热

(一) 概述

流行性出血热(epidemic hemorrhagic fever,EHF)是由病毒感染引起的一种自然疫源性疾病,临床以发热、出血、循环衰竭及肾衰竭为特征,其病理基础是全身小血管及毛细血管损害,大部分病例均有眼底改变且报道与疾病严重程度相关。

（二）主要临床表现

早期有视盘充血、水肿，视网膜水肿，黄斑区水肿影响视力；随着病情进展，可出现视网膜静脉扩张，充盈迂曲或呈螺旋状，动脉痉挛，动脉管壁反光增强，类似动静脉压迫征；视网膜出血呈片状，大小不等，鲜红色。严重病例可发生渗出性视网膜脱离，视神经萎缩等。

（三）治疗原则与进展

以全身治疗原发病为主，眼科对症治疗。

十八、钩端螺旋体脉络膜视网膜炎

（一）概述

钩端螺旋体病（leptospirosis）：是由钩端螺旋体感染引起的一种传染性疾病，发病的可能机制是病原体直接感染和／或机体的免疫反应。

（二）主要临床表现

无特征性，主要表现为脉络膜视网膜炎，视网膜水肿，血管旁棉绒斑、出血斑。晚期表现为视网膜脉络膜萎缩。

（三）诊断要点

依据病史、临床表现并结合病原学检查。

（四）治疗原则与进展

内科治疗，全身应用抗生素，眼部病变对症治疗。

十九、莱姆病

（一）概述

莱姆病即 Lyme 病，是蜱传播的，包柔螺旋体感染引起的人体多系统免疫性疾病。其发病早期与病原体通过血液直接感染所致，晚期可能是机体免疫反应引起。依据病程，临床上将该病分为三期，即早期、心脏及神经系统受累期、关节炎和慢性神经系统综合征期。

（二）主要临床表现

眼部表现主要有结膜炎、角膜炎。视盘水肿及黄斑水肿等，多数发生在疾病的第二、三期。眼底改变无特征性，表现为玻璃体炎、视网膜血管炎、脉络膜视网膜炎、视盘水肿、黄斑水肿及缺血性视神经病变，严重可致渗出性视网膜脱离、全葡萄膜炎，或伴发视网膜动静脉阻塞。

（三）诊断要点及治疗原则

诊断依据病史、临床特征及病原学、免疫学检测。抗生素治疗有效，眼局部可应用糖皮质激素控制炎性反应。

二十、疟疾

（一）概述

疟疾（malaria）是由疟原虫感染引起的传染性疾病。

（二）主要临床表现

视网膜出血，多呈片状，位于视盘和黄斑附近或沿血管分布，有的出血斑中央常出现白色中心，偶尔并发视网膜前出血或玻璃体积血；视网膜水肿，轻度水肿仅围绕视盘出现，重者可使整个眼底呈乳白色，甚至发生渗出性视网膜脱离；视网膜血管，发作期视网膜动脉痉挛，静脉扩张充血，也可发生动脉炎或静脉血栓形成；视网膜色素沉着，恢复期视网膜周边部可出现棕黑色或黑色色素沉着，后极部特别是黄斑区呈现蓝灰色变性，称为疟疾性视网膜色素变性；视神经病变，在发热期可出现视神经炎和球后视神经炎，偶有发生视盘水肿者。

（三）诊断要点

该病的眼底改变无特征性，周围血中检出病原体可确诊。

（四）治疗原则与进展

以全身治疗原发病为主，眼科对症治疗。

二十一、眼内寄生虫

（一）猪囊尾蚴病

见第七章第五节。

（二）血吸虫病

血吸虫病（schistosomiasis）是一种人畜共同感染的寄生虫疾病，埃及血吸虫、日本血吸虫、曼氏血吸虫是感染人的三种主要的血吸虫。

1. **眼底改变** 该病是分布广泛的致残性疾病，眼底改变较为少见。有报道伴有肝脾肿大的晚期血吸虫病患者，眼底可见位于血管旁的脉络膜黄白色结节，呈半透明状，大小不一，累及黄斑者视力受损；视盘轻度充血、水肿。个别发现视网膜颞上多发霜样色素上皮损害，黄斑周围渗出呈现急性后极部多灶性鳞状色素上皮病变。此外，尚可见视网膜点片状或大片状出血，视网膜中央静脉轻中度迂曲扩张，周围血管白鞘及葡萄膜炎症、视网膜分支动脉阻塞等。

2. **诊断要点** 确诊该病依赖于全身症状体征及病原学、免疫学检测，眼底改变无特征性。

3. **治疗原则与进展** 以全身治疗原发病为

主,眼科对症治疗。

(三)弓首蛔蚴病

弓首蛔蚴病(toxocariasis)是一种人兽共患的寄生虫感染性疾病,多发于与宠物犬、猫接触较多的儿童,最常见的病原体是犬弓首蛔虫。弓首蛔蚴虫在人体内脏移行,引起该病。

1. 眼底表现　眼底表现分为四型:慢性眼内炎型、后极部肉芽肿型、周边炎性渗出性肉芽肿型、不典型型。

(1)慢性眼内炎型:严重玻璃体炎性反应,视网膜黄白色斑,似坏死灶,可继发视网膜脱离;

(2)后极部肉芽肿型:发病早期玻璃体轻度混浊,后极部肉芽肿边界不清;玻璃体炎症吸收后,后极部可见灰白色球形肉芽肿团块,界线清楚;如炎性反应扩散,常有牵拉带与视网膜相连,黄斑区常出现脉络膜视网膜血管吻合支。

(3)周边炎性渗出性肉芽肿型:急性弥漫性眼内炎,周边视网膜见局限球形、灰白色团块,弥漫分布。严重病例见睫状体平坦部雪堤现象和连接周边炎性团块与后极部视网膜、视盘的纤维机化带。局部牵拉产生视网膜周边皱襞。

(4)不典型型:可有视盘炎、弥漫性脉络膜视网膜炎等表现。

2. 鉴别诊断　该病眼底改变需与感染性眼内炎、视网膜母细胞瘤等相鉴别。

(1)感染性眼内炎:多有外伤或内眼手术史,表现为眼痛、视力下降明显,眼前节炎性反应明显,前房可有积脓,玻璃体脓性混浊。

(2)视网膜母细胞瘤:发病多更早,常因白瞳征、眼球突出、斜视等就诊,眼底表现为占位性病变,眼B超及CT检查可资鉴别。

3. 治疗原则与进展　内科治疗弓首蛔蚴病,眼科对症治疗。

(柯根杰)

第二节　外科病的眼底改变

一、胸腹部严重挤压伤

(一)概述

胸腹部严重挤压伤导致的眼底改变一般称为远达性视网膜病变,即Purtscher视网膜病变,发病机制尚不明确,一般发生于伤后或术后2~4天。

(二)主要临床表现

眼底表现以后极部为中心,主要为视网膜渗出、水肿及出血,视网膜静脉怒张,黄斑及视盘水肿。视网膜渗出一般为乳白色,棉绒状,界线不清,1/5~1PD大小,圆形或类圆形,常位于视盘周围或视盘和黄斑区之间,或沿视网膜血管出现。渗出位于视网膜深层,吸收后留有与视神经纤维平行的条纹。大多数病例眼底可见条索状或火焰状出血,出血位于黄斑区则明显影响视力,少数病例出血为视网膜前出血、玻璃体积血。视盘充血、水肿,严重者可致视神经缺血和视神经萎缩,视力丧失。

(三)诊断要点

1. 有明确的胸腹部外伤史。

2. Purtscher斑:视盘周围棉绒斑,黄斑区的多灶视网膜变白区,通常在视网膜小动脉周围有约50μm的透明区。

3. 视盘周围的视网膜前出血,周边视网膜大致正常。

4. 黄斑区假性樱桃红,黄斑水肿,浆液性脱离。

5. 视盘水肿。

6. FFA可见视网膜动脉闭塞,无灌注区,视网膜血管荧光渗漏。

符合1,2两项,再加后四项中的任意一项即可诊断。

(四)鉴别诊断要点

注意需与糖尿病、高血压等全身性疾病引起的相关眼底改变相鉴别。

(五)治疗原则与进展

可考虑予以糖皮质激素抗炎处理,并辅以改善视网膜微循环、营养神经等对症处理。玻璃体积血如不能吸收,需行手术治疗。

二、颅脑损伤

(一)概述

由于特殊的解剖关系,颅脑外伤可导致多种眼底病变。

(二)主要临床表现

脑水肿、颅内出血等所致颅内压增高,是视乳头水肿形成的重要原因;视网膜动脉痉挛、收缩,静脉扩张迂曲;视网膜水肿及棉绒斑,视网膜内出血或视网膜前出血,呈Purtscher视网膜病变样改变。出血进入玻璃体腔,可形成玻璃体积血;如颅脑损伤致颅内出血、蛛网膜下腔出血同时伴有视网膜出血、玻璃体积血,则称为 Terson 综合征。

（三）诊断要点

1. 有颅脑损伤的病史。

2. 颅脑损伤后继发的眼底改变。

3. 排除颅内占位、糖尿病、高血压等疾病引起的眼底改变。

（四）鉴别诊断要点

需注意与糖尿病性视网膜病变、高血压性视网膜病变,以及葡萄膜炎、视盘血管炎等病变鉴别。

（五）治疗原则与进展

神经外科急救与治疗颅脑损伤,眼科对症治疗,必要时手术治疗。

（柯根杰）

第三节 儿科病及传染病的眼底改变

一、麻疹

（一）概述

麻疹是小儿常见的急性传染病,由麻疹病毒引起,以特征性皮疹、Koplik 斑等为典型临床表现。

（二）主要临床表现

麻疹最常见的眼部改变是结膜炎改变。在病变早期,患儿常有双眼结膜充血、畏光、流泪等症状。病变早期,双眼眼睑红肿,伴脓性分泌物,结膜混合充血,可有水肿,部分可见角膜中央发生上皮剥脱或点状角膜炎。继发感染时可形成角膜溃疡甚至穿孔,亦可因机体免疫力下降,加之营养不良、维生素 A 缺乏等产生角膜软化。麻疹眼底改变少见,偶可见球后视神经炎改变或并发视神经脊髓炎。发生视神经炎可表现为视物模糊,视力下降伴视野缺损,瞳孔中等散大,对光反射迟钝,眼底视盘晚期色淡,图形 VEP 显示 P100 潜伏期延长。

（三）诊断要点

患儿有明确麻疹病史,结合眼部发红、畏光、流泪等症状以及裂隙灯显微镜检查,不难诊断为麻疹病毒性结膜炎或者角膜炎。当出现视力下降时,需判断视神经有无受累。

（四）鉴别诊断要点

结膜炎可能先于麻疹出现,所以早期患者出现眼红、畏光、流泪等症状时易被误诊为普通的结膜炎或者角膜炎,需注意鉴别。

（五）治疗原则与进展

全身治疗麻疹。眼科治疗:麻疹合并结膜炎、角膜炎改变时,应予以积极全身及眼局部抗病毒治疗,眼部局部可予以利巴韦林滴眼液等点眼,发生视神经炎时,可考虑应用甲泼尼龙冲击治疗等。

二、风疹

（一）概述

风疹是由风疹病毒引起的以皮肤斑疹、斑丘疹为特征的急性传染性疾病,多见于儿童,冬春季节好发。风疹病毒为 RNA 病毒,主要通过空气飞沫传播,病后或隐性感染后可获得持久免疫。先天性风疹综合征是新生儿宫内感染的最常见疾病之一,妊娠期妇女感染风疹病毒后,病毒通过胎盘感染胎儿,先天性风疹综合征常伴有先天性白内障、心血管畸形和耳聋等表现。

（二）主要临床表现

约 43% 的先天性风疹综合征患儿会合并眼部异常表现,主要表现为先天性白内障、风疹性视网膜病变、Fuchs 虹膜异色葡萄膜炎、小眼球、玻璃体混浊、青光眼等。

风疹患儿的晶状体呈乳白色混浊,多是由于患儿宫内感染后,病毒在人胚组织中缓慢增殖,破坏晶状体蛋白和纤维,使晶状体呈乳白色混浊,严重影响视力。

视网膜后部常可出现棕黄色色素沉着,呈细点状或斑纹状,大小不一,分布不均,散在性分布,互相不融合,称为风疹性视网膜病变。视网膜病变中还包含了视网膜黄斑病变,视网膜黄斑病变目前被认为是由于黄斑部视网膜或视网膜色素上皮层的新生血管病变引起,在视网膜黄斑部偶可见纤维瘢痕以及后极部的出血,视网膜黄斑部病变也是年轻患者视力明显下降的原因之一。

风疹患者的 Fuchs 虹膜异色葡萄膜炎的主要有以下特点:特征性角膜后沉积物,弥漫性虹膜萎缩或虹膜异色,虹膜后粘连少见,晶状体后囊下混浊。特征性角膜后沉积物表现为细小的透明的角膜后沉积物,而在非风疹患者,角膜后沉积物多为羊脂状。Fuchs 虹膜异色葡萄膜炎晶状体混浊多为后囊下混浊,中央部混浊并不多见。75% 的风疹患者虹膜异色葡萄膜炎伴有玻璃体混浊的表现。虽然葡萄膜炎并发青光眼的定义尚无标准可依,但目前关于 Fuchs 虹膜异色性葡萄膜炎发生青光眼的概率一般在 15%~59%。

（三）诊断要点

1. 风疹患儿的白内障呈乳白色混浊,不同于其他类型的先天性白内障。

2. Fuchs 虹膜异色性葡萄膜炎具有典型的星状 KP,虹膜异色、脱色素或虹膜萎缩,虹膜通常不发生后粘连。合并白内障时多表现为晶状体后囊膜下的混浊,部分患者可合并青光眼。

（四）鉴别诊断要点

1. **白内障** 风疹病毒感染引起的白内障表现为晶状体乳白色混浊,其他类型的先天性白内障可表现为绕核性、核性等。

2. 风疹患者的葡萄膜炎表现为 Fuchs 综合征,与其他类型的葡萄膜炎不同,具有特征性 KP,虹膜通常不发生后粘连,前房反应轻微或缺损,不伴睫状充血,糖皮质激素治疗往往无效,大多数病例预后良好。

（五）治疗原则与进展

感染科治疗风疹,眼科对症治疗。

三、流行性腮腺炎

（一）概述

流行性腮腺炎是由腮腺炎病毒所引起的急性呼吸道传染病,好发于冬春季,多发生于儿童。

（二）主要临床表现

1. **全身表现** 流行性腮腺炎的主要表现是急性的单侧或双侧腮腺或其他唾液腺肿胀、疼痛,常伴发附睾睾丸炎或卵巢炎、中枢神经系统感染、急性胰腺炎等。

2. **眼部表现** 流行性腮腺炎的眼部表现较少见并且没有特征性。儿童感染腮腺炎后可有眼睑水肿、充血、上睑下垂或睑裂变窄,部分儿童伴有急性泪腺炎。病程长者还可发生浅层点状角膜炎或深层角膜炎、虹膜睫状体炎、后部葡萄膜炎伴玻璃体混浊。流行性腮腺炎患者眼底可表现为视神经炎或视神经视网膜炎,视盘色红,表面混浊,轻度隆起,边缘不清或视盘表面及边缘有小出血,视网膜静脉怒张弯曲,视网膜面还可有水肿、渗出及出血等,极少数患者有视网膜色素变性的眼底改变。妊娠期如果患腮腺炎,患儿出生后可发生眼部先天性异常如小眼球、小角膜、角膜混浊及先天性白内障。

（三）诊断要点

因为该病的眼部表现较少,而且没有特征性,需结合病史和眼科检查作出相应诊断。

（四）鉴别诊断要点

1. **角膜炎** 同麻疹病毒、单纯疱疹病毒等感染引起的角膜炎表现类似,但感染病毒不同,伴有的全身其他变现不同,由此鉴别。

2. **葡萄膜炎** 可表现为虹睫炎、后部葡萄膜炎伴玻璃体混浊。因为有腮腺炎病史,故同特发性葡萄膜炎、Fuchs 综合征等可鉴别。

3. **视神经视网膜炎** 需排除颅内占位、高血压、糖尿病等引起的相应眼底改变,并注意与视盘血管炎鉴别。

（五）治疗原则与进展

以治疗原发病为主,眼科对症治疗。

四、百日咳

（一）概述

百日咳是由百日咳杆菌引起的呼吸道传染病,临床特征为咳嗽逐渐加重,呈阵发性痉挛性咳嗽,咳嗽末有鸡鸣声,未经治疗的患者病程可延续百日,故名"百日咳"。

（二）主要临床表现

百日咳痉挛性咳嗽时可有眼睑水肿、眼睑皮下淤血及球结膜下出血等,严重者可有前房积血、视网膜出血等。其眼底可有视盘边缘不清、视盘水肿、视网膜静脉怒张等表现。

（三）治疗原则与进展

治疗原发病,眼科对症治疗。

五、白喉

（一）概述

白喉是由白喉杆菌引起的急性呼吸道传染病,秋冬季好发,以咽、喉等处黏膜充血、肿胀并有灰白色伪膜形成为突出临床特征,严重者可引起心肌炎与末梢神经麻痹。

（二）主要临床表现

白喉累及眼部少见,主要表现为双眼卡他性、假膜性或坏死性结膜炎,眼睑红肿,触痛,结膜充血,脓性分泌物呈膜样紧附于结膜表面不易撕去,伪膜撕去后其下结膜可有出血。白喉杆菌产生的外毒素可引起神经损伤,导致眼肌麻痹和调节功能障碍,预后较好。

(三) 治疗原则与进展

治疗原发病,眼科对症治疗。

六、急性细菌性痢疾

(一) 概述

急性细菌性痢疾是小儿较常见的一种肠道传染病,由痢疾杆菌所致,以发热、腹痛、腹泻、里急后重,以及排含黏液、脓血的稀便为临床特征。

(二) 主要临床表现

急性细菌性痢疾可因严重腹泻脱水引起眼睑皮肤干燥及眼球凹陷,偶可伴有虹膜睫状体炎或视神经炎。中毒性菌痢是细菌性痢疾的危重临床类型,中毒性菌痢可因高热或毒素引起视网膜动脉痉挛、狭窄和视网膜水肿。累及枕叶皮质可因血管痉挛、供血不足缺氧而引起皮质盲。临床上,该病引起黑矇可分皮质盲型和视神经型:前者为功能性,瞳孔及眼底正常,具有可逆性,预后较好;后者为器质性,瞳孔散大,视盘常有改变,为不可逆性,预后差。

(三) 治疗原则与进展

治疗原发病,眼科对症治疗。

七、早产儿视网膜病变

见第九章第二十五节。

八、产伤

(一) 概述

胎儿在分娩过程中,因产程延长、产科手术或分娩处理不当所引起的创伤,称为产伤。产伤可发生在儿体的任何部位。

(二) 主要临床表现

产伤主要造成眼部的损伤如眼睑出血、挫伤或上睑下垂,结膜出血、水肿;角膜上皮擦伤,角膜水肿,角膜后弹力层皱褶,前房积血,虹膜根部离断;视网膜或玻璃体积血;晶状体脱位或外伤性白内障;眼肌麻痹,眼眶骨折,甚至眼球脱位。

(三) 治疗原则与进展

妇产科预防和治疗产伤,眼科对症治疗。

(柯根杰)

第四节　妇产科病的眼底改变

妊娠高血压综合征见本章第一节继发性高血压相关内容。

第五节　皮肤病及性病的眼底改变

一、梅毒

(一) 概述

梅毒是由苍白密螺旋体感染所致的一种临床常见的传染性疾病。梅毒分先天性和后天性,先天性梅毒是通过胎盘传播而感染的。梅毒的自然病史分为三期:一期梅毒通常发生在梅毒螺旋体感染后 2~6 周,表现为感染局部浸润性丘疹、硬结,发展至无痛性硬下疳,可伴局部无痛性淋巴结肿大;二期梅毒为泛发期,发生于感染后 4~6 个月,全身皮肤、黏膜出现蔷薇疹群,可伴有全身不适,此期最常见的眼部表现为葡萄膜炎;三期梅毒发生于感染后 20~30 年,主要表现为梅毒树胶肿形成、心血管并发症和神经梅毒。

(二) 主要临床表现

梅毒在眼部可累及角膜、巩膜、葡萄膜、视网膜和视神经的任何结构,各期梅毒均可发生眼部改变。

1. 角膜基质炎 基质性角膜炎是先天性梅毒常见的眼病,角膜基质层不同程度的局部或全部水肿混浊,可伴有眼前节炎症及新生血管长入。

2. 巩膜炎和巩膜外层炎 前部结节性巩膜炎是梅毒在巩膜最常见的表现。

3. 梅毒性葡萄膜炎、虹膜睫状体炎 球结膜混合充血,角膜后 KP 阳性,房水闪辉阳性,房水可见细小灰白色细胞,虹膜括约肌部位有椭圆形或球形隆起,其隆起表面有毛细血管网覆盖,虹膜萎缩,偶见虹膜瞳孔缘棕黄色梅毒瘤,眼底欠清晰,玻璃体呈尘埃状混浊,眼底后极部脉络膜视网膜灰黄色渗出斑,视网膜水肿、视盘边界不清楚,并有色素增生表现。FFA 检查显示眼底视盘毛细血管扩张,明显荧光渗漏,视网膜静脉迂曲、扩张,视网膜毛细血管渗漏荧光。

4. 脉络膜视网膜炎 梅毒性脉络膜炎与视网膜炎同时发生,有局限型、弥漫型、散在型三种。局限型可形成中心性视网膜炎或局限于某一象限;弥漫型和散在型多呈圆形斑点状病灶,并有黑色素沉着,有时出现胡椒盐样眼底。脉络膜视网膜炎是梅毒性后葡萄膜炎最常见的类型,可伴有浆液性视网膜脱离、视盘水肿、视网膜血管炎和玻璃体炎,视网膜动脉偏细,静脉迂曲,视网膜血管附近视网膜色泽偏灰暗,玻璃体混浊,视网膜弥漫性水肿,黄白色渗出,黄斑部中心凹反光消失。FFA 检查脉络膜斑驳状强荧光外,普遍有血管渗漏,视盘呈强荧光。其中较为特殊的脉络膜视网膜炎即急性梅毒性后部鳞形脉络膜视网膜炎,表现为后极部位于视网膜色素上皮层的黄灰色鳞形病灶,病灶一般大而孤立。FFA 检查显示视网膜色素上皮层的特征性豹状斑点,同时可伴玻璃体炎、视神经视网膜炎和静脉炎。

5. 视网膜血管炎 孤立的视网膜血管炎往往与梅毒感染有关,一般没有眼前节或玻璃体的炎性改变,仅表现为受累血管轻微迂曲扩张,FFA 检查可显示受累血管壁毛糙、壁染,血管和视盘处的荧光素渗出。

6. 视神经视网膜炎 视盘及视盘周围视网膜水肿,黄斑部可有星芒状渗出。FFA 检查显示视盘强荧光渗漏,血管壁染。后极部及中周部广泛斑点状及斑块状强荧光,视网膜血管管壁荧光着染,视盘边界不清,后期渗漏呈弥漫强荧光。

7. 视神经病变 对光反射迟钝,视盘充血,边界不清,视网膜静脉扩张,视盘周围有出血,可见棉绒斑。视野检查双眼呈向心性缩小。脑神经病变:三期梅毒时第Ⅱ、Ⅵ、Ⅲ、Ⅴ对脑神经受累,出现斜视、上睑下垂、神经麻痹性角膜炎、Argyll-Robertson 瞳孔等。Argyll-Robertson 瞳孔是指由梅毒引起的瞳孔光反射和近反射分离的现象,是梅毒在眼部特异性的表现。

梅毒在眼部的表现还有眼睑和结膜的下疳、泪腺炎、泪囊炎、结膜炎、睫毛脱落等。

(三)诊断要点

对病因不清的视网膜血管炎、视神经炎、视神经视网膜炎,伴有视盘、视网膜血管受累的脉络膜视网膜炎,常规治疗无效或治疗后复发的葡萄膜炎,应考虑梅毒感染的可能。确诊依赖血清学诊断,包括梅毒螺旋体颗粒凝集试验、梅毒螺旋体血球凝集试验、荧光螺旋体抗体吸收试验。

(四)治疗原则与进展

皮肤性病科治疗原发病,眼科对症处理。

二、麻风

(一)概述

麻风是由麻风杆菌引起的一种慢性接触性传染病,主要侵犯人体皮肤和神经,如果不及时治疗,将导致人体皮肤、神经、四肢和眼的进行性和永久性损害。麻风临床上分为三型:瘤型麻风、结核样麻风、界线型麻风。其中结核样麻风、界线型麻风的眼部损害比瘤型常见。

麻风的眼部病变主要有原发性和继发性。原发性是由麻风杆菌及其抗原直接引起,主要见于瘤型麻风,通过血源性感染或经眼睑及睑板腺到达睑板或从鼻泪管到达眼。继发性是由眼部的感觉运动神经受累而引起,可出现在各型麻风患者中。

(二)主要临床表现

麻风的眼部损害多种多样,主要以前节损害为主。眉毛脱落,睫毛脱落,眼睑的麻风结节,眼睑粗糙、变厚,上睑下垂,下睑外翻,眼睑闭合不全。麻风患者常常发生角膜感觉障碍,眼部角膜容易发生神经麻痹性角膜炎。葡萄膜病变也是麻风患者最常见的眼部损害,一方面麻风杆菌直接侵犯虹膜睫状体,另一方面在抗麻风治疗或麻风反应时,机体免疫平衡紊乱导致麻风杆菌抗原致敏而发生免疫复合物沉积于虹膜血管壁促发局部的炎性反应。麻风葡萄膜病变主要是以虹膜睫状体炎为主要特征,主要表现为 Tyndall 现象、角膜后沉着物、虹膜后粘连、瞳孔不规则、瞳孔对光反射消失;虹膜睫状体炎是由于急性渗透,虹膜表面可见到珍珠样簇集的白色结节或孤立的麻风结节;病变晚期,瞳孔闭锁、膜闭、虹膜膨隆、眼压升高、晶状体混浊,最终视力下降直至失明。麻风的眼后节损害少见,偶可见周边玻璃体炎症、视网膜血管炎,黄斑病变更不多见。

(三)治疗原则与进展

治疗原发病,眼科对症处理。

(柯根杰)

第六节 神经科病的眼底改变

一、多发性硬化

(一)概述

多发性硬化是神经系统脱髓鞘疾病,多发病灶、缓解与复发交替的病程是该病的特点。多发性硬化发病年龄多在 20~40 岁,男女发病无明显差别,发病可急可缓,病情可轻可重,好发于视神经、视交叉和视束以及脊髓。

(二)主要临床表现

1. 全身表现 为一侧或双侧下肢无力、易疲劳和沉重感,进而发生痉挛性截瘫;面部或肢体麻木、传导束性感觉障碍和膀胱功能障碍。

2. 眼部表现 主要为球后视神经炎改变,如眼球后疼痛、视物模糊、进行性视力减退、复视、眼肌麻痹(如双眼核间性眼肌麻痹较为特征)、核上性眼球运动病变、眼球震颤、瞳孔改变、调节麻痹、对光反射迟钝等,眼底检查早期无明显异常,有时可有视盘水肿、充血、视网膜静脉周围白鞘,病变后期可见视盘苍白,视神经萎缩。

(三) 治疗原则与进展

神经内科治疗多发性硬化,眼科对症处理。

二、视神经脊髓炎

见第十七章与眼底病相关的常见综合征。

三、颞动脉炎

(一) 概述

巨细胞动脉炎也称颞动脉炎,是一种主要侵犯中型或大血管的炎性血管病变,50 岁后发病多见,常伴有风湿性多发性疼痛。病理组织学检测血管的肌层见巨细胞肉芽肿性炎症。

(二) 主要临床表现

1. 全身表现 头痛最多见,颞动脉迂曲疼痛、扪及结节、压痛,咀嚼暂停,中枢神经系统和周围神经缺血症状,心脏受损。

2. 眼部主要症状 有一过性黑矇、视力下降、复视、眼球突出、眼球运动受限、感觉障碍、缺血性视神经病变的表现、视网膜中央动脉阻塞的表现等。

(三) 诊断要点

1990 年,美国风湿病协会提出的巨细胞动脉炎的诊断标准:50 岁以后发病;新近出现头痛;颞动脉有压痛,搏动减弱;血沉≥50mm/h;颞动脉活检示血管炎,表现以单核细胞为主的浸润,或肉芽肿性炎症,并且常有多核巨细胞。具备三条即可诊断为巨细胞动脉炎。

(四) 治疗原则与进展

内科治疗原发病,眼科对症处理。

四、脑血管病

(一) 概述

脑血管动脉系统由颈内动脉和椎动脉组成,而眼动脉是颈内动脉的分支。脑血管疾病包括脑梗死和脑出血。

(二) 主要临床表现

1. 不同部位的脑梗死具有不同程度的视功能损害。

(1) 颈内动脉阻塞:颈内动脉一过性阻塞导致的短暂脑缺血发作可表现为患侧眼一过性黑矇,双眼病灶对侧方向的同向性偏盲或患侧眼全盲而对侧眼颞侧偏盲,双眼瞳孔不等大,病变对侧上下肢瘫痪,半身感觉障碍。颈内动脉供血不足或阻塞引起患侧视网膜中央动脉供血障碍而致失明。长期缺血可致虹膜新生血管,最后导致新生血管性青光眼。

(2) 大脑中动脉阻塞:大脑中动脉是颈内动脉的直接延续,对大脑的供血量约占大脑总供血量的 4/5。大脑中动脉阻塞可出现对侧完全性偏瘫、半身知觉丧失和双眼病灶对侧同向性偏盲,无黄斑回避。

(3) 大脑后动脉阻塞:大脑后动脉为基底动脉的终末支,与后交通动脉共同构成了颅底动脉环的后部。大脑后动脉阻塞时,可发生皮质盲、双眼病灶对侧的同向性偏盲伴黄斑回避、共同性上转运动障碍。

(4) 基底动脉阻塞:基底动脉由两侧椎动脉在脑桥后缘汇聚而成。基底动脉阻塞时可引起患者昏迷、四肢瘫痪、腱反射消失、瞳孔缩小呈针尖样,数天内死亡。

(5) 小脑后下动脉阻塞:该动脉阻塞时表现 Wallenberg 综合征:复视、同侧眼球凹陷、上睑下垂、瞳孔缩小、同侧展神经麻痹、自发性同侧或对侧水平性或旋转性眼球震颤、视动性眼震、病变侧角膜知觉消失。

2. 脑血管瘤 大部分发生在 Willis 环及颈内动脉发出分支处,其表现与动脉瘤的部位及所处的状态有关。动脉瘤破裂时可引起蛛网膜下腔出血,致视盘水肿及视网膜出血,如合并玻璃体积血则称 Terson 综合征。

(1) 海绵窦动脉瘤:主要表现为因累及视神经或视交叉而引起相应的视野改变,视力减退,双眼颞侧偏盲,第Ⅲ、Ⅳ、Ⅵ对脑神经麻痹表现,角膜反射迟钝,眼眶及额部的持续性剧烈疼痛,双眼瞳孔不等大,眼静脉回流受阻所致的搏动性突眼、球结膜水肿,眼球运动障碍甚至眼球固定。

(2) 大脑中动脉瘤:动脉瘤压迫视放射,引起双眼颞侧偏盲,并伴有轻度偏瘫、语言障碍、幻视等。

（3）大脑后动脉瘤：动脉瘤影响视束及视放射，表现双眼病灶对侧同向性偏盲，还可导致动眼神经麻痹。

（4）小脑血管瘤：常伴有视网膜血管瘤，称 von Hippel-Lindau 综合征。

3. 颈内动脉海绵窦瘘　是一种常见的颅内动静脉直接交通，眼部症状和体征较为突出。发生颈内动脉海绵窦瘘时，海绵窦内压力增加，首先出现展神经不全麻痹，其他脑神经如动眼神经、滑车神经、视神经和上颌神经自上而下排列在海绵窦的外侧壁，因此，也会出现这些神经麻痹的症状。视力下降、红眼和眼球表面血管怒张、结膜肿胀突出于睑裂外、青光眼、白内障、玻璃体混浊、脉络膜脱离、视盘充血水肿、视网膜出血。

（三）治疗原则与进展

神经科治疗原发病，眼科对症处理。

五、脑炎及脑膜炎

（一）概述

脑炎及脑膜炎一般没有特征性眼部症状。

（二）主要临床表现

1. 病毒性脑炎的眼部表现主要有脉络膜视网膜炎、玻璃体炎或虹膜炎、阻塞性视网膜血管炎、先天性脉络膜瘢痕、视神经炎、视盘水肿、Roth 斑。乙型脑炎眼部表现中有眼外肌麻痹、垂直性或水平性眼球震颤、调节麻痹、角膜感觉迟钝甚至消失、瞳孔双眼不等大、对光反射迟钝或消失、视神经炎、双颞侧或同侧偏盲。甲型脑炎的眼部表现更为多见，有眼肌麻痹、眼球震颤、上睑下垂、瞳孔异常、调节麻痹；慢性期可有动眼危象即双眼向上方凝视数分钟之久。

2. 森林脑炎的眼部表现包括了视力下降，眼痛，虹膜睫状体炎的表现如畏光流泪、结膜充血、房水闪辉、瞳孔中等散大等，同时有视神经受累如视盘充血、边界不清等视神经炎的表现。此外，偶可见到内外斜视、复视、上睑下垂、睑裂闭合不全、眼球震颤、视网膜静脉扩张充血等表现。

3. 流行性脑脊髓膜炎时几乎眼球各组织都可能受累，眼部表现与乙脑相似，有时也可见转移性眼内炎、全眼球炎、视神经炎或视神经萎缩。

4. 结核性脑膜炎除具有全身症状外，眼部可表现为眼肌麻痹、皮质盲、瞳孔等大等圆、视神经萎缩、不完全性动眼神经麻痹、脉络膜斑块状色素游离及黄白色结核结节等。

5. 隐球菌脑膜炎的眼部表现为视神经损害。如视力减退、对光反射迟钝、视盘水肿、出血，视神经萎缩及动眼神经、展神经、面神经损害表现、眼球运动障碍、复视等。

（三）治疗原则与进展

神经科治疗原发病，眼科对症处理。

六、脑肿瘤

（一）概述

脑肿瘤的主要眼部表现有因脑占位病变致颅内高压而引起的视乳头水肿和按颅内肿瘤所在部位不同而不同的眼部表现。

（二）主要临床表现

1. 鞍区肿瘤主要累及视交叉，肿瘤较小时可无视力、视野改变，随着肿瘤的长大，可压迫视交叉不同部位神经纤维而致不同的视功能障碍，出现偏盲、全盲。肿瘤由鞍内向上生长压迫视交叉时，最先损害来自两眼视网膜鼻下方的视神经纤维，表现为双侧颞上方视野缺损，后肿瘤压迫视交叉的交叉纤维，形成颞侧偏盲。如肿瘤继续增大，将视交叉推压向上，视神经颞上方神经纤维受损，出现双鼻下视野缺损，最后整个视野丧失。另外，鞍区肿瘤向侧方生长可侵入海绵窦，而海绵窦内有动眼神经、滑车神经、展神经及三叉神经等经过，一旦受压，可发生相应脑神经麻痹的现象。

2. 蝶骨嵴内的肿瘤早期即可出现视力减退、视神经萎缩、视野缺损，进一步发展可致眶上裂综合征。蝶骨嵴中肿瘤早期无明显眼部症状，晚期可见视神经萎缩、视乳头水肿和同侧偏盲。蝶骨嵴外肿瘤早期出现眼球突出、蝶骨大翼增厚导致的颞侧部隆起。

3. 额叶底部肿瘤或嗅沟脑膜瘤压迫同侧视神经可引起 Foster-Kennedy 综合征，即患侧视神经萎缩，对侧视乳头水肿。

4. 颞叶肿瘤压迫视放射下方纤维导致对侧上方象限同侧偏盲。

5. 顶叶肿瘤则双侧皮质视放射下方纤维受压迫引起对侧下方象限同侧偏盲。

6. 枕叶肿瘤多出现肿瘤对侧的同侧偏盲且常有黄斑回避。双侧视放射和枕叶病变时，可发生双眼皮质盲。

7. 脑干肿瘤表现有第 Ⅲ、Ⅳ、Ⅵ 对脑神经的损害以及侧方同向运动麻痹。

8. 小脑脑桥肿瘤表现为视乳头水肿,同侧角膜反射消失及面神经损害引起的眼睑闭合不全。

9. 小脑肿瘤则多有视乳头水肿及眼球震颤等体征,偶可见急性共同性内斜视。小脑肿瘤的眼部表现还有视乳头水肿、视盘充血、边界不清,视网膜水肿,静脉迂曲扩张,黄斑部点状渗出,色素紊乱等,但均不典型,不常见。

(三) 鉴别诊断要点

1. **各型脑肿瘤** 各部位脑肿瘤相互之间需要进行鉴别,应根据临床表现结合影像学检查明确诊断。

2. **球后视神经炎** 球后视神经炎为视神经中轴炎症,视力显著减退的同时常伴有眼球转动时疼痛、头痛和眼眶深部疼痛,瞳孔散大,对光反射迟钝或消失,视野有中心、旁中心及哑铃状暗点。

3. **前部缺血性视神经病变** 常双眼受累,视力突然减退,视乳头水肿局限于视盘某一象限,视野缺损常与生理盲点相连,为特征性的与生理盲点相连的弧形缺损。

(四) 治疗原则与进展

神经外科手术治疗,眼科对症处理。

七、脑出血

(一) 概述

脑出血的眼部症状因出血的部位不同而不同。

(二) 主要临床表现

1. **壳核出血** 同向性偏盲,双侧眼球向病灶侧凝视。

2. **丘脑出血** 特征性表现为垂直性凝视麻痹、眼球偏斜、分离性斜视、眼球聚合障碍等。

3. **基底节区出血** 出现昏迷时,健侧角膜反射消失,深昏迷者双侧均消失,双侧瞳孔大小不等,瞳孔对光反射消失。

4. **脑桥出血** 双眼向病灶侧凝视麻痹,或核间性眼肌麻痹,深度昏迷时,瞳孔呈针尖样缩小;中脑出血、小脑出血时往往有眼球震颤等。

5. **大量脑室出血** 迅速出现昏迷,针尖样瞳孔,眼球分离性斜视或浮动。

6. 脑出血出现颅内高压时,可出现视盘水肿。

(三) 治疗原则与进展

神经科治疗,眼科对症处理。

八、眼性偏头痛

(一) 概述

眼肌麻痹性偏头痛的头痛无特定部位,眼肌麻痹可发生于头痛前、头痛发作时、头痛发作后,头痛发作好转后,眼肌麻痹症状仍可持续下去。眼肌麻痹以动眼神经最常见,相应的临床表现如单眼严重的上睑下垂、复视、眼球活动障碍、瞳孔散大、对光反射迟钝和调节麻痹等。

(二) 主要临床表现

1. **伴有先兆的偏头痛即经典的偏头痛** 这样的偏头痛以闪光暗点为其先兆而发病,10~30分钟后其光圈扩大并消失,同时引起偏头痛。典型的闪光暗点是双眼性的,首先表现为星状的轮廓鲜明的暗点,数分钟后随着暗点扩大成为闪烁的粗大线状,此光圈扩大至周边则光突然消失,开始偏头痛。

2. **视网膜性偏头痛** 突发单眼或双眼前闪辉性暗点,多单眼发生或双眼同侧半视野中先有一小点闪光,呈锯齿状逐渐扩大,典型者持续20秒,闪辉可能是单色的或彩色的,背景明亮,在闪光渐渐消失的轨迹中可见一暗点,暗点占半侧视野而成偏盲。眼征发生后出现同侧头痛,有时也可是对侧头痛,一般头痛可持续1至数小时,其后自行缓解。

(三) 治疗原则与进展

神经内科诊治,眼科对症处理。

九、空蝶鞍

(一) 概述

原发性空蝶鞍综合征是指无感染、外伤、肿瘤等原因所致的蝶鞍相对空虚,系由蛛网膜伸入蝶鞍内压迫垂体,使其缩小、压扁、蝶鞍扩大所致的征象。空蝶鞍综合征的临床表现以头痛、高血压、性腺功能减退为主的内分泌异常及颅内压增高等全身症状为主,部分伴有眼部症状如视力减退、视野缺损等。

(二) 主要临床表现

空蝶鞍患者一般较少有视力下降的改变,有眼部症状常见为视神经损害和视盘水肿的表现,如视力下降、视野改变如生理盲点扩大、视野缺损、视盘水肿或视神经萎缩,另外常伴眼压升高,但房角检查闭角少见。眼科相关检查如 VEP 示 P100 潜伏期延迟,ERG a 波、b 波波幅不同程度下降。少数患者出现其他症状如上睑下垂、眼肌麻痹、瞳孔异常等。

（三）鉴别诊断要点

开角型青光眼：空蝶鞍的视野改变少见，而且视野的改变无规律，开角型青光眼视野改变具有典型性的向心性视野缩小，弓形视野缺损，一般不伴有高血压、内分泌异常。

（四）治疗原则与进展

神经科治疗原发病，眼科对症处理。

十、帕金森病

（一）概述

帕金森病又名震颤麻痹，是一种以黑质纹状体为主的中枢神经系统变性疾病，以运动减少、肌张力强直、震颤和体位不稳为主要症状。非运动障碍症状有嗅觉消失、顽固性便秘、大量出汗、皮脂溢等。

（二）主要临床表现

眼部症状有视敏度减弱、视幻觉等，眼底检查无明显异常。

（三）治疗原则与进展

神经科治疗原发病，眼科对症处理。

（柯根杰）

第七节 精神科病的眼底改变

一、癔症

（一）概述

癔症是由心理因素引起的没有器质性疾病基础的躯体症状和某些精神症状，属于神经官能症之一。癔症具有以下特征：心理社会因素与症状存在一定相关关系，可表现为各式各样躯体功能的改变，暗示疗法有效果，不存在器质性或躯体性疾病。

（二）主要临床表现

癔症的眼部症状多样，包括突然失明黑矇、上睑下垂、眼睑痉挛等，但瞳孔对光反射灵敏，且行动自如，能够避开障碍物，有畏光、复视、眼球剧烈疼痛、色觉异常、眼球运动障碍、视野随暗示的影响而改变等。眼科检查多无明显的器质性改变，视觉诱发电位、视网膜电图、动态视野等多种辅助检查均无明显异常。癔症发生多有诱发因素，如情绪不稳、生活工作压力大等，在检查这样的患者时，应仔细询问病史，完善各项眼科检查。

（三）鉴别诊断要点

1. **颅脑疾病** 颅脑疾病主要表现皮质盲，视力不同程度的丧失，眼底视盘正常，多伴随脑的器质性改变，通过 CT、MRI 检查可鉴别。

2. **视神经炎** 尤其是球后视神经炎，视力多为进行性降低。球后视神经炎多有球后疼痛，眼球转动疼痛，眼底视盘早期无明显异常；视神经炎眼底视盘呈红色，边界欠清，视野可出现中心暗点及周边向心性缩小，糖皮质激素治疗有效。

3. **伪盲** 伪盲是有意识的表现出视力障碍，常有意识的夸大，并且对检查不合作，PVEP 波形时好时坏。而癔症的患者 PVEP 波形正常，检查配合，复明愿望迫切。

4. **眼底疾病** 眼底检查可出现相应的眼底改变，眼科检查也可以帮助鉴别。

5. **器质性疾病所致上睑下垂** 重症肌无力等器质性疾病所致上睑下垂有对应的其他体征，同时，癔症所致上睑下垂暗示治疗的效果明显。

（四）治疗原则与进展

神经内科治疗原发病，眼科对症处理。

二、精神分裂症

（一）概述

精神分裂症是临床最常见的精神疾病，其主要表现为阳性症状、阴性体征和认知障碍。

（二）主要临床表现

有研究证明，精神分裂症患者的探索性眼球活动与正常人相比有明显差异，但一般没有眼底改变。

（三）治疗原则与进展

精神科治疗原发病。

（柯根杰）

第八节 口腔科病的眼底改变

齿槽脓肿

（一）概述

齿槽脓肿是齿龈和齿槽的急性或慢性感染。牙齿断裂、松动、脱落等牙齿损伤，龋齿，齿龈炎，牙周炎等都可引起齿槽脓肿。

（二）主要临床表现

齿槽脓肿时，细菌释放的毒素或组织蛋白分解物可以经过血液循环，到达眼部，引起眼部的过敏性反应,从而可以引起多种眼科病症如角膜炎、葡萄膜炎、视神经炎等。上齿槽脓肿脓液可以通过上颌窦等直接引起眼眶的感染,导致眶蜂窝织炎及上颌骨骨髓炎,并有可能在眼周形成瘘管,经久不愈。

(三)治疗原则与进展

口腔科积极治疗原发病,眼科对症处理。

(柯根杰)

第九节　耳鼻喉-头颈外科病的眼底改变

一、扁桃体炎

(一)概述

扁桃体炎一般是指腭扁桃体的非特异性炎症,可分为急性扁桃体炎、慢性扁桃体炎。

(二)主要临床表现

1. **全身表现**　急性扁桃体炎大多为机体抵抗力降低时感染细菌或病毒所致,起病急,以咽痛为主要症状,伴有畏寒、发热、头痛等症状,是儿童和青少年的常见病。慢性扁桃体炎是由急性扁桃体炎反复发作所致,表现为咽部干燥、有堵塞感、分泌物黏、不易咳出、口臭,其反复发作可诱发其他疾病,如慢性肾炎、关节炎、风湿性心脏病等。

2. **眼部表现**由于细菌、病毒的直接侵袭及间接的免疫反应导致眼部受累,可表现为扁桃体炎并发视神经炎、痛性眼肌麻痹综合征、眶蜂窝织炎等。

(三)诊断要点

1. **病史**　扁桃体炎病史及相应眼病表现。

2. **全面的全身检查及眼部检查**　咽部检查、血常规、测量体温、眼底检查、视野检查、双耳纯音测听检查等;必要时行眼部 B 超、眼眶 CT 检查。

(四)治疗原则与进展

积极治疗原发病,全身应用抗生素,局部消炎止痛,手术摘除扁桃体;针对眼部症状对症处理,结合抗病毒、糖皮质激素类药物的使用。

二、中耳炎及乳突炎

(一)概述

中耳的炎症包括分泌性中耳炎、急性化脓性中耳炎、急性坏死性中耳炎、急性乳突炎、隐性中耳炎、慢性化脓性中耳炎、中耳胆脂瘤、粘连性中

耳炎、鼓室硬化、中耳胆固醇肉芽肿。其中,化脓性中耳炎(包括乳突炎)和胆脂瘤可产生多种耳源性并发症,如耳部及邻近部位的脓肿、迷路炎、岩锥炎、硬脑膜外脓肿、乙状窦血栓性静脉炎、耳源性脑膜炎、硬脑膜下脓肿、耳源性脑脓肿、耳源性囊性蛛网膜炎、耳源性脑积水、脑疝。

(二)主要临床表现

1. **浆液性迷路炎和化脓性迷路炎**　在眼部表现为眼震,前者为快相向患侧,后者快相向健侧。

2. **岩锥炎**　出现岩尖综合征,眼部表现为展神经麻痹而出现斜视和复视。

3. **硬脑膜下脓肿、耳源性脑脓肿、耳源性囊性蛛网膜炎、耳源性脑积水、脑疝**可出现颅内压增高症状,在眼部表现为视乳头苍白水肿。

(三)诊断要点

根据病史、耳部检查、影像学检查作出耳部疾病的诊断,并根据临床表现,配合其他检查诊断并发症的种类,行眼底检查以了解颅内压升高程度,并行耳内脓液培养及药敏试验、血液分析、脑脊液实验室检查和细菌学检查等。

(四)治疗原则与进展

积极治疗原发病,眼部病变对症治疗。

三、鼻窦炎

(一)概述

鼻窦炎是鼻窦黏膜的炎症,基于所有的鼻窦炎都会同时伴有鼻腔黏膜的炎症,并且很多鼻窦炎开始先出现的是鼻炎的症状,现在这一概念已被鼻及鼻窦炎(rhinosinusitis)所替代,注意需与鼻炎(rhinitis)的概念区别。慢性鼻及鼻窦炎被定义为一组病征,特点是鼻及鼻窦黏膜的炎症,症状持续时间在 12 周以上。鼻及鼻窦炎为一种鼻科常见多发病,可分为急性和慢性两类。急性鼻窦炎即急性化脓性鼻窦炎(acute suppurative sinusitis),多继发于急性鼻炎,是鼻窦黏膜的一种急性化脓性感染。慢性鼻窦炎(chronic sinusitis)大致分为慢性卡他性鼻窦炎(chronic catarrhal sinusitis)及慢性化脓性鼻窦炎(chronic suppurative sinusitis)两类。

(二)主要临床表现

1. **急性鼻窦炎**

(1)全身症状:食欲不佳、烦躁不安、周身不适、畏寒、发热、便秘、失眠、精神萎靡或嗜睡;儿童病例可出现咳嗽、呕吐、腹泻等呼吸道及消化道症状;牙源性上颌窦炎及急性额窦炎,全身症状较急

剧而严重。

（2）局部症状：①鼻部症状：包括鼻塞、流涕、嗅觉障碍、鼻出血等；②神经痛、弥漫性疼痛或局限性疼痛；③咽喉部症状：尤其是后组鼻窦炎，容易引起咽痒、咳嗽、咳痰及恶心；④耳部症状：少数患者可出现耳鸣、眩晕或听力减退。

2. 慢性鼻窦炎

（1）全身症状：较急性鼻窦炎不明显，可有头昏、易倦及精神抑郁、萎靡不振、纳差、失眠、记忆力减退、注意力不集中、工作效率减退。

（2）局部症状：①鼻部症状：包括流脓涕、鼻塞及嗅觉障碍，极少发生鼻出血；②局部疼痛及头痛：急性发作时头痛明显，常表现为头部沉重或压迫感或仅有钝痛或闷胀感。

3. 眼部表现

（1）解剖上，鼻窦与眼关系密切，眼科疾病与鼻窦疾病常常是相互影响的。根据解剖结构因素可划分为：

1）上颌窦与鼻泪管仅以一薄层骨壁相隔。所以上颌窦的一些炎症势必影响眼球，可以导致视网膜炎、视网膜脉络膜炎、虹膜睫状体炎及其他眼底血管性疾病。

2）额窦的炎症可以使眼球前节受累，如结膜炎、巩膜炎、角膜炎、虹膜炎或虹膜睫状体炎等；还可以导致眶上神经受累，引起眼球肿痛、眼眶触痛或压痛等。

3）筛窦与眼球关系更为密切，任何一方的炎症或肿瘤、外伤，均会影响到对方。前组筛窦的炎症与眼前节炎症相互影响。后组筛窦的炎症可以引起视网膜炎、视网膜脉络膜炎、视网膜血管炎、视神经炎等。

4）蝶窦中有颈内动脉和展神经通过。窦外壁有许多小孔，小静脉经此孔与海绵窦连贯，成为感染疾病的主要途径。蝶窦炎可引起视神经炎或球后视神经炎和眼球后节的视网膜、脉络膜及血管性疾病。

（2）鼻窦炎的眶内并发症按照发生和演变过程分为：眶骨壁骨炎和骨膜炎，眶壁骨膜下脓肿，眶蜂窝织炎，眶内脓肿及视神经炎。

1）眶骨壁骨炎和骨膜炎最早的症状是眼睑水肿和轻压痛，一般不引起眼底改变。

2）眶壁骨膜下脓肿以眶壁血栓性静脉炎及静脉周围炎为主，伴有骨小管周围骨质破坏，炎症来自后组筛窦或蝶窦者，以深部炎性病变症状为

主，表现为视力障碍、眼球移位和眼球运动障碍。某些严重病例中，炎症可以累及视神经孔及眶上裂处的神经血管，导致眶尖综合征（orbital apex syndrome）和眶上裂综合征（superior orbital fissure syndrome）。眶尖综合征表现为突然出现剧烈的患侧颞顶部和眼眶深部疼痛，前额和眼眶周围麻木或疼痛，眼球向前固定而稍突出，上睑下垂，睑裂缩小，复视，视力减退或失明等第Ⅱ、Ⅲ、Ⅳ、Ⅴ、Ⅵ对脑神经麻痹表现。无视力障碍者称为眶上裂综合征。

3）眶蜂窝织炎表现为眼球突出和运动障碍，还可出现球结膜水肿、眶深部疼痛、视力下降、眼睑水肿、溢泪、头痛、发热等其他症状。由蝶、筛窦炎症引起的迟发型眶蜂窝织炎表现为眶尖受累引起的视力受损，并可引发全眼球炎，另有少量病例出现视网膜中央静脉阻塞。

4）眶内脓肿也可以造成眶尖综合征的临床表现。

5）视神经炎的发生与后组筛窦炎和蝶窦炎有密切关系，在球后视神经炎的病因中，鼻窦炎高居首位。表现为突然视力急剧减退，伴有眼触痛感，眼球运动时疼痛，瞳孔略大，直接对光反射迟缓或消失。视野检查可见中心或旁中心或哑铃形暗点，有时可有向心性缩小。视神经炎和视盘视网膜炎有眼底改变，球后视神经炎者眼底正常。

（三）诊断要点

鼻窦炎的诊断根据病史、体格检查及CT等辅助检查可确立；眼部并发症的诊断，依据鼻窦炎病史及眼部检查、相关辅助检查可以确立。

（四）治疗原则与进展

积极治疗原发病，眼部病变对症支持处理，并发视神经炎可行筛窦和蝶窦开放术，重者同时行视神经管减压术；眶蜂窝织炎和眶内脓肿，需行鼻窦手术并切开眶骨膜，暴露创口便于引流。

四、鼻窦肿瘤

（一）概述

鼻窦肿瘤按病理可大致分为两类：鼻窦良性肿瘤和鼻窦恶性肿瘤。良性肿瘤包括血管瘤、乳头状瘤、骨瘤、纤维瘤、软骨瘤、浆细胞瘤、脑膜瘤、成釉细胞瘤、错构瘤、圆柱瘤。恶性肿瘤包括鳞状细胞癌、腺癌、腺样囊性癌、淋巴上皮癌、异性细胞癌、基底细胞癌、黏液表皮样癌等以及各种肉瘤。

(二) 主要临床表现

眶周围 5/6 被鼻窦所围绕,由于鼻窦与眶壁、鼻窦与视神经管之间密切的解剖学关系,鼻窦肿瘤往往引起眼部表现。

1. 恶性肿瘤压迫鼻泪管时,出现泪道阻塞表现,眼部症状以发生率排列依次为:眼球运动障碍,复视,视力减退(甚至无光感),突眼,视野缩小,视盘水肿、萎缩与苍白,神经麻痹性角膜炎。

(1) 上颌窦恶性肿瘤:肿瘤向上侵入眼眶,使眶下缘隆起或产生骨质缺损,眼眶受累晚期时,眼球突出、运动受限、球结膜水肿。

(2) 筛窦恶性肿瘤:肿瘤经筛窦纸板侵入眶内,使眼球移位,并出现复视;后组筛窦肿瘤可侵入球后、眶尖,侵入脑神经产生相应麻痹症状,尤其是第Ⅰ~Ⅵ对脑神经,而出现突眼、眼球运动障碍、上睑下垂、视力减退等。

(3) 额窦恶性肿瘤:也可出现眼球移位和脑神经受累表现。

(4) 蝶窦恶性肿瘤:晚期导致眼球移位或运动障碍,甚至一侧或双侧视力减退、视野缩小、盲点扩大、瞳孔对光反射减退甚至视神经萎缩。

2. 良性肿瘤较大也可表现出压迫症状,出现眼球移位或眼肌麻痹、眼球运动受限、复视等。

(三) 诊断要点

多已有病史及原发病表现,后组鼻窦位置较深,视力损害常先于鼻部症状出现。

鼻窦检查:一般检查,前后鼻镜检查,鼻内镜检查,鼻窦 X 线、CT、MRI 检查,病理检查,手术探查,颈淋巴结活检。

眼部检查:眼球运动检查、复视检查、牵拉试验、双眼视功能检查、裂隙灯显微镜及眼底检查。

对于不明原因的单眼突出、移位和视力突然下降者应常规鼻科检查和鼻窦 X 线检查。CT 检查可以明确病变范围。

(四) 治疗

针对原发病治疗,早期摘除肿瘤是缓解眼部症状的唯一方法。

(柯根杰)

第十节 药源性眼底改变

一、氯喹

(一) 概述

氯喹分子对含有黑色素的皮肤和眼组织有很高的亲和力。易与视网膜上皮内的黑色素形成不可逆的结合物,最早的组织学改变是膜性的胞浆小体形成,光感受器外节的变性,为典型亲阳离子性药物的改变,导致溶酶体损伤以致磷脂崩解,最终导致视网膜病变,使视力下降。若大剂量使用,可引起中毒性视网膜炎,由于光觉损害,使眼内光敏度和色对比发生改变,从而导致视力严重减退或失明。羟氯喹(hydroxychloroquine)是一种抗疟药,已被用来治疗多种自身免疫性疾病和光线性疾病。羟氯喹虽然到目前为止被认为比氯喹(chloroquine)更为安全,但也会导致轻度视野范围缩小和视敏度降低。氯喹用于治疗疟疾时不良反应较少,多数轻微且停药后可消失,如胃肠道不良反应、皮肤不良反应等。氯喹用于治疗类风湿关节炎、肺吸虫等疾病时因用药疗程较长,可引起严重不良反应。2020 年,新型冠状病毒席卷全球,国家卫生健康委员会和国家中医药管理局发布的《新型冠状病毒肺炎诊疗方案》中指出,可试用磷酸氯喹(成人 500mg,2 次/d,疗程不超过 10 日)进行抗病毒治疗。

(二) 主要临床表现

约 50% 患者可出现毒性反应,表现为皮疹、脱发和白发、食欲不振、恶心、呕吐、腹泻、视力模糊、头痛、神经错乱、神经肌肉病或罕见的骨髓抑制、房室传导阻滞。氯喹的视网膜毒性更多依赖于每日用药剂量而不是蓄积量,每日用量大于 250mg 或 4mg/kg,总剂量大于 100~300g 易于导致视网膜病变。氯喹的体外排除相当缓慢,停用药物 5 年后,在患者血浆、红细胞及尿液中仍能检测到此药。因此,氯喹中毒性视网膜病变可发生在停用药物后 7 年或更长的时间里。

眼部病变可表现为眼球调节反射障碍,偶见复视。氯喹在角膜沉积,可出现虹视。最严重的眼部毒性是视网膜炎,常发生在服用超过 1 年或总剂量超过 100g,达 400g 以上。氯喹毒性与日剂量的相关性要较总剂量的相关性高,所有发生视网膜毒性的剂量均大于每日 250mg,服用时间超过 1 年。也有低剂量引起视网膜毒性的报道。早期的视网膜病变,停药后多可恢复正常,晚期病变常常不可改变;甚至在停药后仍继续发展。视网膜病发生率为 3%~10%。全世界发生过 50 例左右。

氯喹中毒性视网膜病变早期表现为黄斑区色素点彩及中心凹反光消失;而后,随着病情的发展出现黄斑区色素脱失灶，病灶周边色素增生，形成临床上典型的牛眼样黄斑病变。晚期可出现视网膜色素变性，表现为周边视网膜色素斑点、视网膜血管缩窄及视神经萎缩。

另外，氯喹亦可导致角膜上皮涡状变性，视野的改变常先于眼底及视觉电生理的异常，表现为旁中心暗点。ERG 及 EOG 早期即出现异常。FFA 检查可早期发现黄斑区色素上皮异常，同时，通过 FFA 检查可确定色素上皮病变区，脉络膜毛细血管很少受累。

羟氯喹的视网膜病变与氯喹相同，但发生概率较氯喹小很多。在小于理论安全剂量 6.5mg/kg 的情况下很少发生，同时，也没有停用药物 7 年后发病的报道。

（三）诊断要点

根据服药史结合全身中毒表现可以诊断。

（四）治疗原则与进展

停药。不能停药者，改用羟氯喹。对于临床长期服用氯喹的患者，建议开始给药前进行眼部检查，用药期间每 6~12 月复查 1 次。对使用氯喹治疗的新型冠状病毒患者，应禁止同时使用喹诺酮类、大环内酯类抗生素，以免发生 QT 间期延长。合理应用给药剂量的同时，做好治疗前、治疗期间及治疗后的眼科全面检查，避免出现眼科不良反应。出现眼部病变，对症治疗。

二、奎宁

（一）概述

奎宁中毒（quinine poisoning）多因用量过大或特异质引起，静脉注射过快或药液浓度过度可致休克。妊娠期妇女应用大剂量奎宁，可以通过胎盘屏障引起胎儿或新生儿中毒。

（二）临床表现

奎宁为细胞原浆毒，对局部有刺激作用，吸收后对中枢神经系统及心肌有抑制作用，又可能通过阻断迷走神经的作用而引起心律失常，还能引起急性溶血现象，出现血红蛋白尿，中毒后期各种抑制现象加重，体温及血压降低，最后可引起呼吸麻痹。致死量为 8g 左右。

奎宁的眼部毒性通常发生在过量应用奎宁之后。患者表现为金鸡纳中毒症状，包括头晕、呕吐、震颤甚至出现低血压及意识障碍。数小时或数日后，出现视力完全丧失，伴随有瞳孔散大，对光反射消失。急性期眼底检查表现为视网膜轻度水肿，

视网膜静脉轻度扩张而动脉管径正常。FFA 检查改变轻微。ERG 表现为 OPs 波消失，a 波潜伏期延长，幅值增大，b 波幅值下降。EOG 和 VEP 也表现异常。几天后，患者视力部分恢复，表现为中央视岛。视网膜动脉进行性缩窄，数周至数月后，视盘逐渐苍白萎缩。眼底改变类似于视网膜中央动脉阻塞，视网膜灰白水肿、黄斑呈樱桃红斑。ERG a 波潜伏期和幅值逐渐恢复，b 波可恢复正常，但随后逐渐下降。VEP 表现异常。视野周边缩小，甚至可呈管状视野。上下方缩小更多，呈椭圆形管状视野，可能某部分已恢复而其他部分仍为暗点，形成不规则视野缺损。

（三）诊断要点

过量服用奎宁的病史结合临床金鸡纳症状及眼部表现可诊断。

（四）治疗原则与进展

1. 停药、催吐、洗胃、导泻、透析，急性黑矇时期应用大量血管扩张剂及维生素类药物。

2. 针对并发症对症处理。

三、甲硫哒嗪

（一）概述

甲硫哒嗪属于吩噻嗪类中的哌啶类药物，安定作用与盐酸氯丙嗪相似但较弱，对镇吐与降温作用较小，有明显的抗胆碱作用，并有一定的情感调整作用。用于神经官能症及轻型精神分裂症患者。因有明确的证据表明，该药可以导致心电图 QT 间期延长、心律失常和精神分裂症患者猝死，已于 2005 年在全球停止使用。

每日服用量 100mg 以上，持续应用 3~10 周，即可引起视网膜损害，即甲硫哒嗪视网膜病变（thioridazine retinopathy）。

（二）临床表现

甲硫哒嗪（thioridazine）视网膜毒性症状表现为：视力下降、红色或棕色色觉障碍、夜盲。眼底表现：早期表现为后极部至赤道部 RPE 点彩状改变呈椒盐状。中期发展为后极部至中周部圆形界线清晰的 RPE 及脉络膜毛细血管萎缩。晚期表现为眼底广泛视网膜色素脱失及色素团块形成，视网膜血管缩窄及视神经萎缩。病变早期可出现视野轻度缩窄，旁中心或环形暗点。ERG 检查早期可表现为正常或 OPs 幅值下降，晚期 ERG 及 EOG 出现明显异常。疾病早期停止应用药物，ERG 可以在 1 年内有所改善。

(三) 诊断要点

大量多日服用甲硫哒嗪病史结合临床表现可诊断。

(四) 治疗原则与进展

甲硫哒嗪的视网膜毒性与每日应用剂量相关而与累积剂量关系不大,小于 800mg/d 很少导致视网膜毒性反应。另外,在视网膜病变早期停用药物不能阻止视网膜病变的进展。

四、乙胺丁醇

(一) 概述

乙胺丁醇(ethambutol,EMB)在致眼科药物源性疾病的药物中排在第一位。EMB 是一线抗结核药物,可引起中毒性视神经疾病。EMB 眼部损害主要在视神经、视网膜,导致视功能减退,甚者致盲。其致病机制与眼部锌耗竭而引起视神经和视网膜等组织新陈代谢障碍有关。因此,在治疗结核时,应严格控制剂量,减少不良反应发生,在用药前、用药期间应定期进行眼科检查及肝肾功能检查,随时调整用药剂量。

(二) 临床表现

1. **分期**　先兆前期:服药后一段时间虽未出现眼部症状,但视觉诱发电位(VEP)潜时延长、波幅已下降,提示视神经纤维已开始受到损害。先兆期:服 EMB 后眼部可出现眼睑瘙痒、酸胀不适、异物感、干涩感、灼热感、视疲劳、畏光、流泪等症状,但视力未下降,眼科一般检查未发现异常。急性期:视觉朦胧,或有眼球后疼痛,视力下降,视野可有中心暗点或周边缺损,可有色弱、色盲,眼底检查可有视盘充血水肿、视网膜下出血、黄斑病变等。晚期:视力严重下降,视野损害明显,色觉更差,视神经萎缩。

2. **分型**　轴型:为视神经中央纤维受损,表现为视力下降、中心暗点,可有色弱或色盲。轴旁型(又称周围型):为视神经周围纤维受损,视力损害不明显,色觉和中心视野正常,但周边视野缺损。视网膜炎型:主要为视网膜受损,视力下降,黄斑病变,可有视网膜下出血等。混合型:为视神经中央和周围纤维都受损害,或既有视神经损害又有视网膜损害,视力障碍严重,可合并前三型表现。未定型:视力障碍轻,眼底、视野、色觉均尚正常,视功能受损最轻,预后佳。未能在就诊时从临床表现和损害部位将其归纳于上述四型的病例列入未定型。

(三) 治疗原则与进展

停药,应用大剂量维生素 B_1,同时给予肌苷、ATP 等,给予烟酸、复方丹参等血管扩张剂。有报道补锌可使视功能好转。

五、避孕药

(一) 概述

早期的口服避孕药含有合成的雌激素及孕激素成分,可导致血液的高凝状态,进而导致视网膜静脉、视网膜动脉及睫状视网膜动脉阻塞、黄斑水肿及视网膜水肿等,动脉阻塞部位在小血管多见。

(二) 治疗原则与进展

停止口服避孕药,给以地塞米松、山莨菪碱、维生素 B_1、维生素 B_{12} 静脉滴注,口服降眼压药物。

六、抗恶性肿瘤药

化疗药物的眼部副作用主要表现在角结膜损害和视神经视网膜损害。

1. **苯丁酸氮芥**　一种具有免疫抑制性质的烷化剂药物,它用于口服治疗慢性淋巴细胞性白血病、伴有类风湿性关节炎的血管炎和自体免疫性溶血性贫血。全身中毒主要是在长期用药后的肺功能和骨髓抑制。

眼部副作用可有角膜炎、眼球运动障碍、出血性视网膜病变和/或视盘水肿。有病例报道患者应用苯丁酸氮芥治疗后发生复视、双眼视盘水肿及视网膜出血和嗜酸性粒细胞增多症。停药后症状体征消失。

2. **亚硝基脲类药物**　一种烷化剂药物,用于治疗原发性中枢神经系统肿瘤、淋巴瘤、多发性骨髓瘤、结肠癌和胃癌。全身中毒症状包括急剧恶心呕吐、肺炎、慢性肾衰竭、肝脏功能障碍、延迟性骨髓抑制、皮肤色素沉着和肺纤维变性。

眼部毒性症状有非特异性视物模糊、眼眶血管扩张、眼眶动静脉短路、继发于眼眶充血或虹膜红变的青光眼、严重的眼眶疼痛、急性结膜充血、角膜水肿和/或角膜混浊、由睫状神经节损害引起的眼内肌麻痹、眼外肌纤维变性、复视、玻璃体混浊,给药途径是眼部中毒的决定性因素。口服亚硝基脲类一般反应良好;颈动脉给药引起的中毒患者,在检眼镜下可见视网膜动脉狭窄,视网膜神经纤维层梗死、视网膜内出血和视盘水肿。荧光素眼底血管造影显示血管周节段性染色,毛细血管广泛荧光渗漏和视盘强荧光。

3. 马利兰（白消安） 一种烷化剂药物，主要用于口服治疗慢性髓细胞性白血病、真性红细胞增多症和伴有骨髓样化生的骨髓纤维变性。全身中毒症状包括睾丸萎缩、不适、腹泻、体重下降、闭经、骨髓抑制、肺纤维变性、Addison 样综合征、重症肌无力、心内膜纤维变性和非典型上皮细胞积聚。

眼部副作用最常见的是晶状体后囊下具有多色彩的且发光的混浊，比较少见的是患者发生非特异性视物模糊和角结膜干燥。眼底改变少见。

4. 5-氟尿嘧啶（5-FU） 系一嘧啶同型物，它阻断了胸腺嘧啶核苷合成酶，此酶为 DNA 和胸腺嘧啶核苷酸合成所必需。5-FU 主要用于治疗乳腺癌、胃肠道癌和泌尿生殖系癌。

全身副作用包括恶心呕吐、腹泻、黏膜炎、骨髓抑制、脱发和与剂量有关的小脑共济失调。

眼部副作用表现为各种眼表面和 / 或神经眼科方面的问题，包括视物模糊、眼眶周围水肿、眼痛、畏光、流泪、结膜炎、眼睑炎、角膜炎、瘢痕性睑外翻、睑缘粘连、泪点-泪小管狭窄、眼睑冷冻疗法后的坏死、睑痉挛、眼球运动障碍、眼球震颤和视神经病变。

5. 阿糖胞苷（Ara-C） 是通过抑制 DNA 的聚合酶而干扰 DNA 的合成。它主要用于治疗急性髓细胞性白血病和顽固性淋巴瘤。

眼部中毒表现典型的有角结膜炎，少见的有由于鞘内给药治疗白血病所引起的视神经病变，而导致严重的视力下降。

6. 长春新碱 长春新碱是从蔓长春花植物中提取的一种植物碱，它与细胞内的微管蛋白结合，通过干扰纺锤蛋白的合成，抑制 DNA 细胞分裂中期。此药用于治疗各种白血病、淋巴瘤和实性肿瘤。限制剂量的全身副作用是一种可逆性神经功能障碍。

眼部副作用也主要是神经方面的，表现为脑神经麻痹、视神经病变和萎缩、皮质盲和夜盲。

7. 环磷酰胺 眼部副作用：曾报道有视物模糊、角结膜干燥、睑结膜炎和针尖样瞳孔。针尖样瞳孔被认为是继发于烷化剂在全身引起的拟副交感作用。与类固醇药物联合应用时，有可能发生白内障，并可引致 Steven-Johnson 综合征。

8. 顺铂 重金属烷化剂，主要用于治疗睾丸癌和卵巢癌，其次用于治疗淋巴瘤、成骨肉瘤、胃肠道癌、头颈部肿瘤，以及乳腺癌和肺癌。全身副作用包括急剧恶心呕吐、肾中毒、骨髓抑制、慢性周围神经病变和癫痫发作。

静脉内注入顺铂引起的眼部中毒症状主要是视神经、视网膜的损害，其表现有 ERG 异常、非特异性视物模糊和色盲，视盘水肿、球后视神经炎和皮质盲等。

七、氯丙嗪

（一）概述

氯丙嗪、奋乃静、氟奋乃静等同属吩噻嗪类药物，有一个共同的吩噻嗪母核，治疗精神分裂症效果明显，临床上主要用于治疗各种精神分裂症和躁动症。

（二）临床表现

氯丙嗪引起的眼部并发症以晶状体和角膜混浊为主。晶状体混浊为双侧性和轴性，绝大多数病例双眼的病变程度相同，混浊范围均不超过自然光线下瞳孔区域，晶状体前囊及皮质浅层呈典型星形混浊外观。角膜病变主要累及中下部内皮层或后弹力层，可见淡棕色或灰白色点状沉着物。氯丙嗪引起的眼部损害还包括眼睑及球结膜的色素沉着，其发病率为 0.1%~1%，且发生在大剂量使用氯丙嗪者（至少 800mg/d，持续 20~24 个月），表现为眼睑呈蓝灰色或紫色，睑裂暴露部球结膜呈铜棕色。氯丙嗪对视网膜的毒性相对较低，可致视网膜色素紊乱及轻度黄斑色素变化。视网膜毒性表现因不同衍生物而异，一般相对较轻，可有夜盲、眼底色素沉着等。

（三）治疗原则与进展

停药后数日视力可逐渐恢复。

八、维生素 A 中毒

维生素 A 在人体内主要维持上呼吸道上皮组织正常功能，并能参与视杆细胞中视紫红质的合成，增强视网膜感光力。如果长期服用维生素 A，特别是 6 个月至 3 岁的婴幼儿，不但容易出现体内维生素 A 过多，还能导致急性中毒，引起眼球震颤、复视、眼球突出及视网膜出血的现象。此外，长期过量服用维生素 A 还可引起脑脊液分泌增多，即假性脑病。眼科检查可见视盘水肿，从而导致视力障碍。

九、糖皮质激素

糖皮质激素引起的眼部毒副作用较为常见，包括：视物模糊、急性近视、继发于血管脆性的球结膜下和视网膜出血、眼外肌麻痹、眼球突出、巩膜变色和变薄、眼压增高和青光眼、晶状体后囊下混浊、条件性微生物感染、继发于假性大脑肿瘤的视盘水肿和视野缺损。

（柯根杰）

十、干扰素

（一）概述

干扰素（interferon，IFN）是一组由单核细胞和淋巴细胞产生的细胞因子，其本质是蛋白质（主要是糖蛋白）。它们在同种细胞上具有广谱的抗病毒、影响细胞生长以及分化、调节免疫功能等多种生物活性，是目前最主要的抗病毒感染和抗肿瘤生物制品，如用于治疗慢性病毒性肝炎、难治性急性髓性白血病、皮肤恶性黑色素瘤等。干扰素制剂按制作方法不同，可分为利用基因工程生产的重组干扰。

干扰素相关性视网膜病变是最常见的干扰素相关的眼部不良反应。干扰素单独治疗导致的视网膜病变发病率为24%~58%，而干扰素联合利巴韦林治疗导致视网膜病变发病率为16%~64%。

（二）临床表现

1. **棉绒斑** 主要表现为视网膜散在棉绒斑和或点片状出血，多位于视盘旁或后极部，常见双眼发病，大部分患者无任何眼部不适，一般发生在治疗开始后4~28周。

晚期在病灶消失后可能会在相应位置残留局部视网膜神经纤维层缺损，但一般并不会造成视野检查中相应区域的视野缺损。这种棉绒斑残留的视网膜神经纤维层缺损与高血压病或糖尿病相关棉绒斑后视网膜神经纤维层缺损相似，都是由于视网膜小动脉阻塞，导致局部神经纤维缺血、视网膜水肿，晚期表现为视网膜神经纤维层缺损。

2. **视神经病变** 文献报道最常出现的干扰素相关的视神经病变为前部缺血性视神经病变，平均发病时间在用药4.5个月时，常双眼发病，患者表现为突发性无痛性视力下降或视野缺损，相对性传入性瞳孔障碍（relative afferent pupillary defect，RAPD）阳性，眼底表现为视盘苍白水肿，边界模糊，水肿边缘散在棉绒斑或片状出血，视野检

查有相应区域的视野缺损，晚期遗留节段性视神经萎缩。

另外，还有少数病例报告干扰素导致的视神经炎或球后视神经病变，主要表现为视物模糊、视野中心暗点及相应的电生理检查异常。

3. **其他** 根据文献病例报道，干扰素可导致各种视网膜血管阻塞，如视网膜分支或中央动脉阻塞，视网膜分支或中央静脉阻塞，视网膜动脉和静脉同时阻塞，这种严重的眼部不良反应也可发生于无糖尿病或高血压等高风险因素的患者。

干扰素在临床上常用于慢性丙型病毒性肝炎的治疗，而丙型肝炎病毒性感染本身会导致全身系统性血管炎症，也会出现缺血性视网膜病变即丙型肝炎相关性视网膜病变，其眼底视网膜缺血性表现出现在未进行干扰素药物治疗前，与干扰素相关性视网膜病变类似：后极部视网膜出血、棉绒斑和/或周边视网膜出血。而干扰素的使用会使病情进一步加重或复发，临床上应注意鉴别。

干扰素相关性眼病并不常见，干扰素在上述眼病的作用机制并不明确。患者可能同时合并其他系统性疾病，因此，不排除有些复杂的眼底表现很有可能是干扰素药物和系统性疾病共同作用的结果，故对在干扰素治疗期间出现的相关眼病，应首先注意排除其他病因，然后结合病史和眼底表现作出诊断。

（三）治疗原则

即使在不停药的情况下，干扰素相关的棉绒斑也可在4~12周内自然消失，可在眼科密切随诊的前提下继续用药。

对于病情较重、威胁到视力的患者，如病变累及黄斑区、视神经病变、视网膜血管阻塞等，或患者有视功能障碍的主诉，应及时停药，并采取相应的对症治疗。

（四）典型病例

患者，男性，26岁。主诉：左眼视力下降1周，伴眼球转动痛。既往史：因尖锐湿疣接受干扰素皮下注射治疗中（已经治疗1个月）。眼科检查：视力：右眼1.0，左眼0.15，双眼眼压正常，双眼前节正常，左眼RAPD阳性，眼底表现为左眼视盘充血，边界模糊，轻度隆起（图14-10-1）。视野检查提示中心暗点。眼科诊断：左眼视神经炎。眼科处理：停用干扰素治疗，予激素冲击治疗。治疗2个月后随访：双眼视力1.0，左眼视盘无充血，边界清（图14-10-2）。

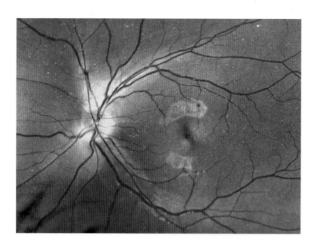

图 14-10-1　患者左眼激光扫描眼底图

左眼视盘充血,边界模糊,轻度隆起

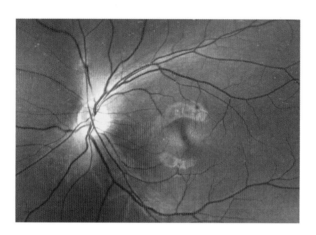

图 14-10-2　患者治疗后

左眼视盘无充血,边界清

（杜葵芳）

十一、氨基糖苷类抗生素中毒

（一）概述

氨基糖苷类抗生素广泛地应用于眼科临床工作中,该类抗生素包括庆大霉素、妥布霉素和阿米卡星等,其中毒性最大的是庆大霉素,其次是妥布霉素和阿米卡星。

（二）临床表现

氨基糖苷类抗生素毒性表现为患者视力下降,"感觉到中心暗点",眼底改变早期为表浅的视网膜出血、视网膜水肿、棉绒斑、小动脉狭窄,静脉呈串珠状。FFA 检查多呈严重的血管无灌注区,最多见于黄斑部大面积,边界分明的毛细血管无灌注区,称为黄斑梗死。晚期可见虹膜红变、新生血管性青光眼、视网膜色素病变及视神经萎缩。

（三）治疗原则

由于药物导致的视网膜微循环阻塞致视力下降。尚无有效治疗,应注意加强预防。

十二、洋地黄

洋地黄类药物可导致黄视症、视物模糊、闪光感、复视及眼球转动时疼痛等症状。眼部症状通常伴随洋地黄类药物的系统中毒症状出现,但也可以单独出现。通常表现为色觉异常。眼底检查、EOG 及 FFA 检查等均无异常改变,但 ERG 可能出现异常改变。在停用药物或减少剂量后,视觉症状及 ERG 改变可恢复正常。

（柯根杰）

第十一节　化学物质中毒性眼底损害

一、无机化合物中毒

（一）铅

铅是灰白色质软的重金属,多经呼吸道进入人体,也可以经消化道和皮肤吸收。引起急性中毒的最小口服剂量为 5mg/kg。长期接触铅浓度在 $0.05mg/m^3$ 的空气可以发生铅吸收和慢性铅中毒。急性及慢性铅中毒均能引起不同程度的眼部损害。一般眼部损害多发生在慢性中毒后数月或数年,但在儿童铅中毒病例中可为首发表现。

1. 眼部表现　铅毒作用的靶器官包括神经系统、造血系统、消化系统、心血管系统、肾脏和视觉系统,铅还能引起类脂代谢明显的异常,胆固醇含量增高,造成动脉粥样硬化。铅也可能通过神经系统直接或间接作用于血管壁引起动脉痉挛。

（1）急性铅中毒:常因吸入大量铅尘、铅烟或吞食大量铅化合物所致。

1）对视皮质的影响:铅是一种血管毒素,作用于小血管引起血液循环和血管改变。动物实验证明,严重的铅中毒可发生毛细血管壁抗力降低、动脉内膜炎、血管痉挛和小动脉硬化。铅中毒脑病实际是一种高血压脑病,因此可表现出因颅内压增高而出现的视乳头水肿、球后视神经炎和眼肌麻痹;血压升高,血管痉挛可引起视皮质缺血,缺氧致皮质性铅性黑矇。表现为突然双眼无光感,眼肌全麻痹,瞳孔直接间接对光反射正常,可持续数小时或数日后视力完全恢复,也可反复发作。

2) 对视网膜、视神经的影响:铅也是一种强烈的神经毒素,可损害视网膜神经节细胞和神经纤维。视神经病变是铅中毒眼损害最常见的表现,包括双侧视神经炎或球后视神经炎。临床表现为视力减退,视野检查有中心、旁中心或环形暗点,也可见周边视野缩窄。并可因铅中毒产生的颅内压升高,出现视乳头水肿,致生理盲点扩大。黄斑病变为中心凹反光消失,见黄白色斑点,色素紊乱。可能系动脉硬化后黄斑区营养障碍所致。

3) 对眼内外肌及其神经的影响:急性铅中毒可致脑神经受损,出现眼肌及调节麻痹,表现上睑下垂、眼球运动受限、瞳孔散大、对光反射和调节反射消失及复视等症状,其中外直肌麻痹者较多见。

此外,铅中毒时可致视网膜血管痉挛、出血、渗出、视网膜脉络膜炎。铅性溶血及肝损害引起巩膜黄染等。

(2) 慢性铅中毒:主要表现为铅性视网膜病变,视网膜动脉痉挛、硬化,动脉周围炎,视网膜出血、渗出,视网膜中央动脉闭塞,脉络膜血管硬化和闭塞。长期接触铅可出现视网膜色素上皮的多发性损害及暗适应功能降低。

视网膜点彩曾被认为是铅中毒早期诊断的指标之一,表现为散在分布的视盘周围的视网膜表面灰色带金属光泽的细点状沉着物。

2. 诊断要点

(1) 病史:多有铅接触史,成年人多为铅生产过程从业者,儿童多喜爱含咬彩色玩具、铅笔、蜡笔、膨化食品。

(2) 根据《职业性慢性铅中毒诊断标准》作出诊断。

(3) 相应眼部表现。

3. 治疗原则 驱铅治疗,同时给予抗生素、能量合剂、糖皮质激素及适量脱水剂等对症支持治疗。

(二) 磷

磷分为无机磷和有机磷。中毒时以全身中毒为主,出现眼部损害时多因有机磷中毒导致。

有机磷农药广泛应用于农业生产,可经皮肤、黏膜、呼吸道、消化道进入体内分布全身,与胆碱酯酶结合形成磷酰化胆碱酯酶,从而阻碍了胆碱酯酶对乙酰胆碱的分解,造成乙酰胆碱大量蓄积以致中毒。胆碱酯酶的抑制过程与病情大致呈平行关系。活性越低,病情越重。

1. 眼部表现 急性有机磷中毒时,眼部表现为瞳孔缩小、视物模糊、视力减退。睫状肌痉挛,眼底视盘充血、边界模糊,视网膜动脉变细、出血或渗出。有病例报告,有机磷中毒可导致视神经萎缩,黄斑中心凹反光消失,双眼周边视野向心性缩小,生理盲点扩大伴中心暗点。

重症中毒者可能导致视网膜脱离,特别是伴有高度近视者,要警惕视网膜脱离的发生。因为发生重症磷中毒时,支气管分泌物较多,支气管平滑肌过度兴奋,易致支气管痉挛、阻塞,使肺泡换气功能受损;神经-肌肉突触处膜通透性改变使呼吸肌肌力减弱,易出现呼吸功能不全、呼吸衰竭。发生呼吸衰竭时,二氧化碳可自由通过血脑屏障,导致脑脊液的 pH 值降低,脑血管扩张,引起眼底静脉改变。有机磷易在神经系统脂质中蓄积,导致脂肪酸成分改变,使脑细胞肿胀、核融解,血-脑屏障通透性增强,引起脑水肿、颅内压增高,致视网膜血管及视神经回流障碍。国外学者通过动物实验发现,颅内压升高时视网膜动、静脉均立刻扩张,视网膜中央静脉与眼上静脉交通之前发生阻塞;视网膜回流受阻,出现视盘水肿及视网膜渗出。还有病例报告,大量服用有机磷农药,房水中磷浓度过高,使角膜内皮完整性受到严重破坏,出现角膜水肿,最后出现大泡性角膜病变。

慢性中毒时也出现以上表现,眼睑震颤、瞳孔缩小是有机磷中毒首发的典型特征。

2. 诊断要点

(1) 生产或生活磷接触史。

(2) 眼部中毒表现,结合全身中毒的症状体征。

3. 治疗原则 抗胆碱治疗至阿托品化,同时给抗生素、能量合剂、糖皮质激素及适量脱水剂等对症支持治疗。

(三) 汞

汞化合物可分为无机汞和有机汞两大类。无机汞又可分为金属汞和无机汞化合物两类。有机汞可分为烷基、芳基、烷氧基汞化合物三类。

金属汞以汞蒸气的形式经呼吸道进入人体,一般致毒浓度为 1~3mg/m³,也有浓度在 0.13~0.8mg/m³ 时即发生急性汞中毒的病例报告。汞离子可通过血脑屏障和胎盘屏障,体内分布最高为肾脏,其次为肝脏和脑组织。

1. 眼部表现 汞对眼组织的损伤:①"汞性晶状体炎"表现为晶状体前囊浅灰棕色至深红棕色或黄色的反光,瞳孔中心部最明显,也偶然发生于成年人晶状体核内,深层角膜和视网膜上也可见金属样反光,现在认为这只是汞被吸收后沉着于晶状体前囊的表现,并非汞中毒的体征;②视力减退,大部分患者出现中心视力减退;③视野缩小,以蓝色视野缩小最为明显,有时可见鼻下象限有一缺口,即所谓马蹄形视野;④眼底:视盘边缘模糊,视网膜静脉扩张,视网膜出血,少数患者表现为视神经炎,伴有小的中心暗点,甚至视神经萎缩;⑤其他:眼睑震颤,眼外肌不全麻痹,瞳孔对光反射和调节反应迟钝。

2. 诊断要点 长期生产生活中汞接触史;驱汞试验阳性。

3. 治疗原则 脱离原工作环境,避免继续接触汞作业,并到职业病医院接受驱汞治疗。眼科对症治疗。

(四) 锰

锰中毒是机体摄入过多的锰引起的中毒反应,长期吸入含锰浓度高的烟尘可引起职业性锰中毒,慢性锰中毒系其中主要类型。

急性锰中毒(manganese poisoning)可因口服高锰酸钾或吸入高浓度氧化锰烟雾而引起,急性腐蚀性胃肠炎或刺激性支气管炎、肺炎等是其主要临床表现。

慢性锰中毒主要见于长期吸入锰烟尘的工人,临床表现以锥体外系神经系统症状为主,且有神经行为功能障碍和精神失常。接触锰机会较多者包括锰矿开采和冶炼,锰焊条制造,焊接和分割锰合金,以及制造和应用二氧化锰、高锰酸盐和其他锰化合物的产业工人。

1. 眼部表现

(1) 瞳孔不规则、瞬目动作减少、眼肌运动障碍、集合困难、调节减弱、眼球震颤、动眼危象。

(2) 有病例出现角膜知觉减退、辨色力障碍、视野向心性缩窄。

(3) 眼底检查可见视网膜静脉扩张、动脉变细、视网膜水肿。

(4) 如锰合金异物存留眼内,经分解产生氢后,可导致眼部化脓性炎症。

2. 诊断要点 根据接触史、神经系统相关症状及体征结合血液检测可以确诊。

3. 鉴别诊断 中重度锰中毒患者,应与帕金森综合征、CO中毒后遗症、脑炎后遗症、脑动脉硬化和肝豆状核变性鉴别。

4. 治疗原则 内科治疗,出现眼部病变对症处理。

(五) 铊

铊是银白色柔软的金属,属高毒类,在体内具有蓄积性。最常见的化合物有醋酸铊和硫酸铊。吸入铊烟尘、蒸气为急性铊中毒的主要侵入途径,食入被铊污染的蔬菜或水也可以导致急慢性铊中毒。铊及其化合物属于高毒的神经毒物,并可以导致肝脏及肾脏损害。

1. 全身表现 急性铊中毒早期临床表现主要有:消化道症状;皮肤黏膜症状;以下肢肌肉为主的剧痛,伴明显痛觉过敏,且逐渐加重并可向上肢发展,是突出且严重的症状和体征;束状脱发,具有特异性,有较高的提示诊断价值。

2. 眼部表现 主要导致视网膜及视神经病变,分三种临床类型:①视网膜炎、球后视神经炎;②单纯性视神经萎缩;③视神经萎缩、视网膜及视网膜色素上皮病变。

早期表现为视网膜反光增强,后极部视网膜黄色闪辉性渗出,均匀一致形如大头针帽状。色素上皮改变明显,有尘点状、斑点状、小片状色素增生,间有色素缺失灶。还可出现脑神经受损,尤其是第Ⅲ、Ⅴ、Ⅶ、Ⅷ对脑神经出现轴索变性、弯曲、断裂,多发生在中毒1周后,眼部表现为上睑下垂、球后视神经炎,最终出现视神经萎缩,视野检查有绝对中心暗点。

慢性中毒时表现出眼肌麻痹、白内障、虹膜睫状体炎,视力逐渐减退、视物模糊,重症中毒时完全失明。

3. 诊断要点

(1) 生产或生活中铊接触史。

(2) 典型临床表现。

(3) 尿铊测定有参考意义。

4. 治疗原则 内科治疗,出现眼部病变对症处理。

(六) 砷

砷广泛存在于自然界中,多以重金属的砷化合物(如硫砷化铁)、硫砷化合物(如硫化二砷、三硫化二砷)形式存在于矿石中,经各种途径进入水中而污染水源,成为地方性砷中毒的来源。砷中毒(arsenic poisoning)一般为应用含砷药物剂量过大所致,也可由于误食含砷的毒鼠、灭螺、杀虫药,以及被此类杀虫药刚喷洒过的瓜果和蔬菜,毒死的禽、畜肉类等。

1. 全身表现 急性砷中毒早期常见消化道症状,重症极似霍乱。同时可有头痛、眩晕、烦躁、谵妄、中毒性心肌炎、多发性神经炎等。少数有鼻出血及皮肤出血。严重病儿可于中毒后 24 小时至数日发生呼吸、循环、肝、肾等功能衰竭及中枢神经病变，出现呼吸困难、惊厥、昏迷等危重征象，少数患者可在中毒后 20 分钟~48 小时内出现休克，甚至死亡，而胃肠道症状并不显著。砷化氢中毒常有溶血现象。亚急性中毒时，出现多发性神经炎的症状，或有咽下困难，发音及呼吸障碍。由于血管舒缩功能障碍，有时发生皮肤潮红或红斑。慢性中毒患者多表现为衰弱、食欲不振、偶有恶心、呕吐、便秘或腹泻等。还可出现白细胞和血小板减少，贫血，红细胞和骨髓细胞生成障碍，脱发，口炎，鼻炎，鼻中隔溃疡、穿孔，皮肤色素沉着，可有剥脱性皮炎。手掌及足趾皮肤过度角化，指甲失去光泽和平整状态，变薄且脆，出现白色横纹，并有肝脏及心肌损害。中毒患者发砷、尿砷和指（趾）甲砷含量增高。口服大量砷的病儿，在行腹部 X 线检查时，可发现其胃肠道中有 X 线不能穿透的物质。

2. **眼部表现** 视网膜出血、视神经炎，最终出现视神经萎缩。早期表现眼泪增多，逐渐出现视物模糊及视力下降。少数患者出现目前尚难解释的单眼视力下降现象。视力下降者可程度不同地检测到 VEP 异常，其中 P100 潜伏期延长及波幅降低多见。视力下降通常是视神经萎缩的先兆症状。周边视野向心性缩窄，重时呈管状视野，以红色视野缩小最显著，有的病例查出中心暗点。

3. **诊断要点**

(1) 砷及化合物接触史。

(2) 典型临床表现。

(3) 尿砷测定：24 小时尿砷超过 0.2mg/L 视为异常。

4. **治疗原则** 内科治疗，出现眼部病变对症处理。

二、有机化合物中毒

（一）三硝基甲苯（TNT）

三硝基甲苯呈灰黄色针状结晶；熔点 82℃，沸点 240℃；溶于乙醚、丙酮、苯和脂肪，不溶于水；受到压力时可发生爆炸。三硝基甲苯目前主要用于制造炸药。以粉尘和蒸气态经皮肤及呼吸道吸收，尤其在夏季，气温高，湿度大，暴露皮肤面积增加，经皮肤吸收更容易。三硝基甲苯的主要靶器官是眼的晶状体、肝脏和血液系统，可直接进入眼前房，使晶状体可溶性蛋白发生变性混浊。

高浓度时形成高铁血红蛋白血症。

1. **眼底改变** 少数 TNT 接触者发生视网膜出血、视神经炎、球后视神经炎甚至视神经萎缩。视野检查周边视野缩窄，偶有中心暗点。接触高浓度 TNT 者，因血液中高铁血红蛋白增高，眼底呈暗紫红色，面部也呈青紫色，即所谓的 TNT 面容。离开工作环境后眼底和皮肤颜色均恢复正常。

2. **诊断要点** TNT 中毒诊断标准；《职业性三硝基甲苯白内障诊断标准》（GBZ 45—2010）。

3. **治疗原则** 内科抢救与治疗，眼科可给予增进晶状体营养代谢药物，严重的白内障可行白内障摘除术。

（二）二硫化碳

二硫化碳（carbon disulfide，CS_2）是一种易挥发、无色、有坏萝卜样气味的液体。主要用于制造黏胶纤维、橡胶、树脂、玻璃纸及农药杀虫剂等。CS_2 主要经呼吸道吸入中毒，吸入量的 80% 可滞留在体内。主要分布在周围组织、脑和肝等组织，以结合或游离的形式存在。CS_2 为脂溶性物质，易损伤神经系统，故认为系亲神经毒物。

1. **全身表现** 慢性中毒主要表现为神经衰弱症候群。自主神经功能紊乱、多发性神经炎等神经系统损害及动脉硬化等心血管系统的损害。

2. **眼部表现** 二硫化碳对眼部的影响表现在视功能方面的损害是色觉、暗适应及视敏度的下降，严重者出现眼底及视神经方面的器质性损害，如眼底后极部不同程度的微血管瘤、出血及渗出，视神经方面可有视神经炎和视神经萎缩等表现。

3. **诊断要点** 根据长期密切接触二硫化碳的职业史，具有多发性周围神经病变的临床表现、神经-肌电图改变或中毒性脑病的临床表现，结合现场卫生学调查资料，并排除其他病因引起的类似疾病后，方可诊断。

4. **治疗原则** 可用 B 族维生素、能量合剂，并辅以体疗、理疗及对症治疗。重度中毒者应同时加强支持疗法。出现眼部病变，对症处理。

（三）甲醇

甲醇（CH_3OH）俗称木醇、木精，为一种透明无色、有毒的挥发性液体，广泛用于工业溶剂和化工原材料。目前甲醇中毒尤其生活性中毒较多见，其中大多数为饮用掺有甲醇的酒所致，严重者可以致命，幸存者常有严重视力障碍或失明。而职业性中毒较为罕见。

1. **眼部表现** 甲醇对眼部损害主要体现在

眼底的异常改变。甲醇对光感受器和内颗粒层细胞均有毒性作用，对视网膜视觉信号传导产生了严重影响。视网膜形态学改变表现为视网膜各层组织的水肿、细胞排列紊乱；细胞器的改变以线粒体最为突出，表现为肿胀、嵴断裂甚至消失；细胞凋亡也不少见。

急性甲醇中毒的眼部表现主要为急剧的视力下降，瞳孔改变和视盘充血及视盘周围视网膜水肿，晚期出现视神经萎缩。典型的视野改变是致密的旁中心暗点或中心暗点。

慢性甲醇中毒的原发损害是视神经，而不是视网膜神经节细胞，临床和动物病理研究也证明甲醇中毒眼损害的原发部位在视神经，表现为两种病理类型，视神经的坏死和视神经脱髓鞘。主要表现在视盘以及筛板区至眶尖神经纤维受损。中毒晚期周边视野缩小，视野呈纤维束状缺损及生理盲点扩大。

2. **诊断要点** 急性甲醇中毒主要表现为神经系统和眼部的损害，临床诊断标准依据甲醇摄入史、血液甲醇浓度超标、神经系统及眼部损害的症状和体征如头痛、意识障碍、视物模糊、视野损害、视网膜电流图和视觉诱发电位异常等。

3. **治疗原则** 以内科急救和对症治疗为主。出现眼部病变，对症处理。

4. **典型病例介绍** 患者中青年男性，有明确甲醇蒸气吸入史，"双眼失明1周"入院（图14-11-1~图14-11-3）（图片和病例均由李芸教授提供）。

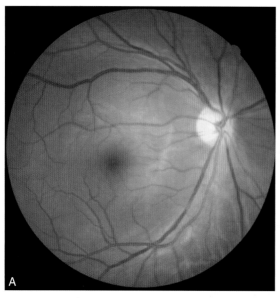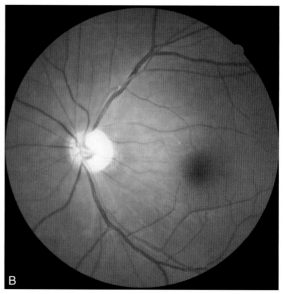

图 14-11-1 患者眼底照相
A. 右眼；B. 左眼。双眼视网膜轻度水肿，视盘苍白

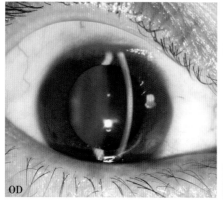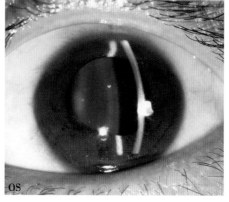

图 14-11-2 眼前节照相
双眼瞳孔散大，对光反射消失，左眼下方虹膜萎缩、点状后粘连

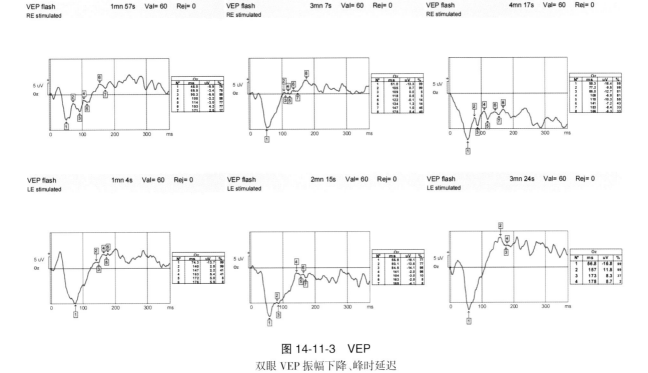

图 14-11-3　VEP
双眼 VEP 振幅下降、峰时延迟

（四）苯

苯以蒸气形态由呼吸道进入人体,主要毒作用由其在体内的代谢产物邻苯酚和醌醇引起。急性中毒,轻者呈醉酒状,重者呈中毒性脑病,可因呼吸中枢麻痹危及生命。慢性苯中毒主要损害造血系统和神经系统。

1. **眼部表现**　眼部损害包括结膜充血、畏光流泪、角膜上皮剥脱、视网膜出血、视盘水肿、视神经缺血缺氧性循环和代谢障碍,表现为视力下降,视盘充血、边界模糊,黄斑中心反光欠清。早期表现为视神经炎或球后视神经炎症状,晚期出现视神经萎缩。

2. **诊断要点**

(1) 明确的苯作业职业接触史。

(2) 全身中毒表现。

3. **治疗原则**　无特效解毒剂,眼科可给予营养神经、对症支持治疗。

（五）一氧化碳

CO 经呼吸道吸入与血液中的血红蛋白(Hb)结合,形成稳定的碳氧血红蛋白(HbCO),随血流分布全身。CO 与 Hb 的亲和力要比氧与血红蛋白的亲和力大 200~300 倍,而碳氧血红蛋白的离解却比氧合血红蛋白缓慢 3 600 倍,故 CO 一经吸入即与氧争夺血红蛋白,碳氧血红蛋白形成后不易分离。此外,由于碳氧血红蛋白的存在妨碍了氧合血红蛋白的正常离解,造成机体急性缺氧血症,导致组织缺氧。在一氧化碳浓度较高时,还可以与细胞色素氧化酶的铁结合,抑制组织细胞的呼吸过程,阻碍其对氧的利用。由于中枢神经系统对缺氧最为敏感,故首先受累而产生一系列的全身症状。

1. 眼部中毒表现只是急性或慢性 CO 中毒临床表现之一。

(1) 视网膜神经节细胞最容易受到一氧化碳中毒的缺氧性损害,细胞缺氧直接导致其功能障碍。故视力下降通常作为一氧化碳中毒的首发症状出现,或与头痛、恶心等症状伴随出现。

(2) 一氧化碳中毒可以表现脑神经损害,包括球后视神经炎。一氧化碳中毒后,脑内三磷腺苷在无氧条件下迅速被耗尽,从而导致视神经因缺血、缺氧而发生功能和结构改变。患者视力减退,直接对光反射迟缓或消失,如视力允许做视野检查,可见中心暗点。病变早期眼底可正常,但缺血、缺氧性损害如不能迅速纠正,将导致视神经萎缩,遗留永久性视力减退甚至失明。

(3) 一氧化碳中毒时,脑组织缺氧性损害常较严重。缺氧后白质更易出现损害,造成广泛的髓鞘脱失。迟发脑病者,不但脱髓鞘损害严重,且可能同时引起血液流变学指标的增高,血液呈高凝状态,引起局部血流障碍,形成血栓,导致脑梗死,另一方面,一氧化碳中毒缺氧性损害可导致脑内小血管内皮细胞肿胀引起血液循环障碍,进而引起血栓形成。由于髓鞘脱失和继发脑血管病,可造成枕叶视觉中枢的皮质或白质受累而出现功能障碍,表现为偏盲或全盲。

(4) 一氧化碳中毒可造成视网膜中央动脉阻塞,患眼瞳孔散大,直接对光反射迟钝或消失,进一步的眼科检查如眼底检查、FFA 与电生理检查均能提示视网膜中央动脉阻塞的诊断。

2. **诊断要点**　参见《职业性急性一氧化碳中毒诊断标准及处理原则》(GB8781—88)。

3. 治疗原则　内科积极抢救与治疗,出现眼部病变,对症处理。

(六) 萘

萘是由煤焦油分离提炼出来的二环芳香族化合物,常温下挥发性高,它在工业和商业上广泛应用。萘急性中毒可引起眼睑红肿、球结膜充血、水肿、角膜溃疡、尿频,严重者导致血管内溶血。慢性中毒时出现晶状体混浊、视神经炎,晚期则出现视神经萎缩、视网膜脉络膜萎缩。致病原因是萘及代谢产物萘醌引起晶状体及视神经营养代谢障碍。而且萘中毒造成的视神经及晶状体的损害是永久性的,任何方法都不能提高视力,且随着时间推移,视力有逐渐下降的趋势。

1. **眼底改变**　视神经炎、类似糖尿病性视网膜病的眼底病变,视网膜渗出、出血,最初为周边小点,后可聚积成大片,位于后极部,视网膜各层水肿,随后视网膜脉络膜萎缩。长期接触萘,可观察到玻璃体及视网膜内有针状草酸钙结晶状沉淀,视网膜上有乳白色点状沉积物,玻璃体闪辉性溶解结晶。

2. **诊断要点**　萘生产过程接触史;全身中毒表现。

3. **治疗原则**　口服大剂量维生素 C,对症治疗。

(七) 三氯乙烯

三氯乙烯(trichloroethylene,TCE)是工业上常用的金属去脂清洗剂,是一种肝脏神经毒物,并引起严重的皮肤过敏性反应,病死率较高。TCE 能导致视网膜的脂质过氧化反应,出现视网膜视神经损害。

1. **眼部表现**　TCE 中毒表现与甲醇中毒类似,早期出现视物模糊、视力减退、视觉障碍,眼底检查可见视盘水肿。

2. **诊断要点**

(1) 三氯乙烯接触史。

(2) 全身中毒表现。

(3) 测定尿及血中三氯乙烯的代谢产物三氯乙酸和三氯乙醇的含量对诊断有参考价值。

3. **治疗原则**　内科急救与治疗,无特效解毒剂。眼科对症处理。

(八) 四氯化碳(四氯甲烷)

四氯化碳(carbon tetrachloride,CCl_4) 又名四氯甲烷,为无色透明的脂溶性油状液体,有类似氯仿的微甜气味,不易燃,易挥发。为公认的肝脏毒物,急性四氯化碳中毒多因生产劳动中吸入其高浓度蒸气所致,以中枢神经性麻痹及肝、肾损害为主要特征。

1. **眼底改变**　眼底损害多发生于慢性中毒,表现为视力减退、视野向心性缩窄、红色视野明显,重者视神经萎缩。

2. **诊断要点**

(1) 有口服或吸入四氯化碳史。

(2) 相应的临床症状及体征。

(3) 急性中毒者,24 小时内血、尿或呼气中可测出四氯化碳。

3. **治疗原则**　内科积极抢救,眼科对症处理。

(九) 氢氰酸和氰化钠

氰化物种类很多,在电镀、洗注、油漆、染料、橡胶等行业上应用广泛,在化学反应过程中尤其高温和酸性物质作用时,能放出氰化氢气体。氰化物若使用不当、通风不良以及监管不到位,容易导致工作车间产生大量氰化氢气体,造成人员急性中毒,最终酿成伤亡事故。吸入、误服、皮肤接触氰化物或吞入过量含有氰苷的果仁,以及自杀或投毒谋杀等均为氰化物中毒的原因。氰化物释放状态有气态和蒸气态,主要由呼吸道吸入中毒,所有可吸入的氰化物均可经肺吸收。亦可因误食染毒食物和水引起中毒。

氰离子对细胞线粒体内呼吸链的细胞色素氧化酶具有很高的亲和力,与细胞色素氧化酶结合后使之失去活性,从而阻断细胞呼吸和氧化磷酸化过程,以致氧不能被利用、ATP 合成减少、细胞摄取能量严重不足而窒息。中枢神经系统对氰离子十分敏感,急性氰化物中毒可引起某些脑区和髓磷脂的退行性变。小剂量氢氰酸即可引起皮层抑制,条件反射消失。严重中毒时,中枢神经系统呈现自上而下的进行性抑制。

1. **全身表现** 职业性氰化物中毒症状发生迅速，中毒者常是吞服氰化物或吸入高浓度的氰氢酸，可在3~10分钟内致死，患者昏迷、惊厥，有苦杏仁味气体呼出，迅即死亡。若中毒较轻，仅出现中枢神经系统和呼吸道刺激症状，如头痛、头晕、乏力、不适、口内有金属味、眼轻度刺痛、流泪、鼻和胸部有发热感、胸闷和呼吸紧迫感。离开染毒区或戴上防毒面具后，中毒症状很快减轻或者消失。中度中毒，患者中枢神经系统和呼吸道刺激症状明显，有明显的组织缺氧表现，皮肤黏膜呈鲜红色。临床表现持续时间较长，一般在30~60分钟后逐渐消失。但疲倦、乏力、衰弱、头痛、步态不稳、心前区不适和食欲不振等症状可持续1~3天。重度中毒患者先表现出中枢和呼吸道刺激症状，继而出现惊厥、肌体痉挛、无意识、角弓反张、呼吸麻痹，重度中毒患者若未得到及时抢救可在数分钟内死亡。

食物中毒：生食苦的桃仁、杏仁是引起中毒的主因，多于食用2~6小时内发生症状。轻者有恶心、呕吐、头痛或头晕、四肢无力、精神不振或烦躁不安等症状。体温正常或稍高，脉搏增速，呼吸深而稍快。严重者昏迷、惊厥，体温降低，血压下降，脉搏减慢，呼吸困难或不规则，多不伴青紫。瞳孔散大，对光反射消失，四肢阵发性痉挛，腱反射亢进或消失。白细胞可增高。患者往往死于呼吸麻痹。

2. **眼底改变** 视网膜水肿呈灰白色，视盘边缘模糊，黄斑中心凹呈樱桃红斑，类似视网膜中央动脉阻塞。

3. **诊断要点** 氰化物中毒的诊断主要靠毒物接触史、食用史以及吐出物中查见毒物残渣。患者呼气中有时可有杏仁味，可助诊断。对疑为氰化物中毒时，可用特效解毒剂作诊断性治疗。氰化物中毒的即刻诊断比较困难，必须根据接触史、高阴离子间隙（AG）性代谢性酸中毒和顽固性低氧血症综合考虑。

4. **治疗原则** 内科积极抢救与治疗，出现眼部疾病对症处理。

三、其他

（一）烟草中毒

香烟在燃烧时，可释放出4 000种以上的成分，其中多数成分对心肺系统有损害，并且有40种以上的致癌成分。主要成分为尼古丁、焦油、多

环芳烃和一氧化碳等。烟雾中还含有多种重金属和有害矿物质，如铝、铅、汞等。尼古丁和一些血管活性物质可使血管收缩，导致眼部组织缺血缺氧。尼古丁和一氧化碳可使血液黏度改变，使血小板聚集性升高，易于血栓形成，可引起眼部血管病变。香烟中含有多种过氧化物质，可引起眼部组织的老年性改变。

视网膜血管改变：吸烟者发生动脉硬化的比例和程度均明显高于非吸烟者，这都归因于尼古丁导致了动脉收缩、低密度脂蛋白升高、高密度脂蛋白降低和血浆中游离脂肪酸水平升高。

年龄相关性黄斑变性是目前世界上一种主要的致盲性眼病，其确切发病原因不清。多数研究表明吸烟可增加年龄相关性黄斑变性的患病率。

糖尿病性视网膜病变：是目前全世界主要的致盲性眼病，其影响因素众多，迄今尚无有效的治疗方法，研究表明吸烟也与其发病相关。

（二）氧气中毒

氧是维持人体生命不可缺少的物质，但健康人和动物对氧的耐受性均有一定限度，过多或持久地吸入高浓度或高压氧可影响细胞代谢的化学过程而引起肺、脑等全身脏器的病变，称为氧中毒。其性质与程度因机体的防御反应，以及暴露于高氧的时间和程度而异。近年来，新生儿重症监护室广泛建立呼吸支持治疗，包括氧疗的应用有很大改进，虽使新生儿，尤其是低出生体重儿的病死率有了大幅度下降，但是临床工作者又面临氧中毒引起肺、眼等病变增多的问题。

高浓度吸氧与早产儿视网膜病（ROP）成明显正相关，浓度越高，ROP的发病率也随之增加。浓度每增加20.0%，ROP的发生率约增加7.8%；浓度60.0%以上时，患病危险度较浓度40.0%以下增加了2.3倍。因此，吸氧时必须严格限制氧气的浓度。据文献报道，严重ROP患者均伴有低动脉血氧水平及较大的血氧水平波动。另外，观察发现血氧浓度的突然减低比逐渐减低更易引起ROP。视网膜毛细血管坏死、阻塞、增生和纤维渗出等，造成远期的视力障碍，甚至失明。新生儿胎龄越小，体重越低，越易发生后遗症。

另外，临床常见的高压氧治疗在提高血氧张力和增加血氧含量的同时，亦可引起小动脉和小静脉收缩。据研究认为，在0.1MPa情况下呼吸纯氧可使视网膜小动脉直径缩小10%左右，随吸纯氧时间延长和压力增高，视网膜小血管直径可

进一步缩小。由于视网膜血供障碍，患者出现视力下降，视野缺损，严重者可造成永久性视功能损害。儿童对高压氧（HBO）的耐受性较差，视网膜血管壁对氧较成年人更为敏感，而易于发生血管痉挛。

（三）羊角菜（白花菜）中毒

羊角菜是生长于盐碱涝洼地带的一种野菜，生长面积很广。清明时节发芽，1个月后芽高1~2寸（1寸≈3.33cm），有人采食，以生食为主，一次大量食用或连续食用量多，易引起中毒。轻者有暂时的四肢无力、视物模糊，不久自愈；严重者偶有死亡，绝大多数患者为失明及瘫痪，久后遗有视力障碍及肌力减退。目前对此病的报告尚少，易被误诊。根据食物接触史可确诊。一旦确诊，应停止食用，行催吐洗胃等处理。

（柯根杰）

参考文献

1. 陈灏珠，林果为. 实用内科学. 13版. 北京，人民卫生出版社，2009：1524-1529.

2. 黄叔仁，张晓峰. 眼底病诊断与治疗. 2版. 北京，人民卫生出版社，2008：265-275.

3. WONG T Y, MIRCHELL P. Hypertensive retinopahy. N Engl J Med, 2004, 381: 2310-2317.

4. NEELY K A, GARDNER T W, BROD R D, et al. Retinal vascular diseases.// QUILLEN D A, BLODI B A. Clinical retina. Chicago: AMA, 2002: 136-137.

5. WONG T Y, KLEIN R, SHARRETT A R, et al. Retinal microvascular abnormalities and incident strokes: the Atherosclerosis Risk in Communities Study. Lancet, 2001, 358: 1134-1140.

6. WONG T Y, KLEIN R, SHRRETT A R, et al. Retinal arteriolar narrowing and risk of coronary heart disease in men and women: the Atherosclerosis Risk in Communities Study. JAMA, 2002, 287: 1153-1159.

7. KEMPEN J H C, O'COLMAIN B J, LESKE M C, et al. The prevalence of diabetic retinopathy among adults in the United States. Arch Ophthalmolol, 2004, 122 (4): 552-563.

8. WONG T Y, KLEIN R, ISLAM F M, et al. Diabetic retinopathy in a multi-ethnic cohort in the United States. Am J Ophthalmol, 2006, 141 (3): 446-555.

9. Diabetes Control and Complications Trial Research Group. The effect of intensive treatment of diabetes on the development and progression of long-term complications in insulin-depending diabetes mellitus. N Engl J Med, 1993, 329: 977-986.

10. WILKINSON C P, FERRIS F L, KLEIN R E, et al. Proposed international clinical diabetic retinopathy and diabetic macular edema disease severity scales. Ophthalmology, 2003, 110 (9): 1677-1682.

11. STRATTON I M, ADLER A I, NEIL H A W, et al. United Kingdom Prospective Diabetes Study Group. Association of glycaemia with macrovascular and microvascular compliations of type 2 diabetes (UK PDS 35): Prospective observational study. Brit Med J, 2000, 321: 405-412.

12. WU G. Diabetic retinopathy: the essentials. Philadelphia: Wolters Kluwer/Lippincott Williams & Wilkins, 2010.

13. 张承芬. 眼病病学. 北京: 人民卫生出版社, 2010.

14. 葛坚. 眼科学. 北京: 人民卫生出版社, 2005.

15. Early Treatment Diabetic Retinopathy Study Research Group. Treatment techniques and clinical guidelines for photocoagulation of diabetic macular edema. Early Treatment Diabetic Retinopathy Study Report Number 2. Ophthalmology, 1987, 94 (7): 761-774.

16. BEARSE M A J, ADAMS A J, HAN Y, et al. A multifocal electroretinogram model predicting the development of diabetic retinopathy. Prog Retin Eye Res, 2006, 25 (5): 425-448.

17. MURGATROYD H, ELLINGOFORD A, COX A, et al. Effect of mydriasis and different field strategies on digital image screening of diabetic eye disease. Br J Ophthalmol, 2004, 88 (7): 920-924.

18. CHEW E Y. Screening options for diabetic retinopathy. Curr Opin Ophthalmol, 2006, 17 (6): 519-522.

19. WHITED J D. Accuracy and reliability of teleophthalmology for diagnosing diabetic retinopathy and macular edema: a review of the literature. Diabetes Technol Ther, 2006, 8 (1): 102-111.

20. SHARP P F, OLSON J, STRACHAN F, et al. The value of digital imaging in diabetic retinopathy. Health Technol Assess, 2003, 7 (30): 1-119.

21. OLSON J A, STRACHAN F M, HIPWELL J H, et al. A comparative evaluation of digital imaging, retinal photography and optometrist examination in screening for diabetic retinopathy. Diebet Med, 2003, 20 (7): 528-534.

22. The Diabetic Retinopathy Study Research Group. Preliminary report on effects of photocoagulation therapy. AM J Opthalmol, 1976, 81 (4): 383-396.

23. The Diabetic Retinopathy Study Research Group. Photocoagulation treatment of proliferative diabetic retinopathy: the second report of diabetic retinopathy study findings. Ophthalology, 1978, 85 (1): 82-106.

24. The Diabetic Retinopathy Study Research Group. Four risk factors for severe visual loss in diabetic retinopathy. The third report from the Diabetic Retinopathy Study. Arch Ophthalmol, 1979, 97 (4): 654-655.

25. BLANKENSHIP G W. Fifteen-year argon laser and xenon photocoagulation results of Bascon Palmer

Eye Institute's patients participating in the diabetic retinopathy study. Ophthalmology,1991,98(2):125-128.

26. SULLIVAN P,CALDWELL G,ALEXANDER N,et al. Long-term outcome after photocoagulation for proliferative diabetic retinopathy. Diabet Med,1990,7(9):788-794.

27. CHEW E Y,FEFFIS F L 3rd,CSAKY K G,et al. The long-term effects of laser photocoagulation treatment in patients with diabetic retinopathy:the early treatment diabetic retinopathy follow-up study. Ophthalmology,2003,110(9):1683-1689.

28. Early Treatment Diabetic Retinopathy Study Research Group. Photocoagulation for diabetic macular edema. Early Treatment Diabetic Retinopathy Study report number 1. Arch Ophthalmol,1985,103(12):1796-1806.

29. FRONG D,SEGAL P P,MYERS F,et al. Subretinal fibrosis in diabetic macular edema:ETDRS Report No. 23. Arch Ophthalmol,1997,115:873-877.

30. MIZENER J B,PODHAJSKY P,HAYREH S S. Ocular ischemic syndrome. Ophthalmology,1997(104):859-864.

31. DUGAN J D,GREEN W R. Ophthalmic manifestations of carotid occlusive disease. Eye,1991(5):226-238.

32. MCCRARY J A. Venous stasis retinopathy of stenotic or occlusive carotid origin. J Clin Neuro-Opthalmol,1989(9):195-199.

33. DAHLMANN A H,MCCORMACK D,HARRISON R J. Bilateral hypoperfusion retinopathy. JR Soc Med,2001(94):298-299.

34. 刘家琦,李凤鸣.实用眼科学.3 版.北京:人民卫生出版社,2010:431-432.

35. 付建中,马颂章,杨大来,等.无脉病眼底改变及荧光素眼底血管造影表现.中国中医眼科杂志,1993,3(2):96-97.

36. 徐永宁,陈友慈,项燕.无脉病荧光素眼底血管造影一例.中华眼科杂志,2001,37(5):399-400.

37. LANG G E,SPRAUL C W,LANG C K. Ocular manifestation of hematobgical disease. Klin monatsbl Augenheik,1998,212:419-427.

38. 尹丽荣.血液系统疾病的眼底改变.中华血液杂志,2001,22(12):668-669.

39. 张嘉禄.61 例白血病眼底改变临床分析.实用眼科杂志,1990,8(8):470-472.

40. 张健,陈尚廉.144 例白血病眼底改变临床分析.眼底病,1989,5(4):221-222.

41. GOLDERBERG M F. Classification and pathogenesis of proliferative sickle retinopathy. Am J Ophthalmol,1971,649:665.

42. PETERSON K,GORDON K B,HEINEMANN M H,et al. The clinical spectrum of ocular lymphoma. Cancer,1993,72:843-849.

43. 刘少章,贺翔鸽,袁洪峰.原发葡萄膜的非何杰金淋巴瘤一例.中华眼底病杂志,2007,22:276-277.

44. AREVALO J F,LOWDER C Y,MUCI-MENDOZA R. Ocular manifestations of systemic lupus erythematosus. Curr Opin Ophthalmol,2002,13(6):404-410.

45. 陈前,胡亚丽,杨永福,等.硬皮病眼底改变一例.临床眼科杂志,2003,(1):59.

46. SHENG L,CAO W K. HIV/AIDS epidemiology and prevention in China. Chin Med J(Engl),2008,5,121(13):1230-1236.

47. BANKER A S. Posterior segment manifestations of human immunodeficiency virus/acquired immune deficiency syndrome. Indian J Ophthalmol,2008,56(5):377-383.

48. VRABEC T R. Posterior segment manifestations of HIV/AIDS. Surv Ophthalmol,2004,49:131-157.

49. 陈之昭,张梅.获得性免疫缺陷综合征的眼部表现.中华眼科杂志,2005,41(6):563-571.

50. 胡立志.三氯乙烯中毒致急性视神经乳头炎 1 例.眼外伤职业眼病杂志,1998,(6):608.

51. 章复坤.苏丹脑型疟疾眼底改变 12 例报道.临床急诊杂志,2006,7(1):26-27.

52. 唐宁,杨炜.双眼氯喹中毒性视网膜病变一例.中华眼外伤职业眼病杂志,2008,30(1):75-76.

53. 余碧娥,方丽.羟氯喹的眼科不良反应分析.中国新药与临床杂志,2001,20(3):235-236.

54. 赵金甲.工业眼科学.上海:上海科技出版社,1962:369.

55. 曾碧霞.46 例铅作业工人的眼部改变分析.湖南医学,1995,4:106.

56. 童颖,张洪沛.儿童铅性视网膜病变 1 例.眼科新进展,2003,23(3):205.

57. 盖修海.铅中毒伴左眼外直肌麻痹、视盘水肿 1 例报告.中国工业医学杂志,1994,7(4):243.

58. 战波,赵开健.急性铅中毒致眼部病变.中国实用眼科杂志,1995,10:636.

59. 王涤新,张筱.铅中毒致视神经损害二例.中华劳动卫生职业病杂志,2006,24(10):621.

60. 何凤生.中华职业医学.北京:人民卫生出版社,1999:221-226.

61. 宋志宁,于文惠,老国秀,等.铅作业工人视觉系统的改变.眼外伤职业眼病杂志,1989,2:95.

62. 童绎.铅中毒所致眼病变四例报告.眼外伤职业眼病杂志,1981,1:55.

63. 罗耀林.视网膜点彩作为早期铅中毒诊断的探讨.眼外伤职业眼病杂志,1988,4:220.

64. 孙永华,贾延磊.重度有机磷中毒患者眼底变化的意义.山东医药,2001,41(11):18.

65. 穆爱君,贾玉东.有机磷中毒致双眼视神经萎缩.中国实用眼科杂志,2002,20(1):80.

66. 李秋波,徐淑丽,孙燕玲.有机磷中毒致视神经网膜炎 20 例分析.临床荟萃,2000,15(11):504.

67. 巢阳,徐辉,陈开建,岳秀云,等.有机磷中毒患者眼部疾病的防治.西南军医,2004,4.6(2):73.

68. 刘少勤,姚大庆.有机磷中毒性弱视.眼外伤职业眼病杂志,1998,20(3):271.

69. 任银萍.有机磷中毒致双眼大泡性角膜病变1例.职业与健康,2006,22(20):1732.

70. 李春贺,张立芝,刘丽梅.双眼慢性汞中毒1例报告.中国实用医药,2007,2(35):170.

71. 唐仁泓.金属对作业工人视觉系统危害的研究.眼外伤职业眼病杂志,1996,18(3):161-163.

72. 陈可凤,王明启,冯成彬,等.对职业性慢性汞中毒诊断标准的商榷.中华预防医学杂志,2000,5(34):3.

73. 焦祖梅.高锰酸钾眼烧伤一例.眼外伤职业眼病杂志(附眼科手术),1994,16(4):274.

74. 牛梅民.高锰酸钾灼伤眼的治疗(附二例报告).眼外伤职业眼病杂志,2002,24(1):77.

75. 王丹晨,李爱华.高锰酸钾致灼伤眼的2例报告.泰山医学院学报,2006,27(5):404.

76. MUNCH J C. Human thalloloxicosis. J Am Med Assoc,1934,102(23):1929.

77. 汪苍璧,吴忠清,叶照能,等.砷污染区居民731人周边视野的调查.眼外伤职业眼病杂志(附眼科手术),1983,4:17.

78. 李朝敢,张树球,农嵩,等.海尔福对砷中毒小鼠血液生化指标影响.中国地方病防治杂志,2001,16(2):81-82.

79. 杨瑞瑛,李子杰,林勤,等.砷中毒大鼠体内脏器、组织中砷的分布.中国地方病防治杂志,2005,20(5):260-262.

80. 李泽宇,郑宏君,韩萍,等.饮水型地方性砷中毒引起神经系统损害的临床观察及研究.中华神经科杂志,1998,31(2):95-97.

81. 马恒之,夏雅娟,武克恭,等.地方性砷中毒所致末梢微循环的改变.中国地方病学杂志,1995,14(1):54-57.

82. 袁毅,李爽.砷中毒动物视神经力学特性分析.中国地方病防治杂志,2010,25(4):254-256.

83. 宋月光,梁青枝.三硝基甲苯的眼部职业危害调查.眼外伤职业眼病杂志,2003,25(11):778.

84. 张家铎,李隐青,郭玉芳,等.急性甲醇中毒的眼部表现(附10例报告).眼底病,1986,2:22-26.

85. 周安寿.甲醇中毒的眼部表现.国外医学眼科学分册,1990,14:210-213.

86. 任引津.急性职业性甲醇中毒31例临床分析.中华卫生杂志,1965,10:330-332.

87. 黄金祥,周安寿.急性甲醇中毒研究进展.中国工业医学杂志,1989,3:52-54.

88. 江朝强,吴一行,刘薇薇,等.急性甲醇中毒的临床救治.中华劳动卫生职业病杂志,2005,23(3):206-209.

89. 佘洁婷,张少冲,程建新,等.急性甲醇中毒大鼠模型及其眼部改变的研究.中山大学学报(医学科学版),2007,28(6):636-640.

90. 陈全刚,陈梅.一氧化碳中毒致视网膜中央动脉阻塞1例.眼科新进展,1998,18:147.

第十五章

外伤性眼底改变

第一节　视神经损伤

一、视神经钝挫伤

(一) 概述

多为头部、眶部受到的外力沿轴线传导至颅前窝底造成的间接损伤,以及外伤、异物等造成的直接损伤所致。

对于清醒患者,由于临床表现明显,诊断容易。但昏迷患者或伴有高度眼睑肿胀和球后血肿者,容易漏诊。诊断视神经外伤应排除眼球、屈光间质、眼底的外伤所引起的视力障碍。

(二) 主要临床表现

1. 伤后早期视力急剧下降甚至失明。

2. 患眼瞳孔散大,直接对光反射消失,间接对光反射存在,伴视野缺损。

3. 单眼视神经损伤时,相对性传入性瞳孔障碍常为眼部仅有体征。双侧视神经损伤时,可无该体征,但表现为近反射比光反射灵敏。

4. 后段视神经损伤,眼底可正常。前段视神经受损,眼底可见出血、视网膜中央动脉阻塞等表现。伤后 4~6 周视盘逐渐苍白并进展至完全性萎缩。

5. 视神经鞘内出血,多见于颅内外伤或颅底骨折。出血位于视神经鞘膜或蛛网膜下。眼底可见视盘水肿,视盘边缘可见环状或弯月状出血,视网膜静脉迂曲扩张。

6. 影像学检查　MRI、高分辨率 CT 检查可发现眶内出血、视神经鞘内出血、眶部、视神经管骨折等(图 15-1-1)。

(三) 诊断要点

1. 额眶部外伤、颅脑外伤、颅底骨折、严重的

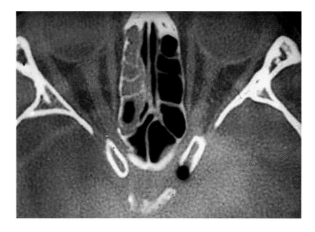

图 15-1-1　视神经管骨折 CT 图像

眼球挤压伤史。

2. 上述主要临床表现。

(四) 鉴别诊断要点

根据外伤史、视功能急剧下降、瞳孔表现、眼底表现、影像学检查等,可以与视神经炎、视盘水肿、皮质盲等疾病鉴别。

(五) 治疗原则

1. 预后不良,40%~50% 患者失明,强调早期诊断,及时治疗,抢救视力。

2. 伤后早期大剂量糖皮质激素可减轻水肿和肿胀,改善局部循环。

3. 有学者主张对于大剂量糖皮质激素治疗效果不佳或因骨折或出血造成视神经压迫者,应尽早手术,包括视神经管减压,视神经鞘减压,取出骨片,解除血肿对视神经的压迫等。

4. 甘露醇或高渗葡萄糖脱水,减轻水肿对视神经的压迫。

5. 营养视神经　维生素 B_1、维生素 B_{12}、ATP 等。

6. 血管扩张剂。

二、视神经断裂

（一）概述

眼眶、颅底或视神经管的骨片，以及刺入眼眶的锐器、异物，可以切断视神经。

（二）主要临床表现

1. 视力急剧下降，完全断裂者，无光感。

2. 患眼瞳孔散大，直接对光反射消失，间接对光反射存在。

3. 眼底改变因视神经断裂距球后的位置而异。

4. 在视网膜中央动静脉进出视神经之前断裂者，眼底可见大片视网膜出血，视网膜动脉纤细、视网膜静脉迂曲，整个视网膜水肿，如有玻璃体积血，则视网膜不可见。晚期，视网膜脉络膜萎缩，血管白线化，视盘苍白，视功能严重损害至失明。

5. 在视网膜中央动静脉进出视神经之后断裂者，除眼底出血不明显外，其余后期表现相同。

（三）诊断要点

1. 额眶部外伤、颅脑外伤、颅底骨折等外伤史。

2. 上述主要临床表现。

（四）鉴别诊断要点

根据外伤史、视功能急剧下降无光感以及眼底表现等，可以与视网膜中央动脉阻塞、视网膜出血、玻璃体积血、视神经萎缩等导致严重视力下降的疾病相鉴别。

（五）治疗原则

完全断裂者，无治疗方法。部分断裂者，伤后初期大剂量糖皮质激素可减轻水肿和肿胀，改善局部循环。甘露醇或高渗葡萄糖脱水，减轻水肿对视神经的压迫。营养视神经药物如维生素 B_1、维生素 B_{12}、ATP 等。

三、视神经撕脱

（一）概述

指在钝力的作用下，视神经球内段连同巩膜筛板自眼球部分或全部撕裂。撕裂后，神经纤维在视神经鞘内退缩，视神经鞘仍保持连续。

（二）主要临床表现

1. 部分撕脱者，视力不同程度下降，取决于视神经撕脱的部位和范围；完全撕脱者，视力无光感。

2. 完全撕脱，早期均伴有玻璃体积血。待后期玻璃体积血吸收，可见视盘处呈灰黑色洞穴状，视网膜混浊大片出血，最后洞穴处为灰白色神经胶质填充，脉络膜视网膜萎缩，玻璃体内大片机化膜，视网膜血管白线化。

（三）诊断要点

1. 眼部钝性外伤史。

2. 上述临床表现。

（四）鉴别诊断要点

根据外伤史、视功能急剧下降甚至无光感以及眼底表现等，可以与巩膜葡萄肿、视盘缺损、牵牛花综合征等视盘形态异常伴视力低下的病变鉴别。

（五）治疗原则

完全撕脱者，无治疗方法。部分撕脱者，伤后初期大剂量糖皮质类激素可减轻水肿和肿胀，改善局部循环。甘露醇或高渗葡萄糖脱水，减轻水肿对视神经的压迫。营养视神经药物如维生素 B_1、维生素 B_{12}、ATP 等。

第二节　视网膜脉络膜冲击伤

一、视网膜震荡

（一）概述

钝性物体直接或经闭合眼睑打击眼球前部，或爆炸产生的冲击波作用于眼前部，压力经眼内容物传导至视网膜，视网膜受到挤压、震荡而损伤。

视网膜震荡程度较轻，血-视网膜屏障功能正常，眼底改变仅仅是一种血管性反应，是可逆的过程，在伤后数日到 3 个月左右可恢复。

（二）临床表现

1. 于外伤数小时后出现中心视力损害，其程度因黄斑水肿程度而异，轻者接近正常，有视物变形或视物显小，重者有高度视力障碍。随着视网膜水肿逐渐减退，视力逐渐恢复。

2. 可有中心视野缺损。

3. 检眼镜下，眼底后极部乳白色混浊，黄斑更为突出。这是因为黄斑部视网膜下脉络膜毛细血管非常丰富，反应性血管扩张充血显著，加之黄斑有较厚的 Henle 纤维，漏出液大量蓄积。在黄斑中心凹，视网膜菲薄，缺乏水肿层次，而暴露出脉络膜色泽，在周围白色水肿的衬托下，呈现与视网膜中央动脉阻塞相似的樱桃红斑。

4. 视网膜水肿经数日至数周逐渐减退,一般不留痕迹。

5. 一般没有视网膜出血。

6. 荧光素眼底血管造影　无荧光渗漏,无血-视网膜屏障的破坏。

(三) 诊断要点

1. 眼球受到钝挫伤病史。

2. 伤后 24 小时内出现不同程度视力下降,视网膜白色水肿,黄斑可呈樱桃红斑。

3. 经数日至数周,视网膜水肿逐渐减退,一般不留痕迹。最终视力大多可以恢复。

4. 荧光素眼底血管造影无荧光渗漏,无血-视网膜屏障破坏。

(四) 鉴别诊断要点

1. 视网膜中央动脉阻塞　严重的视网膜震荡出现后极部白色视网膜水肿,黄斑樱桃红斑,加之视网膜小动脉变得纤细,眼底表现与视网膜中央动脉阻塞相似。但视网膜震荡有明确的外伤病史随即出现视力下降;不严重的视网膜震荡视力下降程度轻于视网膜中央动脉阻塞;并且经数日到数周,视力可以恢复,而视网膜中央动脉阻塞视力难以恢复。

2. 视网膜挫伤　视网膜挫伤程度较重,组织细胞变性坏死,血-视网膜屏障功能被破坏。伴视网膜出血,视力不能完全恢复,视网膜水肿吸收后,黄斑遗留色素变化。荧光素眼底血管造影检查,早期为弱荧光,后期在视网膜深层出现渗漏。

(五) 治疗原则与进展

1. 给予活血化瘀改善微循环,维生素、肌苷、能量合剂等。

2. 糖皮质激素可以促进水肿吸收,伤后早期可口服泼尼松(20~30mg,早晨 8 时顿服)。

二、外伤性黄斑病变

(一) 概述

黄斑下脉络膜毛细血管受损害后,发生明显的视网膜色素上皮变性。与视网膜非直达性震荡同样,由眼前节受到钝力冲击所致。但程度比前者严重,中心视力难以恢复。

(二) 主要临床表现

1. 中心视力严重下降。

2. 受伤初始,黄斑暗红色混浊,其间杂有尘埃状色素点及放射状排列的微细皱褶。

3. 其后,形态不规则的暗红色斑变得比较明显,在暗红色背景上还可见到灰黄色或带有红色簇状集结的小斑点。暗红色斑周边有色素沉着。

4. 2~3 个月后,因色素上皮游离脱失而成灰白色及杂有色素的斑驳状萎缩病灶。

(三) 诊断要点

1. 眼球钝挫伤病史。

2. 中心视力严重下降且难以恢复。

3. 黄斑出现上述改变(见主要临床表现)。

(四) 鉴别诊断要点

视网膜震荡:主要是后极部视网膜水肿,衬托出黄斑樱桃红斑,视网膜水肿经数日至数周逐渐减退,黄斑一般不留痕迹,视力可以恢复。

(五) 治疗原则与进展

至今尚无有效治疗,病程开始可参考视网膜震荡的治疗。

三、外伤性玻璃体积血

见第七章第三节。

四、外伤性视网膜裂孔及脱离

(一) 概述

闭合性眼外伤后,视网膜裂孔主要由于外伤的直接作用或玻璃体急剧牵拉造成,多发生在锯齿缘、鼻上和颞下象限。

(二) 主要临床表现

1. 视力下降,可以是由玻璃体积血造成。

2. 眼底检查发现视网膜裂孔,包括锯齿缘断离、巨大视网膜裂孔、周边视网膜裂孔、黄斑裂孔等。

3. 随着病程进展,或快或慢,视网膜发生脱离而出现眼前黑影或视野缺损。

(三) 诊断要点

1. 眼外伤病史。

2. 视力下降、视野缺损。

3. 眼底检查见视网膜裂孔或伴有视网膜脱离。

(四) 鉴别诊断要点

1. 外伤性视网膜裂孔及脱离有自己的特点,在追溯病因时可以与非外伤导致的孔源性视网膜脱离鉴别。

2. 锯齿缘断离是最常见的外伤性视网膜裂孔,与之相关的视网膜脱离通常发展缓慢。在一项观察中,41% 与锯齿缘断离有关的视网膜脱离是在受伤 1 年后才被首诊。锯齿缘断离可以发生在任何象限，但最常见于颞下象限。

3. 由于外伤性孔源性视网膜脱离通常发展较缓慢，下列眼底表现较为常见：视网膜下增生或水印、视网膜劈裂样外观、视网膜下渗出等。

（五）治疗原则与进展

1. 早期发现视网膜裂孔是关键，间接检眼镜结合巩膜压迫有助于提高检出率。

2. 单纯视网膜裂孔，其周围局限视网膜浅脱离或锯齿缘断离者，可考虑经巩膜视网膜冷冻或视网膜光凝。

3. 已发生孔源性视网膜脱离可根据眼底情况行巩膜扣带术或玻璃体手术。

五、外伤性黄斑裂孔

（一）概述

由于黄斑中心凹组织结构上的特异性（缺乏视网膜内层和血液供应），当眼球受到钝力冲击后可以直接破裂形成裂孔，亦可因 Berlin 水肿持续不退，由囊样水肿发展为囊样变性，最终导致裂孔形成。

（二）主要临床表现

1. 明显的中心视力下降、中心盲点、视物变形，完全性黄斑裂孔，视力通常低于 0.1。

2. 裂孔呈正圆或类圆形，边缘清楚，大小 1/3~1/2PD。在深红色底面上有少数黄色小点。孔缘有狭窄的灰色轮晕，裂隙灯检查光线在裂孔处中断。Watzke 征阳性。

3. 荧光素眼底血管造影　早期表现为 RPE 遮蔽的窗样缺损，在经过相当时间后，由于黄斑中心凹下色素上皮失用性萎缩而有透见荧光。

4. OCT 检查　对于黄斑裂孔的诊断和分期具有确诊价值。

（三）诊断要点

1. 有眼球钝挫伤病史。

2. 相应的临床表现。

3. 荧光素眼底血管造影和 OCT 检查有特征性的表现。

（四）鉴别诊断要点

1. **假性裂孔**　由胶质性视网膜前膜造成，围绕黄斑，边界很清楚，但多不整齐。如果中心凹不受累，视力大多正常或稍有影响，FFA 检查无异常。

2. **黄斑囊肿**　黄斑部视网膜内外层都完整，但视网膜内有液体积聚。视力在 0.2~1.0 之间，

FFA 检查在静脉晚期可以看到囊腔内荧光积聚。黄斑囊肿可以发展为黄斑裂孔。

3. **外板层裂孔**　实质是大的囊肿塌陷而成，视网膜色素上皮、光感受器细胞和外网状层组织完全丢失，但内层仍存在。眼底表现为椭圆形红色病变伴凹陷，但视网膜内层完整。中心视力 0.05~1.0，取决于中心凹光感受器破坏程度。FFA 检查显示不同程度的窗样缺损，可以显示内层的视网膜毛细血管。

4. **内板层裂孔**　视网膜内层组织缺损凹陷，外层仍存在，多由囊肿破裂形成，呈圆形或椭圆形凹陷，视力 0.2~1.0。FFA 检查无透见荧光，或轻度窗样缺损。

5. **全层裂孔**　视网膜神经上皮层（从光感受器外节到内界膜）全层破裂。裂孔周围可有囊样变性，部分病例可伴视网膜浅脱离和视网膜前膜。裂孔底部的黄白色小点对诊断全层黄斑裂孔是重要的，FFA 检查显示窗样缺损，视力低于 0.1。

（五）治疗原则与进展

黄斑裂孔一旦形成，中心视力受到不可逆性严重损害，但很少发生视网膜脱离。如果玻璃体正常，无视网膜脱离迹象，可行玻璃体手术或不处理。有玻璃体牵拉的黄斑裂孔性视网膜脱离可考虑玻璃体手术（玻璃体切除 + 玻璃体后界膜剥离 + 内界膜剥离 + 膨胀气体填充 + 术后俯卧）。

对单纯的黄斑裂孔伴视网膜浅脱离，如果没有玻璃体牵拉，可采用玻璃体腔注气方法治疗。

六、脉络膜裂伤

（一）概述

眼球前部的冲击力通过眼内容的传导到达眼底后极部，将脉络膜压迫于巩膜上，由于脉络膜耐受冲击力的程度不如视网膜，导致视网膜色素上皮、玻璃膜和脉络膜毛细血管层复合体组织撕裂，而脉络膜大血管层完整。

（二）主要临床表现

1. 不同程度的中心视力下降，因脉络膜裂伤的位置以及眼底出血程度而异。

2. 玻璃体积血严重者导致眼底不能见。

3. 脉络膜出血，由于视网膜和色素上皮的遮盖，小的脉络膜出血不易发现，较大的脉络膜出血呈视网膜下的青灰色圆形隆起。脉络膜出血吸收或机化后，可暴露出脉络膜裂伤。

4. 眼底检查可见脉络膜破裂呈灰白色或

白色、新月形,与视盘沿呈同心圆,距视盘边缘
1~2PD(图15-2-1~图15-2-4)。

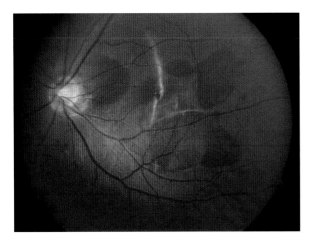

图 15-2-1　左眼彩色眼底像

左眼视盘颞侧弧形脉络膜裂伤,视网膜下出血

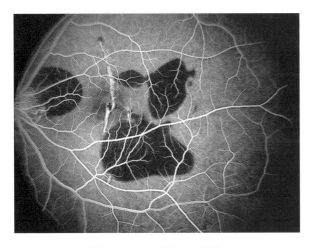

图 15-2-2　左眼 FFA 图像

早期,视盘颞侧弧形窗样缺损,视网膜下荧光遮蔽

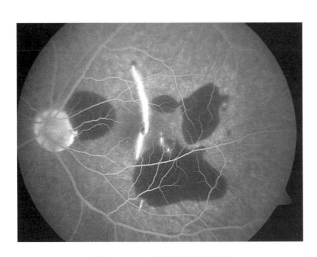

图 15-2-3　左眼 FFA 图像

晚期,视盘颞侧弧形荧光着染,视网膜下荧光遮蔽

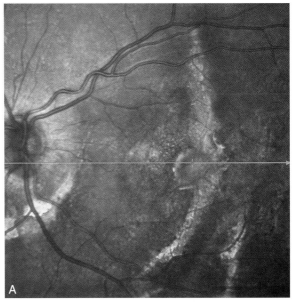

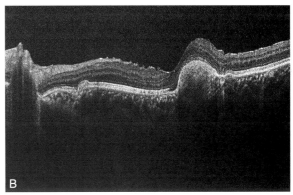

图 15-2-4　左眼脉络膜破裂眼底及 OCT 图像

A. 眼底像,B. OCT 图像,显示脉络膜破裂处 RPE 及脉络膜连
续性光带缺损

5. 伤口边缘有出血及色素增生。

6. 出血吸收后,对中心视力和视野的损害因
脉络膜裂伤位置而异,如裂伤纵贯于黄斑中心凹,
或视盘黄斑之间,则中心视力预后很差。

7. 如裂伤位于黄斑颞侧或视盘鼻侧,中心视
力可有相当的保留,但有相应的视野缺损。

8. 少数患者伤后可有脉络膜新生血管形成,
一般发生在伤后 1 年以上。

(三)诊断要点

1. 眼球钝挫伤病史。

2. 相应的临床表现。

(四)鉴别诊断要点

外伤性视网膜色素上皮撕裂:仅有视网膜色
素上皮破裂而玻璃膜保持完整,黄斑区出现橘黄
色的半月形区域,约1PD 大小,FFA 检查在半月

形区有点状荧光增强,下方边缘可见视网膜色素上皮翻卷导致的荧光遮蔽。

(五)治疗原则与进展

1. 对于脉络膜破裂无特殊治疗,随访观察。

2. 不吸收的视网膜下或玻璃体积血,视力低下者可考虑玻璃体视网膜手术。

3. 如有黄斑中心凹外的脉络膜新生血管形成,可考虑眼底激光治疗。

4. 进展　光动力治疗(PDT)和眼内注射抗VEGF药物可能成为治疗的选择方案,但还没有关于这些疗法的临床对照数据报道。

七、外伤性脉络膜缺血

(一)概述

由于外力作用使脉络膜某一动脉支发生剧烈痉挛而阻塞,该分支远端脉络膜缺血,受其血流供应的视网膜色素上皮层及神经上皮层外层出现坏死,又称三角综合征。

(二)主要临床表现

1. 初期可见病变区内视网膜水肿混浊,散在性渗出和出血,视网膜血管扩张迂曲。

2. 数周后视网膜出血吸收、水肿消退,出现色素斑块。最后形成尖端朝向后极部的扇形或三角形脉络膜视网膜萎缩,常伴有机化膜。

3. 中心视力则因黄斑是否累及而异。

4. 与病变区相对应的扇形视野缺损。

5. FFA检查　初期,缺血区呈弱荧光,视网膜动静脉期延长,病变边缘有荧光渗漏。2个月后,视网膜下可因新生血管而出现渗漏。病程晚期为边界清晰的弱荧光区。

(三)诊断要点

1. 眼球钝挫伤病史。

2. 相应的临床表现。

(四)鉴别诊断要点

多灶性急性缺血性脉络膜病变:无外伤史,通常双眼发病,眼底见散在多数黄白色斑。FFA检查,早期表现荧光遮蔽,后期表现为强荧光。

(五)治疗原则与进展

1. 用维生素C、芦丁、安络血(卡巴克洛)等减少毛细血管渗漏。

2. 水肿渗出严重时,用高渗性脱水剂。

3. 酌情使用糖皮质激素。

4. 如果病变区出现视网膜下新生血管,应尽早进行激光光凝。

第三节　眼内异物

一、眼内异物及铁质沉着症

(一)概述

1. 眼内异物见于眼球穿孔性外伤。异物有金属性和非金属性。

2. 异物进入眼内除对眼内组织造成机械性损伤外,异物长期存留眼内,会产生一些并发症。最常见的是铁质或铜质异物在眼内分解的产物扩散,与组织蛋白结合而产生毒性作用,使组织变性。

3. 铁质异物是最多见的眼内异物,在眼内存留较久后,3价铁离子与组织蛋白结合成为铁蛋白化合物,可弥散于所有眼内组织,尤其是视网膜。

4. 铁质沉着症可以早在伤后几天,也可在伤后几年发生。

(二)主要临床表现

1. 若屈光间质比较透明,也可以直接观察到眼底。金属异物有金属光泽,较易发现。

2. 异物可以悬浮于玻璃体,也可以落在视网膜表面或嵌入视网膜下,在视网膜穿孔处有出血或局限视网膜脱离。

3. 陈旧的眼内异物有机化物包裹,呈白色的团块。

4. 异物经过玻璃体的途径和玻璃体积血机化可形成增生性玻璃体视网膜病变和牵拉性视网膜脱离。

(三)铁质沉着症

1. 可以早在伤后几天,也可在伤后几年发生。

2. 角膜棕色细微颗粒样沉着,周边较多。

3. 虹膜铁锈色斑点沉着,白种人可以表现出明显的虹膜异色。

4. 瞳孔中度散大,可有萎缩和后粘连,对光反射迟钝或消失。

5. 晶状体前囊下出现棕褐色颗粒沉着,进而皮质呈棕黄色混浊。

6. 玻璃体液化呈弥漫的棕褐色颗粒状或絮状混浊。

7. 视网膜神经纤维层萎缩并有色素增生及游离,检眼镜下类似视网膜色素变性样改变,血管变细、视野缺损、夜盲,最终可导致失明。

8. 视盘肿胀充血、水肿。

9. 视网膜水肿,后期视网膜萎缩,脉络膜脱色素与色素沉着并存,脉络膜萎缩。

10. 当有特征性的 ERG 改变时,包括 a 波最初波幅升高,接着 b 波逐渐减小,临床诊断可以确立诊断。

11. 由于前房角功能被破坏而引起继发性青光眼,如得不到控制,可迅速进展为绝对期青光眼。

(四)诊断要点

1. 开放性眼外伤史　仔细地进行病史询问,尤其是外伤后没经历明显疼痛者、当时视力保持较好者、儿童、旁观者等容易忽略受到损伤。对于所有开放性眼外伤病史,都要排除眼内异物可能性。

2. 上述临床表现　出现铁质的表现后,之前未发现或未重视眼内异物者,应继续检查以寻找不明显的眼内异物。

3. 当伴有屈光间质混浊不能看见眼底时,应用超声、X 线摄片、CT 等辅助检查。

(1) X 线摄片:最为广泛使用,但逐渐被 CT 检查取代。

(2) 超声检查:如果异物小,木质或植物异物,回声可以出现假阴性,当存在气泡时,可以出现假阳性。

(3) CT 检查:可以很好地进行眼内异物探测和定位,对于大于 0.06mm³ 的异物敏感度为 100%。螺旋 CT 可以发现 0.048mm³ 大小的异物,并且检查时间缩短,减少伪影,能进行冠状位和矢状位图像重建。但 CT 容易漏诊塑料、植物性异物。

(4) 超声生物显微镜(UBM)检查:对于发现小的非金属、位于眼前节特别是虹膜后面、后房、睫状体的眼内异物,具有非常大的优势。

(五)鉴别诊断

早期铁质沉着症需与玻璃体长期积血引起的改变鉴别,后者玻璃体内也可见棕色颗粒状混浊,并可在晶状体后囊有稀疏的点状棕色色素。在暗室内以荧光灯照射瞳孔区,铁质沉着症时,晶状体正常的荧光现象消失,而出血导致的色素沉着,晶状体仍呈现正常的荧光。

CT 检查:前者有眼内异物,后者无眼内异物。

(六)治疗原则与进展

1. 眼内异物性眼外伤的急性期处理　应用广谱抗生素预防控制眼内细菌感染,注射破伤风抗毒素预防破伤风、缝合创口、避免眼内组织嵌顿、止血、糖皮质激素等应用。

2. 根据眼内异物的性质、位置、大小,选择合适的手术方式取出异物。

3. 已经发生眼球铁质沉着症者,除设法取出异物外,还需进行铁离子导出治疗。

(1) 去铁胺:在体内与游离铁离子络合形成无毒的络合物从尿液排出,但对于组织包裹的铁离子无效。眼科常用 5%~10% 的水溶液或眼膏点眼,每日 4~6 次,也可肌内注射,首次 1g,以后每隔 4 小时 0.5g,每日总量不超过 6g。

(2) 依地酸钙钠:眼科常用其葡萄糖水溶液点眼(20% 依地酸钙钠 5ml+5% 葡萄糖 35ml),每日 4~6 次。对铜离子、铁离子具有络出作用。

二、铜质沉着症

(一)概述

眼内铜异物(纯铜或含铜 60% 以上的合金)在眼内氧化分解后,引起眼内组织急性非细菌性化脓性炎症,最终导致眼球萎缩。

(二)主要临床表现

常出现在伤后数月以上。

角膜的铜质沉着在周边部后弹力层最明显,呈现一个黄绿色环,称为 Kayser-Fleischer 环,单眼 Kayser-Fleischer 环是眼内铜质异物存留的证据,应追问病史并做 X 线摄片、CT 检查以明确诊断。

前房可见铜颗粒,虹膜呈黄绿色,瞳孔中度散大,对光反射迟钝。

晶状体前、后囊下皮质及后囊表面呈黄绿色细点状沉着物,皮质呈葵花状混浊,全混浊后晶状体呈黄绿色,是典型的铜沉着性白内障。

玻璃体混浊呈现细尘状黄绿色颗粒。视网膜主要血管上出现金黄色反光,黄斑出现灰黄色病灶。异物如果附着于视网膜,在异物附近视网膜呈灰绿色。

(三)诊断要点

见眼内异物及铁质沉着症。

(四)鉴别诊断要点

铜质异物可以引起急性、无菌性眼内炎的表现,包括角膜巩膜融解、前房积脓等。通过仔细询问病史,典型的临床表现和影像学检查加以鉴别。

(五)治疗原则与进展

1. 伤口处理、异物的取出,同铁质沉着症。

2. 已经发生眼球铜质沉着者,除设法取出异物,还需进行铜离子导出治疗。

(1) 依地酸钙钠:眼科常用其葡萄糖水溶液点眼(20% 依地酸钙钠 5ml+5% 葡萄糖 35ml),每日 4~6 次。对铜离子、铁离子具有络合作用。

(2) 铜离子导出疗法:用直流电疗器使已经与组织蛋白结合的铜离子离解并导出眼组织。

(刘伦　夏卫东　陈积中)

第四节　交感性眼炎

一、概述

交感性眼炎(sympathetic ophthalmia)是仅指一眼眼球穿孔伤(包括内眼手术、全层角膜移植术)后呈慢性或亚急性非坏死性肉芽肿性葡萄膜炎症的过程,对侧眼继而亦发生同样性质的葡萄膜炎症者。外伤眼称激发眼(exciting eye),未受伤眼称交感眼(sympathizing eye),两者总称为交感性眼炎。眼球穿孔伤(包括内眼手术)后与交感性眼炎发生的相隔时间,文献报道有短仅 5 天,长达 66 年者,皆属罕见,就绝大多数而言,发病在 2 周至 1 年之内,2~8 周被视为最危险时间。交感性眼炎的发病率过去占眼球穿孔伤的 1.2%。近些年文献报告,眼球穿孔伤后为 0.19%~0.70%,内眼手术后为 0.007%~0.015%,占葡萄膜炎总数的比例为 0.8%~1.7%。

角巩膜缘或睫状体部巩膜(所谓危险区)穿通伤,导致虹膜特别是睫状体组织破坏者,穿通处有虹膜、睫状体、晶状体、玻璃体嵌顿以致创口愈合不良者,眼球内有异物存留者,均易引起交感性眼炎。交感性眼炎 90% 以上由眼球穿孔伤及内眼手术引起。外伤后如有化脓性感染,则极少发生交感性眼炎。极少数可见于脉络膜黑色素瘤组织坏死或角膜溃疡穿孔,睫状体电凝、冷凝及光凝等。交感性眼炎发病机制,目前认识尚未一致,主要有自身免疫、病毒感染和两者结合的三种学说。此病病情易反复,常见的并发症有继发性青光眼、并发性白内障等,甚至眼球萎缩。交感性眼炎一旦发生若未能及时抢救、正确治疗,最终可致双眼失明。务必高度重视。

二、临床表现

(一)激发眼
葡萄膜炎症加剧或复发。

(二)交感眼
依据交感眼葡萄膜炎症的始发部位,大体上可分为眼球前段与后段两种临床类型。

当眼球前段首先出现炎症时,患者表现为虹膜睫状体炎的症状与体征。可发生虹膜后粘连、瞳孔闭锁或膜闭,甚至在虹膜表面及瞳孔膜闭处见到新生血管。

当病变首先出现于后段时,表现为脉络膜炎的症状与体征。患者主诉视力不同程度下降乃至显著下降,有时有闪光感、视物显小、视物变形。眼部检查眼前段无明显异常,或仅有少数 KP、轻度 Tyndall 现象。玻璃体有程度不等的灰白色尘状混浊。

眼底常有两种不同表现:即交感性播散性脉络膜视网膜炎和交感性渗出性脉络膜视网膜炎。

1. **交感性播散性脉络膜视网膜炎**(sympathetic disseminated choretinitis)　眼底中周边部有圆形黄白色渗出斑点,稍大于玻璃疣,但不超过视网膜中央静脉一级分支管径的 2 倍。此斑点相当于病理检查中的 Dalen-Fuchs 结节。其表面及周围视网膜无明显异常。2~3 周后可自行消失,新的斑点仍不断出现。斑点消失过程中,边缘可出现色素轮晕,中心囊可见色素小点。此种原为脉络膜的细小改变,因被视网膜色素上皮层覆盖,往往不易发现。

FFA 检查:在黄白色渗出斑点处,早期为弱荧光,随后荧光渗透而呈强荧光斑,晚期荧光持续存在,提示组织着色。渗透斑点消失后病变处透见荧光,色素沉着处为荧光遮蔽。

2. **交感性渗出性脉络膜视网膜炎**(sympathetic exudative choretinitis)　最初黄斑中心凹反射消失,视网膜灰白色水肿混浊或有放射状皱褶。继而水肿范围迅速扩大,边缘处可有黄白色大小不等的渗出病灶。视盘充血,视网膜血管尤其静脉充盈迂曲。短期内炎症进入高峰,视网膜全部水肿混浊,失去固有透明性而呈灰白色。眼底绝大多数于下方发生视网膜脱离,严重者呈半球状隆起,无裂孔。随着炎症逐渐减退,视网膜神经上皮层下渗液逐渐吸收,视网膜自行复位遗留黄白色线状瘢痕或不留任何痕迹。视网膜水肿消失后,黄斑有细小的色素斑点,眼底其余部分可见散在的形态不同,大小不一色素沉着斑及脱色斑,其位置相当于炎症高峰时的脉络膜渗出病灶处。重症病例后期,由于色素上皮被彻底破坏,整个眼底呈晚霞样。

FFA 检查:背景荧光期就能见到包括视盘周围在内的眼底后极部散在荧光渗漏点,迅速扩大增强,融合成大片强荧光。如有渗出性视网膜脱离,染料进入渗出液,整个脱离区呈强荧光。炎症消退后,FFA 为斑块状透视荧光及色素沉着处的荧光遮蔽。

交感性眼炎不论其炎症始发于眼球前段或后段,最后势必互相波及。仅严重程度有所不同而已。

交感性眼炎患者中,有部分病例在病程后期出现毛发白变、脱发、皮肤脱色斑、耳鸣、耳聋等全身病变。

三、病理

激发眼与交感眼的病理所见,除激发眼有外伤改变外其余完全一致。均具有肉芽肿性葡萄膜炎症的特征,整个葡萄膜组织因炎症细胞浸润而增厚,尤以脉络膜更为显著,厚度可达到正常时的 2~3 倍乃至 5~6 倍。所形成典型的结节很像结核,但交感性眼炎时结节中巨细胞吞噬色素现象明显,而且不存在或极少干酪样坏死。脉络膜毛细血管层极少受到侵犯,而在病情发展到一定程度时,也难免波及覆盖于其上的色素上皮,上皮局限性增生,呈扁的斑状或结节状隆起,细胞增大成梭形,杂有上皮样细胞及巨细胞,称为 Dalen-Fuchs 结节,位于 Bruch 膜与色素上皮层之间,此结节是由视网膜色素上皮细胞增生、转化而成。Dalen-Fuchs 结节并非交感性眼炎所特有,例如在 Vogt-小柳-原田综合征的病理标本亦可见此结节的改变。

四、诊断要点

1. 根据病史,如眼外伤或眼部手术史。
2. 依据临床表现。
3. 除外其他类型的葡萄膜炎,依据以上两点可以作出交感性眼炎的临床诊断。
4. 病理　严格地说,交感性眼炎最确切的诊断必须有病理组学的依据,但临床仅少数病例根据病理诊断。

五、鉴别诊断要点

(一) 交感性刺激

当外伤眼炎症活动持续存在时,患者一旦主诉对侧眼畏光,流泪,视疲劳等炎症刺激症状,应立即予以详细检查,如对侧眼无任何阳性体征者,称之为交感刺激,无特殊病理意义。但应每日或每周数次进行仔细检查,特别在受伤后 2~8 周之间,更须高度警惕发生交感性眼炎。反之,如果发现有前部或后部葡萄膜炎的体征时,即可作出交感性眼炎的临床诊断。

(二) 晶状体过敏性眼炎(phacoallergic ophthalmia)

部分病例可引起对侧眼葡萄膜炎,与交感性眼炎极易混淆。但晶状体过敏性眼炎在对侧眼发生炎症时,原来炎症眼的炎症已基本或完全静止,而交感性眼炎则相反,未受伤眼(交感眼)炎症是在受伤眼(激发眼)炎症持续或加剧时发生。尽管如此,两者的鉴别不仅在临床上非常困难,而且在病理组织学上有时亦难以区分。Veer(1948)曾报告一个病例,组织标本上既有晶状体过敏性眼炎的典型改变(晶状体皮质周围肉芽肿性炎症),同时又见到交感性眼炎的典型改变。历史上确有人提出过晶状体蛋白反应可能在诱发交感性眼炎中起一定作用(Marak,1939),Jakobiec(1983)推测晶状体蛋白与视网膜抗原有共同抗原性。此外,有报道交感性眼炎病例中,有 23%~46% 合并晶状体源性葡萄膜炎。

(三) Vogt-小柳-原田综合征(Vogt-Koyanagi-Harad Syndrome,VKH 综合征)

是累及全身多器官如双眼,耳,皮肤和脑膜的综合征。本病曾称特发性葡萄膜大脑炎。多见于黄种人,是我国常见的葡萄膜炎之一。容易反复发作,病程冗长可长达数年乃至 10 余年者。好发于 30~40 岁的青壮年,10 岁以下及 50 岁之后均少见,发病率与性别无关。VKH 综合征的发病机制、临床表现、治疗及病理均与交感性眼炎相近。两者必须鉴别。

1. 病理　VKH 综合征的病理组织学所见与交感性眼炎十分相似。亦有人认为完全一致(谷道之,1961)。例如炎症病变主要由上皮样细胞,黑色素性巨噬细胞组成,亦可见到 Dalen-Fuchs 结节等。但本病葡萄膜中更富有浆细胞浸润,伴有程度不等的色素上皮紊乱、增生,损害脉络膜毛细血管层及其上视网膜,并可见色素吞噬细胞与成纤维细胞,与交感性眼炎有所不同。此外,本病也有表现为非肉芽肿性非特异性炎性反应者。

2. VKH 综合征无眼球穿孔伤及内眼手术的病史,这是与交感性眼最重要的鉴别要点。

（四）与其他类型的视网膜脱离相鉴别

1. 交感性眼炎之交感性渗出性脉络膜视网膜炎发生的视网膜脱离为渗出性视网膜脱离，无裂孔，随着炎症减退，视网膜自行复位。

2. 其他类型的视网膜脱离各有其特点（详见第十二章）除外伤性视网膜脱离之外，均无眼外伤病史。而外伤性视网膜脱离仅发生在受伤眼。

3. 交感性眼炎所发生的视网膜脱离，必须符合交感性眼炎的定义。即仅指一眼眼球穿孔伤（包括内眼手术）后呈慢性或亚急性肉芽肿性葡萄膜炎的过程中，对侧眼继而亦发生同样性质的葡萄膜炎症者。因此，易与所有类型的视网膜脱离相鉴别。

（五）其他

各种原因引起双眼先后发病的某些葡萄膜炎均不符合交感性眼炎的定义，易与交感性眼炎相鉴别。

六、预防与治疗

1. **预防**　必须及时、正确处理好受伤眼球，积极、正确治疗受伤眼。如果 2 周内不能控制炎症，且视力绝无复明可能者，即应摘除受伤眼眼球送病理检查，预防交感性眼炎的发生。对于交感性眼炎发生后，激发眼是否摘除则须慎之又慎。原则上，激发眼失明且有明显炎症者可予摘除送病理检查；如果尚有一线复明希望者应予保留。因此时摘除激发眼，已无助于交感性眼炎的演变。

2. **治疗**

（1）交感性眼炎一旦发生，应立即按葡萄膜炎常规及糖皮质激素的全身与局部治疗，发病较早者（伤后不足 2 周）可加用广谱抗生素。如果糖皮质激素不能迅速控制炎症之发展，则加用或改用环磷酰胺或环孢素 A 等免疫抑制剂。此外，吲哚美辛（消炎痛，不能与环孢素 A 同时应用，以免损害肾功能）等抑制前列腺素 E 活性剂，及维生素 C、维生素 E 等羟基清除剂（阻止自由基对细胞的损害）亦起辅助治疗作用。

（2）作者的经验治疗

1）临床诊断一经确定，立即采用甲泼尼龙冲击疗法。具体方法为甲泼尼龙 500mg 加入生理盐水 500ml 内静脉点滴，每日 1~2 次，共 3~5 天。均于每日晨 8 时前开始静脉点滴。之后改为地塞米松 10mg 加入生理盐水 500ml 内静脉点滴，每日 1 次，共 4 次。之后改用泼尼松（prednison）

40~50mg 于每晨 8 时前顿服。以后视炎症消退情况递减渐停，一般 7 天减 5mg（1 片）减至 5mg，每天 1 次，以作维持量治疗，时间视病情而定。治疗一开始，两眼各用甲泼尼龙 20mg（或地塞米松 2.5mg）球后注射（必须加 2% 利多卡因 0.4ml 减轻疼痛）每日 1 次，共 4 次，之后改为隔日 1 次共 6 次。在开始改为泼尼松口服时，如果炎症控制不好，治疗效果不满意或出现糖皮质激素并发症者，可采用免疫抑制剂治疗，如环孢素 A 或环磷酰胺或硫唑嘌呤等治疗。治疗一开始即用中药加减化斑汤内服。以上措施，务必使炎症在最短期间内获得控制。

2）中药治疗：中药加减化斑汤（生石膏 100g，生石决明 20g，水牛角尖 15g，生地黄 15g，丹皮 12g，紫草 15g，赤芍 10g，元参 15g，山药 15g，知母 10g，黑山栀 10g，连翘 25g，酒炒黄芩 10g，青黛 15g，酱汁炒川黄连 4.5g，生甘草 4.5g，生石膏捣碎成粗粒，水牛角尖制成薄片），每日 1 剂，水煎分 2 次温服。炎症严重者用羚羊角尖粉，每日 2 次，每次 1.5g，与上述汤剂同服，对控制葡萄膜炎症有一定效果；加减化斑汤在炎症活动时可配合糖皮质激素，免疫抑制剂应用。这一方剂本身也可以缩短糖皮质激素使用周期，降低糖皮质激素的副作用。待炎症基本控制，糖皮质激素递减停用后，仍可继续内服较长时间（原方去黄连、黄芩、青黛、生石膏减量，并酌加陈皮、苏梗、蔻仁等健胃药），直至炎症完全静止 3 个月以上。以后可改用知柏地黄丸，10g，每日 3 次（或用其浓缩丸，8~9 丸，每日 3 次）。口服清开灵胶囊，0.5~1.0g，每日 3 次，连续 3 个月。

3）无论眼前节有无炎症，扩瞳及糖皮质激素滴眼液点眼总是必要的。阿托品滴眼液点眼扩瞳，瞳孔扩大后，改用弱扩瞳滴眼液点眼，以保持瞳孔活动状态。维生素 C、维生素 E 和吲哚美辛等也如上述。

4）严格掌握甲泼尼龙、地塞米松、泼尼松等糖皮质激素，环磷酰胺，环孢素 A、硫唑嘌呤等免疫抑制，吲哚美辛及中药加减化斑汤的适应证与禁忌证，在全身无禁忌的情况下方可应用，在应用过程中，注意其毒副作用，定期做相应检查并予以相应治疗。按常规在应用糖皮质激素时必须内服氯化钾（300mg，每日 1 次），低盐饮食，以避免过多钠滞留，保持体内电解质平衡。在应用免疫抑制剂应注意检查血常规及肝肾功能等。

5）在免疫抑制剂应用前须征求患者与家属签字同意，以免发生医疗纠纷。

6）上述用药剂量，均为成年人用量。儿童、老年人及体弱者用量酌减。

7）交感性眼炎如能及时抢救，正确治疗，约70%的交感眼可以保存0.3以上的有用视力。作者认为如果采用甲泼尼龙冲击疗法及上述一系列抢救和中西药综合治疗，少部分病例可达0.4~0.5甚至0.5以上的视力。

七、典型病例介绍

例1：患者，男性，20岁。右眼球穿孔伤后25天，左眼视力明显下降，畏光，流泪5天。急诊住院。检查右眼视力0.01，左眼视力0.2，经认真检查诊断为：①右眼角巩膜裂伤虹膜脱出，前房积血；②交感性眼炎（右眼激发眼，左眼交感眼）。急诊在显微镜下行右眼角巩膜裂伤修补术（剪除脱出的虹膜，清除前房积血）。按交感性眼炎抢救及治疗。采用甲泼尼龙冲击疗法5天，及本节所述的中西药综合治疗，住院35天。出院时右眼视力0.2，左眼视力0.5。出院后按医嘱继续服药治疗，定期随访（半年之内半个月门诊随访1次，半年之后1个月门诊随访1次）。随访3年，右眼视力0.2，左眼视力0.6。病情稳定，未反复。

例2：患者，男性，10岁。右眼球穿孔伤后2个月，左眼视力明显下降半个月。急诊住某市人民医院治疗。右眼视力0.05，左眼视力0.2，经检查诊断为：①右眼球穿孔伤；②左眼葡萄膜炎。行右眼角巩膜裂伤缝合术，按葡萄膜炎常规治疗20天出院。右眼视力0.1，左眼视力0.4。出院后未继续服用泼尼松等药，1个月后病情反复且加重。右眼视力光感，左眼视力0.1。第二次住该院治疗半个月效果不佳，诊为交感性眼炎，拟行右眼球摘除，转入上级医院治疗，经地塞米松10mg加入生理盐水500ml内静脉点滴等葡萄膜炎常规治疗20天后出院，右眼视力0.01，左眼视力0.2。出院时嘱继续服药定期门诊随访。患儿未能服药及定期门诊随访。在当地县中医院中药治疗半年后右眼光感消失，左眼眼前手动，最终双目失明。

例3：患者，男性，41岁，采石工人。右眼白内障术后1个月，左眼视物朦胧10天。右眼视力光感，左眼视力0.2。经检查诊断为：①右眼白内障摘除术后；②左眼葡萄膜炎。按葡萄膜炎治疗半月无效。转入我院治疗，双眼视力同前。右眼白内障摘除术后皮质残留，右眼鼻下方球结膜轻度慢性充血，局部球结膜不平整，用2%利多卡因局部球结膜下注射发现四周球结膜隆起，中央不隆起，考虑局部球结膜与巩膜瘢痕粘连，疑为巩膜的陈旧性异物穿通道，CT检查为右眼球内细小金属异物。及时行右眼玻璃体手术取出细小铁质异物1个，发现有眼内铁锈沉着症，经患者签字同意，2天后又行右眼球摘除术，送病理检查为交感性眼炎。诊断为交感性眼炎（右眼激发眼，左眼交感眼）。按交感性眼炎抢救及治疗32天出院。左眼视力0.2，定期随访3年，左眼视力0.3，病情稳定未反复。

八、经验教训与防范

1. 交感性眼炎临床上并非少见，有时因对此病了解不够深入而误诊为一般葡萄膜炎。此外，未能得到病理报告证实者亦认为是其他类型的葡萄膜炎。

2. 临床表现多样化，有的伴有脉络膜脱离，视神经受累。大多数依据病史和临床表现诊断，少部分依据病理组织学诊断。

3. 对于眼外伤，首先排除眼内异物，以及隐匿性巩膜裂伤，及时手术处理，避免葡萄膜嵌顿，是预防交感性眼炎的关键，任何内眼手术，尤其是多次反复手术亦可引起交感性眼炎。

4. 足量使用糖皮质激素，以后视病情逐渐减少至停药，千万不可突然停药。否则很易引起交感性眼炎病情的反复，给下一次治疗带来困难。

5. 甲泼尼龙冲击疗法有效。甲泼尼龙抗炎作用很强，副作用很少。

6. 糖皮质激素，免疫抑制剂，吲哚美辛及中药加减化斑汤均有其适应证和禁忌证。必须在全身无禁忌的情况下方可应用。在应用过程中注意其毒副作用，定期进行相应检查并予以相应治疗。

7. 发生交感性眼炎后，对受伤眼（激发眼）是否眼球摘除必须慎之又慎。原则上激发眼已失明具有明显炎症者，可予摘除眼球送病理检查；尚有一线复明希望者，应予保留。因此时摘除眼球，已无助于交感性眼炎的演变。而且，经精细手术处治伤眼及正确治疗后，有时受伤眼（激发眼）的视力比对侧眼（交感眼）的视力还好。

8. 自眼科显微手术以来，受伤眼得到及时、正确、精细的手术处治，使交感性眼炎发生率明显下降。由过去占眼球穿孔伤后的1.2%降低至目前眼球穿孔伤后的 0.19%~0.70%,内眼手术后为 0.007%~0.015%。显微镜下正确处理眼球穿孔伤,可减少交感性眼炎的发生。

9. 交感性眼炎的临床诊断一旦成立,必须按交感性眼炎及时抢救与治疗。千万不能贸然摘除伤眼,如果确定需要摘除眼球者,亦不能等待病理报告证实后再抢救和治疗。否则将延误治疗,使病情发展。

(陈积中 夏卫东)

第五节 远达性外伤性视网膜病变

一、Purtscher 视网膜病变

(一)概述

Purtscher 视网膜病变于 1910 年由 Otmar Purtscher 首先在颅外伤患者中发现,其后在胸腔、腹腔的严重挤压伤和四肢长骨挤压性骨折的患者中也发现此种眼底病变。此外,在除外伤以外的一些疾病患者,如急性胰腺炎、脂肪栓塞综合征、肾衰竭、分娩、结缔组织病等患者中,也有类似的视网膜改变。因此,将外伤以外原因所引起者称为 Purtscher 样视网膜病变(Purtscher-like retinopathy)。确切的发病机制未明,但毛细血管前动脉的栓子阻塞被认为是 Purtscher 斑形成的最可能原因。

(二)主要临床表现

1. **症状** 外伤未直接伤及眼球,在全身病变发生后 24~48 小时出现。单眼或双眼视力下降,视野损害(中心暗点、旁中心暗点或弓形暗点)。

2. **眼底改变** 围绕视盘的大量类圆形、大小约 1/4PD、可以融合的棉绒状斑。视网膜静脉充盈迂曲,视盘周边视网膜火焰状或线状出血。黄斑沿 Henle 纤维有放射状皱褶、黄斑水肿、广泛视网膜水肿、视盘水肿。

Purtscher 斑:内层视网膜表面,动脉和静脉之间,散在的多发性视网膜白色病变。斑点为多边形,大小不一,累及一个象限至多个象限。视网膜变白可延伸至静脉边缘,但与邻近的动脉之间往往存在一透明区域。当病变围绕中心凹时,可见假性樱桃红点。

双眼底对称性渗出、出血、水肿、棉绒状斑及黄斑病变。眼底改变在 4~6 周逐渐消失,眼底可恢复正常,视力、视野可以恢复。但常遗留轻度色素紊乱,甚至视神经萎缩。视力依黄斑受累程度而定。

3. **荧光素眼底血管造影** 脉络膜荧光被白色病灶或出血遮挡,可见视网膜小动脉无灌注区,晚期可见缺血区视网膜血管渗漏。部分病例可见视盘渗漏。

4. **吲哚青绿眼底血管造影** 可见脉络膜弱荧光,提示脉络膜循环亦受累。

(三)诊断要点

大多数病例,根据远达性外伤病史,全身性疾病和眼底表现,即可作出诊断。

(四)鉴别诊断

见表 15-5-1。

(五)治疗原则与进展

以治疗外伤和原发疾病为主,活血化瘀治疗。内服维生素 C、芦丁,丹参注射液 30~40ml 加入生理盐水 500ml 内静脉点滴注射,对改善眼底病变有一定作用。必要时,糖皮质激素减少毛细血管渗漏。

二、Valsalva 视网膜病变

(一)概述

发生在急速屏气活动,提重物、咳嗽、呕吐等增加腹压的活动后,出现的出血性视网膜病变。

(二)主要临床表现

视力下降程度取决于是否影响黄斑区,眼底可见在内层视网膜下有红色圆顶状的出血。出血多在几天内吸收。

(三)诊断要点

1. 典型的视网膜内界膜下出血(图 15-5-1,图 15-5-2)。

2. 排除其他病史,进行了所谓 Valsalva 类似

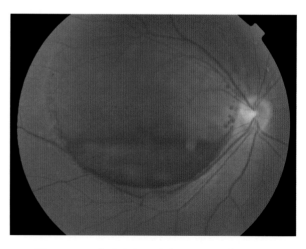

图 15-5-1 右眼彩色眼底像显示视网膜前出血

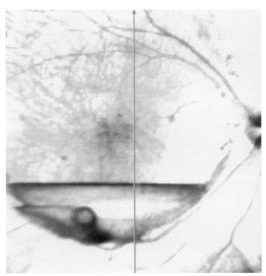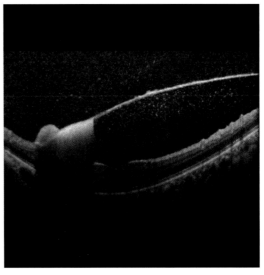

图 15-5-2 OCT 显示出血位于视网膜内界膜下

表 15-5-1 远达性外伤性视网膜病变的鉴别诊断

	损伤类型	伴随全身表现	全身表现的发生	初视力	视力下降时间	终视力	外眼表现	眼底表现	眼底进展
视网膜震荡	直接眼球挫伤	无	无	约 0.1	数天	通常正常	挫伤	视网膜变白	几小时内
Purtscher 视网膜病变	头部、胸腹部挤压伤	无	无	不定	数周	通常正常	正常	渗出和出血	4 天内
脂肪栓塞	长骨骨折	肺和脑体征，瘀斑性出血	1~2 天无症状	正常	数天	正常	正常或结膜点状出血	渗出和出血，视网膜水肿	1~2 天
外伤性窒息	胸部挤压伤	上肢青紫瘀斑	即刻	正常至无光感	数周	正常至无光感	结膜下出血	正常或出血，很少渗出	即刻至 2 天
Valsalva 视网膜病变	屏气活动	无	无	正常至数指	数周	通常正常	正常或结膜出血	内界膜下出血，玻璃体视网膜出血	即刻

的活动。

（四）鉴别诊断

见表 15-5-1。

（五）治疗原则与进展

对症治疗。

三、Terson 综合征

（一）概述

与蛛网膜下和/或硬脑膜下出血相关的玻璃体积血,发生机制仍有争议。

（二）主要临床表现

1. 急性期 受玻璃体积血遮挡,视网膜表现

看不到,玻璃体积血吸收后可看到视网膜内、下和视网膜前出血。

2. 眼底所见 视眼内出血量的多少,可有不同程度的视力障碍。如仅有少量视网膜出血,则视力下降不明显,如出血位于黄斑区或大量出血进入玻璃体腔,则视力下降急剧。

3. 玻璃体积血可以在蛛网膜下腔出血的同时发生,也可在其后发生。

（三）诊断要点

根据患者突然视力下降,玻璃体积血或视网膜出血,近期有颅内出血病史,排除导致眼本身出血的疾病,即可诊断(图 15-5-3~ 图 15-5-6)。

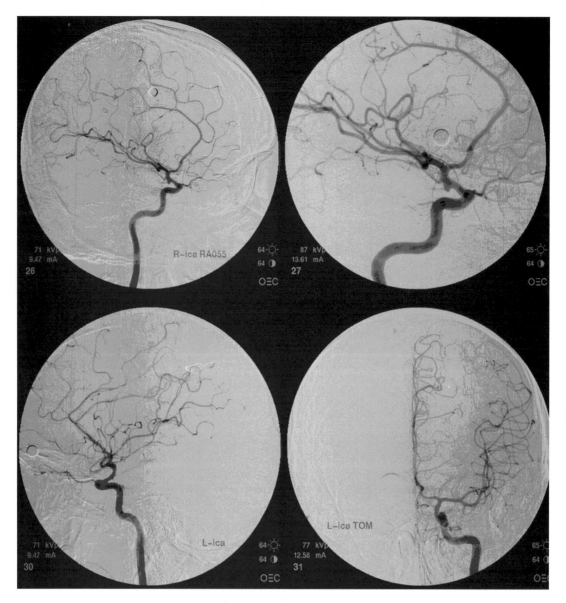

图 15-5-3 Terson 综合征患者 DSA 图像

患者蛛网膜下腔出血合并双眼玻璃体积血,颅脑数字减影血管造影显示颈内动脉后交通起始部膨大

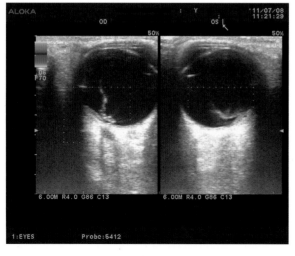

图 15-5-4 CDI 显示双眼玻璃体积血,双眼黄斑病变

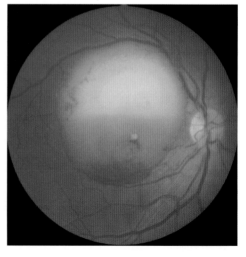

图 15-5-5 右眼彩色眼底像示黄斑前积血

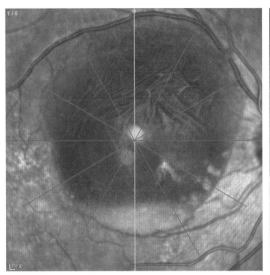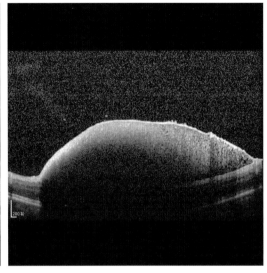

图 15-5-6　右眼 OCT 示视网膜内界膜下出血

（四）鉴别诊断要点

根据伴有蛛网膜下和/或硬脑膜下出血的特殊病史,与眼本身疾病导致的玻璃体积血相鉴别。

（五）治疗原则与进展

1. 部分患者玻璃体积血通过对症治疗可自行吸收。

2. 早期玻璃体手术,被认为可以尽快提高视力,防止出现牵拉性视网膜脱离、黄斑前膜等并发症。

四、婴儿摇晃综合征

（一）概述

由于剧烈摇晃婴儿而造成的一系列症状和体征。其病理表现为三联征:脑实质病变、硬脑膜下出血、视网膜出血;可伴有颈椎或脊髓损伤。

（二）主要临床表现

剧烈摇晃儿童产生的旋转力和减速力,可导致视网膜血管充血、破裂。眼部表现主要为双眼视网膜内、下和视网膜前出血,出血范围大,可发展为全层视网膜出血。一般视网膜出血可完全吸收,少数患者可有视神经萎缩和黄斑部瘢痕。

（三）诊断要点

婴儿受过或疑似受过剧烈摇晃或类似的外伤,结合上述临床表现。颈椎或脊髓损伤可进一步支持该诊断。

（四）鉴别诊断要点

婴儿摇晃综合征的临床诊断需慎重。其眼底出血体征,甚至三联征的其他体征也可出现在其他婴幼儿疾病中,主要区别在于存在剧烈外力损伤机制。

1. **血液系统疾病有出血倾向**　如维生素 K 缺乏症、血友病、特发性血小板减少性紫癜等,可出现眼底和/或颅内出血。

2. **分娩相关损伤**　由于正常分娩、早产、分娩损伤均能造成眼底和/或颅内出血,因此诊断新生儿的婴儿摇晃综合征尤需慎重。

3. **血管畸形**　脑血管瘤和脑动-静脉畸形可引起眼底和/或颅内出血。

（五）治疗原则与进展

密切观察,对于不能吸收的玻璃体积血和视网膜脱离,需行玻璃体视网膜手术治疗。

第六节　辐射性眼底损伤

一、日光性黄斑病变与光性黄斑病变

（一）概述

观看日食或直接凝视太阳或水面及雪地等日光反射,日光中的可见光和红外光,经眼屈光间质,聚焦于黄斑,被黄斑部视网膜色素上皮吸收,转变成热能,造成视网膜灼伤。

近 20~30 年来,发现低强度如检眼镜、手术显微镜、眼底照相机、眼内导光纤维等过去视为无害的光线,有时也能损伤黄斑,称为光性黄斑病变,损伤主要由光化学效应造成。

（二）主要临床表现

1. 双眼受损,中心视力不同程度减退。症状轻重与阳光射入时间长短有关,轻者仅见太阳余像,有畏光、眩光等症状,数十分钟或数小时后恢复正常。较重病例,最初视物模糊,次日即形成中心暗点,严重病例视力下降至数指。

2. 视野可有中心或旁中心比较性或绝对性暗点。

3. 日光性视网膜病变的最终视力恢复良好,大多数恢复发生在几周至几个月,但可以出现中心或旁中心小暗点。

4. 病变局限于黄斑,但在有明显症状时,眼底仍可正常。仅从眼底所见不能判断视网膜受伤程度。轻者仅见黄斑呈暗红色,中心凹反射消失。重者开始有灰白色水肿,可伴小出血点,典型的黄斑改变为中心凹有黄白色病灶,边缘环绕色素紊乱。1~2 周后病变消退,亦可发生黄斑板层裂孔。

5. 荧光素眼底血管造影通常正常,严重病例出现中心凹的遮挡荧光。OCT 检查有诊断价值。

(三) 诊断要点

1. 直视日光或强光辐射史。

2. 出现上述临床表现。

(四) 鉴别诊断要点

单眼者,需与中心性浆液性脉络膜视网膜病变(简称中浆病)鉴别,除病史不符外,中浆病在病程初期黄斑为透明的浅脱离,视网膜下液变混浊至少 1 个月后,而且无小出血点。OCT 检查有助于诊断与鉴别诊断。

(五) 治疗原则与进展

1. 普及预防知识,不可裸眼观看日食,应戴专业防护镜,且不宜持续观看。

2. 接触强烈光线的从业人员必须戴专业防护眼镜,加强劳动保护。

3. 在进行眼底检查和手术时,尽量避免眼底长期暴露在强光下。

4. 治疗,轻者数日恢复正常。较重者若中心暗点在 1 个月内消失则预后良好,否则将遗留永久视力障碍。

5. 对症治疗,50% 葡萄糖 40ml+ 维生素 C 1g 静脉注射,每日 1~2 次;能量合剂,出血时服用安络血 5mg,每日 3 次;早期可服用泼尼松。

二、紫外线对视网膜的损伤

由于晶状体的吸收,紫外线到达视网膜的量很少,这种保护作用随年龄增大、晶状体老化而增强。一旦白内障摘除、植入普通人工晶状体,照射到视网膜的紫外线大大增加,可能通过光化学反应对视网膜感光细胞造成损伤。有文献表明长期暴露于紫外线,增加年龄相关性黄斑变性的发生。

预防:长期服用维生素 C、维生素 E 等抗氧化药物;白内障摘除后,植入吸收紫外线的人工晶状体或戴吸收紫外线的眼镜。

三、微波对视网膜的损伤

微波对眼的伤害除白内障以外,也有报道可引起轻度视网膜脉络膜病变、视网膜出血。通过动物实验,观察到视网膜神经元在一定时间一定剂量微波照射下,发生变性改变。

四、激光致黄斑损伤

(一) 概述

随着激光迅速地在医学、科学、工业、军事方面推广,激光仪器在人们的工作甚至生活环境中越来越常见,如测绘激光、工业 Nd:YAG 激光、复印机激光、美容激光、手持激光甚至激光手电筒等,这些激光对眼底造成的损伤也屡见不鲜。

(二) 主要临床表现

1. 一只眼突然出现严重视力障碍。

2. 一般无明显疼痛。

3. 伴或不伴有眼前暗点。

4. 眼前节通常不受影响。

5. 眼底检查黄斑中心凹反光消失,黄斑部淡黄色或淡黄白色圆形病灶,严重者可呈致密性黄白色或浓白色圆形病灶,甚至出现裂孔。

6. OCT 黄斑中心凹处视网膜外层受损,表现为肌样体带、椭圆体带、嵌合体带或 RPE 层断裂,或局部高反射信号;也可累及视网膜全层,表现为视网膜神经上皮层水肿、隆起、黄斑裂孔或黄斑萎缩。

7. 微视野 不同程度暗点。

8. 后期发展 随着出血的吸收和损伤部位炎症消退而视力提高,或由于出现脉络膜视网膜瘢痕、黄斑裂孔、黄斑前增生或皱褶等并发症而视力下降。

(三) 诊断要点

1. 有被激光照射眼睛或注视激光束的病史。

2. 上述临床表现。

(四) 鉴别诊断要点

眼底表现与日光性黄斑病变相同,但有被激光照射眼睛或注视激光束的病史。

（五）治疗原则与进展

1. 糖皮质激素可以减轻损伤所致的细胞炎症，但其效果还有争议。

2. 当激光损伤导致的黄斑裂孔不断扩大，可行玻璃体切除联合内界膜剥离术，促进黄斑裂孔闭合，改善视力。

3. 视力预后取决于黄斑损伤程度。避免激光导致视力损害，重在预防：高危作业时采取必要的防护和安全措施，以预防激光对眼的损伤；规范市场管理，控制或规范激光笔等日常激光器的生产和使用，避免成为公共安全隐患。

五、电击伤与雷击伤对视网膜脉络膜的损伤

视网膜色素上皮和脉络膜的色素组织能将大量电、光能吸收，转化为热能，造成眼底损伤。眼底后极部视网膜出血、黄斑水肿、脉络膜出血。治疗原则为对症治疗。

六、核爆炸光辐射对视网膜的损伤

（一）概述

核爆炸光辐射作为眼的致伤光源，主要特点是能量以两个脉冲释放：第一阶段核闪光，主要造成闪光盲，第二阶段核火球，主要造成视网膜烧伤。

（二）主要临床表现

根据视网膜损伤的程度，可分为三种类型：

1. **轻度烧伤** 多为小的淡灰色圆形病灶，5~10天后，水肿吸收，色素沉着或小圆形瘢痕。

2. **中度烧伤** 多为大的灰白色或蓝灰色圆形斑，周围有水肿环，不伴有出血或仅有点状出血，10~15天后，水肿吸收，遗留白色瘢痕。

3. **重度烧伤** 白色圆形凝固斑，中央有裂孔，巩膜裸露，更严重者玻璃体大量出血，后期眼底大片瘢痕和色素增生。

（三）诊断要点

1. 核爆炸光辐射接触史。

2. 上述眼底表现。

（四）鉴别诊断要点

通过核爆炸光辐射接触史，与其他辐射性眼底损伤相鉴别。

（五）治疗原则与进展

伤眼充分散瞳休息，增加组织营养，积极控制炎症（糖皮质激素），促进出血、渗出的吸收。

第七节 应激性损伤

一、低气压和气压突然改变

（一）概述

由于暴露于高空低气压环境，如航空、高原，出现的眼部表现。人体在高气压环境下停留一定时间后，在转向正常气压时因减压过速，气压幅度降低过大所引起的一种疾病。减压病是一种职业性疾病，出现在潜水员、隧道工、沉箱工、飞行员及高压舱内的工作人员等。减压过速时，组织和血液内溶解的氮气释放而形成大量气泡，导致血液循环障碍和组织损伤，称为减压病（decompression sickness，DCS）。

（二）主要临床表现

1. 视物模糊、视力减退、视野缩小、色觉障碍、闪光、幻觉、飞蚊症等。

2. 视网膜静脉迂曲，视网膜出血、水肿和渗出，视盘充血、水肿。

3. 急性减压病可以出现视力下降、复视、视野缺损、闪辉性暗点，视网膜血管里可出现气泡，视网膜中央动脉可因气泡而栓塞。

（三）诊断要点

根据患者所处的特殊环境和上述临床表现。

（四）治疗

1. 预防 严格遵守飞行、潜水的保障措施。

2. 有症状者应吸入纯氧，或高压氧舱治疗。如发生视网膜中央动脉阻塞、视网膜出血，则应根据具体情况采用相应治疗。

二、加速度

（一）概述

正向和负向加速度主要通过改变血液的分布，造成眼部病变。正加速度引起视觉障碍，主要是由于血液向下半身移动，头部和眼部缺血。视功能障碍很突出，常用于评定人体对正加速度的耐力。

（二）主要临床表现

视物模糊、视野缩小，周边物体看不清，即所谓"灰视"，继续正加速度则导致中心视力丧失，眼前发黑，称为"黑视"。

（三）诊断要点

根据所处特殊环境和上述临床表现。

（四）治疗

1. 采取上身前屈,头低位时,减少头与心脏的距离,增加耐受正加速度的耐力。

2. 穿抗荷服。

3. 人体可耐受一定程度的横向加速度,通过改变座椅的位置(后倾),可以减少正加速度的影响。

（刘伦 夏卫东 陈积中）

参考文献

1. 欧阳学剑. 视神经钝挫伤发病机制及治疗的探索. 眼外伤职业病杂志,1989,11:150.

2. 黄叔仁,张晓峰. 眼底病诊断与治疗. 2版. 北京:人民卫生出版社,2008.

3. 张卯年. 眼外伤-理论与实践. 北京:人民军医出版社,2010.

4. 张承芬. 眼底病学. 2版. 北京:人民卫生出版社,2010.

5. 李凤鸣. 中华眼科学. 2版. 北京:人民卫生出版社,2005.

6. 黄叔仁. 眼病辨证论治经验集. 合肥:中国科学技术大学出版社,1997.

7. 葛坚. 眼科学. 北京:人民卫生出版社,2006.

8. 崔浩. 眼科学. 北京:北京大学医学出版社. 2004:105.

9. 惠延年. 眼科学. 6版. 北京:人民卫生出版社,2005:157.

10. 宋汝庸,陈积中. 甲基强的松龙冲击疗法治疗失明的急性视神经炎,临床眼科杂志,1994,2:145-146.

11. 陈积中,宋汝庸. 甲基强的松龙冲击疗法治疗病情反复的交感性眼炎,中国实用眼科杂志,1996,12:752-753.

12. 陈积中,宋汝庸,夏卫东,甲基强的松龙冲击疗法在脉络膜脱离型视网膜脱术前应用的临床研究,临床眼科杂志,2000,8:15-18.

13. 陈积中,李俊岭,宋汝庸,甲基强的松龙冲击疗法治疗病情反复严重的原田综合征. 临床眼科杂志,2001,9:145-147.

14. 陈贵民. 日食盲二例. 眼科研究,1989,7:17.

15. 刘帼旌. 医源性视网膜光损伤. 眼科研究,1989,7:59.

16. 陈锦礼. 微波致眼底病变一例. 眼底病,1990,6:112.

17. 丁杨,鲁琴. 摇晃婴儿综合征争议及研究进展. 中国法医学杂志,2020,35(1):4.

18. HARDING B,RISDON R A,KROUS H F. Shaken baby syndrome. BMJ,328(7442):720-721.

19. LEVIN L A,BECK R W,JOSEPH M P,et al. The treatment of traumatic optic neuropathy:the International Optic Nerve Trauma Study. Ophthalmology,1999,106:1268-1277.

20. SEIFF S R. High dose corticosteroids for treatment of vision loss due to indirect injury to the optic nerve. Ophthalmic Surg,1990,21:389-395.

21. PULIDO J S,BLAIR N P. The blood-retinal barrier in Berlin's edema. Retina,1987,7:233-236.

22. BROWN G C,TASMAN W S,BENSON W E. BB-gun injuries to the eye. Ophthalmic Surg,1985,16:505-508.

23. ATMACA L S,YILMAZ M. Changes in the fundus caused by blunt ocular trauma. Ann Ophthalmol,1993,25:447-452.

24. ASSAF A A. Traumatic retinal detachment. J Trauma,1985,25:1085-1089.

25. MADREPERLA S A,BENETZ B A. Formation and treatment of a traumatic macular hole. Arch Ophthalmol,1997,115:1210-1211.

26. AMARI F,OGINO N,MATSUMURA M,et al. Vitreous surgery for traumatic macular holes. Retina,1999,19:410-413.

27. KUHN F,MORRIS R,MESTER V,et al. Internal limiting membrane removal for traumatic macular holes. Ophthalmic Surg Lasers,2001,32:308-315.

28. CHOW D R,WILLIAMS G A,TRESE M T,et al. Successful closure of traumatic macular holes. Retina,1999,19:405-409.

29. AYLWARD G W,COOLING R J,LEAVER P K. Trauma-induced retinal detachment associated with gaint retinal tears. Retina,1993,13:136-141.

30. ALAPPATT J J,HUTCHINS R K. Retinal detachments due to traumatic tears in the pars plana ciliaris. Retina,1998,18:506-509.

31. BALTATZIS S,LADAS I D,PANAGIOTIDIS D,et al. Multipe posttraumatic choroidal ruptures obscured by hemorrhage:imaging with indocyanine green angiography. Retina,1997,17:352-354.

32. KOHNO T,MIKI T,SHIRAKI K,et al. Indocyanine green angiographic fearures of choroidal rupture and choroidal vascular injury after contusion ocular injury. Am J Ophthalmol,2000,129:38-46.

33. GROSS J G,KING L P,DE JUAN E Jr,et al. Subfoveal neovascular membrane removal in patients with traumatic choroidal rupture. Ophthalmology,1996,103:579-585.

34. YEH S,LOLYER M H,WEICHEI E D. Current trends in the management of intraocular foreign bodies. Curr Opin Ophthalmol,2008,19:225.

35. PUNNONEN E,LAATIKAINEN L. Prognosis of perforating eye injuries with intraocular foreign bodies. Acta Ophthalmol,1989,66:483-491.

36. SOUZA D S,HOWCROFT M. Management of posterior segment intraocular foreign bodies:14 years' experience. Can J Ophthalmol,1999,34:23-29.

37. MSETER V,KUHN F. Ferrous intraocular foreign bodies retained in the posterior segment:management options and results. Int Ophthalmol,2000,22:355-362.

38. PROKESCH R,LAKITS A,SCHOLDA C,et al. Spiral CT and conventional CT in the preoperative imaging of

intraocular metal foreign bodies. Radiologe,1998,38: 667-673.

39. SNEED S R,WEINGEIST T A. Management of siderosis bulbi due to retained iron-containing intraocular foreign body. Ophthalmology,1990,97:375-379.

40. LUBIN J R,ALBERT D M,WEINSTEIN M. Sixty-five years of sympathetic ophthalmia. A clinico-pathologic review of 105 Cases（1913~1978）. Ophthamology, 1980,67:109-117.

41. BLODI B A. Purtscher's like retinopathy after childbirth. Ophthalmology,1990,97:1654.

42. AGRAWAL A,MCKIBBIN M A. Purtscher's and Purtscher-like retinopathies:A review. Surv Ophthalmol, 2006,51:129.

43. RODEN D,ODONGHUE F G H,PHELAN D. Purtscher's retinopathy and fat embolism. Br J Ophthalmol,1989, 73:677-679.

44. LUDWIG S,WARMAN M. Shaken baby syndrome:A review of 20 cases. Ann Emerg Med,1984,13:104-107.

45. GREENWALD M J. The shaken baby syndrome. Ophthalmology,1990,107:1472.

46. HAN D P,WILKINSON W S. Late ophthalmic manifestations of the shaken baby syndrome. J Pediatr Ophthalmol Strabismus,1990,27:299-303.

47. WEINGEIST T A,GOLDMANN E J,FOLK J C,et al. Terson's syndrome:clinicopathologic correlations. Ophthalmology,1986,93:1435-1442.

48. KUHN F,MORRIS R,WITHERSPOON C D,et al. Terson syndrome:results of vitrectomy and the significance of vitreous hemorrhage in patients with subarachnoid hemorrhage. Ophthalmology,1998,105: 472-477.

49. SCHULTZ P N,SOBOL W M,WEINGEIST T A. Long-term visual outcome in Terson syndrome. Ophthalmology,1991,98:1814-1819.

50. GEORGIOU T,PEARCE I A,TAYLOR R H. Valsava retinopathy associated with blowing balloons. Eye,

1999,13:686-687.

51. KASSOFF A,CATALANO R A,MEHU M. Vitreous hemorrhage and the Valsava maneuver in proliferative diabetic retinopathy. Retina,1988,8:174-176.

52. MAINSTER M A. Light and macular degeneration:a biophysical and clinical perspective. Eye,1987:1:304.

53. WEST S K,ROSENTHAL F S,BRESSLAN N M,et al. Exposure to sunlight and other risk factors for age-related macular degeneration. Arch Ophthalmol,1989, 107:875.

54. CRUICKSHANKS K J,KLEIN R,KLEIN B E. Sunlight and age-related macular degeneration. The Beaver Dam Eye Study. Arch Ophthalmol,1993,111:514.

55. DHIR S P,GUPTA A,JAIN I S. Eclipse retinopathy. Br J Ophthalmol,1981,65:42-45.

56. THACH A B,LOPEZ P F,SNADY-MCCOY L C,et al. Accidental Nd:YAG laser injuries to the macula. Am J Ophthalmol,1995,119:767-773.

57. 陈燕云,卢宁,李继鹏,等. 激光意外损伤所致黄斑裂孔行玻璃体切除联合内界膜剥离术治疗效果观察. 中华医学杂志,2018,98(48):5.

58. MAINSER M A,KHAN J A. Photic retinal injury.// RYAN S J. Retina. 2nd ed. Philadelphia:Mosby,1994: 1768.

59. CAI Y,XU D,MO X. Clinical,pathological and photochemical studies of laser injury of the retina. Health Phys,1989,56:643-646.

60. SOLBERG Y,DUBINSKI G,TCHIRKOV M,et al. Methylprednisolone therapy for retinal laser injury. Surv Ophthalmol,1999,44（suppl 1）:S85-S92.

61. PAULSSON L F,HAMNERIUS Y,HANSSON H A,et al. Retinal damage experimentally induced by microwave radiation at 55mW/cm². Acta Ophthalmol, 1979,57:183-197.

62. LU S T,MATHUR S P,STUCK B,et al. Effects of high peak power microwaves on the retina of the rhesus monkey. Bioelectromagnetics,2000,21:439-454.

第十六章

疑难眼底病误诊的思辨与防范

第一节　疑难视神经疾病与黄斑疾病交叉误诊的思辨与防范

视神经疾病和黄斑疾病的主要表现均为视力下降,但由于视盘和黄斑这两个结构位于眼底十分容易观察到的位置,绝大多数情况易于判断患病部位,不易混淆。然而,并不是所有情况下,疾病都能表现出其典型的一面。例如以下病例:

例1:患者,男性,16岁,因不明原因视力减退2年就诊。视力:右眼0.2,矫正0.7(-4.5D),左眼0.1,矫正0.4(-4.25D)。双眼眼压正常。家族中近三代均有"视神经萎缩"病史。否认全身病史。双眼底检查正常。VEP检查结果:双眼F-VEP主波振幅无明显降低,P-VEP P100波潜伏期中度延长,振幅轻度降低;15个月后复查,双眼P-VEP潜伏期中度延长,振幅轻度降低,双眼F-VEP轻度异常(图16-1-1,图16-1-2)。视野显示:右眼正常,左眼中心暗点。外院诊断为视神经炎或"Leber

病"。2年后行"Leber病"线粒体DNA检测呈阴性。3年后复查双眼视力以及VEP无明显改变,双眼F-ERG结果正常。双眼荧光素眼底血管造影未见明显异常。双眼mfERG显示:双眼视网膜功能中度受损,右黄斑功能轻度受损,左黄斑功能中重度受损(图16-1-3,图16-1-4)。双眼OCT检查示:双眼黄斑RPE及视网膜外层薄变(图16-1-5,图16-1-6)。最终诊断:双眼隐匿性黄斑营养障碍。

例2:患者,女性,62岁,因双眼无明显诱因视力下降1年余就诊。视力:右眼:20/30,左眼:20/50。双眼外眼正常,双眼瞳孔对光直接和间接反射正常,眼底检查正常。双眼自动视野检查显示生理盲点扩大(图16-1-7,图16-1-8)。双眼荧光素眼底血管造影未见异常。1年后复诊,双眼自动视野检查显示生理盲点进一步扩大(图16-1-9,图16-1-10)。双眼mfERG显示:双眼黄斑功能轻中度受损(图16-1-11,图16-1-12)。诊断为黄斑视网膜外层病变,疑似黄斑营养障碍。2年

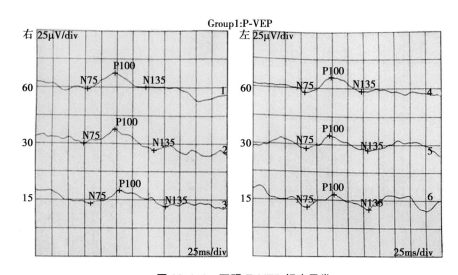

图16-1-1　双眼F-VEP轻度异常

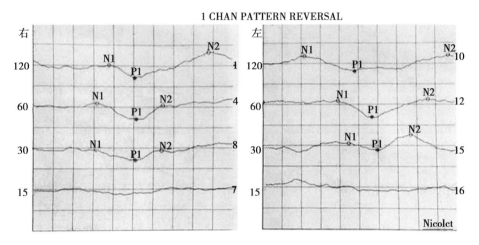

图 16-1-2　双眼 F-VEP 轻度异常

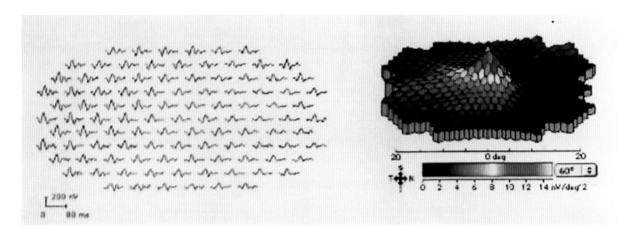

图 16-1-3　右眼黄斑功能轻度受损

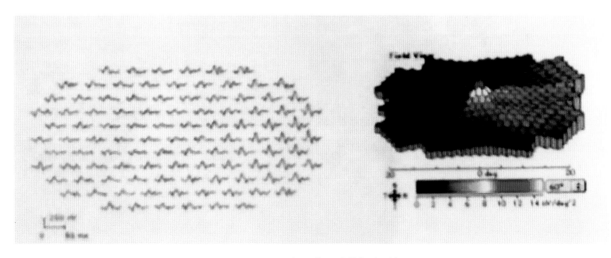

图 16-1-4　左眼黄斑功能轻度受损

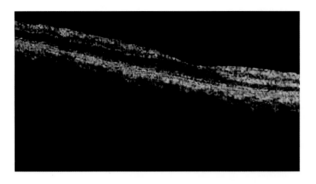

图 16-1-5　右眼黄斑 RPE 及视网膜外层薄变

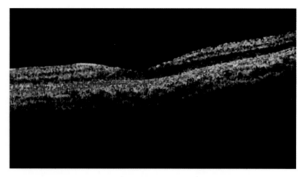

图 16-1-6　左眼黄斑 RPE 及视网膜外层薄变

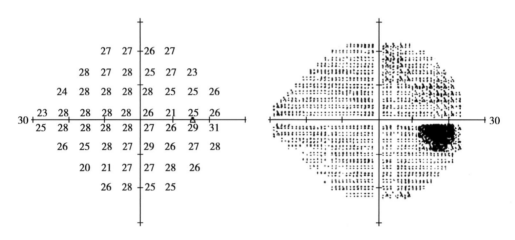

图 16-1-7　首诊自动视野检查显示双眼生理盲点扩大（右）

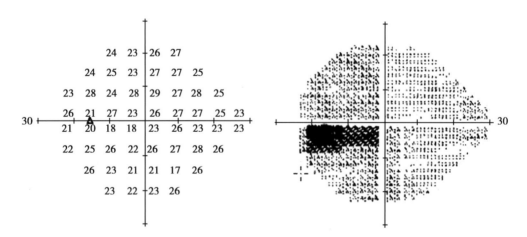

图 16-1-8　首诊自动视野检查显示双眼生理盲点扩大（左）

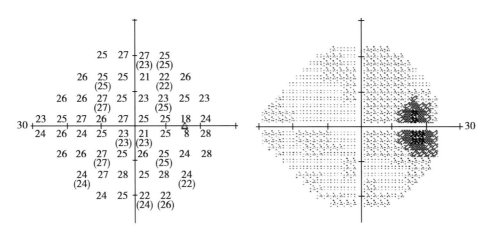

图 16-1-9　1 年后复诊,自动视野检查显示双眼生理盲点进一步扩大(右)

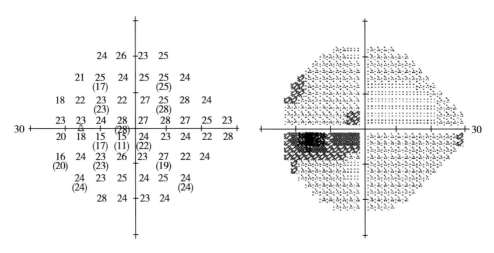

图 16-1-10　1 年后复诊,自动视野检查显示双眼生理盲点进一步扩大(左)

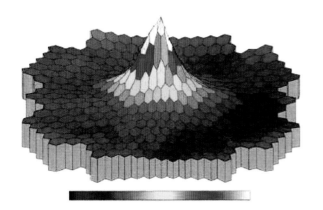

图 16-1-11　1 年后复诊,双眼 mfERG 显示双眼黄斑功能轻中度受损(右)

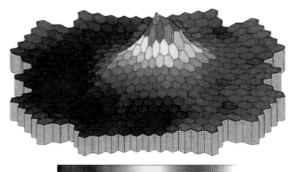

图 16-1-12　1 年后复诊,双眼 mfERG 显示:双眼黄斑功能轻中度受损(左)

后复诊,自动视野检查示双眼鼻上象限偏盲(图 16-1-13,图 16-1-14)。头颅 MRI 显示垂体占位性病变(图 16-1-15,图 16-1-16),最终诊断:垂体肿瘤。

造成误诊的常见原因包括患者叙述病情不清,疾病早期眼底改变不明显,医生对疾病早期认识不足、检查不细致或未抓住重点,微小病变检查方法缺陷等。轻度的黄斑水肿、黄斑前膜、视锥细胞营养障碍、症状不典型的球后视神经炎等在常规眼科检查中可能会被漏诊,应格外注意,同时,在发现了明确的视网膜病变后,还要注意患者的视力下降与其病变程度是否相符。

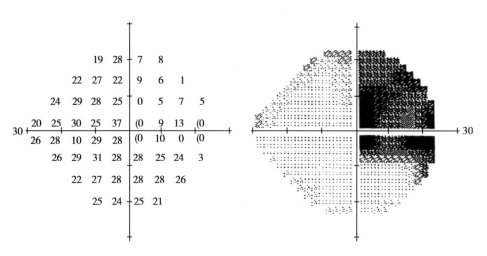

图 16-1-13　2 年后复诊,自动视野检查显示双眼颞上象限偏盲(右)

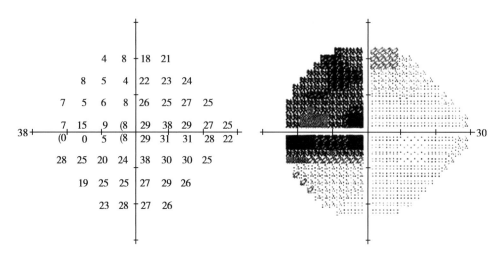

图 16-1-14　2 年后复诊,自动视野检查显示双眼颞上象限偏盲(左)

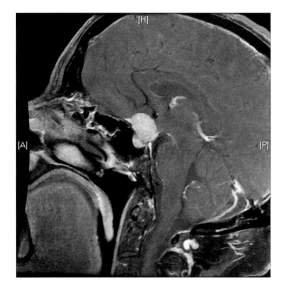

图 16-1-15　头颅 MRI 显示垂体占位性病变

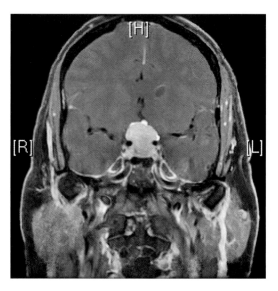

图 16-1-16　头颅 MRI 显示垂体占位性病变

只有通过详细询问病史,分析临床症状,结合检查的结果,对病例进行综合分析,才能最终得出正确的诊断。

一、病史分析

要考虑到患者的起病特点(发病年龄、起病急缓或偶然发现、伴随症状),眼或头部外伤史,手术史,家族史及心因性因素等。例如,球后视神经炎常见于青壮年女性,可伴有眼球转动痛;家长偶然发现的儿童不明原因的视力下降可能是视网膜变性性疾病。当视力下降、眼底检查无明显改变又缺乏相对性传入性瞳孔障碍等体征时,除黄斑和视神经的器质性病变外,还应考虑非器质性疾病所造成的视力下降的可能。

二、症状

黄斑疾病的典型主诉是视物中央遮挡感,视物变形也是黄斑病变的常见主诉,如果是视锥细胞营养不良,则在强光下视力更差。视神经疾病的视力改变多种多样,视力下降程度不定,但不会有视物变形、视物显小等黄斑疾病的特征性改变。某些先天性黄斑变性者可以有畏光、色觉障碍。

黄斑病变视物变形通常由光感受器排列紊乱引起。当视锥细胞间距增大时,便引起明显的视物变小症状(视物显小),但不会出现视物变大(视物显大),因为中心凹视锥细胞的排列已经非常紧密,细胞间不可能进一步拥挤而引起视物变大症状。

三、临床检查

1. **视力检查** 黄斑疾病和视神经疾病均会出现远视力下降。应同时检查远、近视力,尽量排除因屈光不正所导致的视力减退。

2. **Amsler 方格表检查** 黄斑病变患者无论是否主诉视物扭曲,Amsler 方格表多可检测出视物变形区或相对暗区。

3. **屈光状态** 当黄斑轻度隆起时,可能出现远视的改变,而视神经疾病则不会发生屈光状态的改变。儿童因体检发现视力差而就诊者,应做散瞳验光检查,排除屈光不正。

4. **色觉检查** 黄斑疾病早期色觉没有显著损害,视网膜或黄斑疾病在视力很差时色觉也可相对正常。而视神经疾病早期即可表现为特征性色觉缺失。但色觉丧失并非可靠的鉴别黄斑疾病与视神经疾病的指标,例如黄斑前膜患者极少色觉障碍,而视锥或锥-杆细胞营养不良的患者则常出现色觉异常。此时只有通过 OCT、ERG 等检查才能确诊。

5. **瞳孔检查** 相对性传入性瞳孔障碍(related afferent pupillary defect,RAPD)是两侧视神经传导不对称的表现。当一眼视神经传导功能下降时,交替移动光源检查双眼瞳孔对光反应,光源照射健侧时瞳孔缩小,当光源立即移到患侧时瞳孔逐渐扩大。RAPD 可出现在严重的视网膜疾病,如大范围的视网膜脱离、缺血型视网膜中央静脉阻塞等,这些眼底病通过检眼镜即可诊断。如果 RAPD 出现在黄斑玻璃疣、中心性浆液性脉络膜视网膜病变、黄斑囊样水肿、黄斑前膜或者眼底外观正常的视力下降患者时,应当考虑视神经病变的可能。

6. **眼底检查** 大多数累及黄斑的病变可以通过仔细的眼底检查发现,特别是采用裂隙灯生物显微镜联合前置镜,更易于发现较轻的眼底改变。即便如此,一些轻微的黄斑病变仍可能被忽略,例如轻的中心性浆液性脉络网膜视网膜病变或早期的黄斑囊样水肿、黄斑劈裂或视网膜前膜。当眼底改变不明显时,就需要通过综合分析视力、色觉、RAPD、OCT、眼底和辅助检查等的改变进行鉴别。

7. **视野检查** 有助于判断疾病损伤的位置。

当光感受器受损时,视野缺损与视网膜病变的位置、形状、范围及程度一致,用蓝色光标所检出的视野缺损通常要大于红色光标所检出的范围。神经节细胞、神经纤维层及视神经受损时,视野缺损与病变的大小和形状不一致,而是与受损神经纤维对应的区域相关,且红色光标检测的视野缺损更显著。

视神经病变引起的视野缺损的表现则多种多样:乳头黄斑束的损伤可以导致中心暗点或与生理盲点相连的中心暗点;前部缺血性视神经病变可引起与生理盲点相连的神经纤维束损害型视野缺损;视神经炎及压迫性视神经病变会导致弓形或与生理盲点相连的中心盲点性的视野缺损;视交叉的损伤,常由垂体肿瘤引起,可导致双颞侧偏盲;视交叉后的损伤则会导致同向性偏盲。

但视野检查结果具有很大变异性,且任何形态的视野缺损并不具有绝对的特异性。比如环形暗点可见于各种色素变性性视网膜疾病,但类似的视野缺损也可见于多种视神经病变,如缺血、压迫和炎症性病变。同时,视野为主观检查,与患者能否合作、反应能力等相关。

8. OCT 检查 对于某些眼底改变不明显的黄斑疾病,如黄斑劈裂、轻度的黄斑水肿、黄斑前膜,与荧光素眼底血管造影比较,OCT 能够准确地反映出黄斑的细微改变。例如急性区域性隐匿性外层视网膜病变(acute zonal occult outer retinopathy,AZOOR)经频域 OCT 可见 IS/OS 异常,证实外节异常导致视野限局缺损,可以确诊。因此,对无法解释的视力下降患者,可行黄斑 OCT 检查,以确诊或排除该部位疾病。

9. 电生理检查 根据病史、症状怀疑视神经或视网膜疾病,却不能通过眼底检查证实时,即临床改变不明显的病例,可以通过 VEP、ERG 和 mERG 辅助诊断。

VEP 不仅代表了视神经的功能,还代表了整个中央视路的功能,这一通路起始于视网膜神经节细胞的轴突,前行汇集组成视神经,达到视交叉处部分交叉,在外侧膝状体交换神经元发出突触,经视放射投射于后部枕叶视区。中央视路中任何部位的损害都可能导致 VEP 异常,同样,眼部严重病变如玻璃体积血、晶状体密度增高、严重的角膜损伤或未校正的屈光不正等,甚至单纯黄斑病变患者 VEP 也可表现异常。如果未行仔细的临床检查,后者可能会被误诊为视神经病变。例如,眼底改变不明显的黄斑劈裂,VEP 检查结果可以异常,但如果进行 OCT 检查,则很容易发现黄斑的异常。另外,可能在视网膜异常较轻的患者,如早期年龄相关性黄斑变性(AMD)、中心性浆液性脉络膜视网膜病变、脉络膜新生血管(CNV)、视锥细胞营养障碍等,使用较小格子(15′视角)诱发 VEP,也可表现 VEP 异常。因此,对于电生理结果的判读,一定要建立在仔细的临床检查基础之上,包括仔细散瞳检查眼底、OCT、荧光素眼底血管造影等。

ERG、mERG 检查:某些病例如果表现为视力下降、色觉基本正常且无相对性传入性瞳孔障碍,鉴别黄斑与视神经疾病是比较困难的。VEP 在两类疾病都可能表现异常,鉴别意义不大。此时,ERG 有助于作出正确的判断。mERG、图形 ERG 和局部 ERG 能够检测到轻微的黄斑病变,或临床不易查见的黄斑区功能异常。如急性区域性隐匿性外层视网膜病变(AZOOR),患者自觉有视野缺损,视野可查到阳性暗点,但 FFA、ICGA 无异常,mERG 可查出相应的改变。因闪光 ERG 是由视网膜集合反应所产生的,因此在损伤局限于黄斑的病例可表现为正常。

总之,黄斑疾病和视神经疾病的鉴别主要通过病史、症状、常规临床检查、OCT、视野和眼电生理检查等判断。症状及部分临床检查的鉴别要点如表 16-1-1 所示。表现典型的黄斑或视神经疾病很少误诊,而非典型早期病例容易混淆,应提高警惕,结合各种辅助检查做出正确的判断。

表 16-1-1　视神经疾病与黄斑疾病的鉴别

	视神经疾病	黄斑疾病
视物变形	无	可有
屈光改变	无	有时可有远视
疼痛	有时伴转眼球痛	无
RAPD	常有(一侧发病时)	眼底无明显改变时无
色觉障碍	明显	可轻度下降
亮度觉障碍	明显	不定

（佘海澄　魏文斌）

第二节　视网膜脱离的鉴别诊断要点、误诊原因分析与防范

(一) 概述

视网膜脱离是指视网膜神经感觉层与视网膜色素上皮层的分离,视网膜下(即神经感觉层下)的液体聚积为其最基本的特征。根据其发病原因一般分为三种,分别为孔源性、渗出性和牵拉性视网膜脱离。由于这三种类型的视网膜脱离的诊断和治疗原则不尽相同,因此,必须加以鉴别,以防止误诊误治的发生。不过,这三种视网膜脱离也并非相互独立,例如牵拉性视网膜脱离也可能伴发视网膜裂孔而表现出孔源性视网膜脱离的特征,而孔源性视网膜脱离伴有增生性玻璃体视网膜病变也可以发展出一些牵拉性视网膜脱离的特征。此外,还有一些眼底病变与视网膜脱离相似,例如视网膜劈裂、脉络膜脱离或肿瘤、玻璃体混浊或玻璃体膜以及周边视网膜变性等,对于经验不足的临床医生来说,可能会与视网膜脱离相混淆,也需要注意加以鉴别。

(二) 三种视网膜脱离的基本特征

要将三种视网膜脱离鉴别开,首先应了解视

网膜脱离的基本特征。

1. **孔源性视网膜脱离** 是由于液体（主要为液化的玻璃体和眼内液）通过视网膜裂孔进入视网膜下腔隙并潴留而形成。明显的视网膜脱离呈半透明状灰白色隆起，视网膜下液较多时可呈波浪状，血管可能位于视网膜皱褶中（图 16-2-1，图 16-2-2）。浅的、轻度隆起的视网膜脱离可表现为视网膜透明度减低，脱离区的脉络膜血管和色素与非脱离区相比相对模糊（图 16-2-3），视网膜血管在其下方的视网膜色素上皮层上会出现明显的与血管分离的投影。当伴有增生性玻璃体视网膜病变时，则可出现裂孔后缘向后卷边、视网膜固定皱褶（即不随眼球运动而波动的皱褶）（图 16-2-4）、视网膜下增生线条（图 16-2-5）等现象，严重时可在视神经周围形成闭合的"餐巾环"（图 16-2-6）。伴有视网膜血管牵拉出血者，可出现不同程度的

玻璃体积血（图 16-2-7）。慢性视网膜脱离可出现划界线（图 16-2-8）、视网膜囊肿（图 16-2-9）等表

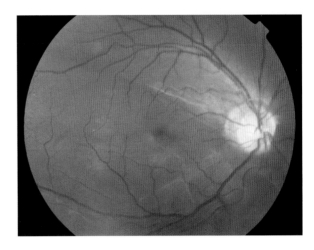

图 16-2-3　累及黄斑区的视网膜浅脱离
脱离区视网膜透明度减低，脉络膜血管模糊

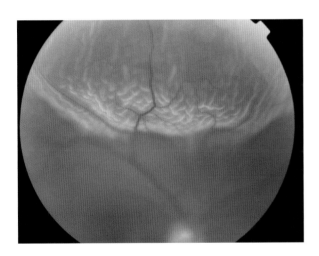

图 16-2-1　球形视网膜脱离

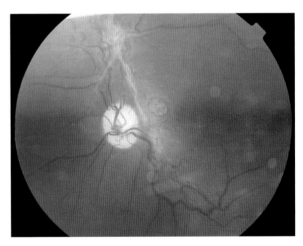

图 16-2-4　增生性玻璃体视网膜病变时视网膜脱离伴视网膜固定皱褶

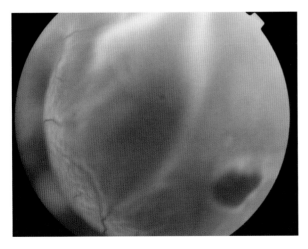

图 16-2-2　上方视网膜脱离
可见视网膜皱褶、视网膜裂孔

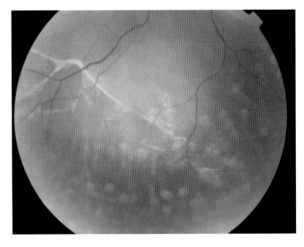

图 16-2-5　陈旧视网膜脱离
可见视网膜下增生线条

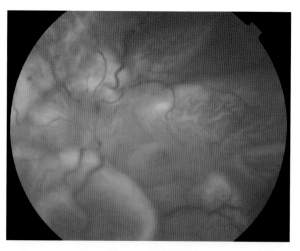

图 16-2-6　视网膜脱离伴严重的增生性玻璃体视网膜病变

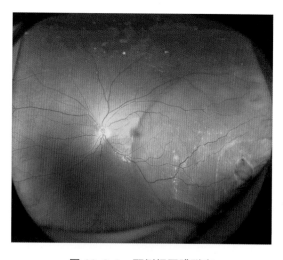

图 16-2-9　颞侧视网膜脱离

4点位周边部可见视网膜下增殖线条及一个直径约2PD的视网膜囊肿,其后缘处可见一圆形视网膜裂孔

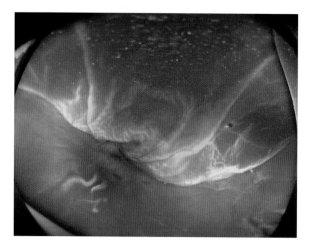

图 16-2-7　颞上方视网膜球形脱离

2点位可见有盖的视网膜裂孔,下方及鼻侧周边可见玻璃体积血

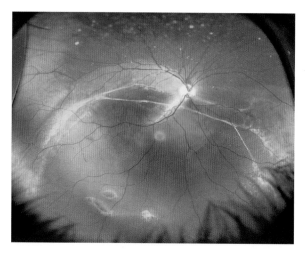

图 16-2-8　下方陈旧视网膜脱离

近视盘处可见视网膜下增殖线条,鼻、颞侧近周边部视网膜脱离边缘可见色素性划界线

现。90% 的病例在治疗前可找到导致视网膜脱离的裂孔。所谓导致视网膜脱离的裂孔,也叫原发裂孔,指裂孔位于视网膜脱离区内,并且裂孔位置与视网膜脱离的形态特征相符合。视网膜裂孔位置与视网膜脱离的形态存在一定的规律性,掌握这些规律可以提高裂孔的发现率,更好地与非孔源性视网膜脱离相鉴别。例如:上方象限性视网膜脱离,裂孔多位于脱离区的上缘;上方一半视网膜脱离时,裂孔很可能位于 12 点位;下方象限性视网膜脱离裂孔通常位于脱离区的上缘附近或等分脱离区的经线上;下半对称性的视网膜脱离裂孔可位于脱离区的任何位置,但如果一侧的视网膜下液高于另外一侧时,裂孔通常位于高的一侧;全视网膜脱离,裂孔通常位于 10 点位至 2 点位之间,如果下方视网膜脱离呈球形,裂孔可能位于水平经线上。

2. 渗出性视网膜脱离　渗出性视网膜脱离是一类不伴有视网膜裂孔形成的视网膜脱离,可由多种疾病引起,包括炎症、感染、血管性、肿瘤性及变性等。血-视网膜屏障包括内屏障(innerblood-retinal barrier,iBRB)和外屏障(outerblood-retinal barrier,oBRB),通过控制眼部血管床和视网膜组织之间的液体和分子运动,防止大分子和其他可能的有害物质渗漏到视网膜中,在视网膜微环境的稳态调节中发挥着重要作用。当 BRB 的完整性被破坏,液体将视网膜下间隙聚集而形成渗出性视网膜脱离。另外,视网膜或脉络膜如存在异常血管,其血-视网膜屏障功能不完整,可能产生过度渗漏;或者视网膜色素上皮(Retinal pigment epithelium,RPE)、脉络膜血管以及静脉引流通道等任何部位阻引起外流减少,或者几种机制的联合作用,导致富含蛋白、脂质或血液成分的液体大量聚积于视网膜下间隙,形成视网膜脱离。典型的渗出性视网膜脱离具有视网膜呈球形隆起、视网膜下液移动性较大的特点,视网膜皱褶少见(图16-2-10)。视网膜下液体一般可随头位变化而改变,当患者立位时,下方视网膜呈大泡状隆起,而平卧时,液体向后极部移动,使后极部视网膜隆起明显,而周边部视网膜脱离则消失。视网膜下液可以是清亮、透明的,也可以随脂质、血液成分含量不同而呈现黄色外观。除视网膜脱离外,详尽的眼底检查还可发现很多与原发病相关的体征,如视网膜血管鞘、视网膜或脉络膜肿瘤、雪堤样混浊的玻璃体、异常发育的视盘和视网膜血管等。

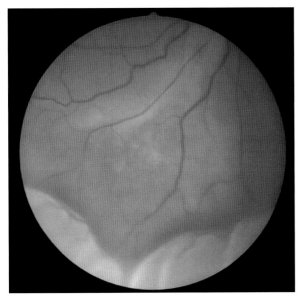

图 16-2-10 Vogt-小柳-原田综合征患者眼底彩照
渗出性视网膜脱离,视网膜光滑无皱褶

与孔源性视网膜脱离相比,渗出性视网膜脱离在临床上并不是很常见,但其病因却多种多样,需要临床医生对很多常见和少见的眼底病及全身病有一定的知识积累(表16-2-1)。

3. 牵拉性视网膜脱离 视网膜表面或视网膜下的纤维增生可以引起没有裂孔的视网膜脱离。造成牵拉性视网膜脱离的原因多为缺血引发的纤维血管增生,病因包括增生性糖尿病性视网膜病变、视网膜静脉阻塞、早产儿视网膜病变等,穿通性眼外伤后的玻璃体视网膜增生也可引起牵拉性视网膜脱离。

表 16-2-1　常见的渗出性视网膜脱离的病因学

病因学	常见疾病
特发性	葡萄膜渗漏综合征
血管性	Coats 病
	视网膜血管瘤(von Hippel 病)
	视网膜静脉阻塞
	视网膜血管炎
黄斑疾病	中心性浆液性脉络膜视网膜病变
	年龄相关性黄斑变性
炎症性	巩膜炎
	眶蜂窝织炎
继发于葡萄膜炎	
感染性	梅毒性后葡萄膜炎
	弓形虫脉络膜视网膜炎
	巨细胞病毒性视网膜炎
	眼疱疹病毒感染
	囊尾蚴虫病
自身免疫性	Vogt-小柳-原田综合征
	交感性眼炎
	中间葡萄膜炎
	急性后极部多灶性鳞状色素上皮病变
肿瘤	
原发肿瘤	视网膜母细胞瘤
	脉络膜黑色素瘤
	脉络膜痣
	脉络膜血管瘤
	脉络膜骨瘤(少见)
	淋巴瘤
	反应性淋巴样增生
全身性肿瘤	脉络膜转移癌(乳腺癌或肺癌最为常见)
先天性	家族性渗出性玻璃体视网膜病变
	视盘小凹
	牵牛花综合征
	先天性小眼球
全身性疾病	
血液动力学改变	高血压视网膜病变
	妊娠高血压
	慢性肾功能衰竭
	糖尿病性视网膜病变
	心功能不全
	硬脑膜动静脉瘘
血液成分改变	血栓性血小板减少性紫癜
	镰刀状细胞血红蛋白病
	红斑狼疮
	白血病
手术后	全视网膜光凝术
	巩膜扣带术后

一般眼底可以观察到纤维性或纤维血管性的增生膜或条索(图16-2-11)。典型的牵拉性视网膜脱离的视网膜一般是紧张而伸展的,具有凹陷的轮廓,多成帐篷样外观,活动度较差,而视网膜脱离的最高点往往是牵拉力最大的地方。当牵拉力集中于视网膜一点时,也可撕破该处的视网膜产生裂孔,称为牵拉合并孔源性视网膜脱离,此时,视网膜脱离的形态和活动度也更符合孔源性视网膜脱离的特点。

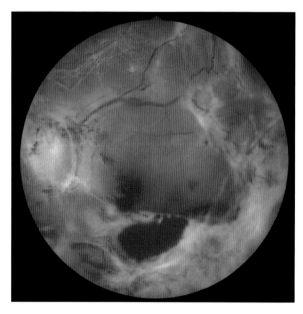

图16-2-11 糖尿病性视网膜病变纤维血管膜增生导致的牵拉性视网膜脱离

(三)诊断要点

1. 首先应确立视网膜脱离的诊断 明显的视网膜脱离比较容易确诊,视网膜呈灰白色半透明,血管颜色相对较暗,隆起度高的视网膜可呈波浪状。隆起度较低的视网膜浅脱离诊断起来相对比较困难,需要应用双目间接镜或前置镜检查所获得的立体视仔细辨认。首先,注意观察视网膜未脱离区和可疑脱离区视网膜透明度上的差别。其次,仔细观察病变区视网膜血管是否在色素水平上存在投影,如视网膜血管和其下的投影明显分离,则提示存在浅的视网膜脱离。最后,还要注意观察脉络膜的清晰程度,视网膜脱离区域脉络膜血管和色素会变得相对模糊。当怀疑周边部存在视网膜脱离时,应采用巩膜压迫来辅助发现微小的视网膜脱离。

2. 三种视网膜脱离的诊断要点 视网膜脱离的诊断确立后,根据前述的三种不同类型的视

网膜脱离的基本特征,典型病例的诊断并不困难。

(1)孔源性视网膜脱离 孔源性视网膜脱离发病前可有闪光感、眼前黑影飘动等症状,视网膜呈半透明状灰白色隆起,脱离区内可见视网膜裂孔。病程较长的病例可见伴有玻璃体增殖、裂孔卷边、视网膜固定皱褶、视网膜下增殖条索等增生性玻璃体视网膜病变的表现。陈旧性视网膜脱离可见出现划界线、视网膜囊肿等表现。

视网膜未发现裂孔并不能排除孔源性视网膜脱离,应根据前面所述的裂孔位置与视网膜脱离的形态的规律性仔细寻找,并应用三面镜、巩膜压迫器等辅助寻找裂孔。应用高亮度裂隙灯检查前部玻璃体有助于发现玻璃体色素,高度提示视网膜脱离为孔源性。详细询问病史也可以提示裂孔的位置。当视网膜脱离进展迅速时,裂孔通常位于上方且为较大的裂孔,定位更靠近赤道部而非锯齿缘;当病史提示视网膜脱离进展较慢时,应注意寻找小的、下方比较接近周边的裂孔。当视网膜发展为全脱离时,病史中最早发生视野丢失的象限对于定位原发裂孔是十分有用的线索。

(2)渗出性视网膜脱离:视网膜脱离经过仔细检查未发现视网膜裂孔,视网膜脱离呈球形,视网膜下液移动度较大,无视网膜皱褶时,应考虑渗出性视网膜脱离。通过详细询问病史、全面的眼部检查及相关的辅助检查和实验室检查寻找导致引起浆液性视网膜脱离的病因,将有助于进一步确定诊断。

(3)牵拉性视网膜脱离:视网膜脱离呈帐篷样外观,活动度较差,顶端一般可发现纤维增殖膜或条索时可确立牵拉性视网膜脱离的诊断。同时,观察脱离区外视网膜其他区域是否存在如出血、渗出、血管白鞘或白线等病变,并详细询问病史,以确定引发牵拉性视网膜脱离的原因。

(四)鉴别诊断要点

1. 孔源性视网膜脱离与非孔源性视网膜脱离的鉴别要点 孔源性视网膜脱离必须与渗出性和牵拉性视网膜脱离相鉴别,三种类型的视网膜脱离的鉴别要点如表16-2-2所示。

2. 渗出性视网膜脱离之间的鉴别诊断 确认视网膜脱离的性质为渗出性之后,应鉴别其不同于原发病,以指导治疗。全面的病史以及所有医疗资料的复习和详细的眼科检查、恰当的辅助检查(包括FFA、ICGA、OCT、OCTA及超声检查等)是明确诊断的关键。为了评估全身受累(神经、呼

吸、肠道、泌尿生殖器、关节和皮肤)的程度和严重性,相关的体格检查也是非常必要的。另外,选择性地进行血液学检测、X 线检测、CT 及 MRI 等系统性检查对于最终诊断的确立也会有所帮助。

渗出性视网膜脱离的鉴别诊断要点也就是每种疾病的临床特点,需要临床医生在基础理论和临床实践上多多积累和学习,这里不作赘述。仅就临床上常见而又容易引起混淆的大泡状视网膜脱离和 Vogt-小柳-原田综合征(Vogt-Koyanagi-Harada disease,VKH disease)的鉴别举例说明。

大泡状视网膜脱离是一种病因不明的广泛色素上皮病变,情绪及精神紧张、身体过度疲劳可能

诱发疾病发作,而糖皮质激素的应用可能有加重病情的作用。其发病机制与中心性浆液性脉络膜视网膜病变类似,可能属于其严重类型。VKH 则是涵盖了眼、脑、皮肤和听觉前庭系统的炎性疾病谱,眼部表现为肉芽肿性的葡萄膜炎,最常见的临床表现也是渗出性视网膜脱离,常呈大泡状。两种疾病虽然临床表现有相似之处,但治疗原则截然不同,临床上务必加以鉴别,避免误诊误治。鉴别诊断要点如表 16-2-3 所示。

一些常见的脉络膜肿瘤和玻璃体视网膜病变导致渗出性视网膜脱离的鉴别要点如表 16-2-4 和表 16-2-5 所示。

表 16-2-2　三种类型视网膜脱离的鉴别诊断

	孔源性视网膜脱离	渗出性视网膜脱离	牵拉性视网膜脱离
视网膜脱离的原因	视网膜裂孔	多种原发病	引起纤维增生的原发病
视网膜裂孔	90%~95% 可发现裂孔	无裂孔或有并发裂孔	无原发裂孔,可有继发裂孔
玻璃体内色素	70% 病例可见	无	外伤病例可见
玻璃体改变	可有玻璃体后脱离、裂孔瓣的牵拉等	除葡萄膜炎外一般清亮	玻璃体视网膜牵拉
视网膜脱离外观及活动度	球形,波动或有固定皱褶	球形平滑隆起,一般无固定皱褶	视网膜紧绷,表面凹陷,牵拉点为最高点,呈帐篷样外观
视网膜隆起度	低或中度,极少患者会较高	可随头位改变而变化,部分患者可高达晶状体后	隆起至局部牵拉出的水平
视网膜下液	清亮,部分有移动性	清亮或混浊,有移动性(呈重力依赖性)	清亮,无移动性
慢性脱离的表现	划界线、视网膜囊肿形成、视网膜萎缩	通常无,部分可能出现视网膜下增生	划界线

表 16-2-3　大泡状视网膜脱离与 VKH 急性期的鉴别

	大泡状视网膜脱离	VKH
起病	慢,可有中心性浆液性脉络膜视网膜病变史或激素应用史	急
伴随症状	多无	头疼、耳鸣、白发、脱发、白癜风等
前节	正常	可有前葡萄膜炎表现,早期为非肉芽肿性,晚期或复发期为肉芽肿性
眼底表现	视盘正常,后极部无泡状脱离,下方视网膜呈球形脱离	视盘充血、视网膜水肿,后极部可有数个泡状脱离,随病情发展下方出现球形视网膜脱离
荧光造影表现	几个至十几个较大的渗漏点,多呈墨渍样渗漏,视盘荧光正常(图 16-2-12)	大量细小、针尖状渗漏点,晚期呈多湖样荧光积存,视盘强荧光(图 16-2-13)
OCT 表现	脉络膜广泛或局灶性增厚,可见脉络膜大血管扩张及其表面脉络膜毛细血管萎缩、薄变。视网膜下积液较广泛,可伴有小 PED 及视网膜下高反射信号(纤维素性渗出)(图 16-2-14)	脉络膜弥漫增厚,RPE 和脉络膜可出现波浪起伏的皱褶。视网膜层间可出现多个内部呈分隔样结构的积液,并伴有多灶性视网膜下积液(图 16-2-15)
超声检查	视网膜脱离	视网膜脱离伴脉络膜增厚
激素治疗	病情加重	敏感、病情可显著缓解

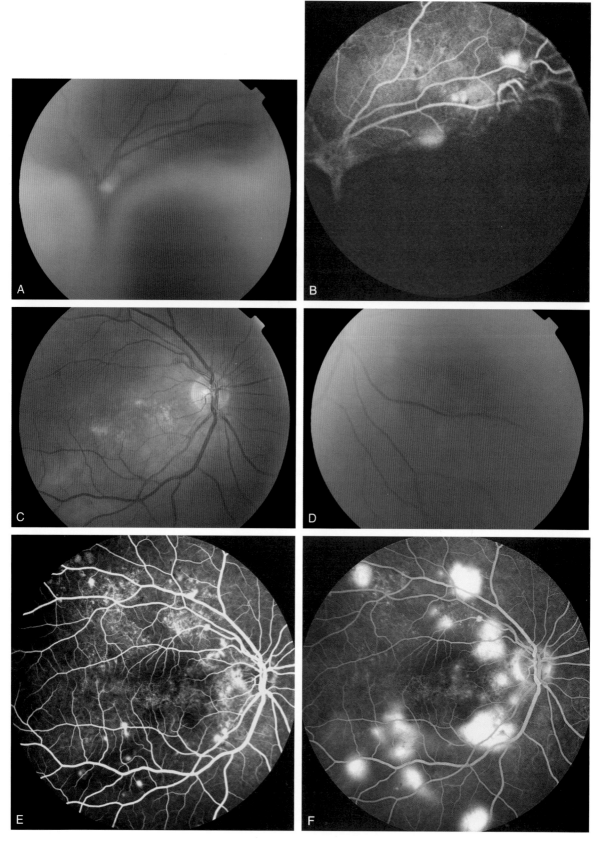

图 16-2-12 大泡状视网膜脱离

A. 左眼彩色眼底像,可见下半视网膜呈半球状脱离,视盘颜色及边界正常;B. 左眼 FFA 图像,颞上血管弓附近可见数个呈墨渍样渗漏的渗漏点;C. 右眼彩色眼底像,后极部可见广泛 RPE 脱色素改变;D. 右眼彩色眼底像,可见下方视网膜脱离;E. 右眼 FFA 早期,可见十余个点状强荧光,部分已呈墨渍样渗漏;F. 右眼 FFA 晚期:上述强荧光点均明显渗漏

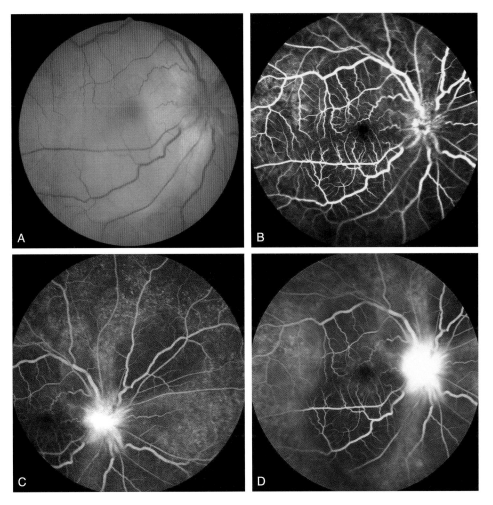

图 16-2-13 Vogt-小柳-原田综合征(VKH)

A. 右眼彩色眼底像,可见视盘水肿,后极部视网膜水肿;B. FFA 早期,视盘边界不清,表面血管扩张,脉络膜背景荧光不均匀,黄斑颞侧可见大量密集针尖样强荧光点;C. FFA 中期,视盘边界不清,渗漏,上方及鼻侧后极部可见大量密集强荧光点,渗漏;D. FFA 晚期,视盘不清,渗漏,后极部大量强荧光点,渗漏

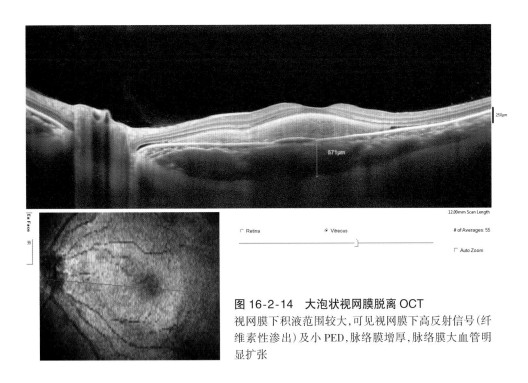

图 16-2-14 大泡状视网膜脱离 OCT

视网膜下积液范围较大,可见视网膜下高反射信号(纤维素性渗出)及小 PED,脉络膜增厚,脉络膜大血管明显扩张

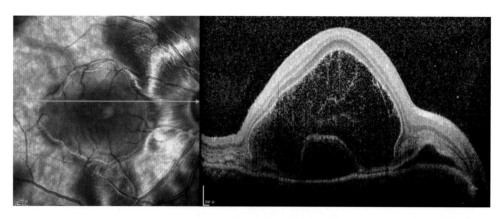

图 16-2-15　VKH 病急性期 OCT

视网膜层间积液隆起度高,其内可见分隔样结构,同时可见多处视网膜下积液

表 16-2-4　脉络膜肿瘤相关的渗出性视网膜脱离的鉴别诊断

	脉络膜黑色瘤	脉络膜骨瘤	脉络膜血管瘤	脉络膜淋巴瘤	脉络膜转移癌	恶性血液病
人口学特征	高加索人,60 岁左右好发	年轻女性,20 岁左右好发	孤立性血管瘤平均发病年龄为 47 岁。弥漫性血管瘤(Sturge-Weber 综合征的特征之一)平均发病年龄为 8 岁	男性多见,平均确诊年龄为 68 岁(中位数)	平均年龄为 58 岁的女性好发,常见肿瘤为乳腺癌和肺癌	通常为白血病患者:ALL、CLL、AML、CML
眼部特征	色素性圆顶状肿物,平均基底径为 11mm,厚度为 4.5mm(中位数)	位于视盘周围的黄白色或橘红色病灶	孤立性血管瘤通常为圆形、橘红色,位于赤道后,视盘附近或颞侧,边缘有色素沉着。弥漫性血管瘤眼底呈弥漫红色(番茄酱),伴脉络膜增厚和视网膜血管迂曲	黄白色脉络膜浸润灶,2/3 患者病灶位于血管弓外,多位于颞上或弥散分布	位于赤道后的橘黄色圆顶状或高而平的病灶,平均基底径为 8~9mm,平均厚度为 2~3mm(中位数)	后极部脉络膜较正常增厚数倍,浸润多位于血管周围,但也可呈斑片状或弥漫性
渗出性视网膜脱离	临床上 75% 患眼可以发现渗出性视网膜脱离,所有患眼均有微小的视网膜下液。渗出性视网膜脱离为肿瘤生长、转移和肿瘤相关死亡的危险因素	渗出性视网膜脱离提示视力预后不良,多由于发生了继发性 CNV	81% 孤立性血管瘤的患者发生视网膜下液	渗出性视网膜脱离非普遍现象,并且通常浅而局限	常常发生渗出性视网膜脱离	渗出性视网膜脱离一般位于后极部,通常比较浅,但也有报道视网膜脱离呈球形或视网膜全脱离
渗出性视网膜脱离的发病机制	内外屏障的渗透性增加	骨瘤表面 RPE 和 Bruch 膜逐渐萎缩导致外屏障破坏,表现为多发性针尖样渗漏	RPE 改变导致视网膜下液聚集和排出的不平衡	RPE 和外层视网膜损伤导致外屏障破坏	外屏障破坏导致 RPE 水平弥漫点状渗漏	外屏障破坏导致 RPE 水平弥漫点状渗漏

注:ALL:acute lymphocytic leukemia,急性淋巴细胞白血病;CLL:chronic lymphocytic leukemia,慢性淋巴细胞白血病;AML:acute myelocytic leukemia,急性髓细胞白血病;CML:chronic myelocytic leukemia,慢性髓细胞白血病

表 16-2-5　一些玻璃体视网膜病变相关的渗出性视网膜脱离

	Coats 病	视网膜血管增生性肿瘤（vasoproliferativetumors of retina，VTR）	视网膜星形细胞错构瘤	玻璃体视网膜淋巴瘤	家族性渗出性玻璃体视网膜病变
人口学特征	绝大多数为男性，平均确诊年龄为 5 岁	原发性 VTR 女性多见，平均发病年龄 44 岁。继发性 VTR 发病平均年龄更年轻	50% 病例与结节性硬化症相关	中老年患者，平均确诊年龄为 60 岁左右，女性为主	男性略多于女性，平均出生体重 2.8kg，平均孕周为 37.8 周，出现症状的平均年龄接近 6 岁
眼部特征	黄斑区和周边的视网膜毛细血管扩张，导致视网膜下渗出聚积，形成黄白色丘状结晶样沉积物，多位于黄斑颞侧或中周部视网膜	边界不清的黄色或红色视网膜肿物，多位于远周边颞下象限，伴有渗出和渗出性视网膜脱离。原发性 VTR 多小而孤立，位于赤道部和锯齿缘之间。继发性 VTR 则多灶和双眼发病更为多见	位于神经纤维层的小的无蒂的未钙化的病灶或结节状的黄白色钙化灶，或两者的混合病灶	特征性表现为团状或片状玻璃体细胞，以及视网膜及视网膜下的浸润	颞侧视网膜皱襞、黄斑牵拉移位、视网膜新生血管，周边玻璃体机化、玻璃体积血、牵拉性视网膜脱离和视网膜下渗出
渗出性视网膜脱离	渗出性视网膜脱离的范围随着病变血管和渗出物的进展而扩大，可发展为视网膜全脱离伴视网膜下黄绿色团块形成	一般会发生渗出性视网膜脱离	神经视网膜和视网膜下可含有黄色脂蛋白渗出物，渗出性视网膜脱离可见 4 周内自发消退。如果渗出性视网膜脱离持续超过 6 周，建议进行治疗干预	9%~28.5% 的 B 细胞淋巴瘤和 71% 的 T 细胞淋巴瘤可发生渗出性视网膜脱离	可发生多种类型的视网膜脱离，如孔源性、牵拉性和渗出性视网膜脱离，以及视网膜皱襞形成
渗出性视网膜脱离的发病机制	扩张的视网膜血管慢性渗漏以及继发性血管瘤引起视网膜内水肿。过多的视网膜内液达到饱和状态，导致液体聚积于视网膜下	发病机制与 Coats 病类似	初期视网膜内屏障受累，随着病程进展和视网膜的破坏，视网膜外屏障也进一步受损	RPE 的实性脱离可造成 RPE 和视网膜外屏障功能异常，同时，视网膜血管渗漏也造成内屏障的损害	视网膜血管高通透性导致视网膜内屏障损伤

3. **与视网膜脱离相似病变的鉴别要点**　可能与视网膜脱离混淆的病变包括视网膜劈裂、脉络膜脱离、脉络膜肿瘤、玻璃体膜和视网膜压迫/非压迫白变性等，临床上应注意区分。

视网膜劈裂："脱离"是指胚胎来源不同而在解剖结构上紧密靠近的两层组织发生了分离。脱离造成的损伤主要取决于营养支持的供求关系。而"劈裂"是指同一胚胎来源所形成的相对疏松的多层组织结构之间发生的分离。视网膜劈裂是神经视网膜层间劈开为两层，与视网膜脱离不同，劈裂的外层视网膜仍然贴附于眼球壁。

视网膜劈裂可分为获得性、X 连锁遗传性青少年型和继发性三类。获得性视网膜劈裂又称变性性视网膜劈裂，劈裂部位位于外丛状层，多见于年长者，在周边视网膜囊样变性的基础上发病。因其起病多位于颞侧周边部眼底，视网膜呈灰白球形隆起的外观，极易与视网膜脱离相混淆（图 16-2-16）。X 连锁遗传性青青少年型视网膜劈裂症又称先天性视网膜劈裂症，劈裂部位为视网膜神经纤维层，所有患者均有黄斑部的劈裂（图 16-2-17，图 16-2-18），半数患者可伴有周边部视网膜劈裂。劈裂的视网膜内层菲薄，呈薄纱样，常伴有圆形或椭圆形裂孔，也极易误诊为视网膜脱离（图 16-2-19）。继发性视网膜劈裂多继发于下列疾病：增生性糖尿病性视网膜病变、早产儿视网膜病变、中间部葡萄膜炎、外伤、视盘小凹、病理性近视等。视网膜劈裂与视网膜脱离的鉴别见表 16-2-6。

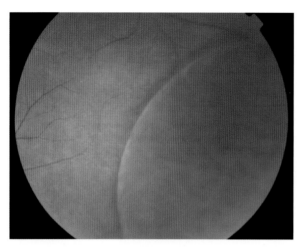

图 16-2-16　后天性视网膜劈裂眼底像

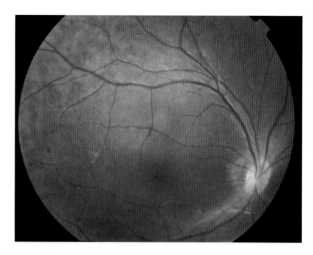

图 16-2-17　先天性视网膜劈裂黄斑部劈裂眼底像

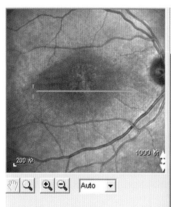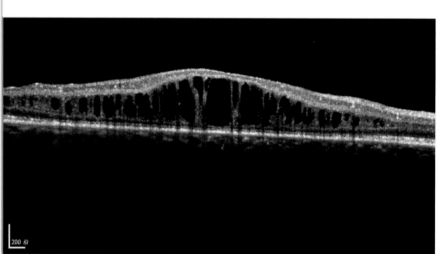

图 16-2-18　OCT 示黄斑部视网膜劈裂

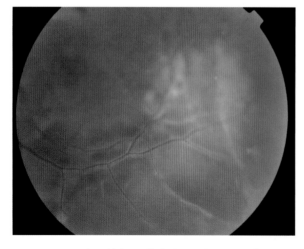

图 16-2-19　先天性视网膜劈裂周边部的视网膜劈裂眼
底像

表 16-2-6　视网膜脱离与视网膜劈裂的鉴别

	视网膜脱离	视网膜劈裂
外观	灰白、透明度差	菲薄、薄纱样,透明,可有多发白色斑点
活动度	好	不活动
皱褶	有	光滑无皱褶
视网膜下液	波动	无
裂孔	全层孔	内层孔或外层孔
透过裂孔	均匀一致的橘红色脉络膜	颗粒状外观(外层视网膜)
激光光凝反应	无或弱	明显光凝反应

OCT是目前鉴别视网膜脱离和视网膜劈裂的"金标准",随着OCT技术的发展,其检测范围已经扩展到位于赤道前的周边视网膜。不过,由于光穿过晶状体周边部时产生散射,检测周边视网膜时可能无法获得高清晰度的图像,因此B超在鉴别周边部视网膜脱离和视网膜劈裂时,尤其在屈光间质不清状态下将起到重要的作用。视网膜脱离在B超检测中表现为带状中强回声,其下方为无回声区;视网膜劈裂则表现为细条带状中等回声,与球壁相连,其下方为兼有丝状弱回声的无回声区(劈裂腔)(图16-2-20)。高分辨率B超采用开睑状态下的浸润技术(immersion technique)可以区分视网膜的不同层面,包括神经纤维层、外丛状层和RPE-Bruch膜复合物,这样就能够达到区分视网膜脱离和劈裂的目的。

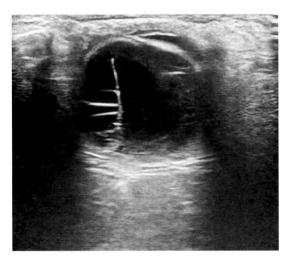

图 16-2-20 B超示视网膜劈裂
周边部细条带状中等回声,与球壁相连,其下方为兼有丝状弱回声的无回声区

近年来,超广角自发荧光成像在视网膜脱离和视网膜劈裂的鉴别诊断方面的作用也开始受到重视。视网膜脱离区域的超广角自发荧光主要表现为不同程度的低自发荧光,可能由于RPE表面的视网膜下液遮蔽了RPE发出的自发荧光造成;而视网膜劈裂区域的自发荧光则大部分呈相对正常的自发荧光,原因可能为神经视网膜层间分离时其下方的RPE相对正常。如果神经视网膜劈裂腔呈球形,也可能会产生遮蔽性的低自发荧光。

视网膜劈裂可以与视网膜脱离并存,称为劈裂性视网膜脱离,一般发生于视网膜劈裂内层和外层均出现裂孔的情况。视网膜脱离发生后,视网膜的透明度将减低并形成皱褶,且有一定的活动度。劈裂性视网膜脱离分为两型:1型指视网膜脱离的范围未超过视网膜劈裂的范围,通常不需手术治疗;2型指视网膜脱离的范围超过了劈裂的范围,常常需要手术治疗,以封闭外层和全层的视网膜裂孔。

视网膜内大囊肿:也被称为局部继发性视网膜劈裂,类似于变性性视网膜劈裂。它们仅发生在长期视网膜脱离的区域。视网膜内大囊肿一般2~3个视盘直径大小,经常发生在视网膜周边部(图16-2-21)。大囊肿不需要特殊治疗,在视网膜复位后就会消失。

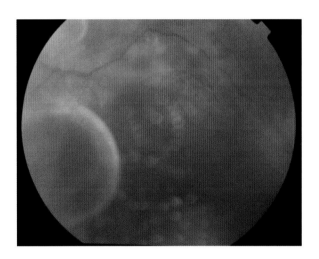

图 16-2-21 陈旧视网膜脱离
周边部可见视网膜大囊肿

脉络膜脱离:脉络膜脱离通常呈球形,有一个平滑而不是波浪状的外观。鼻侧和颞侧的球形脱离要大于上方和下方。一般情况下,棕色的脉络膜就位于视网膜下,没有视网膜脱离的透明外观。在球形脉络膜脱离之间,脉络膜被涡静脉或睫状后长动脉和神经固定在巩膜上,形成沙漏样外观。这种固定效应限制了脱离向后极部的进展,所以后极部一般不会发生脉络膜脱离(图16-2-22)。

脉络膜肿瘤:有时候隆起的脉络膜病灶会与视网膜脱离相混淆,鉴别需要一定经验。脉络膜病变更有实体感,缺乏视网膜脱离的透明外观。而且脉络膜病变一般表面光滑,缺乏视网膜脱离的波浪感。然而,脉络膜肿瘤也可能同时继发浆液性视网膜脱离,使鉴别诊断更为困难(图16-2-23)。

玻璃体混浊:当屈光间质比较模糊时,玻璃体膜或积血(特别陈旧的呈黄白或灰白色的积血)与视网膜脱离很相似(图16-2-24)。鉴别的要点在于积血处无血管,玻璃体膜无血管或有异常的血

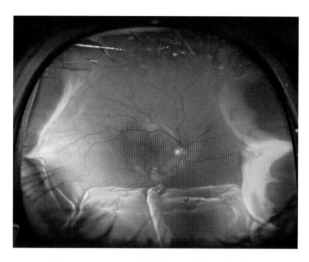

图 16-2-22 脉络膜脱离合并视网膜脱离
鼻侧及颞侧周边部可见数个平滑的球形棕色隆起,为脉络膜
脱离,下方周边部球形波浪状灰白色隆起,为视网膜脱离

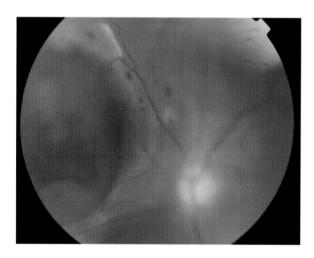

图 16-2-23 脉络膜肿物

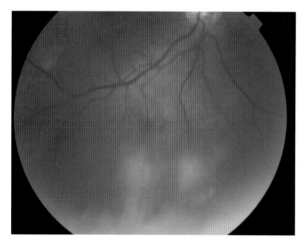

图 16-2-24 下方灰白色的陈旧玻璃体积血,有时易与视网膜脱离混淆

管,血管形态与正常的视网膜血管不同。彩色多普勒超声检查对鉴别诊断非常有帮助。

视网膜压迫白和非压迫白变性:在周边视网膜,视网膜会呈现较周围区域更白的颜色,这种颜色改变可以是所有时间都能看到的,即非压迫白,也可以是仅在行巩膜压迫时能看到,即压迫白。这一区域通常边界很清楚,呈地图样外观,很像浅脱离的视网膜颜色(图 16-2-25)。鉴别时,要注意观察是否有血管暗影等视网膜浅脱离特征存在,还可将问题区域置于顶压嵴的顶端,通过观察视网膜与顶压嵴是否有小的分离来确定视网膜是否有脱离。

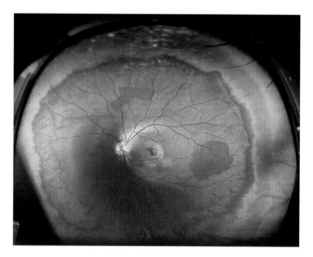

图 16-2-25 全周周边视网膜可见非压迫白变性
因视网膜色泽较浅,易与视网膜浅脱离混淆

(五)误诊原因分析

孔源性视网膜脱离在临床上最为常见,误诊漏诊时有发生。总结近年来国内的报道,孔源性视网膜脱离常被误诊为:玻璃体混浊或飞蚊症、玻璃体积血、中心浆液性脉络膜视网膜病变、葡萄膜炎、眼内肿瘤等。在一些基层医院,甚至出现误诊为近视、弱视、老年性白内障及老视等疾病。除医疗检查设备所限以外,对疾病认识的不足、体检不够详细全面也是造成误诊的重要原因。

早期孔源性视网膜脱离常被误诊为生理性飞蚊症和后葡萄膜炎,究其原因,主要为临床医生忽略了眼前黑影飘动及闪光感可能是孔源性视网膜脱离的前驱症状,未对眼底尤其是周边部视网膜进行详细的检查,从而导致误诊。

视网膜脱离如缓慢进展,造成黄斑脱离时,则最易误诊为中心性浆液性脉络膜视网膜病变。其主要误诊原因,还是由于病史询问不全面、检查不系统。孔源性视网膜脱离造成黄斑部浅脱离时,可出现视力减退、视物变小、变形等症状，与中心性浆液性脉络膜视网膜病变病症相同，而小瞳下检查仅能发现后极部视网膜发灰，无中心凹光反射等体征，也类似中心性浆液性脉络膜视网膜病变体征。但如果仔细询问，有可能发现患者在中心视力下降前即有周边黑影遮挡的病史，再散瞳仔细检查周边视网膜，即可明确诊断。

当孔源性视网膜脱离未发现明显视网膜裂孔时，临床医生如没有仔细观察视网膜脱离的形态，注意玻璃体色素、视网膜皱褶等提示孔源性视网膜脱离的特征，往往会将其误诊为渗出性视网膜脱离。

脉络膜脱离型视网膜脱离常伴有较重的葡萄膜炎反应，如前房闪辉（+）、瞳孔粘连等，易误诊为葡萄膜炎而耽误手术治疗。但如果详细追问病史，患者多会伴有"飞蚊症"、眼前黑影飘动、闪光感等症状，再仔细检查前节，会发现前房没有灰白KP（偶见色素KP）、前房加深、虹膜晶状体隔震颤、眼压极低等特征性改变，散瞳查眼底后会发现视网膜脱离和脉络膜脱离。如果认识到这些，就能尽量避免误诊。

此外，由于伴有脉络膜浆液性或血性脱离，脉络膜脱离性视网膜脱离还可能被误诊为脉络膜肿瘤，甚至行眼球摘除术，这与临床医生的经验不足、检查不全面、诊断过于草率有关。依靠娴熟的间接检眼镜检查技术，辅以荧光素眼底血管造影和吲哚青绿眼底血管造影、彩色多普勒超声、超声造影等检查，必要时行磁共振检查等，应该还是能将两者鉴别开的。

同样，渗出性视网膜脱离也容易被误诊为孔源性视网膜脱离。主要误诊原因是临床医生对渗出性视网膜脱离缺乏足够的了解，当发现视网膜脱离又找不到裂孔时，没有仔细检查是否存在其他异常就进行诊断。最常被误诊为孔源性视网膜脱离的渗出性视网膜脱离是大泡状视网膜脱离，少见的还包括葡萄膜渗漏综合征、结核性脉络膜炎等。不同病因的渗出性视网膜脱离之间也容易误诊，最常见的就是前面提到的大泡状视网膜脱离和VKH，对于疾病了解的不全面是导致误诊的主要原因，掌握了疾病的特点并注意应用各种方法鉴别将减少误诊的发生。

（六）诊断思路与误诊的防范

从前述的误诊原因分析可以看出，视网膜脱离的误诊多由于临床医生在接诊患者时先入为主，未能详细询问病史及检查眼底，加之眼底病知识和检查设备的限制所造成。因此，最终诊断需要在全面的病史、详细的眼部检查以及恰当的辅助检查的基础上确立，只有寻找到确凿的证据，才能作出正确的诊断，尽量避免误诊、漏诊的发生。

1. **详细询问病史**　病史对于判断视网膜脱离的类型有很重要的指导价值。怀疑孔源性视网膜脱离的患者应询问其有无近视、眼部钝挫伤等病史，是否为无晶状体眼，是否存在闪光感、眼前黑影飘动、视野缺损等症状。病史还可以提示裂孔的位置。最早发现视野丢失的象限对定位原发裂孔是十分有用的线索，尤其是当就诊时视网膜已经发展到全脱离的程度的患眼。例如，患者主诉视野缺损由鼻下开始，那么在眼底检查时应注意在颞上象限寻找裂孔。另外，如果病史提示视网膜脱离进展迅速，则裂孔可能位于上方，可能为较大的裂孔，定位也可能更靠近赤道而不是锯齿缘；如果病史显示视网膜脱离进展较慢，则应注意寻找小的、下方比较周边的裂孔。

全身性疾病病史的询问是不可省略的步骤。渗出性视网膜脱离的患者多有全身性疾病病史，如恶性高血压、子痫、肾衰等；葡萄膜炎如Vogt-小柳-原田综合征患者可有头疼、耳鸣、脱发、颈部僵直、皮肤脱色素改变等症状或体征。牵拉性视网膜脱离多有糖尿病、镰刀形红细胞病病史或早产、眼球穿孔伤病史。

2. **仔细进行眼前节检查**　应注意眼压、前房深度、前节有无炎性反应、晶状体虹膜隔有无震颤、虹膜有无新生血管、巩膜表层血管扩张，散瞳后应注意检查前玻璃体有无色素或炎症细胞。

3. **双目间接检眼镜详细眼底检查**　眼底病患者应双眼散瞳进行眼底检查。借助熟练的双目间接检眼镜或前置镜检查技术先对患眼的玻璃体及全部视网膜（注意不能仅局限于后极部）进行详细的检查。首先应确定眼底病变是否是视网膜脱离，将一些与视网膜脱离相似的病变区别开。如明确是视网膜脱离，应辅以巩膜压迫器仔细检查周边视网膜，以寻找视网膜裂孔。同时还要注意视盘有无充血、视网膜有无水肿、有无视网膜血管异常、有无眼内肿物等。对于无全身性疾病突然发生的玻璃体积血，尤其是中老年或中高度近视患者，应首先考虑玻璃体浓缩、后脱离时将视网膜撕裂，引起视网膜裂孔、视网膜脱离的可能，需反复详查眼底，必要时结合超声波检查，以便能早期确诊。

对于对侧眼的细致检查也是非常重要的，如果发现双眼对称性的改变，可以提示病变可能与炎症、先天异常或全身性疾病相关。对于孔源性视网膜脱离,对侧眼的检查也十分重要,可以及早发现视网膜变性区、视网膜裂孔甚至局限性的视网膜脱离,尽早治疗以防止病变发展,保护患者视力。

4. 辅助检查 荧光素眼底血管造影(FFA)在明确是否存在中心性浆液性脉络膜视网膜病变、葡萄膜炎及血管病变等方面有重要的作用,是确定渗出性视网膜脱离病因学的主要辅助检查之一。而当仔细检查眼底并未发现视网膜裂孔,且视网膜脱离的外观、形态又无法确定是否是孔源性视网膜脱离时,荧光血管造影是首选的鉴别诊断检查技术,以确定是否存在引起渗出性视网膜脱离的病因存在。

吲哚青绿血管造影(ICGA)是荧光素眼底造影的辅助措施,对于了解有无脉络膜病变有一定帮助。当病变伴有视网膜下出血和视网膜色素上皮脱离时,ICGA 也能提供有用的信息。

相干光断层扫描成像(OCT)对于黄斑部病变的诊断有不可替代的作用,可以发现黄斑部的前膜或牵拉、劈裂、裂孔、视网膜脱离、色素上皮脱离、脉络膜新生血管等多种病变。在视网膜脱离的鉴别诊断方面,OCT 也有重要的作用。例如,一些诊断中心性浆液性脉络膜视网膜病变的患者在行 OCT 后,发现黄斑部的浆液性脱离并非局限性,而是向周边延伸,且越往周边视网膜脱离越高,就应高度怀疑孔源性视网膜脱离可能。随着 OCT 技术的发展,对赤道前的视网膜病变也可以进行检测及图像采集,成为鉴别周边部的视网膜劈裂和脱离重要辅助检查技术。

超声检查对于了解屈光间质混浊的患者有无视网膜脱离、脉络膜增厚、脉络膜脱离及其性质、巩膜炎症或巩膜增厚、任何部位的肿瘤的性质、位置和大小等方面有很大帮助。利用高分辨率超声,有经验的超声检查技师可以鉴别视网膜脱离和视网膜劈裂,甚至分辨视网膜劈裂的层次。CT 及磁共振成像技术检查在了解眶内有无炎症或占位性病变、眼内占位性病变特点方面可以补充临床检查和超声扫描的不足,对于一些渗出性视网膜脱离病因的确定有一定的帮助。

风湿免疫学检查如血沉、类风湿因子、抗中性粒细胞胞浆抗体(ANCA)、HLA-B27 等,以及一些感染性疾病的特异性检查如梅毒螺旋体特异性抗体试验、PPD 试验、TORCH 试验等,对于诊断困难的渗出性视网膜脱离的确诊有一定辅助作用,可

根据实际情况适当选择。

(七) 误诊病例与经验教训

误诊病例:男性,57 岁,右眼视力下降 1 个月就诊。既往:2 型糖尿病病史 20 年,应用甘舒霖胰岛素控制血糖。7 年前,行右眼白内障超声乳化摘除+人工晶状体植入术。否认外伤史。查体:视力:右眼:0.3,左眼:0.5,眼压:右眼:10.7mmHg,左眼:15.6mmHg,前节检查:右眼人工晶状体在位,双眼前节未见明显异常,未见虹膜新生血管,眼底检查:右眼玻璃体混浊,隐见视网膜脱离,未见明显裂孔。左眼眼底未见明显异常。考虑患者患有 20 年糖尿病,并且右眼有白内障手术史,故接诊医师考虑其可能为糖尿病性视网膜病变引起的玻璃体积血及牵拉性视网膜脱离。1 周后,患者视力进行性下降,查体发现视网膜下方视网膜呈球形脱离,未见明确视网膜裂孔(图 16-2-26)。接诊医师遂考虑渗出性视网膜脱离可能,并行FFA 检查明确病因。FFA 显示右眼早期后极及赤道部未见明确 RPE 及视网膜血管渗漏,下方视网膜血管飘浮感。颞上周边部可见小血管轻度渗漏。晚期视盘轻度强荧光渗漏,2:00~11:00 范围视网膜小血管广泛轻度渗漏(图 16-2-27,图 16-2-28,图 16-2-29)。左眼彩色眼底照相及 FFA 未经明显异常(图 16-2-30,图 16-2-31)。从 FFA 结果并未发现明显的血-视网膜内外屏障破坏的证据,因此渗出性视网膜脱离的诊断无法成立。随着患者视力的进一步下降,再一次详细进行眼部检查,在玻璃体腔内发现色素细胞,通过坐位和卧位眼底检查视网膜全脱离,未发现视网膜下液具

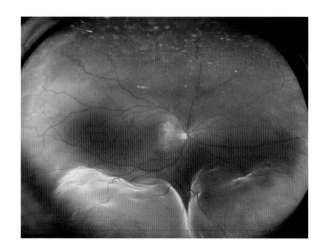

图 16-2-26　右眼超广角眼底彩像
3:00~10:30 位视网膜脱离,下方视网膜呈球形隆起,视网膜裂孔不明确

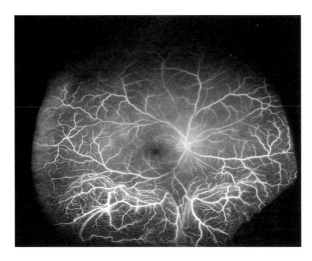

图 16-2-27　超广角荧光造影早期（0′29″）

未见明确 RPE 及视网膜血管渗漏，下方视网膜血管飘浮感

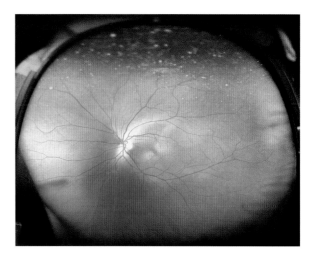

图 16-2-30　左眼超广角眼底彩像

未见明显异常

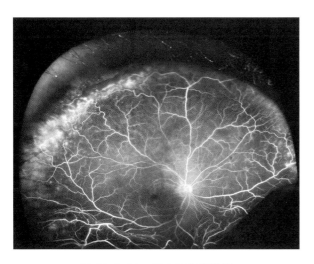

图 16-2-28　超广角荧光造影

颞上周边可见视网膜小血管轻度渗漏

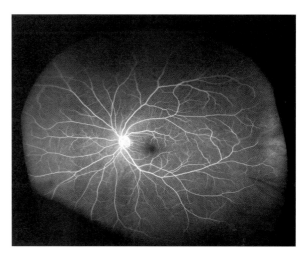

图 16-2-31　左眼超广角 FFA

未见明确异常渗漏

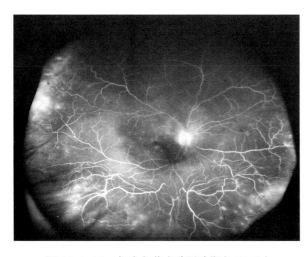

图 16-2-29　超广角荧光造影晚期（10′03″）

视盘轻度强荧光渗漏，2:00~11:00 范围可见视网膜小血管广泛轻度渗漏

有移动性，结合巩膜压迫器和间接检眼镜检查在 10:00~12:30 接近锯齿缘处发现视网膜裂孔，遂进行巩膜外冷冻、环扎、外加压术，术后第二天视网膜完全复位（图 16-2-32）

　　经验教训：孔源性视网膜脱离在没有发现明确视网膜裂孔时容易和非孔源性视网膜脱离，尤其是渗出性视网膜脱离相混淆。该患者视网膜裂孔位于极周边部，不容易被发现，又因患者有长期糖尿病病史，又发生了玻璃体混浊，因此，临床医生容易先入为主诊断为非孔源性视网膜脱离，而忽视了指向孔源性视网膜脱离的细节。首先，患眼玻璃体混浊、视网膜脱离，而对侧眼视网膜未出现明显糖尿病性视网膜病变，这与糖尿病性视网膜病变双眼大多对称的临床规律不相符，并且视网膜脱离的形

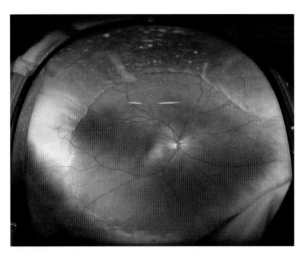

图 16-2-32　右眼巩膜外冷冻、环扎、外加压术后超广角眼底彩像

显示视网膜复位,裂孔位于加压嵴上

态也非帐篷样外观,因此牵拉性视网膜脱离的可能性较小。其次,视网膜脱离的范围虽然以下方脱离为主,但脱离区上缘两侧并不对称,颞侧缘高于鼻侧缘,这种脱离形态更符合孔源性视网膜脱离的特征。另外,视网膜脱离在数天内发展迅速,这在渗出性视网膜脱离中也相对少见。当非孔源性视网膜脱离证据不足时,应进行更详细的眼部检查,以发现孔源性视网膜脱离的证据,如玻璃体色素等,同时行 FFA 进一步排除常见的导致渗出性视网膜脱离的病因。因此,对于病因不明确的视网膜脱离,只有关注细节、全面检查、认真分析,才能尽量避免误诊,及时给予患者正确的治疗。

（周海英　魏文斌）

第三节　白瞳症的鉴别诊断要点、误诊原因剖析与防范

一、概述

白瞳症(Leukocoria),俗称"猫眼",即瞳孔区呈现黄白色反光。临床上表现为白瞳症的疾病主要有视网膜母细胞瘤(retinoblastoma,Rb)、Coats 病(外层渗出性视网膜病变),永存原始玻璃体增生症(persistent hyperplasia of primary vitreous,PHPV),早产儿视网膜病变(retinopathy of prematurity,ROP),白内障,转移性眼内炎,眼弓蛔虫病,先天性脉络膜缺损等。以上病变除 Rb 为恶性肿瘤会威胁患儿生命外,其余眼内病变均为良性,因此,Rb 与各种良性眼内病变的鉴别诊断是重点。

Coats 病是临床上最常见的需要与 Rb 鉴别诊断的眼内病变。两者最常见的临床体征均表现为白瞳症和斜视。Coats 病早期为视网膜深层渗出,发展至晚期则演变为视网膜下渗出,进而导致渗出性视网膜脱离,临床上常见 2~3 个球形视网膜隆起位于瞳孔区晶状体后,其上常可见不规则的血管扩张和毛细血管扩张。如视网膜深层黄白色渗出斑块呈实性感,则易与外生型 Rb 相混淆。外生型 Rb 向视网膜下生长,导致渗出性视网膜脱离,脱离的视网膜有时内层结构尚未破坏,其上走行有弯曲扩张的血管,这时与 Coats 病难以鉴别。但 Coats 病发病年龄较晚,诊断时的平均年龄为 5 岁,男性居多,单眼发生,在检眼镜下发现异常的视网膜微血管瘤和血管扩张为重要的诊断依据,有些病例可见闪烁发光的胆固醇结晶而有助于诊断。如穿刺抽取视网膜下液,可以检出泡沫细胞、吞噬细胞以及胆固醇结晶。相比而言,Rb 发病年龄较早,诊断时的平均年龄为 2 岁,无明显性别倾向,60% 单眼发生,40% 双眼发生。外生型 Rb 在视网膜脱离的深部可以发现黄白色实性肿块,B 超和 CT 均能显示球内占位病变,大多数病变中可探及强回声或显示高密度影,即为 Rb 肿瘤内部的"钙斑",这种特征性的影像表现在 Coats 病中很罕见。诊断依据如表 16-3-1 所示。

表 16-3-1　Rb 与 Coats 病主要鉴别诊断依据

	Rb	Coats 病
诊断平均年龄	2 岁	5 岁
性别倾向	不明显	男性多
家族史	10%	无
眼别	40% 双侧,60% 单侧	单侧
球内肿物	有	无
视网膜血管	规则扩张扭曲	不规则扩张伴毛细血管扩张
视网膜渗出	无	有
玻璃体播散	有	无
超声检查	强回声"钙斑"	视网膜脱离
CT	高密度"钙斑"	视网膜脱离

PHPV 是一种先天性眼内异常,胚胎 2 月时原始玻璃体本应被吸收,但在出生后仍残留则形成白瞳症。该病多为单侧发生,无家族史,临床上表现为小眼球、浅前房、虹膜后粘连或瞳孔膜残存,晶状体后部白色膜状物附着并牵引睫状体使

睫状体拉长,此时发生的白瞳症易与 Rb 混淆,临床经验及 B 超、CT、MRI 有助于鉴别。

ROP 多发生于接受过高浓度氧气治疗的早产儿,氧对未成熟视网膜即未完全血管化的视网膜引起原发的血管收缩和继发的血管增生,常在生后 2~6 周双眼发病。早期视网膜小动脉变细,静脉迂曲扩张,新生血管形成。此后全部血管扩张,视网膜水肿、混浊、隆起、出血,隆起部可见增生的血管条索,向玻璃体内生长。晚期玻璃体内血管增生,结缔组织形成,牵引视网膜形成皱褶,病情严重者晶状体后可见机化膜,散瞳后可见被机化膜拉长的睫状突。病史和超声波检查可供鉴别。

先天性白内障多发生于出生数月婴儿,患儿瞳孔区发白,患眼视力差,或母亲孕期有风疹史。B 超示球内无占位病变是主要的鉴别诊断依据。

转移性眼内炎目前已少见,原因是大量敏感抗生素的应用,但这种病例仍应与 Rb 相鉴别。小儿眼内炎多属内源性,有高热及感染史,菌血症累及视网膜,引起的炎症可以限局在视网膜内形成小病灶,易于吸收,也可扩展至葡萄膜和玻璃体形成眼内炎而表现为瞳孔发黄。但眼内炎常伴有不同程度的虹膜睫状体炎、前节炎症痕迹,如虹膜后粘连、瞳孔大小不等、瞳孔区机化膜等。眼内炎早期抗感染治疗有效,原本疑为肿瘤的团块逐渐消散,而肿瘤抗感染治疗无效。B 超检查具有辅助诊断价值。

眼弓蛔虫病与饲养宠物有关。患儿有较多猫、狗接触史,临床表现为弥漫性眼内炎或孤立的后部白色肉芽肿,其周围有较严重的玻璃体及视网膜牵拉。随诊观察病变体积无明显变化,同时患儿血中嗜酸性粒细胞明显增多,弓蛔虫抗体效价升高。在欧美国家中,Rb 的鉴别诊断中眼弓蛔虫病仅次于 Coats 病和 PHPV。过去该病在我国较为少见,但现在随着宠物增多,该病也不容忽视。

二、典型病例介绍

例 1:患儿,男性,1 岁 3 个月,出生后双眼内斜。无早产史、吸氧史和家族史。双眼前节无异常,全麻后双眼散瞳查眼底:左眼晶状体后见球形隆起的视网膜脱离,视网膜表面部分血管扩张,视网膜下情况窥不清,似有实性感,貌似 Coats 病。右眼后极部视网膜下半球形隆起的灰白肿物,附近区域可见视网膜下小肿物。综合分析双眼眼底情况,考虑双眼 Rb 可能性大。进一步行 B 超和 CT 检查均证实双眼 Rb 诊断(图 16-3-1)。

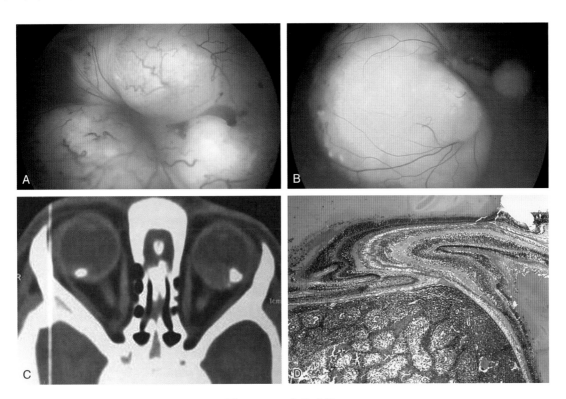

图 16-3-1 白瞳症例 1

A. 左眼底像表现为球形视网膜脱离,视网膜表面部分血管扩张,貌似 Coats 病;B. 右眼后极部视网膜下半球形隆起的灰白肿物,附近区域可见视网膜下小肿物;C. CT 示双眼球内略高密度占位病变,其内可见高密度影——"钙斑";D. 右眼球摘除后病理像:视网膜母细胞瘤,外生型,肿瘤位于网膜下

例2：患儿，男性，1岁9月，右眼瞳孔发黄6个月。无早产史、吸氧史和家族史。双眼前节无异常，全麻后双眼散瞳查眼底：左眼晶状体后见球形隆起的视网膜脱离，视网膜表面不规则血管扩张，并见毛细血管扩张，视网膜下情况窥不清。CT示右眼球内异常密度影，其内未见"钙斑"。临床鉴别诊断困难，考虑到患眼已无视功能，家长同意摘除患眼以明确诊断，患眼眼球摘除术后经病理证实为Coats病（图16-3-2）。

三、误诊原因分析

容易被误诊为Coats病的通常是外生型Rb，临床眼底检查仅见晶状体后球形视网膜脱离，一般情况下通过B超和CT显示球内占位病变，甚至"钙斑"，就可以明确诊断。部分扁平弥漫浸润型Rb更容易被误诊为Coats病，此类肿瘤主要位于视网膜内和视网膜下，临床却表现为渗出性视网膜脱离，视网膜表面的血管也可表现为继发性的血管扩张，容易使人先入为主地考虑到Coats病的可能，而忽视Rb的可能。通常这类患儿年龄偏大，B超和CT很有可能并未显示明确的球内占位病变，这样就更增加了诊断的难度和误诊的"能。

如Coats病患儿视网膜深层黄白色渗出斑块呈实性感，影像学诊断不能除外球内占位病变，则与外生型Rb的鉴别诊断就较为困难。从B超或CT上能否探测到"钙斑"是一条重要的线索，另外还要综合考虑患儿的年龄、眼别、视网膜表面血管扩张的情况等信息再作出合理的判断。

四、经验教训与防范

临床上遇到白瞳症的患儿，首先要考虑鉴别诊断，尤其是恶性肿瘤Rb与其他良性眼内病变的鉴别。Rb与Coats病是白瞳症鉴别诊断中的重点和难点。

详细询问患儿家属病史非常重要。如家族史，患儿母亲妊娠情况（风疹感染史、服用药物史等），患儿是否早产，有无吸氧史等情况，都要详细记录和分析。

全身麻醉散瞳后进行详细的眼底检查能提供最直观的诊断依据。重点观察视网膜（脱离状况、视网膜下有无肿瘤、能否观察到胆固醇结晶），视网膜血管（扩张情况、有无毛细血管扩张），玻璃体（有无肿瘤播散），晶状体（有无白内障）等情况。

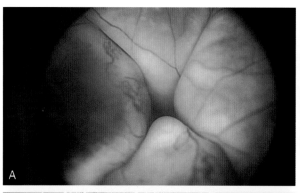

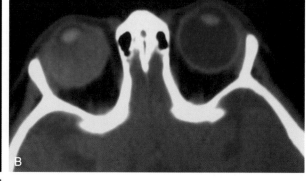

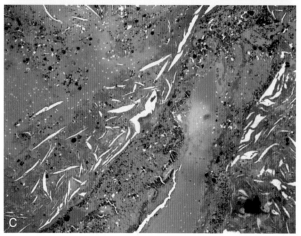

图16-3-2 白瞳症例2

A. 右眼底像表现为球形渗出性视网膜脱离，视网膜表面血管不规则扩张，并见毛细血管扩张；B. CT示右眼球内异常密度影，其内未见"钙斑"；C. 右眼球摘除后病理像：Coats病，视网膜血管扩张，视网膜全脱离，视网膜间和视网膜下可见大量渗出，其内有丰富的胆固醇结晶和泡沫细胞

在详细眼底检查的基础上,选择适宜的影像学检查,对于白瞳症的鉴别诊断至关重要。在 Rb 与 Coats 病的鉴别诊断方面,B 超与 CT 最具特异性,原因在于它们擅于发现 Rb 中特异性的"钙斑"。MRI 的特异性不如 B 超和 CT,因为它不能发现特征性的"钙斑",但 MRI 在 PHPV、ROP 的诊断方面还是较具优势的,其能够清晰显示脱离的视网膜以及继发性睫状体改变。

个别少数病例,即使通过以上一系列措施,可能也还是难以明确诊断,这时可以考虑选择临床密切观察或穿刺活检以明确诊断。

(项晓琳　魏文斌)

第四节　葡萄膜炎误诊原因的分析与防范

一、葡萄膜炎的诊断思路

葡萄膜炎是葡萄膜的炎性反应,包括特发性疾病和一组包括自身免疫性疾病、感染性疾病以及肿瘤性疾病在内的器质性疾病。因此,面对葡萄膜炎患者,临床医师必须努力寻找在眼部炎症以外的全身性疾病的重要线索,这就包括对全身病史的详细询问和对眼部以外组织如皮肤、关节、黏膜在内的全身检查。此外,观察疾病病程变化和观察疾病对试验性治疗的反应也是诊断葡萄膜炎的重要方法。

诊断包括临床信息的收集和分析,依赖于仔细的病史询问、全面的体检和规范的实验室检查。本章旨在介绍临床医生收集患者信息确诊葡萄膜炎的思路框架和常见的易误诊为葡萄膜炎的疾病的鉴别方法。诊断葡萄膜炎包括以下几步:

1. 确定葡萄膜炎的发病部位　葡萄膜炎的发病部位不同,提示其可能合并的全身性疾病的概率也不同,且不同全身性疾病的眼部炎性反应累及的部位也有所不同。因此,确定、描述葡萄膜炎发病的解剖学部位对于明确诊断有重要的意义。例如,大约有 50% 的前葡萄膜炎患者合并全身性疾病,其中比较常见的是 HLA-B27 相关类风湿因子阴性的脊柱关节炎。大约有 1/3 中间葡萄膜炎患者合并全身性疾病,国外文献报道最常见的为莱姆病(Lyme 病)、多发性硬化和结节病,但上述疾病在我国少见。

根据标准化葡萄膜炎命名(SUN),葡萄膜炎

按照解剖部位分为前葡萄膜炎、中间葡萄膜炎、后葡萄膜炎和全葡萄膜炎。前葡萄膜炎是指炎症主要累及部位位于前房的一类葡萄膜炎,包括虹膜炎、虹膜睫状体炎、前睫状体炎。中间葡萄膜炎是指炎性反应主要累及玻璃体腔的一类葡萄膜炎,包括睫状体平坦部炎、后睫状体炎、玻璃体炎。后葡萄膜炎是指炎性反应主要累及视网膜或脉络膜的葡萄膜炎,包括局灶性、多灶性、弥漫性脉络膜炎、脉络膜视网膜炎、视网膜脉络膜炎、视网膜炎以及视神经视网膜炎。全葡萄膜炎是指炎性反应累及前房、玻璃体和视网膜、脉络膜的一类葡萄膜炎。

在我国三级医院,最常见的是前葡萄膜炎(占总门诊葡萄膜炎患者的 45.6%~52.04%),其次是全葡萄膜炎(占总门诊葡萄膜炎患者的 37.2%~41.5%),后葡萄膜炎(占总门诊葡萄膜炎患者的 6.2%~6.8%),中间葡萄膜炎(约占总门诊葡萄膜炎患者的 4.5%)。前葡萄膜炎中最常见的是特发性前葡萄膜炎以及 HLA-B27 相关类风湿因子阴性的脊柱关节炎相关的前葡萄膜炎;全葡萄膜炎中最多见的是 Vogt-小柳-原田综合征的全葡萄膜炎、Behçet 综合征全葡萄膜炎。后葡萄膜炎以及中间葡萄膜炎在我国患病率明显较西方发达国家低。其中组织胞浆菌病、鸟枪弹样脉络膜病变我国少有报道,莱姆病、弓形虫病、结节病、多发性硬化等所致的葡萄膜炎在我国临床研究中也鲜有报道。

2. 确定葡萄膜炎的病程特点　葡萄膜炎的病程特点可以为诊断葡萄膜炎提供线索。SUN 工作组对葡萄膜炎的病程进行了分类描述。急性葡萄膜炎是指病程小于 3 个月的葡萄膜炎。慢性葡萄膜炎是指炎症持续 3 个月以上或者两次发作之间的时间间隔小于 3 个月的葡萄膜炎。反复性葡萄膜炎是指两次发作之间时间间隔大于 3 个月的葡萄膜炎。例如疱疹病毒性葡萄膜炎通常表现为复发性病程,而青少年性类风湿性关节炎相关葡萄膜炎则通常表现为慢性病程。

3. 确定葡萄膜炎的活动程度　确定葡萄膜炎的活动程度对于判断疾病病程特点、评价治疗效果均有非常重要的意义。葡萄膜炎的病程可以划分为三种:①急性葡萄膜炎的定义是指突然起病且病程短于 3 个月的葡萄膜炎;②慢性葡萄膜炎是指病程持续 3 个月以上或停止治疗后迅速复发的葡萄膜炎;③反复性葡萄膜炎是指病情在停药 3 个月以上反复发作的葡萄膜炎。因此,按照

葡萄膜炎的发病部位评价葡萄膜炎的活动性对于诊断葡萄膜炎是至关重要的。

（1）前节炎性反应活动性判定：前节炎性反应的活动性主要通过房水闪辉（以下简称"房闪"）和前房浮游细胞来评价。角膜后沉积物（KP）作为炎症物质、细胞在角膜后的沉积在诊断很多特殊类型的葡萄膜炎中发挥了作用，但并不能作为评价葡萄膜炎活动度的指标。房闪是由血房水屏障破坏后蛋白质在前房房水中增多形成的，前房浮游细胞是血房水屏障破坏后炎症细胞在前房的聚集。值得注意的是，在很多慢性葡萄膜炎患者，血房水屏障在长年炎症刺激下可以持续渗出蛋白质，表现为前房房闪阳性而不伴有浮游细胞，这不是眼内炎症活动性的表现。

SUN 的前房炎症评分标准是目前最常用的前节炎性反应评价体系（表 16-4-1）。

表 16-4-1　SUN 工作组的前房细胞和闪光分级

分级	细胞数量 *
0	0
微量	1~5
1	6~15
2	16~25
3	26~50
4	>50

分级	前房闪辉评分
0	无
1	微量的
2	中度的（虹膜和晶状体可以看清）
3	明显的（虹膜和晶状体模糊）
4	严重的（纤维素渗出）

* 使用 1mm×1mm 裂隙光线，计数前房细胞，如+则在其后表明数出来的细胞数目

（2）中间葡萄膜炎和后葡萄膜炎活动性的判定：中间葡萄膜炎和后葡萄膜炎的活动性主要体现在玻璃体的炎症细胞。轻度玻璃体炎症不影响视力，可以没有症状。但较严重的中间葡萄膜炎会出现眼前黑影、视力下降。玻璃体的炎症细胞是玻璃体腔存在炎症的证据，较常用的是 NIH 的分级标准（表 16-4-2）。玻璃体细胞最好在裂隙灯显微镜下进行检查，包括前玻璃体炎症、后玻璃体中轴部炎症及后脱离的玻璃体后界面后面存在的玻璃体细胞。炎症细胞可以在周边玻璃体堆积形

表 16-4-2　NIH 的玻璃体炎症分级标准

程度	表现
0	无炎症细胞
0.5	偶见细胞
1	后极部清晰可见
2	后极部细节轻度混浊
3	后极部的细节不可分辨
4	后极部窥不见
5	眼底的细节不可见

成雪球或雪堤，通过 20D 间接检眼镜检查较容易发现。但对于玻璃体炎症恢复期发生玻璃体后脱离的患者，玻璃体内炎症细胞的出现并不是炎症活动的表现。

中间葡萄膜炎和后葡萄膜炎可以合并视网膜血管改变，可以表现为视网膜血管白鞘形成、视网膜血管闭塞。但这些视网膜血管的改变不一定代表患者患有活动性视网膜血管炎。活动的视网膜血管炎多累及静脉，表现为视网膜血管迂曲、不规则扩张，视网膜血管渗漏-视网膜水肿、视网膜血管边界模糊，后期可以形成白鞘，视网膜血管闭塞-视网膜水肿、出血、渗出及后期新生血管形成。周边的视网膜血管炎一般炎性反应较轻，表现为血管边界不清或血管白鞘形成。通过血管白鞘分辨周边视网膜血管炎是否处于活动期有一定难度，但非活动期血管炎的血管白鞘多边界清楚。累及中周部的视网膜血管炎多伴有血管阻塞性改变，表现为视网膜血管边界不清、迂曲、周边视网膜水肿出血，可伴有黄斑囊样水肿，累及后极的视网膜血管炎多伴有毛细血管扩张、水肿及出血。

脉络膜视网膜炎最好通过间接检眼镜进行检查。脉络膜视网膜炎特征随病程变化会发生改变。活动的脉络膜视网膜炎表现为病灶边界不清，奶油样外观，可伴有邻近部位后玻璃体炎症、视网膜水肿。

4. 寻找葡萄膜炎的临床特点　葡萄膜炎的临床特点对于诊断葡萄膜炎有特殊价值，包括患者年龄、种族、生活环境，也包括一些特有的葡萄膜炎体征。

问诊是诊断葡萄膜炎的重要步骤，问诊的重点集中于：①症状的特点；②疾病病程特点；③是否存在排除诊断的重要症状；④疾病对患者生活的影响；⑤对排除诊断有重要意义的既往史，如既

往吸烟史、毒物接触史、疫区接触史、宠物饲养史、性生活史等。一些葡萄膜炎具有种族聚集性，例如，Behçet综合征好发于北纬51°附近区域的亚洲、中东、地中海人种及后裔，而结节病好发于非洲人种及后裔。一些葡萄膜炎仅发生在特定人群，如内源性真菌性眼内炎和其他机会性眼内感染好发于吸毒、同性恋及免疫力低下人群。一些感染性葡萄膜炎仅发生在疫区旅游的人群，如河盲病好发于到访过西非的人，莱姆病好发于林区有蜱咬伤病史的人。在确诊的葡萄膜炎患者中，有83%合并全身性疾病，而其中70%的疾病通过问诊都可以有阳性提示。

在发达国家，临床工作多采用临床问卷以保证对患者葡萄膜炎相关病史问诊的全面性，但在我国现有医疗环境中开展上述调查问卷是不太现实的，因此，在临床工作中我们只能把更多的精力集中在我国常见的自身免疫性葡萄膜炎、感染性葡萄膜炎上，并尽可能多地收集患者的病史信息。

一些特殊的葡萄膜炎眼部体征可以缩小葡萄膜炎排除诊断的范围。肉芽肿性葡萄膜炎是指角膜后出现羊脂状KP，虹膜表面出现结节的一类葡萄膜炎，引起肉芽肿性葡萄膜炎的常见疾病为疱疹性病毒、结核、交感性眼炎、Vogt-小柳-原田综合征、真菌、梅毒等。因此发现肉芽肿性葡萄膜炎的体征就可以缩小葡萄膜炎的排除范围。

5. 判断是否为感染性葡萄膜炎 判断是否为感染性葡萄膜炎在诊断葡萄膜炎中是非常重要的。感染性葡萄膜炎和自身免疫性葡萄膜炎的治疗方案不同，感染性葡萄膜炎如单纯应用免疫抑制剂治疗可能会导致病情延误或加重。感染性葡萄膜炎的诊断存在一定的难度。首先，感染性葡萄膜炎的致病微生物包括病毒、细菌、真菌、寄生虫、支原体等多种微生物，微生物在全球不同地区变化较大，不同地区导致葡萄膜炎的微生物及同一种微生物的致病力有所不同，导致感染性葡萄膜炎的表现多种多样。其次，感染性葡萄膜炎眼内炎性反应的特点很大程度上取决于微生物的破坏能力和机体对抗感染的免疫反应，不同免疫状态的患者对抗微生物感染的能力也不同，可以造成同一种微生物在眼内产生差异很大的反应。最后，感染性葡萄膜炎的眼内炎性反应体征缺乏特异性，与很多非感染性葡萄膜炎的体征存在交叉，为诊断带来了困难。

常见的眼部感染性葡萄膜炎包括梅毒、弓形虫病、疱疹病毒、结核、莱姆病。但近年来全世界范围内报道了很多种可以出现眼部表现的全身感染性疾病，如立克次体病、西尼罗河病毒感染、裂谷热、登革热、基孔肯雅病毒感染等。这些疾病多表现为视网膜炎、脉络膜视网膜炎、视网膜血管炎、视神经病变（表16-4-3）。这些疾病往往有特征性的临床表现，通过系统的眼部检查、全身病史和体征、流行病学史调查即可作出早期临床诊断，在血清学特异性抗体检测结果出来之前即可进行有效正确的治疗。

目前检测全身感染的致病微生物的方法得到了发展，出现了诊断的"金标准"，但对于体征局限于眼部的病毒等微生物的检测仍缺乏通用可行的方法。因此，判断葡萄膜炎是否为感染性葡萄膜炎需要对当地流行的致病性微生物进行了解，需要对致病微生物的感染途径进行详尽的病史回顾，需要对实验室检测方法的敏感性和特异性有所了解，需要在治疗中对疑似感染性葡萄膜炎的患者进行密切随访和排查，需要对诊断不明确而炎性反应可能威胁视力的患者进行适当的眼内组织活检。对于反复发作或慢性病程为特征的葡萄膜炎考虑进行梅毒筛查。

眼部弓形虫感染、病毒感染的诊断"金标准"是Goldmann-Witmer系数，这种方法为对比血清和眼内液针对弓形虫抗原抗体的浓度，如果比值超过4则提示眼内感染。检查受感染的时程和取材标本的量影响。房水或玻璃体腔标本PCR检查对于诊断感染性葡萄膜炎具有高度的敏感性和特异性，0.1ml眼内液标本就可以进行多种病毒、微生物的快速实时多重PCR检测。实时PCR可以检测到眼内液中单纯疱疹病毒、巨细胞病毒、水痘疱疹病毒20个基因拷贝，弓形体200个基因拷贝。目前，经PCR眼内液检测，证实了风疹病毒、巨细胞病毒在免疫力正常人群葡萄膜炎中的致病作用；通过对眼内液标本的PCR检测，提出了单纯疱疹病毒、带状疱疹病毒在急性视网膜坏死中的临床特征区别。但PCR检测仅作为辅助临床诊断的工具，特别是在临床表现不典型的病例。在临床怀疑某种感染性葡萄膜炎时，临床医生可以先取标本后给予实验性治疗，而无须等待PCR结果。

此外，随着全身免疫抑制剂特别是生物制剂（常见的包括TNFα抑制剂、T细胞或T/B细胞抑

表 16-4-3　全身感染性疾病的眼部表现

疾病	传播途径	眼部表现	辅助检查	治疗方案	预后
立克次体病	主要通过人虱、鼠蚤、蜱等节肢动物叮咬而感染人体	1. 视网膜炎：30% 地中海热患者出现视网膜炎，表现为沿血管分布的白色视网膜病灶，大小不等，数量形态有差异。严重者可出现渗出性视网膜脱离 2. 视网膜血管炎：局部视网膜血管白鞘、血管渗漏，伴有白色视网膜水肿为中心的视网膜层间出血。视网膜静脉或动脉阻塞 3. 其他：脉络膜病灶、星芒状黄斑水肿、视盘水肿、视神经视网膜炎、结膜炎、前葡萄膜炎、角膜炎、展神经麻痹等	荧光素眼底血管造影：视网膜炎病灶早期弱荧光晚期着染	全身抗感染治疗 根据流行病学病史需要血清学抗体检查结果才能诊断。如眼部表现典型，多可以在抗体检查回报前开始抗立克次体治疗	多数患者全身感染预后良好，但如不及时治疗有致命可能眼部立克次体病视网膜炎在大多数患者呈现自愈趋势，多在发病后 3~10 周自行消退，不伴有瘢痕形成。视力下降主要原因是黄斑水肿、渗出性视网膜脱离、视网膜动脉或静脉阻塞、视神经病变
西尼罗河病毒感染	蚊子自感染鸟类吸取含有病毒的血液后可以经由叮咬其他动物或人类而传播病毒。此外，传播途径包括输血、器官移植、经胎盘和乳汁传播	1. 脉络膜视网膜炎：无症状或症状轻微的多灶脉络膜病变，活动性或非活动性病变共存，伴有中重度玻璃体炎。活动性病灶为圆形、深层、奶油状外观病灶。非活动性病灶表现为靶心样萎缩病灶，部分萎缩灶不伴有中心色素沉着。病灶数量多少不等，大小不等，多沿神经纤维分布呈线状。糖尿病患者易感 2. 其他：前葡萄膜炎、视网膜血管炎、视网膜血管渗漏、周边节段性 RPE 萎缩、视神经视网膜炎、视盘水肿、动眼神经麻痹等	荧光素眼底血管造影：活动期病灶表现为早期弱荧光晚期着染。非活动期病灶为早期中心荧光遮蔽的环形透见荧光病灶 吲哚青绿血管造影可以显示比检眼镜或荧光血管造影更多的脉络膜病灶	详细的流行病学病史询问，6~11 个月高发，需要特异性脑脊液和血清西尼罗河病毒抗体检测。但在抗体检测结果出来之前，如能发现眼部特异性多灶性脉络膜炎表现，则可以进行临床早期诊断	多数患者预后良好，合并脑炎患者预后差 多数眼部病变呈自限性趋势，但非活动病变会永久性存留瘢痕。视力损害原因为脉络膜视网膜瘢痕、脉络膜新生血管、视网膜血管闭塞引起的玻璃体积血、牵拉性视网膜脱离、视神经萎缩等
裂谷热	与受感染动物的血液或器官直接或间接接触所造成的	1. 1%~20% 裂谷热患者出现眼部表现。典型表现为伴有视力下降的黄斑区或黄斑旁区视网膜炎 2. 其他：视网膜出血、玻璃体炎、视网膜血管炎、前葡萄膜炎等 3. 晚期出现视神经萎缩、广泛血管阻塞、黄斑区瘢痕	荧光素眼底血管造影：早期弱荧光病灶，晚期荧光着染	明确的流行病接触史和暴发史，依靠血浆抗体检测证实	全身性疾病多数为自限性流感样疾病，但眼部多会因黄斑区瘢痕形成、血管阻塞、视神经萎缩而出现不可逆视力损害
登革热	登革病毒经伊蚊叮咬进入血压传播	1. 伴有血小板减少的结膜下出血 2. 双侧不对称发病的累及黄斑区为主的视网膜出血、血管白鞘、黄色视网膜下点状病灶、RPE 改变、视盘水肿充血等，前节及玻璃体炎症细胞	荧光素眼底血管造影：出血荧光遮蔽、静脉阻塞、静脉血管渗漏、RPE 透见荧光或窗样缺损、动脉闭塞、无灌注区 吲哚青绿血管造影可见 RPE 改变和强荧光脉络膜大血管病变 OCT：可以发现一些 FFA 或 ICGA 均无异常荧光的局部 RPE 和外层视网膜组织增厚病变	临床特征和流行病学特点，血清学特异性抗体检查	疾病具有自限性趋势。但视力预后不佳
基孔肯雅热	蚊子叮咬携带者后携带传播	1. 可在患病后 1 个月~1 年发病，表现为前葡萄膜炎，色素性 KP、眼压升高、轻度炎症反应 2. 后极融合的闭塞性视网膜脉络膜炎不伴有玻璃体严重反应 3. 其他包括视神经视网膜炎、球后视神经炎等		流行病学病史、全身表现、病毒培养/抗体检测或 RT-PCR 检测	疾病具有自限性前葡萄膜炎预后好后葡萄膜炎视力预后差，与黄斑区缺血、视神经萎缩相关

制剂、蛋白激酶抑制剂)在全身免疫性疾病的应用,在使用免疫抑制治疗的非获得性免疫缺陷患者出现了巨细胞病毒视网膜炎、外层进展性视网膜病变的报道;在局部使用激素眼内植入物的患者出现了真菌性眼内炎、结核视网膜脉络膜病变、急性视网膜坏死的报道。因此,应加强对长期使用免疫抑制剂治疗的患者的眼部感染性病变的监控。

6. 适当的选用临床辅助检查方法 临床辅助检查方法可以分为用于明确潜在全身性疾病和用于判断炎性反应累及范围及活动程度两大类。用于明确潜在全身性疾病的检查方法按照排查目的分为感染性葡萄膜炎排查方法和非感染性葡萄膜炎排查方法。用于判断炎症累及范围及活动程度的检查方法按照检查部位可以分为眼部的检查和全身的检查,包括荧光素眼底血管造影、吲哚青绿眼底血管造影、B 超、UBM、OCT、胸片、骶髂关节 X 线检查等。

在葡萄膜炎诊断中,利用现有的全身潜在疾病筛查方法进行诊断需要慎重。错误地使用临床辅助检查及根据检查结果进行判断有可能会得到错误的诊断。诊断性辅助试验主要用途是为根据现有的临床证据缩小排除诊断的范围。每一种临床辅助检查在诊断某一疾病的时候都有其特异性和敏感性,临床医生应该对所选择的临床辅助检查在我国诊断该疾病的敏感性和特异性有所了解,这样才能选择到恰当的用于排除诊断的临床辅助试验,并对检查的结果进行正确的判断。

梅毒特异性抗体检查作为筛查梅毒的重要工具,因其在各期梅毒均具有高度的敏感性和特异性,是葡萄膜炎常规筛查的重要辅助检查。

荧光素眼底血管造影和吲哚青绿眼底血管造影检查在判断渗出性视网膜脱离病因,了解葡萄膜炎视网膜血管受累情况和黄斑区受累情况,区分脉络膜炎症病灶和脉络膜新生血管,区分视网膜色素上皮层病变和脉络膜病变,随访后葡萄膜炎及全葡萄膜炎患者眼内炎症控制情况方面发挥重要作用。

B 超在除外眼内占位性病变、了解巩膜炎受累范围等方面发挥重要作用。

房水取材辅助诊断眼内弓形体感染、眼内淋巴瘤、病毒性葡萄膜炎中发挥了作用。在玻璃体受累的患者进行经结膜微创玻璃体取材辅助诊断眼部弓形体病、淋巴瘤、结节病、病毒感染中发挥着重要的辅助作用。眼内玻璃体切除取材包括气体灌注下不稀释玻璃体液取材(多小于 2ml),无灌注顶压法玻璃体切除取材(多 0.5~1ml)、液体灌注下玻璃体积液盒稀释玻璃体样本。玻璃体腔活检应慎用于诊断不明确、试验性治疗无效的难治性葡萄膜炎患者,用于排除感染性因素和伪装综合征。

7. 特殊类型葡萄膜炎排查诊断思路

(1)北京同仁医院常见的特殊类型非感染性葡萄膜炎问诊要点:如表 16-4-4 所示。

(2)北京同仁医院病史无阳性发现的葡萄膜炎患者首诊筛查方案:如表 16-4-5 所示。

表 16-4-4 特殊类型非感染性葡萄膜炎问诊要点

常见体征		问诊重点	病史有阳性发现进一步检查
反复发作的前葡萄膜炎	成人	有无腰骶部晨起僵硬 是否确诊强直性脊柱炎	未确诊者进行 HLA-B27 检测、骶髂关节正位片
		有无腹泻、黏液便或血便史、贫血史	消化科会诊除外炎性肠病
	儿童	有无四肢、指趾、腰、颈疼痛史	儿科会诊除外青少年性类风湿性关节炎
反复发作的全葡萄膜炎		有无耳鸣、脱发、颈部僵直、皮肤脱色素改变	Vogt-小柳-原田综合征
		有无口腔溃疡、生殖器溃疡、皮疹、静脉炎或静脉血栓、头痛	Behçet 病,如合并头痛,请神经内科会诊了解有无颅内异常;如合并下肢静脉炎,请血管外科会诊协助评价疾病程度
		儿童有无四肢、指(趾)、腰、颈疼痛史	儿科会诊除外青少年性类风湿性关节炎
反复发作的中间葡萄膜炎		是否有视神经炎或肢体麻木发作史	神经内科会诊除外多发性硬化
		既往激素治疗有效	
		既往激素治疗无效或部分有效	神经内科会诊除外中枢神经系统淋巴瘤(特别是 50 岁以上女性)

表 16-4-5　病史无阳性发现的葡萄膜炎患者首诊筛查方案

疾病情况	常规筛查步骤
首次发作的非肉芽肿性葡萄膜炎	不需要进行特殊的辅助检查
二次发作的非肉芽肿性葡萄膜炎	1. 血常规、血沉、梅毒螺旋体特异性抗体试验、HLA-B27、尿常规+镜检 2. 肝肾常规 3. 合并黄斑囊样水肿者检查 OCT
肉芽肿性葡萄膜炎	1. 血常规、血沉、梅毒螺旋体特异性抗体试验、胸片、PPD 试验(有结核密切接触史者进行干扰素 gamma 释放试验) 2. TORCH 试验、血管紧张素转化酶、肝肾常规 3. 合并黄斑囊样水肿者检查 OCT
中间葡萄膜炎	1. 血常规、梅毒螺旋体特异性抗体试验、胸片、PPD 试验(有结核密切接触史者进行干扰素 gamma 释放试验)、TORCH 试验 2. 血管紧张素转化酶,神经内科会诊除外多发性硬化及中枢神经系统淋巴瘤,有林区工作及疫区接触的患者进行莱姆病 Western blot 检测,有宠物密切接触史进行粪便寄生虫检测、肝肾常规 3. 合并黄斑囊样水肿者检查 OCT 4. 对反复发作激素治疗无效 50 岁以上患者考虑进行玻璃体腔取材活检
后葡萄膜炎(视网膜血管炎除外)或全葡萄膜炎累及后极部	1. 血常规、梅毒螺旋体特异性抗体试验、胸片、PPD 试验(有结核密切接触史者进行干扰素 gamma 释放试验)、TORCH、肝肾常规、荧光素眼底血管造影或吲哚青绿血管造影 2. 合并黄斑囊样水肿者检查 OCT
视网膜血管炎	1. 血常规、血沉、荧光素眼底血管造影 2. 肝肾常规、ANCA 3. 合并黄斑囊样水肿者检查 OCT
巩膜炎(反复发作或角膜缘受累)或坏死性巩膜炎	1. 血常规、血沉、梅毒螺旋体特异性抗体试验、胸片、PPD 试验(有结核密切接触史者进行干扰素 gamma 释放试验) 2. 肝肾常规、类风湿因子、ANCA、抗 ds-DNA 抗体、ENA 多肽谱、眼科 B 超

（3）儿童葡萄膜炎：儿童葡萄膜炎占葡萄膜炎的 2.2%~13.8%。大约有 22% 的葡萄膜炎患儿发生至少一只眼的视力丧失。儿童葡萄膜炎症状隐匿、儿童表述能力差、临床检查困难,且处于视力发育期,治疗不及时易引起弱视,故应引起重视。在诊断葡萄膜炎的过程中应注意除外伪装综合征和感染性葡萄膜炎。其中,伪装综合征应注意除外视网膜母细胞瘤、白血病、眼内异物存留、儿童黄色肉瘤病等;感染性葡萄膜炎应注意除外先天感染(如梅毒、风疹病毒等),儿童常见的感染性葡萄膜炎微生物类型包括单纯疱疹病毒、弓形虫病、蛔虫病、梅毒等。在非感染性葡萄膜炎中,应注意除外青少年性类风湿性关节炎、Vogt-小柳-原田综合征等全身性疾病。其中,在青少年类风湿关节炎患者中出现葡萄膜炎的相关因素包括:女性、发病小于 7 岁、寡关节受累、血浆抗核抗体阳性。此外,肾小管间质性肾炎的儿童患者可以出现双眼肺肉芽肿性的前葡萄膜炎,反复发作可出现视盘水肿、虹膜后粘连、眼压升高和黄斑水

肿。因此,对双眼发病的前葡萄膜炎儿童患者,出现蛋白尿伴镜下血尿,多需要进行肾内科会诊,进行尿 β_2 微球蛋白检测,必要时进行肾脏活检进行明确。明确诊断后 2/3 患者需要进行全身激素治疗。

二、误诊原因分析

葡萄膜炎误诊延误治疗在临床上的表现主要有两种:一种是把特殊类型的葡萄膜炎误诊为特发性葡萄膜炎,另一种是把非葡萄膜炎疾病误诊为葡萄膜炎。

特殊类型的葡萄膜炎往往合并全身其他系统的表现,但葡萄膜炎的诊断受疾病检测方法的有效性、葡萄膜炎和全身系统性疾病关系的理解程度和新疾病的发现的影响。大约有 17% 的葡萄膜炎的患者在门诊首诊时可以发现确定的病因,而在最终获得明确诊断的葡萄膜炎患者中,有 85% 的患者经过长期随访且反复临床和实验室检查而确诊。

一些非葡萄膜炎疾病，特别是恶性肿瘤常常出现类似葡萄膜炎的表现，此类疾病被称为伪装综合征，是误诊为葡萄膜炎的常见原因。此外，渗出性视网膜脱离作为后葡萄膜炎或全葡萄膜炎的常见伴随体征，常使一些非葡萄膜炎类疾病因表现为渗出性视网膜脱离而误诊为葡萄膜炎。下文将就此两类疾病加以说明。

1. 伪装综合征　伪装综合征是一组眼部疾病，这类疾病表现为眼内炎性反应但并不是眼内炎症疾病。这些患者一部分存在眼内炎症，患者的眼内炎症多继发于眼内其他原发疾病；另一部分眼内的细胞和混浊并非炎症引起。其中比较常见的引起伪装综合征的疾病包括血源性的恶性肿瘤、视网膜母细胞瘤、视网膜脱离、眼外伤等。错误的诊断可以导致治疗延迟及治疗错误。

（1）淋巴瘤：眼内淋巴瘤有两种特殊类型，一种是中枢非霍奇金淋巴瘤的特殊类型，此类淋巴瘤多为大 B 细胞中、高度恶性淋巴瘤，3 年生存率低；一种是系统性非霍奇金淋巴瘤，此类淋巴瘤多为小 B 细胞增生或低恶性淋巴瘤。

多数眼内淋巴瘤的患者为中年或老年患者，女性较男性多见。约 30% 患者发病时仅为单眼受累，但 80%~90% 患者最终发展为双眼受累。眼内淋巴瘤患者有 56%~85% 合并中枢神经系统受累，其中 1/3 患者中枢神经系统表现出现在眼部病变前，50%~65% 患者在眼部出现症状后 1 个月~10 年内出现中枢神经系统症状（平均为 24 个月）。

眼内淋巴瘤多隐匿发病。眼内淋巴瘤表现多种多样，临床上可以表现为类似葡萄膜炎，但糖皮质激素治疗效果欠佳。75% 患者可以出现前节炎症细胞，玻璃体腔根据淋巴瘤浸润情况可表现为轻重不等的炎症。眼内淋巴瘤的典型表现为视网膜色素上皮下肿物浸润，病变可以自行消退，残留脉络膜萎缩和视网膜下纤维化。此外，眼内淋巴瘤还可以表现为视网膜深层点状浸润、视网膜浸润或视网膜坏死、视网膜血管浸润、视网膜静脉阻塞或视网膜动脉阻塞、视神经浸润。中枢神经系统淋巴瘤多数发生于眼部疾病出现之前，也可以与眼部病情同时或在眼部发病之后发生。

对于 50 岁以上出现糖皮质激素治疗不敏感的双眼或单眼的慢性葡萄膜炎，应注意除外淋巴瘤。对于拟除外眼内淋巴瘤的患者，应进行全面的神经科检查、头颅 MRI 检查以及脑脊液检测除

外中枢神经系统淋巴瘤。眼内淋巴瘤的诊断主要依赖于玻璃体活检和细胞学检测，必要时进行脉络膜活检。淋巴瘤细胞多沉积在视网膜 RPE 层下面，在自发荧光成像检查中可以见到 RPE 细胞下高反射点状浸润病灶，伴有周边 RPD 萎缩，呈豹斑样改变。房水 IL-10/IL-6 比值大于 1 在怀疑眼内淋巴瘤的患者是明确诊断的有效辅助检查。IL-10 房水浓度大于 50pg/ml 或 ELISA 玻璃体样本大于 400pg/ml 是眼内淋巴瘤的特征性表现。确诊眼内淋巴瘤需要玻璃体活检样本液基薄层图片寻找异型性淋巴细胞。对淋巴细胞进行 PCR 检测 B 细胞淋巴瘤 IgH 基因重排或 T 细胞 TCR 基因重排是目前诊断眼内淋巴瘤的敏感检测方法。上述方法需要有经验的细胞病理分析员在接到样本 1 小时内进行分析以提高标本的阳性产出。但即使采取上述诊断方法，眼内淋巴瘤发病到确诊的平均时间仍到 21 个月。

（2）白血病：白血病是造血干细胞的恶性肿瘤。随着化疗方案的进展，白血病患者的生存时间得以延长，白血病细胞浸润的骨髓外表现也越来越多。中枢神经系统是最常见的诱导缓解后复发的部位之一。目前认为眼部白血病细胞浸润和中枢神经系统浸润一样，是化疗不易治疗的部位，需要放疗消除肿瘤细胞。眼底的典型表现是视网膜病变和眶内浸润。

白血病视网膜浸润可以发生在急性白血病和慢性白血病，其中急性白血病患者更为常见。表现为视网膜静脉迂曲、血管白鞘；视网膜硬性渗出和棉绒斑，视网膜出血多位于后极部，以视网膜内火焰状出血和圆形出血多见。其中 Roth 斑表现为中央白色细胞碎屑及毛细血管内栓子，其周为视网膜内层出血。此外在慢性白血病患者，尚可以表现为周边结节状视网膜浸润、周边视网膜微血管瘤、玻璃体白血病细胞浸润等。

葡萄膜白血病细胞浸润于脉络膜多见，很多情况下无明显临床表现，在急性白血病患者可表现为视网膜下浸润，渗出性视网膜脱离。在少数情况下淋巴系白血病患者发生白血病细胞虹膜睫状体浸润，可以表现为急性前葡萄膜炎伴前房假性积脓，此类前房炎症可最初表现为糖皮质激素治疗缓解但随后加重。此外还可以表现为虹膜结节。前节白血病细胞浸润可以通过前房穿刺细胞学检测白血病细胞阳性而确诊。

此外，视神经、眼眶、眼睑受累均有报道。

对于白血病患者,特别是接受化疗的患者,眼部作为化疗药效不易到达的部位应注意有无白血病复发浸润眼部的可能。对于初诊为葡萄膜炎的患者应检查血常规,了解有无异常。

(3) 视网膜母细胞瘤:视网膜母细胞瘤是一种婴幼儿最常见的眼内恶性肿瘤。部分视网膜母细胞瘤患者因眼内肿瘤细胞坏死或视网膜母细胞瘤浸润脉络膜组织可以表现为眼内炎性反应。视网膜母细胞瘤多表现为肉芽肿样炎性反应。因此,对于儿童葡萄膜炎患者,应仔细调查家族史,了解有无视网膜母细胞瘤家族史;然后对眼底仔细检查,最好在全麻状态下进行眼底检查并同时进行腰椎穿刺脑脊液检测;必要时,对患儿进行 CT 眼眶检查。早期发现、诊断视网膜母细胞瘤对挽救患儿生命有至关重要的作用。

(4) 脉络膜黑色素瘤:脉络膜黑色素瘤是恶性黑色素瘤在脉络膜、睫状体、虹膜的浸润。其中虹膜黑色素瘤和脉络膜睫状体黑色素瘤是两种不同类型的黑色素瘤,可以出现类似眼内炎的炎性反应。其诊断主要依靠间接检眼镜检查、巩膜顶压检查、巩膜透照检查、UBM 及 B 超检查、CT 或 MRI 检查。

(5) 脉络膜转移癌:脉络膜转移癌在眼部可以表现为葡萄膜炎,且葡萄膜炎可以是症状隐匿的转移肿瘤的最初表现。对于老年葡萄膜炎患者、糖皮质激素治疗不敏感的患者应注意除外转移癌的可能。最常见的转移性肿瘤是乳腺癌、肺癌,此外,前列腺癌、肾脏肿瘤、皮肤黑色素瘤也不少见。脉络膜转移癌,必须做全身体检寻找原发肿瘤并请相关科室会诊。

2. 渗出性视网膜脱离鉴别诊断 渗出性视网膜脱离是指具有特征性球状脱离但不伴有视网膜裂孔的视网膜脱离。引起渗出性视网膜脱离的疾病有很多,如葡萄膜炎、巩膜炎。根据患者眼底渗出性视网膜脱离表现,在确诊葡萄膜炎前,应该特别注意通过病史询问、眼底检查、辅助检查除外不需要或不能全身使用糖皮质激素治疗的疾病。

(1) 视网膜-血屏障破坏:血-视网膜屏障是保持视网膜脱水状态的重要因素,包括脉络膜视网膜色素上皮屏障和视网膜血管内皮屏障。视网膜血管屏障破坏包括视网膜血管发育异常、视网膜血管病变、视网膜异常新生血管等,上述异常血管渗漏可以引起视网膜水肿,严重者可出现渗出

性视网膜脱离。常见疾病包括 Coats 病、视神经视网膜炎、家族性渗出性玻璃体视网膜病变、妊娠高血压综合征、高血压视网膜病变、糖尿病性视网膜病变等。脉络膜视网膜色素上皮屏障破坏包括视网膜色素上皮层病变、视网膜异常通路形成。常见的疾病包括中心性浆液性脉络膜视网膜病变、大泡状视网膜脱离、牵牛花综合征、先天性视盘小凹等。评估血-视网膜屏障的最主要的辅助检查是荧光素眼底血管造影。通过荧光素眼底血管造影可以了解以下内容:①视网膜血管有无渗漏、阻塞;②视网膜有无异常新生血管形成;③视网膜色素上皮层有无渗漏;④无明显渗漏点的异常荧光素积存。

(2) 脉络膜-巩膜排出通路异常:玻璃体腔的液体主要通过脉络膜-巩膜通路引流。在此引流途径上任何一种或多种组织结构出现异常都会引起眼内液引流障碍。炎症性疾病从内到外分别包括视网膜血管炎、葡萄膜炎、巩膜炎、眶蜂窝织炎、炎性假瘤、巩膜扣带术继发感染、视网膜冷冻或激光光凝术后。在确定渗出性视网膜脱离的病因时,除非有明确的感染性炎症的病因诊断,应该仔细除外其他可能病因。引起渗出性视网膜脱离的葡萄膜炎包括感染性葡萄膜炎(梅毒、结核、弓形虫、疱疹病毒等)和继发于自身免疫异常(Vogt-小柳-原田综合征、交感性眼炎、中间葡萄膜炎等)的非感染葡萄膜炎,两者的临床体征常有重叠,故应根据临床病史、既往史、查体、感染性疾病辅助检查进行判断,必要时,可以进行诊断性取材活检或试验性治疗明确。除炎症性疾病外,存在脉络膜-巩膜排出通路异常的葡萄膜渗漏综合征也可以引起渗出性视网膜脱离。葡萄膜渗漏综合征包括眼轴正常但存在巩膜发育异常的特发性葡萄膜渗漏综合征类型以及眼轴短伴或不伴巩膜发育异常的小眼球型葡萄膜渗漏两种类型。此类疾病需要除外其他引起葡萄膜渗漏的疾病后,通过间接检眼镜检查到全周边脉络膜脱离或 UBM 检查发现全周边睫状体脱离才能确诊。

(3) 流体动力学异常:当眼球内压力与眼外静脉引流压力存在变化的时候,可以引起眼内液体排出障碍。引起球内压力降低的最常见原因是低眼压或伤口漏,此类情况多在抗青光眼手术、外伤、白内障手术术后出现。引起眼外静脉引流压力升高的最常见疾病是硬脑膜动静脉瘘,此类患者包括急性发病和慢性发病两种类型,急性发病者多见于外

伤,慢性发病者起病多隐匿,患者表现为巩膜血管迂曲扩张,彩色多普勒超声检查可以发现眼上静脉异常扩张。确诊需要进行头颅数字动脉造影了解有无异常吻合。此外,全身流体动力学异常同样可以引起视网膜下液体积存,包括妊娠高血压综合征、慢性肾功能不全、心力衰竭、血栓性血小板减少性紫癜、镰刀状血红蛋白病、白血病等。

(4) 眼内肿瘤相关的渗出性视网膜脱离:眼内原发的恶性肿瘤以及全身恶性肿瘤引起眼内转移、少数良性眼内肿瘤等均可以引起渗出性视网膜脱离,此类疾病需要通过视网膜脱离的外观、B超检查了解有无球内占位,必要时,进行 CT、MRI 及脑脊液检查等全身检查。但对于疑诊为眼内恶性肿瘤的患者,眼内组织取材应该慎重。可以引起渗出性视网膜脱离的眼内肿瘤包括:脉络膜黑色素瘤、脉络膜转移癌、淋巴瘤、脉络膜痣、脉络膜血管瘤、反应性淋巴组织增生、混合型畸胎瘤等。此类疾病的鉴别诊断要点已在其他章节阐明,在此不再过多说明。

(赵萌　魏文斌)

第五节　原发性玻璃体视网膜淋巴瘤误诊原因的分析与防范

一、概述

原发玻璃体视网膜淋巴瘤(primary vitreoretinal lymphoma,PVRL),原称原发性眼内淋巴瘤(primary intraocular lymphoma,PIOL),属于原发性中枢神经系统淋巴瘤(primary central nervous system lymphoma,PCNSL)的一个亚型。它主要起源于视网膜,以弥漫性大 B 细胞淋巴瘤多见,只在很少见的情况下表现为 T 细胞来源。PVRL 在它的病程中有 56%~85% 的患者会有中枢神经系统的病灶而发展为 PCNSL;而 PCNSL 的患者可有 15%~25% 伴有 PVRL。PVRL 的总体发病率很低,美国报道每年 PIOL 的新增病例数约为 300 例。我们国家还没有这方面的流行病学资料。

在过去的 30 年间,它的发病率在免疫缺陷或免疫功能正常的患者中都有明显增加。近年来,影像学技术和诊断手段也有很大发展,但是,PVRL 因其常表现为伪装综合征,及时、正确地得出诊断仍较为困难。充分了解该疾病的流行病学以及系统和眼部的表现、临床特征可以帮助

我们正确作出原发性眼内淋巴瘤的诊断和鉴别诊断。

二、主要临床表现

原发性眼内淋巴瘤常常以葡萄膜炎作为伪装综合征的表现。当老年患者表现为慢性中间葡萄膜炎而且对糖皮质激素治疗不敏感时,我们应该要除外 PVRL。约 80% 的患者表现为双眼受累。最常见的眼部主诉为视物模糊或飞蚊症。较少见的有视物变形、畏光、眼痛等。在眼部最常见的受累部位为玻璃体、视网膜、视网膜色素上皮下及视神经。有些 PVRL 患者可有轻度的眼前节反应,表现为角膜后沉着物、轻度前房细胞和闪辉。玻璃体炎是最常见的眼部表现,玻璃体细胞呈簇状、膜样或条索状改变,伴玻璃体轻、中度混浊。玻璃体细胞更趋向同一性质,有时虽然“玻璃体炎”很重,但视力可相当不错。有些患者可同时有特征性的视网膜色素上皮下的浸润灶,病灶多发,呈黄白色,其表面的视网膜色素上皮呈豹纹状改变。PVRL 的患者也可有类似坏死性视网膜炎的表现,眼底见大范围的黄白色浸润灶,视网膜出血、坏死、视网膜血管炎、视网膜脱离。如果肿瘤细胞浸润视神经可表现为视神经炎或视神经萎缩。PVRL 患者的 FFA 检查可有广泛的 RPE 色素改变,视网膜下的浸润病灶,早期表现为点状弱荧光,晚期病灶周围强荧光。

三、诊断要点

1. 中老年患者。

2. 最常见主诉为视物模糊,视力下降或飞蚊症。

3. 裂隙灯显微镜检查很重要但无特异性,表现为角膜后沉着物(KP)、前房细胞、房水闪辉。可有虹膜异色、结节、增厚,晚期虹膜血管扩张充血。玻璃体炎表现为玻璃体内细胞呈簇状、膜样或条索分布。

4. 视网膜的病灶有一定特征性,表现为多灶性、乳白色或黄白色视网膜色素上皮下的病灶,边界欠清。如果一旦发现,眼底照相记录非常重要,可随访肿瘤的大小变化及进展情况。

5. 较少表现有视网膜血管炎或坏死性视网膜炎。

6. 玻璃体的细胞学检查是诊断 PVRL 的“金标准”。推荐经平坦部的玻璃体切除术,因为可以

获得较多的未稀释的玻璃体标本用于细胞学等多
种检查。

7. 如果玻璃体细胞很少,有时需行视网膜或
视网膜脉络膜活检。

8. 根据细胞表面标记物不同,采用免疫组织
化学的方法,分析眼内细胞因子,或采用 PCR 等
分子生物学技术检测肿瘤细胞的基因重排可作为
细胞学检查的辅助手段。

四、鉴别诊断要点

因 PVRL 最常见的表现为葡萄膜炎,需与其
他原因,如感染性、炎症性或其他肿瘤性疾病相鉴
别。以下几点有助于帮助鉴别:

1. 可有前房炎症,但较少发生虹膜后粘连。

2. 玻璃体炎症很重,可视力较好或与炎性反
应的严重程度不相称。玻璃体细胞趋向于同性质,
无玻璃体结构的破坏。

3. 视网膜表现为多灶性、乳白色或黄白色视
网膜色素上皮下特征性的豹纹状病灶。

4. 荧光素眼底血管造影可有广泛的 RPE 色
素改变,玻璃体"炎症"很重,但很少有黄斑水肿
或视网膜血管壁染和渗漏等表现。

其他淋巴增生性疾病,如系统性淋巴瘤、血管
内大 B 细胞淋巴瘤、皮肤 T 细胞淋巴瘤等也可转
移至眼内,但这些肿瘤一般侵犯葡萄膜组织,而且
往往在疾病晚期;这与 PVRL 侵犯玻璃体、视网膜
不同。

五、治疗原则与进展

原发玻璃体视网膜淋巴瘤有高达 85%~90%
的患者会最终累及中枢神经系统,如果不治疗,会
很快致命。治疗的目标在于杀灭眼内的淋巴瘤细
胞,并且预防或者延缓中枢神经系统淋巴瘤的发
生。由于总体发病率很低,无法开展多中心临床
随机对照研究,治疗的难点在于没有一个明确的
方案。

2011 年,国际原发中枢神经系统淋巴瘤协作
小组建议:①如果无 CNS 或系统累及,单眼受累
的 PVRL 患者可以采用局部化疗(玻璃体腔注射
甲氨蝶呤和/或利妥昔单抗)或眼部放疗,如果双
眼受累,则建议全身化疗联合局部治疗;②中枢
神经系统受累的 PVRL 患者,必须采用全身大剂
量 MTX 为基础的全身和鞘内化疗,联合眼的局
部治疗。对于化疗反应不佳或复发的患者联合

全脑放疗。

PVRL 最终治疗方案的制订,应该是包括眼
科、神经科、肿瘤科或血液科医生的团队合作。

六、典型病例介绍

患者,女性,41 岁,双眼视物模糊半年,当地
医院一直按照葡萄膜炎治疗,症状改善不明显。
眼科就诊时,视力:右眼 0.15,左眼 1.0,眼部检查:
双眼结膜无明显充血,双眼前房细小灰白色 KP,
少量细胞和闪辉,晶状体透明,玻璃体可见白色致
密细胞呈纱膜状分布,右眼明显,视网膜上未见明
显病灶(图 16-5-1,图 16-5-2)。常规葡萄膜炎的
检查,如梅毒、结核、结节病等都为阴性,血常规、
血沉、抗 O、C 反应蛋白、抗核抗体等也未见异常。
胸部 X 线摄片阴性。当时考虑到原发眼内淋巴
瘤可能,停用糖皮质激素,并进一步行中枢神经系
统检查,包括头颅磁共振,腰穿脑脊液检查,结果

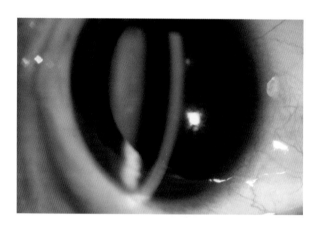

图 16-5-1 患者的右眼前节像
结膜无明显充血,角膜后可见细小灰白 KP,瞳孔药物性散大,
无后粘连

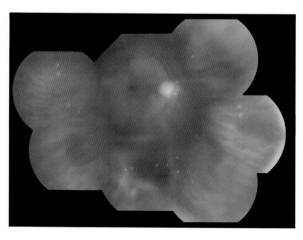

图 16-5-2 患者的右眼彩色眼底像
玻璃体可见白色致密细胞呈纱膜状分布,未见明显视网膜病灶

都无阳性发现。遂行诊断性玻璃体切除术。术后玻璃体细胞学检查确诊为原发性眼内淋巴瘤（图16-5-3）。

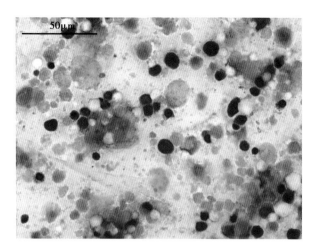

图 16-5-3　患者右眼玻璃体的细胞病理图（HE 染色）
可见肿瘤细胞表现为大细胞，细胞质少，胞核大多形，染色质深，核仁明显

七、误诊原因分析

原发性眼内淋巴瘤在眼内没有一个边界明确的肿块，其临床表现类似于葡萄膜炎，而且往往对糖皮质激素治疗有一定效果，所以容易误诊。有时候即使考虑到眼内淋巴瘤的诊断，进行玻璃体活检，由于受多个因素影响，阳性检出率低，也不易明确诊断。影响玻璃体活检的因素有：①术前糖皮质激素的应用；②肿瘤细胞脆弱，未及时送检；③送检的细胞组成中，反应性炎症细胞或坏死细胞多，肿瘤细胞少；④缺乏有经验的细胞病理医生等。

八、经验教训与防范

对发生在老年患者的眼内慢性炎症，特别是反复发作，对糖皮质激素治疗不敏感时，PVRL 始终应该是重要的鉴别诊断之一。常用的检查手段包括头颅影像学检查、腰穿脑脊液检查以及必要时诊断性玻璃体切除手术。但临床上也会碰到患者的症状和体征都高度提示 PVRL，细胞病理学检查却未能发现异常淋巴瘤细胞而不能诊断和治疗的情况。对这些患者一定要密切随访，一次阴性结果并不能除外诊断，有时候需要行多次诊断性玻璃体切除或视网膜脉络膜活检来最终证实。

（常青）

第六节　副肿瘤性视网膜视神经病变

一、概述

副肿瘤综合征（paraneoplastic syndrome，PNS）是指在某些恶性肿瘤或潜在恶性肿瘤患者体内，肿瘤未转移的情况下，肿瘤细胞产生与释放生理活性物质，引起神经肌肉、心血管、内分泌、血液系统、胃肠道、皮肤等远隔部位、器官功能的异常改变，又称为恶性肿瘤的远达效应。10%~15% 的恶性肿瘤患者可以合并副肿瘤综合征，PNS 可能成为肿瘤患者的主要临床表现，肿瘤患者也可以出现一种或者几种副肿瘤综合征。正确识别副肿瘤综合征可以帮助早期诊断原发肿瘤，为组织器官功能恢复和肿瘤治疗争取更多的时间，提高患者生存率。

PNS 的发病机制主要与自身免疫有关，即分子模拟机制。肿瘤细胞表达和其他正常组织细胞相同或相似的抗原，这些肿瘤细胞抗原与免疫应答产生的抗体结合并破坏肿瘤细胞，同时，这些抗体与正常组织发生交叉反应，从而造成相应远隔组织器官的功能异常。抗体的发现是该理论的有力证据之一，表 16-6-1 列举了一些导致神经系统副肿瘤综合征的抗体。其中，大部分抗体不具有选择性，可提示各亚型 PNS，如最常见的抗神经元抗核抗体，即抗-Hu 抗体，及抗-CV2 抗体。有些抗体具有选择性，仅能在特定的综合征中发现，如抗-recoverin 和抗-Yo/Tr 抗体分别提示视网膜及小脑变性。

几乎所有的组织和器官都可以成为副肿瘤综合征攻击的目标。神经系统副肿瘤综合征可以表现为进行性多灶性脑白质病、亚急性小脑变性、弥漫性灰质脑病、亚急性坏死性脊髓炎、亚急性脊髓炎、Lambert-Eaton 肌无力综合征（LEMS）等。其他系统的表现包括多发性肌炎与皮肌炎，多关节炎与风湿性多肌痛症状，内分泌系统受累表现为库欣综合征，胃肠道动力紊乱和消化道分泌功能表现为水泻及电解质失衡、红细胞增多症、贫血、血小板增多症、弥漫性血管内凝血与类白血病反应，肾病综合征，皮肤色素沉着、瘙痒、皮疹、脱发或多毛症等。

副肿瘤综合征的眼底表现主要包括癌症相关性视网膜病变（cancer associated retinopathy，CAR），黑色素瘤相关性视网膜病变（melanoma-associated

表 16-6-1　中枢神经系统的副肿瘤性抗体及抗原

抗体	神经细胞抗原位置	抗原
抗-Hu（ANNA-1）	位于所有神经细胞胞核、胞浆、后根神经节，腓神经节	35~40kDa 的 RNA 结合蛋白，包括 HuD、HuC 及 Hel-N1
抗-Yo（PCA-1）	Purkinje 细胞胞浆，近端树突	55~60kDa 的 CDR2
抗-Ri（ANNA-2）	位于所有中枢神经元胞核、胞浆（不包括周围神经元）	53~61kDa 和 79~84kDa 的 RNA 结合蛋白，包括 Nova-1/2
抗-CV2（CRMP-5）	位于神经元胞浆，少突胶质细胞，视网膜细胞，视神经，周围神经	66kDa 的 CV2 蛋白，62kDa CRMP-5 蛋白
抗-Tr	位于 Purkinje 细胞胞浆，树突	未知
抗-Ma/Ta	位于所有中枢神经元胞核，后根神经节，腓神经节	40kDa 的 Ma1，142kDa 的 Ma2
PCA-2	位于 Purkinje 细胞胞浆树突，颗粒层神经元胞浆，齿状核	280kDa 的蛋白
抗-amphiphysin	位于大脑小脑的突触囊泡	突触囊泡 125kDa 的 amphiphysin
ANNA-3	位于 Purkinje 细胞和齿状核神经元的胞核	170kDa 的蛋白
抗-Zic4	位于小脑皮层的颗粒细胞	30~40kDa 的锌指蛋白
抗-recoverin	位于视网膜光感受器	23kDa 的调节视紫质磷酸化的视网膜蛋白

retinopathy，MAR）、双眼弥漫性葡萄膜黑色素细胞增生（bilateral diffuse uveal melanocytic prolife-ration，BDUMP），以及副肿瘤性视神经病变（paraneoplastic optic neuropathy）。其中较为常见的是 CAR。

引起副肿瘤性视网膜视神经病变的肿瘤与引起其他部位副肿瘤综合征的肿瘤类型基本一致。最常见的是肺部恶性肿瘤，约占 50%，尤其是小细胞肺癌，其次是女性生殖系统肿瘤，包括卵巢癌、子宫内膜癌、宫颈癌、乳腺癌，其他肿瘤还包括结肠癌、鼻咽癌、胰腺癌、胸腺癌、前列腺癌、膀胱癌、胸廓癌（横纹肌肉瘤）、全身性淋巴瘤、神经母细胞瘤、胰高血糖素瘤等，以及一些原发灶未知的转移癌。

二、副肿瘤性视网膜视神经病变

（一）癌症相关性视网膜病变（cancer associated retinopathy，CAR）

1976 年，Sawyer 首先报道了 3 例患者的突然视力下降、阳性视觉症状，患者从环形暗点、夜盲进展为光感，后来这三个患者确诊为支气管癌，眼底检查仅表现为后极部非特异性色素斑，视神经正常，血管轻度变细并有鞘膜。

CAR 是一种亚急性、进行性自身免疫性视网膜病变，没有性别差异。视觉症状常出现于全身性恶性肿瘤表现出临床症状和体征前 3~12 个月（平均 5 个月）。CAR 患者通常在 6~18 个月内从最初的视力下降逐步发展为双眼完全视力丧失。

CAR 患者视杆细胞和视锥细胞均受累，其主要临床表现包括突然双眼同时或先后无痛性视力下降、进行性减退，双眼视力下降程度可不对称，无光感至 0.8 之间，伴有色觉障碍、中心暗点、夜盲、暗适应时间延长、中周部的暗点（环形暗点），以及周边部更广泛的视野缺损。患者常有阳性视觉现象（闪光感）、对光敏感（眩光）、光照后炫目感的时间延长，患者常自觉戴墨镜可改善视力。最近还有报道出现强直性瞳孔、屈光参差等。

有不同程度的相对性传入性瞳孔障碍。早期一般眼底正常，以后可以逐渐出现动脉变细、视网膜色素上皮层变薄、眼底呈斑驳状改变（mottled），数月后可以出现视盘轻微变白，病变晚期偶可见玻璃体细胞、小动脉鞘、静脉周围炎，说明病变晚期有轻微的炎症改变。

所有患者 ERG 均有严重损害，表现为熄灭型的 a 波和 b 波，或者视杆细胞反应的损害大于视锥细胞反应。

病理改变主要包括弥漫性光感受器变性（包括视锥细胞和视杆细胞），表现为外核层广泛而严重的变性甚至完全消失，外丛状层变薄，伴或不伴炎性改变，偶可见视网膜外层散在噬黑素细胞，RPE 和脉络膜毛细血管都未受破坏。节细胞层、视神经、膝状体距状通路均正常。

荧光素眼底血管造影在色素上皮变薄区域可以呈现斑驳状透见荧光，伴有视网膜血管炎者可以有血管壁和视网膜组织的着染。自发荧光成像可以看见色素上皮变薄区域眼底自发荧光减弱。

OCT可以显示视网膜外层的变薄或丢失。

与CAR有关的蛋白主要是恢复蛋白（recoverin）。恢复蛋白是一种23kD的蛋白，与牛类有90%的同源性，人恢复蛋白的基因位于17号染色体。视网膜上恢复蛋白主要表达于外丛状层和视锥视杆层，CAR患者血液循环中有抗恢复蛋白抗体，抗体与光感受器结合，使其变性、消失。与CAR有关的蛋白还有碳酸酐酶Ⅱ、转导素（transducin）β、α烯醇酶（enolase）、抑制蛋白（arrestin）、TULP-1（Tubby-like protein 1）、PNR（photoreceptor cell-specific nuclear receptor）、热休克蛋白70等。

（二）癌症相关性视锥细胞功能障碍（cancer-associated cone dysfunction，CACD）

癌症相关性视锥细胞功能障碍，又称为副肿瘤性视锥细胞功能障碍（paraneoplastic cone dysfunction），是CAR的一种非常少见的亚型，只有视锥细胞受累。

患者只表现为视锥细胞功能受损的症状，如视力下降，患者自觉戴墨镜反而改善视力，色觉下降甚至全色盲，中心暗点等。视网膜血管变细。ERG显示视锥细胞反应异常而视杆细胞反应正常。视网膜黄斑区光感受器的内节和外节完全丢失、外核层丢失。脑脊液正常或有轻微的淋巴细胞增多。

Jacobson和Thirkill发现这些患者体内有一种23kDa的蛋白和一种50kDa的蛋白。一例患者病理尸检显示视锥细胞弥漫丢失，特别是在黄斑区。伴有外丛状层色素性巨噬细胞浸润。

与CAR常在数月内视力丧失相比，CACD的视力预后不确定性更大。有2例患者未经任何治疗，视力均保持稳定。但有报道1例72岁的女性患者患有罕见的小细胞性子宫内膜癌，神经元特异性稀醇化酶抗体阳性，尽管使用了激素、放疗等治疗，视力持续下降。

（三）黑色素瘤相关性视网膜病变（melanoma-associated retinopathy，MAR）

MAR主要由皮肤黑色素瘤引起，其主要症状与CAR类似，包括突然出现的眼前闪光（shimmering）、闪光幻觉（flickering photopsia）、夜盲、轻度的中周部视野缺损等。但其临床表现有许多与CAR不同之处，详见表16-6-2。患者一般眼底正常，偶尔一些患者可以出现：类似黄色斑点状的眼底改变、后葡萄膜炎、玻璃体反应、静脉周围炎、RPE损害等。

表16-6-2　MAR和CAR临床表现比较

CAR	MAR
常在恶性肿瘤发病之前起病	通常在黑色素瘤诊断后出现，尤其常见于转移期
视杆、视锥细胞均受累	视杆细胞受累
无性别差异	男性比女性多见
视力、色觉、中央视野损害严重	视力、色觉和中央视野接近正常（色觉可能表现为红绿和/或蓝黄色觉轻度异常）
视功能异常进行性发展	视功能异常非进行性发展

组织病理学改变包括：内核层的双极细胞显著减少、外核层的光感受器正常、节细胞的跨突触萎缩等。

ERG的改变与先天性静止性夜盲表现类似，但MAR的患眼表现为蓝视锥细胞受累。典型表现为：暗适应b波显著降低或消失，表明双极细胞和Müller细胞功能障碍，a波往往不受累，从而表现为负波形的暗反应。视锥反应的b波显著降低表明on细胞的显著丢失或者去极化的双极细胞协助了视杆通路，视杆细胞和这些去极化双极细胞之间的神经传递受损；off细胞或视锥细胞和超极化双极细胞均未受损。

与MAR有关的抗体主要是一种抗视杆细胞双极细胞抗体，它与黑色素瘤细胞抗原发生交叉反应，导致从视杆细胞到内层视网膜的神经传递失败。这种双极细胞抗原是一种脂质，而不是蛋白。

MAR一般由皮肤黑色素瘤引起，眼的葡萄膜富含色素，葡萄膜黑色素细胞的恶性肿瘤常见的是脉络膜恶性黑色素瘤，Zacks曾报道了1例脉络膜恶性黑色素瘤引起的MAR病例。该例患者左眼脉络膜黑色素瘤行眼球摘除23年后出现右眼闪光感、夜盲、渗出性视网膜脱离，ERG视杆反应平坦。穿刺活检证实肝多发转移性黑色素瘤。

（四）双眼弥漫性葡萄膜黑色素细胞增生（bilateral diffuse uveal melanocytic proliferation，BDUMP）

1966年，Machemer最先报道，曾称为双眼葡萄膜黑色素瘤（bilateral uveal melanoma）、双眼弥漫性黑色素细胞性葡萄膜增生（bilateral diffuse melanocytic uveal hyperplasia）、双眼转移性腺癌（bilateral metastatic adenocarcinoma）、脉络膜假性转

移性病变（pseudometastatic lesions of the choroid）等。

引起 BDUMP 的恶性肿瘤以女性生殖系统肿瘤最常见，包括卵巢癌、子宫癌等，其次是肺癌，其他一些肿瘤也均有报道。

患者平均发病年龄 58 岁（范围 34~89 岁），无性别差异。患者主要表现为双眼突然视力下降。接近一半的患者在 BDUMP 发病之前已经诊断出恶性肿瘤，但超过一半的患者在 BDUMP 发病之后才诊断出恶性肿瘤。患者常在 1 年内死于恶性肿瘤的并发症（1~51 个月）。

眼底主要表现为葡萄膜的弥漫性、良性、多发性、黑色素细胞结节样病变以及渗出性视网膜脱离。葡萄膜弥漫性增厚，伴有局限性肿块样隆起，常伴有迅速进展的白内障。葡萄膜的弥漫性增厚在病理检查时很明显，但临床上有时不容易检查出来，临床上容易识别的是局限性脉络膜增厚，但并不是所有的患者均具有这一特征。

病理改变主要是脉络膜弥漫增厚、黑色素细胞增生、视网膜外层变性、光感受器和外节明显减少。黑色素细胞大量增生导致代谢障碍、外层视网膜缺氧，可能是导致 RPE 丢失和功能障碍、白内障形成的机制。

关于 BDUMP 病变的性质尚有争议，有人认为它是一种良性的黑色素细胞增生。但也在一些患者的葡萄膜中发现恶性细胞。因此，推测 BDUMP 可能是一种恶性病变，大部分患者的 BDUMP 没有表现出恶性病变的临床特征可能是由于这些患者因为恶性肿瘤的其他并发症而过早死亡所致。而且，这些恶性细胞会浸润到前房、侵犯巩膜。因此，有人认为它可能是自发、双侧、低生长潜能的弥漫性葡萄膜黑色素瘤。BDUMP 的眼中缺乏 p53 蛋白，可能与其发病有关。

（五）副肿瘤性视神经病变（paraneoplastic optic neuropathy）

比副肿瘤性视网膜病变少见，表现为亚急性、进行性、无痛性、双侧视力下降。视盘正常或水肿，可累及视交叉，可伴有血管周围炎，常伴发其他的副肿瘤性脑病，如共济失调、构音困难、核间性眼肌麻痹等。

与副肿瘤性视神经病变有关的抗体主要是抗-CV2（CRMP-5）抗体。

积极治疗原发肿瘤并使用糖皮质激素治疗可改善副肿瘤性视神经病变患者的视力、视野和视盘水肿，视力预后较 CAR 和 MAR 好。

三、诊断要点

1. 双眼无痛性、进行性视力下降、视野缺损，伴闪光感，症状与眼底病变程度不一致，要考虑副肿瘤综合征的可能。

2. 双眼不明原因的色素播散、色素上皮萎缩，伴或不伴视网膜血管炎、渗出性视网膜脱离者，要考虑副肿瘤综合征（BDUMP、CAR）的可能。

3. 恶性黑色素瘤患者出现中枢神经系统转移，伴有视觉症状者，要考虑 MAR 的可能。

4. ERG 的异常为诊断 CAR 和 MAR 所必需。

四、鉴别诊断要点

1. **AZOOR** 患者也主要主诉眼前闪光感、可伴视野缺损。常见于年轻女性，一般不伴有视力下降和色觉障碍，眼底正常，良性病程，可资鉴别。

2. **视网膜色素变性** 症状以夜盲为主，眼底检查常可见骨细胞样色素，常有较明显的视盘蜡黄、动脉变细。慢性病程而非亚急性进行性视力下降，一般不伴闪光感、色觉障碍。没有全身恶性肿瘤。

3. **先天性静止型夜盲** 自幼起病，白昼视力正常，夜盲呈非进行性，眼底一般正常。暗适应曲线一般为锥体单相曲线伴或不伴锥体阈值升高。全视野 ERG 常呈杆体 ERG 无波，暗视 ERG 的 a 波正常或降低、b 波振幅下降。

4. **隐匿性黄斑营养不良** 又称为中心性视锥细胞营养不良，其特征是黄斑功能障碍导致渐进性视力减退，但眼底检查和 FFA 基本正常。全视野 ERG 正常，但黄斑局部 ERG 反应缺失，mERG 有助于诊断，表现为中心区域反应密度降低。

5. **Stargardt 病** 从少年到青年时期开始发病，大部分患者视觉症状开始出现于 10 岁以内至 30 岁，中心视力减退，双眼进展性视网膜色素上皮萎缩，黄斑区和/或中周部视网膜有橘黄色斑点。早期 ERG 正常，仅在严重阶段明视和暗视 ERG 才表现为异常，但黄斑局部 ERG 检测不出。

五、治疗原则与进展

1. **糖皮质激素** 使用糖皮质激素发挥免疫

抑制作用,可以暂时使患者视力提高或稳定不变,或者使视野改善。一般采用口服,但也可大剂量糖皮质激素冲击治疗。糖皮质激素使用的最佳剂量和疗程尚不确定,由于免疫抑制治疗有加快肿瘤转移的可能,因此倾向于脉冲疗法、低剂量或者采用球后注射局部用药。

2. 治疗恶性肿瘤 积极采取手术切除、放射治疗或化学药物治疗等治疗原发恶性肿瘤,可显著改善副肿瘤性视神经病变患者的视力,曾报道11例副肿瘤性视神经病变患者中经抗癌治疗,有8例患者的视力恢复正常或接近正常。

3. 其他治疗方法 血浆过滤疗法(plasmapheresis)可降低针对视网膜和视神经自身抗体的滴度,但对患者的视力下降并无明确的治疗效应。据报道,免疫球蛋白静脉注射可以改善患者视力。免疫调节剂的治疗作用还不确切。连续检测血清自身抗体的滴度对于指导免疫治疗可能有一定的指导意义。

六、典型病例介绍

例1:患者,女性,42岁。双眼前闪光感、视野缺损7月,夜间视力差,眩光感严重,自觉戴墨镜视力改善。眼部表现出现前10个月发现患"侵袭性胸腺瘤B3型",行手术切除,肿瘤侵犯肺组织。视力右眼0.6,左眼1.0,右眼RAPD(+)。该患者血中抗Ma2抗体和抗CV2/CRMP5均阳性。该患者诊断为CAR(图16-6-1~图16-6-10)。

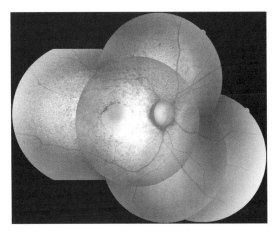

图16-6-2 例1患者右眼眼底自发荧光图像
清晰显示视网膜色素上皮变薄、萎缩区域自发荧光减弱

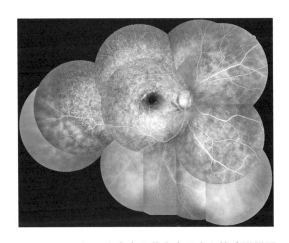

图16-6-3 例1患者右眼荧光素眼底血管造影拼图
可见视网膜色素上皮萎缩变薄区域呈明显的透见荧光,静脉管壁着染,轻微组织着染,提示该例患者还有视网膜血管炎表现(静脉炎)

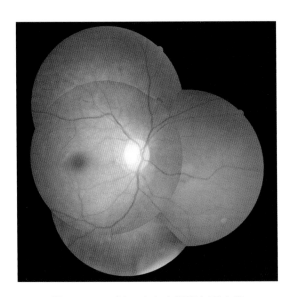

图16-6-1 例1患者右眼彩色眼底像
可见视盘颜色略淡,视网膜动脉变细(颞侧动脉变细较鼻侧动脉明显),上方有一线状出血,视网膜呈斑驳样外观

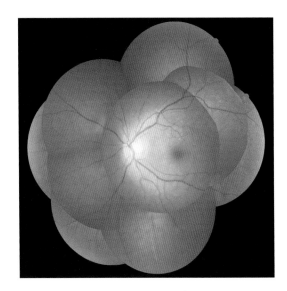

图16-6-4 例1患者左眼彩色眼底像
可见视盘颜色略淡,视网膜动脉变细较不明显,颞上方视网膜呈斑驳样外观

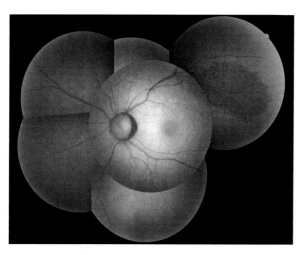

图 16-6-5　例 1 患者左眼眼底自发荧光图像
清晰显示颞上方一舌形区域视网膜色素上皮变薄,萎缩区域自发荧光减弱

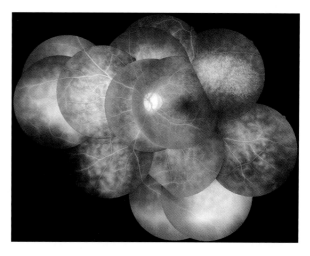

图 16-6-6　例 1 患者左眼荧光素眼底血管造影拼图
可见颞上方视网膜色素上皮萎缩变薄区域呈明显的透见荧光,静脉管壁着染,轻微组织着染

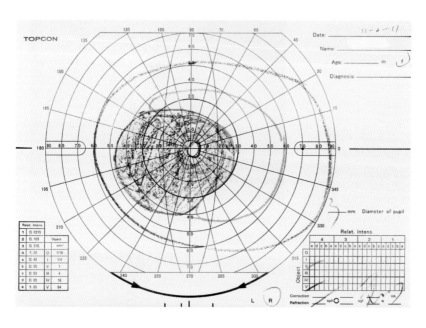

图 16-6-7　例 1 患者右眼视野图
可见与视网膜色素上皮异常区域一致的视野缺损

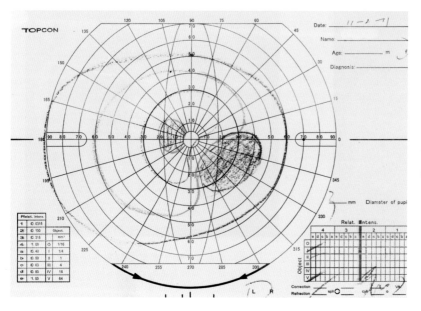

图 16-6-8　例 1 患者左眼视野图
可见与视网膜颞上方色素上皮异常区域一致的暗点

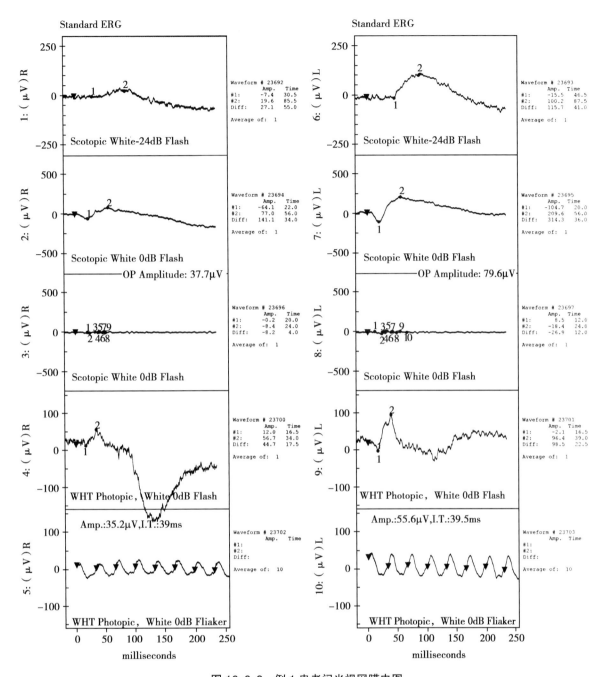

图 16-6-9 例 1 患者闪光视网膜电图

可见右眼暗适应 b 波明显低平、潜伏期延迟,左眼 b 波轻度降低、潜伏期轻度延迟

图 16-6-10 例 1 患者黄斑区 OCT 图
上图为左眼,可见黄斑周围外丛状层、外核层变薄,
部分区域外界膜、IS/OS 层消失。下图为右眼,可见
黄斑周围区域外丛状层、外核层、外界膜、IS/OS 层
完全消失,黄斑鼻侧的类圆形低反射区域可能是继
发于视网膜血管炎的局限性黄斑水肿

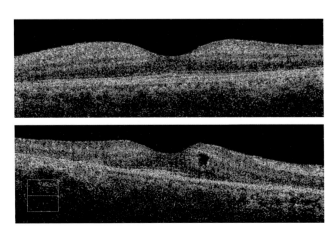

例2：患者，男性，63岁，双眼前闪光、周边视野缺损3个月，暗光下、强光下视力均下降。4个月前行右耳前"黑痣"切除术，术后病理提示基底细胞癌，切缘干净。B超示双侧颈部多发肿大淋巴结。VOD 0.8，VOS 0.8。该患者眼部诊断为癌症相关性视网膜病变（图16-6-11~图16-6-21）。

例3：患者，女性，54岁。双眼进行性视力下降1年，伴畏光、色觉异常、视物遮挡、视物变暗，自觉戴墨镜改善，晚上看东西较白天更好。近半年出现不稳定易变的垂直复视，导致看东西时有时会出现上下错位。9年前在当地县医院行子宫

肌瘤切除术。5年前患"甲状腺功能亢进"（T_3、T_4高），后治愈。2年前因压力性尿失禁，在当地医院行"微创悬吊术"，治愈。视力：右眼0.05，左眼0.04。胸部CT检查证实为胸腺瘤。该患者眼部诊断为癌症相关性视锥细胞功能障碍（图16-6-22~图16-6-28）。

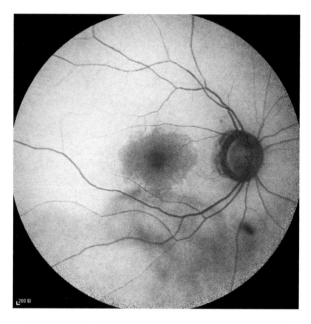

图16-6-13　例2患者右眼蓝光眼底自发荧光图像
自发荧光弥漫增强，提示已经出现广泛的RPE损害，仅留黄斑区自发荧光基本正常，周围的强荧光区边界清晰。下方玻璃体混浊，遮蔽自发荧光

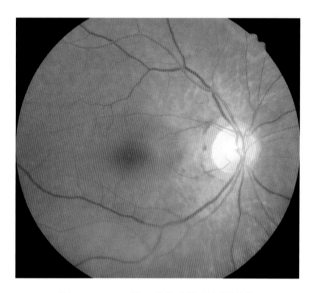

图16-6-11　例2患者右眼彩色眼底像
视网膜色泽较暗，略呈青灰色

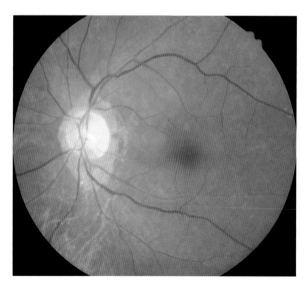

图16-6-12　例2患者左眼彩色眼底像
视网膜色泽较暗，略呈青灰色

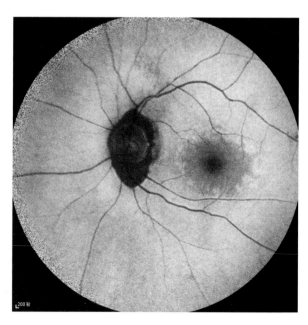

图16-6-14　例2患者左眼蓝光眼底自发荧光图像
表现与右眼类似

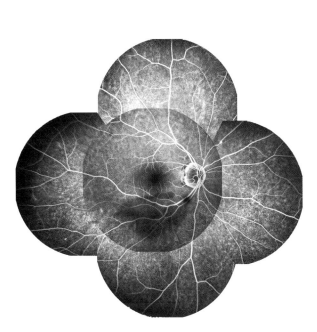

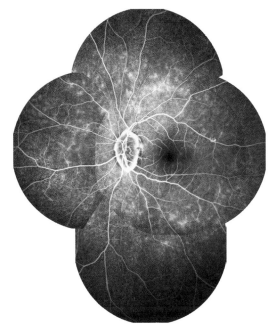

图 16-6-15　例 2 患者右眼荧光素钠眼底血管造影拼图
可见周边部广泛透见荧光,颞侧周边可见部分视网膜小静脉荧光素渗漏。玻璃体混浊呈遮蔽荧光

图 16-6-16　例 2 患者左眼荧光素钠眼底血管造影拼图
可见周边部弥漫细颗粒状透见荧光,散在视网膜小静脉末端荧光素渗漏

图 16-6-17　例 2 患者右眼水平扫描 OCT
可见黄斑中心凹旁的视网膜各层结构尚可,但再向外则外丛状层以外各层均丢失,提示光感受器丢失

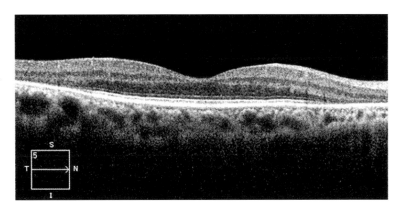

图 16-6-18　例 2 患者左眼垂直扫描 OCT
表现与图 7 的右眼类似

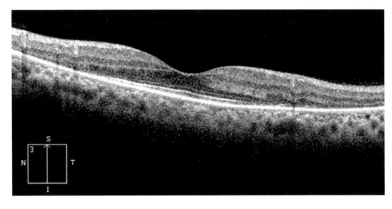

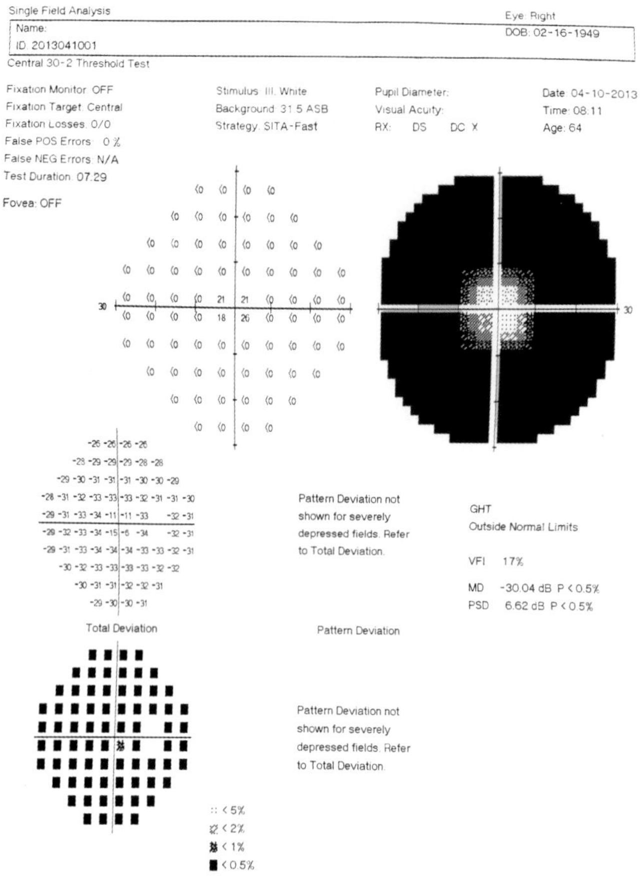

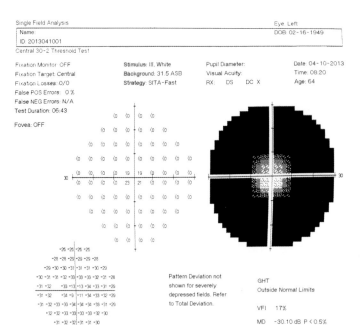

Single Field Analysis Eye: Right
Name:
ID: 2013041001
Central 30-2 Threshold Test

Fixation Monitor: OFF　　　Stimulus: III, White　　　Pupil Diameter:　　　Date: 04-10-2013
Fixation Target: Central　　Background: 31.5 ASB　　Visual Acuity:　　　Time: 08:11
Fixation Losses: 0/0　　　　Strategy: SITA-Fast　　　RX:　DS　　DC　X　　Age: 64
False POS Errors: 0 %
False NEG Errors: N/A
Test Duration: 07:29

Fovea: OFF

GHT
Outside Normal Limits

VFI　17%

MD　-30.04 dB P < 0.5%
PSD　6.62 dB P < 0.5%

Total Deviation　　　　Pattern Deviation

Pattern Deviation not
shown for severely
depressed fields. Refer
to Total Deviation.

:: < 5%
⊠ < 2%
▨ < 1%
■ < 0.5%

图 16-6-19　例 2 患者右眼视野
呈管状视野,与眼底检查结果一致

Single Field Analysis Eye: Left
Name:
ID: 2013041001
Central 30-2 Threshold Test

Fixation Monitor: OFF　　　Stimulus: III, White　　　Pupil Diameter:　　　Date: 04-10-2013
Fixation Target: Central　　Background: 31.5 ASB　　Visual Acuity:　　　Time: 08:20
Fixation Losses: 0/0　　　　Strategy: SITA-Fast　　　RX:　DS　　DC　X　　Age: 64
False POS Errors: 0 %
False NEG Errors: N/A
Test Duration: 06:43

Fovea: OFF

GHT
Outside Normal Limits

VFI　17%

MD　-30.10 dB P < 0.5%
PSD　6.34 dB P < 0.5%

Total Deviation　　　　Pattern Deviation

Pattern Deviation not
shown for severely
depressed fields. Refer
to Total Deviation.

:: < 5%
⊠ < 2%
▨ < 1%
■ < 0.5%

图 16-6-20　例 2 患者左眼视野
与右眼类似

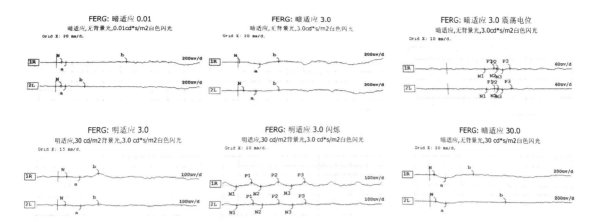

FERG：暗适应 0.01
暗适应，无背景光，0.01cd*s/m2白色闪光
Grid X: 20 ms/d.

FERG：暗适应 3.0
暗适应，无背景光，3.0cd*s/m2白色闪光
Grid X: 20 ms/d.

FERG：暗适应 3.0 震荡电位
暗适应，无背景光，3.0cd*s/m2白色闪光
Grid X: 10 ms/d.

FERG：明适应 3.0
明适应，30 cd/m2背景光，3.0 cd*s/m2白色闪光
Grid X: 15 ms/d.

FERG：明适应 3.0 闪烁
明适应，30 cd/m2背景光，3.0 cd*s/m2白色闪光
Grid X: 20 ms/d.

FERG：暗适应 30.0
暗适应，无背景光，30 cd*s/m2白色闪光
Grid X: 20 ms/d.

图 16-6-21 例 2 患者闪光视网膜电图
暗适应各项反应均熄灭，明适应两项反应波幅明显下降，与眼底检查结果一致

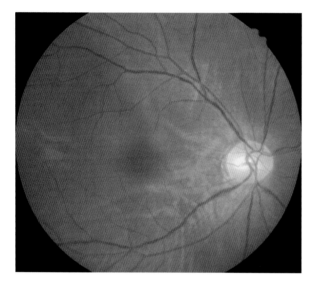

图 16-6-22 例 3 患者右眼彩色眼底像
未见异常，唯黄斑中心凹反光不清

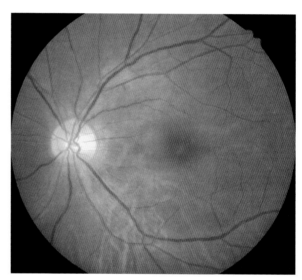

图 16-6-23 例 3 患者左眼彩色眼底像
与右眼类似，仅中心凹反光不清

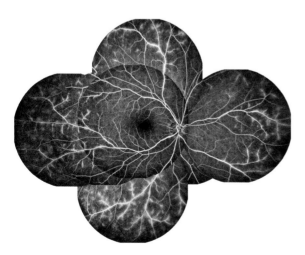

图 16-6-24 例 3 患者右眼荧光素眼底血管造影拼图
可见中周部小静脉弥漫荧光渗漏

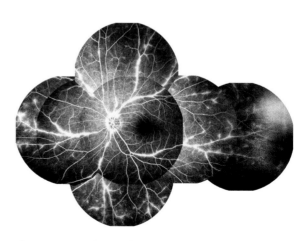

图 16-6-25 例 3 患者左眼荧光素眼底血管造影拼图
拍摄时间比右眼晚，显示的静脉荧光素渗漏更为明显

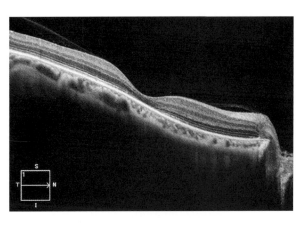

图 16-6-26 例 3 患者右眼水平扫描 OCT
黄斑中心凹附近视网膜外层丢失

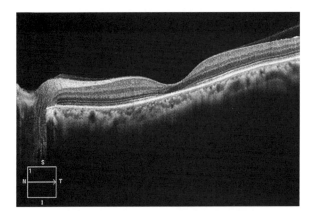

图 16-6-27 例 3 患者左眼水平扫描 OCT
黄斑中心凹附近视网膜外层丢失

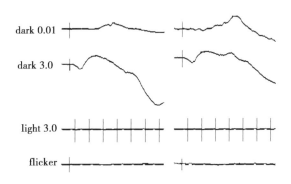

图 16-6-28 例 3 患者闪光视网膜电图
视杆反应各波形态波幅正常,视锥反应熄灭,与眼底检查结果一致

例 4:患者,男性,55 岁,双眼视力进行性下降 2 个月。视力:右眼 0.5,左眼 0.5,双眼虹膜新生血管,晶状体皮质及后囊下混浊,晶状体表面少量色素沉着,眼压:右眼 44.5mmHg,左眼 41mmHg。胃镜检查发现胃贲门处包块,活检提示腺癌。于眼科初诊 17 天后接受胃部肿瘤切除术,病理示胃印戒细胞癌。该患者眼部

诊断为双眼弥漫性葡萄膜黑色素细胞增生(图 16-6-29~图 16-6-35)。

例 5:患者,男性,31 岁。确诊急性淋巴细胞性白血病 8 个月后出现右眼视物模糊伴疼痛。右眼反复出现渗出性视网膜脱离,随后左眼也出现渗出性视网膜脱离。出现眼部表现 13 个月后,患者死亡。该患者眼部诊断为双眼弥漫性葡萄膜黑色素细胞增生(图 16-6-36~图 16-6-40)。

例 6:患者,男性,55 岁,双眼先后进行性视力下降 2 个月,黑矇 20 天。双眼视力均无光感,双眼瞳孔直径均 5.5mm,直接及间接对光反应均消失。CT 显示肺癌,病理检查提示小细胞肺癌。ERG 检查双眼暗适应视杆反应 b 波振幅降低,其

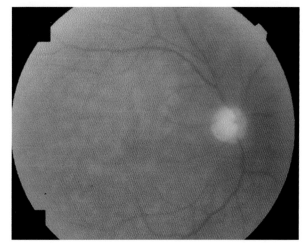

图 16-6-29 例 4 患者右眼彩色眼底像
由于白内障,眼底模糊可见黄白色类圆形病灶

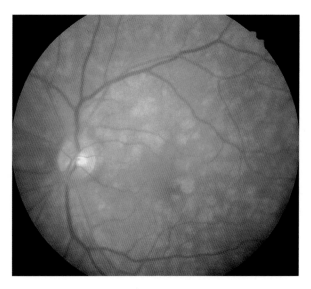

图 16-6-30 例 4 患者左眼彩色眼底像
眼底模糊可见密布黄白色斑块样病灶

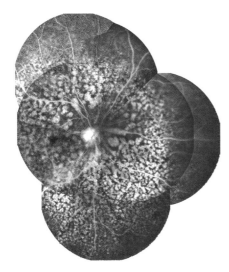

图 16-6-31　例 4 患者右眼荧光素眼底血管造影拼图
眼底密布大量类圆形病灶,彼此融合,呈强烈的透见荧光

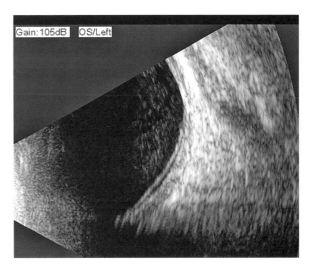

图 16-6-34　例 4 患者左眼 B 超
除脉络膜弥漫增厚外,还可见渗出性视网膜脱离

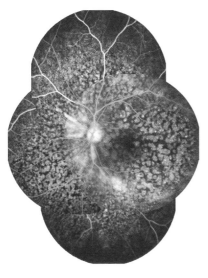

图 16-6-32　例 4 患者左眼荧光素眼底血管造影拼图
表现与右眼类似

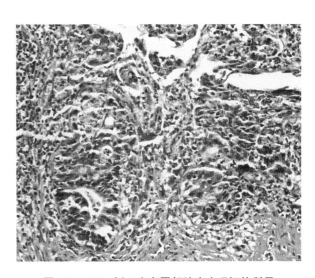

图 16-6-35　例 4 患者胃部肿瘤病理切片所见

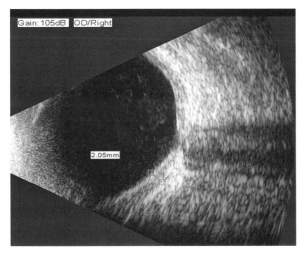

图 16-6-33　例 4 患者右眼 B 超
显示脉络膜弥漫性增厚

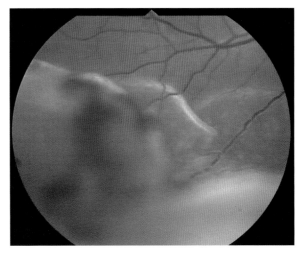

图 16-6-36　例 5 患者右眼彩色眼底像
显示下方渗出性视网膜脱离

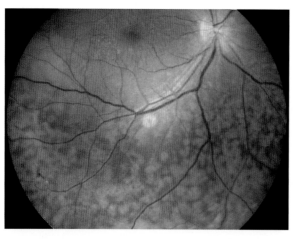

图 16-6-37　例 5 患者右眼下方彩色眼底像
渗出性视网膜脱离大部分吸收后,可见广泛的斑片状的灰白色、灰红色病灶,夹杂色素沉着。黄斑区及其颞下方还可见渗出性视网膜脱离

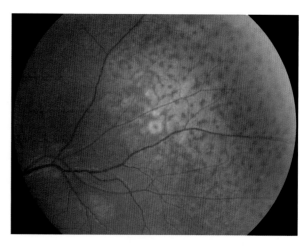

图 16-6-39　例 5 患者左眼颞上方彩色眼底像
可见广泛的色素脱离后眼底呈灰白色,大量散在分布的类圆形黑色素细胞增生颗粒样病灶

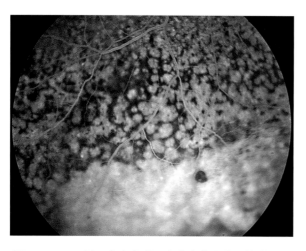

图 16-6-38　例 5 患者右眼下方荧光素眼底血管造影像
显示与斑片状病灶对应的广泛的透见荧光,造影显示的病灶比彩像下显示的病灶还要广泛

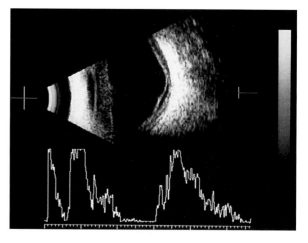

图 16-6-40　例 5 患者右眼 B 超检查照片
可见脉络膜弥漫性不均匀增厚,伴有视网膜脱离

余反应未见异常。VEP 未引出正常波形。患者于眼部表现出现后 2 个月查出肺癌,出现眼部表现后 10 个月患者去世。该患者眼部诊断为副肿瘤性视神经病变(图 16-6-41~图 16-6-44)。

七、误诊原因分析

副肿瘤性视网膜视神经病变由于发病率低,临床表现隐蔽,因此容易误诊和漏诊,特别是全身恶性肿瘤尚未诊断或发现者。自身免疫抗体检测虽然可作为一项很重要的辅助诊断工具,但难于开展。

八、经验教训与防范

副肿瘤综合征相应的自身免疫抗体并非副肿瘤综合征所特异,也非诊断副肿瘤综合征所必需。是副肿瘤综合征,抗体不一定阳性;抗体阳性,也不一定是副肿瘤综合征。因此,诊断副肿瘤综合征主要依据临床表现,以及明确证实的恶性肿瘤的存在。

对于临床上无法解释的双眼进行性视力下降、视野缺损、闪光感等,要积极寻找恶性肿瘤的可能和线索,有时,随访是最终确诊的最重要的手段。

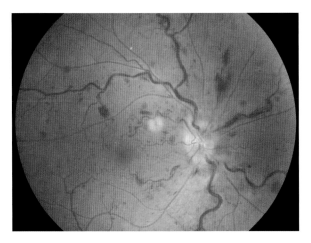

图 16-6-41　例 6 患者右眼彩色眼底像

可见视盘轻度水肿,静脉扩张迂曲,视网膜散在深浅层出血。眼底呈静脉淤滞性视网膜病变样表现,与其无光感的视力不符。该患者所有凝血功能方面的化验检查均提示血液呈高凝状态。血液的高凝状态也是副肿瘤综合征的一种表现

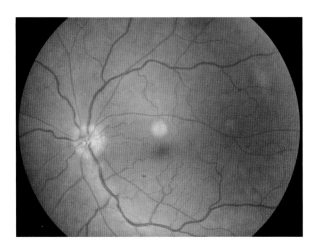

图 16-6-42　例 6 患者左眼彩色眼底像

显示视盘轻度水肿,边界欠清,静脉轻微扩张,散在少量出血,与其无光感的视力极为不符

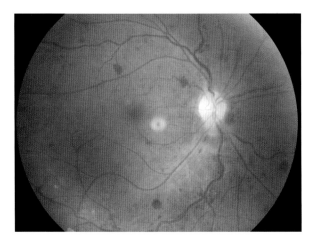

图 16-6-43　例 6 患者 1 个月后复查时的右眼彩色眼底像

此时已行 2 个周期化疗,可见视盘水肿减轻,视盘颜色变苍白,视网膜静脉迂曲扩张减轻,视网膜出血吸收减少

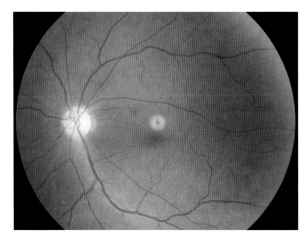

图 16-6-44　例 6 患者 1 个月后复查时的左眼彩色眼底像

可见视盘边界欠清,视盘颜色开始变淡,原视盘颞下方的出血点吸收,但视盘颞上方和下方有新的小出血点

(黄厚斌)

第七节　眼底遗传性疾病的误诊分析与防范

一、概述

眼底遗传性疾病的诊治是一个非常复杂的过程,其种类繁多、危害严重且难以治愈,现已成为儿童和青少年的主要致盲性眼病之一。目前,已知有 250 多个致病基因与眼底遗传性疾病相关,同一基因突变可致不同表型、同一基因的不同遗传方式亦可致不同疾病,导致此类疾病的诊断成为临床的一大挑战。尽管近年来已有眼底血管造影、电生理、基因诊断等方法的引入,但目前为止,我们仍无法掌握其确切的病理生理机制;因此,本章分享笔者行医过程中的一些经验与认识,希望能帮助读者在此类疾病诊断中理清思路,减少误诊。

二、诊疗思路

(一)问诊

问诊是获得疾病信息的第一步。对于眼底遗传性疾病的问诊,我们常面临着患者年龄过小、仅有体征而无症状、病史不全可信等问题,正确的问诊方法和技巧、表型细节的挖掘,以及获得眼部检查资料后的补充询问都是十分重要的。

1. 现病史　若患者能主动表达症状,需仔细询问其首次发病年龄、可能的诱因、主要症状特

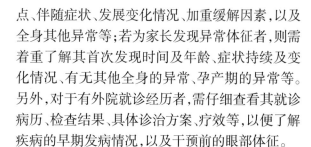

点、伴随症状、发展变化情况、加重缓解因素，以及全身其他异常等；若为家长发现异常体征者，则需着重了解其首次发现时间及年龄、症状持续及变化情况、有无其他全身的异常、孕产期的异常等。另外，对于有外院就诊经历者，需仔细查看其就诊病历、检查结果、具体诊治方案、疗效等，以便了解疾病的早期发病情况，以及干预前的眼部体征。

2. **既往史** 着重询问先天畸形、听力、血液循环系统、泌尿系统等方面的疾病，以排除全身综合征；了解特殊外伤及手术史，如激光笔照射、宠物接触史等。

3. **个人史** 对于婴幼儿患者，需了解有无母孕期感染、胎盘早剥、羊水粪染、毒物接触史、妊娠高血压、妊娠糖尿病等；了解患儿出生胎龄、体重、吸氧史等，有助于与早产儿视网膜病变的鉴别；了解患儿疫区居住史、不洁饮食史、动物饲养及接触史等，有助于与感染性疾病的鉴别。

4. **家族史** 对于可疑遗传性眼病的患者，需仔细了解其家族史。询问患者家族成员有无视力低下、夜盲或诊断过眼病者。另外，需考虑到家族中轻型病例无明显症状从未就诊或因当地诊疗水平有限而漏诊的可能，必要时可以请家族相关成员完善眼部检查，以辅助诊断。

（二）病史分析

根据所询问到的病史，我们常常能够将疾病缩小至一定范围，以下为笔者对一些具有一定代表性意义的遗传性眼底疾病症状的分析：

1. **夜盲** 导致夜盲的常见原因为瞳孔不能散大、屈光间质严重混浊或视杆细胞功能异常，前两者常见于葡萄膜炎、白内障、玻璃体混浊等，易于鉴别；而视杆细胞异常可见于维生素 A 缺乏、视网膜色素变性、先天性静止性夜盲、视锥视杆细胞营养障碍、结晶样视网膜变性、变性近视、全视网膜激光光凝术后等，需要进一步检查加以鉴别。

2. **昼盲** 昼盲是指患者的视力在明亮环境下明显低于暗环境中，主要见于视轴中心屈光介质混浊（如核性白内障、角膜中央白斑等，因小瞳时混浊介质可完全遮挡视轴），或视锥细胞功能异常者（如视锥细胞营养障碍等）。

3. **色盲** 急性、单眼、获得性色觉异常者常有明显的自觉症状，多不考虑遗传性疾病的可能。先天性双眼色觉异常者常因无正常视觉体验、双眼对比差异，而多由周围人发现异常所就诊。应在排除屈光介质的异常后（如前房积血、玻璃体

积血、有色人工晶状体等），再考虑先天性色盲、视锥视杆细胞营养障碍、先天性静止性夜盲，以及 Stargardt 病、Best 病等黄斑病变的可能，在除外视网膜病变后，还应考虑 Leber 遗传性视神经病变、常染色体显性遗传性视神经病变等视神经病变的可能，因而需要更加完善的专科体查及辅助检查加以鉴别。

4. **视野缺损** 对于疾病进展缓慢、中心视力较好的遗传性眼底病患者，常可自行察觉出视野的改变（如视网膜色素变性等），Amsler 表、视野计可协助诊断。此时患者一般有较为典型的眼底改变，也需要与青光眼、视网膜脱离、黄斑区病灶遮挡、视网膜动脉阻塞、缺血性视神经病变等相鉴别。而婴幼儿、视力十分低下的患者常无视野改变的主诉，仍需仔细检查其眼底改变。

（三）专科查体

由于眼底遗传性疾病具有高度的临床和遗传的异质性，问诊所得到的信息有限，常需要结合全面的查体（包括眼部及全身检查）加以判别。

1. **眼部检查**

（1）视力及眼压：无法进行常规视力检查的患者，需要根据瞳孔对光反射、询问追物、精细动作、阅读甚至上课情况、学习成绩等了解患者的视力；对于眼球震颤的患者，不仅要检查单眼视力，还要了解双眼注视视力、最佳矫正视力以及代偿头位视力。当无法配合眼压测量时，最少应有指测眼压记录，并于镇静或麻醉时补测眼压。

（2）外眼及眼球运动：注意眼睑皮肤、眼球外形、大小的改变，判断是否已发生眼球萎缩。当出现失用性斜视、眼球震颤时，常提示严重视功能低下。而眼球震颤又可细分为眼型、前庭性、中枢性眼球震颤；单纯的眼型眼球震颤是指患者的中心视力严重低下、注视困难，进而造成眼球不自主的往返摆动，如 Leber 先天性黑矇、晚期视网膜色素变性、视锥视杆细胞营养障碍、先天性视网膜劈裂等；而前庭性、中枢性眼球震颤常需要结合病史、全身体格检查、听觉检查及神经系统影像学检查等加以鉴别。

（3）裂隙灯显微镜检查：裂隙灯显微镜下眼部评估是了解和诊断遗传性视网膜疾病的关键步骤，常可快速缩小诊断范围。如骨细胞样色素沉着可见于视网膜色素变性、结晶样视网膜变性、晚期 Leber 先天性黑矇者；黄斑区牛眼状改变多见于视锥视杆细胞营养障碍者；黄斑周围色素上皮

点状萎缩、金箔样反光常见于 Stargardt 病、视锥视杆细胞营养障碍者;视网膜纱网状隆起多见于先天性视网膜劈裂者;排除其他疾病引起的视盘萎缩后,则需考虑 Leber 遗传性视神经病变、常染色体显性遗传性视神经病变等。

需要注意的是,低龄患儿往往无法配合系统全面的眼部检查,应通过问诊大致确定怀疑诊断的方向,排好检查优先级,重要的检查先做,把较有侵入性或造成患儿精神压力的检查放至最后,如有必要,应安排镇静或全麻下的检查。

2. **全身查体** 着重检查患者的精神、发育、步态、皮肤、听力、有无畸形等。多种遗传性眼底病与全身系统性疾病密切相关,必要时,需完善头部、心脏、腹部等影像学检查,请儿科、耳鼻喉科、神经内科、内分泌科等多学科共同诊治。

(四)辅助检查

当考虑患者为遗传性眼底病变时,用于评价和随访的常用辅助检查包括验光、彩色眼底照相、相干光断层扫描成像、眼底自发荧光成像、荧光素眼底血管造影、吲哚青绿眼底血管造影、视觉电生理、视野、色觉、放射影像学、基因检查等。通过多维度、多层次的检查,这些辅助手段在诊断和监测疾病进展方面显得尤为重要。但在此之前,我们应理清检查思路、避免无目的"普查",在申请单上标明疑诊疾病、检查目的、检查重点内容及区域,必要时可同检查操作人员一同观察、及时沟通交流、听取其他专科的会诊意见,最大限度避免疾病的漏诊、误诊。

1. **相干光断层扫描成像(OCT)**

(1)协助诊断:视网膜色素变性、视锥视杆细胞营养障碍者常见外层视网膜结构紊乱、变薄至丧失,椭圆体带不连续,而内层视网膜则相对完整;

(2)协助鉴别:Best 病患者常可见视网膜下或层间积液,能够一定程度上与 Stargardt 病相鉴别;Leber 遗传性视神经病变者可见早期视盘水肿、晚期神经纤维层萎缩变薄的阶段性改变,而常染色体显性遗传性视神经病变者仅可见视盘萎缩;

(3)寻找合并症、指导治疗:可协助诊断先天性视网膜劈裂者是否合并黄斑或视网膜裂孔,视网膜色素变性者是否合并黄斑水肿、裂孔、前膜等;

2. **眼底自发荧光成像(FAF)**

(1)协助诊断:Best 病者的脂褐素在黄斑区逐渐积累,可见自发荧光信号增强;视锥视杆细胞营养障碍者可见眼底典型的黄斑区弱荧光(未受累区)伴周围强荧光环(脱色素区)的靶心样改变;Leber 先天性黑矇者眼底自发荧光明显减弱或消失等;

(2)观察疾病进展:视网膜色素变性者自发强荧光环的大小可提示疾病进展,环内细胞功能相对正常,环外则功能丧失;因此,随着视锥细胞功能障碍的进展,RP 患者强荧光环的直径会逐渐变小甚至消失;

3. **荧光素眼底血管造影(FFA)和吲哚青绿血管造影(ICGA)** 如家族性渗出性玻璃体视网膜病变可见血管弓牵拉、夹角变小、血管末端垂柳样改变、周边无灌注等改变,出现新生血管时可指导激光治疗;Stargardt 病造影晚期可出现大片弱荧光区域,即脉络膜淹没征;Best 病造影初期即出现与卵黄样改变相符的遮蔽荧光。但儿童患者常因无法配合需在全麻下进行检查,这无疑增加了检查风险与费用,需要我们根据病情仔细评估操作风险与收益,合理安排检查时机及项目。

4. **视觉电生理** 视觉电生理在遗传性视网膜病变的预测、诊断、分型和监测方面均起着不可替代的作用,对于某些内层视网膜病变疾病,往往可先于形态学改变而发现功能的异常。

闪光视网膜电图(FERG),又称全视野视网膜电图(ffERG),可用于遗传性视网膜病变的辅助诊断与病情监测(如视网膜色素变性、视锥视杆细胞营养障碍、黄斑变性等);图形视网膜电图(PERG)用于遗传性黄斑区病变的定位、病情评估(如 Best 病、Stargardt 病等);闪光视觉诱发电位(FVEP)主要适用于婴幼儿、精神异常、视力重度低下、眼球震颤等无法配合固视的检查者,测量全视网膜范围电位,可帮助判断视功能;EOG 可测量视网膜色素上皮层和光感受器之间的电位,主要指标为 Arden 比值,即光峰/暗谷比,也可用于检测黄斑变性类疾病(如 Best 病、Stargardt 病等)和色素上皮病变类疾病(如视网膜色素变性等)。

(五)定期随访

任何一种疾病都具有自然的病程且处于动态变化之中。现阶段绝大多数眼底遗传性疾病的诊断较为困难且尚无有效治疗方法。随着病史及检查结果的不断完善、病程的不断进展,在随访过程中,我们可能明确或更改诊断、帮助延缓疾病进展、及时阻止或处理并发症、提早发现患者亲属的异常、对患者及家属进行心理疏导等。因此,随访观察不等于无所作为,我们应与患者及家属详细交代可能预后,对于遗传性眼病的患者(特别是常染色体显性及性染色体连锁者),其直系亲属应进行详尽的眼部及全身检查,确定携带的基因并定期随诊、做好遗传咨询,进而改善疾病的预后。

三、常见遗传性眼底病的诊断

常见的眼底遗传性疾病临床诊断要点如表16-7-1所示。

表 16-7-1　常见的眼底遗传性疾病临床诊断要点

疾病	遗传方式疾病	发病时间	临床表现	特征眼部检查	基因检查
家族遗传型视网膜色素变性(FRP)	常染色体显性遗传、常染色体隐性遗传、X连锁遗传、双基因遗传、线粒体遗传	儿童、青少年	进行性加重的夜盲、视野宿小、中心视力减退	眼底:骨细胞样色素沉着、视网膜血管缩窄、视盘蜡样苍白是典型RP的三联征 暗视ERG:a波低于正常值	RHO、USH2A、RPGR等
视锥细胞或视锥视杆细胞营养障碍(COD/CORD)	常染色体隐性遗传、常染色体显性遗传、X连锁遗传	儿童、青少年	自幼视力低下、畏光、色觉障碍、眼球震颤	ERG:单闪光明适ERG振幅下降,30Hz反应下降或消失,暗适ERG正常 FAF:黄斑区低荧光伴周围高荧光环,呈靶心样 OCT:黄斑区萎缩	ABC4、GUCY2D、RPGR等
黄色斑点状眼底(Stargardt病)	常染色体隐性遗传、常染色体显性遗传	多为12岁以下发病	症状重、体征轻,疾病初期就出现严重的中心视力下降,色觉障碍	眼底:黄斑周围色素上皮点状萎缩;晚期可呈青铜样反光、金箔样外观 FFA:早期黄斑区可见自发强荧光环,晚期可发现大片视网膜弱荧光区域,出现脉络膜淹没征 ERG、EOG检查初期多为正常	ABCA4
卵黄样黄斑营养障碍症(Best病)	常染色体显性遗传	5~15岁儿童多见	视力下降、视物变形、色觉障碍	眼底:黄斑区典型黄色或橘黄色的卵黄样病灶 FFA:初期即出现与卵黄样改变相符的遮蔽荧光 EOG:早期即显示Arden比(LP/DT)低于1.5	BEST1
Leber先天性黑朦(LCA)	常染色体隐性遗传,常染色体显性遗传、X连锁遗传	6个月左右婴儿多见	视力损伤严重,可下降至0.1以下,伴有眼球震颤、畏光、指眼征	ERG:呈振幅重度降低或熄灭型	AIPL1、RPGR1PR、GUCY2D、RPE65等
先天性视网膜劈裂(XLRS)	X连锁隐性遗传	5~10岁男童多见	自幼视力低下、斜视、眼球震颤	眼底:黄斑区呈花瓣状,可伴视网膜脱离、色素变性 ERG:暗适应b波振幅下降,呈负波型,a波降低不明显或轻度降低	RS1
Leber遗传性视神经病变(LHON)	线粒体遗传	11~30岁的青年男性多见	双眼急性无痛性先后视力下降	视野:中心或旁中心暗点、生理性盲点扩大 色觉:红绿色觉异常 OCT:乳斑束神经纤维层变薄	mtDNA(常见突变位点:G11778A,G3460A,T14484C)
常染色体显性遗传性视神经病变(ADOA)	常染色体显性遗传	2~10岁儿童多见	双眼缓慢无痛性同时视力下降,视力损伤较LHON轻	视野:中心或旁中心暗点、生理性盲点扩大色觉:黄蓝色觉异常	OPA1
家族性渗出性视网膜病变(FVER)	常染色体显性遗传、常染色体隐性遗传、X连锁遗传	发病年龄越低,病情越严重	早期临床表现不典型,主要为视网膜血管发育不全	眼底:血管走行异常、分支增多、末梢呈树枝状,周边存在无灌注区,继发新生血管形成、视网膜脱离 FFA:能发现早期无灌注区	FZD4、NDP、LRP5、TSPAN12、ZNF408等

（一）家族遗传型视网膜色素变性（retintis pigmentosa，RP）

按有无合并全身其他症状可分为单纯型 RP 和综合征型 RP。

1. **单纯性** RP（simplex retintis pigmentosa）多为儿童或青少年期起病，也有少数患者发病较晚，但多小于 30 岁。常为双眼发病，出现进行性加重的夜盲、色觉障碍、视野缩小、中心视力减退等症状；可并发眼球震颤、黄斑水肿、黄斑裂孔和网膜前膜等；眼底表现为骨细胞样色素沉着、视网膜血管缩窄和视盘蜡样苍白是 RP 的典型三联症（图 16-7-1~图 16-7-3）。

除上述典型表现外，还有一些不常见的 RP，易造成诊断上的困难，如象限性视网膜色素变性、静脉旁色素型脉络膜视网膜萎缩、合并 Coats 样表现的 RP 等（图 16-7-4，图 16-7-5）。

2. **综合征型** RP（syndromic retinitis pigmentosa） 除具有单纯型 RP 的眼部表现外，还可

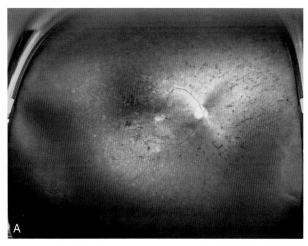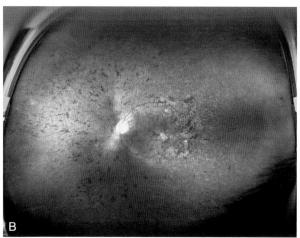

图 16-7-1 视网膜色素变性超广角激光扫描眼底图
A. 右眼；B. 左眼。双眼视盘偏蜡黄，视网膜散在骨细胞样色素沉着，视网膜血管缩窄、走行僵硬

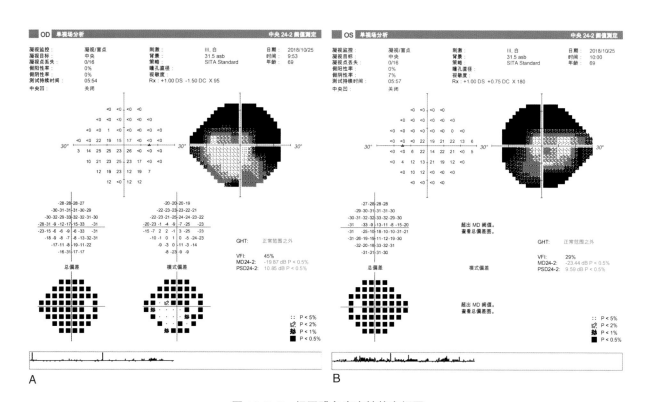

图 16-7-2 视网膜色素变性静态视野
A. 右眼，中周部环形视野缺损（VFI 45%）；B. 左眼，管状视野（VFI 29%）

伴随听力丧失、前庭功能障碍、躯干性肥胖、多趾畸形、认知功能障碍等全身的表现，以 Usher 综合征（USH）和 Bardet-Biedl 综合征（BBS）较为常见，另外还有 Joubert 综合征、原发性纤毛运动障碍（PCD）、Refsum 疾病、Senior Loken 综合征等。

（二）视锥细胞或视锥视杆细胞营养障碍（cone or cone rod dystrophy，COD/CORD）

视锥细胞或视锥视杆细胞营养障碍是一类比较少见的遗传性视网膜疾病。此病主要损伤视锥细胞，累及黄斑区。多为儿童、青少年期发病，

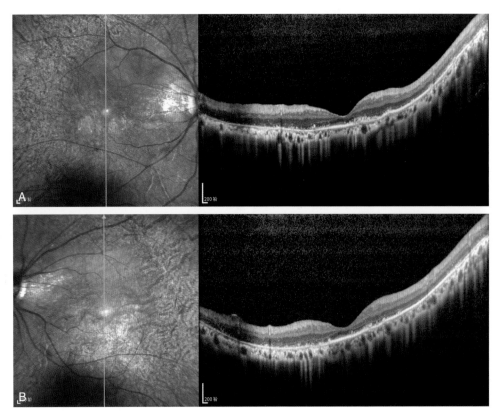

图 16-7-3　视网膜色素变性 OCT
A. 右眼；B. 左眼。双眼视网膜光感受器外节可见高反射光点，外层视网膜结构紊乱、变薄

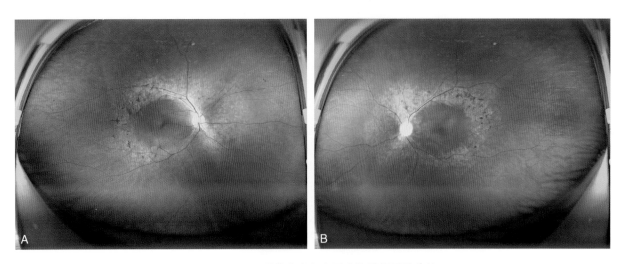

图 16-7-4　双眼静脉旁色素型脉络膜视网膜萎缩
A. 右眼；B. 左眼。双眼视网膜血管弓处静脉旁散在骨细胞样色素沉着，左眼视盘苍白

自幼视力低下、畏光、色觉障碍、眼球震颤,晚期可影响视杆细胞而出现夜盲。眼底表现为黄斑区牛眼状外观;后极部点状、圆片状色素团块,黄色斑点样沉积;脉络膜毛细血管萎缩,可见脉络膜大血管;类似 Stargardt 病出现中心凹反光消失、黄斑周围色素上皮点状萎缩,晚期可呈青铜样反光或金箔样外观。

(三) 黄斑变性

1. 黄色斑点状眼底(Stargardt 病)是最常见的青少年遗传性黄斑营养不良。多为 12 岁以下发病,色觉障碍出现较早,疾病初期就出现严重的中心视力下降,多症状重而体征轻。黄斑进行性萎缩,可分为初期、进行期、晚期三个阶段。初期,眼底无明显异常而视力下降严重;进行期,中心凹反光消失,视网膜色素上皮层有较多的黄色斑点沉积,并逐渐形成黄斑周围色素上皮点状萎缩区;晚期,可呈青铜样反光、金箔样外观或地图样萎缩、色素沉着(图 16-7-6)。

2. 卵黄样黄斑营养障碍症(Best 病)5~15 岁儿童多见,常双眼发病,但早期由于病变较轻尚无症状,一般直至中年累及黄斑影响视力才就诊。可出现视力下降、视物变形、色觉障碍,视力可维持在 0.8 以上,合并远视、内斜视、斜视性屈光不正等症状。黄斑区典型黄色或橘黄色的卵黄样病

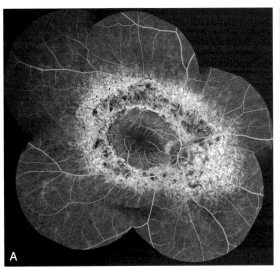
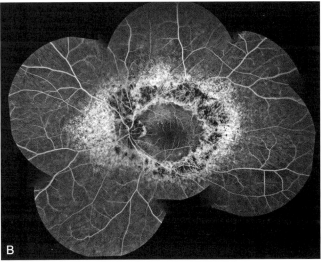

图 16-7-5 双眼静脉旁色素型脉络膜视网膜萎缩 FFA

A. 右眼;B. 左眼。该患者双眼视网膜血管弓周围可见色素性荧光遮蔽,其周围可见椒盐样透见荧光

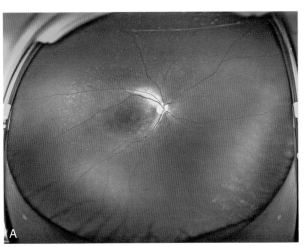
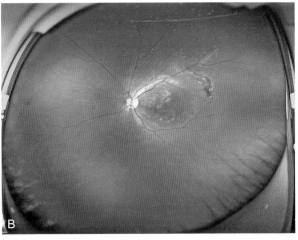

图 16-7-6 Stargardt 病晚期

A. 右眼;B. 左眼。双眼黄斑区色素上皮地图样萎缩,点片状色素沉着

灶(图 16-7-7~图 16-7-9),后期可萎缩呈地图样改变、新生血管、纤维瘢痕形成,导致黄斑裂孔、视网膜脱离。

(四) Leber 先天性黑矇(Leber's congenital amaurosis, LCA)

Leber 先天性黑矇是一类线粒体 DNA 点突变导致的母系遗传性疾病。好发于 6 个月左右婴儿,视力损伤严重,可下降至 0.1 以下或失明,伴有眼球震颤、固视障碍、畏光、对光反射迟钝、患儿不断按压眼球出现指眼征。早期眼底检查可正常,后期可出现色素沉着、黄斑缺损、视盘水肿、圆形簇状黑色素沉着、骨细胞样色素等改变,广泛视网膜色素上皮和脉络膜萎缩,网膜周边或赤道部偶见不规则多发的黄白色点状渗出灶(图 16-7-10)。

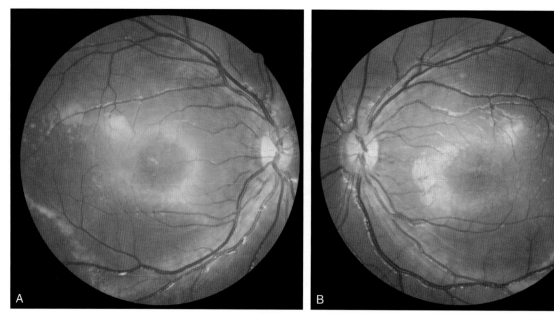

图 16-7-7　Best 病眼底照相
A. 右眼;B. 左眼。双眼黄斑区视网膜卵黄样改变,周边可见环状黄色渗出

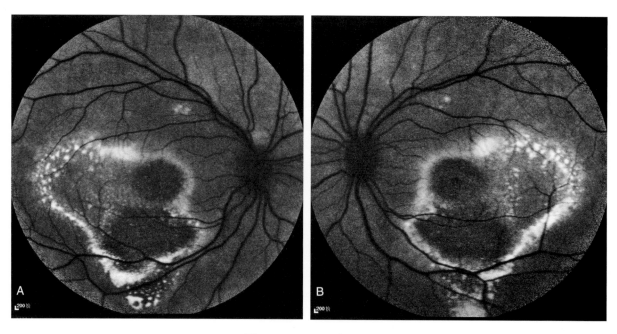

图 16-7-8　Best 病 FAF
A. 右眼;B. 左眼。双眼黄斑区卵黄样病灶处自发荧光减弱,周边渗出部呈点状高荧光

（五）先天性视网膜劈裂（X-linked retinoschisis，XLRS）

先天性视网膜劈裂又称 X 连锁遗传性青少年型视网膜劈裂症（XLRS）。好发于 5~10 岁男童，自幼视力低下、伴斜视、眼球震颤、阅读困难，可导致内孔形成、玻璃体积血、RPE 萎缩、色素沉

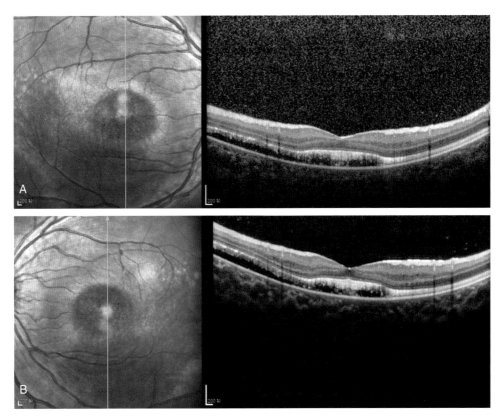

图 16-7-9　Best 病 OCT
A. 右眼；B. 左眼。双眼黄斑区视网膜神经上皮层下液性暗区、强反射光团

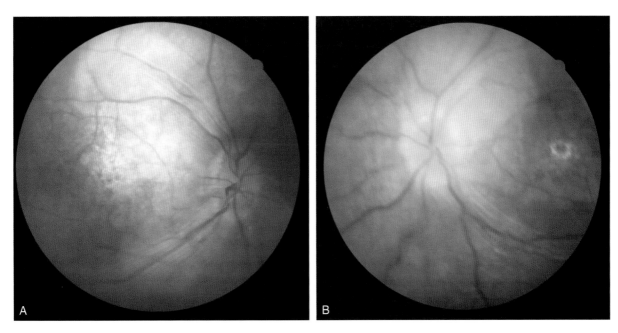

图 16-7-10　Leber 先天性黑矇彩色眼底像
A. 右眼；B. 左眼。双眼视盘水肿，黄斑区视网膜骨细胞样色素改变

着,甚至视网膜脱离;RS的劈裂腔范围和高度可随着时间变化,在眼底图像和B超表现上与视网膜脱离有相似性,且合并外层孔时可合并视网膜脱离,易被误诊误治;此外,RS的一个重要特性是自发或伴随轻微外伤的玻璃体积血,常易引起诊断上的困难。黄斑区呈射线样、花瓣样、轮辐状外观,病变区域网膜内层隆起,其前界很少达锯齿缘,后界可达视盘,约50%患者伴有周边视网膜劈裂,出现周边视网膜纱网状隆起(图16-7-11,图16-7-12)。

(六)遗传性视神经萎缩(hereditary optic atrophy,HOA)

遗传性视神经萎缩最常见的类型为线粒体DNA突变所导致的Leber遗传性视神经病变(Leber hereditary optic atrophy,LHON)和*OPA1*基因突变导致的常染色体遗传性视神经病变(autosomal

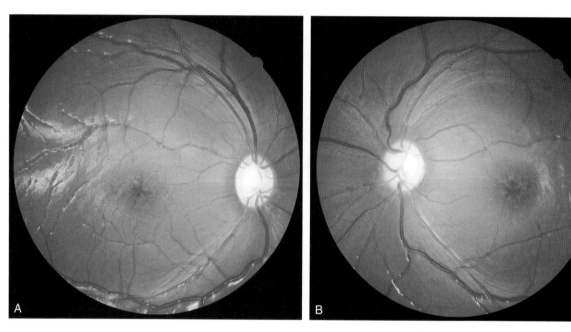

图 16-7-11　先天性视网膜劈裂彩色眼底像
A. 右眼;B. 左眼。双眼黄斑区视网膜轮辐样水肿,反光弥散

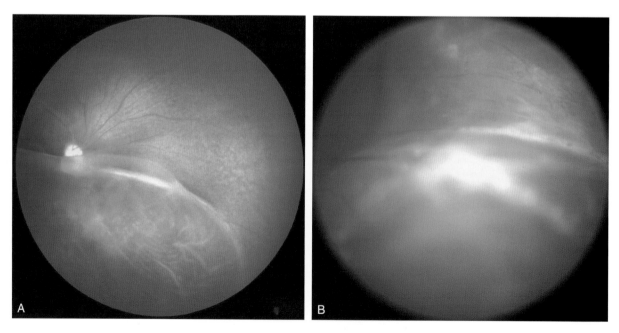

图 16-7-12　先天性视网膜劈裂彩色眼底像
双眼视网膜劈裂,劈裂处网膜内层薄如纱膜,呈半透明状隆起,其上有血管走行,部分可见灰白色网状结构。A. 左眼;B. 右眼

dominant optic atrophy,ADOA)。

LHON 好发于 11~30 岁的青年男性,患病率约 1/(31 000~54 000),主要症状为急性无痛性双眼先后视力严重下降、视野中心或中心偏上暗点、生理性盲点扩大、红绿色觉异常。眼底呈背景期、水肿期、萎缩期三期改变,背景期眼底无明显异常,水肿期视盘充血、色红、血管迂曲(图 16-7-13),萎缩期出现颞侧或全部视盘萎缩。VEP 提示双眼不对称性主波潜伏期延长,振幅降低。FFA 可发现视盘周围毛细血管扩张,但无荧光渗漏。黄斑 OCT 提示黄斑区斑束神经纤维层变薄。

ADOA 多见于 2~10 岁儿童,患病率约 1/(12 000~50 000)。主要症状为双眼同时性缓慢无痛性视力下降,视力损伤较 LHON 轻。出现视野中心或旁中心暗点、生理性盲点扩大、黄蓝色觉异常。眼底和 OCT 呈部分或完全视盘萎缩改变,无水肿期。VEP 提示双眼对称性主波潜伏期延长,振幅降低。

(七)家族性渗出性视网膜病变(familial exudative vitreoretinopathy,FEVR)

家族性渗出性视网膜病变是一类由于视网膜血管发育异常所致的慢性进行性玻璃体视网膜病变疾病,可发生于任何年龄段,但发病年龄越小,疾病越严重。

FEVR 的表现多种多样,在同一家族成员甚至同一个体双眼也可有较大的临床异质性。轻者通常无症状,重者可出现玻璃体积血、视网膜脱离等严重影响视力。眼底检查可发现血管弓夹角减小、视网膜牵拉褶皱形成 V 字征,末端血管分支增多呈垂柳状、毛刷状、网膜周边无灌注,新生血管生成,玻璃体积血,甚至视网膜脱离等;荧光素眼底血管造影(FFA)能协助早期发现血管的异常改变,检出无症状者,明确病变范围,指导治疗(图 16-7-14,图 16-7-15)。

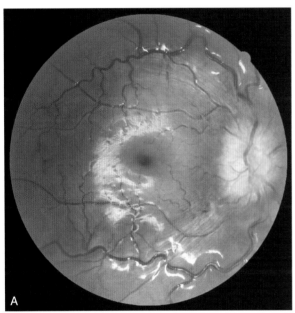

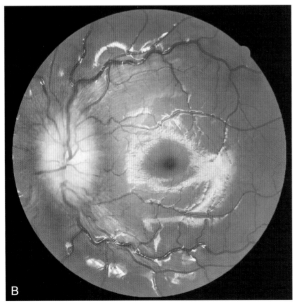

图 16-7-13 Leber 遗传性视神经病变眼底照相
A. 右眼;B. 左眼。双眼视盘明显水肿苍白,血管走行迂曲、扩张

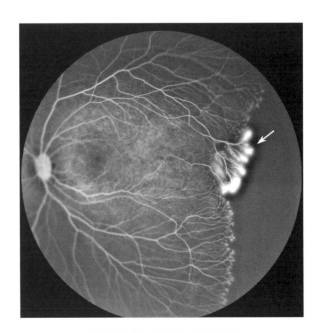

图 16-7-14 FEVR 的 FFA 图
颞侧周边可见大片无血管灌注区,末端血管分支增多呈毛刷样,箭头处可见异常新生血管生成

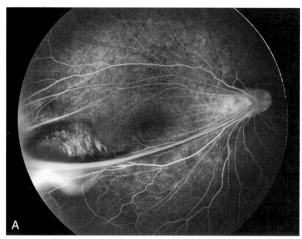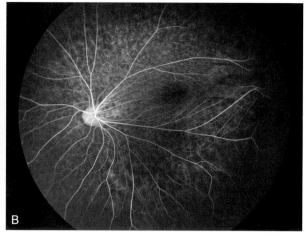

图 16-7-15 FEVR 的 FFA 图

A. 右眼;B. 左眼。双眼血管弓夹角减小、血管走行僵直,视盘及网膜向颞侧牵拉;右眼颞侧可见新生血管生成、血管渗漏,左眼颞侧周边可见无血管灌注区

四、误诊原因分析

眼底遗传性疾病多见于儿童,其病史、临床表现、辅助检查常无法准确获得,且疾病早期缺乏特征性眼部表现,且相同基因的不同突变类型、不同遗传方式等,均可导致不同的表型,具有高度的遗传异质性和临床异质性,极易漏诊和误诊。同时,适用于眼底遗传学疾病的检查设备有限、认识不足、临床检查不够详细全面、过分依赖基因检查结果等也十分影响医生对疾病的诊断。因此,我们尚不能仅依靠单一的辅助检查,甚至基因检测结果对眼底遗传性疾病进行过早的诊断与治疗,而要充分认识眼底遗传性疾病的特点,对患者进行全面的临床评估、仔细的病史及家族史询问,合理运用眼科检查和基因诊断来作出正确的判断。

五、经验教训与防范

眼底遗传性疾病多发生于婴幼儿、儿童及青少年,多为双眼发病、可有家族史,常导致严重的视力下降,这是该类疾病的特征之一。但常因为儿童不能很好地阐述病史、临床表现不清晰、检查无法配合等情况导致误诊、漏诊。因此,需要我们充分了解此类疾病的临床表现,仔细询问患儿家属其病史以及家族史,判别疾病类型及遗传方式;另外,我们应充分利用眼底检查、电生理、血管造影、视野等辅助检查,对各类遗传性视网膜病变疾病加以鉴别;对不能配合检查的患儿或临床表现不典型者,基因检测也是重要的辅助工具;对上述信息均暂时不能给出明确诊断的患儿,定期随访

也是十分重要的诊断手段,往往能帮助我们认识自然病程,提示最终诊断。

治疗方面,此类疾病大多缺乏有效性的病因治疗;对于并发症的处理,应遵循循证原则,以视功能/外观较自然病程有潜在获益为原则,尤其是儿童患者,需充分评估全麻、手术及其他干预下风险收益的平衡,不可过度检查及治疗。

(李芸 雷博)

第八节 玻璃体积血的鉴别诊断要点、误诊原因分析与防范

一、概述

前至后晶状体后囊后表面、后至内界膜(ILM)与睫状体无色素上皮外所构成的空间内存在渗出的血液被定义为玻璃体积血。

玻璃体积血按照解剖位置被分为:视网膜前出血与玻璃体内积血,Berger 腔、Petit 管和与Cloquet 管的出血也称为玻璃体积血。其中,视网膜前出血又可以分为玻璃体下出血和ILM 下出血。当出血位于未完全后脱离的玻璃体和ILM之间形成玻璃体下出血,由于重力原因形成的"血袋"并可以随体位改变而移动;ILM 下出血位于视网膜神经纤维层和 ILM 之间,出血形态表现为舟状,与玻璃体下出血不同的是它不随体位改变而移动,常见于 Terson 综合征和 Valsalva 视网膜病变等。玻璃体积血表现为血液播散于玻璃体凝胶中,逐渐沉积玻璃体下方并凝结。随时间发

展,玻璃体内血细胞逐渐崩解,玻璃体积血的颜色可以逐渐变为棕黄色或者灰白色。

玻璃体积血患者的管理原则基于引起玻璃体积血病因的辨识。造成玻璃体积血的常见眼部病因如下:增生性糖尿病性视网膜病变、视网膜裂孔、视网膜静脉阻塞、玻璃体后脱离、视网膜大动脉瘤、脉络膜新生血管、眼外伤、眼内肿瘤等。从病理机制角度分析,玻璃体凝胶无血管结构,所以玻璃体积血均来自眼内其他组织的血管异常:血管结构破裂、血管屏障损害、新生血管形成或综合上述因素。

表16-8-1显示常见眼部疾病所导致玻璃体积血的差异。

二、鉴别诊断要点

新鲜的玻璃体积血确定诊断不困难,而浓厚的陈旧玻璃体积血在眼底检查时视网膜仅见微弱红光反射对于病因判别造成干扰;不仅如此,血细胞及血细胞崩解产物形成玻璃体混浊并不呈现红色外观,因此容易与造成玻璃体混浊的眼部疾病相混淆。所以临床上观察到的陈旧玻璃体积血都应与下列疾病进行鉴别诊断。

1. 玻璃体炎 其定义为影响玻璃体的任何眼内炎症反应,无论是否存在黄斑水肿或外周血管受累。由不同致病因素可分为感染性或自身免疫异常两类。

感染性玻璃体炎也称为眼内炎,往往起病急,炎症发展迅速,患眼可能存在眼红、痛等不适。裂隙灯显微镜检查可以观察到提示眼部炎症的阳性体征:角膜后KP、房水闪辉、房水细胞、瞳孔后粘连、玻璃体细胞等,眼底检查或可发现视网膜、脉络膜炎等,相对容易与陈旧性玻璃体积血进行鉴别。

当发生中间葡萄膜炎这类"安静的"玻璃体炎时:临床表现缺乏结膜充血或眼前节炎症,眼部体征可能仅表现为玻璃体白色混浊,与陈旧性玻璃体积血难以鉴别。仔细分析,中间葡萄膜炎还是存在鉴别的特殊点:

(1) 单眼发病,约1/3最终累及双眼;

(2) 除玻璃体细胞漂浮外,还可以在玻璃体基底部和锯齿缘附近看到雪球样的巨噬细胞的聚集;

(3) 病程会进行性加重,如果炎症累及周边视网膜可能出现缺血导致新生血管形成,有时并发玻璃体积血。

对于玻璃体炎与陈旧性玻璃体积血的鉴别还需要进行一系列检查以确诊病因:排除结节病通常需要进行全血细胞计数,包括血管紧张素转化酶、溶菌酶、血清钙、尿钙;血清学检查排除梅毒、猫抓病、寄生虫感染等;胸部CT或X线有助于排除结核和结节病;行颅脑MRI以排除脱髓鞘病变。

表16-8-1 常见眼部病因所致玻璃体积血差异

病因	易感人群	玻璃体积血程度*	血管结构破裂	血管壁屏障功能破坏	新生血管形成
增生性糖尿病性视网膜病变	DM病程长的中老年	Ⅱ~Ⅲ	√	√	√
视网膜静脉阻塞	50岁以上中老年、心血管疾病史	Ⅰ~Ⅱ		√	√
视网膜裂孔、孔源性视网膜脱离	60岁以上老年、高度近视	Ⅰ~Ⅱ	√		
获得性视网膜大动脉瘤	50岁以上中老年、心血管疾病史	Ⅰ~Ⅱ	√		
脉络膜新生血管(AMD、PCV)	50岁以上中老年	Ⅲ~Ⅳ			√
玻璃体后脱离	65岁以上老年	Ⅰ	√		
Coats病	9~12岁男童、男性青年	Ⅰ~Ⅱ		√	√
Eales病	年轻男性	Ⅰ~Ⅱ		√	
IRVAN综合征	中青年,女性较多	Ⅰ~Ⅱ		√	
眼内肿瘤	—	Ⅰ~Ⅲ	√	√	√
眼外伤	40岁以下青年男性为主	Ⅳ	√		

*Ⅰ级/±:玻璃体积血不影响眼底检查

Ⅱ级/+:眼底红光反射明显或上方周边部可见视网膜血管

Ⅲ级/++:部分眼底有红光反射,下半无红光反射

Ⅳ级/+++:眼底无红光反射,无法看到眼底

2. 星形玻璃体变性（asteroid hyalitis, AH）临床特征是钙-脂质复合物悬浮在整个玻璃体的胶原纤维中。常发生于 55 岁以上的老年男性患者，单眼居多。临床特征为玻璃体内出现白色小球漂浮物，漂浮物根据眼球运动而移动。因为不存在玻璃体液化，因此，这些漂浮物在眼球不动后恢复原位，不会下沉（图 16-8-1）。

因 AH 对视力影响小，患者往往在体检时偶尔发现。临床检查时常与闪辉性玻璃体液化（synchysis scintillans, SS）（眼胆固醇沉着症）相混淆。SS 继发于陈旧性玻璃体积血，是红细胞溶解后释放的胆固醇表现为小的金色具有闪光感的扁平玻璃体漂浮物，被认为是由于玻璃体的退化过程。除陈旧性玻璃体积血，SS 也可以继发于前房积血、视网膜脱离或慢性葡萄膜炎等其他眼病。眼科超声检查时两者表现相似：表现为多个离散的移动的高反射的回声影。鉴别点在于：闪辉性玻璃体液化通常双眼受累，没有性别或种族优势，发病年龄相对年轻。并且胆固醇结晶没有附着在玻璃体胶原纤维上，当眼球停止运动时，金色的胆固醇晶体会下沉。

3. 玻璃体视网膜淋巴瘤（vitreoretinal lymphoma VRL）　VRL 是一种罕见的眼内恶性肿瘤，主要临床表现玻璃体混浊和视网膜病灶。原发玻璃体视网膜淋巴瘤病程早期仅表现为玻璃体混浊，可能伪装成陈旧性玻璃体积血。

鉴别要点：

（1）VRL 中淋巴瘤细胞对玻璃体浸润，所以玻璃体混浊大多不是真正的炎症反应，在玻璃体液化较轻的病例中可以观察到沿玻璃体纤维的北极光样混浊（图 16-8-2），而液化程度较高的眼睛更可能呈现非特异性玻璃体混浊；

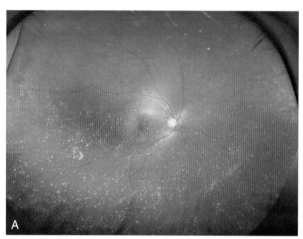
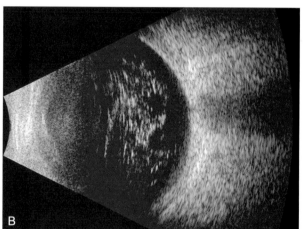

图 16-8-1　星形玻璃体变性
A. 超广角照相示白色小球状外观的玻璃体混浊；B. B 超示玻璃体腔中等量点状较强回声

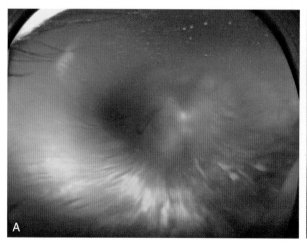
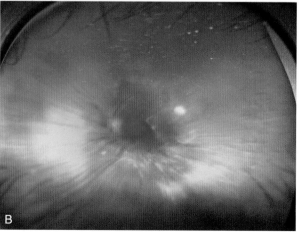

图 16-8-2　同一患者双眼超广角照相示玻璃体北极光样混浊
A. 右眼；B. 左眼

（2）当 VRL 发生视网膜改变，利用多模式影像可观察到 RPE 水平或下方的结构异常：FFA 早期和晚期可见与浸润相对应的弱荧光圆形病变和边界清晰弱荧光病变（豹斑）；自发荧光成像检查表现为颗粒状高-低荧光；在 SD-OCT 上，RPE 水平或下方的结节性高反射病变；

（3）行眼内液检测：对于年龄超过 50 岁且不排除 VRL 的患者，可行房水、玻璃体液检测。诊断标准：细胞学检测发现恶性细胞（B 细胞或 T 细胞）或以下四个检测项目中的存在两个或两个以上的阳性结果：检测到非典型细胞，IL-10/IL-6 值>1，IgH 基因重排阳性，流式细胞术检测 B 细胞克隆性。

三、鉴别诊断病例

例 1：74 岁，男性。主诉：右眼逐渐视物不见 2 个月。视力无法矫正右眼光感/30cm，左眼 0.2。

眼科检查见右眼角膜后色素 KP+，双眼玻璃体白色混浊（右眼较左眼重），双眼前节玻璃体细胞+。双眼可见视网膜散在黄白色点状病灶伴视网膜水肿（图 16-8-3）。梅毒血清学检查特异、非特异实验均为阳性，经驱梅治疗后玻璃体炎改善、视网膜病灶消退，确诊玻璃体炎来自梅毒螺旋体感染。

例 2：64 岁，男性。双眼视物模糊 1 年。既往糖尿病病史 15 年，糖尿病肾病规律肾透析治疗 2 年。诊断双眼糖尿病性视网膜病变（双眼增殖期），右眼因长期玻璃体积血未吸收行玻璃体切除术并全视网膜激光光凝，术前可见前段玻璃体可见典型金色扁平玻璃体漂浮物（图 16-8-4），诊断右眼闪辉性玻璃体液化。

例 3：69 岁女性。主诉：右眼突然视物不清 1 天。否认糖尿病、高血压等系统性疾病病史。诊断右眼玻璃体积血（图 16-8-5A、B），嘱半卧位休息 2 周复诊。复诊见右眼中央区玻璃体积血减轻，

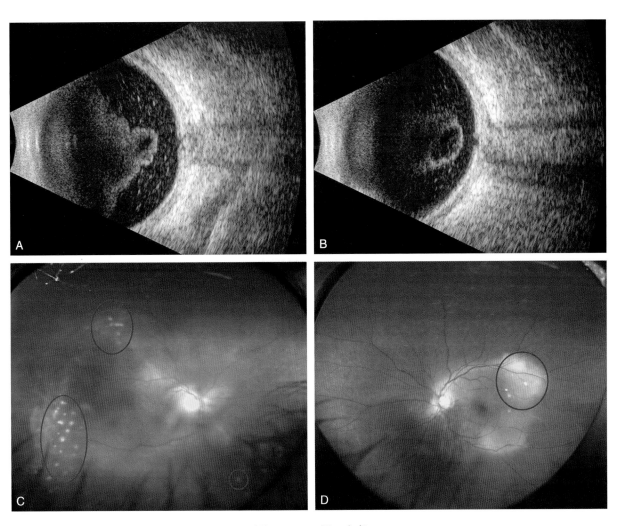

图 16-8-3 例 1 患者
A、B. 双眼 B 超：玻璃体腔可见中等量点状不均匀弱回声及弯曲纤细带状回声；C、D. 双眼超广角照相：红圈中见黄白色梅毒斑

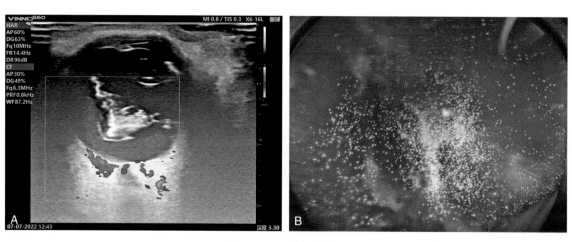

图 16-8-4 例 2 患者

A. 彩色超声:玻璃体腔可见中量点、条状不规则回声,后段点状弱回声;B. 右眼超广角照相:前段玻璃体金色闪光颗粒样混浊,后段玻璃体血性混浊

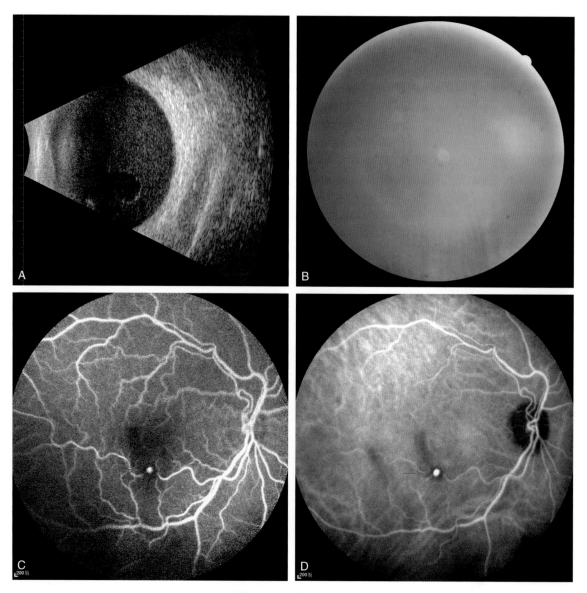

图 16-8-5 例 3 患者

A. B超示玻璃体腔少量点状弱回声;B. 右眼彩色眼底照相:玻璃体血性混浊,隐见视盘;C、D. FFA、ICG 分别示右眼视网膜颞下分支动脉可见局限瘤样扩张呈强荧光(红色箭头)

后极部可见视网膜前出血,FFA/ICG确诊视网膜大动脉瘤(图16-8-5C、D)。因玻璃体积血减轻,故建议随访观察。

例4:50岁,男性。双眼视物模糊1年,左眼加重1个月。裸眼视力:右0.08,左0.3。左眼角膜后星状KP(+),双眼房水清,玻璃体混浊,眼底模糊(图16-8-6)。患者行左眼玻璃体切除术(图16-8-7),术中玻璃体液送检细胞因子及基因重

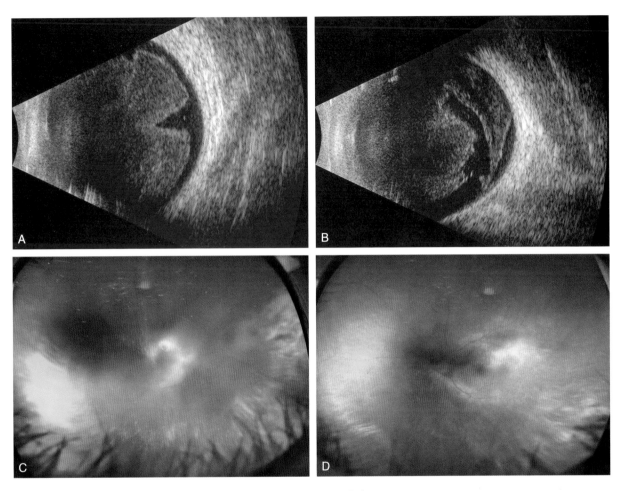

图16-8-6　例4患者
A、B. 双眼B超显示双眼玻璃体腔大量点状弱回声及弯曲纤细带状回声;C、D. 超广角照相示双眼玻璃体极光样混浊

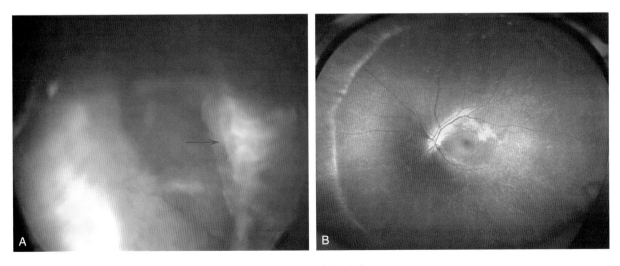

图16-8-7　例4患者
A. 手术视频截图示玻璃体混浊呈分层状(红色箭头);B. 手术后视网膜下方血管弓外RPE豹斑状改变

排,确诊玻璃体视网膜淋巴瘤。

例5:58岁男性。主诉:左眼眼前黑影遮挡感2年。最佳矫正视力右眼1.0,左眼0.2,双眼前节(−),左眼玻璃体积血,眼底隐约可见鼻上方周边可见一约5PD大小的橘红色肿物。辅助检查:B超:左眼玻璃体混浊(性质待定)、后脱离,左眼眼内占位可能(图16-8-8)。

术中10:30位锯齿缘处可见粉色的瘤体,表面可见散在少量出血斑,边界清晰,基底小顶端大,呈舌形,突入玻璃体腔内并向后部生长。瘤体瘤体长5.5mm,宽3.5mm,厚3.5mm,病理诊断:左眼视网膜色素上皮腺瘤(图16-8-9)。

四、误诊原因分析

新鲜玻璃体积血主要的误诊来自错误鉴别造成玻璃体积血的病因。首先对于造成玻璃体积血的眼病应熟记于心,再结合患者既往史与辅助检查逐一排除。陈旧性玻璃体积血主要误诊来自错

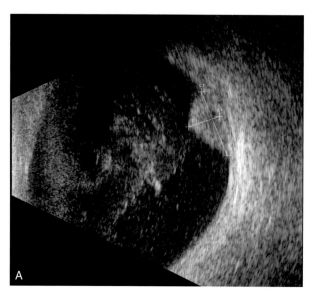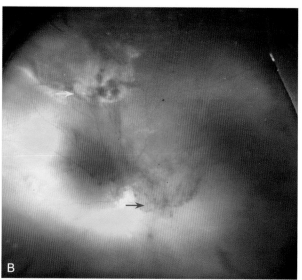

图16-8-8 例5患者
A. B超:左眼玻璃体混浊(性质待定)、后脱离,左眼眼内占位(?);B. 超广角照相:左眼突向玻璃体腔肿物(黄色箭头)及玻璃体积血(红色箭头)

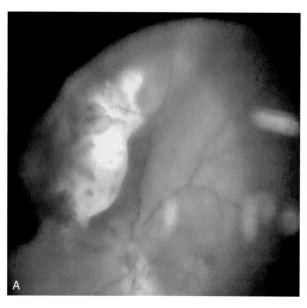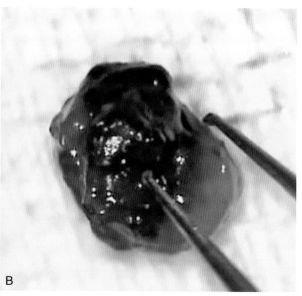

图16-8-9 例5患者
A. 视频截图:10:30位锯齿缘处可见粉色的瘤体,表面可见散在少量出血斑,边界清晰,基底小顶端大,呈舌形,突入玻璃体腔内并向后部生长;B. 瘤体长5.5mm,宽3.5mm,厚3.5mm

误鉴别造成玻璃体异常混浊的病因。临床发现玻璃体异常混浊时，需要谨慎分析，某些眼部阳性体征可能就是鉴别诊断的突破口。

五、经验教训与防范

1. 详尽询问病史 玻璃体积血造成视力的改变主要依据视轴区积血量以及原发病灶累及的位置。因此，详细询问患者症状出现的轻重缓急以及诱发因素对诊断玻璃体积血的原因至关重要。对于玻璃体积血量，有研究显示玻璃体中仅需 10~12.5μl 的弥漫性血液即可导致视力显著下降至手动。如果患者主诉眼前冒黑烟，则提示出血可能来自小血管或新生血管；如果主诉突然眼前红雾遮挡视力下降，则提示出血来自较大的血管。在病史询问中也存在对于原发病灶的位置的提示，例如主诉剧烈咳嗽后突然出现视物不见，则可能出现黄斑区 ILM 下出血；发病前出现眼前闪电感，则不能排除玻璃体后脱离、视网膜裂孔的存在；发病前如果存在视力低下和或视物变形，则不能排除湿性 AMD。既往史的询问中除高血压、糖尿病外，血液系统疾病、眼外伤等病史也应详细记录。

2. 细致检查眼部体征 最佳矫正视力可以协助医师间接评估黄斑功能。眼前节的检查中角膜后 KP、房水闪辉及房水细胞的出现提示可能存在炎症性病因。观察瞳孔如果存在相对性传入性瞳孔障碍则提示黄斑或视神经疾病。检查玻璃体时，可以通过改变患者眼位及体位观察玻璃体积血与视网膜之间的位置关系，如果玻璃体积血较为明显，建议使用双目间接检眼镜配合巩膜顶压器对周边视网膜进行完整的评估。对侧眼的眼科检查也能提供诊断信息。

3. 眼科多模式影像辅助诊断 玻璃体积血过于致密造成眼底完全不可见时 B 超是最便捷的辅助诊断技术；B 超显示如果存在黄斑区脉络膜脱离则提示 PCV 可能；并且可以检测是否存在视网膜脱离。除 B 超外，还可以借由头颅及眼眶 CT、MRI 对于是否存在眼内肿瘤提供有力依据；如果 CT、MRI 中存在颅内出血，则 Terson 综合征是可能导致玻璃体积血的病因。玻璃体积血程度不足以影响眼底检查时，可以应用 OCT 辨别出血位于视网膜的层次，使用 OCTA 辨别后极部脉络膜新生血管的形态，使用 FFA/ICG 辨别是否合并视网膜脉络膜炎及无灌注区的范围。以上影像学

检查可以帮助我们判断玻璃体积血的病因，为下一步患者管理提供治疗依据。

（范媛媛）

第九节 白点综合征的鉴别诊断要点

一、概述

白点综合征（white dot syndrome，WDS）是一组原因不明的炎性脉络膜视网膜病变，具有位于外层视网膜、视网膜色素上皮和脉络膜水平的多个分散的黄白色病变的特征性外观。其中包括多发性一过性白点综合征（multiple evanescent white dot dyndrome，MEWDS），急性视网膜色素上皮炎（acute retinal pigment epitheliitis，ARPE），急性后极部多灶性鳞状色素上皮病变（acute posterior multifocal placoid pigment epitheliopathy，APMPPE），多灶性脉络膜炎（multifocal choroiditis，MFC），点状内层脉络膜病变（punctate inner choroidopathy，PIC），急性区域性隐匿性外层视网膜病变（acute zonal occult outer retinopathy，AZOOR），急性黄斑神经视网膜病变（acute macular neuroretinopathy，AMN）和鸟枪弹样脉络膜视网膜病变（birdshot choroidopathy，BCR）匍行性脉络膜炎（serpiginous choroiditis，SC）。

目前为止，白点综合征病因不明。这一系列疾病常发生于无既往病史的中青年人群，存在相似的急性发作视觉障碍：畏光、飞蚊症、夜视力下降、视力模糊和视野缺损，部分患者存在流感样的前驱症状；以上病变的临床表现均具有位于外层视网膜、视网膜色素上皮和脉络膜水平的多个分散的黄白色病灶的特征性外观。大多数白点综合征病程具有自限性且预后良好，患者大多可以恢复或接近基线视力。但是多灶性脉络膜炎、匍行性脉络膜炎和鸟枪弹样脉络膜视网膜病变因病程持续且进行性发展，可能会产生显著的视功能损害。所以，这一系列疾病的鉴别诊断对于患者管理而言尤为重要。

二、诊断要点

（一）多发性一过性白点综合征（multiple evanescent white dot syndrome，MEWDS）

MEWDS 是 WDS 最常见的一类。好发于 20~50 岁的健康女性人群，是男性患者的 4 倍。典

型的临床表现为：急性发作的无痛性单侧视觉异常，主诉畏光、色觉障碍、视觉暗点。眼部体征可以发现轻度前房闪辉、相对性传入性瞳孔障碍、轻度玻璃体细胞，眼底可见后极部多个扁平的灰白色病变（大小100~200μm），病灶深度为RPE水平，可存在视盘水肿，视网膜静脉鞘、视网膜出血少见。MEWDS的关键标准：①多灶性灰白色脉络膜视网膜斑点，伴有中央凹颗粒；②FFA存在花环状强荧光和/或OCT特征性改变（高反射病灶由RPE通过椭圆体区延伸到视网膜外核层）；③无或轻度的前房和玻璃体炎症。因具有自限性，故无须治疗，急性期视网膜上的多个白点在病程后期会消失。建议1个月后复诊，如果视力丧失持续或恶化，应考虑进行检查以排除感染或炎症性疾病如梅毒、肺结核和结节病。

（二）多灶性脉络膜炎（multifocal choroiditis，MFC）

MFC最常见于20~60岁女性，双眼受累且具有复发性。MFC病因不明，因多数患者在眼部疾病发作之前存在流感样的前驱症状，考虑与病毒感染有关。病理机制研究推测免疫介导的脉络膜毛细血管无灌注继发外层视网膜感光器外段损伤。MFC诊断关键标准包括：①多灶性脉络膜炎，病灶直径一般>125μm；②后极外的病变（有或无后部受累）；③穿凿样萎缩性脉络膜视网膜瘢痕或弱的前房和或玻璃体炎症。因MFC病灶发展视网膜脉络膜萎缩和瘢痕可能诱发CNV与黄斑水肿。所以对于MFC患者的管理主要集中于减轻炎症反应和抑制CNV形成：针对炎症的程度及活动性给予MFC患者个体化管理，口服皮质类固醇为一线治疗，近年来，也使用眼周或眼内皮质类固醇等给药方式。玻璃体内注射抗VEGF药物用于治疗CNV和黄斑水肿。

（三）点状内层脉络膜病变（punctate inner choroidopathy，PIC）

PIC多影响年轻女性，患者大多近视。最常见初始症状的是眼前暗点形成、视力模糊，可伴有飞蚊症、畏光和视物变形等。眼部检查可见：一般无玻璃体炎，后极部可见小点状黄白色病变演变为萎缩性瘢痕，可发展CNV。PIC诊断关键标准为：①出现点状的脉络膜病灶，直径<250μm；②不明显的前房和玻璃体炎症；③病灶主要累及后极部，有或没有中、外周部病灶。PIC的预后高度可变，从自发恢复到双眼视力明显下降不等。

所以PIC的治疗也必须根据个体情况、疾病严重程度和进展风险进行调整：从仅观察随访到应用全身免疫抑制剂和抗血管生成治疗。

（四）急性区域性隐匿性外层视网膜病变（acute zonal occult outer retinopathy，AZOOR）

AZOOR病因不明，发病主要以女性为主，急性发作，单眼或双眼受累。主要症状为眼前暗点伴闪光感，视力轻度下降。初发期眼底检查基本正常，随后出现区域性RPE萎缩和色素变化。AZOOR病理生理改变以光感受器局灶性变性为特征，因此，辅助检查中视网膜电图对于早期诊断至关重要，SD-OCT可以辨别光感受器外段改变的位置。应用蓝光FAF检查时，AZOOR具有特征性三区模式：受累区域显示低荧光，边界处显示为有斑点的高荧光，边界外区域为正常荧光。AZOOR病情通常在6个月内稳定，绝大多数患者中心视力良好，但是视野缺损很难恢复。

（五）急性后极部多灶性鳞状色素上皮病变（acute posterior multifocal placoid pigment epitheliopathy，APPMPPE）

APMPPE常发生于20~30岁的健康人群，无性别倾向，双眼受累。主要症状为发现中央和旁中央暗点。阳性体征表现为轻度的前房闪辉及玻璃体细胞，眼底检查后极部RPE水平存在多个扁平、奶油色、鳞状病灶，病变通常小于1个视盘直径。病因不明，推测发病机制之一是炎症导致脉络膜水平的血管闭塞继发缺血导致RPE屏障破坏；APMPPE的关键标准包括：①具有斑块样或鱼鳞外观的脉络膜病变；②FFA特征性改变，病灶区早期阻塞，晚期弥漫性着染。APMPPE具有自限性，预后良好。1~2周内急性期病变逐渐消退为不同程度的RPE萎缩与色素沉积。对于患者的管理主要以随访观察为主。类固醇已被证明可以缩短病程、改善中心视力。需要注意的是，由于APMPPE存在中枢神经系统血管炎的风险，因此，对于存在脑膜刺激征的患者进行神经系统检查非常重要。

（六）急性视网膜色素上皮炎（acute retinal pigment epitheliitis，ARPE）

ARPE通常影响20~50岁的中青健康人群。急性无痛性视力下降或中心暗点，单眼或双眼受累，部分患者在症状出现前1~2周存在流感样前驱症状。特征眼底表现为黄斑中心细小的点状色素,周围是色素减退的光晕。OCT 显示病灶位于黄斑中心光感受器外段呈圆顶形高反射,椭圆体带及嵌合体带缺失。ARPE 具有自限性病灶可自发消退,患者视力恢复,使用口服类固醇不会缩短病程。

(七)鸟枪弹样脉络膜视网膜病变(birdshot choroidopathy,BCR)

BCR 是一种慢性、双眼发病的后葡萄膜炎,多影响 40~60 岁女性。最常见的症状包括视力下降、飞蚊症、夜盲、色觉障碍、眩光等。眼科检查可见玻璃体炎,眼底具有特征表现:视盘和后极周围可见散在大小 1/4~1/2 视盘直径的黄白色脉络膜病灶向周边辐射,大多位于视盘周的下方及鼻侧,分布类似飞溅的鸟枪弹。BCR 诊断关键标准为:①双侧多灶性脉络膜炎的特征性外观,伴有奶油色或黄橙色、椭圆形或圆形脉络膜斑点(鸟枪弹点);②无至轻度的前房炎症反应;③无至中度玻璃体炎症;或多灶性脉络膜炎,HLA-A29 检测呈阳性,典型的"鸟枪弹"或吲哚青绿血管造影的特征性。治疗通常从口服类固醇开始,但绝大多数患者应接受免疫调节治疗。

(八)匐行性脉络膜炎(serpiginous choroiditis,SC)

SC 是可以导致 RPE、脉络膜毛细血管和脉络膜损害的炎症性疾病,病因不明。具有慢性、进行性发展的特点,主要影响 30~60 岁的患者,男性居多。初发期患者常表现为无痛性视力模糊和中央或中央旁的暗点,当 SC 反复发作,病灶累及黄斑中心时才显示出明显的视力下降,容易并发 CNV 和 CME。匐行性脉络膜炎的关键诊断标准包括:①阿米巴性或匐行性脉络膜炎;②具有特征性荧光素血管造影或眼底自发荧光成像;③无至轻度前房及玻璃体炎症;④需排除肺结核。治疗包括皮质类固醇和免疫抑制疗法。应密切监测患者的疾病进展和治疗并发症。治疗之前需要进行排除可能类似于 SC 的其他炎症或感染性病因(表 16-9-1)。

三、鉴别诊断要点

白点综合征中各亚型存在类似的临床体征和影像学特征,对诊疗提出挑战。

1. MEWDS 与 MFC 应用 ICGA、FAF 和 SD-OCT 的辅助检查时,MEWDS 与初发的 MFC 具有相似诊断三联症:病灶在 ICGA 呈弱荧光、FAF 呈高荧光、对应 OCT 椭圆体带缺损。因此,MFC 最初单眼发作时可以表现为 MEWDS,当疾病随着复发而发展或成为双侧脉络膜视网膜瘢痕时诊断必须转向 MFC。

2. PIC 与 MFC PIC 与 MFC 两种疾病的特征是圆形黄白色 RPE 层面病变可导致色素性脉

表 16-9-1 白点综合征的临床特征

	发病年龄	性别差异	影像学特征	预后
多发性一过性白点综合征	20~50 岁	女>男	视网膜外层水平的小的白点状病灶,FFA 显示花环状强荧光	良好
急性视网膜色素上皮炎	10~30 岁	女=男	小的色素沉着灶	良好
急性后极部多灶性鳞状色素上皮病变	20~30 岁	女=男	RPE 和内层脉络膜水平的扁平灰色或白色鳞状病灶	良好
急性区域性隐匿性外层视网膜病变	年轻、近视	女>男	初期眼底正常,随后出现区域状 RPE 萎缩和色素改变	视力预后良好,可能进展或复发
多灶性脉络膜炎	20~60 岁	女>男	前房、玻璃体炎症以及多发穿凿样黄白色脉络膜视网膜病灶,随后出现萎缩和瘢痕	因可能并发 CME 和 CNV,视力预后差
点状内层脉络膜病变	40 岁以下	女>男	后极部小点状灰色或黄色病变演变为萎缩性瘢痕,无玻璃体炎,伴有 CNV	视力预后良好,可发展 CNV
鸟枪弹样脉络膜视网膜病变	40~60 岁	女>男	视盘鼻侧为主的放射状分布的鸟弹型多个奶油色病变,可伴相关玻璃体炎、CME 和视网膜血管炎,多 HLA-A29(+)	需治疗
匐行性脉络膜炎	30~60 岁	男>女	地图样脉络膜视网膜瘢痕	预后不良,治疗可能需要烷化剂

络膜视网膜瘢痕,均可以并发 CNV。鉴别点在于:PIC 几乎没有玻璃体炎,MFC 患者有玻璃体炎症;PIC 主要发生在后极部,并且很少复发。而 MFC 病灶主要位于视网膜中周部,慢性炎症消退为特征,除并发 CNV 外,还由于眼内炎症引起结构性并发症如黄斑前膜、黄斑水肿。

3. SC 与 APMPPE　活动性 SC 与急性发作的 APMPPE 眼底表现极为相似都是多发、离散的视网膜外层和脉络膜内层的黄白色斑块,并且均主要累及后极部。鉴别点在于 APMPPE 病变在几周内自行消退,残留轻度至中度 RPE 改变,极少并发 CNV。

4. ARPE 与急性特发性黄斑病变(acute idiopathic maculopathy,AIM)　AIM 与 ARPE 都可以造成年轻人急性发作的单眼视力下降。鉴别点在于:AIM 的 OCT 显示视网膜外层肿胀,视网膜下间隙存在高反射性渗出和低反射视网膜下液,而 ARPE 的 OCT 显示光感受器外段层穹顶状高反射病灶及椭圆体带与嵌合体区的缺损。

5. AZOOR 与自身免疫性视网膜病变(autoimmune retinopathy,AIR)　两者相似是眼底最初可能看起来正常,逐渐会出现弥漫性视网膜色素脱失和血管变细,并在视野检查中显示出相应区域的暗点。鉴别点在于:ERG 检查 AIR 通常会产生负波形;血清中存在的抗视网膜抗体如抗恢复蛋白抗体被认为是确定 AIR 诊断的关键。

白点综合征的鉴别诊断还应包括感染性和非感染性葡萄膜炎。非感染包括结节病、Vogt-小柳-原田(VKH)综合征、交感性眼炎和眼内淋巴瘤。感染性包括梅毒,原发性眼组织胞浆菌病综合征(presumed ocular histoplasmosis syndrome,POHS),肺结核和弥漫性单侧亚急性神经视网膜炎(diffuse unilateral subacute neuroretinitis,DUSN)等。

四、误诊原因分析

鉴于白点综合征存在重叠的临床和影像学特征,诊断与鉴别诊断存在难点。OCT、FAF、FFA、ICGA 和 OCTA 的多模态成像能够更精确地进行解剖定位并有助于进行鉴别。

五、经验教训与防范

1. 不能忽视主诉与常规眼部检查　WDS 患者发病初期仅有没有或者轻度视力下降,眼前节常常缺乏炎症性体征,在门诊诊疗时眼底检查不充分容易忽略"白点"的存在而误诊为视疲劳或者飞蚊症;患者存在相对性传入性瞳孔障碍并且眼底白点看起来不明显还容易被误诊为球后视神经炎;眼科检查中如果发现肉芽肿性而非非肉芽肿性炎症体征,则不能排除结节病、梅毒、结核病的可能。

2. 利用眼科多模式影像综合判读　眼底自发荧光成像对于 RPE 水平的病灶检出率高,对于白点综合征疾病早期的敏感度高于其他检查。因为 FAF 可记录 RPE 细胞中脂褐质的存在和分布:自发荧光的减少表明 RPE 细胞的损失或损伤,高自发荧光表明代谢活动增加,例如临床应用时我们可以观察到 AZOOR 的典型的三区特征改变。FFA、ICG 检查结果中如果显示存在视网膜血管炎的表现,就不能排除特发性视网膜血管炎、结节病和 Behçet 病的诊断。

3. 实验室检查通常最有助于排除鉴别诊断中的其他病因　有学者建议对所有白点综合征患者进行梅毒血清学检测,并对已知暴露或风险的患者进行结核病筛查。例如:结核分枝杆菌感染所造成的超敏反应可以导致类似于 SC 的脉络膜视网膜炎,被称为结核匍行样脉络膜炎(serpiginous-like choroiditis,SLC)。梅毒螺旋体感染可以形成脉络膜视网膜层面的分散的黄白色病灶,称为梅毒斑,从眼底表现上类似 MFC 的眼底改变。不仅如此,非感性疾病也需要通过实验室检查进行排除:血管紧张素转换酶(ACE)水平结合胸部 CT 或 X 线鉴别患者是否患有结节病;超过 95% 的 BCR 患者中观 HLA-A*29:02 亚型(+),这一点可以作为辅助诊断的依据。

4. 合理安排随访 MCP、BCR、SC 存在慢性的进行性发展的临床过程,在其早期有容易与 MEWDS、APMPPE 等具有自限性的白点综合征相混淆,因此,合理安排随访对于及时修正诊断、调整治疗策略非常重要。

(范媛媛)

参考文献

1. LEVIN L A,ARNOLD A C. 实用神经眼科学. 张晓君,王宁利,译. 北京:人民卫生出版社,2007.

2. MILLER N R,NEWMAN N J,BIOUSSE V,等. Walsh and Hoyt 精编临床神经眼科学. 张晓君,魏文斌,译. 2版. 北京:科学出版社,2009.

3. 张晓君,魏文斌,周兵,等. 首诊为视神经炎的急性视力下降 81 例病因分析. 眼科,2004,13(3):148-152.

4. 魏文斌,张晓君,刘守彬,等. 视觉诱发电位在视神经病变诊断中的作用. 眼科,2005,14(6):393-395.

5. 魏文斌. 视网膜脱离诊断与鉴别诊断图谱. 北京:北京科学技术出版社,2006.

6. 张承芬. 眼底病学. 2 版. 北京:人民卫生出版社,2010.

7. 彭晓燕. 眼底病诊断思辨. 北京:人民卫生出版社,2009.

8. BRINTON D A,WILKINSON C P. Retinal detachment:Principles and practice. 3rd edition. New York:Oxford University Press,2009.

9. RYAN S J,WILKINSON C P. Retina. 4th edition. Philadelphia:Elsevier,2006.

10. 李苏镇. 视网膜脱离 21 例误诊原因分析. 临床误诊误治,1999,12:215.

11. 秦维灿. 早期孔源性视网膜脱离误诊 30 例分析. 中国误诊学杂志,2005,5:2301.

12. 纪惠谦,刘吉民,梁敏,等. 误诊为中心性浆液性脉络膜视网膜病变的原因分析. 临床眼科杂志,2007,15:314-315.

13. 李际太,郑锋,胡启南. 孔源性视网膜脱离误漏诊 28 例分析. 中国误诊学杂志,2005,5:327.

14. 魏文斌,王景昭. 孔源性视网膜脱离误漏诊原因浅析. 中华眼底病杂志,1994,10(3):188-190.

15. 云波,魏文斌. 视网膜脱离合并视网膜囊肿 18 例临床分析. 中华眼底病杂志,1995,11(11):90-91.

16. 王理李,魏文斌. Schwartz 综合征 4 例. 中华眼底病杂志,1997,13:127.

17. 魏文斌,朱晓青. 儿童孔源性视网膜脱离. 中国斜视与小儿眼科杂志,1996,4(2):49-51.

18. 魏文斌. 双目间接检眼镜的临床应用. 石家庄:河北科学技术出版社,1999.

19. 孙宪丽. 眼部肿瘤临床与组织病理诊断. 北京:北京科学技术出版社,2006.

20. SINGH A D. Clinical ophthalmic oncology. Philadelphia:Saunders,2007.

21. SHIELDS J A,SHIELDS C L. Differentiation of Coats' disease and retinoblastoma. J Pediatr Ophthalmol Strabismus,2001,38:262-266.

22. BALMER A,MUNIER F. Differential diagnosis of leukocoria and strabismus,first presenting signs of retinoblastoma. Clinical Ophthalmology,2007,1:431-439.

23. 魏文斌. 双目间接检眼镜的临床应用. 石家庄:河北科学技术出版社,1999.

24. 魏文斌,李彬,杨文利,等. 儿童睫状体髓上皮瘤四例. 中华眼底病杂志,2011,27(2):186-187.

25. NUSEENBLAT R B,SCOTT M W. Uveitis. 4th edition. St. Louis:Mosby,2010.

26. ERIC B S,MICHAEL J L,DONGSEOK C,et al. Incidence and prevalence of uveitis in Vveterans affairs medical center of pacific northwest. Am J Ophthalmol,2008,146:890-896.

27. ADRIANA A B,FRANCISCO M D,ANDRE L L C,et al. Intermediate uveitis. Seminars in Ophtalmology,20:147-154.

28. The standardization of uveitis nomenclature(SUN) working group. Perspectives standardization of uveitis nomenclature for reporting clinical data. Results of the first international workshop. Am J Ophthalmol,2005,40:509-516.

29. NUSSENBLAT R B,PALESTINE A G,CHAN C C,et al. Standardization of vitreal inflammatory activity in intermediate and posterior uveitis. Ophthalmology,1985,92:467-471.

30. MANJOT K G,LEE M J. Variations in the presentation of primary intraocular lymphoma:case reports and a review. Survey of ophthalmology,2001,45:463-471.

31. FOSTER S T,VITALE A T. Diagnosis and treatment of uveitis. Philadelphia:W. B. Saundes company,2002.

32. 魏文斌,杨文利,张红言,等. 中间葡萄膜炎的超声生物显微镜检查. 中华眼科杂志,2002,38:207-209.

33. 杨琼,魏文斌. 原发性眼内淋巴瘤. 国际眼科纵览,2010,34(2):127-131.

34. SAWYER R A,SELHORST J B,ZIMMERMAN L E,et al. Blindness caused by photoreceptor degeneration as a remote effect of cancer. Am J Ophthalmol,1976,81(5):606-613.

35. THIRKILL C E,ROTH A M,KELTNER J L. Cancer-associated retinopathy. Arch Ophthalmol,1987,105(3):372-375.

36. MARGO C E,PAVAN P R,GENDELMAN D,et al. Bilateral melanocytic uveal tumors associated with systemic non-ocular malignancy. Malignant melanomas or benign paraneoplastic syndrome? Retina,1987,7(3):137-141.

37. THIRKILL C E,TAIT R C,TYLER N K,et al. The cancer-associated retinopathy antigen is a recoverin-like protein. Invest Ophthal Vis Sci,1992,33(10):2768-2772.

38. SHILDKROT Y,SOBRIN L,GRAGOUDAS E S. Cancer-associated retinopathy:Update on pathogenesis and therapy. Semin Ophthalmol,2011,26(4-5):321-328.

39. CHAN J W. Paraneoplastic retinopathies and optic neuropathies. Surv Ophthalmology,2003,48(1):12-38.

40. GONDER J R,SHIELDS J A,SHAKIN J L,et al. Bilateral ocular melanocytosis with malignant melanoma of the choroids. Br J Ophthalmol,1981,65(12):843-845.

41. O'NEAL K D,BUTNOR K J,PERKINSON K R,et al. Bilateral diffuse uveal melanocytic proliferation associated with pancreatic carcinoma:A case report and literature review of this paraneoplastic syndrome. Surv Ophthalmology,2003,48(6):613-625.

42. GRAUS F. Paraneoplastic neuro-ophthalmologic

syndromes. Neuro-Ophthalmology,2011,35（SUPPL 1）:S4-S5.

43. KO M W,DALMAU J,GALETTA S L. Neuro-ophthalmologic manifestations of paraneoplastic syndromes. J Neuro-Ophthalmology,2008,28（1）:58-68.

44. 屠颖,魏文斌. 眼部瘤外综合征. 北京:国际眼科纵览,2011,35（6）:409-414.

45. GOODWIN P. Hereditary retinal disease. Curr Opin Ophthalmol,2008,19（3）:255-262.

46. PICHI F,ABBOUD E B,GHAZI N G,et al. Fundus autofluorescence imaging in hereditary retinal diseases. Acta Ophthalmol,2018,96（5）:e549-e561.

47. SPRAUL C W,GROSSNIKLAUS H E. Vitreous hemorrhage. Surv Ophthalmol,1997,42:3-39.

48. JABS D A,NUSSENBLATT R B,ROSENBAUM J T. Standardization of uveitis nomenclature for reporting clinical data. Results of the First International Workshop. Am J Ophthalmol,2005,140:509-516.

49. BABU B M,RATHINAM S. Intermediate uveitis. Indian J Ophthalmol,2010,58:21.

50. LAUER A K,SMITH J R,ROBERTSON J E,et al. Vitreous hemorrhage is a common complication of pediatric pars planitis. Ophthalmology,2002,109:95-98.

51. TOUHAMI S,LECLERCQ M,STANESCU-SEGALL D,et al. Differential diagnosis of vitritis in adult patients. Ocul Immunol Inflamm,2021,29:786-795.

52. MITCHELL P,WANG M Y,WANG J J. Asteroid hyalosis in an older population:the Blue Mountains Eye Study. Ophthalmic Epidemiol,2003,10:331-335.

53. MARCHESE A,MISEROCCHI E,GIUFFRÈ C,et al. Aurora borealis and string of pearls in vitreoretinal lymphoma:patterns of vitreous haze. Br J Ophthalmol,2019,103:1656-1659.

54. CARBONELL D,MAHAJAN S,CHEE S-P,et al. Consensus Reco mmendations for the Diagnosis of Vitreoretinal Lymphoma. Ocul Immunol Inflamm,2021,29:507-520.

55. TANAKA R,KABURAKI T,TAOKA K,et al. More accurate diagnosis of vitreoretinal lymphoma using a combination of diagnostic test results:A prospective observational study. Ocul Immunol Inflamm,2021:1-7.

56. LEMPERT P. An analysis of the effect of intravitreal blood on visual acuity. Am J Ophthalmol,1988,105:218-219.

57. Standardization of Uveitis Nomenclature（SUN）Working Group. Classification Criteria for Serpiginous Choroiditis. Am J Ophthalmol 2021,228:126-133.

58. CRAWFORD C M,IGBOELI O. A review of the inflammatory chorioretinopathies:The white dot syndromes. ISRN Inflamm,2013,2013:1-9.

59. PICHI F,SARRAF D,AREPALLI S,et al. The application of optical coherence tomography angiography in uveitis and infla mmatory eye diseases. Prog Retin Eye Res,2017,59:178-201.

60. Standardization of Uveitis Nomenclature（SUN）Working Group. Classification Criteria for Acute Posterior Multifocal Placoid Pigment Epitheliopathy. Am J Ophthalmol 2021,228:174-181.

第十七章

与眼底病相关的常见综合征

一、Addison 恶性贫血

1. 概述 由于胃黏膜萎缩,胃底分泌内因子缺乏,影响维生素 B_{12} 的吸收,而发生的巨幼细胞性贫血。

2. 眼部特征

(1) 视力下降,少数病例视野可出现中心暗点,哑铃状暗点及视野缩小。

(2) 缺血性视神经病变,视盘颜色变浅,甚至近于苍白,更甚时有视盘边界模糊,呈水肿样表现。

(3) 视网膜动静脉管径扩张,色变浅、变暗,接近视盘端更为明显,在视网膜上所见的动静脉不易区分。可出现 Roth 斑、视网膜前出血或玻璃体积血。

3. 全身特征

(1) 贫血貌,皮肤苍白,易疲劳,厌食,体重减轻。

(2) 胃酸分泌减少或胃酸缺乏。胃炎,上腹部不适,便秘或腹泻。

(3) 精神不振,情感淡漠或抑郁。

(4) 手脚指(趾)对称性感觉异常,麻木,无力,共济失调,运动失调,括约肌功能障碍。

(5) 复发性舌炎,口炎伴疼痛,嗅觉障碍。

4. 治疗 对症治疗,口服维生素 B_{12}。

二、Aicardi 综合征

1. 概述 Aicardi 综合征于 1965 年时由 Aicardi 首次进行描述。本病的患病率尚无准确统计,据估计,在美国为 1/(105 000~167 000),在欧洲某些国家为 1/(93 000~99 000)。除有 2 例 XXY 型染色体的男性患者外,Aicardi 综合征只发生于女性,是一种 X 连锁的显性遗传性疾病。但目前对于 X 染色体上与本病相关的基因和遗传位点尚不明确。本病的生存率与痉挛发作的严重程度相关。据报道本病患者平均死亡年龄为 8.3 岁。

2. 临床特征 Aicardi 综合征具有三大临床特征:胼胝体发育不全(agenesis of the corpus callosum),脉络膜视网膜腔隙(chorioretinal lacunae),以及婴儿痉挛(infantile spasms)。

(1) 眼部表现

1) 脉络膜视网膜腔隙:是 Aicardi 综合征特征性的临床表现,具有重要的诊断意义。检眼镜下可见双眼白色多发圆形病灶,大小自 1/10PD 到数个 PD 不等,病灶周边或中央可见色素沉着。较大的腔隙病灶常环绕在视盘周围,而较小的病灶则靠近周边。腔隙病灶对应区域可有视网膜色素上皮中断或变薄,视网膜下积液,脉络膜及巩膜变薄,光感受器细胞中断,视网膜内囊腔等表现。

2) 视盘缺损:约半数病例可发生,常伴视神经缺损,也可伴有脉络膜和视网膜缺损,但几乎不发生虹膜缺损。缺损的视盘周围常围绕环状色素沉着,并可形成牵牛花样异常。

3) 小眼球畸形:通常单侧发生,或在一侧较为显著。

4) 其他眼部异常:眼球震颤,视网膜脱离,视神经发育异常或发育不全,瞳孔残膜,原始玻璃体存留。

尽管视网膜广泛受累,但患者极少发生完全失明,大部分患者可保存有用的视力。在部分患者中,可记录到相对正常的 ERG。

(2) 神经系统症状

1) 胼胝体发育不全:胼胝体发育不全只是复合中枢神经系统畸形的一部分,其他还包括皮质发育异常,两大脑半球不对称,脑室周围组织异位,小脑蚓部异常,脉络丛囊肿形成或乳头状瘤等。只存在胼胝体发育不全,并不足以诊断 Aicardi 综合征。

2)婴儿痉挛:多在婴儿 3~4 个月大时即发生。脑电图可见两侧不同步的多灶性癫痫样异常,以及暴发-抑制。两脑半球的电活动是独立、不同步的,因而称为"分离"脑电图。

(3)其他临床特征

1)颅面部异常:出生时头围正常,生后 1 年发生轻到中度小头畸形。本病特征性面容包括短人中、前颌骨突出、鼻孔上翻、低鼻梁、大耳、侧面眉毛稀疏、斜头畸形、面部不对称,以及唇腭裂。

2)骨骼异常:肋骨及椎骨异常,如半椎体、融合椎、脊椎分节不全、肋骨缺失或分叉,以及脊柱侧凸。

3)胃肠道异常:便秘、胃食管反流、腹泻、喂养困难。

4)四肢异常:手小,可伴有手部畸形。

5)皮肤:血管畸形以及色素性病灶。

6)肿瘤:肿瘤的发生率增加。最常见的肿瘤是脉络丛乳头状瘤。然而,脂肪瘤、血管肉瘤、肝母细胞瘤、肠息肉,以及胚胎性癌亦有报道。

7)生长发育:患者在 7~9 岁之前身高和体重大致与同龄人接近,之后生长发育减缓。可发生青春期早熟或发育延迟。此外,患者还可发生智力发育迟缓,语言功能障碍。

3. **诊断** 本病根据临床表现进行诊断。目前的研究认为 Aicardi 综合征是一种更为复杂的神经发育异常性疾病,伴有其他神经系统和非神经系统表现。因此建议根据修正过的标准进行诊断。

存在 3 项典型特征可以诊断 Aicardi 综合征。存在 2 项典型特征和至少 2 项主要或支持特征强烈提示 Aicardi 综合征。

典型三联征:①胼胝体发育不全;②特征性脉络膜视网膜腔隙;③婴儿痉挛。

主要特征:皮质畸形(主要是多小脑回);脑室周围和皮层下组织异位;第三脑室和/或脉络丛周围囊肿;视盘/视神经缺损或发育不全。

支持特征:椎骨和肋骨畸形;小眼球;"分离"脑电图;两大脑半球明显不对称;血管畸形或血管恶性肿瘤。

4. **治疗** 婴儿痉挛和癫痫发作需要长期治疗,应用抗癫痫药物控制发作。在诊断后即应进行物理治疗、作业疗法、语言障碍矫正,以及视觉矫正,以使患者最大限度地发育并保留机体功能。手术治疗:切除脉络丛乳头状瘤以缓解其引起的脑积水。矫正脊柱畸形,并预防相关并发症。

三、Aland 综合征

1. **概述** 又名 Aland 岛眼病或 Forsius-Eriksson 综合征,最早由 Forsius H 和 Eriksson A W 报道,发现于波罗的海 Aland 岛上居民,故名,是一种 X 染色体连锁隐性遗传疾病,男性发病,女性为携带者。

2. **临床表现**

(1)眼部表现:男性患者可出现中心凹发育不全、红绿色盲、近视、斜视、散光。眼底可见多发的大小不等的脱色素区,其色素缺失的程度不等,主要位于视盘和中心凹周围。其他还可出现眼球震颤、暗适应异常等临床表现。ERG 检查可见暗适应 b 波振幅下降。女性携带者可无异常表现,也可出现隐性眼球震颤和近视。

(2)眼外表现:早熟,听觉损伤,智力低下,癫痫。

3. **治疗** 无特殊治疗。

四、Alport 综合征

1. **概述** Alport 综合征又名眼-耳-肾综合征、遗传性出血性肾炎等。本病是由于基因突变导致基底膜Ⅳ型胶原异常,而引起眼部、耳部和肾脏的特征性病变。常见的遗传方式包括 X 连锁显性遗传、常染色体隐性遗传以及常染色体显性遗传。

2. **临床表现**

(1)眼部表现

1)前圆锥形晶状体:是 Alport 综合征的特征性眼部改变之一,存在于约 50% 的患者中。多为双眼同时受累,随病程进展加重,可引起视力下降及变性近视及散光。除在裂隙灯显微镜下可看到晶状体前极局限地向前房内突起之外,在检眼镜下表现为红光反射中油滴样外观。

2)斑点状视网膜病变:是 Alport 综合征特征性眼底改变,但一般不影响视力。X 连锁遗传的 Alport 综合征中,约 70% 男性和 15% 的女性发生中心性视网膜病变。病变多累及双眼,为散在分布的黄白色、致密的斑点状病变,黄斑区多见,但不累及中心凹。赤道部也可发生斑点状视网膜病变。在无赤光下检查,病变更明显。血管造影及电生理检查无异常改变。多数患者黄斑颞侧视网膜变薄。

3) 其他眼部异常:后部多形性角膜营养障碍,角膜青年环,复发性角膜糜烂,白内障,黄斑反光暗淡或黄斑周围菱形改变。

(2) 眼外表现

1) 肾脏改变:血尿、蛋白尿、肾功能损害,X连锁遗传的男性患者可在 30 岁之前发生肾衰竭。

2) 耳部表现:高频感音神经性耳聋,双侧多见,进行性加重。

3. 治疗 患者晶状体前圆锥改变明显,或因发生白内障影响视力时,可以手术进行治疗。

肾脏病变可采用血管紧张素转换酶抑制剂、环孢素等药物治疗,当病变进展到终末期时,可进行血液透析,肾移植治疗。

五、Alström 综合征

1. 概述 Alström 综合征在 1959 年首先由 Alström 等报道,是一种罕见的常染色体显性遗传病,本病的致病基因 *ALMS1* 位于 2 号染色体 2p13。本病特征性的表现包括视锥视杆细胞营养不良、肥胖、2 型糖尿病、耳聋等,故又被称为视网膜变性-糖尿病-耳聋综合征。

2. 临床表现

(1) 眼部表现

1) 视锥视杆细胞营养不良:自出生到生后 15 个月,视锥细胞即发生进行性萎缩,导致视力下降、畏光以及眼球震颤。视杆细胞功能在出生时可正常,但随年龄增长其功能迅速减低。出生时即可发现视网膜电图(ERG)上视锥细胞功能异常,之后视锥和视杆细胞功能都有损伤,然而其严重程度和视网膜变性的年龄在不同患者之间有差异。一般患者在 20 岁左右即失明。

2) 其他眼部异常:眼底检查可见视网膜血管变细、视盘苍白、色素改变、脉络膜视网膜萎缩等,另外还可见后囊下性白内障。

(2) 其他临床表现

1) 肥胖:Alström 综合征患儿出生时体重正常,但在生后 1 年内就会发生摄食过量以及超重,从而儿童期躯体肥胖。一些患儿在青春期后,体重可降至正常范围。

2) 耳聋:为进行性双侧感音神经性耳聋。患儿 1 岁以内就可发现听力下降,初期为高频听力下降。约 70% 患儿在 10 岁之前发生感音神经性耳聋。

3) 心肌病:超过 60% 的患者发生心肌病并导致充血性心力衰竭。但发生的时间在不同患者间存在差异。超过 40% 的患儿在生后 3 周~4 个月内发生严重的一过性扩张型心肌病,但大部分患者可以完全恢复。这些自发缓解的患儿在年龄稍大时可发生限制型心肌病。

4) 胰岛素抵抗/2 型糖尿病:发病年龄不一,典型的胰岛素抵抗和 2 型糖尿病可伴有黑棘皮病。

5) 高脂血症。

6) 发育迟缓,身材矮小。

7) 脊柱侧凸或驼背。

8) 促性腺激素分泌不足,性腺功能减退:男性患者的青春期延迟,但通常第二性征正常。女性可有多毛症、卵巢囊肿、早熟、子宫内膜异位、月经不调或闭经等。

9) 肾脏疾病:间质纤维化导致小管-间质性肾病。早期可见血肌酐和尿素氮轻度升高,伴有多尿烦渴。患儿十几岁时即可进展到晚期肾病。

10) 肝脏疾病:血浆转氨酶升高。可见肝大及并发的门静脉高压、腹水、脾大和食管静脉曲张。

11) 消化道疾病:上腹痛、胃食管反流。

12) 肺部疾病:慢性支气管炎、肺炎、慢性阻塞性肺病、肺动脉高压。

3. 治疗 尚无有效的治疗方法,但监测疾病的进展并在早期采取干预手段具有重要意义。对于视锥视杆细胞营养障碍患者,红色镜片减轻畏光症状。对盲和低视力患者训练其生活技能,并培训使用助视器。其他均采取对症治疗。

六、Bassen-Kornzweig 综合征

1. 概述 Bassen-Kornzweig 综合征,也称为无 β-脂蛋白血症,是一种常染色体隐性遗传病,父母或祖父母常为近亲结婚。1950 年,Bassen 和 Kornzweig 等最早报道,临床表现为外周血中棘红细胞,非典型性视网膜色素变性和共济失调。1960 年,Salt 注意到本病血清 β-脂蛋白缺乏。由于脂蛋白缺乏,可引起脂溶性维生素转运异常,从而造成维生素缺乏而导致神经系统病变。

2. 临床表现

(1) 眼部特征:不完全上睑下垂,单侧外斜

视,眼球震颤。视网膜色素变性,常累及黄斑区。夜盲,环形暗点。视网膜电图(ERG)无反应。

(2)全身特征:棘红细胞增多、脂肪泻、共济失调等。

3. 治疗 大剂量维生素 E 和维生素 A 可能有一定疗效。

七、Batten 病

1. 概述 Batten 病又称为青少年神经元蜡样脂质沉积病(juvenile neuronal ceroid lipofuscinosis)、Vogt-Spielmeyer 病、Spielmeyer-Sjogren 病、Spielmeyer-Vogt-Sjogren 病。主要特征包括失明、癫痫、认知和运动功能下降。本病的发病率在欧洲最高,约为 7/10 万出生儿,在美国的发病率为(2~4)/10 万出生儿。神经病理学的两大特征是广泛神经元变性以及细胞内脂质色素沉积。位于染色体 16p12 的 *CLN3* 基因与本病相关。

2. 临床表现

(1)眼部特征

1)症状:视力下降、夜盲、畏光、周边视野缺损等。出现视力下降的平均年龄为 6.4~6.6 岁。在出现症状后,视力急剧下降,并在 1~2 年内失明,是本病的特征。

2)眼球运动:俯视状态,由于患者中央和下方视网膜发生病变后,上方仍相对正常,所以注视时呈现俯视状态。旋转性眼球震颤。

3)视网膜和视神经:早期在黄斑中心 RPE 层细小颗粒状色素,呈牛眼状黄斑病变。晚期视神经萎缩,血管变细,周边视网膜色素沉积。视网膜病变的进展速度显著快于其他视网膜变性类疾病。

4)病理特征:可见自发荧光物质聚积在视网膜感光细胞层和神经节细胞层。

(2)全身特征:癫痫,运动功能障碍,语言功能障碍,智力低下。血液淋巴细胞内可有空泡形成。

3. 治疗 无特殊,对症治疗。相应的基因治疗方法已处于研究阶段。

八、Cat eye 综合征

1. 概述 又称为 Schimid-Fraccaro 综合征,是一种罕见的遗传病,患者染色体核型分析为 22 号染色体部分 3 体或 4 体。发病率约为 1/150 000 新生儿,主要特征包括眼组织缺损和肛门闭锁。

2. 临床表现

(1)眼部特征:双眼虹膜下方垂直性缺损、白内障、脉络膜缺损、视网膜发育不全;双眼距离增宽、小眼球、斜视等。

(2)全身特征:肛门闭锁、心脏畸形、耳郭畸形、智力障碍。

3. 治疗 对症治疗。肛门闭锁和心脏畸形可行手术治疗。

九、Ehlers-Danlos 综合征

1. 概述 Ehlers-Danlos 综合征又称为皮肤弹性过度综合征,是一类遗传性胶原组织疾病。该病分别由 Ehlers 和 Danlos 在 1901 年和 1908 年先后描述,其发病率为 1/20 000,多数属常染色体显性遗传。本病的临床特征为皮肤弹性过度、脆性增加、创伤后愈合延迟形成萎缩性瘢痕及全身多个部位的关节伸展过度。

2. 眼部特征

(1)眶距增宽,斜视,眼部皮肤变脆弹性过强,眼周皱襞过多,内眦赘皮,眼外肌张力减退,上睑易翻转,睑外翻,蓝巩膜。

(2)近视,小角膜,晶状体脱位,血管样条纹,黄斑部变性,脉络膜视网膜出血,增生性视网膜病变,继发性视网膜脱离和球后血肿,玻璃体积血。

3. 全身特征

(1)关节过度伸展,从仅累及手指关节到侵犯大关节。

(2)皮肤和血管十分脆弱,轻微损伤,未导致皮肤破裂,但可以引起血肿或皮下出血。创伤后留下香烟纸样的萎缩瘢痕,瘢痕后期可发生软疣样假性肿瘤。

(3)皮肤的弹性过度,可犹如橡皮带样向外拉伸,可拉至 15cm 或更远,在肘、颈和腹部两侧最为明显。

(4)血管扩张性改变,如主动脉瘤、动脉夹层等。

(5)胫前和前臂的许多硬的豌豆大小的钙盐沉着结节。

(6)常伴内脏损害,如自发性肠破裂,反复胃肠道出血和食管疝。妊娠期子宫破裂常危及生命。

4. 治疗 对症治疗,以支持疗法为主,尽可能避免眼部、关节和皮肤损伤。

十、Foster-Kennedy 综合征

1. 概述　本征于 1909 年首先由 Patton 和 Gowers 报告,1911 年,Foster 和 Kennedy 详细描述本病特征,表现为一侧视神经原发萎缩,对侧视盘水肿的临床综合征,并指出该征为额叶底面肿瘤(嗅沟脑膜瘤)的特征性表现,故称 Foster-Kennedy 综合征或 Gower-Patton-Kennedy 综合征、额叶视神经综合征、一侧视神经萎缩对侧视盘水肿综合征。

其病因多见于颅内肿瘤,主要是额叶眶面、蝶骨嵴内侧或鞍区肿瘤,如髓膜瘤、颅底蝶骨嵴脑膜瘤、嗅区脑膜瘤、额叶胶质母细胞瘤及颅前窝转移瘤等。

少数见于 Willis 环的动脉硬化性血管病及缺血性视神经病。Wieser 于 1963 年将血管病变引起本征者,称为假 Foster-Kennedy 综合征。

2. 眼部特征

(1) 患侧原发性下行性视神经萎缩,健侧视盘水肿。

(2) 由于病变直接压迫同侧视神经,视神经萎缩侧可出现中心暗点,另一侧眼周边视野缩小,生理盲点扩大。

(3) 其他尚有眼球突出,视动性眼球震颤消失,眼外肌麻痹。

3. 全身特征

(1) 颅内压增高,可引起头痛、眩晕、呕吐、痴呆及癫痫发作等。

(2) 嗅沟脑膜瘤如影响到嗅叶可引起嗅觉丧失。

4. 治疗　病因治疗,如有颅内占位性病变可行手术治疗。

十一、Hallgren 综合征

1. 概述　Hallgren 综合征又称为视网膜色素变性-耳聋-共济失调综合征,是一种常染色体隐性遗传性疾病,主要特征为视网膜色素变性,先天性耳聋,运动失调及智力低下,男女患病无差别。

2. 眼部特征

(1) 10% 患者有水平性眼球震颤,学龄前期出现夜盲,35% 患者可见囊性、皮质性、核性或绕核性白内障。

(2) 40% 患者在 40~50 岁时完全失明,60~70 岁完全失明者占 75%,视网膜血管狭窄、色素变性,视网膜萎缩,黄斑区中心凹光反射消失,视神经萎缩,ERG 证实有视网膜受累。

3. 全身特征

(1) 先天性耳聋(严重损害或完全性),90% 患者童年即开始出现前庭-小脑共济失调。

(2) 智力低下,精神幼稚,进行性痴呆,情绪紊乱(25% 类似精神分裂症),手足徐动症。

(3) 尚可有脊柱后侧凸,骨骼异常,如短身材、膝外翻、驼背、足畸形等。

4. 治疗　无特殊疗法。

十二、高海拔视网膜病变

1. 概述　高海拔视网膜病变(high altitude retinopathy)于 1969 年由 Singh 等首先进行描述,属于急性高海拔病的一部分。

随着海拔的升高,大气压降低,血液中的氧分压降低,导致缺氧。在海拔 5 000m,动脉中的氧分压从 95mmHg 降至 60mmHg。视网膜血管可发生自动调节,血管扩张迂曲,视盘充血,自我调节能力差时则发生高海拔视网膜病变。高海拔攀登者的血球容积和血红蛋白浓度都会增加,而使血液黏滞度提高,造成血液凝固性提高,携氧能力下降。局部微循环损伤和局部高血压会导致毛细血管破裂。

2. 眼部特征　一过性视物模糊,色觉及明适应减退,辨色力障碍,视野检查可有黄斑回避,同侧偏盲周边视野缩小,生理盲点扩大或出现暗点等。

视网膜病变的特征包括:视网膜动静脉扩张、视网膜点状或弥漫性出血、玻璃体积血、视盘出血、棉绒斑、视盘水肿。视网膜出血多位于神经纤维层,呈火焰状或点状,视盘旁多见。

3. 全身特征　烦躁不安、易激动、心悸、感觉异常、耳鸣、头晕、头痛、恶心呕吐、手足麻木、四肢疼痛、鼻出血、齿龈出血、面部水肿、发绀。约在海拔 4 500m 时,出现淡漠,神志恍惚,反应迟钝及判断障碍。在海拔 5 500~6 000m 时,出现精神错乱,明显发绀,肌肉运动失调,抽搐或肢体瘫痪,嗜睡,甚至昏迷,严重者肝脾大。

4. 治疗　急救措施:吸氧,利尿脱水,逐渐将患者移往海拔低处。改善视网膜血液循环,促进视网膜出血及渗出的吸收。

十三、色素失禁综合征

1. 概述　色素失禁综合征(incontinentia pigmenti)

又名 Bloch-Sulzberger 综合征,是一种罕见的 X 染色体连锁显性的遗传性皮肤病,主要见于女性,发病率为 1/40 000。本病是一种多系统疾病,病变主要累及皮肤,可伴有口腔、眼部及中枢神经系统异常。35%~77% 的患者存在眼部病变位于 X 染色体长臂 Xq28 部位的基因 NEMO 与病变相关,约 80% 病例存在 NEMO 基因异常。

2. 临床表现

(1) 眼部特征

1) 虽然不是所有病例均发生眼部病变,但眼部病变是本病各种症状中最严重的。

2) 眼底典型表现为血管分支增多,伴大量血管吻合支改变,可有无血管区、血管迂曲扩张、血管闭塞、新生血管形成等,晚期可表现为视网膜增生牵拉视网膜脱离,约 43% 的患眼因视网膜脱离而致视力严重损害。

3) 其他眼部表现还包括屈光不正、小眼球、斜视、眼球震颤等。

(2) 全身特征

1) 皮肤:可见线状、红斑或水疱样皮损,后期色素沉着。

2) 中枢神经系统:大脑血管形成异常或闭塞,导致缺血和萎缩。症状表现为癫痫,痉挛性麻痹以及智力低下。

3) 其他:秃头、钉状牙、无牙、指(趾)甲营养不良等。

3. 治疗 无特殊治疗方法,对症治疗。对于视网膜病变,病变早期视网膜血管异常区行激光光凝或冷冻治疗可使其回退,减少视网膜脱离风险。近年来,抗 VEGF 药物治疗的有效性也得到了关注。

十四、Irvine-Gass 综合征

1. 概述 Irvine-Gass 综合征也称为人工晶状体眼囊样黄斑水肿(pseudophakic cystoid macular edema,PCME),是白内障手术后最常见的意外视力下降。尽管超声乳化和小切口白内障手术技术的发展可减少此病发生,但因白内障手术量激增,使得 Irvine-Gass 综合征发生数量仍居高不下。白内障囊内摘除术后本病的发生率可高达 60%,囊外摘除术后的发生率较低,为 15%~30%。现代白内障超声乳化术后,OCT 检测到的 Irvine-Gass 综合征的发生率为 4%~11%,有临床症状者仅有 0.1%~2.35%。这些患者中的

80%,症状可在 3~12 个月内自行缓解。

2. 病因 Irvine-Gass 综合征由多种因素引起,其中手术操作引起的炎性反应是最主要的原因。炎症介质破坏血-房水屏障和血-视网膜屏障,造成血管通透性增加。渗出物聚积在视网膜的外丛状层和内核层,并聚集成囊状。

3. 危险因素

(1) 与手术并发症有关的危险因素:玻璃体脱出、切口处玻璃体牵拉、玻璃体切除处理晶状体碎片(vitrectomy for retained lens fragments)、虹膜损伤、后囊破裂、人工晶状体脱位、术后早期囊膜切开、虹膜固定型(iris-fixated)或前房型人工晶状体。

(2) 伴有糖尿病黄斑病变的患眼发生本病的危险性大。

(3) 伴有葡萄膜炎的患者。

4. 诊断 Irvine-Gass 综合征在白内障术后 4~6 周发生率最高。多数有临床症状的患者会出现视物模糊,检查可见视网膜增厚以及黄斑中心凹消失。

荧光素眼底血管造影检查表现为视网膜毛细血管扩张以及早期中心凹周围毛细血管渗漏,晚期形成典型的花瓣样表现。可见视盘着染,有助于区分本病与其他原因引起的黄斑水肿。

OCT 可对疾病的活动性进行监测。表现为黄斑中心凹消失,视网膜增厚,囊样低反射病变区。同时,OCT 也可以发现玻璃体视网膜牵拉以及板层黄斑裂孔。

尽管 OCT 检查便捷且敏感度高,但荧光素眼底血管造影由于可以排除其他原因引起的黄斑囊样水肿,仍然是诊断本病的"金标准"。

本病需要与其他各种原因引起的黄斑水肿进行鉴别,包括糖尿病、视网膜静脉阻塞、葡萄膜炎、放射性视网膜病变、高血压视网膜病变、视网膜变性、脉络膜肿瘤等。由于亚临床的黄斑水肿可在白内障手术后加重,影响手术预后,故这些患者一定要在白内障术前进行详细检查,以确定有无黄斑水肿。另外,由于接受白内障手术者多为老年患者,需要除外年龄相关性黄斑变性的发生。

5. 治疗

(1) 非甾体抗炎药(NSAID):NSAID 类滴眼液已成为围手术期预防 Irvine-Gass 综合征的主要方法。该类药物能够加速白内障术后血-房水屏障的修复,减少白内障术后的炎性反应。有学者研究了 NSAID 类药物与皮质类固醇药物联合应

用的效果,发现联合应用的效果优于单纯应用皮质类固醇药物。且术前和术后均使用 NSAID 药物者发生本病的比例更小。虽然该类药物对于具有危险因素的患者能够起到预防作用,但这些研究的随访时间均短,尚不能确定 NSAID 药物对于慢性或迟发 Irvine-Gass 综合征的预防作用,也还不能确定其远期效果。

(2) 皮质类固醇药物:眼局部应用皮质类固醇药物也被广泛用于本病的预防和治疗。Tenon 囊下注射以及球后注射对于应用皮质类固醇滴眼剂后复发的 Irvine-Gass 综合征有效。玻璃体腔注射本类药物治疗本病的研究尚少。药物缓释系统可减少用药的次数。

(3) 抗血管内皮生长因子药物治疗:血管内皮生长因子(VEGF)在引起囊样黄斑水肿的炎症以及毛细血管渗漏过程中亦发挥作用。有报道玻璃体腔注射抗 VEGF 药物治疗本病取得了较好的疗效。同时,对于采用其他治疗方法后复发的黄斑水肿,抗 VEGF 治疗效果也不错。

(4) 激光治疗:有研究表明 Nd:YAG 激光玻璃体融解术对本病可起到治疗作用,但由于同时应用了皮质类固醇类药物或 NSAID 药物,激光治疗的效果难以判定。

(5) 玻璃体手术:手术可减少眼内炎症介质和生长因子的浓度。当合并存在玻璃体视网膜牵拉或药物治疗 1~2 年无效时,可考虑采用玻璃体手术进行治疗。

(6) 其他治疗方法:碳酸酐酶抑制剂,皮下注射 IFN-alpha,玻璃体腔注射肿瘤坏死因子(TNF)单克隆抗体 infliximab。

十五、Laurence-Moon-Bardet-Biedl 综合征

1. **概述** 1886 年,Laurence 与 Moon 首先报告原发性视网膜色素变性伴生殖发育低下及智力迟钝,以视网膜色素变性、智力低下、多指(趾)、生殖器发育低下、肥胖为五大特征,称之为 Laurence-Moon-Bardet-Biedl(LMBB) 综合征,又称视网膜色素变性多指(趾)肥胖生殖器异常综合征,是一种罕见的常染色体隐性遗传性疾病,多认为由单基因突变所致。由于基因的突变及多效性,使间脑尤其是漏斗区发育障碍,出现一系列多胚层、多系统的临床症状。发病率为 1/(59 000~160 000)。

特征性表现有视网膜营养障碍、肥胖、牙齿发育不良、多指(趾)、并指(趾)或其他骨骼异常、性器官发育障碍、肾脏疾病。还可并发出现先天性心脏病、高血压、糖尿病、小脑发育不全及其他神经系统异常。该病临床表现呈多样性,每个患者并不完全出现所有病变,依据不同的临床表现可分为多个亚型。

2. **眼部特征** LMBB 综合征的眼部表现主要有视网膜营养障碍、视杆细胞和/或视锥细胞丢失,早期可表现为暗适应能力下降,以后中心视力和视野损害随年龄增加逐渐加重,视网膜电流图显示波幅逐渐下降,还可出现小眼球、圆锥角膜、白内障、青光眼、眼球震颤等。

视网膜营养障碍是最常见的眼部病变。患者的视网膜病变是多变的,15%~20% 表现为典型的视网膜色素变性,其他表现包括白点状视网膜变性、无色素性视网膜色素变性、弥散性视网膜色素变性等。黄斑在早期被累及,黄斑病变表现为色素沉着不足、黄斑皱褶、牛眼状黄斑色素沉着、Stargardt 病。视盘和视网膜血管在婴儿期正常,随着年龄的增大,出现视盘苍白和视网膜血管变细。

5 岁之前,患者的 ERG 与 VEP 多为正常的,但到 10 岁时 90% 的患者会出现 ERG 异常。

患者早期表现为夜盲和视力下降,两者可同时出现,也可先后出现。

3. **全身特征**

(1) 肢体缺陷:有报道多指(趾)见于 69% 的患者,是一个非常有用的诊断体征,多为轴后性[第五指(趾)外侧],可为单侧或双侧,对称或不对称。约有 36% 的患者为双手、足多指(趾)畸形,多趾比多指更常见。除了多指(趾),其他肢体异常也以不同的频率出现,其中短指(趾)最常见,有时也出现并指(趾)(通常出现在第二、第三趾间),弯指及第一与第二趾出现较大空隙(所谓"凉鞋空隙")。

(2) 肥胖:肥胖程度从轻到重不等,3 岁以下的幼儿很难识别。肥胖一般从儿童时期开始,随着年龄的增加而加重,脂肪组织在儿童呈广泛的分布,在成年呈向心性分布。

(3) 认知障碍:智力低下。

(4) 性发育不全:性腺发育不全,男性比女性更常见。男性患者主要表现为小阴茎、小睾丸。女性主要表现为生殖器的畸形,包括子宫、卵巢及输卵管发育不良,泌尿生殖窦续存,尿道异位,双

子宫,阴道隔,子宫阴道积水等。

(5)肾异常:肾功能不全最早及最常出现的症状是多尿、多饮(浓缩功能降低)。有些患者表现为高血压、肾盏杆状变形或闭塞、肾盏囊肿或憩室、胎儿性分叶肾、肾皮质缺失等。

(6)其他特征:高血压、糖尿病、心脏病、蹼状颈、椎骨和肋骨异常、牙齿异常、缺铁性贫血、空蝶鞍综合征、骨骺发育异常、哮喘、神经系统异常、语言障碍。

4. **治疗** 目前尚无特效疗法,多采用对症治疗。对视网膜色素变性可用维生素、血管扩张剂、中药、针灸及眼外肌移植术等。对性发育低下可用性激素、甲状腺素、维生素 E 等。多指(趾)畸形可行外科手术。避免近亲结婚是 LMBB 的重要预防措施。

十六、Marfan 综合征

1. **概述** Marfan 综合征是一种遗传性结缔组织病,通常为常染色体显性遗传。临床表现主要涉及心血管、骨骼和眼等系统,次要涉及肺、皮肤和中枢神经系统等。主要特征为:双眼部、心血管系统、全身中胚叶组织广泛发育不良及晶状体半脱位。位于染色体 15q21.1 的 *FBN1* 基因突变是本病的致病原因。本病的患病率约为 1/(5 000~10 000),没有种族和性别差异。

2. **眼部特征**

(1)晶状体脱位(异位)是 Marfan 综合征的重要特征,但只存在于约 60% 的患者中。一般为双侧对称性,多移向上方,鼻上方多于颞上方。通常为半脱位,脱位的晶状体可为透明或半透明,完全混浊者少见。罕见的有晶状体缺损,球形晶状体。

(2)近视是最常见的眼部特征,在儿童期快速进展。并可见高度近视眼底变化,眼轴变长。

(3)虹膜异常,前房深浅不均,有晶状体部位虹膜前突,前房浅,无晶状体部位虹膜后陷,震颤,前房深,小瞳孔。

(4)5%~10% 的病例发生视网膜脱离,周边部视网膜变性和裂孔。

(5)3%~8% 的病例出现继发性青光眼。

3. **全身特征**

(1)心血管:心血管系统的异常是引起本病患者死亡的重要原因。临床表现包括瓣膜脱垂,间隔缺损,主、肺动脉瘤,动脉导管未闭,Valsalva 窦瘤等。

(2)骨骼:表现为长骨的异常增长和关节松弛。四肢细长,与躯干不成比例。肋骨过长挤压胸骨形成漏斗胸或鸡胸。此外还可见脊柱侧凸。

(3)面部特征:脸部窄长,眼球内陷,颧骨扁平,颌后缩。

(4)其他:硬脑膜膨胀,皮肤膨胀纹,肺大疱等。

4. **诊断** 根据家族史和多器官系统特征性临床表现可进行诊断。晶状体异位和主动脉瘤在诊断中具有重要意义。

5. **治疗** 需要多个科室协同进行治疗。对于眼部异常,可验光配镜以矫正近视,晶状体异位、视网膜脱离等可行手术治疗。

十七、Patau 综合征

1. **概述** Patau 综合征即 13 号染色体三体,出生发病率约为 1/14 000,表现为多种先天畸形,主要包括心脏和中枢神经系统畸形。大部分患儿在新生儿期即去世。

2. **临床表现**

(1)眼部特征:Patau 综合征最常见的眼部特征包括:白内障、虹膜或视网膜缺损、永存增生性原始玻璃体(PHPV)、永存性晶状体血管膜、视网膜发育障碍、小眼球等。

(2)全身特征

1)胃食管反流和喂养困难:存在于几乎所有 Patau 综合征患者中,在喂食时的呼吸和/或反流会导致心脏、呼吸停止。

2)心脏缺陷:80% 患者存在心脏缺陷,如房间隔缺损、室间隔缺损、动脉导管未闭。

3)中枢神经系统异常:常见前脑无裂畸形和其他前脑发育异常。其他异常还包括小脑发育不全、脑水肿、脊髓闭合不全。

4)其他:多指(趾)畸形、唇腭裂、头皮先天萎缩、肾脏和生殖器异常、缺指(趾)、骨盆发育不全、腹股沟疝、脐疝等。

3. **治疗** 对症处理,一些畸形可手术矫正。

十八、Refsum 综合征

1. **概述** Refsum 综合征,又名遗传性共济失调性多发性神经炎样痛、植烷酸贮积病;于 1946 年首先由挪威神经科医师 Refsum 报道,是一种罕见的常染色体隐性遗传疾病,常见父母近亲结婚者。临床特征为儿童后期及青少年隐袭起病,渐进性进展,出现视力减退、夜盲及视网膜色素变性、多发性运动、感觉周围神经病及小脑性共济失调等表现。

本病病因主要是患者体内缺乏 α-羟化酶,使植烷酸的 α 氧化作用减弱,植烷酸不能进一步代谢而堆积在体内。植烷酸是胆固醇和甘油三酯的组成部分,进入组织的脂质中而引起损害。由于患者体内有大量脂质沉积,周围神经有肥大性改变,髓鞘广泛脱失与再生形成洋葱样改变。本病病变主要在周围神经、脊髓小脑束和前角细胞。

2. **眼部特征**

(1) 非典型视网膜色素变性,夜盲,视野逐步形成环形暗点。多数病例视网膜色素变性为首发症状;

(2) 瞳孔对光反射障碍导致畏光;

(3) 眼球震颤,白内障,偶见有进行性眼外肌麻痹,少数病例角膜混浊。

3. **全身特征**

(1) 多发性运动、感觉周围神经病,肢体对称性无力,肌萎缩,呈"手套-袜子型"感觉减退,深腱反射减弱或消失;

(2) 小脑性共济失调,步态不稳,意向性震颤。眼球震颤,位置感丧失;

(3) 心肌病和心电传导异常;

(4) 鱼鳞病,掌跖过度角化;

(5) 骨骺发育不良导致掌骨和第四跖骨趾缩短,锤状趾。弓形足、脊柱侧弯和骨软骨炎;

(6) 进展性神经性耳聋,嗅觉丧失和膀胱功能异常;

(7) 并发症:心脏受累与过早死亡相关。极高的植烷酸可致可逆性肾损害,产生氨基酸尿症。

4. **治疗** 对症治疗。饮食治疗,限制食用植烷酸的食物及乳类。白内障可行手术治疗。

十九、Reiter 综合征

1. **概述** Reiter 综合征(赖特综合征)又称为反应性关节炎、尿道-眼-滑膜综合征、黏膜-皮肤-眼综合征。其临床表现分为完全综合征和不全综合征。完全综合征具有典型三大主征:尿道-眼-滑膜综合征,另外的变型除典型症状外可伴皮肤黏膜损害,即尿道-眼-滑膜-皮肤综合征,即四联征。

多数学者认为本病与感染有关,并将其分为性病型和痢疾型,其中性病型病原体公认为沙眼衣原体、解脲支原体;痢疾型病原体主要为福氏志贺菌、鼠伤寒沙门菌和小肠结肠炎耶尔森菌。另有报道与结核杆菌、HIV 病毒、淋球菌、链球菌等感染亦存在相关性。

也有观点认为本病与遗传因素背景下的自身免疫性因素有关,其中 HLA-B27 与本病存在高度相关,近80%的Reiter综合征患者HLA-B27阳性,提示该病具有遗传倾向。

2. **眼部特征**

(1) 畏光流泪,双侧非特异性结膜炎,程度不一。

(2) 浅层巩膜炎或巩膜炎(多不典型)。

(3) 角膜炎。角膜浸润、溃疡,角膜水肿,也可见疱疹性病变,其损害多发生在周边部。

(4) 虹膜睫状体炎(较常见),前房积脓,虹膜后粘连,波及脉络膜。可发生玻璃体混浊,严重者可发生白内障。

(5) 继发性青光眼,视神经炎或视神经视网膜炎。

(6) 病程 1~4 周,很少超过数个月,易复发,初期不影响视力,晚期可发生视力损害。

3. **全身特征**

(1) 发病期间有轻度的体温升高、全身乏力、食欲不振等全身症状。

(2) 泌尿系病变。有尿路刺激症状,尿道炎,无菌性脓尿,偶见血尿、蛋白尿,部分患者有膀胱炎,前列腺炎,肾炎,包皮水肿,生殖器溃疡,多持续数日至 2~3 周,可自行治愈。

(3) 全身多发性关节炎,呈对称性,关节周围肿胀,关节疼痛,渗出性积液,病程较迁延,可长达半年或更久,易复发。

(4) 皮肤损害表现多样,主要为红斑脱屑、环状包皮龟头炎、蛎壳样结痂和溢脓性皮肤角化症,在同一患者中可见多种皮损,也可以一两种损害为主。

(5) 心血管病变。心内膜炎,心脏杂音,期外收缩,心率加快。

(6) 厌食、恶心、呕吐、胃肠炎、咳嗽、胸膜炎、周围淋巴结病变。

4. **治疗** 水杨酸类、抗生素、糖皮质激素药物控制炎症,预防感染。眼科对症治疗。

二十、Schwartz 综合征

1. **概述** Schwartz 综合征是视网膜脱离中较

少见的一种类型,多见于青年男性,单眼发病,多有眼挫伤史。其特点为:视网膜脱离伴高眼压、葡萄膜炎。

2. 临床特征

(1) 患者多有眼外伤史。眼外伤史是玻璃体前界膜破裂盘膜入前房的必要条件。

(2) 视网膜脱离:一般为浅脱离,呈扁平状或球状,少有视网膜变性。裂孔不易发现,多在锯齿缘附近或睫状体平坦部,鼻侧居多。越是周边部裂孔距前房越近,外节盘膜越易到达前房。周边部视网膜裂孔是发生本综合征的必要条件,但并非所有周边裂孔均发生,只有当视网膜下间隙与前房存在自由交通才出现本征,另外,必须有前玻璃膜孔存在才能使玻璃体腔内视细胞外节盘膜到达前房内。

(3) 眼压升高:眼压阵发性升高,可能与视细胞外节盘膜进入前房量多少和阵发性发生有关,外节盘膜片覆盖阻塞小梁网则影响房水排出,导致青光眼。房角开放。

(4) 前葡萄膜炎:前房可见灰棕色大颗粒,无角膜后 KP 或仅有少量色素性 KP,无睫状充血,瞳孔无粘连,糖皮质激素治疗无效。葡萄膜炎发生与自身免疫障碍有关。

(5) 前房穿刺房水中找到视细胞外节盘膜片是诊断该病之可靠依据。

(6) 裂孔封闭后症状均消失。

3. 鉴别诊断 需要与葡萄膜炎、青睫综合征、高眼压症甚至开角型青光眼相鉴别。本病的葡萄膜炎性反应多无 KP 或仅少数色素性 KP,前房内浮游体多为灰棕色颗粒或色素点,而葡萄膜炎为灰白色或羊脂状 KP,前房浮游体以灰白色细胞成分居多。应充分散瞳仔细检查周边眼底,尤其锯齿缘至睫状体平坦部,可结合 UBM 检查。

4. 治疗 手术封闭视网膜裂孔。

二十一、Sturge-Weber 综合征

1. 概述 Sturge-Weber 综合征(Sturge-Weber syndrome,SWS),又称为大脑-眼-颜面血管瘤,脑三叉神经血管瘤病,是一种少见的先天性神经皮肤综合征。本病的发病率为 0.002%,无性别及种族差异,无明显遗传倾向,是胚胎早期中胚层和神经外胚层发育不良。本病多为单侧性,具有三大特征:①颜面三叉神经分布区皮肤的先天性毛细血管扩张或海绵状血管瘤;②同侧脑膜及脑有血管瘤,以及因此而产生的神经症状和颅内钙化;③脉络膜血管瘤和青光眼。以上三大特征并不一定同时存在。

2. 临床表现

(1) 眼部表现

1) 脉络膜血管瘤:是 SWS 的典型眼底改变,约 1/3 的患者有脉络膜血管瘤。可分为两型:①弥漫型:较常见,脉络膜广泛增厚,眼底呈紫红色(番茄酱样眼底),有时可见扩张迂曲的脉络膜血管和视网膜血管;②局限型:少见,常位于眼底后极部,视盘与黄斑之间,大多 <6PD,呈圆形或椭圆形隆起,粉红色,相应部位视网膜水肿、囊样变性及萎缩,可并发浆液性视网膜脱离。

2) 继发青光眼:约占 Sturge-Weber 综合征患者的 30%,其中约 60% 在婴幼儿期出现眼压升高表现(早发型),约 40% 在儿童期或以后出现眼压升高表现(迟发型)。青光眼的发生可能与巩膜静脉压升高或神经作用促使睫状体房水产生过多等因素有关。

(2) 皮肤表现:鲜红斑痣,又称葡萄酒样痣,表现为一个或数个暗红色或紫红色斑片,边缘不整,不高出皮面,压之褪色,可见毛细血管扩张,倾向于持续性生长,极少消退。皮损单侧分布为主,一般不超过中线,面部多见,沿三叉神经或其中的一支分布,范围可以很广泛,分布于额部、眼睑、结膜、口唇、硬腭和鼻黏膜等。

(3) 神经系统症状

1) 癫痫是最常见的神经症状,23%~83% 的患者发生。多在婴幼儿期出现,局限运动性发作多见。

2) 头痛和偏头痛也是 SWS 患者的常见症状,比癫痫更影响患者的生活质量,可能引起癫痫发作,可伴有卒中样发作。

3. 诊断 主要依据本病典型的临床表现,借助影像学检查显示颅内病变,三大特征中同时具有两个即可诊断。

4. 治疗

(1) 局限性脉络膜血管瘤:激光光凝治疗。

(2) 继发青光眼:根据患者的具体情况,选择治疗方案。目前以手术治疗为主,如手术方式选择正确、处理得当可有效控制眼压。

(3) 癫痫:药物控制癫痫发作。

(4) 鲜红斑痣:激光治疗。

二十二、Usher 综合征

1. 概述 Usher 综合征（Usher syndrome，US）又称遗传性耳聋-视网膜色素变性综合征，视网膜色素变性-感音神经性耳聋综合征，聋哑伴视网膜色素变性综合征等。1858 年，von Graefe 首先发现聋哑合并视网膜色素变性病例。1914 年，英国眼科学家 Charles Usher 调查了视网膜色素变性人群中耳聋的发病率，首次提出耳聋-视网膜色素变性与遗传因素有关。1972 年，Smith 等将该病正式命名为 Usher 综合征。

本病主要表现为先天性感音神经性聋、渐进性视网膜色素变性（多为儿童期末至青春期发病）而致的视野缩小、视力障碍。

遗传学上，Usher 综合征一般为常染色体隐性遗传，引起 Usher 综合征的异常基因有 *CDH23*、*CLRN1*、*DFNB31*、*GPR98*、*MYO7A*、*PCDH15*、*USH1C*、*USH1G*、*USH2A* 等。

视网膜的光感受器和内耳毛细胞都是有纤毛的神经表皮细胞，异常基因可引起上述纤毛结构的异常，从而引起视觉和听觉的损害，导致 Usher 综合征的发生。

近年来根据听力和前庭功能的检查情况一般将 Usher 综合征分为三型：Ⅰ型：先天性重深度感音神经性聋，前庭反应消失；Ⅱ型：先天性中重度感音神经性聋，前庭反应正常；Ⅲ型：进行性感音神经性聋，前庭反应正常。

2. 眼部特征

（1）临床上常以夜盲为首发症状，患者暗适应迟缓，暗光下或夜间行走困难。

（2）双眼视野逐渐向心性缩小，早期视野环形缺损，逐渐发展成管视或全盲。视力呈进行性减退，早期视力一般正常，视野严重缩小后还可保持相当好的中心视力，随病情进一步发展，最终中心视力受损，半数患者中年后全盲。

（3）晚期并发白内障。

（4）由于幼年时出现视力障碍，黄斑失去固视功能，常出现眼球震颤。部分患者还可出现红绿色盲和青光眼。

（5）眼底检查：视盘蜡黄色萎缩，视网膜色素变性，典型者色素沉着呈骨细胞样，不典型者可呈圆形或不规则形。视网膜色素改变开始于赤道部，逐渐向眼底周边及中央扩展；视网膜血管狭窄，尤以动脉狭窄严重。

（6）视野检查：早期视野环形缺损，盲点范围逐渐扩大，周围视野退行性变，仅保留 5°~10° 中心视野。最终中心视野逐渐丧失，导致全盲。

（7）视网膜电图：早期有暗适应异常，阈值升高，大多记录不到波形。用强光刺激与叠加平均技术，部分可记录到低波。

（8）眼电图：波形降低甚至消失。

3. 全身特征

（1）耳科表现：先天性双耳感音神经性聋，有些表现为全聋或聋哑，并伴有眩晕和步态不稳等前庭功能障碍症状。Romberg 征闭眼时（+），宽步基步态。内耳大体形态正常。

（2）其他表现：少数患者还可出现嗅觉减退或丧失，智力低下，脑电图异常，精神分裂症，血浆多链不饱和脂肪酸降低等。

4. 治疗 对症处理，目前尚无特殊疗法。

二十三、von Hippel-Lindau 综合征

1. 概述 von Hippel-Lindau 综合征是一种常染色体显性遗传病，由 *VHL* 基因突变所致，*VHL* 基因位于 3 号染色体 3p25~26。临床表现为视网膜血管瘤，伴有小脑、延髓、脊髓、肾上腺、肾脏、肝脏、胰腺、附睾及卵巢等多部位的血管瘤、囊肿或肿瘤。单纯的视网膜血管瘤称为 von Hippel 病，如果合并颅内或其他器官病变，则称为 von Hippel-Lindau（VHL）综合征。本病的出生发病率约为 1/36 000，患病率为 1/53 000~1/39 000。大多在青年时期出现症状而被发现。

2. 临床表现

（1）视网膜毛细血管瘤：是本病最常见的临床特征，约 50% 患者双眼发病或存在多灶性病变。视网膜毛细血管瘤可见粗大的滋养动脉和静脉与瘤体相连，可伴有视网膜内出血、渗出，引起渗出性视网膜脱离。晚期可引起视网膜前增殖、玻璃体积血、并发性白内障、继发性青光眼等并发症，严重者可导致患者失明。

（2）中枢神经系统血管母细胞瘤：60%~80% 的 VHL 患者发生，小脑血管母细胞瘤最常见，脊髓、脑干以及幕上病变少见。小脑血管母细胞瘤患者临床表现为颅内压增高，四肢或躯干共济失调（取决于肿瘤的位置）。

（3）肾细胞癌：肾透明细胞癌是造成本病患者死亡的重要原因。临床诊断的平均年龄约为 40 岁。肾脏多发囊肿很少影响肾功能，但膜上皮可为混

合体型或显示原位癌，进而发展为肾细胞癌。

3. 诊断

（1）有家族史者，具有中枢神经系统或视网膜血管母细胞瘤、肾细胞癌、嗜铬细胞瘤、胰腺肿瘤或囊肿、附睾囊腺瘤等表现之一。

（2）无家族史者，具有中枢神经系统血管母细胞瘤或视网膜血管瘤，并伴有其他内脏器官病变。

（3）眼底检查可发现视网膜毛细血管瘤，荧光素眼底血管造影动脉期即可见到瘤体内迅速充盈，同时与之相连的静脉亦出现明显层流，后期血管瘤体及其周围荧光素渗漏而成强荧光团。彩色多普勒成像和激光断层扫描可了解血管瘤内血流速度及其供养血管管径。

4. 鉴别诊断

（1）蔓状血管瘤。

（2）孤立性脉络膜血管瘤。

5. 治疗

（1）观察随访：对于肿瘤较小，病变静止，无症状的患者可以进行定期随访。视盘毛细血管瘤，长期稳定，可进行观察随访。尽管中枢神经系统血管母细胞瘤有随时间增大的趋势，但这些瘤体为良性病变，且增长速率不一，一些瘤体可多年处于静止状态，因此，若没有临床症状，无须手术治疗。

（2）激光光凝：定位准确，对中、小、扁平的血管瘤，光凝效果最好，可同时光凝供养及引流的动脉和静脉，光凝后其周围组织损伤小。

（3）经瞳孔温热疗法。

（4）光动力疗法。

（5）冷冻治疗：血管瘤较大，或已发生渗出性视网膜脱离时，冷冻效果较好。

（6）放射治疗。

（7）玻璃体视网膜手术：激光、冷凝治疗无效时，可考虑玻璃体视网膜手术。

（8）抗 VEGF 药物治疗：减少毛细血管渗出，减轻视网膜水肿。

（9）基因治疗：还处于体外研究和动物实验阶段。将 *VHL* 基因导入动脉内皮细胞，可有效抑制动脉内皮细胞的增生，抑制肿瘤滋养血管达到抗肿瘤目的。

二十四、Wagner 玻璃体视网膜变性

1. 概述 早在 1938 年，Wagner 首先报告。其病理改变为不明来源的均一的视网膜前膜，位于赤道部最厚，向前呈扇形，有些分段附着于周边视网膜，其余附着在脱离的玻璃体。视网膜血管狭窄硬化，周边部视网膜有局限性萎缩区及色素聚积，围绕视网膜血管，好似原发性视网膜色素变性。

2. 眼部特征

（1）常双眼先后发病，眼底改变不对称，与视网膜色素变性相鉴别。

（2）视网膜周边部色素沉积，血管狭细，血管鞘形成以及广泛的脉络膜硬化，黄斑变性。也可见有视网膜劈裂，无血管的视网膜前膜状物形成。

（3）玻璃体呈雪片状混浊变性（常出现在 15 岁以后），失去正常结构，后玻璃膜皱褶，在赤道部近视网膜处浓密的同心圆性周边部条索，收缩时可造成视网膜裂孔及视网膜脱离。

（4）多数患者合并视网膜裂孔，最常见于颞上象限，合并视网膜脱离。

（5）视盘苍白，假性视盘水肿。

（6）角膜带状变性，前房角异常，青光眼，虹膜萎缩，并发白内障。

3. 全身特征

（1）髋部畸形，膝外翻，畸形足，马蹄内翻足。

（2）面部异常，上颌骨发育不全，鞍鼻，腭裂。

（3）膝、肘和指关节过度伸展，手指细而尖，近侧的指（趾）关节肿胀。

4. 治疗 如发现视网膜裂孔，在尚未发生视网膜脱离时，可作预防性治疗。合并视网膜脱离时，应联合玻璃体手术以松解玻璃体膜的牵拉。

二十五、多发性神经纤维瘤病

1. 概述 多发性神经纤维瘤病（multiple neurofibromatosis）为中胚叶和神经外胚叶病变，常染色体显性遗传；于 1882 年由 von Recklinghausen 首先报道，也称为 von Recklinghausen 综合征。其临床特点为皮肤的牛奶咖啡色素斑以及周围神经和/或脑神经多发性神经纤维瘤，好发于青少年男性。

2. 眼部特征

（1）本病可累及除晶状体、泪器外（继发病变除外）所有眼部组织。

（2）眼睑和眼眶区可见大小不一的蔓状或孤立的赤褐色或咖啡色纤维瘤。眼睑象皮肿，上睑下垂，皮肤棕褐色斑。

（3）结膜、虹膜上出现粟粒状棕黄色圆形小

结节,周边虹膜前粘连,房角为纤维血管膜样组织覆盖、Schlemm 管畸形可导致先天性青光眼或继发闭角型青光眼。

(4) 视网膜脉络膜弥漫性结节样损害及增厚。

(5) 视神经和视交叉部甚至在视神经干上也可发生肿瘤,有时出现视盘呈灰白色半球形向前凸。

(6) 视盘萎缩或水肿后萎缩、视神经胶质瘤、脑膜瘤、视神经孔扩大、眼球突出、眶骨缺损、眼眶扩大,蝶鞍盒样增宽。

(7) 眼外肌被累及可导致眼球运动障碍。

(8) 角膜血管化、角膜肿瘤、虹膜结节、色素领外翻、瞳孔移位。

3. 全身特征

(1) 皮肤咖啡色斑,有时呈雀斑状褐色斑点和多发性结节、纤维状软疣、脂肪瘤和皮脂腺瘤、神经鞘瘤,好发于躯干不暴露部位,形状数目不一,青春期咖啡斑明显增大。

(2) 患眼上睑丛状神经瘤、颜面半侧肥大、色素沉着及骨发育异常。

(3) 全身尚可表现脊柱后侧突、颞肌萎缩。

(4) 如累及内脏,则可导致内分泌功能紊乱、智力迟钝,生长发育异常,第二性征不发育。

4. 治疗 皮肤色素斑、皮肤及皮下肿瘤,无须治疗,怀疑恶性变时可手术切除,对较大的眶肿瘤,危及视力可行手术摘除,对脉络膜、睫状体结节增大所引起的青光眼可行抗青光眼手术。

二十六、结节性硬化症

1. 概述 结节性硬化症(tuberous sclerosis,TS)是一种常染色体显性遗传缺陷或基因突变引起的神经皮肤综合征。1880 年,Bourneville 首先报告该病,并加以命名,故又名 Bourneville 病。该病由染色体 9q34 和 16q13 位置基因突变,抑癌基因失活所致。

病变以皮肤、神经系统受累为主,在脑、皮肤、内脏及眼等各系统中有错构瘤生长。临床具有典型的三联征:癫痫、智力低下、面部皮肤血管纤维瘤。

2. 眼部表现 结节性硬化症眼部主要表现为视网膜星形细胞错构瘤,50% 的结节性硬化患者会发生视网膜星形细胞错构瘤,其中近 50% 双侧视网膜受累。这种肿瘤可以表现为发生于神经

纤维层的比较小、无蒂、没有钙化的病灶,也可以表现为多分叶的黄白色钙化病灶,还可以介于两者之间。肿瘤早期瘤体透明无钙化,呈扁平状;以后逐层次钙化,到晚期完全钙化形成钙化结节性团块,状如桑葚,突入玻璃体,瘤体由透明玻璃质和钙化纤维胶质组成。荧光素眼底血管造影表现为视网膜结节荧光逐渐增强,可显示表面异常扩张的毛细血管,晚期有明显荧光渗漏。

视网膜错构瘤系胚胎早期组织结构异常分化、神经外胚层发育障碍形成的瘤状新生物,起源于视网膜神经纤维层,由神经纤维细胞堆积而成。大多数病变稳定,一般很小,生长缓慢或不增长,无视力损害。但在极少数情况下视网膜星形细胞错构瘤可以呈现出进行性生长的态势,引起严重的眼部并发症,如继发性视网膜脱离、新生血管性青光眼等。

其他眼部表现包括小眼球,突眼,青光眼,晶状体混浊,玻璃体混浊,视网膜血管旁白鞘,血管瘤,脉络膜萎缩病灶,视网膜色素变性、出血,可因颅内压增高而发生视盘水肿及视神经萎缩。

3. 全身特征 脑部特征性病理改变为神经胶质增生性硬化结节,呈错构瘤样,伴有钙质沉着,广泛发生于大脑皮层、皮层下、白质、脑室室管膜下。室管膜下结节可演变为巨细胞星形细胞瘤。

阵发性癫痫是本病最常见的临床症状,多数在 2 岁以内发病,开始表现为痉挛样发作,或动作型小发作,随年龄增长,逐渐变成局限性发作或大发作,用抗癫痫药物难以控制。

特征性色素脱失斑,呈叶形、卵圆形或不规则形,见于四肢及躯干;随年龄增长,于口鼻三角区出现血管纤维瘤,呈淡红色或红褐色,或坚硬蜡状皮疹,大小不等,发育期增多。其他如咖啡牛奶斑、皮肤纤维瘤、鲨鱼皮斑等均可见。

智力减退多呈进行性加重,常伴有情绪不稳、行为幼稚、紊乱等精神症状;智力障碍以 8~14 岁时表现突出。

4. 治疗 抗癫痫治疗。结节和肿瘤可行外科手术。

二十七、巨细胞动脉炎

1. 概述 巨细胞动脉炎(giant cell arteritis,GCA)是一种原因不明的系统性血管炎,主要累及主动脉弓起始部的动脉分支(如椎动脉、颈内动脉、颈外动脉、锁骨下动脉),亦可累及主动脉的

远端动脉及中小动脉(如颞动脉、颅内动脉、眼动脉等),故属大动脉炎范畴。由于早年发现的病例几乎均为颞动脉受累,表现为颞部头痛、头皮及颞动脉触痛、间歇性下颌运动障碍,因而 GCA 又称为颞动脉炎(temporal arteritis)。GCA 的炎症以血管中膜弹力层与内膜连接处最为明显,有大量单个核细胞浸润,可见多核巨细胞,伴肉芽肿形成,故有人称其为肉芽肿性动脉炎(granulomatous arteritis)。由于内膜增生血管壁增厚、管腔变窄和阻塞,造成组织缺血。血管病变常呈节段性、多灶性或广泛性损害。

GCA 几乎均发生于 50 岁以上的老年人,发病年龄在 50~90 岁,低于 50 岁者极少。女性发病高于男性,有显著的地域分布,本病高发于北欧的白种人及其后裔,我国较少见。

2. 眼部特征

(1) 常表现为黑矇、视物不清、眼睑下垂、复视、部分失明或全盲等。可为一过性症状,也可为永久性。眼动脉或后睫状动脉受累引起缺血性视神经病变,是失明的最常见原因,视网膜中央动脉阻塞、动脉炎所致的枕部皮质梗死也可引起失明。

(2) 失明可以是初发症状,但一般出现在其他症状之后数周或数月。视觉障碍初始可为波动性,以后变为持续性,可呈单侧或双侧,一侧失明如未积极治疗,对侧可在 1~2 周内被累及。

(3) 眼底检查:早期常为缺血性视神经病变。视盘苍白、水肿,视网膜水肿、静脉曲张,可见棉绒病变斑及小出血点。后期可见视神经萎缩等。

(4) 眼肌麻痹也较常见,眼睑下垂,上视困难,时轻时重,常与复视同时出现。有时可见到瞳孔不等大,或出现霍纳(Horner)征。眼肌麻痹可能由脑神经或眼肌病变引起。

3. 全身特征

(1) 头部:颞动脉、颅动脉受累而出现头部症状,以头痛最为常见,约半数患者为首发症状。头痛表现为新近发生的、偏侧或双侧或枕后部剧烈疼痛,呈刀割样或烧灼样或持续性胀痛,并伴有头皮触压痛或可触及的痛性结节,头皮结节如沿颞动脉走向分布,具有诊断价值。头痛可持续性也可间歇性发作。头痛剧烈程度与血管炎严重程度不一定一致。典型的颞动脉受累表现为动脉屈曲、怒张,搏动增强。也可因血管闭塞而搏动消失。

(2) 间歇性运动障碍:约 2/3 患者因面动脉炎,局部血供不良,引致下颌肌痉挛,出现间歇性咀嚼不适、咀嚼疼痛、咀嚼停顿和下颌偏斜等;有时因舌肌运动障碍出现吞咽困难、味觉迟钝、吐字不清等。严重的面动脉狭窄可导致下颌肌痉挛或舌部坏疽。间歇性运动障碍也可影响到四肢,表现为间歇性跛行、上肢活动不良。

(3) 神经系统表现:约 30% 的患者出现多种神经系统症状,如由于颈动脉或椎动脉病变而出现发作性脑缺血、中风偏瘫或脑血栓等,是 GCA 的主要死因之一。由于神经血管病变引致的继发性神经病变表现也多种多样,如单神经炎、周围多神经炎、上下肢末梢神经炎等。偶尔表现出运动失调、谵妄、听力丧失等。

(4) 心血管系统表现:10%~15% 的 GCA 患者躯体大血管受累,可累及锁骨下动脉、腋动脉、肱动脉、冠状动脉、胸主动脉、腹主动脉、股动脉等。因而可导致锁骨下动脉等部出现血管杂音、动脉搏动减弱或无脉症、假性动脉瘤、上下肢间歇性运动障碍等。冠状动脉病变可导致心肌梗死、心力衰竭、心肌炎和心包炎等。

(5) 呼吸系统表现:GCA 较少累及呼吸系统(仅约 10%),可表现为持续性干咳、咽痛、声嘶等。可能是受累组织缺血或应激所致。

(6) 其他:精神症状表现为抑郁或意识模糊。甲状腺及肝功能异常也有报道。对称性关节滑膜炎很少见。

4. 诊断标准 诊断标准目前采用 1990 年美国风湿病学会(ACR)巨细胞动脉炎分类标准作为诊断标准:

(1) 发病年龄≥50 岁。

(2) 头痛:新近出现的或出现新类型的局限性头痛。

(3) 颞动脉病变:颞动脉压痛或触痛、搏动减弱,应除外颈动脉硬化所致。

(4) 血沉(ESR)增快:魏氏法测定 ESR≥50mm/h。

(5) 动脉活检异常:活检标本示血管炎,其特点为单核细胞为主的炎性浸润或肉芽肿性炎症,常有多核巨细胞。

符合上述 5 条标准中的至少 3 条可诊断为巨细胞动脉炎。

5. 治疗 为防止失明,一旦疑有巨细胞动脉炎,即应给予足量糖皮质激素并联合免疫抑制剂(如环磷酰胺)治疗,并尽可能确定受累血管的部位、范围及程度等,依据病情轻重和治疗反应的个体差异,个体化调整药物种类、剂型、剂量和疗程。

二十八、眶尖综合征

1. **概述** 眶尖综合征是由某种病变侵犯眶尖,从而引起一系列眶尖组织功能损伤的临床表现的总称,是多种病因引起的一组复杂疾病。

眶尖有视神经孔和眶上裂两个重要的通道。视神经孔有视神经和眼动脉通过,眶上裂位于视神经孔外侧,第Ⅲ、Ⅳ、Ⅵ对脑神经,第Ⅴ对脑神经的眼支,眼上静脉,脑膜中动脉的眶支和交感神经均由此裂经过。临床上,眶上裂部位的外伤或炎症,可以同时累及第Ⅲ、Ⅳ、Ⅵ对脑神经,眼球向各方向运动受限,如果累及视神经,临床上存在视神经改变及相应的视力减退,即为眶尖综合征,又名Rollet综合征。

凡颅脑及眶部外伤有颅骨或眶骨骨折伤及眶上裂、视神经孔,眶内肿瘤、眶内外伤或手术后的出血、血肿,或各种炎症如骨膜炎、血管周围炎等波及眶上裂及视神经孔,伤及第Ⅱ、Ⅲ、Ⅳ、Ⅵ对脑神经及第Ⅴ对脑神经的眼支者,均为其病因。

2. **临床表现** 由于动眼神经、滑车神经、展神经麻痹,致眼球固定向正前方,上睑下垂、眼球突出、复视、瞳孔散大、对光反射迟钝、消失。

由于三叉神经眼支麻痹致额部、上眼睑、鼻背部感觉迟钝、消失,角膜反射消失。

视神经受累,出现视力障碍及视神经萎缩,严重者可导致光感消失。

视网膜静脉怒张,回流障碍,出血。视盘水肿、充血。

3. **治疗** 按照不同的病因,进行相应的治疗。

二十九、鸟脸畸形综合征

1. **概述** 鸟脸畸形综合征是一种少见的疾病,1893年,Arfty首先发现本病,Hallermann于1948年、Streiff于1950年先后较为详细地描述了本病,其后陆续见于文献报道。1960年,Schull将该病称为Hallermann-Streiff综合征,又称Francois综合征或Ullrich-Fremerey-Dohna综合征。主要临床特点为头颅发育异常、鸟样面容、侏儒、双侧小眼球和先天性白内障等。

该病病因尚不明确,可能为常染色体隐性遗传,患者多散发,无明显家族史。有学者认为该病

的发生是胚胎第5~7周时受物理、化学、内分泌、感染等外界因素影响而致额叶发育异常。

2. **眼部特征**

(1)白内障:现有资料表明,已发现的所有病例都有白内障,部分为完全性白内障,部分可自发吸收而残留少许厚薄不一的膜性白内障。还有一部分患者晶状体透明,但经过一段时间的观察后又形成白内障。

(2)虹膜改变:本病虹膜改变外观上常有异色或萎缩样外观、缺损、瞳孔膜残留等先天性改变。也可见有后天的异色性虹膜睫状体炎或虹睫炎者。

(3)高度近视,斜视或弱视。眼球震颤。睫毛稀少或秃睫,睑板菲薄,眼轮匝肌发育不全,上睑下垂,小睑裂,睑裂部分缺损,睑裂斜向外下方,眼球内陷,常有睑内外翻。

(4)小眼球,小角膜,蓝巩膜。

(5)先天性青光眼,玻璃体混浊,脉络膜视网膜变性萎缩,视盘缺损,视盘周围脉络膜萎缩,黄斑变性。

3. **全身特征**

(1)颅面骨发育畸形,头围小或舟状头,额向前突,下颌发育不良,鹦鹉鼻,鸟脸样外观。

(2)缺齿,牙列不齐,牙齿畸形。

(3)毛发稀疏。可有斑秃。

(4)侏儒:为本病常见的畸形,有资料统计,该体征仅在50%的患者中存在。

(5)皮肤色素脱失、干燥、萎缩,血管扩张等。

4. **治疗** 一般为对症治疗,白内障可行手术治疗,其他畸形也可行矫形治疗。

三十、视神经脊髓炎

1. **概述** 视神经脊髓炎(neuromyelitis optica, NMO)又称Devic综合征或Devic病,是视神经和脊髓先后或同时受累的急性或亚急性脱髓鞘病变。通常80%的病例在3个月内视神经和脊髓相继受累,同时起病者较少。特征为双侧急性视神经炎合并截瘫。

Devic等在1894年总结了16个此种病例,提出了视神经炎和脊髓炎可组成一个独特的临床实体,因此本病虽非Devic首先报道,但至今仍习惯被称为Devic病。

本病的病因与免疫、病毒感染、遗传等因素有关,但确切病因和发病机制仍然不明,可发生在多

发性硬化、急性播散性脑脊髓炎、Sjögren 综合征、系统性红斑狼疮及各种病毒感染之后。

本病的神经病理变化分四个阶段。第 1 期：病灶血管周围有多形核白细胞和浆细胞浸润；第 2 期：血管周围局灶性组织破坏和脱髓鞘，小病灶可融合成较大病灶，可见轴索损害，脊髓中出现坏死性改变而导致空洞形成，有时在视神经内有局限性坏死灶；第 3 期：出现胶质细胞及含有髓磷脂的载脂吞噬细胞；第 4 期：星形胶质细胞增生并形成胶质细胞瘢痕，但这类胶质细胞瘢痕较局限且少于多发性硬化的增生斑块。

2. 临床表现 发病年龄 5~60 岁，青壮年常见。约 1/3 患者有发热、头痛、肌肉痛、上呼吸道或胃肠道感染的前驱症状。

典型发病表现为急性严重的双眼视力同时或相继下降，伴有高颈位横断性脊髓炎所致的下肢轻瘫或四肢轻瘫，可在 1~14 天内病情迅速进展至截瘫和失明。视神经炎多先于脊髓炎发病，但也有相反者或同时发病的。通常无其他脏器受累症状。亚急性起病多在 1~3 个月内达到高峰，少数患者慢性起病，视功能损害在数月中逐渐进展或进行性加重。

急性期瞳孔扩大，直接对光反射迟钝或消失，眼球转动时疼痛或压痛，但可随视力的好转而恢复。

患病早期视盘正常或轻度视盘炎表现，晚期视神经萎缩。

脱髓鞘病变侵及脑干而幸存者可出现动眼神经、展神经麻痹，也可出现双眼全眼肌麻痹。

因脱髓鞘病灶不规则，其视野改变也多样，中心暗点最常见。另外尚有同向偏盲，象限盲和向心性视野缩小，生理盲点扩大。

3. 诊断标准 自 1894 年 Devic 提出诊断依据至今，仍无公认的诊断"金标准"。Wingerchuk 等提出的诊断标准可供参考，并认为确诊本病需要全部绝对标准加 1 个主要支持标准或 2 个次要支持标准。

（1）绝对标准：视神经炎；急性脊髓炎；无其他神经系统或全身性疾病证据。

（2）主要支持标准：发病时颅脑 MRI 正常；脊髓 MRI 异常信号≥3 个脊髓节段；脑脊液中淋巴细胞增多，白细胞 >50 个/mm³ 或中性粒细胞 >5 个/mm³。

（3）次要支持标准：双眼视神经炎；视神经炎

造成至少一眼视力 <0.1；严重而固定的肢体软弱。

4. 鉴别诊断 本病需与多发性硬化鉴别（表 17-0-1）。

表 17-0-1 视神经脊髓炎与多发性硬化鉴别诊断要点

	视神经脊髓炎	多发性硬化
种族易感性	非白种人	白种人
年龄与性别	5~60 岁,女性多见	20~40 岁,女性多见
累及部位	视神经+脊髓	中枢神经系统白质的多灶性
病程	单相或复发	多次复发,迁延数年
视力	一次性损害重	随复发次数加重
病理	坏死性,空洞性,常不累及大脑	脱髓鞘重,胶质细胞增生明显,多累及大脑
脑脊液	白细胞 >50 个/mm³	90% 有寡克隆带
MRI	异常信号 >3 个脊髓节段	大脑白质异常信号

5. 治疗 本病的治疗原则：控制急性进展病程，防止并发症，延长间歇期以减少复发次数。糖皮质激素，免疫抑制剂等治疗有效。

三十一、同型胱氨酸尿症

1. 概述 同型胱氨酸尿症是一种少见的累及眼、心血管、骨骼、神经系统的综合征，又名高胱氨酸尿症、Field 综合征、Carson-Neill 综合征，最早于 1962 年首先被报道，主要症状为智力低下，骨骼异常，尿中高胱氨酸增加及晶状体脱位。属常染色体隐性遗传。

Mudd 等认为本病系肝内胱硫醚合成酶缺陷所致，同型胱氨酸在血、尿中大量堆积，影响了正常蛋白质代谢和胶原纤维的结构，引起晶状体脱位、骨质疏松、骨折、关节绷紧、智力障碍、多发性血管闭塞，尤其是大动脉血栓形成，甚至致死等。尿同型胱氨酸阳性，尿氰化物硝盐试验呈阳性反应。

2. 眼部特征

（1）晶状体脱位：有 90% 为双眼对称性的，常向下方或鼻下方脱位，本病为后天进行性异常，常见于近视。进行性晶状体性近视常是晶状体脱位的第一个先兆。同型胱氨酸尿症患者尿血浆中胱氨酸含量低，而正常的晶状体小带纤维含胱氨酸较高。因此小带发育受影响，易发生晶状体脱位。

有的晶状体小带部分缺如,一些小带退缩到睫状体表面,纠缠在一起,收缩成网状。

(2) 继发青光眼:晶状体脱位可引起瞳孔阻滞,造成眼压升高。

(3) 此外,尚有视网膜劈裂、视神经萎缩、视网膜脱离等。

3. 全身特征

(1) 智力发育迟缓与癫痫发作,脑血栓,小儿急性偏瘫。

(2) 骨骼表现:身材高,上身与下身的比例低是本病最常见的骨骼异常,有全身骨质疏松合并椎骨萎缩、脊柱侧凸、前胸畸形、膝外翻、蜘蛛指等,很多人有足趾向外行走的步态(卓别林步态)。

(3) 心血管表现:同型胱氨酸使血管内膜和内皮组织细胞层等发生改变,血管弹力层断裂。加之血小板黏稠度增加而使各个器官的大小血管发生部分或完全阻塞。特别是冠状动脉及脑肾血管易发生。动静脉穿刺或全麻后更易发生,常致死亡。患者常有心脏杂音、心脏肥大及高血压。一些年轻的患者可发生致命的冠状动脉阻塞。

(4) 皮肤、头部症状:皮肤发白,有红色小斑点,常见于面颊部,头发稀疏、脆,呈金黄色,可能与胶质蛋白合成障碍有关。

4. 鉴别诊断
本病需与 Marfan 综合征鉴别(表 17-0-2)。

表 17-0-2　同型胱氨酸尿症与 Marfan 综合征鉴别要点

	同型胱氨酸尿症	Marfan 综合征
性别	男女相等	男性多见
晶状体移位	多向鼻侧和下方脱位,约有 1/3 的病例可脱位于前房或玻璃体内	多向上方,鼻上方或颞上方脱位,罕有脱入前房或玻璃体内
前房角异常	无	常见
智力迟钝	多有	无
心血管疾病	常伴有血栓形成	常伴有先天性心脏病,二尖瓣脱垂和主动脉瓣根部扩大
骨骼异常	骨质疏松,易骨折,偶见蜘蛛指	躯体纤细,四肢细长,蜘蛛足样指,关节韧带松弛
遗传	隐性	90% 为显性遗传,少数为隐性
实验室检查	尿中有同型胱氨酸	尿中无同型胱氨酸

5. 治疗

(1) 本病尚无根本治疗方法,半数以上患者使用大剂量维生素 B_6 可减少尿中胱氨酸含量,减少从智力障碍到血管闭塞性病变的程度,从而减轻肝肾负担,保护肝肾功能。

(2) 限制蛋氨酸摄入量,使同型胱氨酸来源减少。

(3) 适量使用阿司匹林等抗血小板聚集药,减少血栓形成的可能。

(4) 晶状体脱位继发青光眼时,在降眼压后,可行晶状体摘除术。

(5) 其他可对症治疗。

三十二、血栓闭塞性脉管炎

1. 概述
又称 Burger 病,是一种累及全身动静脉的闭塞性炎性疾病,尤以下肢发病多见,病变发生年龄多在 20~40 岁,男性患者多见。病因不明,可能系多因素综合作用,多发生于嗜烟者。

2. 眼部表现
视网膜中央动脉阻塞,静脉血栓形成;视网膜或视盘血管炎;玻璃体积血;偏盲或其他视路损害。

3. 全身表现
四肢可出现剧烈疼痛,尤以下肢多见。初期为间歇痛,之后呈持续性,久不缓解,尤其夜间疼痛更为严重。

肢体皮肤干燥,汗毛脱落,肌肉萎缩,皮肤呈暗红或紫红色,可触及表浅静脉硬结,且有压痛。末梢动脉搏动减弱或消失,晚期肢端坏死。

可发生心、脑、肾的闭塞性脉管炎,有关组织表现缺血病症。

4. 治疗
血管移植手术,血管扩张剂,对症处理。

三十三、视盘周围脉络膜增厚综合征

1. 概述
视盘周围脉络膜增厚综合征(peripapillary pachychoroid syndrome,PPS)是肥厚型脉络膜谱系疾病中的一种。肥厚型脉络膜谱系疾病是以脉络膜病理性增厚及脉络膜血管扩张为特点的视网膜脉络膜疾病谱。PPS 的脉络膜最厚区域位于视神经周围。有研究者认为 PPS 是一种单独的疾病,但也有研究者认为 PPS 与中心性浆液性脉络膜视网膜病变有共同的表现,可能是中心性浆液性脉络膜视网膜病变的一个亚型。

2. 临床表现
PPS 常见的临床表现为黄斑区鼻侧视网膜层间或视网膜下积液,黄斑区鼻侧脉络膜增厚,患者常有视盘拥挤或小视杯、短眼轴、脉络膜皱褶。

相干光断层成像检查可见黄斑鼻侧脉络膜增厚,视网膜层间或视网膜下积液,部分患者可见脉络膜皱褶,椭圆体带和外界膜萎缩。眼底自发荧光成像常表现为视盘旁低自发荧光萎缩灶和视盘周围斑驳样自发荧光,当外层视网膜萎缩时可出现高自发荧光表现。荧光素眼底血管造影常表现为晚期斑驳状强荧光及视盘旁荧光着染,晚期有轻微渗漏。吲哚青绿血管造影通常表现为视盘周围脉络膜血管扩张及荧光素渗漏。

3. 诊断 根据患者眼底表现,结合 OCT 等检查结果,可诊断。

4. 治疗 治疗方法包括玻璃体腔注射抗VEGF 药物、光动力治疗、格栅样激光治疗等,可根据患者情况选用。

三十四、Susac 综合征

1. 概述 Susac 综合征(Susac syndrome)又称脑、视网膜、耳蜗微血管病,是一种罕见的血管内皮病,以急性多发性脑病、视网膜小动脉分支阻塞、感音性耳聋三联征为典型的临床表现。全球仅报道了 300 余例 Susac 综合征,据估计,其在欧洲中部人群中的发生率约为 0.14/10 万,女性、男性发病比例为 3∶1,没有种族差异。大部分患者在 30~50 岁发病。病程具有单相性、波动性、自限性特点,也有少数患者病程呈复发性和缓慢进展性。

Susac 综合征的发病机制未明,可能与免疫机制异常导致微小血管炎,引起内皮细胞损伤相关。在发病初期就呈现典型的三联征表现的患者不足15%,因此,本病易被误诊为多发性硬化、脑炎、脑栓塞等疾病。就诊时,67% 患者有脑病症状,40%患者有视网膜分支动脉阻塞(branch retinal artery occlusions,BRAO),37% 患者有感音性耳聋。从出现症状到三联征均发生的时间平均为 21 周,甚至可长达 10 年,最终约 85% 的患者具有完全的三联征。

2. 临床表现

(1) 视网膜分支动脉阻塞:Susac 综合征患者常见的视觉症状包括闪光感、暗点、视野缺损和视力下降。Susac 综合征患者典型眼部表现为反复发作的不伴有眼部炎症的 BRAO,部分患者以BRAO 为首发症状。视力下降可见于单眼或双眼,症状轻重不一,如果 BRAO 发生在周边部,患者可无自觉症状。

最常见的眼底改变为局灶视网膜变白、棉绒斑、动脉狭窄、视盘充血或苍白、血管白鞘、视网膜周边毛细血管闭塞、银丝样动脉。Gass 斑是 Susac综合征的特征性改变,表现为视网膜小动脉中段黄白相间的斑块,呈黄色或黄白色,通常不在动脉分叉处,反映血管内皮损害。Gass 斑块可随时间延长而吸收。少数患者发生 CRAO 眼底出现黄斑区樱桃红点改变。25% 患眼发生视网膜新生血管。

荧光素眼底血管造影(FFA)发现 BRAO 是诊断本病的关键。FFA 检查可在相应部位发现节段样充盈缺损,动脉壁强荧光与荧光渗漏。相干光断层扫描成像(OCT)的表现与 BRAO 发生的位置和程度相关。急性 BRAO 引起视网膜水肿,在OCT 上表现为沿闭塞血管段分布的视网膜内增厚的高反射带。随着时间的推移,BRAO 缓解,视网膜再灌注,FFA 无法检测到异常,但此时的视网膜变薄可通过 OCT 清楚地观察到。OCT 血管成像(OCTA)可观察到浅层和深层视网膜毛细血管的缺血。

(2) 神经系统:Susac 综合征最常见的症状为头痛,发生于 80% 的患者中。Susac 综合征最多见的初始症状是脑病,这是由于多灶性血管炎造成神经系统损害,其症状和体征取决于受累的部位和范围,临床表现多种多样。可表现为意识模糊、痫性发作、人格改变等精神症状,也可出现轻偏瘫、腱反射亢进、肌阵挛、病理征阳性、脑神经麻痹等运动障碍。部分患者还会出现定向力障碍、记忆丧失、痴呆等不同程度的认知功能障碍。

头部核磁共振成像(MRI)为 Susac 综合征首选的影像学检查方法,可帮助鉴别 Susac 综合征与其他疾病。Susac 综合征脑部中线结构,特别是胼胝体最易受累。典型的胼胝体病灶累及中央纤维,在急性期,表现为矢状位长 T_2 FLAIR 信号,呈雪球样改变。当胼胝体顶部受影响时,MRI 影像中病变被描述为冰柱和辐条样结构。

(3) 听觉损害:Susac 综合征患者的听觉损伤多为急性单侧或双侧不对称性感音性耳聋损害,听力图显示对低频和中频音调的听力丧失最为严重,尤其是低频音调的丧失,患者常伴发周围性眩晕、眼球震颤和耳鸣,原因可能是耳蜗尖和前庭迷路的小动脉微梗死,膜性迷路梗死可引起突发性眼球震颤。一些患者可能需要植入人工耳蜗。

(4) 其他系统：少数患者可有皮肤损害、关节痛、肌痛。

血清自身免疫标识物如抗核抗体、类风湿因子、抗中性粒细胞胞质抗体等一般呈阴性。部分 Susac 综合征患者抗血管内皮细胞抗体（anti-endothelial cell antibodies，AECA）阳性，但由于该抗体也可存在于一些其他炎症性疾病中，因此其诊断意义有限。

3. **诊断** 2016 年，欧洲 Susac 协会制定了 Susac 综合征的诊断标准：

(1) 确诊 Susac 综合征：满足以下每一条标准1)、2)、3)和亚标准①、②。

1) 脑：①症状和临床所见：新发认知缺损和/或行为改变和/或新发局灶神经系统症状和/或新发头痛；②影像：颅脑 MRI 典型表现——T$_2$（或 FLAIR）加权相显示高信号、多灶、圆形小病灶，至少一个病灶累及胼胝体（雪球状）。

满足 1)的标准：必须具备至少一个临床所见和典型 MRI 表现。

2) 视网膜：①不要求临床所见和症状；②眼科检查：FFA 显示 BRAO 或动脉壁强荧光，或检眼镜检查或 SD-OCT 发现视网膜分支动脉缺血。

满足 2)的标准：至少具备上述②眼科检查的其中一项。

3) 前庭耳蜗：①症状和临床所见：新发耳鸣和/或听力丧失和/或外周性眩晕；②内耳功能检查：听力丧失必须被听力图证实；前庭性眩晕必须被特异性诊断方法证实。

满足 3)的标准：至少具备一个临床所见和②所述检查中的其中一项。

(2) Susac 综合征可能性大：不完全满足 1)、2)、3)三条标准，仅满足三条标准中的两条。

(3) Susac 不是最可能的诊断：具备上述 1)、2)、3)中的一些临床表现和/或特异性临床表现，但是不能满足(1)或(2)，Susac 作为鉴别诊断，但不是最可能的诊断。

4. **治疗** 由于缺乏大规模的临床试验，Susac 综合征的治疗方法并不统一。免疫抑制是治疗的基础，但最佳治疗方案尚待进一步研究。可根据中枢神经系统症状的轻重，进行治疗方案的选择。若中枢神经系统症状严重，可使用大剂量糖皮质激素静脉冲击治疗，序贯以口服糖皮质激素及静

脉注射免疫球蛋白、环磷酰胺、霉酚酸酯，他克莫司和美罗华（利妥昔单抗）。中枢神经系统症状较轻者，相应减少药物以上药物的使用。治疗通常要持续 2 年以上。

在主要临床表现为 BRAO 的患者中，开始使用糖皮质激素静脉冲击治疗，然后口服泼尼松并逐渐减量，可联合静脉注射免疫球蛋白和霉酚酸酯。根据 FFA 的表现和是否累及中枢神经系统，决定后续治疗方案。眼部新生血管应采取相应的治疗方法，如抗血管内皮生长因子药物、激光光凝、玻璃体手术等。

使用抗凝剂或阿司匹林进行预防性治疗是无效的。在服用这些药物的患者中也有观察到多次复发的 BRAO。此外，在服用华法林的患者中还发现了严重的出血并发症。

早期治疗预后良好，脑病和视觉障碍可以通过治疗解决或缓解，但听力损失通常是永久性的。诊断和治疗的延误可能会导致重要的后遗症。

在大多数情况下，Susac 综合征被认为是一种自限性疾病。较少的情况下可出现多次复发或慢性进展性的病程，需要对患者进行终生监测。

三十五、Stickler 综合征

见第七章第一节。

三十六、Senior-Loken 综合征

1. **概述** Senior-Loken 综合征是一种罕见的常染色体隐性遗传的肾-视网膜综合征，以幼年起病的肾病和毯状视网膜变性为特征。本病的发病率为 100 万分之一，近亲婚姻家庭的发病率更高。Senior-Loken 综合征与多个不同的基因突变有关，包括 *NPHP1*，*NPHP4*，*SLSN3*，*IQCB1*（*NPHP5*），*CEP290*（*NPHP6*），*SDCCAG8*，*WDR19*（*NPHP13*），*TRAF3IP1* 和 *CEP164* 等。突变基因编码蛋白多位于纤毛转运区，是一种异质性纤毛功能障碍。

2. **临床表现** Senior-Loken 综合征的眼部表现多样，视网膜病变包括 Leber 先天性黑矇、视网膜色素变性、毯状视网膜变性。其他眼部症状包括白内障、Coats 样视网膜病变和圆锥角膜。患者视力差，可有夜盲、视野严重受限的症状。

肾脏异常始于多尿，后来进展到终末期肾脏疾病。

3. **诊断** 本病的诊断依据肾活检病理或基因诊断。基因检测是诊断该病的"金标准"，但仅

有约 1/3 患者可获得已知明确的基因诊断,尚存在未知的相关基因有待进一步被发现。全外显子测序和分子倒置探针分析在这类罕见疾病的遗传识别方面具有优势。

4. 治疗 眼部病变尚无有效的治疗方法。对于肾脏病变,目前也未有明确的治疗手段,治疗目的在于延缓肾功能恶化及治疗相应合并症。进入终末期肾脏病的患者应考虑肾脏替代治疗或肾移植。患有严重早发性视网膜变性的儿童,即使没有基因诊断,也应该在儿童和青少年时期对其进行肾功能筛查。

三十七、POEMS 综合征

1. 概述 POEMS 综合征,即多发性周围神经病变-脏器肿大-内分泌障碍-M 蛋白血症-皮肤病变综合征(polyneuropathy-organomegaly-endocrinopathy-monoclonal ga mmopathy-skin changes,POEMS),又称为 Crow-Fukase 综合征,是一种罕见的浆细胞异常增生而形成的副瘤综合征,发病机制不明确,血管内皮生长因子与疾病活动性密切相关。有研究曾报道本病的发病率约为 0.3/10 万,男性患病率较高。

2. 临床表现 POEMS 综合征的主要临床特征包括多发周围神经病变、脏器肿大、内分泌病变、M 蛋白血症及皮肤病变五大症状。

(1)内分泌异常是 POEMS 综合征的常见临床表现,绝大多数表现为内分泌腺功能减退,严重者可能引起肾上腺危象、糖尿病酮症酸中毒等情况。

(2)多发性周围神经病:四肢渐进性弛缓性瘫痪,感觉障碍,手套、袜套样感觉减退。

(3)脏器肿大:肝、脾、淋巴结肿大。

(4)M 蛋白血症。

(5)皮肤改变:色素沉着、增厚、多毛。

(6)水肿、胸水、腹水。

(7)眼部表现:POEMS 综合征的眼部表现最常见的为双眼视盘水肿,患者可能没有症状,且与颅内压升高的关系不明确。也有报道患者可合并视网膜出血、视盘旁视网膜下积液、黄斑水肿、棉绒斑、视网膜前膜。

3. 诊断 主要标准包括多发性周围神经病变、浆细胞克隆性增生、硬化性骨病、血中血管内皮生长因子升高、Castleman 病。次要标准包括器官肿大、内分泌异常、皮肤改变、视盘水肿、血管外

负荷过重以及血小板增多。

满足包括多发神经病变和浆细胞克隆性增生在内的 3 条主要标准和至少 1 条次要标准即可诊断。

4. 治疗 目前 POEMS 综合征尚无标准治疗方案。诱导化疗联合外周血自体干细胞移植方案是一线治疗。全身治疗可减轻视盘水肿,无须眼局部进行治疗。

5. 典型病例介绍 患者,女性,42 岁,因"双足麻木 5 个月,双下肢浮肿、腹胀 4 个月"入院。诊断:POEMS 综合征。腹部 CT:肝脏增大,脾大。M 蛋白阳性。眼科会诊:双眼视物不清 2 个月,视力:右眼 0.8,左眼 0.3,双眼眼压正常。双眼前节正常,RAPD 阴性。眼底如图(图 17-0-1,图 17-0-2)。眼科诊断:双眼视盘水肿。

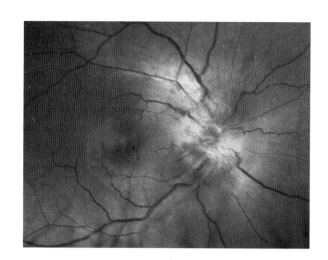

图 17-0-1 POEMS 综合征眼底表现
右眼视盘水肿

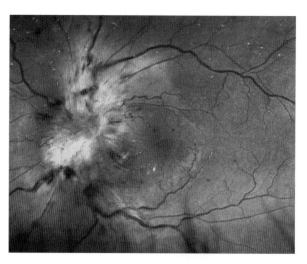

图 17-0-2 POEMS 综合征眼底表现
左眼视盘水肿

三十八、Knobloch 综合征

1. 概述　Knobloch 综合征是一种常染色体隐性遗传疾病，以高度近视、视网膜脱离和枕部缺损的三联征为主要临床特征。Knobloch 综合征的致病基因为 *COL18A1* 基因，定位于染色体 21q22.3。*COL18A1* 基因异常导致胶原蛋白ⅩⅧ及其衍生物内皮抑素（一种抗血管生成蛋白）的功能异常。内皮抑素存在于许多眼部结构中，包括晶状体上皮、睫状体、晶状体带、虹膜和玻璃体，且与神经管的关闭有关，并影响神经元前体的迁移和增殖，因此可导致相应眼部和脑部结构的异常。

2. 临床表现　眼部表现包括高度近视、视网膜脱离、先天性白内障、晶状体半脱位、玻璃体视网膜变性和视网膜色素变性样改变。眼外异常包括枕部缺损、脑膨出、脑积水、多小脑回、输尿管分叉、右位心和癫痫发作。虽然枕部缺损是其经典的三联征之一，但并非所有的患者都有枕部缺损的表现。

3. 诊断　对于早发性高度近视，以及高度近视黄斑病变的患者，应考虑 Knobloch 综合征的可能，根据基因检测结果进行诊断。

4. 治疗　对于视网膜脱离和晶状体脱位，可进行手术治疗。需要注意的是，Knobloch 综合征患者的视网膜脱离可能表现为渗出性或非典型性、来自微小的黄斑裂孔，仔细清除玻璃体基底和完全去除增殖膜是必要的，以防止囊肿和再脱离的发生。

三十九、Goldmann-Favre 综合征

见第七章第一节。

四十、Terson 综合征

见第十五章第五节。

（朱瑞琳）

参考文献

1. 林顺潮，赵秀琴. 常见眼病综合征. 北京：人民卫生出版社，2008.
2. 尹丽荣. 血液系统疾病的眼底改变. 中华血液学杂志，2001，22(12)：668-669.
3. AICARDI J. Aicardi syndrome. Brain Dev，2005，27(3)：164-171.
4. PEREIRA S，VIEIRA B，MAIO T，et al. Susac's syndrome：An updated review. Neuroophthalmology，2020，44(6)：355-360.
5. WAARDENBURG P J.，Some notes on publications of Professor Arnold Sorsby and on Aland eye disease（Forsius-Eriksson syndrome）. J Med Genet，1970，7(3)：194-199.
6. SAVIGE J，COLVILLE D. Ocular features aid the diagnosis of Alport syndrome. Nat Rev Nephrol，2009，5：356-360.
7. MALM E，PONJAVIC V，NISHINA P M，et al. Full-field electroretinography and marked variability in clinical phenotype of Alström syndrome. Arch Ophthalmol，2008，126(1)：51-57.
8. KAUR A，DHIR S，GOYAL G，et al. Senior loken syndrome. J Clin Diagn Res，2016，10(11)：SD03-SD04.
9. KORNZWEIG A L. Bassen-Kornzweig syndrome. Present status. J Med Genet，1970，7：271-276.
10. GRANT C A，BERSON E L. Treatable forms of retinitis pigmentosa associated with systemic neurological disorders. Int Ophthalmol Clin，2001，41(1)：103-110.
11. DISPENZIERI A. POEMS syndrome：2014 update on diagnosis，risk-stratification，and management. Am J Hematol，2014，89(2)：214-223.
12. KROHNE T U，HERRMANN P，KOPITZ J，et al. Juvenile neuronal ceroid lipofuscinosis. Ophthalmologic findings and differential diagnosis. Ophthalmologe，2010，107(7)：606-611.
13. LI S，WANG Y，SUN L，et al. Knobloch syndrome associated with novel COL18A1 variants in Chinese population. Genes（Basel），2021，12(10)：1512.
14. ROMAGNA E S，APPEL DA SILVA M C，BALLARDIN P A Z. Schmid-Fraccaro syndrome：severe neurologic features. Pediatr Neurol，2010，42：151-153.
15. MEINS M，BURFEIND P，MOTSCH S，et al. Partial trisomy of chromosome 22 resulting from an interstitial duplication of 22q11. 2 in a child with typical cat eye syndrome. J Med Genet，2003，40：e62.
16. 郑日宏，管珩. Ehlers-Danlos 综合征的研究进展. 中国现代普通外科进展，2001，4(4)：210-211.
17. 朱坤举，王培光，张学军. Ehlers-Danlos 综合征及其致病基因研究进展. 国际遗传学杂志，2010，33(2)：113-116.
18. 李凤有，梁建秀. 表现为 Foster-Kennedy 综合征巨大垂体瘤 1 例. 脑与神经疾病杂志，2005，13(5)：350.
19. 谭盛. Hallgren 综合征一例报告. 中华神经科杂志，2002，35(6)：376.
20. ARORA R，JHA K N，SATHIAN B. Retinal changes in various altitude illnesses. Singapore Med J，2011，52(9)：685-688.
21. RAINER G，STRENN K，ZIDEK T. High-altitude retinopathy and retinal vascular dysregulation. Eye，

2000,14:724-729.

22. O'DOHERTY M,MC CREERY K,GREEN A J,et al. Incontinentia pigmenti-ophthalmological observation of a series of cases and review of the literature. Br J Ophthalmol,2011,95:11-16.

23. DEVETTEN G,ELLS A. Fluorescein angiographic findings in a male infant with incontinentia pigmenti. J AAPOS,2007,11:511-512.

24. PEREIRA M A,MESQUITA L A,BUDEL A R,et al. X-linked incontinentia pigmenti or Bloch-Sulzberger syndrome:A case report. An Bras Dermatol,2010,85(3):372-375.

25. SCHEUERLE A. Incontinentia Pigmenti.//PAGON R A, BIRD T D,DOLAN C R,et al. GeneReviews [Internet]. Seattle:University of Washington,1993.

26. REYES A D,MARTÍN T A,SUÁREZ E C. General and dental characteristics of Bloch-Sulzberger syndrome: Review of literature and presentation of a case report. Medicina Oral,2002,7:293-297.

27. YONEKAWA Y,KIM I K. Pseudophakic cystoid macular edema. Curr Opin Ophthalmol,2012,23:26-32.

28. SHELSTA H N,JAMPOL L M. Pharmacologic therapy of pseudophakic cystoid macular edema:2010 Update. Retina,2011,31:4-12.

29. 林映父,刘明玉,罗添场. 兄妹俩同患 Laurence-Moon-Bardet-Biedl 综合征. 眼科新进展,2000,20(2):137.

30. 李海燕,庞国祥. Laurence-Moon-Bardet-Biedl 综合征 1 例. 眼科新进展,2003,23(1):55.

31. 陈皆春,李成武,高健生,等. Bardet-Biedl 综合征 3 例. 中国中医眼科杂志. 2008,18(1):38-40.

32. DIETZ H C. Marfan Syndrome.//PAGON R A,BIRD T D,DOLAN C R,et al. GeneReviews [Internet]. Seattle: University of Washington,1993.

33. LUEDER G T. Clinical ocular abnormalities in infants with trisomy 13. Am J Ophthalmol,2006,141:1057-1060.

34. PLAIASU V,OCHIANA D,MOTEL G,et al. Clinical relevance of cytogenetics to pediatric practice. Postnatal findings of Patau syndrome review of 5 cases. Maedica,2010,5(3):178-185.

35. 崔玉环,张朝东,魏玉磊. Refsum 病研究进展. 实用医学杂志,2010,26(1):4-6.

36. 米艳娟,俞子彬,高燕军. Refsum 综合征二例. 中华医学遗传学杂志,1997,14(3):133.

37. 郑力强,韩向春,张威,等. Reiter 综合征 1 例. 中国皮肤性病学杂志,2010,24(7):648-649.

38. 王李理,魏文斌,王景昭. Schwartz 综合征四例. 中华眼底病杂志,1997,13(2):127.

39. 赵芳,魏文斌. Schwartz 综合征临床分析. 中国眼耳鼻喉科杂志,2005,5(4):249.

40. 黄叔仁,张晓峰. 眼底病诊断与治疗. 2 版. 北京:人民卫生出版社,2008.

41. 李建军,陈虹,唐炘. 重视 Sturge-Weber 综合征继发青光眼的治疗. 国际眼科纵览,2010,34(2):73-76.

42. COMI A M. Presentation,diagnosis,pathophysiology, and treatment of the neurological features of Sturge-Weber syndrome. The Neurologist,2011,17:179-184.

43. 苏飞,李峰,晋红中. Sturge-Weber 综合征. 国际皮肤性病学杂志,2009,35(2):101-103.

44. BASELGA E. Sturge-Weber syndrome. Seminars in cutaneous medicine and surgery,2004,23(2):87-98.

45. 徐明,李文生,吴文灿,等. Usher 综合征一例. 中华眼底病杂志,2006,22(5):312.

46. 徐洋,于永斌,徐进. 一家系兄弟同患 Usher 综合征. 中华眼底病杂志,2008,24(5):387-388.

47. 夏小平. Ⅲ型 Usher 综合征一例. 中华眼底病杂志,2009,25(6):479-480.

48. 杨淑芝,袁慧军,杨伟炎. Usher 综合征临床与遗传学研究现状. 中华耳科学杂志,2006,4(3):238-240.

49. 王轶,王直中,曹克利. Usher 综合征. 听力学及言语疾病杂志,2000,8(1):61-63.

50. MAHER E R,NEUMANN H P H,RICHARD S. von Hippel-Lindau disease:A clinical and scientific review. Eur J Hum Genet,2011,19:617-623.

51. WONGA W T,CHEW E Y. Ocular von Hippel-Lindau disease:clinical update and emerging treatments. Curr Opin Ophthalmol,2008,19:213-217.

52. SHUIN T,YAMASAKI I,TAMURA K,et al. Von Hippel-Lindau Disease:molecular pathological basis, clinical criteria,genetic testing,clinical features of tumors and treatment. Jpn J Clin Oncol,2006,36(6):337-343.

53. 尹心恺,戴荣平. 肥厚型脉络膜疾病研究现状及展望. 中华实验眼科杂志,2021,39(1):78-83.

54. 陈奕辉,王华峰,于强. Wagner 玻璃体视网膜变性一例. 中国实用眼科杂志,2010,28(7):800.

55. 鞠燕,苏玉民,孙时英,等. 多发性神经纤维瘤病累及双眼一例. 眼科研究,2003,21(5):510.

56. 施玉霞,吴世信. Von Recklinghausen 氏综合征四例. 眼科研究,2000,18(5):476-477.

57. 梁晨阳,王振常,鲜军舫,等. 结节性硬化症眼部病变 CT 及 MRI 表现. 眼科,2009,18(4):257-260.

58. 陈峰,韩晓晖,郑海华,等. 眼部结节性硬化一例. 中华眼底病杂志,2002,18(3):245-246.

59. 中华医学会风湿病学分会. 巨细胞动脉炎诊治指南(草案). 中华风湿病学杂志,2004,8(9):566-567.

60. 黄勤,陈洁宇. 颞动脉炎一例. 中国卒中杂志,2007,2(8):690-693.

61. 魏世辉,周欢粉. 浅析眶上裂综合征和眶尖综合征. 中国实用眼科杂志,2008,26(1):5-6.

62. 葛坚. 眼科学. 北京:人民卫生出版社,2005:87.

63. 潘澄,魏文斌. 鸟脸畸形综合征一例. 实用防盲技术,2007,2(3):40.

64. 刘加乘,袁庆,刘若海,等. 鸟脸畸形综合征. 中国实用眼科杂志,2006,24(4):443-444.

65. 韦企平.视神经脊髓炎.中国实用眼科杂志,2007,25(3):243-245.

66. 张淑萍,王建波,郑东萍.同型胱氨酸尿症一例.中华眼底病杂志,2000,16(1):45.

67. 李琳,赵志惠,赵春梅.同型胱氨酸尿症.眼科新进展,

1999,19(6):436-437.

68. 秦毅,吕岚.同型胱氨酸尿症伴晶状体脱位一例.眼科,2004,13(3):139.

69. 余红,卢宁.Burger病一例.中华眼底病杂志,2004,20(1):53.

索　引

5-氟尿嘧啶　414

Addison 恶性贫血　745

Aicardi 综合征　745

Aland 综合征　746

Alport 综合征　746

Alström 综合征　747

Bassen-Kornzweig 综合征　747

Batten 病　748

Behçet 病　475

Behr 病　334

Best 病　323

Best 卵黄样黄斑营养不良　323

Bloch-Sulzberger 综合征　750

Bourneville 病　757

Bruch 膜　13

Burger 病　761

B 型超声　48

Cat eye 综合征　748

Cloquet 管　7,31

Ehlers-Danlos 综合征　748

Foster-Kennedy 综合征　749

Gass 斑块　226

Goldmann-Favre 病　128

Hallgren 综合征　749

IRVAN 综合征　238

Irvine-Gass 综合征　750

Kayser-Fleischer 环　659

Knobloch 综合征　765

Laurence-Moon-Bardet-Biedl 综合征　751

Leber 遗传性视神经病　168

Lyme 病　625

Marcus Gunn 瞳孔　37

Marfan 综合征　752

Niemann-Pick 病　619,620

Norrie 病　138

Patau 综合征　752

POEMS 综合征　764

Purtscher 视网膜病变　626,664

Purtscher 样视网膜病变　664

Refsum 综合征　752

Reiter 综合征　753

Schimid-Fraccaro 综合征　748

Schwartz 综合征　753

Senior-Loken 综合征　763

Stargardt 病　329

Stickler 综合征　128

Sturge-Weber 综合征　754

Susac 综合征　762

Terson 综合征　665

Usher 综合征　755

Valsalva 视网膜病变　664

Vogt-小柳-原田综合征　466

von Hippel Lindau 综合征　575

von Hippel 病　575

von Recklinghausen 病　579

Wagner 玻璃体视网膜变性　128,756

Wyburn Mason 综合征　579

X 连锁遗传性青少年型视网膜劈裂症　517

Zinn-Haller 动脉环　15

A

阿糖胞苷（Ara-C） 640

癌症相关性视网膜病变 708

癌症相关性视锥细胞功能障碍 709

安静型视网膜炎 410

氨基糖苷类抗生素中毒 642

氨基糖苷类中毒性视网膜病变 218

B

白点状视网膜变性 315

白点状眼底 316

白点综合征 739

白喉 628

白化病眼底 69

白瞳症 694

白消安 640

白血病 620

百日咳 628

败血症 623

豹纹状眼底 25,387

苯丁酸氮芥 639

苯中毒 647

鼻窦炎 635

鼻窦肿瘤 636

避孕药 639

臂-视网膜循环时间 43

扁桃体炎 635

病理性近视 386

玻璃体 6

玻璃体淀粉样变性 129

玻璃体后脱离 140

玻璃体积血 70,145,732

玻璃体液化 140

玻璃疣 24,316

C

彩色多普勒超声成像 49

产伤 629

常染色体隐性遗传 Best 病 323

超广角眼底照相 42

超声生物显微镜 48

齿槽脓肿 634

充盈迟缓 45

充盈缺损 45

出血性紫癜 621

窗样缺损 45

D

大动脉炎 602

大脑-眼-颜面血管瘤 754

大泡性视网膜脱离 535

低灌注压性视网膜病变 601

地图状脉络膜炎 479

点状内层脉络膜病变 489

电击伤 669

动脉炎性前部缺血性视神经病变 185

对比敏感度 39

多发性神经纤维瘤病 579

多发性一过性白点综合征 484

多发性硬化 630

多灶性脉络膜炎伴全葡萄膜炎 487

E

二硫化碳 645

F

反应性关节炎 753

飞蚊症 140

非动脉炎性前部缺血性视神经病变 195

非压迫白 31,318

非增生性糖尿病性视网膜病变 604

风疹 627

风疹病毒 450

复发性多灶性脉络膜炎 489

副肿瘤性视神经病变 710

副肿瘤性视网膜视神经病变 707

副肿瘤性视锥细胞功能障碍 709

副肿瘤综合征 707

G

干扰素 641

感染性心内膜炎 623

感染性眼内炎 148,413

高安病 602

高海拔视网膜病变 749

高血压视网膜病变 592

格子样变性 317

弓蛔虫病 455

弓形虫病脉络膜视网膜炎 452,460

巩膜外环扎 510

巩膜外加压 510

汞中毒 643

钩端螺旋体脉络膜视网膜炎 625

骨细胞样色素沉着 310

光动力疗法 360,379,462

光性黄斑病变 667

H

核爆炸光辐射 669

黑矇 62

黑矇性家族性痴呆 619

黑色素瘤相关性视网膜病变 709

红细胞增多症 621

后部缺血性视神经病变 185

后巩膜葡萄肿 387

后巩膜炎 497

化脓性脉络膜视网膜炎 411

环磷酰胺 640

幻视症 66

黄斑部 11,27

黄斑分支动脉阻塞 227

黄斑分支静脉阻塞 263

黄斑劈裂 390

黄斑缺损 118

黄斑异位 84

回旋状脉络膜视网膜萎缩 400

获得性梅毒性脉络膜视网膜炎 427

获得性免疫缺陷综合征 623

获得性视网膜大动脉瘤 240

获得性视网膜劈裂 519

J

基孔肯雅病毒 451

急性多灶性缺血性脉络膜病变 482

急性后极部多灶性鳞状色素上皮病变 482

急性黄斑区神经视网膜病变 304

急性脉络膜缺血 297

急性梅毒性后极部鳞状脉络膜视网膜炎 427

急性旁中心中层黄斑病变 303

急性区域性隐匿性外层视网膜病变 495

急性视网膜坏死 437

急性视网膜色素上皮层炎 481

急性胰腺炎 623

继发性视网膜劈裂 521

家族性渗出性玻璃体视网膜病变 130

甲醇中毒 645

甲硫哒嗪 638

甲硫哒嗪视网膜病变 638

假性视盘水肿 110

假性视盘炎 110

检眼镜 24

减压病 669

交感性播散性脉络膜视网膜炎 660

交感性渗出性脉络膜视网膜炎 660

交感性眼炎 660

节段状视网膜动脉周围炎 235

结核性脉络膜视网膜炎 420

结节病 465

结节性多发性动脉炎 622

结节性硬化症 757

结晶样视网膜色素变性 313

睫状动脉 15

睫状后短动脉 15

睫状视神经静脉 114

睫状视网膜动脉 114

睫状视网膜动脉阻塞 224

睫状视网膜静脉 114

睫状体脉络膜脱离 521

进展性外层视网膜坏死 448

近视弧形斑 387

晶状体后纤维增生症 287

精神分裂症 634

颈动脉海绵窦漏 603

巨大视盘 107

巨细胞病毒性视网膜炎 444

巨细胞动脉炎 61,757

锯齿缘 12

K

抗 VEGF 药 462

空蝶鞍 633

孔源性视网膜脱离 508

眶尖综合征 759

奎宁 62

L

蜡泪样 267

莱姆病 625

赖特综合征 753

老年性黄斑变性 342

雷击伤 669

类肉瘤病 465

类肉瘤病脉络膜视网膜病变 465

立体视觉 39

镰状细胞贫血 621

裂隙灯生物显微镜 35

淋巴瘤 621

磷中毒 643

流行性出血热 624

流行性腮腺炎 628

聋哑伴视网膜色素变性综合征 755

逻辑思维 88

氯丙嗪 640

氯喹 637

M

麻风 630

麻风性脉络膜视网膜炎 433

马利兰 640

脉络膜 13

脉络膜动脉闭塞综合征 297

脉络膜骨瘤 566

脉络膜骨性迷芽瘤 566

脉络膜黑色素瘤 556

脉络膜结核瘤 421

脉络膜裂伤 656

脉络膜毛细血管-玻璃膜-视网膜色素上皮复合体 13

脉络膜上腔 13

脉络膜脱离 82

脉络膜新生血管 79

脉络膜血管瘤 570

脉络膜痣 555

脉络膜转移癌 563

梅毒 629

梅毒性脉络膜视网膜炎 427

锰中毒 644

棉绒斑 73

N

萘中毒 648

囊样变性 317

脑出血 633

脑三叉神经血管瘤病 754

脑血管病 631

年龄相关性黄斑变性 342

黏膜-皮肤-眼综合征 753

鸟脸畸形综合征 759

鸟枪弹样脉络膜视网膜病变 480,741

尿道-眼-滑膜综合征 753

颞动脉炎 758

疟疾 625

P

帕金森病 634

皮肤弹性过度综合征 748

皮肌炎 622

铺路石样变性 318

匍行性脉络膜炎 479

葡萄膜 6

葡萄膜黑色素瘤 556

葡萄膜渗漏综合征 524

葡萄膜炎 697

Q

漆裂纹 388

牵拉性视网膜脱离 515

牵牛花综合征 111

铅中毒 642

前部缺血性视神经病变 185

侵蚀性玻璃体视网膜病变 130

青少年神经元蜡样脂质沉积病 748

氢氰酸 648

氰化钠 648

缺血性视神经病变 185

R

人工晶状体眼囊样黄斑水肿 750

人 T 淋巴细胞增生病毒-1 型 452

认识论 3

日光性黄斑病变 667

乳突炎 635

S

三角形脉络膜梗死 297

三角综合征 297

三硝基甲苯 645

色觉 34

色素失禁综合征 749

色素性静脉旁视网膜脉络膜萎缩 339

闪光感 65

砷中毒 644

神经鞘磷脂沉积病 620

神经-眼-皮肤综合征 582

渗出性视网膜脱离 82,680

失视症 66

视觉诱发电位 41

视力 31

视力下降 58

视盘 26

视盘大凹陷 103

视盘黑色素细胞瘤 548

视盘埋藏玻璃疣 108

视盘毛细血管瘤 551

视盘逆位 107

视盘旁脉络膜视网膜炎 479

视盘倾斜综合征 102

视盘缺损 99

视盘水肿 164

视盘周围脉络膜增厚综合征 761

视盘周围葡萄肿 112

视神经 9

视神经不发育 98

视神经断裂 654

视神经钝挫伤 653

视神经发育不全 339

视神经脊髓炎 759

视神经撕脱 654

视神经萎缩 198

视神经炎 160

视网膜 7

视网膜半侧中央动脉阻塞 222

视网膜半侧主干静脉阻塞 257

视网膜侧支循环 77

视网膜大动脉瘤 238

视网膜电图 40

视网膜多分支动脉阻塞 225

视网膜多分支静脉阻塞 261

视网膜分支动脉阻塞 224

视网膜分支静脉阻塞 256

视网膜海绵状血管瘤 580

视网膜和视网膜色素上皮联合错构瘤 583

视网膜静脉周围炎 267

视网膜巨大血管 114

视网膜蔓状血管瘤 579

视网膜母细胞瘤 540

视网膜劈裂症 517

视网膜色素变性-感音神经性耳聋综合征 755

视网膜色素上皮层 10

视网膜神经上皮层 12

视网膜细胞瘤 543

视网膜血管瘤 548

视网膜血管炎 266

视网膜血管增生性肿瘤 544

视网膜有髓鞘神经纤维 116

视网膜震荡 654

视网膜震荡 Berlin 水肿 218

视网膜脂血症 619

视网膜中央动脉 14

视网膜中央动脉阻塞 216

视网膜中央静脉 15

视网膜中央静脉阻塞 246

视物变形 62

视野 33

视锥细胞营养障碍 319

双视盘 108

双眼弥漫性葡萄膜黑色素细胞增生 708

霜样变性 318

霜样树枝状视网膜血管炎 275

顺铂 640

四氯化碳 648

四氯甲烷 648

T

糖尿病性视网膜病变 603

特发性黄斑裂孔 393

特发性黄斑毛细血管扩张症 277

特发性黄斑前膜 397

特发性黄斑视网膜前膜 397

特发性脉络膜新生血管 457

特发性葡萄膜渗漏综合征 524
特发性视神经炎 160
特发性息肉样脉络膜血管病变 367
特发性中心凹旁视网膜毛细血管扩张症 277
铁质沉着症 658
同型胱氨酸尿症 760
铜质沉着症 659
瞳孔反射 37
透见荧光 45
铊中毒 644

W

外层渗出性视网膜病变 285
外伤性黄斑病变 655
外伤性黄斑裂孔 656
外伤性脉络膜缺血 658
外伤性视网膜脱离 662
微波 668
维生素 A 中毒 640
无 β-脂蛋白血症 747
无脉病 283
无脉络膜症 402

X

西尼罗河病毒 451
系统性红斑狼疮 622
系统性硬化症 622
先天性玻璃体囊肿 122
先天性黑矇 338
先天性静止性夜盲 336
先天性脉络膜缺损 119
先天性梅毒性脉络膜视网膜炎 428
先天性视盘前血管襻 113
先天性视盘色素沉着 110
先天性视盘上膜 112
先天性视盘小凹 105
先天性视盘沿弧形斑 102
先天性视网膜黄斑血管 115
先天性视网膜劈裂 517
先天性视网膜色素上皮肥厚 115
先天性视网膜皱襞 83
先天性夜盲兼眼底灰白变色症 335
相对性瞳孔传入障碍 37
相干光断层扫描成像 49

小口病 335
新生血管 46
炫彩成像 42
血卟啉病 619
血-视网膜屏障 19
血-视网膜外屏障 23
血-视网膜内屏障 23
血栓闭塞性脉管炎 761
血吸虫病 625
血紫质病 619

Y

压迫白 31,318
亚急性病灶性视网膜炎 410
亚急性感染性视网膜炎 410
亚急性心内膜炎眼底病变 410
亚硝基脲类药 639
烟草中毒 649
炎性视网膜血管病 266
眼-耳-肾综合征 746
眼底 4
眼底血管样条纹 382
眼底自发荧光成像 47
眼电图 41
眼动脉阻塞 230
眼弓形虫病 452
眼内炎 413
眼内异物 658
眼缺血综合征 232
眼性偏头痛 633
羊角菜 650
洋地黄 642
氧气中毒 649
夜盲 65
一氧化碳中毒 647
伊凡综合征 282
遗传性出血性肾炎 746
遗传性耳聋-视网膜色素变性综合征 755
遗传性共济失调性多发性神经炎样痛 752
乙胺丁醇 639
癔症 634
吲哚青绿眼底血管造影 47
应激性损伤 669
婴儿摇晃综合征 667

樱桃红斑 217
荧光池染 45
荧光渗漏 45
荧光素眼底血管造影 43
荧光着染 45
硬皮病 622
硬性渗出 73
永存玻璃体动脉 123
永存原始玻璃体增生症 123
原发性玻璃体变性 140
原发性高血压 560
原发性空蝶鞍综合征 633
原发性青光眼 205
原发性视盘玻璃疣 108
原发性视网膜色素变性 310
原发性眼内淋巴瘤 705
原始玻璃体 7
远达性视网膜病变 626
远达性外伤性视网膜病变 664

增生性玻璃体视网膜病变 152
增生性糖尿病性视网膜病变 605
长春新碱 640
真菌性脉络膜视网膜炎 433
震颤麻痹 634
植烷酸贮积病 752
中耳炎 635
中间葡萄膜炎 697
中心凹 11
中心小凹 11
中心性浆液性脉络膜视网膜病变 530
中心性晕轮状脉络膜萎缩 403
周边视网膜 12
昼盲 65
猪囊尾蚴病 149
转移性化脓性视网膜炎 409
紫外线 668
组织胞浆菌病 436

Z

早产儿视网膜病变 287